Lehrbuch der Aurachirurgie

Meiner Frau Christine gewidmet,
durch die ich meine Berufung gefunden habe.

Mathias Künlen

Lehrbuch der Aurachirurgie

Medizin im 21. Jahrhundert

Impressum:
Herausgeber: IFA Institut für Aurachirurgie AG, Fürstentum Liechtenstein
Autor: Dr. med. Mathias Künlen
www.aurachirurgie.me
www.medicodes.net

Bibliografische Information der Deutschen Nationalbibliothek: Die Deutsche Nationalbibliothek verzeichnet diese Publikation in der Deutschen Nationalbibliografie; detaillierte bibliografische Daten sind im Internet über dnb.dnb.de abrufbar.

Neuauflage 2026

Verlag: BoD · Books on Demand GmbH, Überseering 33, 22297 Hamburg, bod@bod.de
Druck: Libri Plureos GmbH, Friedensallee 273, 22763 Hamburg

ISBN: 978-3-6963-7068-8

Hinweis: Wie jede Wissenschaft ist die Medizin ständigen Entwicklungen unterworfen. Forschung und klinische Erfahrung erweitern unsere Erkenntnisse, insbesondere was die Behandlung von Krankheiten anbelangt.

Der Autor hat große Sorgfalt darauf angewandt, dass alle Empfehlungen dem aktuellen medizinischen Wissensstand entsprechen. Für Angaben von Applikationsformen und Therapiehinweisen kann vom Autor keine Gewähr übernommen werden. Jeder Benutzer ist angehalten, durch sorgfältige Prüfung und gegebenenfalls nach Konsultation eines Spezialisten festzustellen, ob die beschriebenen Therapiemöglichkeiten im konkreten Fall anwendbar sind. Jede Therapieanwendung geschieht auf eigene Gefahr des Benutzers. Der Autor bittet jeden Benutzer, ihm etwa auffallende Ungenauigkeiten mitzuteilen.

Bis wir uns das Unbewusste bewusst machen,
wird es unser Leben lenken,
und wir werden es Schicksal nennen.

Carl Gustav Jung (*1875; †1961)

Inhalt

Inhalt 7

Einleitung 13

Was ist Aurachirurgie? 16

Definition 16
Wirkgesetz 19
Teildisziplinen 21
Indikationen 21
Feinstoffliche Chirurgie 23
Geistheilung 24
Gestaltung der Welt 27
Nicht-lineare Systeme (NLS-Analyse) 29

Regeln und Prinzipien 34

Aurachirurgische Sitzung 34
- Einverständnis des Patienten 34
- Verbindung mit dem Universum 34
- Kinesiologie 36
- Abtasten der Aura 38
- Resonanz 41
- Energie folgt der Aufmerksamkeit 52
- Surrogate 54
- Instrumentarium 55
- Programmierung 58
- Materialisierung und Entmaterialisierung 61
- Strategien 63

Energiesteuerung 75
- Allgemeine energetische Aktionen 90
- Energiesteuerung im gleichen Element 91
- Energetische Steuerung über Zyklen 99
- Ernährungszyklus (Eltern-Kind-Verhältnis) 104
- Hemmungszyklus (Kind-Eltern-Verhältnis) 108
- Kontrollzyklus (Großeltern-Enkel-Verhältnis) 112
- Vernichtungszyklus (Enkel-Großeltern-Verhältnis) 117
- Intuitive Merkhilfen 122

Ursprung von Informationen 127

Vererbung von Informationen 140

Repräsentation von Informationen 141

Was passiert nach dem Tod? 148

Schuld 155

Eide 178

Gelübde 185

Armutsgelübde 187
Keuschheitsgelübde 189
Ordensgelübde 193
Obrigkeitsgelübde 203
Treuegelübde 204
Schuldgelübde 205
Schweigegelübde 206
Rachegelübde 209
Selbstkasteiungsgelübde 211
Bußgelübde 213
Verdammungsgelübde 214
Taufgelübde 215
Ehegelübde 215

Testung: Schuld, Eide und Gelübde 216

Behandlung: Schuld, Eide und Gelübde 218

Karmische Muster 228

Abtreibung 248
Ausweiden 253
Beschneidung 259
Besetzung 266
Blendung 269
Brustzwinge 273
Daumenschraube 274
Drogen 276
Elektrischer Stuhl 278
Erdrosseln 285

Erfrieren ... 287
Erhängen ... 290
Erschießen ... 301
Erstechen ... 305
Ersticken ... 308
Ertränken ... 310
Erwürgen ... 313
Fesselung ... 315
Fallen ... 317
Garrotte ... 319
Gebärtrauma ... 322
Geburtstrauma ... 323
Häuten ... 326
Judaswiege ... 328
Kastration ... 329
Kerker ... 336
Ketzergabel, Häretikergabel, Abtrünnigengabel ... 342
Köpfen ... 344
Kopfpresse, Kopfzwinge, Kopfquetsche ... 350
Kreuzigung ... 351
Lärmfolter ... 356
Lebendig begraben ... 357
Lebendig gekocht ... 360
Massentierhaltung ... 362
Medizinische Versuche ... 364
  Nasentamponaden ... 365
  Trachealtubus ... 368
  Magensonde ... 370
  Kanülen ... 374
  Blasenkatheter ... 375
Missglückte Flucht ... 380
Mundbirne ... 389
Nagelfolter ... 391
Narkose ... 392
Nasenspaltung, Nase abschneiden ... 393
Ohrspaltung, Ohr abschneiden ... 394
Pfählung ... 396
Pranger ... 403
Pressen ... 406
Rädern ... 408
Rösten ... 411
Schädelhirntrauma ... 412

Scheiterhaufen ... 416
Schlagen, Steinigen, Auspeitschen, Bastonade ... 420
Schleifen ... 424
Schock ... 425
Schwangerschaftstrauma ... 427
Schwarze Magie ... 428
Schwedentrunk ... 443
Seelenabspaltung ... 444
Sepsis ... 445
Sexueller Missbrauch ... 448
Sklavenjoch ... 461
Spanischer Stiefel ... 473
Stillefolter ... 475
Streckbank ... 476
Teeren und Federn ... 478
Verätzung ... 479
Verdursten ... 480
Vergasung ... 482
Vergiftung ... 484
Verhungern ... 485
Verlorener Mehrling ... 488
Verschüttung ... 499
Vierteilung ... 501
Zersägen, Zerstückeln, Amputation ... 506
Ziegenlecken ... 508
Zungenspaltung, Zunge abschneiden ... 509
Zwangsfolter ... 511

Miasmatische Muster ... 512

Konflikte ... 523

Biologischer Konflikt ... 523
Hirnrelais ... 534
Biologische Programmierung ... 543

Interaktionen von Informationen ... 547

Aurachirurgische Operationen ... 549

Orthopädie ... 554
- Hüftgelenksarthrose ... 554
- Bandscheibenvorfall ... 555
- Schultergelenksarthrose ... 562

- Bicepssehnenruptur ... 567
- Tennisellenbogen ... 569
- Golferellenbogen ... 571
- Handwurzelknochenarthrose ... 573
- Dupuytren Kontraktur ... 574
- Fingergelenksarthrose ... 575
- Tendovaginitis stenosans ... 577
- Ganglion, Überbein ... 578
- Kniegelenksarthrose ... 580
- Hallux valgus ... 590

Innere Medizin ... 593
- Schilddrüsenerkrankungen ... 593
- Herzerkrankungen ... 596
- Lungenfibrose ... 598
- Asthma bronchiale ... 599
- Magenerkrankungen ... 602
- Lebererkrankungen ... 606
- Gallenblasenerkrankungen ... 608
- Diabetes mellitus ... 610
- Bluthochdruck ... 615
- Morbus Crohn ... 618
- Appendicitis ... 620

Neurologie ... 621
- Schleudertrauma ... 621
- Parkinson-Syndrom ... 624
- Migräne ... 630
- Multiple Sklerose ... 633
- Trigeminusneuralgie ... 637
- Facialisparese ... 643
- Carpaltunnelsyndrom ... 647
- Schlafstörungen ... 650

Dermatologie ... 652
- Haarausfall ... 652
- Varikosis ... 654
- Neurodermitis ... 656
- Furunkel ... 657
- Herpes simplex ... 659
- Nagelerkrankung ... 662

Ophtalmologie ... 664
- Pterygium ... 664
- Makuladegeneration ... 667
- Grauer Star ... 669

Grüner Star ... 670
HNO ... 671
Sinusitis ... 671
Tonsillitis ... 673
Urologie ... 675
Prostatahyperplasie ... 675
Nierensteine (Nephrolithiasis) ... 679
Harnblasenentzündung (Zystitis) ... 681
Psychiatrie ... 683

Schlusswort ... 685

Über den Autor ... 691

Anmerkung des Autors ... 692

Index ... 695

Einleitung

In einer Welt, in der nur messbare, vermeintlich logisch-rational begründbare Methoden das Kriterium der Wissenschaftlichkeit erfüllen, bleibt für Themen wie die Geistheilung (Geistiges Heilen) nur wenig Raum. Geistheilung erfüllt weder den Tatbestand der logischen Rationalität, noch folgt sie den heute üblichen biochemischen Denkprinzipien, die allgemein als die Grundlage von Lebens-prozessen angesehen werden. Und doch bleibt bei aller Einheitlichkeit im medizinisch-wissenschaftlichen Denken auch bei vielen Schulmedizinern ein Restzweifel: Der Zweifel, ob es sich bei lebendigen Organismen wie Mensch und Tier primär um organisch-morphologische Systeme handelt, die es entsprechend mit logisch begründbaren „materialistischen" Methoden wie Operationen, Pharmaka etc. zu behandeln gilt, oder ob Menschen und Tiere nicht vielleicht doch eher energetisch-informatorisch beseelte und somit geistige Wesen sind, die nicht zwingend logisch-rationalen Gesetzmäßigkeiten folgen und in denen die Morphologie dem Geist nachgeordnet ist.

Die heute übliche physiko-chemische Methodik der hochgradig technisierten, von Spezialistentum und Ökonomisierung geprägten Schulmedizin ist an ihre Grenzen gelangt. Der schulmedizinisch ausgebildete Arzt konzentriert sich in einem hohen Maß auf Morphologien sowie auf die Messung objektivierbarer technischer Befunde. Er bekämpft die körperlichen Symptome, ohne deren geistig-spirituellen Bedeutungen und energetisch-informatorischen Aspekte in ausreichender Weise zu kennen und ohne ein Verständnis für das Wesen der Natur und das Geheimnis des Lebens zu entwickeln. Es gilt von der befundorientierten zu einer mehr befindensorientierten Medizin zu kommen. Die zu stellende Frage lautet: Welche Botschaft geht von einer Erkrankung aus? Gibt es jenseits der heute etablierten Methoden wirksame Zugänge zum Patienten, die zur Heilung führen? Existieren neue interdisziplinäre Ansätze, die in diesem Zusammenhang verwendet werden können? Finden sich alternative Diagnose- und Therapiekonzepte, statt innerhalb der geltenden morphologischen Paradigmen immer weiter in die Tiefe zu gehen, in der Hoffnung, darin die Lösung zu finden? All dies wäre insbesondere im Bereich der oft schwer therapierbaren und enorm kostenintensiven chronischen Erkrankungen von hohem Wert.

Beim Versuch der Klärung dieser Fragen ist von den etablierten Universitäten nicht viel zu erwarten. Ein Zitat des weltberühmten Schweizer Psychiaters Carl Gustav Jung (*1875; †1961) verdeutlicht das Dilemma: *„Ich weiß, dass die Universitäten aufgehört haben, als Lichtbringer zu wirken. Man ist des wissenschaftlichen Spezialistentums und des rationalistischen Intellektualismus über-*

drüssig geworden. Man will von Wahrheit hören, die nicht enger macht, sondern weiter, die nicht verdunkelt, sondern erleuchtet, die an einem nicht abläuft wie Wasser, sondern ergreifend bis ins Mark der Knochen dringt."

Die hier vorgestellte Aurachirurgie als eine von vielen Zugangswegen zum geistigen Heilen repräsentiert den Schritt in die Medizin des 21. Jahrhunderts, wie ihn große Denker und Wissenschaftler schon lange vorhergesagt haben. Sie trifft in den Menschen eine tiefe Sehnsucht nach Erkenntnis: Die menschliche Seele zu ergründen, besser zu verstehen oder gar therapeutisch zu adressieren, um zur Heilung zu kommen. Dieses Buch zeigt, dass der Geist über der Morphologie steht und wie sich Diagnosen und Therapien weniger an der Morphologie als vielmehr am Geist orientieren. Die Konkretheit in der Anwendung verblüfft und der menschliche Geist wird in überraschend einfacher Weise zugänglich gemacht. Die Aurachirurgie stellt damit das gültige medizinische Paradigma in Frage und hat grundlegende Auswirkungen auf den Medizinbetrieb der Zukunft.

Das Buch illustriert die Methoden und Verfahren der Aurachirurgie im Sinne eines technischen Manuals mit Indikationslisten und diagnostischen wie therapeutischen Prozessbeschreibungen. Die Darstellung konzentriert sich auf konkrete Anwendungen, Operationstechniken in der Aura und geistige Prinzipien der Energie- und Informationssteuerung mittels definierter Bewusstseinstechniken. Die Erfolge aurachirurgischer Eingriffe können schließlich sogar mit Hilfe entsprechender Software untersucht und bewiesen werden. Somit allesamt Prinzipien, die der Leser lernen und trainieren kann.

Aurachirurgie hat inzwischen einen hohen wissenschaftlichen Standard erreicht, mit der Möglichkeit zur bildlichen Darstellung und gar quantitativen Messung von geistigen Störungen mittels nicht-linearer Systemanalyse (NLS-Analyse). Mit diesen aus Russland stammenden Computersystemen ist es möglich, das Unsichtbare sichtbar, das Unbewusste bewusst zu machen. Sowohl im Rahmen der Diagnostik als auch insbesondere in der Vorabtestung von Therapieansätzen und in der Erfolgsmessung von aurachirurgischen Behandlungen gibt es beeindruckende Fortschritte des geistigen Heilens, wie man sie bis vor kurzer Zeit noch für unmöglich gehalten hätte. Mit den in diesem Buch gezeigten Verfahren und Methoden steht die Aurachirurgie den wissenschaftlichen Standards der westlichen Schulmedizin nicht mehr nach, im Gegenteil, sie führt in Bereiche des Heilens, von denen die Schulmedizin gegenwärtig weit entfernt ist. An dieser Stelle sei betont: Geistiges Heilen mittels Aurachirurgie beschreibt keine Wunderheilung. Die Wirksamkeit und der Erfolg der Aurachirurgie ist dem andersartigen Zugang zum Patienten zu verdanken, einem klar definierten und exakt anwendbaren energetisch-informatorischen Zugang.

Ich danke meiner Ehefrau Christine Waldhauser-Künlen für ihre Inspiration und Unterstützung beim Verfassen dieses Buchs. Sie hat mich als ausgebildeten Schulmediziner auf Grund einer persönlichen Erfahrung auf die Aurachirurgie aufmerksam gemacht und gemäß ihrem Leitspruch „Hilf Dir selbst, dann hilft Dir Gott“ davon überzeugt, dass es zwischen Himmel und Erde noch mehr gibt als das mechanistisch-deterministische Denken des skeptischen Schulmediziners. Durch ihre geistig-energetische Unterstützung und nicht zuletzt auf Grund meiner langjährigen Erfahrung im Umgang mit Energien im Rahmen von Karate und Kyusho Jitsu wurde mein tiefes Interesse für dieses spannende Thema geweckt, woraus dann schließlich dieses Buch der Aurachirurgie entstand.

Ich danke Gerhard Klügl, bei dem ich die Grundlagen der Aurachirurgie habe erlernen dürfen. Danke sage ich Quirin Waldhauser für seine zahlreichen und wohl überlegten Anregungen. Mein Schwager Quirin begleitet mich seit vielen Jahren (seit Anbeginn) bei den aurachirurgischen Seminaren, unterstützt mich bei der Organisation, der technischen Betreuung, führt die Kamera, und „trainiert“ als staatlich anerkannter Physiotherapeut sogar die Kursteilnehmer. Außerdem hat er als Lektor bei der Neuauflage dieses Buches gewirkt und zahlreiche Hinweise zur Verbesserung gegeben. Dank gebührt meinem Freund Herbert Mansdorfer, Heilpraktiker in Kirchheim bei München, für seine vorbildliche Unterstützung und meinem Schweizer Freund Bruno Erni, der mich geistig unterstützt. Danken möchte ich meinen Karatemeistern Fritz Oblinger (9. DAN) und Lothar Ratschke (8. DAN), bei denen ich die energetischen Prinzipien des Kyusho Jitsu lernen durfte. Durch die Anwendung entsprechender energetischer Techniken wird die Aurachirurgie zu einer noch wirksameren und für die Patienten heilsamen Disziplin.

Hinweis: Wenn in diesem Buch von „Aurachirurg“ die Rede ist, so wird dies verstanden im Sinne dessen, der behandelt. Der Begriff umfasst somit auch Arzt, Heilpraktiker, Therapeut und Heiler. Dabei beinhaltet der Begriff „Aurachirurg“ sowohl den männlichen Aurachirurg als auch die weibliche Aurachirurgin. Ebenso bezieht sich der Begriff „Patient“ auch auf „Patientin“. Um die Lesbarkeit des Textes zu erhöhen, werden hier nur die männlichen Formen verwendet.

Dieses Lehrbuch soll dazu anhalten, über alternative Möglichkeiten zur Heilung nachzudenken. Ideen dazu mögen zwar bereits in unseren Phantasien existieren, jedoch fehlt bislang eine funktionale Methodik zur Umsetzung. Möge dieses Buch viele Ärzte, Heilpraktiker, Therapeuten, Patienten, aber auch interessierte Laien erreichen und erhellen, auf dass es viele Kranke von ihren Beschwerden befreie und die Seele der Gesunden berühre.

Triesen, Liechtenstein im Juli 2026.

Was ist Aurachirurgie?

Definition

Aurachirurgie beschreibt das berührungsfreie bzw. extrakorporale Operieren im feinstofflichen Körper des Menschen. Wir sprechen auch von „Operationen in der Aura“. Diagnostik und Therapie erfolgen in der Aurachirurgie durch den energetisch-informatorischen Austausch zwischen Therapeut und Patient mittels Surrogate und handelsüblichen chirurgischen Instrumentariums.

Die Methode der Aurachirurgie eröffnet neue Möglichkeiten, wie sie mit herkömmlichen medizinischen Verfahren und Methoden nicht denkbar sind. Energie und Information als die Grundbausteine des Lebens bilden die Grundlage therapeutischen Handelns. Der Aurachirurg führt mit den im Folgenden beschriebenen Bewusstseinstechniken und operativen Verfahren in der Aura gezielt zu Neuprogrammierungen auf zellulärer Ebene und im Bewusstsein des Patienten.

Aurachirurgie ist gekennzeichnet durch eine methodische Konkretheit, die sich im täglichen Medizinbetrieb effektiv umsetzen lässt. Sie bietet im 21. Jahrhundert die Grundlage für eine neue und gleichzeitig kostensparende Medizin, die durch Menschlichkeit, Wirksamkeit, Einfachheit, Präzision und das Fehlen von unerwünschten Nebenwirkungen besticht.

Aurachirurgie versteht sich als Ergänzung zu etablierten Medizinsystemen wie der Schulmedizin oder der Komplementärmedizin. Sie erhebt explizit keinen Anspruch auf Alleingültigkeit und sollte hinsichtlich ihrer Indikationsstellung stets vergleichend abgewogen und unter Umständen ergänzend angewendet werden.

Aurachirurgie erfordert keine besondere Begabung, sondern ist durch jeden lern- und anwendbar. Als beseelte Geistwesen sind alle Menschen in der Lage, durch Einsatz von Energien und Informationen nach den im Folgenden erläuterten Prinzipien untereinander heilend zu wirken.

Aura

Die Aura ist das den Organismus durchdringende und umgebende biophysikalische Energiefeld, das nach schulmedizinisch-wissenschaftlichen Kriterien nicht nachgewiesen werden kann, das sich aber eindrucksvoll und reproduzierbar in seiner Wirkung z.B. in den asiatischen Kampfkünsten als „Qi“ darstellen lässt.

Die Aura, die alle Lebewesen haben, setzt sich aus mehreren Energiefeldern verschiedener Dichte zusammen. Die Klarheit und Intensität hängt von der Bewusstseinsstufe ihres Trägers ab. Eine energiegeladene Aura fungiert als Schutzschild und ermöglicht es, Liebe und Frieden auszusenden und sich zugleich für zerstörerische Kräfte wie Angst, Hass, Gier etc. unempfänglich zu machen.

Die Aura kann mit Hilfe der Kirlianfotographie bildlich dargestellt werden. Auch bezeichnet als Koronaentladungsfotografie oder Hochfrequente Hochspannungsfotografie stellt die Kirlianfotographie ein fotografisches Verfahren zur Visualisierung von Glimm- oder Korona-Entladungen dar. Sie wurde ab 1937 von dem sowjetischen Ehepaar Semjon Kirlian und Walentina Kirliana entwickelt. Eine Korona-Entladung (von lat. corona: „Krone“, „Kranz“, „Ring“) ist eine elektrische Entladung in einem nicht leitenden Medium, beispielsweise in Luft. Oft kommt sie als Spitzenentladung vor und ist mit einer Leuchterscheinung verbunden. In der Natur wird sie als sog. Elmsfeuer beobachtet.

HINWEIS: Die Aura im Zusammenhang mit der Aurachirurgie darf nicht verwechselt werden mit der in der Schulmedizin üblichen Bezeichnung der Aura im Rahmen eines Migräneanfalls. Charakteristisch sind dort dynamische, meist visuelle oder andere sensorische Wahrnehmungsstörungen, die in der Regel als Skotome in ca. 20% der Fälle auftreten.

Die Aura des Menschen als biologisches Energiefeld unterliegt fortlaufenden Veränderungen. Man sollte sich die Aura nicht als statisches energetisches Gebilde vorstellen, unter Umständen gar durchsetzt von „festen Löchern“, wie dies vielfach beschrieben wird, sondern die Aura variiert über den Tag hinweg, strahlt zu verschiedenen Tageszeiten mehr und weniger und zeigt damit ein hohes Maß an Dynamik, in Abhängigkeit von Vitalität und Hydratation (Bewässerung) des Organismus.

Krankheiten in biologischen Organismen zeigen sich in einer generell verminderten oder spezifisch gestörten Ausstrahlung der Aura. Menschen mit Störungen im Bereich des Magen-Darmtrakts, z.B. durch Übersäuerung, Erkrankung der bakteriellen Besiedelung im Dünndarm oder im Bereich des Dickdarms präsentieren eine Störung in der Aura, die sich lokalisatorisch gut dem jeweiligen Areal des betroffenen Organs zuordnen lässt. Entsprechend kommt es zu einer verminderten Ausstrahlung über Magen, Dünndarm oder verschiedenen Bereichen des Dickdarms. Tumorpatienten zeigen eine verminderte Aura, die in der Regel den gesamten Organismus betrifft. Menschen, die stark unter dem Einfluss von Elektrosmog leiden, präsentieren ebenfalls eine erhebliche Störung ihrer Aura, die in der Regel erst durch konsequente Beseitigung der Strahlenquellen oder durch geeignete Abschirmmaßnahmen wiederhergestellt werden kann. Gerade der Elektrosmog ist ein massives Problem unserer Zeit, von vielen sehr kontrovers diskutiert und bewertet, das sich jedoch in der täglichen Praxis als ein immer größeres Gesundheitsrisiko entpuppt. Dieses Thema wird im Kapitel „Karmisches Muster des Elektrischen Stuhls“ noch ausführlich dargestellt.

Die Aura kann als Indikator für einen Therapieerfolg gemessen werden, Veränderungen der Aura lassen sich im Rahmen von aurachirurgischen Behandlungen in Echtzeit verfolgen.

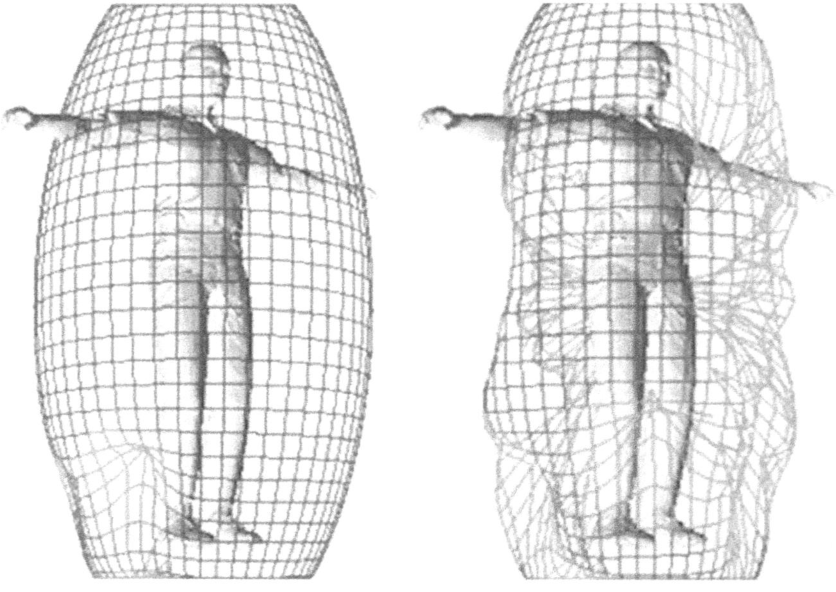

Abbildung: *Auradarstelllungen: Links Patient mit einer Sprunggelenksfraktur rechts, rechts ein Patient mit einem lumbalen Bandscheibenvorfall. Die im Normalfall homogenen Drahtgittermodelle sind an den energetisch beschädigten Arealen einzogen.*

Ein geschwächter Organismus zeigt sich in einer schwachen energetischen Ausstrahlung und damit in einer verringerten Aura, die sich jedoch wieder herstellen lässt. Die Erholung des Organismus durch ausreichende Flüssigkeitszufuhr, gesunde Ernährung, gute Lebensführung und einen ruhigen, strahlungsfreien Schlafplatz mit ausreichend Schlaf führt zu einer Auffüllung der Aura und zeigt sich in einer wieder zunehmenden energetischen Ausstrahlung der betreffenden Person. Auch die Wegnahme von schädlichen geistigen Energien, z.B. durch Al Hijama, hilft, die Aura zu verbessern. Der Patient zeigt nach einiger Zeit und regelmäßigen Behandlungen einen klareren Blick, präsentiert eine gesündere Hautfärbung und mehr Lebensenergie.

Wirkgesetz

Aurachirurgische Behandlungen erfolgen entweder unmittelbar in der Aura des Patienten und somit in der Nähe seines Körpers oder durch Einsatz von sog. „Surrogaten“ wie Anatomieatlas oder anatomischen Modellen als Platzhalter des Patienten. Die Tatsache, dass die aurachirurgische Behandlung extrakorporal im Energiekörper und damit ohne direkte Verbindung zum somatischen Körper des Patienten stattfindet, ist kein Show-Effekt, sondern offenbart eine tiefere Bedeutung. Erst durch die Extrakorporiertheit werden feinstoffliche Verbindungen zwischen Aurachirurg und Patient in Gang gesetzt, die bei einer direkten Einwirkung z.B. im Rahmen einer Handauflegung, einer Massage, einer Injektionsbehandlung, einer schulmedizinischen Operation oder einer herkömmlichen Akupunkturbehandlung nicht möglich wären. Solche „direkten Eingriffe“ „manipulieren“ den Patienten bzw. überdecken die feinstofflichen energetischen Informationsübertragungen zwischen Aurachirurg und Patient, die eben typischerweise erst dann zustande kommen, wenn der Patient in innerer Ruhe ohne körperliche Einflussnahme von außen auf sein inneres Empfinden in Achtsamkeit fokussiert und reagiert. Dieses Prinzip der Resonanzbildung (von lateinisch „resonare“ = „widerhallen“) wird im Folgenden noch eingehend dargestellt.

Durch die extrakorporale Arbeit mit Einsatz von sog. Surrogaten ist es dem Aurachirurgen möglich, Energien und Informationen zielgenau an den „Ort des krankhaften Geschehens“ zu bringen. So schlägt der Aurachirurg z.B. den Anatomieatlas auf der Seite der Gallenblasendarstellung auf, legt das Buch auf den Schoß des Patienten und bittet ihn, dieses mit beiden Händen zu halten. Danach führt der Aurachirurg anhand der Abbildung mit chirurgischem Instrumentarium eine Gallenblasenoperation beim Patienten durch, ohne während der gesamten Prozedur dessen Körper real zu berühren.

Eine berührungsfreie extrakorporale Therapie ist ein Alleinstellungsmerkmal der Aurachirurgie. Aurachirurgie wird nur dadurch möglich, als es sich bei dieser Therapieform nicht um mechanische Vorgänge, sondern um Programmierungen auf Bewusstseinsebene handelt. Der Aspekt der extrakorporalen Therapie ohne direkten Kontakt zum Patientenkörper steht im Mittelpunkt jeder aurachirurgischen Behandlung und macht diese Methode so einzigartig wie wirkungsvoll.

Aurachirurgie bietet die Möglichkeit, an Schmerzpatienten feinstofflich zu arbeiten, selbst wenn sie im akuten Zustand des Schmerzes für eine grobstoffliche Therapie im Sinne einer Physiotherapie oder einer Osteopathie nicht zugänglich sind. So wird ein Patient mit einem Schmerzsyndrom der Halswirbelsäule eine grobstoffliche Therapie auf Grund der damit verbundenen Schmerzhaftigkeit nicht tolerieren, vielfach besteht gar eine Kontraindikation für eine solche Behandlung angesichts von möglicherweise eintretenden klinischen Verschlechterungen. Ein Beispiel hierfür sind Läsionen der Bandscheiben im Bereich der HWS, die im Fall einer grobstofflichen Behandlung z.B. durch manuelles Einrenken Gefahr laufen, therapieinduzierte Paresen und Querschnittsymptomatiken zu verursachen. Für eine aurachirurgische Intervention gelten indes solche Restriktionen nicht. Vielmehr kann in jedem Stadium der Erkrankung, ob akut oder chronisch, eine entsprechende Therapie durchgeführt werden.

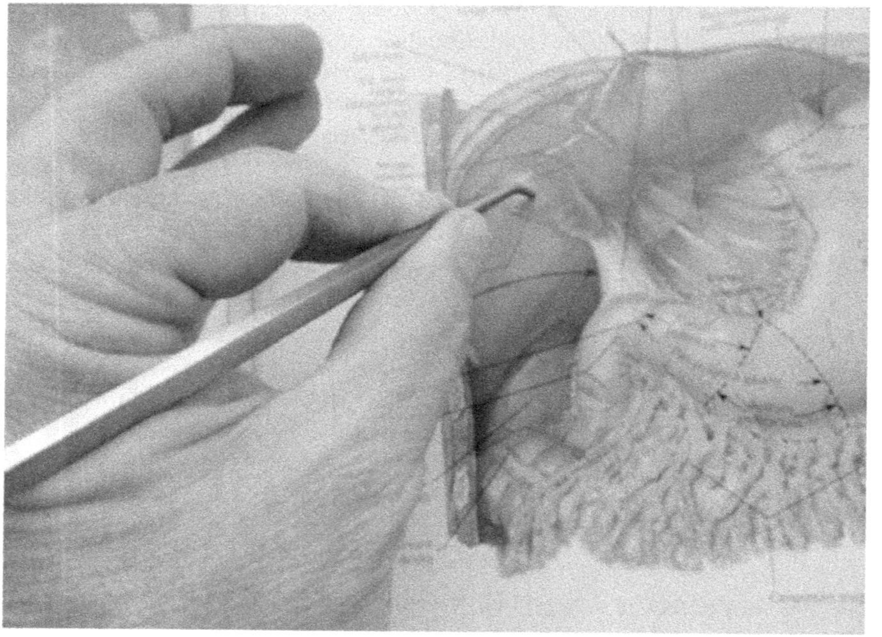

Abbildung: *Aurachirurgische Gallenblasenoperation an einer Abbildung im Anatomieatlas als anatomisches Surrogat*

Teildisziplinen

Aurachirurgie umfasst mehrere Teildisziplinen:

1. Löschung karmischer Muster
2. Löschung miasmatischer Muster
3. Löschung von Konflikten
4. Energetisch-informatorische Operationen an anatomischen Surrogaten

Die Aufgabe der Aurachirurgie besteht darin, durch energetisch wirksame Verfahren heilende Informationen zu übertragen und Neuprogrammierungen im Bewusstsein des Patienten anzustoßen. Die Teildisziplinen beschreiben jeweils exakte Indikationsstellungen und Behandlungsprozesse, was die Aurachirurgie in ihrer Anwendung so überzeugend und hilfreich macht.

Indikationen

Aurachirurgie lässt sich sowohl bei körperlichen als auch bei psychischen Leiden wirkungsvoll einsetzen. Während körperliche Leiden nach dem im Folgenden beschriebenen somatischen (körperbezogenen) Konzept behandelt werden, sind psychische Leiden einem somatopsychischen Prinzip zugänglich. Das bedeutet, dass die somatische Behandlung eine Heilung psychischer Beschwerden nach sich zieht: Das ist die Umkehrung der Idee der Psychosomatik, bei der durch Behandlung der Psyche körperliche Leiden behandelt werden. Dieses somatopsychische Prinzip ist nicht neu, sondern wird in der Akupunkturlehre der TCM z.B. in der Ohrakupunktur seit langem erfolgreich eingesetzt.

Sowohl funktionale Beschwerden ohne entsprechende objektivierbare Manifestationen als auch organische Erkrankungen mit manifesten messbaren Befunden werden aurachirurgisch behandelt. Zuallererst gilt es, die informatorische Seite einer Krankheit zu untersuchen, um karmische, miasmatische und konfliktive Belastungen zu erkennen und adäquat informatorisch zu therapieren. Erst danach werden die Organe operativ versorgt.

Selbstbehandlungen sind möglich: So wie ein Akupunkteur sich selbst akupunktieren kann und damit eine therapeutische Wirkung erzielt, kann jeder Mensch bei entsprechender Kenntnis der Störinformationen sich selbst aurachirurgisch behandeln. Wir kennen dies auch aus der Meditation: Der Meditierende sendet bewusst und absichtlich Energien in verschiedene Körperregionen und lässt das Qi imaginativ durch den Körper wandern. Durch den kinesiologischen Schlucktest identifiziert der Mensch seine Störinformationen und löscht sie durch ein Dankes- und Segnungsritual. Das setzt voraus, dass er die in Frage kommenden

Störinformationen kennt und auch seinen jeweiligen Symptomen korrekt zuordnen kann. Auch aurachirurgische Selbstoperationen sind möglich, z.B. die Entfernung von karmischen Mustern, wobei es auch hier darauf ankommt, die Prinzipien zur Auflösung der jeweiligen karmischen Muster zu kennen und entsprechend konsequent umzusetzen. In diesem Sinne beschreibt die Aurachirurgie eine informatorische Selbstreferenzialität.

Fernbehandlungen werden kontrovers diskutiert, von einigen Aurachirurgen erfolgreich eingesetzt, von anderen dagegen abgelehnt, weil der persönliche Kontakt mit den Patienten für den therapeutischen Erfolg als unabdingbar eingeschätzt wird. Es gilt zu bedenken: Allein der Weg zum Therapeuten ist ein Teil der Heilung. Sofern eine Fernbehandlung durchgeführt werden soll, kann eine Personalisierung bzw. eine Verbindung zum Patienten dadurch hergestellt werden, indem der Aurachirurg den Anatomieatlas mit der Abbildung des entsprechenden Organs aufschlägt, den Namen des Patienten samt Geburtsdatum und Adresse auf einen Zettel schreibt und diesen unter die Abbildung legt. Danach drückt er mit der Präpariersonde auf die Organabbildung und erhält bei Behandlungsbedarf eine entsprechende Resonanz zum Patienten, der mit dem Aurachirurgen telefonisch verbunden ist. Auch erfolgreiche aurachirurgische Operationen über Internet-Sitzungen sind bekannt. Hier besteht der Vorteil darin, dass Aurachirurg und Patient sich nicht nur hören, sondern auch sehen können.

Aurachirurgie hat sowohl eine heilende als auch eine vorbeugende Wirkung. Sobald beispielsweise karmische Muster, die im Folgenden noch näher beschrieben werden, entfernt sind, kommt es nicht mehr zu den Krankheiten, die typischerweise mit dem jeweils entfernten Muster in Verbindung stehen.

Feinstoffliche Chirurgie

Aurachirurgie steht als nicht-invasive „feinstoffliche“ Chirurgie auf der Grundlage eines energetisch-informatorischen Konzepts in Abgrenzung zur invasiven „grobstofflichen“ Chirurgie. Der Begriff „feinstofflich“ impliziert, dass der menschliche Organismus nicht nur eine morphologische, sondern auch eine energetisch-informatorische Einheit darstellt, wobei feinstofflich, wie der Name ausdrückt, entgegen dem allgemeinen Verständnis nicht rein energetischer, sondern ebenfalls „stofflicher“ bzw. materieller Natur ist. Feinstofflichkeit beschreibt die letzte Stufe von Materie in der geringsten Verdichtung am Übergang zu einer rein energetischen Phase, wie das die Quantenphysik definiert. Die Grenzen zwischen Materie und Energie sind fließend, in beide Richtungen. Feinstofflichkeit kann durch Information beeinflusst und modifiziert werden. In Abgrenzung zum „Strukturkörper“ bzw. „Materiekörper“ mit der höchsten Verdichtung sprechen wir vom „‘Feinstofflichen Körper“ oder auch vom „Informationskörper“ des Menschen. Aus der Veränderung an der Feinstofflichkeit mittels aurachirurgischer und somit geistiger Methoden entwickelt sich in vielen Fällen nach einiger Zeit schließlich auch eine Veränderung der Grobstofflichkeit (Information -> Feinstofflichkeit –> Grobstofflichkeit). So bilden sich Zysten an den Wirbelgelenken oder Gallensteine in der Gallenblase nach aurachirurgischen Operationen mit entsprechendem Zeitversatz häufig wieder zurück.

Während der Chirurg mittels chirurgischen Instrumentariums grobstofflich arbeitet, operiert der Aurachirurg mit Hilfe des gleichen chirurgischen Instrumentariums feinstofflich und virtuell an den Abbildungen dieser Organe bzw. an deren energetischen Repräsentationen. Dass ausgerechnet chirurgische Techniken und Instrumente verwendet werden, um auf geistiger und folglich feinstofflicher Ebene Heilung zu erzielen, bildet auf den ersten Blick geradezu ein Paradoxon.

Aurachirurgie beruht auf eben diesen Informationen und wirkt im Bewusstsein des Patienten. Sie geht davon aus, dass es vor der Erkrankung eines Organs immer eine gestörte Funktion gibt, der wiederum eine gestörte Information vorausgeht (gestörte Information -> gestörte Funktion –> organische Krankheit). Bei genauer Betrachtung handelt es sich bei den organischen Veränderungen auch nicht um Krankheiten, sondern um morphologische Ausgleiche, die durchaus eine Sinnhaftigkeit in sich tragen. Näheres hierzu lesen Sie im Kapitel „Konflikte“. Ohne diese unter Umständen viele Jahre vorausgehende Störinformation zu eliminieren, wird eine dauerhafte Heilung eines Organs nicht gelingen. Im Umkehrschluss lässt sich formulieren: Erst wenn es der Aurachirurg schafft, auf der tiefsten Ebene, d.h. im Bereich der gestörten Information anzusetzen, kann Heilung stattfinden. Je weiter „oben“ bzw. in der Morphologie der Aurachirurg zu arbeiten beginnt, desto geringer sind die Chancen auf eine dauerhafte Heilung. Wenn folglich aurachirurgische Operationen an Organen durchgeführt werden, ohne die für die Erkrankung verantwortlichen informatorischen Kausalitäten erkannt und gelöscht zu haben, dann sind die Aussichten auf einen bleibenden Erfolg gering.

Der Auftrag der Aurachirurgie ist es, die „Sprache der Organe" zu verstehen und die hinter den Symptomen liegenden Botschaften zu erkennen, zu interpretieren und sie in ein Therapiekonzept zu integrieren.

Geistheilung

Aurachirurgie beschreibt die Behandlung und Heilung über den Geist, welcher heilenden Einfluss auf Organismen als dynamische Raum-Zeit-Konstrukte ausübt. Im Vergleich zu vielen anderen Verfahren der Geistheilung bedient sich die Aurachirurgie konkreter und standardisierter Verfahren und Methoden, die im Folgenden ausführlich dargestellt werden.

Die Tatsache, dass definierte Standardverfahren in Diagnose und Therapie angewendet werden, ist dabei von eminenter Wichtigkeit, zumal gerade in geistheilerischen Tätigkeiten vielfach die Akzeptanz an der mangelhaften Strukturierung und Prozessorientierung in der täglichen Arbeit scheitert. Therapeutisches Arbeiten funktioniert dann besonders gut, wenn klar definierte und transparente Prozesse existieren, die sowohl Aurachirurg als auch Patient ein Gefühl der Souveränität und der professionellen Routine vermitteln.

Gerade für zweifelnde Patienten ist die Akzeptanz geistiger Heilung gering, wenn bei ihnen das Gefühl aufkommt, der Aurachirurg würde quasi nur rein spekulativ agieren, wenn sich methodische Beschreibungen nur im Ungefähren, ohne konkreten Plan und klares Konzept, bewegen.

Ganz anders verhält es sich in der Aurachirurgie: Mittels anatomischer Surrogate, chirurgischer Instrumente und unter Anwendung von klar definierten Operations- und Bewusstseinstechniken überträgt der Aurachirurg über die Geist-Materie-Verbindung die Energie seines Geistes auf die Materie bzw. die Organe des Patienten, sendet Informationen, verändert damit das Zellbewusstsein und induziert dort die Selbstheilungskräfte, was sich schließlich „materiell" auswirkt.

1945 postulierte der österreichische Physiker und Nobelpreisträger von 1933 Erwin Schrödinger (*1887; †1961): *„Der Organismus saugt fortwährend Ordnungen aus der Umwelt in sich auf. Dadurch hält er sich selbst auf einer hohen Ordnungsstufe. Entscheidend sind offenbar die speziellen Wechselwirkungen des Organismus mit der Umwelt. Diese Ordnung aufrechtzuerhalten, sprich gesund* *zu bleiben, scheint primär nicht davon abhängig zu sein, dass Substanzen aufgenommen werden, sondern dass die Reize gleichzeitig wirken und sie sich gegenseitig löschen und verstärken.*“ (Quelle: „Was ist Leben?“ 1944)

Viele Menschen berichten von Angstzuständen mit Tachykardien und Schweißausbrüchen, Schlafstörungen, Panikattacken, Albträumen, sobald sie Fleisch, insbesondere Schweinefleisch, essen. Die Symptome treten meistens unmittelbar nach Verzehr auf und bleiben über mehrere Stunden bestehen. Im Sinne der morphischen Felder übertragen sich hier Todesangst und Stress der geschlachteten Tiere auf den Konsumenten.

Auch in der Transplantationsmedizin spielen morphische Felder eine wichtige Rolle. Der Forscher Prof. Gary Schwartz von der Universität von Arizona fand bei einer Studie insgesamt 70 Fälle weltweit, bei denen Transplantationspatienten die Eigenschaften des Spenders „geerbt“ haben. Er nennt das Phänomen „Zell-Gedächtnis“. „*Wenn das Organ verpflanzt wird, werden möglicherweise die in dem Organ gespeicherten Informationen und die Energie an den Empfänger weitergegeben*“, vermutet Schwartz. Er fand zum Beispiel den Fall einer Patientin, deren Höhenangst nach der Transplantation verschwunden war. Das Organ stammte von einem Bergsteiger. Auch von ehemaligen Nichtrauchern wird berichtet, die nach der Transplantation eines Organs zu rauchen begannen, und sich herausstellte, dass der Spender seinerzeit ebenfalls Raucher gewesen war.

Der niederländische Pfarrer und bekannte Buchautor Hans Stolp beschreibt in seinem Buch, dass die morphischen Felder von transplantierten Organen den Empfänger in einer charakteristischen Weise beeinflussen und damit dessen Persönlichkeit verändern. Es kommt seiner Ansicht nach zu einer Seelenverstrickung zwischen Spender und Empfänger, indem sich die in der Aura des übertragenen Organs enthaltenen Informationen mit denen des Empfängers vermischen. Unterschiedliche Organe speichern dabei jeweils spezifische Erinnerungen: Die Niere speichert alles, was mit festen Gewohnheiten und Kommunikation zu tun hat, die Leber alles, was mit Stimmungen zu tun hat, die Lunge alles, was mit Fakten zu tun hat und das Herz alles, was mit moralischen Werten zu tun hat. So beschreibt der Autor, dass

- Nierentransplantierte Patienten anders kommunizieren und mit Mitmenschen umgehen als vor der Transplantation.
- Lebertransplantierte die unverarbeiteten Erfahrungen des Spenders übertragen bekommen, so dass Gefühle auftreten, die gar nicht zu ihnen selbst, sondern in das Leben des Spenders gehören.
- Lungentransplantierte typischerweise in ihren Einsichten, Intuitionen und Ideen verändert werden.

- Herztransplantierte Erinnerungen des Verstorbenen präsentieren, unter Umständen sogar aus dessen früheren Inkarnationen.

Bekannt geworden ist nach Schilderung durch Hans Stolp die Geschichte eines herztransplantierten Mädchens in den USA, das nachts regelmäßig grausame Szenen träumte und dabei einen Mann sah, dessen Aussehen sie in bemerkenswert genauer Weise beschreiben konnte. Sie erzählte dies ihrer behandelnden Ärztin, die wiederum wusste, dass das Mädchen das Herz eines anderen etwa gleichaltrigen Mädchens transplantiert bekommen hatte, welches von einem bislang unbekannten Täter ermordet worden war. Die Ärztin entschloss sich, die Polizei zu kontaktieren, nachdem ihre Patientin das Aussehen des Mannes und auch dessen Wohnort ziemlich genau beschreiben konnte. Die Polizei wurde aktiv und es gelang einen Mann an dem von dem Mädchen beschriebenen Ort festzunehmen, der sich im Laufe der weiteren Ermittlungen tatsächlich als der Mörder herausstellte, seiner Tat überführt und verurteilt werden konnte.

Hans Stolp geht noch einen Schritt weiter: Er postuliert, dass die Entfernung eines Organs den letztendlichen Loslösungsprozess aus dem Leben auf Seiten des Spenders behindert und damit dessen Tod im energetisch-spirituellen Zusammenhang „unvollständig“ bleibt. Der Spender eines Organs bringt in dieser Hinsicht ein großes karmisches Opfer, wenn irdische Erfahrungen in der folgenden Inkarnation erneut durchlebt werden müssen. So fehlt dem Spender eines Herzens nach dem Tod zu einem gewissen Maß das persönliche Urteilsvermögen, was dazu führt, dass er in der geistigen Welt nicht vorwärtskommt bzw. sich nicht entsprechend entwickeln kann. Nach Meinung von Hans Stolp entsteht für den Spender ein Verlustgefühl, das dazu führt, dass er nach dem Tod seine Aufmerksamkeit weiterhin auf die Erde bzw. auf das, was hinter ihm liegt, richtet, statt auf die geistige Welt, die sich vor ihm ausbreitet. Stolp schreibt: „Er (der Spender) bleibt auf die Vergangenheit konzentriert und öffnet sich nicht der Zukunft. In der geistigen Welt gilt jedoch das Gesetz: Das, worauf man seine Aufmerksamkeit nicht ausrichtet – und wofür man folglich kein Bewusstsein hat – kann man auch nicht wahrnehmen. Also bleibt ein Teil der geistigen Welt für den Spender verborgen. Solange der Empfänger lebt, bleibt dem Spender der Zugang zur geistigen Ebene des gespendeten Organs verschlossen. Stirbt der Empfänger, wird diese zwar wieder zugänglich, allerdings hat sich durch den Charakter und die Lebensbedingungen des Empfängers die geistige Ebene umgeformt, so dass der Spender nicht mehr das zurückerhält, was er einst gespendet hat.“

Die Konsequenz der Seelenverstrickung lautet: Der Spender eines Organs büßt seine Entwicklung als geistiges Individuum ein.

Paradigmenwechsel

Aurachirurgie bedeutet einen medizinischen Paradigmenwechsel, weg von der aktuell im Vordergrund stehenden physikochemischen hin zu einer energetisch-informatorischen Ebene der Medizin. Biochemische Prozesse werden in diesem Zusammenhang nur noch als nachgeordnete Instanzen einer übergeordneten, nach quantenphysikalischen Prinzipien organisierten, geistigen Steuerung betrachtet. In seinem Buch „Einführung in eine submolekulare Biologie“ beschreibt der spätere Medizin-Nobelpreisträger Albert von Szent-Györgyi 1960 die Bedeutung der Quantenphysik für biologische Systeme, allerdings ohne große Zustimmung bei seinen Kollegen der damaligen Zeit: *„Nach wie vor versuchen Wissenschaftler die Bewegungen von Proteinmolekülen nach den Gesetzen der Newtonschen Physik zu berechnen. Dieser Versuch scheitert jedoch, da diese Bewegungen nicht den Newtonschen Prinzipien folgen, sondern den quantenphysikalischen*“. (Quelle: „Introduction to a Submolecular Biology“)

Gestaltung der Welt

In seinem Buch „Der radikale Mittelweg“ schreibt der Schweizer Philosoph Armin Risi: *„Die materiellen Formen entstehen durch spirituelle In-Formation, Bewusstsein erzeugt Schöpfung, Schöpfung vollzieht sich stufenweise vom Feinstofflichen zum Grobstofflichen. Das Grobstoffliche ist immer ein Ausdruck des Feinstofflichen entsprechend den dahinter wirkenden Bewusstseinsimpulsen. Geist prägt Materie.“* Damit ist klar: Der Geist steuert nicht nur Materie, sondern Geist wird zu Materie.

Unter diesem Aspekt sind die Selbstheilungskräfte zu betrachten, die im Rahmen der Aurachirurgie als Prozess aktiviert werden. Ulrich Warnke schreibt weiter: *„Dabei spielt der Geist die zentrale Rolle, denn aus der Energie des Geistes wird Materie, oder anders formuliert: Alle Materie ist aus geistiger Energie entstanden. Materie an sich gibt es nicht. Nach dem Äquivalenzprinzip von Einstein E=m*c2 kann nicht nur Energie aus Masse entstehen, sondern umgekehrt die Masse entsteht aus der Energie.“* Es gilt sich dieses Umstandes klar zu werden, dann sind Materialisierungen aus geistigen Energien plötzlich nichts Besonderes, sondern natürlicher und völlig normaler Bestandteil des Daseins. Gerade auch diejenigen Schulmediziner, die in ihrem morphologisch-deterministischen Denken Körper und Geist als voneinander getrennte Instanzen wahrnehmen, realisieren, dass Materie und Geist eins sind und ineinander umwandelbare physikalische Größen darstellen. Aus dieser Erkenntnis gewinnt folglich dann auch der Begriff „Geistheilung“ eine neue Bedeutung.

In der christlichen, aber auch in fast allen anderen Schöpfungsgeschichten können wir die Reihenfolge exemplarisch verfolgen. Zuerst ist die Idee, der Gedanke, dann das Wort oder der Ton, und schließlich kommt es zur Verkörperung. Der österreichische Aurachirurg und Buchautor Rüdiger Dahlke (*1951) schreibt: *„Der Ausdruck aus dem Johannesevangelium ‚Am Anfang war das Wort, und das Wort war bei Gott (Johannes 1,1)' und weiter ‚das Wort ward Fleisch (Johannes 1,14)' gibt die Reihenfolge vor. Denkt man in Hierarchien, wäre also dem Geistig-Seelischen durchaus die erste Stelle vor dem Körper zuzubilligen. In der Auseinandersetzung mit Krankheit bewährt es sich trotzdem, beide als annähernd gleichwertig zu betrachten und jedenfalls nicht der nachgeordneten körperlichen Ebene den Vorzug oder gar einen Alleinvertretungsanspruch einzuräumen. So wenig wie Körper und Seele im Leben wirklich zu trennen sind, so wenig bewährt es sich in der Medizin."* (Quelle: „Krankheit als Symbol")

Materie und Energie sind äquivalente Größen. Dieser Satz bildet die Basis der Aurachirurgie, aller organischen Prozesse und des gesamten Lebens. Der Aurachirurg therapiert mit Bildern und Gedanken und wirkt so als „Geistheiler". Aurachirurgie beschäftigt sich mit dieser energetischen Interaktionsebene und präsentiert konkrete und reproduzierbare Verfahren, mit deren Hilfe sich memorierte Informationen bzw. morphische Felder wirkungsvoll und nachhaltig beeinflussen lassen. Die Einfachheit der Verfahren ist für den Außenstehenden vielfach verblüffend, sind in ihrer Wirkungsweise jedoch höchst überzeugend. Dabei beschränkt sich Aurachirurgie keineswegs nur auf funktionelle Störungen, sondern umfasst auch die Therapie organisch bereits manifester Befunde, die sich positiv verändern oder gar wieder verschwinden.

C.G. Jung schreibt dazu: *„Ich glaube, dass Heilen auf nicht materiellem Weg, durch geistige Methoden, eine Zukunft ungeahnter Möglichkeiten hat. Und ich glaube, dass ihr Bereich allmählich über das, was wir heute, zu Recht oder Unrecht, als funktionell bezeichnen, hinauswachsen und auch alles Organische umschließen wird. Ich sehe die Morgenröte einer neuen Zeit vor mir aufleuchten, in der man gewisse chirurgische Eingriffe, z.B. an inneren Gewächsen, als bloße Flickarbeit ansehen wird, voller Entsetzen, dass es überhaupt einmal ein so beschränktes Wissen um Heilmethoden gab. Dann wird kaum noch Raum sein für althergebrachte Arzneimittel. Es liegt mir fern, die moderne Medizin und Chirurgie irgendwie herabzusetzen, ich hege im Gegenteil große Bewunderung für beide. Aber ich habe Blicke tun dürfen in die ungeheuerlichen Energien, die der Persönlichkeit selbst innewohnen, und solche außerhalb liegenden Quellen, die unter gewissen Bedingungen durch sie hindurchströmen und die ich nicht anders als göttlich bezeichnen kann. Kräfte, die nicht allein funktionelle Störungen heilen können, sondern auch organisch bedingte, die sich als bloße Begleiterscheinungen seelisch-geistiger Störungen herausstellten."*

Nicht-lineare Systeme (NLS-Analyse)

Jeder biologische Organismus, ob Mensch, Tier, Pflanze, Bakterium oder Virus, ist nicht nur ein morphologisches, sondern auch ein energetisches Wesen, und in dieser Form ein Informationsempfänger, Informationsträger, Informationsverarbeiter und Informationssender. Jeder kommunikative Austausch zwischen Individuen, jede gesundheitliche Störung, jede vererbte Eigenschaft - sie alle haben einen informativen Charakter. Dabei können Informationen miteinander interferieren und zu unerwarteten Wirkungen führen.

So werden beispielsweise Infektionskrankheiten durch Informationen von den Menschen schädigenden Mikroorganismen ausgelöst, wobei diese Informationen selbst nach der Zerstörung von Mikroorganismen den Organismus weiter belasten oder gar schädigen können. Wir sprechen von miasmatischen Mustern.

Das Gleiche gilt für die informatorische Wirkung von Erlebnissen, die zu seelischen Störungen oder psychischen Eigenschaften führen können, die sich unter Umständen sogar als körperliche oder psychische Beschwerden manifestieren. Informatorische Störungen können in nachfolgende Generationen epigenetisch vererbt werden und entsprechend auch dort wiederum zu Symptomen führen. Wir sprechen von karmischen Mustern.

Im Gegensatz zu den vererbten Störinformationen wirken sich erworbene informatorische Störungen als sog. biologische Konflikte sofort (instantan) körperlich aus, zunächst als energetische Störung auf einem Zielorgan, in der Folge als funktionelle oder gar organische Veränderung. Lesen Sie hierzu im Kapitel „Konflikte“.

Energetisch-informatorische Störungen auf Organsystemen können durch Computerprogramme gemessen und sichtbar gemacht werden. Es handelt sich um Programme der nicht-linearen Systemanalyse (NLS-Analyse), die keine morphologischen, sondern ausschließlich energetische Befunde liefern. Die Klassifikation der energetischen Zustände geschieht durch farbliche Markierungen entsprechend den Schulnoten: 1 ist die beste Note, 6 die schlechteste.

HINWEIS: Der Einsatz von NLS-Geräten ist keine Voraussetzung, um aurachirurgisch zu arbeiten. Alle informatorischen Störungen können ebenso gut über kinesiologische Testung oder durch Abtasten der Aura eruiert werden. Gleichwohl liefern NLS-Geräte sehr genaue Analysen innerhalb kurzer Zeit und geben dem Therapeuten eine große Sicherheit in der energetisch-informatorischen Diagnostik und Therapie.

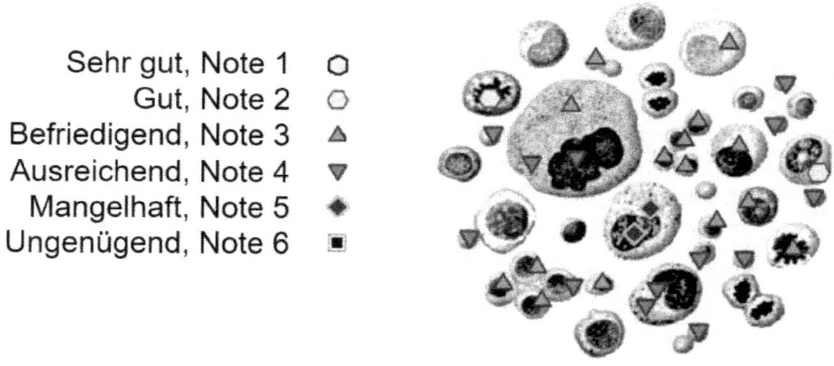

Abbildung: *Systematik der NLS-Analyse anhand der Abbildung des Roten Knochenmarks*

Der Patient trägt einen Kopfhörer oder hält metallische Stäbe in der Hand, über die die Ableitung der elektrischen Impulse auf den Computer erfolgt. Die Abfrage kann aber auch ohne Anwesenheit einer Person ausschließlich über deren persönliche Daten erfolgen, wie das auf der Internetseite www.medicodes.net in den Fernanalysen vorgesehen ist.

Die Software gleicht die eingehenden Impulse mit den in der Datenbank abgespeicherten Referenzfrequenzdaten zu den jeweiligen Organstrukturen ab. Man bezeichnet diese als sog. Etalone. Jede Organstruktur wie z.B. Leber, Gehirn, Muskulatur etc. ist durch ein jeweils individuelles Etalon charakterisiert, zumal jeder Zelltyp (Leberzelle, Nervenzelle, Gliazelle, Gallengangszelle, Muskelzelle, Bindegewebszelle etc.) ein spezifisches Frequenzmuster aussendet. Je nach dem, welche Gewebeanteile zu welchen Anteilen in einem Organ vorhanden sind (die Leber verfügt neben den Leberzellen auch über Gallengangszellen, Muskelzellen innerhalb der Gallengänge zur Beförderung der Gallenflüssigkeit, Bindegewebszellen zur Bildung der kollagenen Stützstruktur, Arterien, Venen, Lymphgefäße u.v.m., das Herz hingegen besteht in der erster Linie aus Muskelzellen, Sehnenfäden, Nervenzellen und Bindegewebszellen, jeweils zu statistisch spezifischen Anteilen innerhalb einer Vielzahl von untersuchten gesunden Organen) kann auf Grund der repräsentierten Frequenzpeaks und Frequenzverteilung auf die Art der jeweiligen Organstruktur rückgeschlossen werden. Auch lässt sich feststellen, inwieweit das Frequenzmuster des untersuchten Organs eines Patienten von dem idealtypischen Etalon abweicht und somit energetisch gestört ist. Je stärker die funktionelle oder gar organische Erkrankung eines Organs, umso deutlicher die Abweichung von der physiologischen Standardreferenz eines gesunden Organismus. Moderne Systeme halten sogar Etalone von erkrankten

Organen in ihrer Datenbank vor, womit auch Diagnosen wie z.B. Leberzirrhose, koronare Herzkrankheit u.v.m. gestellt werden können. An dieser Stelle sei jedoch der Hinweis erlaubt, dass derartige Diagnosestellungen allein auf Grund von NLS-Analysen in die Irre führen können, weshalb hier Zurückhaltung geboten ist.

NLS-Analysen eignen sich, um

- energetisch-informatorische Zustände von Organsystemen zu messen. Zu sehen sind hier entweder energetische Normalbefunde (der angestrebte Zustand eines Menschen, der anzeigt, dass man energetisch unbelastet ist) oder energetische Störungen auf einzelnen oder auf vielen Organsystemen, die bei der betreffenden Person zu entsprechenden Beschwerden oder gar Krankheiten führen können.
- zu recherchieren, welche Information hinter einer energetischen Störung liegt. Hier führt der Therapeut sog. Vegetotests zu den jeweils zuvor erkannten energetischen Störungen auf den entsprechenden Organen durch und prüft in Frage kommende Kausalitäten. Hierbei ist die Erfahrung des Untersuchers entscheidend, um entsprechende Hypothesen zu formulieren. Die Zahl an Möglichkeiten ist groß: Mechanische Traumata, Belastung durch chemische Substanzen oder Toxine, Medikamente, psychische Konflikte, karmische Muster (von Vorfahren vererbte oder selbst erworbene Informationen aus Erlebnissen), miasmatische Muster (Informationen von Erregern, selbst erworben oder als von Vorfahren vererbte Informationen aus früheren Infektionskrankheiten, was in der Homöopathie als Miasma beschrieben wird). In nicht seltenen Fällen zeigen sich auch Kombinationen von Belastungen, z.B. karmische Muster in Kombination mit einem psychischen Konflikt, was jeweils in einem eigenen Vegetotest untersucht und entsprechend spezifisch in seiner Wertigkeit bestimmt werden kann.
- vorab geplante therapeutische Eingriffe und Medikationen auf ihre Sinnhaftigkeit und Wirksamkeit zu testen, mit der Frage, ob und inwieweit entsprechende Maßnahmen tatsächlich zu einer Verbesserung der energetischen Reaktion und damit der klinischen Symptomatik führen würden. So kann der Therapeut prüfen, ob eine bestimmte Medikation eine Verbesserung mit sich bringen würde oder eher eine Operation angebracht wäre u.v.m.
- therapeutische Verlaufsbeobachtungen durchzuführen. Insbesondere kann der Therapeut prüfen, ob das energetisch bestmögliche Ergebnis im Rahmen der bisherigen Therapie bereits erreicht ist oder ob durch eine

Fortsetzung der Ausleitungstherapie noch weitere Verbesserungen des klinischen Befundes und der Symptomatik erreichbar wären.

Moderne NLS-Analysesoftware bietet die Möglichkeit, sich von oberflächlichen in tiefe Gewebsstrukturen vorzuarbeiten, bis hin zu subzellulären Organellen, ja bis hin zu chromosomalen Strukturen und einzelnen Basenpaaren auf den Chromosomen. Die Zukunft wird zeigen, inwieweit solche detaillierten Analysen klinischen Mehrwert liefern oder ob es sich hier ausschließlich um experimentelle Ansätze im Rahmen von Forschungsprojekten handelt. Denn es ist klar: Je tiefer und detaillierter die Analysen erfolgen, umso mehr Zeit ist notwendig und umso größer ist die Gefahr für den Therapeuten, sich angesichts der Vielzahl von Möglichkeiten zu verzetteln.

NLS-Analysen dienen zunächst zu diagnostischen Zwecken und sind keine Therapie. Zwar bieten die Systeme Therapiefunktionen, von denen ich allerdings nicht viel halte. Manche Therapeuten nutzen NLS-Geräte, indem sie die entsprechenden Zielorgane mit entsprechenden Frequenzen besenden, ohne zuvor die Ursachen der energetischen Störungen zu eruieren. Entscheidend ist es jedoch, die informatorischen Kausalitäten herauszuarbeiten, um in einem nächsten Schritt zielgenau zu therapieren. Nach Identifikation entsprechender Ursachen erfolgt die Therapie zur Ausleitung der energetisch-informatorischen Störung, entweder durch eine aurachirurgische Behandlung oder durch Medicodes.

NLS-Analysen liefern energetische Zustandsbeschreibungen und stehen damit in Abgrenzung zu den morphologischen Befunden, wie wir sie in der Schulmedizin von Ultraschall, Röntgen oder Magnetresonanzsystemen kennen. In gewisser Weise ähneln sie den funktionsdiagnostischen Methoden von EKG und EEG. Über die beschriebenen Vegetotest geben NLS-Analysen Hinweise auf die informatorischen Ursachen für die gefundenen energetischen Störungen, die es entsprechend gezielt therapeutisch auszuleiten gilt. Entscheidend ist die korrekte Diagnose, mit der Frage, um welche Art der informatorischen Störung es sich konkret handelt. Besteht hier Klarheit und erfolgt eine Ausleitung der Störinformationen, so verschwinden nicht nur die zuvor gemessenen energetischen Organstörungen in der NLS-Analyse, sondern auch die damit verbundenen Symptome und Beschwerden, ja in vielen Fällen gar die organischen Veränderungen.

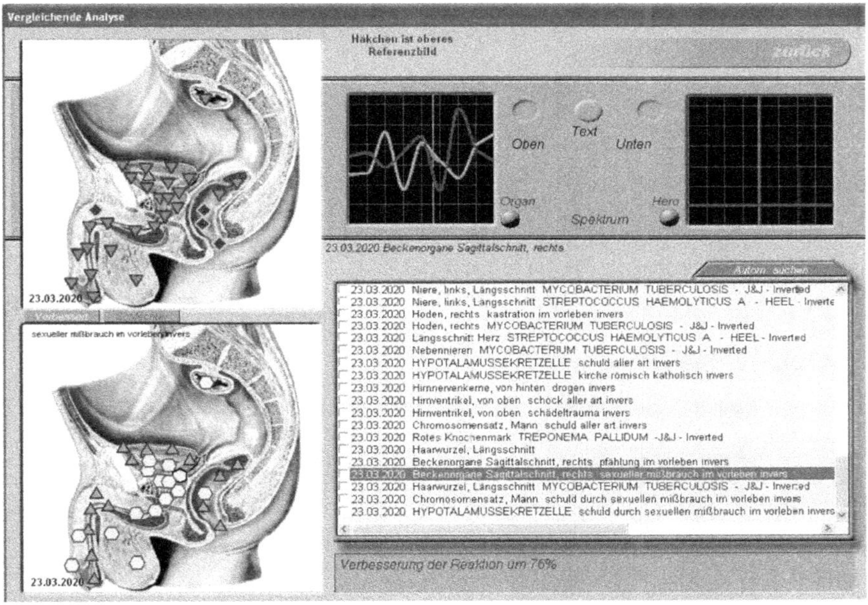

Abbildung: *Beckenorgane Sagittalschnitt des Mannes: Es zeigt sich eine deutliche energetische Störung im Bereich der Harnblase, der Harnröhre und des Enddarms mit Markierungen der Note 4 (rote Dreiecke nach unten) sowie der Note 5 (braune Rauten mit blauer Umrandung). Es handelt sich um das karmische Muster des sexuellen Missbrauchs im Vorleben, bei Invertierung der vermuteten Kausalität kommt es zu einer Verbesserung der energetischen Reaktion um 76%, was als hoch signifikant gewertet werden kann. Tatsächlich bestätigt der Mann auf Nachfrage, als Kind von seinem Großvater sexuell missbraucht worden zu sein.*

Regeln und Prinzipien

Aurachirurgische Sitzung

Einverständnis des Patienten

Aurachirurgische Behandlungen dürfen nur mit Einverständnis des Patienten durchgeführt werden. Dem Aurachirurgen ist es verboten, unbefugt in die Aura anderer einzudringen. Im schlimmsten Fall belädt sich der Aurachirurg selbst mit den Energien des Gegenübers: „*Die Geister, die ich rief, wird' ich nun nimmer los*".[1]

Ebenso wenig darf der Aurachirurg aurachirurgische Maßnahmen manipulativ verwenden.

Für das Gelingen aurachirurgischer Therapien ist es irrelevant, ob der Patient an die Methode glaubt. Weder muss er daran glauben noch muss er die Methode verstandesmäßig erfassen. Entscheidend ist ausschließlich, dass Aurachirurg und Patient miteinander in Resonanz treten.

Verbindung mit dem Universum

Bevor eine aurachirurgische Behandlung startet, verbindet sich der Aurachirurg mit der Energie des Universums[2], beispielsweise durch eine Meditation oder durch ein kurzes Gebet (bitten, beten, meditieren, danken, segnen) und bittet um geistige Energie.[3] Der Aurachirurg erreicht dadurch einen Kontakt mit dem Bewusstsein des Patienten. Ziel ist es, nach Möglichkeit in einen harmonischen Ruhezustand zu kommen, in einer beschützten Umgebung, ohne störende Außengeräusche, am besten in einem geschlossenen, ruhigen und energievollen Raum. Elektroencephalographisch sollte sich beim Aurachirurg wie auch beim Patienten ein alpha-Zustand als Zeichen der tiefen Entspannung im Wachzustand

[1] Quelle: „Der Zauberlehrling", Johann Wolfgang von Goethe

[2] Dieses Konzept ist bekannt aus dem Qi-Gong: Die Vorstellung geht weit hinaus in den Kosmos, um von dort ganz reines, frisches Qi zu holen. Das mag spekulativ klingen, und wir können zunächst einmal offenlassen, ob es tatsächlich solch ein weit hergeholtes Qi ist, das man dabei einsaugt. Doch zumindest zeigt die Erfahrung, dass dieses imaginative Hinausspüren in das Weltall die geistige Sammlung unterstützt und ein Gefühl für Raum erzeugt, das ein wichtiger Aspekt des Qi-Gong-Zustandes ist.

[3] In der Bibel steht: „*Bittet, so wird euch gegeben; suchet, so werdet ihr finden; klopfet an, so wird euch aufgetan. Denn wer da bittet, der empfängt; und wer da sucht, der findet; und wer da anklopft, dem wird aufgetan.*" (Quelle: Matthaeus 7,7)

einstellen[4]. Eine aurachirurgische Sitzung ist aus ärztlicher Sicht gekennzeichnet durch innere Ruhe, Freude und die Sicherheit im Umgang mit dem Patienten Sollte der Patient den nötigen Ruhezustand nicht von sich aus erreichen, so gibt es geeignete Methoden, die später noch dargestellt werden. Nach einer entsprechenden Behandlung erhöht sich damit auch die Empfänglichkeit für energetisch-geistige Übertragungen beim Patienten. Wichtig ist für beide, Aurachirurg wie Patienten, regelmäßig Wasser zu trinken bzw. die Behandlung in einem gut hydrierten Zustand anzugehen. Dehydrierende Substanzen wie Coffein oder Thein sollten nach Möglichkeit vermieden oder nur in geringen Mengen konsumiert werden. Zuschauer sind erlaubt, solange sie das Setting nicht stören. Der Erfolg einer aurachirurgischen Behandlung wird durch folgende Faktoren positiv beeinflusst:

- Glaube als Überzeugung eines Wissens.
- Motivation „Jetzt oder nie".
- Tiefe Entspannung.
- Stille.
- Unangestrengte Aufmerksamkeit auf das klar bestimmte Ziel.
- Starke emotionale Färbung des Vorhabens.
- Ausschluss weiterer Gedanken und Nebenziele.
- Feedback registrieren – „Es ist geschehen", aus Intentionalität wird Finalität.

Auf diese Weise lassen sich konditionierte Reaktions- und Denkmuster zurückdrängen, oder, besser noch, die dazugehörigen Hirnfunktionen neutralisieren. Nichts ist so hinderlich für die Interaktion zwischen Aurachirurg und Patient und das therapeutische Gelingen, wie wenn sich während der Behandlung Skepsis an der Methode einschleicht oder gar versucht wird, das Procedere nach rational-logischen Aspekten zu hinterfragen oder zu erläutern. Zwar gibt es im Sinne der Quantenphysik sehr wohl ein rational-logisches Erklärungsmodell für Aurachirurgie, doch ist die intensive Beschäftigung damit nichts, was während einer the-

[4] Bekannt ist das Ziel der Alphawellen aus dem Qi-Gong, als Zustand besonderer Entspannung, in dem Körper und Geist in Einklang sind. Man ist in diesem Zustand sehr ruhig, lässt sich nicht ablenken, ist emotional ausgeglichen und ohne diskursive Gedanken, und das gezielte Führen des Qi geschieht in einer Art „schwebender Konzentration" oder „Sammlung" – ohne jede Anspannung. Ist dieser Zustand entsprechend tief, so tritt die organische Atmung zurück und wird weitgehend von Tuna („natürlicher Austausch") ersetzt, wobei „Einatmen" und „Ausatmen" imaginative Vorgänge und unabhängig vom äußeren Atemrhythmus sind („Qi-Gong-Atmung nach Meister Li).

rapeutischen Sitzung geschehen sollte. Eine Erläuterung durch den Aurachirurg sollte somit erst am Ende einer entsprechenden Behandlungssitzung erfolgen. Am Ende der Behandlung zerschneidet er geistig das virtuelle goldene Band zwischen dem Patienten und sich, segnet ihn und erklärt die Behandlungssitzung für beendet.

Kinesiologie

Kinesiologische Testverfahren werden in der Aurachirurgie verwendet, um den Patienten auf Störinformationen zu testen.

Kalibrierung des Testsystems.

- Der Patient steht aufrecht in einem entspannten Zustand im hüftbreiten Stand und mit hängenden Armen, Augen geöffnet, seine führende Hand liegt auf dem Solarplexus (bei Rechtshändern rechte Hand und umgekehrt). Der Aurachirurg steht hinter neben dem Patienten. Er sichert ihn mit einer Hand, indem er diese vor die Schulter des Patienten hält, um ihn im Bedarfsfall aufzufangen.
- Der Aurachirurg schiebt mit der anderen Hand den Patienten nach Vorankündigung von hinten mit langsam zunehmender Intensität und fordert den Patienten auf, dagegenzuhalten und stehen zu bleiben. Dieser Vorgang bildet die Kalibrierung des kinesiologischen Testsystems. Bei Bedarf kann der Vorgang mehrmals wiederholt werden, bis der Patient mit dem Vorgang vertraut ist. Der Test wird, leicht abgewandelt, wiederholt: Der Patient nennt vor dem Schieben seinen eigenen Namen, z.B. „Ich bin Mathias“, danach schiebt der Aurachirurg den Patienten von hinten wiederum an, der Stand des Patienten bleibt stabil. Es empfiehlt sich die Formulierung „Ich bin Mathias“, denn sie ist aus energetischer Sicht wirksamer als z.B. die Formulierung „Ich heiße Mathias“. Es wird hier nicht getestet, ob der Patient seinen eigenen Namen gerne mag oder nicht, sondern es geht ausschließlich um die Frage, ob ein Begriff das Unterbewusstsein in Unruhe versetzt. Es handelt sich folglich nicht um „Ja“ und „Nein“- Abfragen, sondern um Abfragen hinsichtlich der Bedeutung für den Organismus: Ob das Unterbewusstsein durch den Begriff in Instabilität gerät oder ob es neutral bleibt. Der Vorgang wird, wieder leicht abgewandelt, wiederholt: Der Patient sagt einen fremden Namen, z.B. „Ich bin Werner“. Der Aurachirurg schiebt den Patienten wiederum nach Ankündigung von hinten, Patient kippt nach vorne und kommt typischerweise ins Straucheln, sein Standvermögen wird labil.

- Damit ist die Funktionsfähigkeit dieses Testverfahrens validiert und der Aurachirurg kann mit der Testung auf karmische Muster (siehe spätere Erläuterung) beginnen. In seltenen Fällen verhält sich der Patient in der kinesiologischen Grundtestung paradox, indem er bei seinem eigenen Namen instabil wird, während er bei einem Fremdnamen stabil stehen bleibt. Solche Reaktionen deuten auf ein Selbstsabotageprogramm hin, das sich in der NLS-Analyse am besten auf den chromophilen Adenozyten nachweisen lässt, oder einen schweren Identitätskonflikt. Löst der Aurachirurg das Selbstsabotageprogramm (siehe Beschreibung später), normalisiert sich die Reaktion.
- Testung eines karmischen Musters: Aurachirurg und Patient positionieren sich wie beschrieben, der Aurachirurg bittet den Patienten, einen bestimmten Begriff zu sagen, z.B. „Erhängen". Nachdem der Patient diesen Begriff gesagt hat, schiebt der Aurachirurg den Patienten von hinten an. Bei Vornüberkippen bzw. bei Instabilität des Patienten ist davon auszugehen, dass das karmische Muster besteht, und der Patient wird behandelt (siehe Erläuterung im Kapitel der karmischen Muster). Bei Stabilität besteht das karmische Muster nicht.

Testung über Platzhalter: Statt der direkten Testung gibt es auch die Möglichkeit der kinesiologischen Testung über Platzhalter. Eine solche empfiehlt sich bei behinderten Patienten oder bei Patienten mit einer Sprechstörung. Zunächst erfolgt wiederum die Kalibrierung, danach die eigentliche Testung.

- Kalibrierung: Der Aurachirurg schreibt den Namen des Patienten auf einen kleinen Zettel und legt diesen als „Platzhalter des Patienten" auf eine Ablage in der Nähe, mit der Schrift nach oben. Danach testet der Aurachirurg den Patienten kinesiologisch, wie bereits oben beschrieben.
- Als Nächstes legt der Aurachirurg einen zweiten Zettel auf den Namenszettel. Auf diesem Zettel steht die gesuchte Störung, z.B. „Erhängen im Vorleben". Die erneute kinesiologische Testung untersucht, ob der Patient ins Kippen gerät, was als Indikator gewertet werden kann, dass das karmische Muster des Erhängens tatsächlich vorliegt. Über die Inhalte der Fragen wird der Patient vorab nicht informiert, erst nach Beendigung der Testung zeigt der Aurachirurg dem Patienten, was auf dem zweiten Zettel stand und löst damit den Sachverhalt auf.

Abtasten der Aura

Die aurachirurgische Sitzung beginnt mit der Untersuchung der Aura des Patienten. Die initiale Untersuchung der Aura führt bereits zu einer engen emotional-intuitiven Verbindung zwischen Aurachirurg und Patient, die durch ein Gespräch auf logisch-abstrakter Ebene in diesem Umfang nicht passieren würde. Vielfach offenbart sich das zugrunde liegende Problem des Patienten bereits aus der Abtastung der Aura, was beim Patienten zusätzlich ein hohes Maß an Vertrauen in den Aurachirurg hervorruft, wenn dieser von sich aus die zutreffende Symptomatik schildert.

Der Aurachirurg steht seitlich vom Patienten, ihm zugewandt, hebt die Hände nach oben über dessen Kopf, konzentriert sich mit geschlossenen Augen, bittet um Eingebung durch das Universum, um Wahrnehmung und Resonanz. Anschließend tastet der Aurachirurg mit den Händen[5] in einem Abstand von ca. 20 cm dessen Aura ab, indem er die Hände vor bzw. hinter dem Patienten von oben nach unten führt, ohne ihn dabei zu berühren. Stellen mit einer energetischen Störung der Aura kennzeichnen sich durch Blockaden in dieser Bewegung, sei es, dass die Hände auf ein vermeintliches Hindernis treffen oder sich bei vermehrter Ausstrahlung nach außen oder auch nach innen (hin zum Patienten) bewegen. Zeigen sich Störungen in der Aura, so gilt es diese auch gleich therapeutisch zu behandeln und zu lösen. Erläuterungen hierzu finden sich im Kapitel „Lösung karmischer Muster“.

Erschwerter Zugang zur Aura: Patienten unter Schmerzmedikation bieten häufig einen erschwerten Zugang zur Aura. Zum Test kann der Aurachirurg das Schmerzmittel auf einen Zettel schreiben, der Patient hält diesen vor seinen Solarplexus, anschließend testet der Aurachirurg kinesiologisch. Wenn der Patient stabil stehen bleibt, dann ist er unmittelbar behandelbar. Sollte der Patient jedoch eine Instabilität in der kinesiologischen Prüfung zeigen, ist eine entsprechende Umprogrammierung indiziert, um die hemmenden Effekte von Schmerzmitteln energetisch zu neutralisieren. Als energetisches Speichermedium und idealer Trägerstoff wird Wasser verwendet. Der Aurachirurg schreibt auf einen weißen, unlinierten Zettel mit Bleistift die Formel „Schmerzmittel ∗ (-1)“, füllt ein Glas mit Wasser und gibt dies alles dem Patienten. Der Patient nimmt den Zettel, mit der Schrift nach innen zeigend, in die eine Hand und umfasst damit das Glas, während er mit der anderen Hand das Wasser im Glas ca. drei Minuten lang rechtsdrehend mit einem Holzspatel umrührt und den Inhalt des Glases trinkt. Auch gibt

[5] In den Handinnenflächen befindet sich in der TCM ein Punkt namens „Menschenpforte“ (Laogong). Durch langsames, aufmerksames Reiben der Hände kann diese Pforte geöffnet werden.

es Fälle, wo der Zugang zur Aura durch innere Verweigerungshaltung der Patienten blockiert wird. Hier sollte der Aurachirurg kinesiologisch auf Sabotageprogramme testen. Aus aurachirurgischer Erfahrung leisten beispielsweise Zeugen Jehovas und Personen, die an Einweihungsritualen teilgenommen haben, unbewusst Widerstand im Zugang zu ihrer Aura, weshalb hier Behandlungen vielfach erfolglos verlaufen. Ein ähnliches Phänomen findet sich im Rahmen von Schweigegelübden, die dazu führen, dass der Patient sich in der Auradiagnostik unabsichtlich und unbewusst nicht offenbart. Durch die Auflösung der Schweigegelübde treten die ursprünglich selbst auferlegten und unnötigen Einschränkungen so weit in den Hintergrund, dass die Aura dann abgetastet und eine aurachirurgische Behandlung erfolgreich durchgeführt werden kann. Schweigegelübde beziehen sich dabei nicht nur auf die Abtastung der Aura: Patienten mit Schweigegelübden berichten von teils jahrelang ergebnislosen Arztbesuchen. Weder funktionieren die üblichen Behandlungen noch wirken irgendwelche Medikamente, d.h. das Schweigegelübde bezieht sich nicht nur auf das Sprechverhalten des Patienten, sondern umfasst letztlich den gesamten Organismus, der sich in eine Art von „schweigendem Eingehülltsein“ begibt und dadurch keiner medizinischen Maßnahme zugänglich ist. Die Patienten mit Schweigegelübden berichten, dass sie als Simulanten klassifiziert worden seien und dass die Ärzte es dann irgendwann bei ihnen aufgegeben hätten.

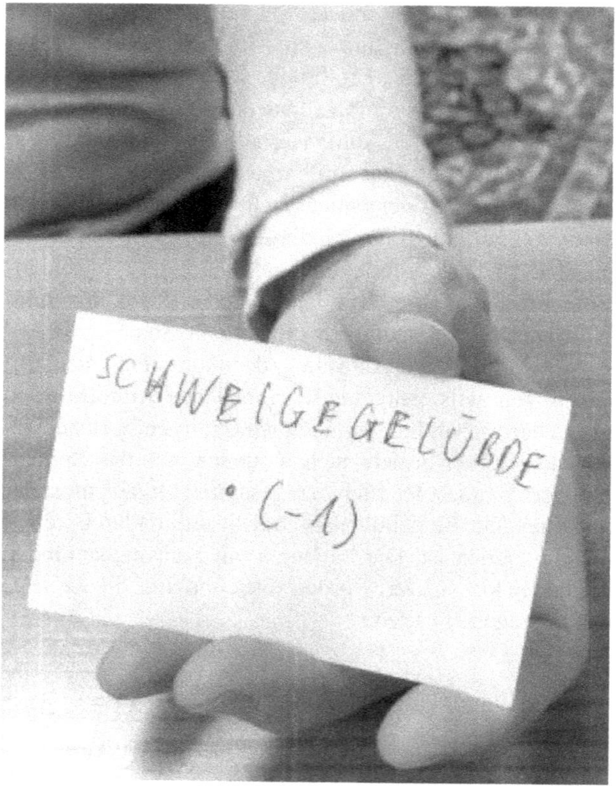

Abbildung: *Eine Patientin präsentiert auf Grund ihrer Schilderungen typische Symptome einer Schwarzen Magie, wie sie im Folgenden noch im Detail beschrieben werden. Bei der aurachirurgischen Prüfung der Aura findet der Aurachirurg jedoch keinen Zugang zur Patientin. Durch Prüfung auf ein Schweigegelübde in der NLS-Analyse findet sich auf der Thymusdrüse eine energetische Belastung, die bei Invertierung von „Schweigegelübde" verschwindet bzw. sich um 78% verbessert. Somit besteht der dringende Verdacht auf ein bestehendes Schweigegelübde. Der Aurachirurg schreibt den Ausdruck „Schweigegelübde *(-1)" auf einen Zettel und fordert den Patienten auf, diesen ungelesen in die Hosentasche zu stecken. Und tatsächlich: Die Aura der Patientin wird plötzlich zugänglich, der Patient tritt in Resonanz, wie dies im Folgenden beschrieben wird. Zu bemerken ist an dieser Stelle, dass diese Maßnahme keineswegs in allen Fällen funktioniert.*

Resonanz

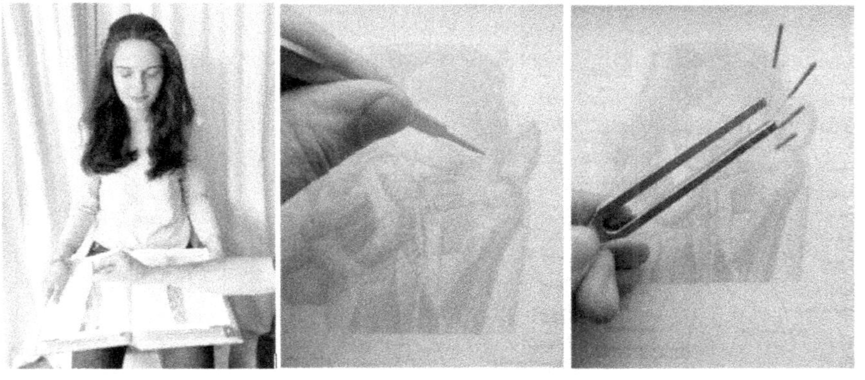

Abbildung: *Resonanzbildung in verschiedenen Situationen.*

Definition: Resonanz (von lateinisch resonare „widerhallen“) beschreibt in der Aurachirurgie das Phänomen, dass ein Patient es körperlich spürt, wenn der Aurachirurg mit ihm in der Aura in energetischen Kontakt tritt. Gemeint ist hiermit nicht die Resonanz im Sinne eines harmonischen Einverständnisses zwischen zwei Personen bzw. zwischen Aurachirurg und Patient, sondern eine „Befundresonanz“, d.h. die spezifische sensorische Rückmeldung im Rahmen der Untersuchung eines Organs wie z.B. der Leber, einer Gewebsstruktur wie z.B. der Sehnen oder eines Sinnesorganes wie z.B. des Auges. Eine „Befundresonanz“ wird durch den Patienten als eine Empfindung beschrieben, z.B. Kribbeln, Schmerz, Drücken, Ziehen, Stechen. Keine Resonanz im Sinne der „Befundresonanz“ ist hingegen, wenn der Aurachirurg in die Aura des Patienten eindringt, indem er mit seiner Hand in die Nähe des Unterarms des Patienten kommt und dieser dies als allgemeine Wärme verspürt. Sobald der Aurachirurg z.B. mit einer Präpariersonde auf ein Organ wie die Blasenschleimhaut im Anatomieatlas, der auf dem Schoß des dem Aurachirurgen gegenüber sitzenden Patienten liegt, drückt und damit Energie sendet, kommt es beim Patienten zu sensorischen Empfindungen wie z.B. einem Kribbeln im Unterbauch oder Harndrang, was eine Resonanz des Patienten auf die vom Aurachirurg gesendete Energie darstellt. Bei einem Patienten mit Lumboischialgien zeigen sich unter Umständen heftig einschießende Schmerzen im Rücken und im Bein, sobald der Aurachirurg mit der Präpariersonde den Rückenbereich in der Aura punktiert. Das Gleiche gilt für das Manöver, bei dem der Aurachirurg von vorne auf den Patienten zutritt und mit einer oder beiden Händen Bewegungen vor dem Hals des Patienten durchführt, ohne dabei dessen Hals zu berühren. Auch hier geben viele Patienten an, dies physisch zu spüren, z.B. als akute Engesymptomatik mit Würge- und Erstickungszeichen. Das Vorhandensein von Resonanz zeigt an, dass der Patient aurachirurgisch behandelt werden sollte bzw. entscheidet über die Frage, ob eine aurachirurgische Therapie bei dem Patienten überhaupt angewendet werden kann. Im Umkehrschluss bedeutet dies: Ohne Resonanz keine Therapieindikation bzw. keine Aurachirurgie, Resonanz ist der Schlüssel zum aurachirurgischen Erfolg. Resonanz beschreibt die innere Einstellung, die Bereitschaft und Empfänglichkeit des Patienten für die energetisch-informatorische Therapie der Aurachirurgie und somit für eine geistige Behandlung. Resonanz ist somit die Bestätigung durch den Patienten, die der Aurachirurg selbst von außen nicht erzwingen kann.[6] Zwar lässt sich die Erfolgsquote in der Resonanzbildung durch Einsatz der im Folgenden beschriebenen Bewusstseinstechniken in einem gewissen Umfang beeinflussen, die Resonanz selbst ist aber stets ein Prinzip, das vom Patienten ausgehen muss. Dies steht in Abgrenzung zu den schulmedizinischen Befunderhebungen, in denen beispielsweise bildgebende Verfahren zwar objektive Werte, jedoch keine subjektiven Zugänge im Sinne der Resonanz ermöglichen. Auf der anderen Seite bietet Resonanz die Möglichkeit zur Kontrolle über eine erfolgreiche aurachirurgische Behandlung: Bestand vor der Therapie eine Resonanz, die danach nicht mehr vorhanden ist, zeigt dies dem Aurachirurgen und auch dem Patienten an, dass die Therapie erfolgreich war und die Behandlung damit beendet werden kann. Besteht nach wie vor eine Resonanz, sollte die Therapie solange fortgesetzt werden, bis sie schließlich verschwunden ist.

Beispiel: Operation am Knie. Der Aurachirurg drückt mit der chirurgischen Sonde an der Abbildung des Kniegelenks im Anatomieatlas auf die jeweiligen organischen Strukturen (Muskeln, Knochen, Knorpel, Sehnen). Bei entsprechender Resonanzempfindung durch den Patienten wird die Operationsindikation gestellt und die Knieoperation durchgeführt. Versucht der Aurachirurg nach der Operation in einer Kontrolluntersuchung die Resonanz erneut auszulösen, ist diese verschwunden, der Patient spürt nichts mehr. Besteht die Resonanz nach wie vor, zeigt dies dem Aurachirurgen an, dass die Therapie noch nicht vollständig abgeschlossen ist bzw. entsprechend fortgesetzt werden sollte, solange, bis der Patient schließlich von sich aus angibt, keine resonante Empfindung mehr zu haben. Alternativ muss der Aurachirurg überlegen, ob die von ihm eingeschlagene

[6] Der große Qi-Gong Lehrmeister Lü Dsu spricht: „Den Entschluss muss man mit gesammelten Herzen (=Bewusstsein) ausführen, nicht Erfolg suchen, dann kommt der Erfolg von selbst.“ In der Auslösungsperiode gibt es hauptsächlich zwei Fehler: Die Trägheit und die Zerstreutheit. Dem lässt sich aber abhelfen: Man darf das Bewusstsein nicht allzu sehr in den Atem legen. Der Atem kommt vom Bewusstsein. Darin liegt die Feinstofflichkeit des Qi-Gong.

Operationsstrategie die richtige ist, um das energetische Problem zu lösen oder ob ein Strategiewechsel angezeigt ist. Diese Form der Therapiekontrolle ist von eminenter Bedeutung und sollte prinzipiell nach jeder aurachirurgischen Intervention durchgeführt werden, entweder um den Therapieerfolg oder um eine etwaige Fortsetzung der Behandlung zu bestätigen.

Die aurachirurgische Resonanzbildung hat einen entscheidenden Vorteil gegenüber anderen Interaktionen zwischen Patient und Aurachirurg: Die Initiative geht vom Patienten aus. Der Patient spürt Resonanz am eigenen Leib, sobald der Aurachirurg versucht, eine solche Empfindung beim Patienten auszulösen. Diese Empfindung zeigt, dass eine behandlungsbedürftige Situation vorliegt. Sie ist gleichzeitig aber auch der Beweis, dass es so „etwas“ wie karmische Muster oder gar Fremdenergien in Form von Schwarzer Magie überhaupt gibt. Es ist nicht wie in anderen Settings, in denen nicht der Patient, sondern „nur“ der Therapeut etwas verspürt, und sich der Patient wohl oder übel darauf einlassen und seinem Therapeuten glauben und vertrauen muss. In der Aurachirurgie erfährt der Patient eine körperliche Wahrnehmung. Der Patient spürt die Testung durch den Aurachirurgen und merkt auch, wenn diese körperliche Empfindung nach erfolgter aurachirurgischer Behandlung in der Kontrolluntersuchung nicht mehr vorhanden ist, was ihm das besondere Gefühl der Bestätigung vermittelt. Diese patientenorientierte Interaktion zwischen Patient und Aurachirurg ist ein beeindruckendes und wichtiges Alleinstellungsmerkmal der Aurachirurgie.

Variabilitäten: Sowohl die Quantität (Heftigkeit der Empfindung) als auch die Qualität (Kribbeln, ziehender Schmerz, Jucken etc.) der Resonanzbildung können stark variieren. Gerhard Klügl beschreibt das Phänomen der Resonanz treffend: *„Der menschliche Körper, der sich wie der Resonanzkorpus eines Saiteninstruments verhält, wird dabei durch den Heiler zum Schwingen gebracht. Stimmt er die richtige Saite im Organmodell an, schwingt auch die korrespondierende Saite im Bewusstsein des Klienten, und Heilung kann geschehen – verstimmte Saiten können wieder gestimmt und in harmonischen Einklang gebracht werden.“*[7] In der Regel sind die sensiblen Empfindungen im Rahmen der Resonanzbildung eher diskret, die Erwartungen an eine Resonanz zwischen Aurachirurg und Patient vielfach zu hoch. Auch existieren Unterschiede zwischen den Patienten. Manche empfinden es als sehr unangenehm, wenn der Aurachirurg nach der virtuellen Schlinge an ihrem Hals greift, entwickeln häufig Husten, Würge- und Erstickungssymptome und bitten den Aurachirurg eindringlich, dieses Manöver in ihrer Aura zu beenden. Andere hingegen empfinden die virtuelle Schlinge am Hals als zwar unangenehm, aber eher in Form eines diskreten Kribbelns, ohne die oben

---

[7] Quelle: Gerhard Klügl, „Quantenland“

beschriebenen schweren Symptome. Um sich auf diese Resonanzbildungen konzentrieren zu können, ist es wichtig, dass die Untersuchung in einem ruhigen, geschützten Rahmen stattfindet, frei von etwaigen störenden Außeneinflüssen. Häufig dauert es auch eine längere Zeit, bis eine Resonanz überhaupt zustande kommt. Entsprechend müssen Aurachirurg und Patient geduldig auf das Resonanzereignis warten. Resonanzbildung lässt sich nicht erzwingen, man kann sie nur erwarten. Resonanzbildung ist kein aktiver Vorgang wie das Anfertigen eines Röntgenbildes, sondern ein „proaktives" Warten,[8] welches aber durch die später noch beschriebenen Bewusstseinstechniken durch den Aurachirurgen gelenkt werden kann. Interessanterweise empfinden manche Patienten auch dann etwas, wenn der Aurachirurg mit der Präpariersonde auf ein Organ im Anatomieatlas drückt, das nicht sensibel innerviert ist. Beispiel: Das Gehirn besitzt keine sensible Innervation und ist folglich nicht schmerzempfindlich. Trotzdem empfindet der Patient einen schmerzhaften Druck auf Grund des Sondeneinstichs. Das bedeutet: Physiologische Sensibilität auf Grund anatomischer Gegebenheiten ist nicht gleich der aurachirurgischen Sensibilität im Rahmen der Resonanz. Manchmal ist sich der Patient auch nicht ganz sicher, ob er etwas spürt. Hier gilt es für den Aurachirurgen weiterzusuchen, um eventuell an anderer Stelle eine eindeutige Resonanz zu finden. Findet sich keine Resonanz bzw. spürt der Patient nichts, dann besteht keine aurachirurgische Therapiemöglichkeit. Allerdings kann das Fehlen von Resonanz auch darauf hindeuten, dass der Aurachirurg unter Umständen in einem Areal des Anatomieatlas prüft, wo keine entsprechende Organ- oder Gewebsstruktur vorhanden ist, die in Resonanz gehen könnte. Ein Beispiel dafür ist der Riss der langen Bicepssehne und der Versuch des Aurachirurgen, eine Resonanz mit der Sehne herzustellen, wo gegenwärtig auf Grund des Risses gegenwärtig keine Sehne vorhanden ist. Der Aurachirurg sollte in diesem Fall keinesfalls gleich aufgeben, sondern weitersuchen, denn häufig wird er oberhalb und unterhalb der Stelle fündig, sobald er mit den Sehnenenden in resonante Verbindung tritt. Diese Erläuterungen zeigen, dass die Suche nach Resonanzen durchaus „trickreich" sein kann. Der Aurachirurg sollte „praktisch" vorgehen und sich überlegen, ob ein Krankheitsbild wie z.B. ein Sehnenriss zu bestimmten Konstellationen führt, die einen Wechsel in der Wahrnehmungsperspektive erfordern, um auf das eigentliche Problem zu kommen.

Binäre Logik: Resonanz ermöglicht dem Aurachirurgen nicht nur die Kontaktaufnahme durch emotional-intuitive Kommunikation (nonverbale Kommuni-

[8] Vgl. Zanshin im Karate: Zanshin bezeichnet einen körperlichen und geistigen Zustand erhöhter Wachsamkeit, Achtsamkeit, Aufmerksamkeit und Konzentration nicht nur, aber insbesondere in Kampfsituationen auch nach einem erfolgreichen Angriff.

kation) mit dem Patienten, sondern sie liefert dem Aurachirurgen wichtige Erkenntnisse für Diagnostik und Therapie. In diagnostischer Hinsicht bietet Resonanz dem Aurachirurgen lokalisatorische Orientierung. Sie zeigt an, ob und an welchen Stellen operiert werden muss, indem der Aurachirurg verschiedene Lokalisationen durch Punktion mit der Präpariersonde, z.B. in die Muskelsehnenansätze der Rückenmuskulatur im Anatomieatlas oder in der Aura des Patienten abfragt und dieser in der Folge genau angibt, ob und wo er etwas spürt. Dieses Prinzip funktioniert sogar während der Operation (intraoperativ), was bei schulmedizinischen Operationen, sei es im Rahmen einer Vollnarkose oder auch bei einer Lokalanästhesie, ausgeschlossen ist, da der Patient an der Stelle der Resonanzentstehung intraoperativ auf Grund der Anästhesie keine Empfindung besitzt. Darüber hinaus liefert die Resonanz dem Aurachirurgen Informationen über das therapeutische Gelingen von operativen Maßnahmen: Der Aurachirurg kann über die Aura direkt abfragen, ob die von ihm durchgeführte Behandlung das zugrunde liegende Problem energetisch gelöst hat oder ob noch weiterer operativer Handlungsbedarf besteht. Beispielsweise platziert der Aurachirurg Akupunkturnadeln in die Muskel-Sehnenübergänge in der Aura, indem er sie in eine Abbildung des Anatomieatlas sticht. Der Patient spürt diese so lange, bis das zugrunde liegende Beschwerdebild in Form des schmerzhaften Triggerpunkts therapiert ist. Sobald der Patient angibt, die Akupunkturnadel an der entsprechenden Stelle nicht mehr zu spüren, entfernt der Aurachirurg diese. Interessanterweise zeigt sich Resonanz nur bei Behandlungsbedarf, ansonsten bleibt der Patient klinisch stumm und zeigt keine Resonanz. Damit folgt die aurachirurgische Resonanzbildung einer binären Logik, wie es in informatorisch-binären Systemen von Computern bekannt ist. Ein solches binäres Konzept im Sinne eines On-Off-Schalters findet sich auch im Rahmen der Akupunktur von Mikrosystemen wie z.B. in der Ohrakupunktur der TCM. Auch dort zeigt sich ein streng lokalisierter Schmerz bei Berührung an der Ohrmuschel nur im Fall einer Behandlungsbedürftigkeit des durch das entsprechende Ohrareal repräsentierten Organs, ansonsten bleiben diese Stellen klinisch stumm bzw. tun bei Berührung nicht weh. Diese Eigenschaft steht im Gegensatz zur nichtbinären Logik von Körperakupunkturpunkten, die bei Einstich stets schmerzen, unabhängig davon, ob der Mensch eine krankhafte Störung hat oder nicht.

Spezifität: Die Spezifität eines diagnostischen Testverfahrens gibt in der medizinischen Statistik die Wahrscheinlichkeit an, dass tatsächlich Gesunde, die nicht an der betreffenden Erkrankung leiden, im Test als gesund erkannt werden. Sie wird definiert als der Quotient aus richtig negativen Testergebnissen und der Summe aus falsch positiven und richtig negativen Testergebnissen – also aus allen Testergebnissen, denen tatsächlich keine Erkrankung zugrunde lag. Resonanz in der Aurachirurgie ist hochgradig spezifisch: Patienten mit einer Leber-Gallenblasenstörung können exakt angeben, an welcher Stelle es in der Aura schmerzt, sobald der Aurachirurg mit der Sonde auf dem Anatomieatlas das entsprechende Areal drückt, sei es im Gallenblasenbereich direkt auf der Gallenblase oder auf Grund einer Cholangitis (Entzündung der Gallengänge) in dem entsprechend angrenzenden Leberareal. Auch ist Resonanz im Sinne der Spezifität reproduzierbar: Das bedeutet, dass der Aurachirurg ein Suchmanöver in der Aura beliebig oft wiederholen kann und der Patient jedes Mal exakt angeben wird, dass es nur an einer bestimmten Stelle weh tut. Ein Patient mit einer Leber-Gallenblasenstörung wird immer wieder das gleiche Leberareal als gestört angeben, auch wenn er die Augen geschlossen hält oder bei geöffneten Augen nicht beobachten kann, an welchen Stellen der Aurachirurg gerade im Anatomieatlas die Leber mit der Sonde drückt. Für den skeptischen Schulmediziner ist das eine bemerkenswerte Erfahrung, wenn er eine solche Untersuchung zum ersten Mal erlebt.

Sensitivität: Die Sensitivität eines diagnostischen Testverfahrens gibt in der medizinischen Statistik an, bei welchem Prozentsatz erkrankter Patienten die jeweilige Krankheit durch die Anwendung des Tests tatsächlich erkannt wird, d.h. ein positives Testresultat auftritt. Sie wird definiert als der Quotient aus richtig positiven Testergebnissen und der Summe aus richtig positiven und falsch negativen Testergebnissen. Erfahrungsgemäß funktioniert das Resonanzprinzip bei ca. 80% aller Patienten mit einer aktuell bestehenden klinischen Symptomatik. Das bedeutet in der Konsequenz, dass es in fast all diesen Fällen auch zu einem aurachirurgischen Heilungserfolg kommt. Mit diesem Wert liegt die Sensitivität der Resonanz eher niedrig. Es gilt der Grundsatz: Besteht Resonanz, so ist ein Heilungserfolg zu erwarten. Besteht keine Resonanz, ist keine Heilung zu erwarten, selbst wenn der Aurachirurg ohne vorherige Resonanz entsprechende aurachirurgische Maßnahmen durchführt. 20% der Patienten reagieren trotz vorhandener Beschwerden nicht im Sinne der Resonanz. Man fragt sich, woran der hohe Anteil an „Non-Respondern" liegt. Entweder ist das untersuchte Areal nicht das richtige oder diese Patienten können nicht in Resonanz gehen. Unter Umständen haben sie verlernt, emotional-intuitiv zu kommunizieren. Ulrich Warnke schreibt: „*Der Wille bzw. die Motivation des Patienten ist für das Gelingen der Resonanzbildung entscheidend. Während Bewusstsein und Unterbewusstsein alle Informationen zu Geist und Seele des Menschen hin schalten, hat der Wille eine andere Funktion: Er dirigiert die Informationen zielgenau und ordnet sie zum Muster künftigen Handelns. Die Motivation ist dafür verantwortlich, dass wir bestimmte Informationen erwarten.*"[9] Die Motivation ist somit die Intention des Unterbewusstseins, sie unterscheidet sich vom Willen des Bewusstseins. Findet

[9] Quelle: Ulrich Warnke: „Quantenphilosophie und Interwelt", 2013

sich eine Resonanz, so kann davon ausgegangen werden, dass eine entsprechende Motivation beim Patienten existiert. Ist eine solche Motivation nicht vorhanden, kommt es auf der Seite des Patienten zu keiner Resonanzbildung, die aurachirurgische Therapie ist für den Patienten offensichtlich nicht geeignet. Dies alles geschieht somit unbewusst: Der Patient mag zwar bewusst sehr wohl den Wunsch nach einer aurachirurgischen Therapie haben, doch kann die Motivation des Unterbewusstseins diesem willentlichen Vorhaben entgegenstehen und damit eine erfolgreiche Therapie verhindern. Auch der umgekehrte Fall ist möglich: Die Motivation des Unterbewusstseins führt zu einer Resonanz und zeigt eine Behandelbarkeit in der Aura an, obwohl der Patient in seinem Bewusstsein nicht gewillt ist oder an die Methode der Aurachirurgie nicht glaubt. Hier ist die Verwunderung auf Seiten des Patienten groß und der Erfolg der aurachirurgischen Behandlung fast schon garantiert.

Kasuistik: Ein erfolgreicher Manager eines Unternehmens mittleren Alters kommt in die aurachirurgische Behandlung und verkündet bereits bei Betreten der Praxis, dass er von seiner Frau geschickt worden sei und an die hier praktizierte Methode nicht glaube, er sei „naturwissenschaftlich orientiert". Bei der allgemeinen Prüfung der Aura zeigt sich eine Blockade im Halsbereich. Der Patient gibt an, Krawatten und Enge am Hals durch Rollkragenpullover nur schlecht zu ertragen. Der Aurachirurg prüft in der Aura des Patienten das karmische Muster des Erhängens, indem er von vorne im Halsbereich eine virtuelle Schlinge greift und daran zieht. Der Patient beginnt daraufhin zu würgen und bittet den Aurachirurg, damit aufzuhören. Der Aurachirurg stellt sich als Nächstes hinter den Patienten, zieht hinter dessen Kopf mit der Hand den virtuellen Strick nach oben, an dem der Patient informatorisch hängt. Auch hier gibt der Patient an, dies sehr deutlich wiederum als Enge im Halsbereich zu spüren. Nach aurachirurgischer Behandlung mit Durchschneiden des Stricks und energetischem Verwerfen (siehe Erläuterung später) gibt der Patient eine deutliche Erleichterung an, die erneute Prüfung in der Aura verläuft daraufhin ohne Befund. Der Patient ist glücklich über den Therapieerfolg, aber auch tief bewegt, weil diese Prozedur nicht in sein bisheriges Weltbild passt.

Kasuistik: Kinder sind in Bezug auf die Resonanzbildung deutlich sensitiver als Erwachsene. Kinder kommunizieren offensichtlich noch sehr stark auf intuitiv-emotionaler Ebene, während viele Erwachsene diese Fähigkeit über die Jahre hinweg verloren haben. Das gleiche Phänomen findet sich auch in der TCM-Akupunktur z.B. bei der Punktion der Dickdarmleitbahn: Vom zweiten Finger auf der radialen Dorsalseite des Unter- und Oberarms über den seitlichen Hals bis zur Oberlippe ziehend kreuzt sie auf die Gegenseite und endet am seitlichen Nasenwinkel. Anatomisch existiert hierfür kein Korrelat in Form einer entsprechenden

Nervenbahn. Und doch beschreiben Kinder eindeutig, dass der Einstich am Punkt DI 4 zwischen Daumen und Zeigefinger zu einem Schmerz im Bereich des kontralateralen Nasenwinkels führt. Kinder sind sogar in der Lage, den Verlauf der Dickdarmleitbahn über seine gesamte Länge exakt zu beschreiben, obwohl sie von Anatomie und der Akupunkturlehre keinerlei Kenntnis besitzen. Diese Empfindung bei Kindern gilt letztlich als Beweis dafür, dass entgegen aller anatomischen Lehren die von der TCM beschriebenen Meridianverläufe sehr wohl real existieren, was in der westlichen Schulmedizin keine Erklärung findet.

Erfolgsquote: Aurachirurgie führt im Rahmen der Befundresonanz von Organen in ca. 80% der Fälle zu einer Resonanzbildung und in der Folge in den meisten Fällen zu einem unmittelbaren Heilerfolg, der in den meisten Fällen bestehen bleibt. Aber auch die Aurachirurgie bringt nicht in 100% der Fälle Linderung oder gar Heilung. Die Gründe hierfür können unterschiedlich sein:

- Sekundärer Krankheitsgewinn.
- Nicht ausreichend hohe Motivation, Selbstsabotageprogramme.
- Fehlendes Vertrauen in die Methode und in die Möglichkeit einer dauerhaften Heilung, Fokussierung auf herkömmliche Behandlungsmethoden.
- Zu geringe Schonung nach einem aurachirurgischen Eingriff.
- Erwartung und Angst, dass es zu einem Rezidiv kommen wird.

Somit betrifft die dauerhafte Erfolgsquote der Aurachirurgie keineswegs alle Patienten. Auf der anderen Seite muss berücksichtigt werden, dass es sich in der Regel um Patienten handelt, die als „austherapiert“ gelten bzw. denen die Schulmedizin mit ihren Methoden nicht oder nicht mehr zu helfen weiß. Insbesondere Befindlichkeitsstörungen z.B. im Rahmen von karmischen Mustern sind Krankheitsentitäten, die der Schulmedizin nicht zugänglich sind. „Enge am Hals“, „Unverträglichkeit von Krawatten“ oder „Kältegefühl im Bauch“ sind Symptome, bei denen ein Hausarzt nur fragend mit den Schultern zuckt und die Überweisung an einen psychiatrischen Kollegen empfiehlt. Durch den Einsatz von Bewusstseinstechniken lassen sich die Ergebnisse steigern, wie dies im Kapitel der „Energiesteuerung“ erläutert wird. Es gilt an dieser Stelle zu betonen, dass auch in der Schulmedizin die therapeutischen Erfolgsquoten meist nicht viel höher liegen, abhängig von der zugrunde liegenden Erkrankung und der Compliance der Patienten.[10]

[10] Unter Compliance versteht man in der Medizin den Umfang an kooperativem Verhalten durch den Patienten im Rahmen der Therapie. Man spricht auch von „Therapietreue“.

Fragliche oder fehlende Resonanz: Das Nicht-Zustandekommen von Resonanz stellt für den Aurachirurgen ein großes Problem dar, denn ohne Resonanzbildung ist eine aurachirurgische Therapie nicht möglich. Sobald der Aurachirurg bemerkt, dass er sich körperlich oder geistig verspannt, gilt es, innerlich einen Schritt zurückzutreten und mit den im Folgenden beschriebenen Techniken andere Wege der Resonanzfindung zu beschreiten. Bitten, beten und danken sind für den Aurachirurgen geeignete Möglichkeiten, um in den für die erfolgreiche Behandlung erforderlichen geistigen Zustand zurückzufinden. Aurachirurgie beschreibt ein spielerisches und ungezwungenes Geschehen, bei dem sich der Patient nicht etwa konzentrieren muss, sondern in entspannter und erwartungsvoller Haltung vor dem Aurachirurgen steht oder sitzt. Selbstverständlich sollte der Aurachirurg darauf achten, dass er dem Patienten gegenüber souverän und beruhigend auftritt, damit auch der Patient für die Resonanzbildung bereit ist. Ziel ist nicht die vollständige Entspannung, sondern die Herstellung einer gewissen inneren, geistigen Bereitschaft, um durch den Aurachirurgen den Weg zur Heilung zu finden. Allerdings sind nicht alle Patienten für die Methode der Aurachirurgie geeignet. Auch fehlt dem noch ungeübten Aurachirurgen anfänglich die nötige Erfahrung, um beurteilen zu können, ob eine Resonanz überhaupt noch zu erwarten ist und es sich entsprechend lohnt, weiter danach zu suchen, oder ob es sinnvoll wäre, die Suche an der Stelle abzubrechen. Um dem geschilderten Dilemma zu entgehen, gilt es deshalb intensiv zu überlegen, woran eine fehlende Resonanzbildung liegen kann:

- Der Patient steht unter dem Einfluss von Schmerzmitteln, Neuroleptika, Antidepressiva, zentralnervös wirksamen Substanzen wie Drogen. Allerdings kann man nicht generell sagen, dass jeder Patient, der unter dem Einfluss von zentralnervös wirksamen Substanzen steht, grundsätzlich nicht resonanzfähig ist: Es gilt zu probieren, ob die Resonanz nicht vielleicht doch zustande kommt. Probehalber kann der Aurachirurg einen Zettel mit der Aufschrift „Schmerzmittel*(-1)“ dem Patienten überreichen, den dieser auf den Solarplexus hält. Unter Umständen gelingt die Resonanzbildung dann doch noch.
- Zu geringe Hydratation, der Patient oder der Therapeut haben zu wenig getrunken und sind dehydriert. Es gilt Wasser zu trinken, um dann erneut auf Resonanz zu prüfen.
- Eine Resonanz kommt nicht zustande, weil keine oder eine zu geringe energetische Störung beim Patienten vorliegt, die überhaupt zu einer Resonanz führen könnte. Solche Situationen passieren, wenn der Aurachirurg auf Grund eines Verdachts nach einem karmischen Muster sucht und dieses bei dem Patienten nicht vorhanden ist. Das bedeutet im

Umkehrschluss: Energetisch gesunde Strukturen gehen nicht in Resonanz. Beispiel: Der Patient beschreibt die Symptomatik der Klaustrophobie mit Engegefühl am Hals. Der Aurachirurg vermutet dahinter das Muster des „Erhängens“, wird aber bei der Resonanzprüfung nicht fündig. Unter Umständen zeigt sich aber eine Resonanz bei der Prüfung auf das karmische Muster des „Ertränkens“.

- Der Patient ist per se nicht resonanzfähig, weil er die Fähigkeit zur emotional-intuitiven Kommunikation verloren hat oder diese durch eine andere Störung überdeckt ist. Auch fehlende Motivation spielt eine entscheidende Rolle für fehlende Resonanzfähigkeit, was durch das willentliche Bewusstsein des Patienten nicht kompensiert werden kann, da sich Motivation im Unterbewusstsein des Patienten abspielt. Die Erfahrung zeigt: Je existenzbedrohender die Krankheit, je länger die Leidensgeschichte und je zahlreicher die erfolglosen Therapieversuche in der Vergangenheit, desto stärker wird die Motivation (Wille des Unterbewusstseins) und desto ernsthafter und schließlich auch empfänglicher wird der Patient für geistige Therapien, für Resonanzbildung und damit eine aurachirurgische Behandlung.
- Ein Schweigegelübde, eine Sprechhemmung bei Schwarzer Magie oder auch Spätfolgen von Narkosen können weitere Ursachen für fehlende Resonanz sein. Nicht selten ziehen solche Patienten von Therapeut zu Therapeut, ohne je Hilfe zu erfahren. Hier gilt es für den Aurachirurgen an den entsprechenden Stellen zu suchen und die Hemmnisse zunächst aufzulösen. Die Empfangsbereitschaft des Patienten in der Resonanzbildung kann unter Umständen durch entsprechende Maßnahmen verbessert werden, so dass nach zunächst erfolglosen Versuchen schließlich doch noch eine Resonanz und damit eine Therapierbarkeit zustande kommt. Entsprechende Erläuterungen finden sich im Kapitel der Energiesteuerung.
- Der Aurachirurg sendet zu wenig oder zu viel Energie aus. Man könnte es auch formulieren: Die emotional-intuitive Kommunikation des Aurachirurgen ist zu „leise“ oder zu „laut“, um durch den Patienten „aufgenommen“ bzw. „verstanden“ zu werden. In diesem Fall gilt es zu überlegen, wie die energetische Kommunikation verändert und dadurch die notwendige Resonanz zwischen Aurachirurg und Patient doch noch hergestellt werden kann. Dem Aurachirurgen stehen hier definierte Verfahren zur Verfügung, die im Kapitel der Energiesteuerung näher beschrieben werden. Vielfach hört der Aurachirurg dem Patienten aber

auch in der Schilderung der Beschwerden nicht richtig zu. Prinzipiell gilt für den Aurachirurg: „Hinhören“ statt „Zuhören“.

Resonanz repräsentiert die Rückmeldung durch das Bewusstsein des Patienten, dass es etwas zu lösen gilt, ja das Bewusstsein des Patienten zeigt sogar an, was im Einzelnen konkret gelöst werden sollte. Spürt der Patient nichts bzw. geht nicht in Resonanz, obwohl der Aurachirurg unter Umständen entsprechende Optimierungstechniken anwendet, zeigt das, dass entweder kein entsprechendes Muster vorhanden ist oder dass das Bewusstsein des Patienten für eine entsprechende Behandlung nicht bereit ist. Keinesfalls sollte der Aurachirurg etwas in den Patienten hineininterpretieren, ohne dass dieser an sich etwas real spürt. Werden durch den Aurachirurg Vermutungen über etwaige Muster geäußert und gar therapiert, obwohl vom Patienten keine Rückmeldung im Sinne einer Resonanz vorliegt, bringt die Behandlung nicht nur nichts, sondern verschlechtert in vielen Fällen gar die Situation. Gerade die aktive Rückmeldung durch den Patienten, der die Untersuchungen des Aurachirurgen in der Aura real an sich spürt, bildet den großen und unschlagbaren Vorteil der Aurachirurgie. Nicht der Therapeut ist es, der „angeblich“ etwas sieht und Diagnosen stellt, sondern der Patient spürt und meldet es dem Aurachirurgen. Diese Initiativenumkehr ist ein großer Fortschritt in der Interaktion zwischen Patient und Aurachirurg und bildet einen großen Vorteil gegenüber anderen medizinischen Verfahren.

Kasuistik: Die 42-jährige Patientin, Musikwissenschaftlerin und Oboistin, stellt sich in der aurachirurgischen Praxis vor wegen allgemeiner Abgeschlagenheit, Verdauungsstörungen, chronischer Müdigkeit, Muskel- und Gelenkschmerzen, die bereits seit Monaten bestünden und laufend schlimmer würden. Zunächst erfolgt die aurachirurgische Suche nach karmischen Mustern, wie dies später noch im Detail beschrieben wird. Dabei zeigt sich, dass sie zwar in gewisser Weise in Resonanz geht, allerdings nach Entfernung der karmischen Muster nach wie vor eine Resonanz bestehen bleibt, was darauf hindeutet, dass das Muster noch nicht vollständig gelöscht ist. Daraufhin versucht der Aurachirurg, das gleiche Muster nochmals aufzulösen, wiederum ohne durchschlagenden Erfolg. Auch die Resonanzbildung an sich ist nicht so eindeutig, wie dies sonst bei anderen Patienten üblich ist, die doch recht eindeutig angeben können, ob sie etwas spüren oder nicht. Nachdem die Patientin einen ansonsten recht schweigsamen und zurückhaltenden Eindruck macht, unterbricht der Aurachirurg die Behandlung und führt am Computer eine Recherche durch, um zu untersuchen, ob sich an den entsprechenden Organsystemen in der später noch beschriebenen NLS-Analyse eine energetische Belastung findet, die auf ein Schweigegelübde hindeuten würde. Und tatsächlich: Auf der Thymusdrüse zeigt sich am Computer eine schwere energetische Störung, die sich bei Abfrage eindeutig als Schweigegelübde entpuppt. Bevor die aurachirurgische Analyse fortgesetzt wird, löst der Aurachirurg bei der Patientin das Schweigegelübde auf. Das Ergebnis: Die Resonanzen zeigen sich plötzlich viel deutlicher, die karmischen Muster lassen sich vollständig auflösen und verursachen nach Auflösung keine Resonanz mehr, was als Zeichen dafür gewertet werden kann, dass das Muster vollständig entfernt ist. Es gilt: Immer wenn Resonanzen zweifelhaft sind, d.h. weder eindeutig positiv noch eindeutig negativ, oder wenn nach Auflösung eines vermeintlichen karmischen Musters die Symptomatik weiterhin bestehen bleibt, ist an ein Schweigegelübde zu denken, welches es entsprechend vor einer weiteren Behandlung aufzulösen gilt. Am Ende der Therapie lächelt die Patientin und freut sich über den Erfolg. Auf ihr Lächeln angesprochen meint sie, sie lache eigentlich sonst sehr gerne, was sich der Aurachirurg angesichts der Schweigsamkeit gar nicht recht vorstellen kann. Die Patientin berichtet, dass sie nebenberuflich sogar als Clown arbeite. Da könne sie lachen und sich ausdrücken, ohne dabei viel sprechen zu müssen.

Energie folgt der Aufmerksamkeit

Energie folgt der Aufmerksamkeit. Dieser Satz bildet die zentrale Aussage der Aurachirurgie. Die Aufmerksamkeit basiert auf der Kommunikation, die zwischen Aurachirurg und Patienten auf geistiger Ebene stattfindet. Zu vergleichen mit einer Fernwartungssitzung am Computer, wo sich eine Person über das Internet einloggt und auf dem Computer der zweiten Person die Steuerung übernimmt, den Cursor auf dem Bildschirm verschiebt, Programme startet und Eingaben durchführt, um sich am Ende wieder auszuloggen. Ähnliches geschieht in der aurachirurgischen Sitzung: Der Aurachirurg fokussiert seine Aufmerksamkeit z.B. auf den Operationssitus, kommt auf diese Weise mit dem Bewusstsein des Patienten in Resonanz, überträgt durch die imaginativen operativen Eingriffe Informationen und löst damit die Selbstheilungskräfte beim Patienten aus. Gleichzeitig kommt es aber im Sinne des Geist-Materie-Konzepts auf feinstofflicher Ebene zu einer Änderung der aus der Ordnung gefallenen Materie im Patientenkörper und folglich zur Gesundung. *„Sobald sich durch die Interpretation von Beschwerden aufklärende Erkenntnisse entwickeln, entsteht die Fähigkeit, schmerzvollen Erfahrungen und Krankheiten Sinn und Bedeutung zu verleihen. Es ist der eigentliche Schalter, der aus purer informativer Energie Kräfte an Materiemassen schalten kann. Es ist die Schnittstelle zwischen geistiger Energie des Therapeuten und dem materiellen Körper des Patienten. Das Bewusstsein und der Wille des Therapeuten können das Ziel ausmachen, die Zuweisung von Sinn* *und Bedeutung kann den Weg zum Ziel bereiten und das Ziel der Heilung schalten.*"[11]

Der Aurachirurg hat damit die Möglichkeit, den materiellen Körper des Patienten zu steuern und seine Funktionen zu beeinflussen. Entscheidend ist die Motivation im Unterbewusstsein der beteiligten Personen. „*Die Kombination aus starken Gedanken und intensiver Empfindung wirkt wie ein Hebel, der die geistig erzeugte Kraft auf einen höheren Level bringt.*"[12] Die wesentliche Voraussetzung für einen positiven Einfluss auf die materielle Realität des Patienten ist der planende Gedanke des Aurachirurgen, der zielgerichtet ein bestimmtes Ereignis antizipiert und es mit starken Gefühlen besetzt. Den intendierten Zustand der vollkommenen Fokussierung zu erreichen, ist nicht nur schwierig, sondern geradezu unmöglich, wenn der Aurachirurg keine anatomischen Kenntnisse besitzt oder auf Grund eingeschränkter Imaginationskraft die topographischen anatomischen Verhältnisse nicht ausreichend gut zu beherrschen. Und hier beginnt der entscheidende methodische Ansatz der Aurachirurgie: Durch die Verwendung von Anatomieatlas, anatomischen Modellen, Meridianmodellen, chirurgischen Instrumenten, Akupunkturnadeln u.v.m. kann der Aurachirurg seiner Aufmerksamkeit durch maximale Fokussierung Ausdruck verleihen. Zusätzlich zu den Surrogaten verwendet der Aurachirurg sog. Bewusstseinstechniken als Mittel zur energetischen Steuerung. Der Patient gibt genau an, ob bzw. wo es schmerzt oder kribbelt, wenn der Aurachirurg auf entsprechende Muskelansätze oder Organe in der Aura drückt, bzw. macht konkrete Angaben über das Nachlassen von Schmerzen, wenn der Aurachirurg heilende Maßnahmen durchführt.

Die Energieübertragung zwischen Aurachirurg und Patient erfolgt nonverbal durch Bilder und durch emotional-intuitive Kommunikation. Aurachirurgie konzentriert sich auf das nonverbale Feld der Informationen und auf die „Sprache" der Organe. Es ist wie „Denken ohne Worte": Statt logisch-abstrakt mit Worten emotional-intuitiv in Bildern. Entsprechend wird in der Aurachirurgie auch nicht viel gesprochen, da zu viele Worte oder gar Detailbeschreibungen das Bild zerreden. Das Ziel ist es, dass der Patient ins Fühlen kommt, insofern ist Reden kontraproduktiv. Der Aurachirurg sollte auch keine Details zu karmischen Mustern wie dem Erhängen beschreiben, ja nicht einmal das Erhängen selbst erwähnen, sondern nur fragen: „Spüren Sie das?" und dabei mit der Hand nach dem virtuellen Strick in der Aura vor dem Hals des Patienten greifen.

Therapeutisch lässt sich die Energieübertragung durch entsprechende Transportmedien verstärken, z.B. durch einen Laser, der bei der Durchtrennung von Me-

[11] Quelle: Ulrich Warnke: „Quantenphilosophie und Interwelt", 2013

[12] Quelle: Ulrich Warnke: „Quantenphilosophie und Interwelt", 2013

tallfesseln an den Händen verwendet wird. Der Aurachirurg vermittelt fokussiert seine Aufmerksamkeit noch stärker auf den entsprechenden Herd mit Hilfe der Imagination und eines Lasers. Bildlich gesprochen könnte man es auch so formulieren: Die geistige Intention wird unter Zuhilfenahme eines Lasers in die geistigen subatomaren Vakuumräume innerhalb des erkrankten Gewebes geschickt[13].

Surrogate

Die Aurachirurgie befasst sich mit Operationen in der Aura. Diese Operationen erfolgen nicht direkt am Patienten, sondern, wie bereits beschrieben, ausschließlich extrakorporal in dessen Aura. Entweder operiert der Aurachirurg im Bereich des Energiekörpers unmittelbar in der Nähe des Patienten im Bereich der erkrankten Stelle oder er arbeitet mit einem energetischen Surrogat (Ersatzstoff bzw. Identifikationsobjekt) z.B. in Form eines Anatomieatlas. Er berührt jedoch nicht den Patienten selbst. Alle Surrogate wie Anatomieatlas, Wirbelsäulenmodell, Meridianmodell, Röntgenbilder, CT-Bilder, MRT-Bilder u.v.m. werden in der Aurachirurgie durch das Bewusstsein des Patienten als Bestandteil des eigenen Körpers betrachtet.

Personalisierte Darstellungen des Patienten wie z.B. CT- oder MRT-Bilder sind idealisierten anatomischen Darstellungen im Anatomieatlas, Anatomiemodell etc. nicht prinzipiell überlegen, sondern können wirkungsvoll eingesetzt werden, zumal sie dem Aurachirurgen die Orientierung und auch die Intentionsbildung erleichtern. Entscheidend ist, dass der Patient mit dem Aurachirurgen in Resonanz tritt, sobald dieser mit chirurgischem Werkzeug in den entsprechenden Arealen eines Bildes oder eines Modells arbeitet.

[13] Die Psychologie spricht in diesem Zusammenhang von selektiver Aufmerksamkeit: Je höher der Grad der Selektivität, desto stärker die Energie und umso größer die Wirkung auf den Materiekörper.

Instrumentarium

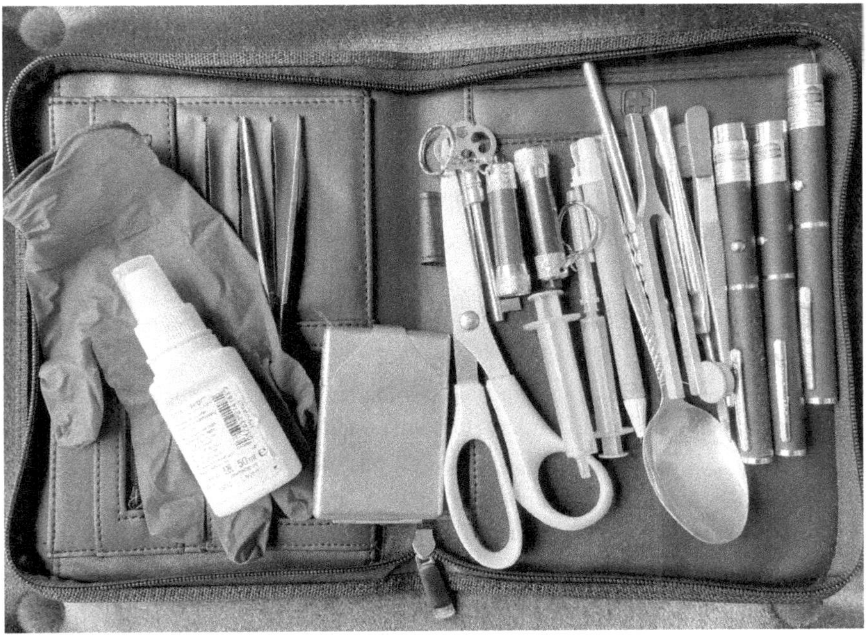

Abbildung: *Aurachirurgisches Instrumentarium.*

- Pinzetten in unterschiedlichen Größen, Skalpell, Scheren, Tuchklemme, Spreizer, Sonden, zahnärztliche Sonde
- Bleistift, Kugelschreiber
- Schlüssel mit Bart
- Klebestreifen
- Akupunkturnadeln mit 4 cm Länge, Meridianmodell der TCM aus Weichplastik, ca. 40 cm Höhe
- Laserpointer grün und rot: Grüner Laser wirkt antibakteriell, roter Laser wird verwendet zum Schneiden und Verschließen von Wunden. Alternativ LED-Leuchten in verschiedenen Farben
- Desinfektionsspray
- OP-Handschuhe
- Magnet

- Stimmgabel mit 432 Hertz, Kammerton A als heilende Tonfrequenz. Auf die harmonisch vitalisierende Wirkung der 432 Hertz für den Menschen und den Unterschied zwischen der 432 Hertz Frequenz und der heute in der Musikindustrie üblichen 440 Hertz Frequenz sei an dieser Stelle hingewiesen. Im Internet findet sich hierzu umfangreiche Literatur. Die Anwendung der Stimmgabel, aufgesetzt auf Abbildungen des Anatomieatlas oder auf ein Organmodell, entspannt Gewebsstrukturen und wird von den Patienten als Entspannungsgefühl während der Behandlung auch beschrieben.
- Formel des Goldenen Schnitts
- Löffel
- Spritzen und Spritzenkanülen in unterschiedlichen Größen, Standard ist 2 ml, 5 ml und 10 ml
- Anatomieatlas mit topographischer Darstellung von Knochen, Gelenken, Muskeln, Sehnen, Bändern, Gefäßen und Nerven
- Transparente Silikonmatte von 3 mm Dicke und DIN A4-Größe, um diese über die Abbildungen des Anatomieatlas zu legen und die Akupunkturnadeln einzustechen, so dass diese darin stecken bleiben.
- Anatomische Modelle wie z.B. Skelettmodell, Wirbelsäulenmodell
- QR-Codes (QR=Quick Response): Als praktisch erweist sich die Benutzung von sog. QR-Codes. QR-Codes bieten die Möglichkeit, therapeutische Mehrfachanweisungen zu verschlüsseln oder auch zahlreiche andere Anweisungen zu integrieren, bis zu einer Gesamttextlänge von mehreren 100 Zeichen. QR-Codes werden auf weißem Blankopapier ausgedruckt, um ein Wasserglas gewickelt, festgeklebt, das Glas regelmäßig mit Wasser gefüllt und dieses als „informiertes“ Wasser entsprechend getrunken. Weitere Informationen finden Sie unter www.medicodes.net.

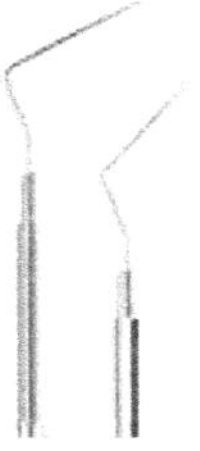

Abbildung: *Zahnärztliche Sonden*

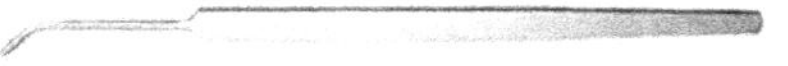

Abbildung: *Präpariersonde*

Abbildung: *Präpariernadel*

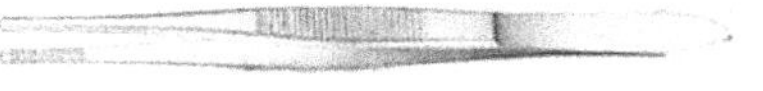

Abbildung: *Anatomische Pinzette*

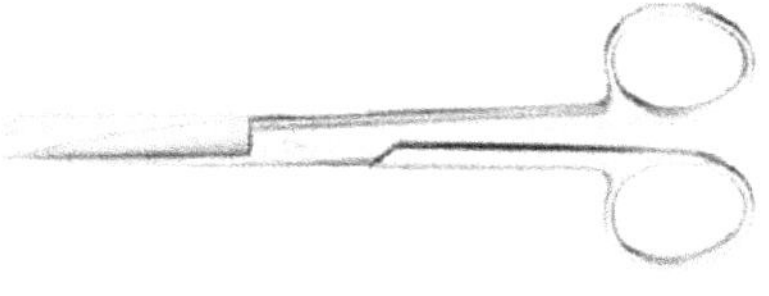

Abbildung: *Chirurgische Schere*

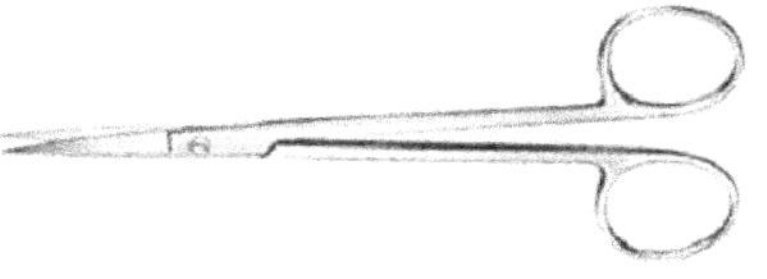

Abbildung: *Präparierschere*

Abbildung: *Skalpell*

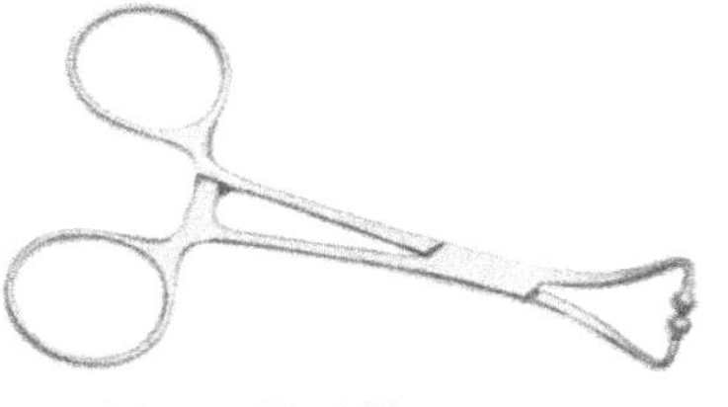

Abbildung: *Tuchklemme*

Programmierung

Das Phänomen der energetischen Kommunikation zwischen Lebewesen wurde erläutert. Doch wie sieht es aus mit der Umsetzung der vom Aurachirurgen ausgesendeten und durch den Patienten aufgenommenen geistigen Energie in Materie? Wo befindet sich nun tatsächlich die Schnittstelle zwischen Geist und Materie?

Nach quantenmechanischer Ansicht steuert Geist die Materie. Ulrich Warnke schreibt in „Quantenphilosophie und Interwelt": *„Der Geist des Betrachters richtet den Spin (Drehung) von Elektronen neu aus, der Spin von Elektronen repräsentiert das zu erreichende Ziel. Es existiert eine Wechselwirkung zwischen Geist und Spin von Elektronen, der Spin von Elektronen bildet somit die Schnittstelle zwischen Geist und Materie."* Bekannt ist das Experiment des Physiknobelpreisträgers von 2002 Raymond Davis Jr.[14], in dem sich die Spins von Elektronen stets nach der Vorstellung bzw. Erwartung der Normkoordinate durch den Beobachter ausrichten.

Alle Naturkräfte sind Kombinationen aus Masse und Spin. Spins sind die Architekten von funktionellen Molekülen und damit letztlich vom gesamten Organismus. Im Spin zeigt sich das Ordnungsschema in der Welt der Moleküle, welches durch den Willen des Beobachters strukturiert wird. Nachdem der Spin mit seinem binären Charakter nur zwei Zustände kennt, drängt sich das Bild der Programmierung von Computern auf. Die Aurachirurgie ist, auch wenn dies im ersten Moment etwas ungewöhnlich erscheinen mag, vergleichbar mit der Programmierung eines Computers. Bereits Seth Lloyd[15] vom Massachusetts Institute of Technology beschreibt 2006 diesen Sachverhalt in seinem Buch „Programming the Universe". Konrad Zuse schreibt 1970: *„Das Universum funktioniert wie ein*

[14] Raymond Davis Jr. (*1914; †2006), US-amerikanischer Chemiker, der 2002 mit dem Nobelpreis für Physik „für bahnbrechende Arbeiten in der Astrophysik, insbesondere für den Nachweis kosmischer Neutrinos" ausgezeichnet wurde. Davis war Zeit seines Lebens ein Einzelkämpfer, der durch seine Arbeit die Grundlagen der modernen Neutrinophysik gelegt hat. Dies gelang ihm weniger durch seine Ergebnisse als durch seinen kompromisslosen Kampf, das „Unmessbare" zu messen. Er überzeugte die Fachwelt durch die Demonstration einer zuverlässigen Messbarkeit auch von Reaktionsraten mit wenigen Ereignissen pro Monat. Erst durch seine Messungen gewannen auch andere Forscher Vertrauen in die Machbarkeit und konzipierten Experimente wie das SNO, GALLEX oder Super-Kamiokande. Damit konnte das Tor zu einer „neuen" Physik jenseits des akzeptierten Standardmodells geöffnet werden.

[15] Seth Lloyd (*1960) ist ein US-amerikanischer Informatiker und Physiker und Professor in der Fakultät für Maschinenbau am MIT in Cambridge (Massachusetts). Er befasst sich vor allem mit den informationstheoretischen Aspekten der Physik, Quanteninformatik und der Physik komplexer Systeme.

großer Computer, mit einem Code, der alles ermöglicht."[16] Entsprechend dem „Programming the Universe" nach Seth Lloyd lässt sich die Aurachirurgie mit dem etwas provokanten Slogan „**Programming Body and Mind**" umschreiben, da auch sie letztlich mathematisch-binären Prinzipien folgt, wie dies in der binären Logik der aurachirurgischen Resonanzbildung noch erläutert wird. Kennt der Aurachirurg die energetisch-informatorische Kausalität einer Störung, kann er mittels sog. invertierter Informationen, die er auf Globuli aufspielt oder in Wasser als Informationsträger rührt, die entsprechenden Störungen wirkungsvoll behandeln (Bioprogrammierung). Solche Codierungen stehen zur individuellen Anwendung im Internet unter www.medicodes.net zur Verfügung.

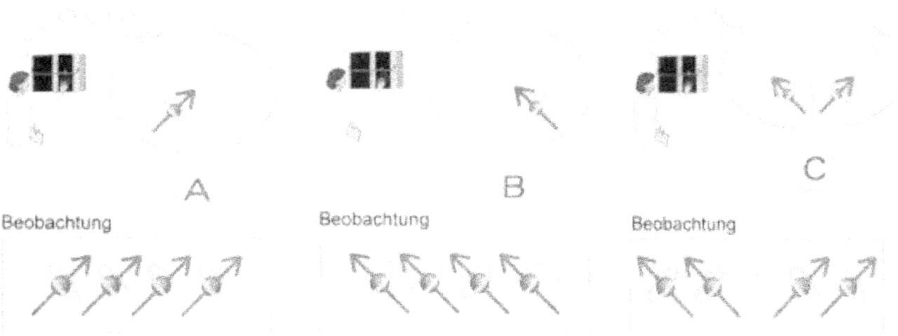

Abbildung: *Versuchsaufbau Raymond Davis Jr.*

Erläuterung: Im Versuch A richten sich die Spins in die erwartete Richtung der zuvor ausgedachten Normkoordinate aus, genauso wie in Versuch B. In Versuch C stellt sich der Beobachter vor, dass sich die Elektronenspins zunächst in die eine und danach in die andere Richtung ausrichten, was dann tatsächlich im Versuch so passiert. Davis formuliert: „*Die unheimliche Sklaverei, die alle mit Spin ausgestatteten Teilchen dazu zwingt, den vom Experimentator festgelegten Winkel einzunehmen, erweckt den Eindruck, als ob der Geist die Materie beherrsche. Die Physiker haben seit langem akzeptiert, dass der Spin eines Teilchens immer in die Richtung zeigt, die der Experimentator zufällig als seine Referenzrichtung ausgewählt hat. Dies führt ein eigentümliches subjektives Element in die physikalische Welt ein. Der freie Wille des Physikers dringt in die Mikrowelt der Materie ein. Offensichtlich ist die mikroskopische und die makroskopische Welt eng mit-*

[16] Konrad Ernst Otto Zuse (*1910; †1995) war ein deutscher Bauingenieur, Erfinder und Unternehmer (Zuse KG). Mit seiner Entwicklung der Z3 im Jahre 1941 baute Zuse den ersten funktionstüchtigen, vollautomatischen, programmgesteuerten und frei programmierbaren, in binärer Gleitkommarechnung arbeitenden Rechner und somit den ersten funktionsfähigen Computer der Welt.

einander verknüpft. Die moderne Physik stellt den Geist an die zentrale Stelle der Natur."

Funktion	Elektronischer Computer	Universum
Organisation	Binär 1 oder 0 An oder Aus Ja oder Nein + oder –	Binär Welle oder Teilchen Möglichkeit oder Konkrete Virtualität oder Realität Nicht Materie oder Materie Nicht Hier/Jetzt oder Hier/Jetzt Unendlich oder Endlich
Informations-einheit	Bit	Atom
Output	Bilder, Diagramme, Grafiken, Worte	Realität
Betriebssystem	Windows, Macintosh, Unix, Linux	Bewusstsein
Programme	Word, Excel etc.	Überzeugungen

Abbildung: *Analogien zwischen elektronischen Computern und dem Universum*

Auch die im Folgenden dargestellten aurachirurgischen Therapieschemata erinnern an die Programmierung von Computern. Mit Hilfe definierter Techniken und durch die geistige Intention auf ein zu erreichendes Endziel programmiert der Aurachirurg das Bewusstsein des Patienten um.

Materialisierung und Entmaterialisierung

Ulrich Warnke erläutert den Vorgang der Materialisierung: „*Was wir als materielle Welt wahrnehmen, sind nur Verdichtungen innerhalb eines energetischen Feldes. Das können wir uns am Beispiel der Photonen vergegenwärtigen. Die Spins von Elektronen sind der Beginn und die Ursache für den Aufbau und die Funktion der Materie. Photonen bestehen aus verdichteter Energie und fungieren zugleich als Botenteilchen, die von Elektronen zur Kommunikation genutzt werden. Aber Photonen erschaffen unter bestimmten Umständen auch Elektronen. Stoßen zwei masselose Photonen zusammen, reicht die Energie mit einem erforderlichen Wert von 0,5 MeV (Megaelektronenvolt, eV beschreibt die Stromspannung in einem Elektron, 1 eV = 1,602 176 6208*10^{-19}) aus, um ein Elektron, also ein Masseteilchen zu erzeugen, entsprechend der Äquivalenzformel $E=m*c^2$. Aus masselosen Photonen entsteht über Energie und Information ein Masseteilchen. Bewegt sich die Gesamtenergie im Bereich von 1 GeV (Gigaelektronenvolt), kann sogar ein Proton, also ein Atomkernteil, entstehen. Masse ist demnach eine jeweils größere Energieverdichtung im Feld. Trifft das Elektron auf das Proton, so verbinden sie sich zu einem Wasserstoffatom, das nochmals einen größeren Energieknoten darstellt. Wenn also ausreichend viel Energie zur Verfügung steht, wird Materie erzeugt.*“[17]

Das Geist-Materie-Konzept beschreibt einen letztlich völlig selbstverständlichen Vorgang, der von uns Menschen tagtäglich erfahren wird. Wenn wir reden, erzeugt unser Geist als Grundlage eine Idee und entwickelt Formulierungen im Rahmen der von uns verwendeten Sprache. Die Sprache dann zu realisieren, damit für den Zuhörer eine verständliche Information vernehmbar wird, erfordert die „Materialisierung“ des bislang nur geistig vorhandenen Konzepts. Der Sprecher muss seine Zunge durch Muskelkraft formen, die Stimmritze im Kehlkopf durch Muskelkraft verengen, den Mund durch Muskelkraft öffnen und schließen und unter Umständen das Gesagte mit Armbewegungen durch Muskelkraft unterstützen u.v.m. Allesamt Aktionen, die letztlich auf Materialisierung des geistigen Konzepts beruhen. Diese Materialisierung geschieht an dieser Stelle nicht unbedingt im Sinne einer Neubildung von organischer Materie, beinhaltet aber doch eine materielle Umsetzung eines zunächst rein geistigen Konstrukts im Sinne von muskulären Aktivitäten. Betrachtet man diese Aktivitäten im mikroskopischen Bereich, so beruhen entsprechende Muskelkontraktionen auf Veränderungen der Membranpermeabilität durch Änderung der sterischen (räumlichen) Eigenschaften von Membranproteinen. Das führt zu einem Einstrom von Natrium-Ionen in die Zelle, dies wiederum zur Entstehung eines Aktionspotenzials und zur

[17] Quelle: Ulrich Warnke: „Quantenphilosophie und Interwelt“, 2013

neuronalen Fortleitung. Der elektrische Impuls induziert über die elektrochemische Koppelung eine muskuläre Kontraktion. Die Kontraktion wiederum ist durch strukturelle Änderungen der Aktin-Myosinfilamente vermittelt, die sich gegeneinander verschieben. Diese konkrete Darstellung eines Geist-Materie-Konzepts repräsentiert nur eine von vielen Möglichkeiten, wie man sich Verdichtungen innerhalb eines energetischen Feldes vorzustellen hat. Somit ein quantenphysikalischer Prozess, wo Photonen als Produkt des Geistigen zu Veränderungen in organischen Strukturen führen, was letztlich zum Vorgang des Sprechens führt. Gehen wir noch einen Schritt weiter, so findet sich das Geist-Materie-Konzept nicht nur im funktionellen Bereich von Muskelkontraktionen, sondern auch in der Schaffung neuer oder in der strukturellen Veränderung (Transformation) bestehender organischer Strukturen im Sinne der Materialisierung. Diese Materialisierung ist keineswegs etwas, was zur Umsetzung lange Zeit benötigt, sondern sie geschieht im feinstofflichen Bereich instantan, d.h. unmittelbar mit Umprogrammierung des Bewusstseins. Materialisierung und Bewusstseinsprogrammierung sind nach der Einstein'schen Äquivalenzformel äquivalente Instanzen ein und desselben Vorgangs, die beliebig ineinander überführt werden können. Der Geist steuert den Körper, Geist wird zu Körper, Körper wird zu Geist.

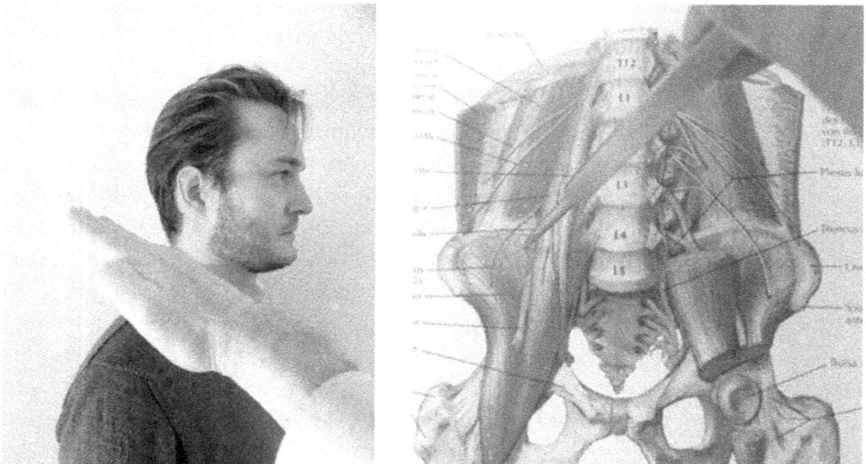

Abbildung: *Resonanzbildung als quantenphysikalisches Verschränkungsphänomen. Das Prinzip funktioniert nur, wenn eine entsprechende energetische Störung am untersuchten Organ vorliegt. Im Umkehrschluss heißt das: Energetisch gesunde Strukturen zeigen keine Resonanz.*

Strategien

Leitlinien: Energetisch-informatorische Strategien und Techniken der Aurachirurgie sind wie die Operationstechniken in der Schulmedizin lern- und trainierbar. Die Prinzipien der aurachirurgischen Behandlung folgen definierten Leitlinien, unterliegen aber im Einzelfall durchaus individuellen Entscheidungen. Das bedeutet in der Praxis, dass der Aurachirurg gewisse Grundprinzipien der Aurachirurgie, wie sie im Folgenden detailliert beschrieben werden, kennt, befolgt und einhält. Weil jeder Patient Eigenheiten aufweist, muss jedoch individuell vorgegangen werden.

Generell folgt die aurachirurgische Strategie einem praktisch-konkreten Denkschema, wie sich das am Beispiel einer Gallenblasenoperation gut darstellen lässt: Alle Operationsschritte geschehen in der Aura des Patienten und damit ausschließlich virtuell am anatomischen Surrogat des Anatomieatlas. Der Aurachirurg klemmt den Ductus cysticus der Gallenblase mit einer chirurgischen Klemme ab, damit keine Gallensteine oder Gallengries über den Ductus cysticus entweichen können, eröffnet die Gallenblase der Länge nach mit einem Skalpell, räumt die darin enthaltenen Gallensteine bzw. Gallengries mit einem chirurgischen scharfen Löffel oder dem Skalpell aus, schiebt das Konkrement am Kopf der Gallenblase zusammen, saugt den Inhalt mit einer Spritze ab, verschließt das Organ durch eine Klippnaht oder durch einen roten Laser.

Der Aurachirurg arbeitet somit wie bei einer regulären chirurgischen Operation, nur entsprechend in der Aura des Patienten. Lasern, Reponieren, Fixieren, Nähen, Injizieren, Klammern, alles Vorgänge, wie sie auch bei schulmedizinischen Operationen üblich sind.

Durch die Arbeit anhand eines anatomischen Modells oder eines anatomischen Atlas behält der Aurachirurg stets einen vollständigen Überblick über den Operationssitus und läuft nicht Gefahr, bestimmte organische Strukturen zu übersehen oder gar versehentlich zu verletzen. Dies ist insofern von Bedeutung, als der Aurachirurg als „Generalist“ in vielen anatomischen Bereichen des menschlichen Körpers tätig ist und somit ein großes Spektrum an Krankheiten und Operationen abdecken muss, was unter „Spezialisierung“ noch näher ausgeführt wird. Individuelle anatomische Varianten bei einzelnen Patienten werden nicht gesondert berücksichtigt, weil sie im Sinne der übergeordneten geistigen Zusammenhänge nicht von Relevanz sind. Vielmehr geht der Aurachirurg mit Hilfe des anatomischen Modells oder anhand des anatomischen Atlas von idealisierten anatomischen Verhältnissen aus. Das erleichtert die aurachirurgische Arbeit zusätzlich.

Bei all diesen Erläuterungen sollte entsprechend eine übergeordnete Überlegung stehen: Entscheidend ist nicht die mechanische Umsetzung der aurachirurgischen

Intervention, sondern die damit verbundene bzw. durch sie ausgelöste Information, die zu einer entsprechenden Umprogrammierung oder Neuprogrammierung im Bewusstsein des Patienten führen soll. Aurachirurgie mag deshalb zwar aussehen wie „Doktorspielen", ist es aber nicht. Aurachirurgie ist eine höchst ernsthafte und verantwortungsvolle Tätigkeit, bei der durch Resonanzbildung zunächst eine energetische Verbindung zwischen Patient und Aurachirurg hergestellt wird, um in der nächsten, übergeordneten Stufe Informationen zu übertragen, die zu einer dauerhaften Linderung oder Heilung der vorhandenen Beschwerden führen soll.

Anästhesie: Eine Operation in der Aura erfordert keine Anästhesie, denn die Eingriffe geschehen in der Aura und nicht im Patientenkörper. Damit entfallen sämtliche anästhesiologischen Risiken in Form von Belastungen für Herz-Kreislauf-System und Lebermetabolismus. Trotzdem kann der Patient durchaus Schmerz empfinden, sobald der Aurachirurg mit der Präpariersonde in entzündetes Gewebe der Aura drückt oder Spritzen in diesem Areal verabreicht. Dieser Schmerz ist jedoch im Sinne der Resonanzbildung erwünscht und repräsentiert das notwendige Vehikel, um die erkrankten Areale zu identifizieren und zu behandeln. Insofern ist Schmerzempfindung eine zwar unangenehme, aber für das Gelingen der Operation erwünschte Erscheinung.

Eine Analgesie oder gar eine Bewusstlosigkeit durch Anästhesie wäre kontraproduktiv bzw. würde die zum Gelingen der Operation notwendige Interaktion zwischen Operateur und Patient im Sinne der Resonanzbildung verhindern. Das Gleiche gilt für die vorherige Einnahme von Medikamenten wie z.B. Analgetika oder entzündungshemmende Mittel wie Corticosteroide. Sie unterdrücken die Symptomatik und erschweren oder verhindern Behandlungen in der Aura. Im Umkehrschluss bedeutet das, dass in der Aurachirurgie der Patient intraoperativ exakt angeben kann, wo die zu therapierende Läsion liegt. In der Schulmedizin ist der Operateur dagegen auf den intraoperativen Tast- und Sichtbefund angewiesen zzgl. etwaiger vorab erhobener Befunde durch bildgebende Verfahren. Eine intraoperative Assistenz durch den Patienten scheidet bei schulmedizinischen Operationen auf Grund der Anästhesie, sei es Voll- oder lokale Narkose, aus.

Nosokomiale Infektionen: Aurachirurgie kennt weder die Kontaminierung des Operationssitus durch pathogene Keime noch die nosokomiale Infektion. Insbesondere letztere wird von Jahr zu Jahr wichtiger als positives Abgrenzungskriterium gegenüber der konventionellen Operation. Als Nosokomialinfektion bezeichnet man jede durch Mikroorganismen hervorgerufene Infektion, die in kausalem Zusammenhang mit einem Krankenhausaufenthalt steht, unabhängig davon, ob Symptome bestehen oder nicht. Nosokomiale Erreger sind also Erreger von Krankenhausinfektionen. Eine große Gefahr, sich mit einem Krankenhauserreger zu infizieren, besteht für immungeschwächte Patienten (v.a. auch immunsupprimierte Patienten). Wie groß die Gefahr von nosokomialen Infektionen ist, zeigen die folgenden Zahlen: In Europa kommt es pro Jahr 2,6 Millionen Mal zu nosokomialen Infektionen, schätzen Forscher im Fachblatt „Plos Medicine". 91.000 Menschen sterben laut der Studie an den Folgen dieser Infektionen.[18] Nach einer offiziellen Verlautbarung der CDC aus den USA erkranken pro Jahr in den USA ungefähr 1,7 Millionen Patienten an nosokomialen Infektionen und 99.000 Leute sterben daran. Die durch nosokomiale Infektionen verursachten Kosten belaufen sich auf 20 Milliarden US $.[19]

Tierversuche: Aurachirurgie verzichtet auf Tierversuche.

Organerhaltende Operationen: Im Gegensatz zu schulmedizinischen Operationen werden Operationen in der Aura organerhaltend durchgeführt. Das bedeutet, dass z.B. eine Gallenblase aufgeschnitten, die enthaltenen Steine entfernt und die Gallenblase wieder vernäht wird. In der Schulmedizin wäre dieses Verfahren nicht möglich, weil das Gallenblasengewebe für eine solche Maßnahme nicht ausreichend stabil ist, sich entsprechend entzündet und zu einer lebensbedrohlichen Peritonitis (Bauchfellentzündung) führen kann. Der Vorteil der organerhaltenden Operation ist offensichtlich: Die Reservoirfunktion der Gallenblase bleibt erhalten: Der Patient kann auch weiterhin größere Portionen an Essen zu sich nehmen und muss nicht wie in der schulmedizinischen Behandlung postoperativ seine Nahrung auf mehrere kleine Portionen über den Tag hinweg verteilen. Auch leidet er nicht unter Verdauungsproblemen und Durchfällen, wie sie bei schulmedizinisch operierten Patienten typisch sind.

„Inoperable" Befunde: In der Aurachirurgie sind alle Befunde operabel, auch wenn sie offiziell als inoperabel gelten. Beispielsweise lassen sich sog. intrameatale (innerhalb des Gehörgangs liegende) Akustikusneurinome schulmedizinisch bei entsprechend ungünstiger Lage nicht operieren, weil die anatomischen Verhältnisse viel zu filigran und schwer zugänglich sind. Auch sind solche Befunde in der Regel nicht erfolgreich zu bestrahlen, z.B. mit Hilfe des Cyber-Knife, ohne dass der Patient Gefahr läuft, als Folge der Behandlung zu ertauben und/oder sein Gleichgewichtsorgan auf der betreffenden Seite zu verlieren. Die Aurachirurgie liefert hier eine elegante Lösung: Durch die exakte Lokalisierbarkeit im MRT kann der Aurachirurg eine gezielte Operation in der Aura durchführen, den Tumor resezieren, Tumormassen mit der Spritze abziehen, den Tumor mit einem Laser austrocknen, Antitumormittel lokal injizieren, ohne dass für den Patienten die ge-

[18] Quelle: http://journals.plos.org/plosmedicine/article?id=10.1371/journal.pmed.1002150

[19] Quelle: https://www.cdc.gov/washington/~cdcatWork/pdf/infections.pdf

nannten Gefahren und Komplikationen bestehen. Lesen Sie hierzu die Ausführungen im Kapitel „Akustikusneurinom".

Kollateralschäden: Im Gegensatz zur „grobstofflichen" Operation in der Schulmedizin erfolgt die feinstoffliche Operation in der Aura unblutig und ohne Narbenbildung. Auch muss sich der Aurachirurg nicht erst durch die verschiedenen Schichten des Gewebes vorarbeiten und damit an sich unbeteiligte Organstrukturen beschädigen, um zum eigentlichen Zielpunkt der Operation zu kommen. Statt einen Hautschnitt zu setzen, eine Blutstillung durch Gefäßverödung durchzuführen, Muskeln zu präparieren und sie für den operativen Zugang mittels Haken zur Seite zu drängen, reicht eine symbolische Vorgehensweise für die genannten einzelnen Schritte im Rahmen eines einzigen stellvertretenden Vorgangs, z.B. durch einen virtuellen Hautschnitt mit dem Skalpell im rechten Oberbauch für die sich anschließende Gallenblasenoperation. Danach schlägt der Operateur den Anatomieatlas auf und blättert zur Seite mit dem entsprechenden Organ. Der Aurachirurg beginnt dann unmittelbar mit der operativen Behandlung am Zielgewebe. Gleiches gilt für den Abschluss einer Operation. Zwar wird das operierte Organ, z.B. die Gallenblase, mittels virtueller Clips in der Aura verschlossen, die sonst notwendigen weiteren Maßnahmen der Muskelnaht oder Hautnaht können aber verhältnismäßig schnell und symbolisch erfolgen. Entscheidend ist der energetisch-informatorische Impuls zum Verschließen des Operationssitus, dessen sich der Aurachirurg bewusst ist, um mit diesem Schritt die Operation zu beenden.

Regeneration bradytrophen Gewebes: Die Operation in der Aura ermöglicht es, durch symbolische Injektion von „Regenerationsmaterial" in die Aura bradytrophes (metabolisch schlecht versorgtes) Gewebe wieder aufzubauen. So kann der Aurachirurg Knorpelsubstanzen als Information in die Aura des bradytrophen Knorpelgewebes z.B. im Kniegelenksspalt spritzen. Dergleichen wäre in der Schulmedizin undenkbar, zumal bradytrophe Gewebe dadurch gekennzeichnet sind, dass sie auf Grund fehlender Durchblutung kaum regenerieren und bei Verletzung in der Regel nur noch operativ entfernt werden können. Der klinische Unterschied ist evident: In der Aurachirurgie entsteht Knorpelsubstanz zunächst energetisch, in der Folge in vielen Fällen sogar morphologisch-organisch. Der Patient verfügt damit weiterhin über die Pufferfunktionalitäten der Knorpelgewebe, z.B. im Bereich des Kniegelenks. In der schulmedizinischen Therapie sind arthrotische Veränderungen vorprogrammiert. Messungen der morphischen Felder von Salamandern, die bekanntlich über eine besonders starke Regenerationsfähigkeit verfügen, führten zu Aufschlüssen über mikroelektrische Prozesse bei der Regeneration von amputierten Körperteilen. Auch Menschen, so wurde festgestellt, haben solch eine – wenn auch geringere – Regenerationsfähigkeit, die mit schwachen elektrischen Strömen angeregt werden kann. Gewebe, Nerven und Knochen bilden sich – vor allem bei Kindern – neu, wenn sie elektrisch stimuliert werden. Sie füllen dann die energetische Form wieder mit Substanz auf[20]. Selbst von nachwachsenden Organen wird berichtet,[21] was nach schulmedizinischen Erkenntnissen als unmöglich gilt. Doch die Schulmedizin ist eine empirische Wissenschaft, die auch durch Irrtümer gekennzeichnet ist: Früher galten neuronale Strukturen im Gehirn als nicht regenerationsfähig, während man inzwischen weiß, dass sich bestehende neuronale Strukturen nicht nur fortlaufend reorganisieren, sondern es sogar zu Neubildungen von neuronalem Gewebe kommt.

Goldener Schnitt: Anwendung findet die Formel des Goldenen Schnitts. Sie wird als Impulsgeber zur Heilung verwendet. Ein Stück Papier mit der Formel des Goldenen Schnitts, verpackt in eine Folie, wird z.B. in Verbände mit eingewickelt. Dies führt zu einer schnelleren und besseren Wundheilung beim Patienten. Alternativ kann der Aurachirurg auch eine graphische Umsetzung der Formel des Goldenen Schnitts in den Verband legen. Als Informationsträger wirken ein mit der Formel des Goldenen Schnitts beschriebenes Blatt Papier oder eine entsprechende bildliche Darstellung offensichtlich auf den Energiekörper des Patienten und vermitteln heilende energetische Impulse, die der Patient als Verbesserung der Wundheilung, als analgetische Wirkung oder schlicht als verbessertes Allgemeinbefinden erfährt. In der kinesiologischen Prüfung stehen Patienten stabiler, sobald sie ein Papier mit dem darauf dargestellten Goldenen Schnitt in ihrer Hand vor dem Solarplexus halten.

Als Goldener Schnitt wird das Teilungsverhältnis einer Strecke oder anderen Größe bezeichnet, bei dem das Verhältnis des Ganzen zu seinem größeren Teil (Major) dem Verhältnis des größeren zum kleineren Teil (Minor) entspricht.

[20] Quelle: Ulli Olvedi, Das stille Qi Gong nach Meister Zhi-Chang Li.

[21] Quelle: Olga Häusermann Potschtar, Klaus Jürgen Becker, Russische Informationsmedizin: Die neun Basis-Techniken und ihre praktische Anwendung

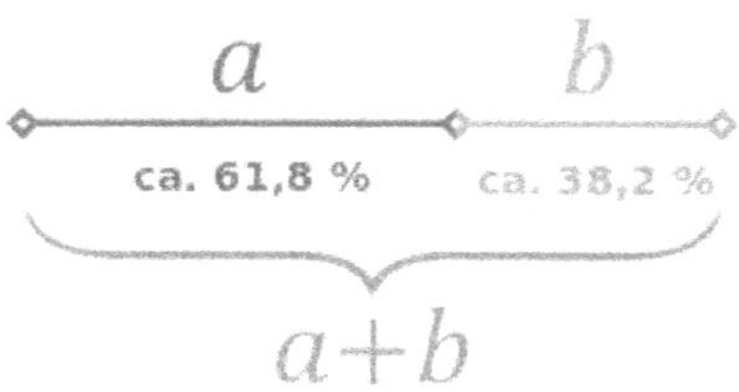

$$\Phi = \frac{a}{b} = \frac{a+b}{a}.$$

$$\Phi = \frac{1+\sqrt{5}}{2} = 1{,}618\ldots$$

Abbildung: *Formel des Goldenen Schnitts*

Das mittels Division dieser Größen als Zahl berechnete Teilungsverhältnis des Goldenen Schnitts ist eine irrationale Zahl, die als Goldener Schnitt oder auch als Goldene Zahl bezeichnet wird. Als mathematisches Symbol für diese Zahl wird der griechische Buchstabe Phi (Φ, φ) verwendet.

Die Kenntnis des Goldenen Schnitts ist in der Mathematik seit der Zeit der griechischen Antike (Euklid von Alexandria) nachgewiesen. Seit dem 19. Jahrhundert wurde der Goldene Schnitt zunächst in der ästhetischen Theorie (Adolf Zeising) und dann auch in künstlerischer, architektonischer und kunsthandwerklicher Praxis als ein ideales Prinzip ästhetischer Proportionierung bewertet. Das Verhältnis des Goldenen Schnitts ist nicht nur in Mathematik, Kunst oder Architektur von Bedeutung, sondern findet sich auch in der Natur, beispielsweise bei der Anordnung von Blättern und in Blütenständen von Pflanzen. Phi gilt als die harmonischste Zahl der gesamten Schöpfung, sie ist allgegenwärtig vorhanden. Phi und auch der Kehrwert von Phi beschreiben eine Art inneren Ordnungsmusters.

Phi kann aus der sog. Fibonacci-Folge abgeleitet werden. Die Fibonacci-Folge ist die unendliche Folge von natürlichen Zahlen, die mit zweimal der Zahl 1 beginnt oder zusätzlich mit einer führenden Zahl 0 versehen ist. Im Anschluss ergibt jeweils die Summe zweier aufeinanderfolgender Zahlen die unmittelbar danach folgende Zahl: 0,1,1,2,3,5,8,13,21,34 usw. Die darin enthaltenen Zahlen heißen Fibonacci-Zahlen. Benannt ist die Folge nach Leonardo Fibonacci, der damit im Jahr 1202 das Wachstum einer Kaninchenpopulation beschrieb. Die Folge war aber schon in der Antike sowohl den Griechen als auch den Indern bekannt. Weitere Untersuchungen zeigten, dass die Fibonacci-Folge auch noch zahlreiche andere Wachstumsvorgänge der Pflanzen beschreibt. Es scheint, als sei sie eine Art Wachstumsmuster in der Natur. Die Fibonacci-Zahlen weisen einige bemerkenswerte mathematische Besonderheiten auf:

- Aufgrund der Beziehung zur vorherigen und zur folgenden Zahl scheint Wachstum in der Natur einem Additionsgesetz zu folgen.
- Die Fibonacci-Folge steht in einem unmittelbaren Zusammenhang zum Goldenen Schnitt. Je weiter man in der Folge fortschreitet, desto mehr nähert sich der Quotient aufeinanderfolgender Zahlen dem Goldenen Schnitt (1,618033...) an (beispielsweise 13:8=1,6250; 21:13=1,6154; 34:21=1,6190; 55:34=1,6176; etc).
- Diese Annäherung ist alternierend, d. h., die Quotienten sind abwechselnd kleiner und größer als der Goldene Schnitt.

Phi findet sich in vielen Bereichen:

- Menschliche anatomische Proportionen:
    - Der Abstand vom Scheitel zum Boden dividiert durch den Wert des Abstands vom Nabel zum Boden.
    - Der Abstand von der Schulter zu den Fingerspitzen dividiert durch die Länge des Armes vom Ellenbogen zu den Fingerspitzen.
    - Der Abstand von der Hüfte zum Boden dividiert durch den Abstand vom Knie zum Boden.
    - Fingerglieder, Zehen, die Abschnitte des Rückgrats u.v.m.
    - Der Abstand der Spiralkammern bei Nautilus, einem Kopffüßer im Wasser, der zur Regulierung des Auftriebs Gas in sein Gehäuse pumpen kann.
    - Der Abstand der gegenläufigen Spiralen von Sonnenblumenkernen bei Sonnenblumen.
    - Tannenzapfen.
    - Blattanordnungen an Pflanzenstängeln.
    - Segmentierung von Insektenleibern.
    - Proportionsstudie von Vitruv, eine anatomische Abbildung durch Leonardo da Vinci in seiner Schrift „De architectura“, in der Leonardo den Goldenen Schnitt beschreibt.
    - Bildnisse von Michelangelo, Albrecht Dürer, Leonardo da Vinci und vielen anderen alten Meistern.
    - Die Architektur der griechischen Tempel, der ägyptischen Pyramiden, des Gebäudes der Vereinten Nationen in New York.

  - Kompositorische Strukturen von Mozartsonaten, Beethovens Fünfte Symphonie, Werke von Bartok, Debussy, Schubert.

- Im Geigenbau berücksichtigte Stradivari beim Bau seiner berühmten Violinen die Zahl Phi, um die optimale Lage der F-Löcher zu bestimmen.
- Das Pentagramm der Kelten, der sog. Drudenfuß, in vielen Kulturen als das Symbol des Göttlichen und des Magischen verehrt, kennzeichnet sich durch die systematische Umsetzung des Goldenen Schnitts: Die Linien schneiden sich auf eine Weise, dass die von ihnen gebildeten Abschnitte im Verhältnis des Goldenen Schnitts zueinander stehen, d.h. sämtliche Längenverhältnisse des fünfzackigen Sterns entsprechen der Zahl Phi und machen dieses Symbol damit zum idealen Ausdruck der göttlichen Proportionen des Goldenen Schnitts.

Die Tatsache, dass der Goldene Schnitt in praktisch sämtlichen Lebensbereichen vorkommt, ist ein deutlicher Indikator dafür, in welchem hohen Maß die Natur nach mathematischen Prinzipien organisiert ist und funktioniert. Somit arbeitet auch die Aurachirurgie in diesem Sinne nach mathematischen Regeln.

Spezialisierung: Chirurgische Eingriffe werden in der Schulmedizin in der Regel von entsprechenden Spezialisten durchgeführt. Die Erfolgsquote im Hinblick auf Therapie und Rezidivgefahr ist bei Spezialisten deutlich besser. Jedoch bleibt auch unter strenger Anwendung chirurgischer Techniken das Risiko von Durchblutungsstörungen durch Verletzungen von Blutgefäßen sowie Schädigungen an Nerven und Sehnen. Im Vergleich dazu bieten aurachirurgische Verfahren erhebliche Vorteile:

- Die Gefahr von Gefäß-, Nerven- und Sehnenverletzungen, Infektionen oder gar Narbenbildung ist auszuschließen, zumal derartige Läsionen in der Aura nicht gesetzt werden. Jede konventionelle operative Intervention ist mit unerwünschten Nebenwirkungen und möglichen Komplikationen verbunden. Der schulmedizinische Chirurg schneidet in das den Krankheitsherd umgebende gesunde und am Krankheitsgeschehen unbeteiligte Gewebe und setzt damit entsprechende „Kollateralschäden". Der Anspruch, selektiv nur krankes Gewebe zu behandeln, ohne dabei gesundes zu tangieren, mag an dieser Stelle für den Schulmediziner vermessen klingen, findet aber in der Aurachirurgie durchaus seine reale Umsetzung.

- Im Gegensatz zur konventionellen Chirurgie kennt die Aurachirurgie keine Kontraindikationen.[22] So kann beispielsweise eine aurachirurgische Operation auch dann durchgeführt werden, wenn der Patient im Rahmen einer schulmedizinisch-onkologischen Behandlung mit Zytostatika therapiert wird. Solche additiven aurachirurgischen Therapien, d.h. zusätzlich zu den schulmedizinischen Behandlungen, sind in der Praxis nicht selten.
- Im Vergleich zu schulmedizinisch durchgeführten Operationen ist die Rezidivgefahr bei einer Operation in der Aura deutlich geringer. Das liegt daran, dass der Aurachirurg eine entsprechende Information sendet, die nicht nur die bestehende Erkrankung heilend beeinflusst, sondern auch die Neuerkrankung von nicht operiertem Gewebe in der Zukunft verhindert. Verständlich wird diese Aussage erst, wenn man postuliert, dass durch die aurachirurgische Intervention tatsächlich eine Neuprogrammierung auf zellulärer Ebene stattfindet und dadurch entsprechende Gewebsstrukturen nicht mehr erkranken.

Triggerpunktbehandlung: Die Triggerpunkttherapie nimmt in der Aurachirurgie einen breiten Platz ein. Grundsätzlich entspricht sie der Akupunktur in der TCM, mit dem Unterschied, dass sie wiederum ausschließlich in der Aura des Patienten erfolgt. Als Ziel verfolgt die Behandlung die Beseitigung sogenannter „myofaszialer Triggerpunkte“. Triggerpunkte sind lokal begrenzte Verhärtungen in der Skelettmuskulatur, die lokal druckempfindlich sind und von denen übertragene Schmerzen ausgehen können. Rund 90 Prozent der Schmerzsyndrome sind auf derartige Muskelverhärtungen zurückzuführen. So ist beispielsweise ein myofaszialer Triggerpunkt im Schulterheber-Muskel (M. trapezius), der Schmerzen im Hinterkopf/Schläfenbereich auslösen (triggern) kann, auch in den meisten Fällen der Auslöser für diese Schmerzbilder. Die therapeutischen Möglichkeiten richten sich hauptsächlich auf die gezielte Eutonisierung (Normalspannung) der permanent kontrahierten Muskelfasern sowie die anschließende nachhaltige Prophylaxe dieser dauerhaft verkürzten oder fehlbeanspruchten (ungünstige Arbeitshaltung, mangelhafter Trainingszustand etc.) Muskeln. Der Aurachirurg untersucht zu diagnostischen Zwecken anhand einer anatomischen Abbildung der autochthonen Rückenmuskulatur virtuell die Muskelsehnenansätze des Patienten

[22] Eine Kontraindikation ist ein Faktor (z.B. Alter, bestimmte Vorerkrankungen, Verletzungen etc., aber auch Zustände wie z.B. Schwangerschaft), der gegen eine bestimmte diagnostische oder therapeutische Maßnahme spricht. Wird eine Kontraindikation ignoriert, kann daraus die Schädigung eines Organs oder die Verschlechterung einer bestehenden Grunderkrankung resultieren. Man unterscheidet dabei zwischen absoluten (z.B. akute bronchopulmonale Infekte oder Zytostatikatherapien mit konsekutiven Wundheilungsstörungen) und relativen (Blutgerinnungsstörung oder Herzinsuffizienz) Kontraindikationen

in verschiedenen Muskelschichten, indem er im Anatomieatlas systematisch die entsprechenden Areale mit der Präpariernadel (spitze chirurgische Sonde) von unten nach oben punktiert. Um die Bilder im Anatomieatlas nicht zu beschädigen, legt er vorab eine etwa 3 mm dicke transparente Silikonmatte auf das Bild und sticht somit nicht direkt in den Anatomieatlas, sondern in die Gummimatte über der entsprechenden Abbildung. Triggerpunkte werden im Rahmen dieser Untersuchung durch den Patienten unmittelbar als schmerzhaft angegeben, so dass der Aurachirurg genau weiß, welche Punkte entsprechend in der Folge zu therapieren sind. Jeder schmerzhafte Triggerpunkt wird alsdann mit einer Akupunkturnadel versehen, wobei der Aurachirurg diese wiederum in die Gummimatte auf der entsprechenden Abbildung im Anatomieatlas sticht. Darüber hinaus schickt er mit Hilfe einer 432 Hertz Stimmgabel heilende Informationen gezielt in die jeweiligen anatomischen Bereiche. Dazu hält er die Akupunkturnadel mit der einen Hand, nimmt mit der anderen Hand die Stimmgabel, schlägt sie an und hält sie vibrierend so lange an die Akupunkturnadel, bis der Vibrationston verklungen ist. Diese Prozedur führt zur Relaxation der therapierten Muskel-Sehnenbereiche, so dass der Patient bei erneutem Bewegen der Akupunkturnadel im Muskelsehnenansatz oder auch bei erneuter Punktion mit einer Präpariersonde in der Aura angibt, keinen Schmerz mehr im entsprechenden Areal zu spüren. Dies beschreibt den binären Charakter in der Resonanzbildung, wie er bereits beschrieben wurde.

Schmerzgedächtnis: Intensive, wiederholte oder länger andauernde Schmerzen verändern, wie alle anderen Lebenserfahrungen auch, in den Nervenzellen des Gehirns die Aktivität von Genen. Infolgedessen kommt es zu Veränderungen von Verschaltungen (Synapsen) und zum Umbau von Nervenzell-Netzwerken. Durch aurachirurgische Maßnahmen an den Schmerz verursachenden Organen, z.B. einem arthrotischen Kniegelenk, kann sich nicht nur die Schmerzsymptomatik im Bereich des Kniegelenks zurückbilden, sondern es verschwinden auch die synaptischen Verschaltungen im Gehirn, ohne dass der Aurachirurg hier weitere Maßnahmen einleiten müsste. Es ist immer wieder überraschend, dass sich durch eine einmalige aurachirurgische Behandlung nicht nur der lokale Befund auflösen lässt, sondern auch das chronifizierte Schmerzerleben im Schmerzgedächtnis sich schnell und vollständig verflüchtigt. Besonders beeindruckend ist der Rückgang der Schmerzsymptomatik noch während der Behandlung, z.B. im Rahmen einer aurachirurgischen Intervention an der Wirbelsäule. Hier berichten Patienten noch während der Behandlung von einer deutlichen Schmerzreduktion und einem Nachlassen der radikulären Symptomatik.

Bewusstseinsebenen: Energie fungiert als Übermittler von Information an die Materie, ist aber per se keine Information. Information entsteht erst, wenn die

Energie im Sinne einer Codierung strukturiert übermittelt wird, um konkrete Aussagen auszudrücken. Die Aurachirurgie sendet im Sinne der Intentionalität gezielte Informationen in die jeweiligen Organstrukturen als Impulse zur Heilung. Auf diese Weise löst sie karmische Muster und führt zu Neuordnungen im feinstofflichen Körper. Gerade im Hinblick auf karmische Muster hat das entscheidende Konsequenzen: Denn ohne die Löschung entsprechender Informationen bleibt das karmische Muster bestehen, so dass etwaige Verbesserung der klinischen Symptomatik z.B. durch Akupunkturbehandlungen oder physiotherapeutische Eingriffe im Sinne einer energetischen, nicht-informatorischen Therapie zwar einen temporären, aber keinen nachhaltigen Erfolg bringen. Auch Materialisierungen und Entmaterialisierungen werden durch die informatorischen Impulse der Aurachirurgie initiiert. Oder anders formuliert: Energetische Verfahren eignen sich insbesondere für die Behandlung funktioneller Störungen durch die Regulation des Qi. Demgegenüber bezwecken informatorische Verfahren wie die Aurachirurgie nicht nur funktionelle Verbesserung, sondern nach Möglichkeit auch organische Veränderungen.

Aurachirurgie zeichnet sich durch folgende Eigenschaften aus:

- Unmittelbarkeit: Die funktionelle Veränderung erfolgt unmittelbar durch informatorische Anweisungen. Wochen oder Monate später ergeben sich auch die organischen Veränderungen, d.h. es braucht einige Zeit, bis sich der feinstoffliche Impuls grobstofflich manifestiert.
- Zielgenauigkeit: Durch die Verwendung von Surrogaten kann der Aurachirurg höchst präzise an den jeweils betroffenen Organstrukturen therapeutisch ansetzen.
- Nachhaltigkeit: Im Rahmen der Auflösung von karmischen Mustern wird das zugrunde liegende Problem korrigiert und nicht etwa nur die dadurch verursachten energetischen Störungen reguliert. Die aurachirurgische Intervention erzeugt eine geistige Wirkung, die wiederum auf die Ursachen für nachgelagerte Prozesse Einfluss nimmt. Alles ist mit allem verbunden, ein großes komplexes Wirknetz.
- Aurachirurgie realisiert die Maximierung des quantenphysikalischen Beobachtereffekts durch die virtuelle Operation mit chirurgischen Instrumenten an anatomischen Surrogaten. Die damit verbundene geistige Intention des Aurachirurgen realisiert sich über das Geist-Materie-Konzept am Patienten.

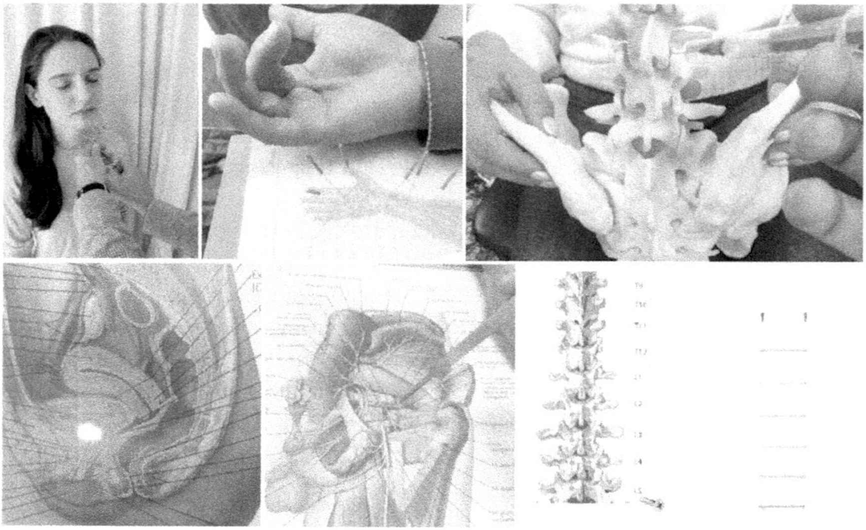

Abbildung: *Szenen aus aurachirurgischen Operationen.*

Selbstschutz: Regelmäßiges Räuchern des Behandlungsraums, Lüften nach jedem Patienten, sich in weißes Licht hüllen beim Kontakt mit schwierigen Menschen, Vollbäder mit Natron oder Salz, Sport, Waldspaziergänge, Danken und Segnen.

Energiesteuerung

Die Energiesteuerung in der Aurachirurgie beruht auf der emotional-intuitiven Kommunikation zwischen Aurachirurg und Patient. Doch was versteht man darunter genau? Wie sieht emotional-intuitive Kommunikation in der Praxis aus? Ist emotional-intuitive Kommunikation ein bewusst steuerbarer Vorgang oder unterliegt sie dem Unterbewusstsein, so dass es mehr oder weniger eine Frage des Glücks oder der Begabung ist, ob der Aurachirurg mit dem Patienten in Resonanz treten kann? Lassen sich geistige Energien bewusst steuern? Und sollten diese bewusst steuerbar sein, so stellt sich die Frage: Kann man die entsprechenden Prinzipien beschreiben, lernen und trainieren, um sie in der Praxis entsprechend einzusetzen?

Emotional-intuitive Kommunikation bezeichnet zunächst die Kommunikation mit Bildern und Emotionen. Sie steht in Abgrenzung zur logisch-abstrakten Kommunikation, die mit Worten und Zahlen arbeitet. Menschen aus dem westlichen Kulturkreis fällt es gewöhnlich schwer, in emotional-intuitiven Kategorien zu denken bzw. zu kommunizieren. Sie sind auf die logisch-abstrakte Welt der sprachlichen Kommunikation ausgerichtet (linkshemisphärisch dominant bei Rechtshändern bzw. rechtshemisphärisch bei Linkshändern). Emotional-intuitive Kommunikation (rechtshemisphärisch dominant bei Rechtshändern bzw. linkshemisphärisch bei Linkshändern) ist ihnen auf Grund ihrer Ausbildung und der damit verbundenen rationalen Denkweise eher fremd oder fremd geworden.

Um die Möglichkeiten der bewussten Steuerung emotional-intuitiver Kommunikation und entsprechender Bewusstseinstechniken zu verstehen, ist es zunächst notwendig, sich mit der Logik und den Begrifflichkeiten der TCM auseinanderzusetzen.

Elemente: Die TCM unterscheidet fünf „Elemente“, auch bezeichnet als „Wandlungsphasen“: Holz, Feuer, Erde, Metall und Wasser.

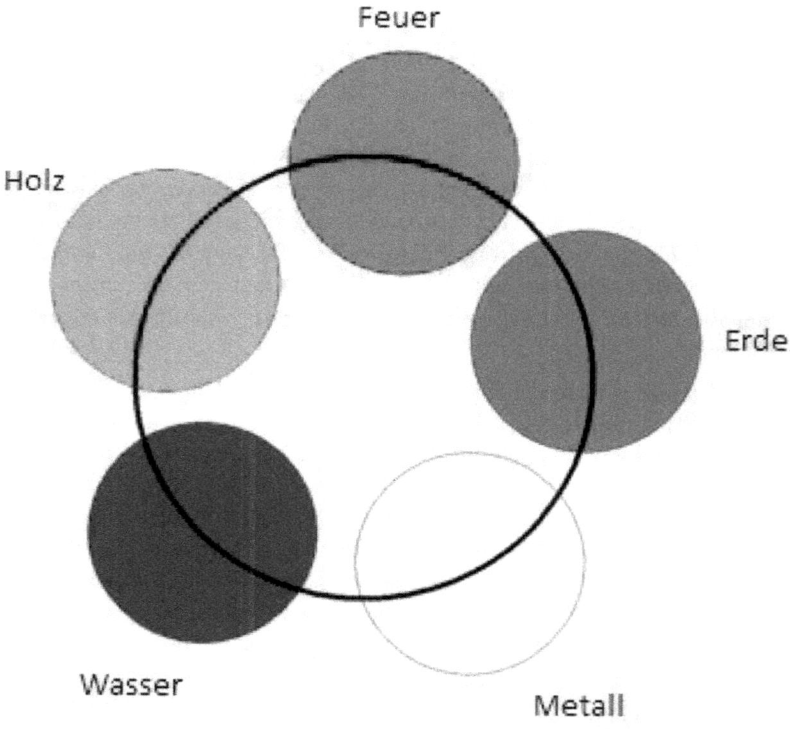

Abbildung: *Fünf Elemente.*

Multimodale Eigenschaften: Jedes Element beschreibt spezifische multimodale Eigenschaften. Multimodal bedeutet, dass mehrere Eigenschaften verschiedener Qualitäten zu einem Element gehören: zwei Organmeridiane (diese bilden zusammen einen Funktionskreis), Gewebsstruktur, Sinnesorgan, Geschmack, Emotion, Ton, Farbe, Stand, Handhaltung, Zungenposition u.v.m.

- Element „Holz“:
  - ☐ Funktionskreis: Leber, Gallenblase.
  - ☐ Gewebsstruktur: Sehnen, Nerven.
  - ☐ Sinnesorgan: Auge.
- Element „Feuer“:
  - ☐ Funktionskreis: Herz, Dünndarm.
  - ☐ Gewebsstruktur: Gefäße.

- ☐ Sinnesorgan: Zunge.
- Element „Erde“:
  - ☐ Funktionskreis: Magen, Milz.
  - ☐ Gewebsstruktur: Fleisch.
  - ☐ Sinnesorgan: Mund.
- Element „Metall“:
  - ☐ Funktionskreis: Lunge, Dickdarm.
  - ☐ Gewebsstruktur: Haut.
  - ☐ Sinnesorgan: Nase.
- Element „Wasser“:
  - ☐ Funktionskreis Niere, Blase.
  - ☐ Gewebsstruktur: Knochen.
  - ☐ Sinnesorgan: Ohr.

Meridiane: Zu jedem Element gehören zwei Meridiane[23] (Leitbahnen), im Fall von Feuer sind es vier. Daraus ergeben sich insgesamt zwölf Meridiane (sechs Meridianpaare, jeweils ein Yin- und ein Yang-Meridian, ein Meridianpaar bildet einen sog. Funktionskreis) mit folgenden Bezeichnungen und dazugehörigen Abkürzungen:

- Element „Holz“: Leber LE (Yin) und Gallenblase GB (Yang).
- Element „Feuer“: Herz HE (Yin) und Dünndarm DÜ (Yang), Perikard PK (Yin) und Dreifacherwärmer 3E (Yang, die drei Kompartimente aus Thorax, Oberbauch und Unterbauch beschreibend).
- Element „Erde“: Milz MI (Yin), Magen MA (Yang).
- Element „Metall“: Lunge LU (Yin), Dickdarm DI (Yang).
- Element „Wasser“: Niere NI (Yin), Blase BL (Yang).

[23] Auf die bildliche Darstellung der einzelnen Meridianverläufe wird in diesem Buch bewusst verzichtet, denn die Meridianverläufe sind im Rahmen der aurachirurgischen Energiesteuerung nicht von primärer Bedeutung. Interessierten empfiehlt sich das Studium von Lehrbüchern der TCM. Viel wichtiger sind die einzelnen Elemente mit den Zugehörigkeiten von Organen, Gewebsstrukturen und Sinnesorganen.

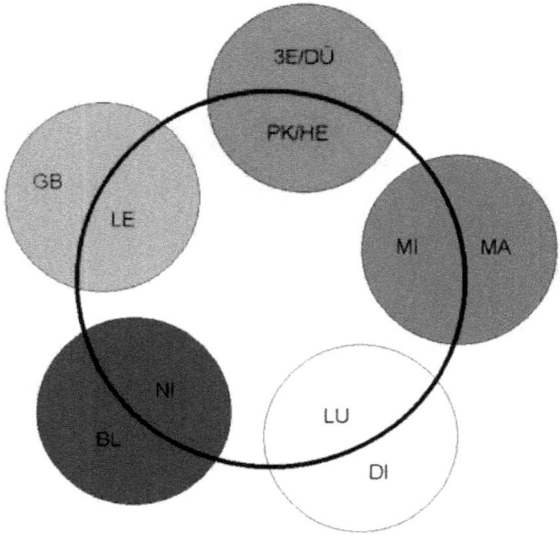

Abbildung: *Meridianzugehörigkeiten zu den Elementen.*

Akupunkturpunkte: Jeder Meridian besitzt unterschiedlich viele Akupunkturpunkte, ist paarig angelegt (linke und rechte Körperhälfte) und hat einen typischen Verlauf: Yin-Meridiane laufen von unten nach oben (von den Füßen zu den nach oben ausgestreckten Armen), Yang-Meridiane vom oben nach unten (von den nach oben ausgestreckten Armen zu den Füßen). Zusätzlich zu den zwölf erwähnten Meridianen finden sich mehrere sog. „Gefäße", von denen nur zwei in der Akupunkturlehre bzw. im Kyusho Jitsu von Bedeutung sind: Das Konzeptionsgefäß (Yin) in der Mitte der Körpervorderseite, von unten im Bereich des Perineums (Dammregion) nach oben an die Unterlippe ziehend, sowie das Lenkergefäß (Yang) in der Mitte der Körperrückseite, von unten im Bereich des Perineums (Damm) nach oben über den Kopf nach vorne bis an die Oberlippe ziehend. Auch die beiden Gefäße enthalten Akupunkturpunkte, wodurch sich eine Gesamtzahl von 349 Akupunkturpunkten am menschlichen Körper ergibt.

Ordnungsstruktur: Die beschriebenen Elemente stehen nicht wahllos nebeneinander, sondern bilden eine logische Ringstruktur, so dass jedes Element zwischen zwei anderen Elementen platziert ist. Die übliche Reihenfolge, in der die Elemente aufgezählt werden, ist: „Holz", „Feuer", „Erde", „Metall" und „Wasser". Diese Zählrichtung entspricht der jahreszeitlichen Zugehörigkeit: „Holz" symbolisiert den Frühling, „Feuer" den Sommer, „Erde" die Zeit der Ernte in der Jahresmitte, „Metall" die klare und kühlere Herbstzeit sowie „Wasser" den kalten und niederschlagsreichen Winter. „Holz“ ist die Grundlage für „Feuer“. „Feuer“ wird zu Asche, daraus entsteht „Erde“. „Erde“ enthält „Metall“ (Mineralien), das tritt mit „Wasser“ an die Oberfläche, die Mineralien reichern das „Wasser“ an, das „Wasser“ nährt mit diesen Mineralien wiederum das „Holz“ (Pflanzen). Die Elemente stehen im ständigen Wandel und beeinflussen sich gegenseitig. Sie werden deshalb auch als die „Fünf Wandlungsphasen“ bezeichnet.

Zyklen als energetische Wechselwirkungen zwischen Elementen: Zwischen zwei Elementen ergeben sich energetische Wechselwirkungen im Sinne von Energieübertragungen, wobei ein Element das nächst folgende „ernährt“ („Ernährungszyklus“, Eltern-Kind-Verhältnis), d.h. ihm Energie zuführt und das vorherige „hemmt“ („Hemmungszyklus“, Kind-Eltern-Verhältnis), d.h. Energie von ihm abzieht. Darüber hinaus kontrolliert ein Element das übernächste („Kontrollzyklus“, Großeltern-Enkel-Verhältnis), indem es dieses mit Energie überlädt, und vernichtet ein Element das vorvorherige („Vernichtungszyklus“, Enkel-Großeltern-Verhältnis), indem es ihm alle Energie entzieht.

Zuordnung der Elemente zu Organen, Geweben und Sinnen:

- Jedes Element beschreibt mehrere Organe:
  - ☐ Element „Holz“: Leber LE (Yin) und Gallenblase GB (Yang).
  - ☐ Element „Feuer“: Herz HE (Yin) und Dünndarm DÜ (Yang), Perikard PK (Yin) und Dreifacherwärmer 3E (Yang).
  - ☐ Element „Erde“: Milz MI (Yin), Magen MA (Yang).
  - ☐ Element „Metall“: Lunge LU (Yin), Dickdarm DI (Yang).
  - ☐ Element „Wasser“: Niere NI (Yin), Blase BL (Yang).
- Jedes Element beschreibt mehrere Gewebsstrukturen:
  - ☐ Element „Holz“: Sehnen.
  - ☐ Element „Feuer“: Gefäße.
  - ☐ Element „Erde“: Fleisch, d.h. Muskeln und Bindegewebe.
  - ☐ Element „Metall“: Haut.
  - ☐ Element „Wasser“: Knochen.
- Jedes Element beschreibt mehrere Sinne:
  - ☐ Element „Holz“: Auge.
  - ☐ Element „Feuer“: Zunge.
  - ☐ Element „Erde“: Mund.
  - ☐ Element „Metall“: Nase.
  - ☐ Element „Wasser“: Ohr.

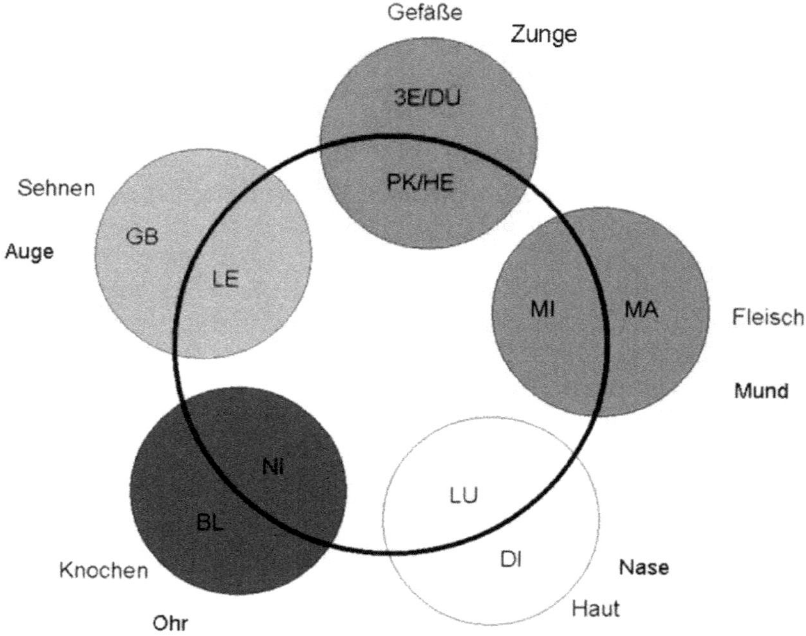

Abbildung: *Organe, Strukturen und Sinnesorgane innerhalb der Elemente.*

Somit ergeben sich mögliche Kombinationen aus entsprechenden elementspezifischen Organen (Leber/Gallenblase, Herz/Perikard, 3E/Dünndarm, Magen/ Milz, Dickdarm/Lunge, Blase/Niere), elementspezifischen Gewebsstrukturen (Sehnen, Gefäße, Muskeln, Haut, Knochen) sowie elementspezifischen Sinnen (Auge, Zunge, Mund, Nase und Ohr).

Zeitliche Verteilung: Jeder Meridian bzw. das zum entsprechenden Meridian gehörige Organ hat ein zeitliches Energiemaximum von jeweils zwei Stunden (Organuhr). Im Umkehrschluss weist der entsprechende Meridian der gegenüber liegenden Position, d.h. mit 12 Stunden Versatz, sein energetisches Minimum auf. Bei zwölf Meridianen ergibt sich damit eine Verteilung dieser Maxima auf insgesamt 24 Stunden bzw. genau eine Tageslänge. Für die Aurachirurgie bedeutet dies: Jedes Organ ist innerhalb der jeweiligen zwei Stunden seines Maximums energetisch optimal zu adressieren, außerhalb der zwei Stunden ist die energetische Wirkung auch vorhanden, wenngleich nicht so ausgeprägt. Jeder betroffene Patient und jeder klinisch erfahrene Aurachirurg kennt solche energetischen Maxima: Leberbedingte Migräne-Kopfschmerzen zwischen 1 und 3 Uhr in der Nacht, Asthmaanfälle zwischen 3 und 5 Uhr morgens u.v.m.

- Lunge: Maximum von 3 – 5 Uhr, Minimum von 15 – 17 Uhr.
- Dickdarm: Maximum von 5 – 7 Uhr, Minimum von 17 – 19 Uhr.
- Magen: Maximum von 7 – 9 Uhr, Minimum von 19 – 21 Uhr.
- Milz: Maximum von 9 – 11 Uhr, Minimum von 21 – 23 Uhr.
- Herz: Maximum von 11 – 13 Uhr, Minimum von 23 – 1 Uhr.
- Dünndarm: Maximum von 13 –15 Uhr, Minimum von 1 – 3 Uhr.
- Blase: Maximum von 15 – 17 Uhr, Minimum von 3 – 5 Uhr.
- Niere: Maximum von 17 – 19 Uhr, Minimum von 5 – 7 Uhr.
- Perikard: Maximum von 19 – 21 Uhr, Minimum von 7 – 9 Uhr.
- 3E: Maximum von 21 – 23 Uhr, Minimum von 9 – 11 Uhr.
- Gallenblase: Maximum von 23 – 1 Uhr, Minimum von 11 – 13 Uhr.
- Leber: Maximum von 1 – 3 Uhr, Minimum von 13 – 15 Uhr.

Bewusstseinstechniken: Energetische Wirkungen innerhalb des gleichen Elements oder auch Elemente übergreifend im Rahmen der beschriebenen Zyklen lassen sich durch Bewusstseinstechniken intensivieren und steuern: In Abhängigkeit von dem zu behandelnden Element beim Patienten wählt der Aurachirurg eine oder mehrere dieser Bewusstseinstechniken, jeweils bezogen auf das von ihm eingenommene Element. Entsprechende Bewusstseinstechniken können einzeln oder auch in Kombination aktiviert werden. Dadurch, dass jedes Element bestimmte Organe, Gewebe und auch Sinne repräsentiert, ergeben sich entsprechend zahlreiche Zielstrukturen beim Patienten, die der Aurachirurg mit eigenen Bewusstseinstechniken adressieren kann.

Töne: Den einzelnen Elementen sind entsprechende Töne zugeordnet, wodurch die energetische Wirkung eines Elements verstärkt wird. In der Aurachirurgie ruft der Aurachirurg im Sinne des „Inneren Kiai“ die Töne nicht laut aus, sondern leise und unauffällig. Es geht somit nicht um den akustischen Effekt, sondern um den verborgenen geistig-energetischen Impuls, der mit dem jeweiligen Ton verbunden ist. Je leiser ein Ton hervorgebracht wird, umso intensiver ist die Wirkung, ein nur schwer verständliches Paradoxon.

- Element „Holz“: dsch.
- Element „Feuer“: khhh.
- Element „Erde“: rrr.
- Element „Metall“: t.
- Element „Wasser“: p.

Farben: Durch die Visualisierung einer spezifischen Farbe lässt sich die energetische Wirkung eines Elements steigern.

- Element „Holz“: grün.
- Element „Feuer“: rot.
- Element „Erde“: braun.
- Element „Metall“: weiß oder grau.
- Element „Wasser“: blau oder schwarz.

Geschmäcker: Durch die Imagination eines spezifischen Geschmacks lässt sich die energetische Wirkung eines Elements steigern.

- Element „Holz“: sauer.
- Element „Feuer“: bitter.
- Element „Erde“: süß.
- Element „Metall“: scharf.
- Element „Wasser“: salzig.

Handhaltungen: Durch eine spezifische Handhaltung lässt sich die energetische Wirkung eines Elements steigern. Jeder Finger einer Hand ist einem bestimmten Element zugeordnet. Will der Aurachirurg mit Hilfe der chirurgischen Sonde eine Resonanz auslösen oder eine Behandlung durchführen, nimmt er das Instrument zwischen seinen Daumen und den jeweils im Folgenden beschriebenen Finger.

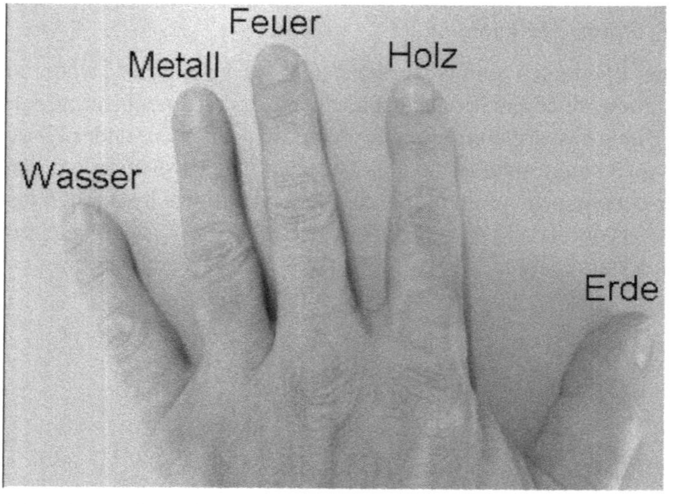

Abbildung: *Zuteilung der einzelnen Finger zu den Elementen.*

- Element „Holz“: Daumen auf den Zeigefinger.

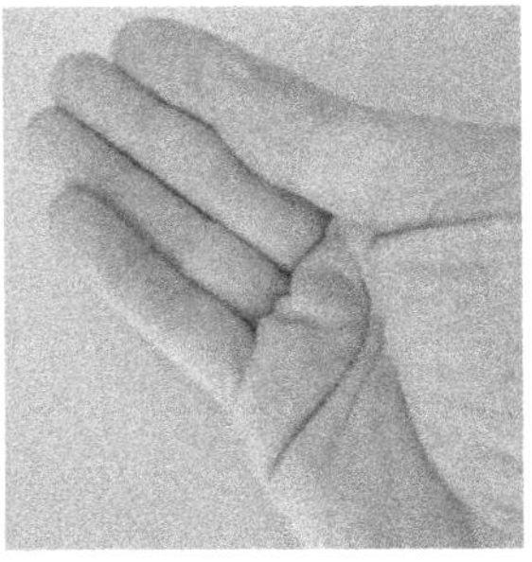

Abbildung: *Handhaltung im Element „Holz“.*

- Element „Feuer“: Daumen auf den Mittelfinger.

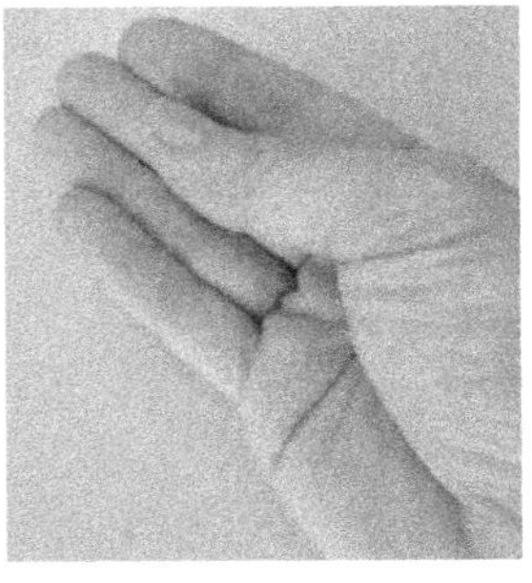

Abbildung: *Handhaltung im Element „Feuer“.*

- Element „Erde“: Daumen zwischen Mittel- und Ringfinger.

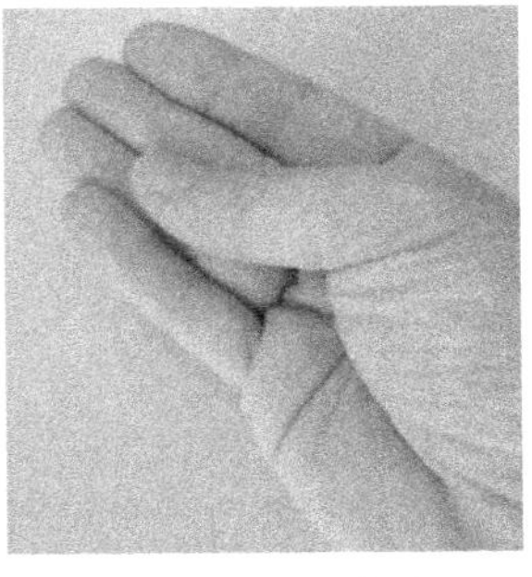

Abbildung: *Handhaltung im Element „Erde“.*

- Element „Metall“: Daumen auf den Ringfinger.

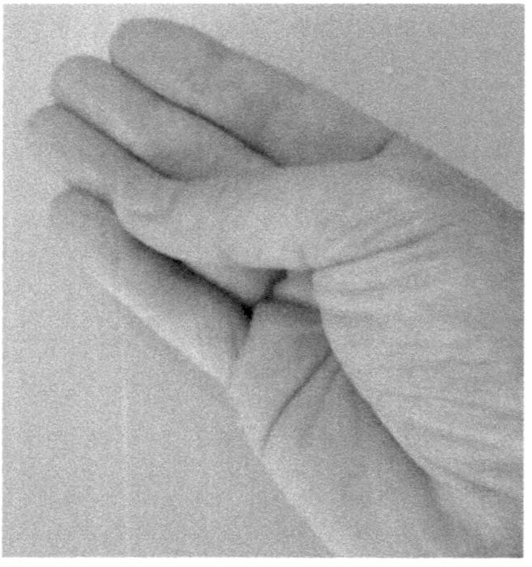

Abbildung: *Handhaltung im Element „Metall“.*

- Element „Wasser“: Der Aurachirurg legt den Daumen auf den kleinen Finger.

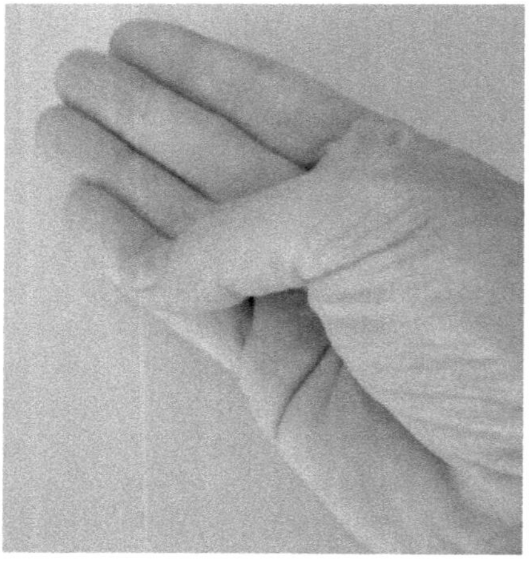

Abbildung: *Handhaltung im Element „Wasser“.*

Zungenpositionen: Durch eine spezifische Zungenpositionierung lässt sich die energetische Wirkung eines Elements steigern, indem der Aurachirurg während der Behandlung seine Zunge in die entsprechende Position begibt:

- Element „Holz“: Positionierung der Zungenspitze an den Gaumen, in der Mitte zwischen hartem und weichem Gaumen.

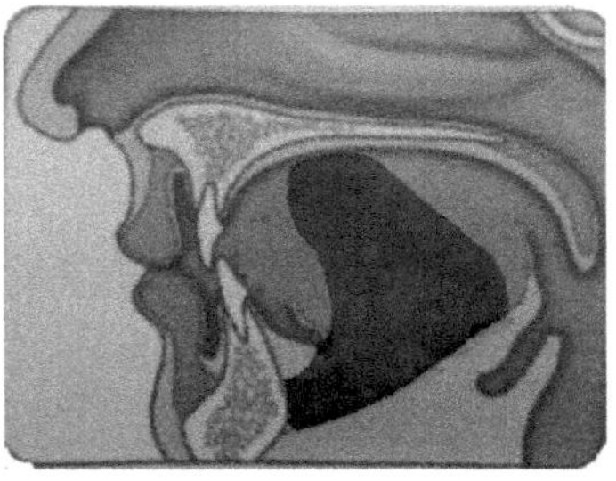

Abbildung: *Zungenposition im Element „Holz“.*

- Element „Feuer“: Positionierung der Zungenspitze und zusätzlich Wölbung der Zunge hinter den oberen Schneidezähnen.

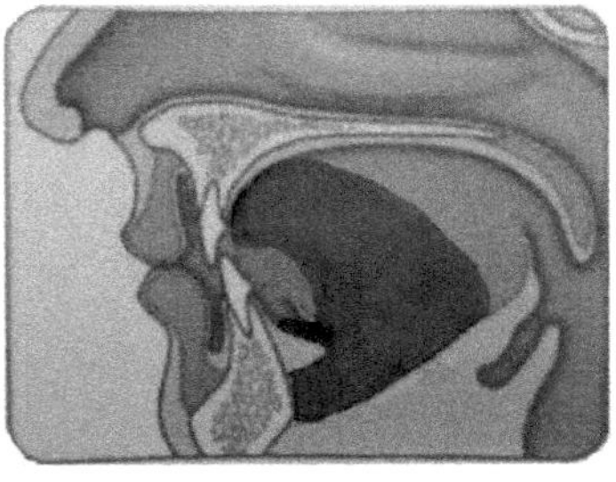

Abbildung: *Zungenposition im Element „Feuer“.*

- Element „Erde“: Positionierung der Zungenspitze an die Rückseite der unteren Schneidezähne am Mundboden.

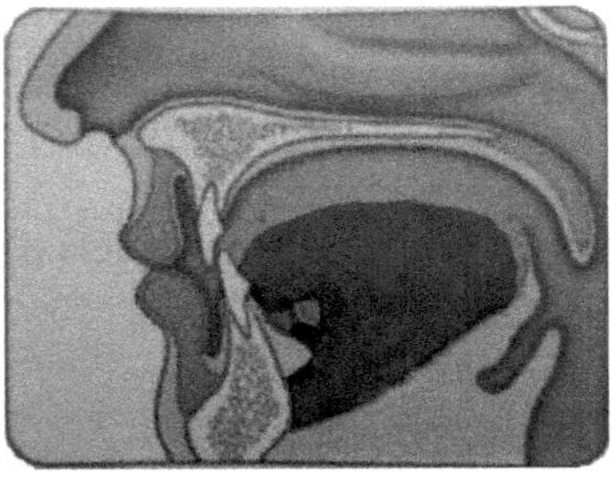

Abbildung: *Zungenposition im Element „Erde“.*

- Element „Metall“: Positionierung der Zungenspitze hinter der Zahnokklusion zwischen Ober- und Unterkiefer.

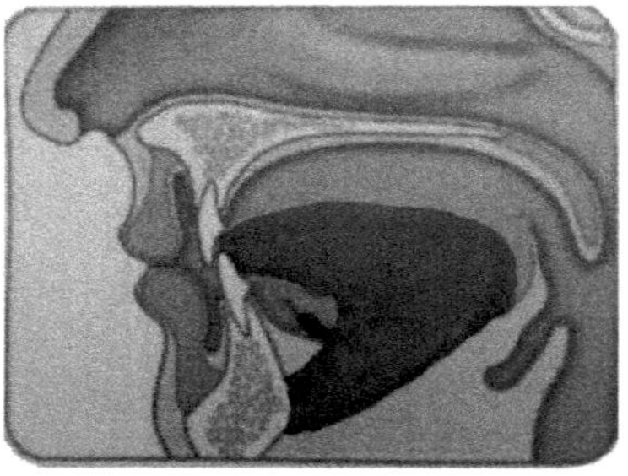

Abbildung: *Zungenposition im Element „Metall“.*

- Element „Wasser“: Positionierung der Zungenspitze an das Gaumensegel, d.h. im Bereich des weichen Gaumens.

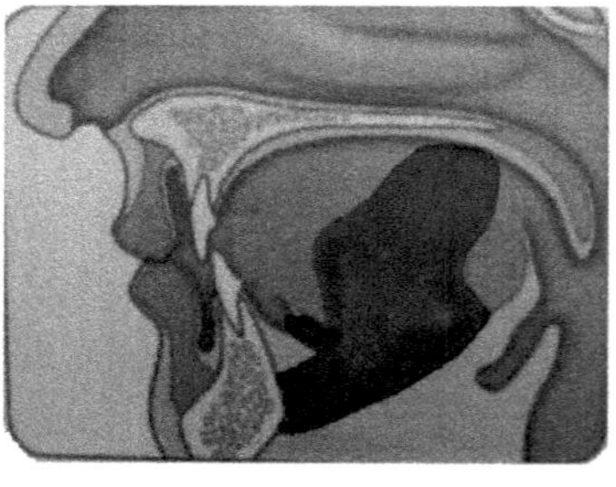

Abbildung: *Zungenposition im Element „Wasser“.*

Stände: Bestimmte Stände haben energetisch verstärkende Eigenschaften für das entsprechende Element. Im sog. „Tachi-waza“, das die Standtechniken im Bubishi beschreibt, sprechen die Japaner interessanterweise nicht nur von „Ständen“, sondern von „Standtechniken“. Dies bedeutet, dass es sich bei den Ständen nicht nur um einen statischen Zustand handelt, sondern um eine dynamische und energetisch hochwirksame Technik.

- Element „Holz“: Shiko-Dachi: Es handelt sich um einen stark erdbezogenen Stand, bei dem der Aurachirurg stabil steht, mit breitbasig gestellten und nach außen geöffneten Füßen. Durch die nach außen geöffneten Füße ist der Shiko-Dachi weniger stabil als der unten beschriebene Kiba-Dachi. Der Gewichtsschwerpunkt liegt in der Mitte. Durch die starke Erdung gibt der Aurachirurg viel Energie in den Boden ab.

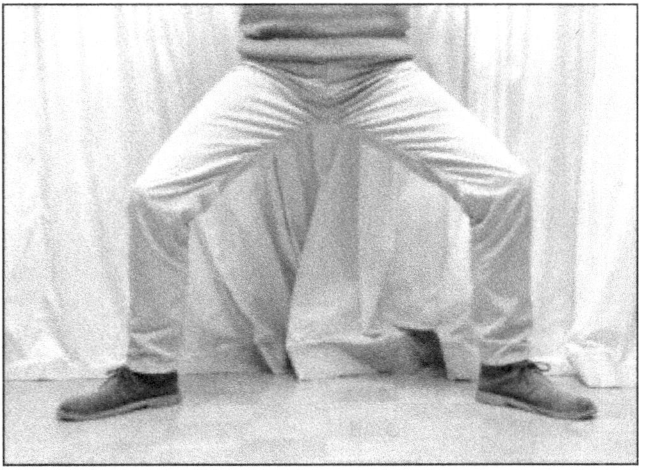

Abbildung: *Stand im Element „Holz".*

- Element „Feuer": Zenkutsu-Dachi: Es handelt sich um einen stark energiegeladenen und aggressiven Stand, der Gewichtsschwerpunkt liegt auf dem vorderen Bein. Der vordere Fuß ist leicht nach innen rotiert, der hintere Fuß steht tendenziell nach vorne im 45 Grad Winkel. Das ermöglicht einen sehr stabilen Stand, bei dem der Aurachirurg in den Untergrund „verschraubt" steht.

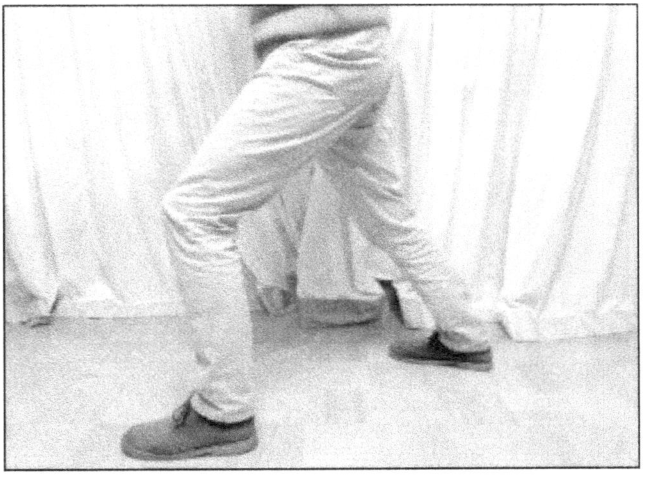

Abbildung: *Stand im Element „Feuer".*

- Element „Erde“: Kiba-Dachi: Es handelt sich um einen stark erdbezogenen Stand, bei dem der Aurachirurg stabil steht, stabiler als im Shiko-Dachi, zumal die Füße nicht nach außen geöffnet sind, sondern nach vorne gerichtet stehen und den Körper damit in den Untergrund „verschrauben“. Der Gewichtsschwerpunkt liegt in der Mitte. Durch die starke Erdung gibt der Aurachirurg sehr viel Energie in den Boden ab.

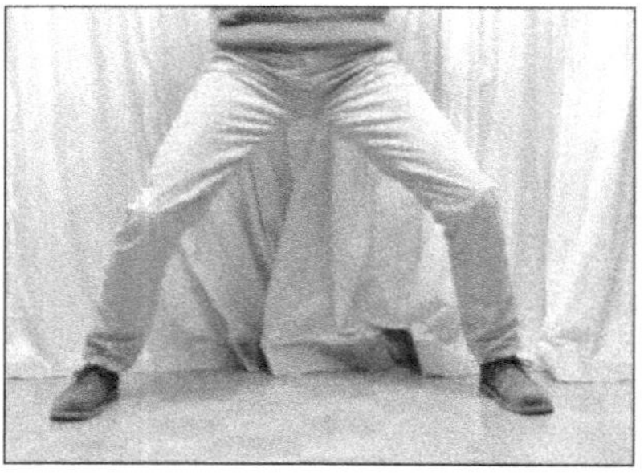

Abbildung: *Stand im Element „Erde“.*

- Element „Metall“: Neko-Ashi-Dachi (Katzenstellung, jap.: neko=Katze): Es handelt sich um einen wenig erdbezogenen Stand, bei dem der Betreffende mäßig stabil steht. Der hintere Fuß steht auf dem Boden nach vorne gerichtet, der vordere Fuß ist angehoben und berührt den Boden nur mit dem Fußballen. Der Gewichtsschwerpunkt liegt auf dem hinteren Bein. Dieser Stand zeichnet sich dadurch aus, dass er sehr wenig Energie in den Boden abgibt, weil nur ein Fuß vollständig auf dem Boden steht. Das bedeutet im Umkehrschluss, dass der Aurachirurg die Körperenergie bei sich behält bzw. energetisch besser ausgestattet ist als bei stark erdbezogenen Ständen. Im Vergleich zum Kosa-Dachi ist die Position energetisch aktiver nach vorne ausgerichtet.

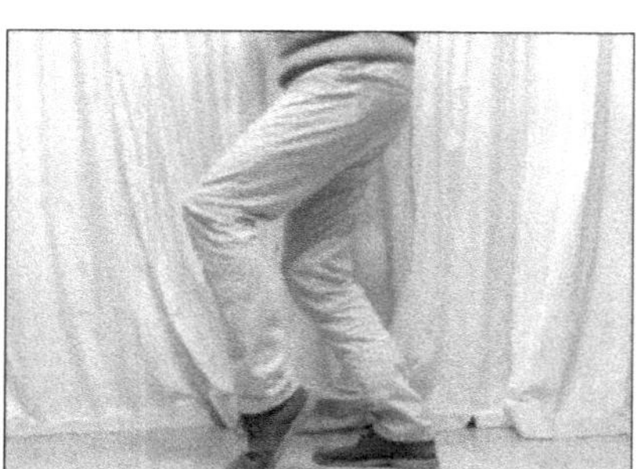

Abbildung: *Stand im Element „Metall“.*

- Element „Wasser“: Kosa-Dachi: Es handelt sich um einen wenig erdbezogenen Stand, bei dem der Aurachirurg mäßig stabil steht. Der vordere Fuß steht auf dem Boden nach vorne gerichtet, der hintere Fuß ist angehoben und berührt den Boden in Überkreuzstellung zum vorderen Fuß nur mit dem Fußballen. Die Vorderkante des Schienbeins des hinteren Beins berührt den auf der Rückseite des vorderen Unterschenkels verlaufenden Blasenmeridian, was zu einer Verringerung des energetischen Abflusses im Blasenmeridian nach unten führt. Zusätzlich bewirkt die Überkreuzstellung einen energetischen Polaritätenwechsel zwischen Yin (linke Körperhälfte) und Yang (rechte Körperhälfte). Der Gewichtsschwerpunkt liegt auf dem vorderen Bein. Dieser Stand zeichnet sich dadurch aus, dass er sehr wenig Energie in den Boden abgibt, weil nur ein Fuß vollständig auf dem Boden steht. Das bedeutet im Umkehrschluss, dass der Aurachirurg die Körperenergie bei sich behält bzw. energetisch besser ausgestattet ist als bei stark erdbezogenen Ständen.

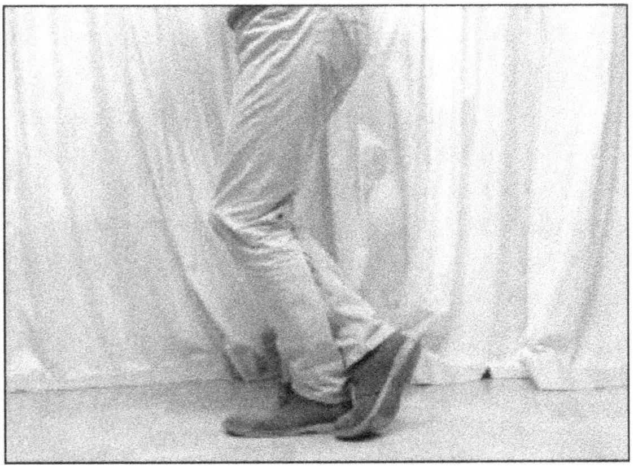

Abbildung: *Stand im Element „Wasser“.*

Emotionen: Durch die Imagination der Emotionen lässt sich die energetische Wirkung eines Elements steigern. Diese Bewusstseinstechnik gilt als besonders wirksam im Vergleich zu anderen. Zu jeder Emotion gibt es zwei Polaritäten, das emotionale „Gegenstück“, z.B. bei Wut und Zorn als Gegenpol die Kreativität.

- Element „Holz“: Wut, Zorn, (Kreativität)
- Element „Feuer“: Freude, (Übermut, Manie, Depression)
- Element „Erde“: Grübeln, (Sorgen, Erdung, Ratio)
- Element „Metall“: Trauer, (Klarheit im Denken, Gerechtigkeit)
- Element „Wasser“: Angst, (Mut)

Allgemeine energetische Aktionen

- Zusätzlich zu den beschriebenen elementspezifischen Bewusstseinstechniken existieren weitere elementunspezifische und somit allgemeingültige energetische Aktionen, die der Aurachirurg im Rahmen der Energieübertragungen anwenden kann. Dies führt beim Patienten wahlweise zu einer Energiezufuhr bzw. Energieableitung.
- Energiezufuhr beim Patienten: Sobald der Aurachirurg dem Patienten Energie zuführt, fließt diese zum Teil durch dessen Füße nach unten in den Boden wieder ab. Sobald der Aurachirurg seinen Fuß auf den Fuß des Patienten stellt, vermindert er diesen Abfluss. Auf diese Weise kann das Ausmaß des Energiezuflusses und damit der Energielevel des Patienten gesteigert werden.
- Energieableitung beim Patienten: Der Aurachirurg kann Energie vom Patienten bei sich aufnehmen und durch die eigenen Füße in den Boden leiten. Dadurch verringert sich die Energiebeladung auf Seiten des Patienten. Dabei stellt der Aurachirurg seine Füße fest auf den Boden und imaginiert, wie die Energie aus seinen Füßen nach unten in die Erde abfließt.
- Energieableitung beim Patienten: Der Aurachirurg kann das Energielevel des Patienten verringern, indem er mit seiner Hand eine diagonale Bewegung durch die Aura vor der Brust des Patienten durchführt. Alternativ kann er mit der Hand eine Drehbewegung machen, um den gleichen Effekt zu erreichen. Beide Techniken stammen aus dem Kyusho Jitsu und werden dort erfolgreich eingesetzt, um die Kraft des Gegners zu reduzieren.
- Prinzipiell soll die Energiearbeit durch den Aurachirurgen immer so vorgenommen werden, dass er das zu therapierende Organ bzw. die zu therapierende Gewebsstruktur energetisch „durchdringt". Dabei imaginiert er quasi den „Durchdringungscharakter" der Energie, indem er sich vorstellt, wie die Energie in die Struktur eindringt und sich dort verbreitet. Das gleiche Prinzip findet sich im Kyusho Jitsu, wo eine optimale energetische Wirkung nur dann erzielt wird, wenn der Verteidiger sich vorstellt, wie sein Gegenangriff den Gegner energetisch „durchdringt".
- So wie der Kyusho-Jitsu-Kämpfer im Rahmen des sog. Kokyū-Hō seine Atemkraft stärkt, um damit eine höhere Muskelspannung und optimale Krafteinwirkung mittels der Atemkraft zu erreichen, verstärkt der Aurachirurg seine energetischen Impulse mittels bewusster Atmung, die aus dem Hara im Becken-Bauchbereich heraus erfolgt.
  - ☐ Einatmung/ Bewegung zurück – Atme ein und sammle dich im Hara. Nimm Energie über die Punkte Baihui (Scheitelpunkt, LG20), Laogong

(Mittelpunkt der Handinnenfläche) und Yongquan (Mittelpunkt der Fußunterseite) auf und konzentriere sie im Tanden, dem „Gravitationszentrum“ des menschlichen Körpers im Unterbauch, mache eine Bauchatmung. Sei dabei verhalten, abwartend und aufmerksam auf deine Umgebung konzentriert (Zanshin).

- ☐ Ausatmung/ Bewegung vorwärts – atme aus und gebe Energie aus dem Hara über Laogong ab, wobei durch die Verengung der Stimmritze ein langsames Ausatmen entsteht. Führe die Technik langsam aus, beschleunige im letzten Drittel und begleite den Energiefluss und die Bewegung mit deiner Aufmerksamkeit (chūi). Sei zwingend in deiner Handlung.

Energiesteuerung im gleichen Element

Resonanz repräsentiert, wie bereits beschrieben, ein energetisches Konzept ohne Informationsinhalt, um mit dem Patienten zunächst in Kontakt zu treten und zu prüfen, ob er für die Methode der Aurachirurgie empfänglich ist. Resonanz geschieht stets berührungsfrei, d.h. ohne direkten physischen Kontakt zwischen Aurachirurg und Patient. Ohne Resonanzbildung ist keine auf Informationsübermittlung basierende aurachirurgische Therapie möglich. Fehlende Resonanz beschreibt den Tatbestand, dass Aurachirurg und Patient auf unterschiedlichen, zueinander nicht kompatiblen Energiestufen stehen. Es gilt, die energetische Differenz durch Anwendung von energetisch wirksamen Bewusstseinstechniken entsprechend auszugleichen. Erst wenn sich beide Personen auf der gleichen energetischen Stufe befinden, bildet sich eine Resonanz aus und die aurachirurgische Behandlung kann beginnen.

Ursachen für fehlende oder fragliche Resonanz

- Umgebungsstörung
  - ☐ Unruhe im Raum, Störgeräusche zum Beispiel durch Zuschauer
  - ☐ Störende Einflüsse zum Beispiel durch externe elektromagnetische Felder, DECT-Telefone, Handy-Masten, WLAN-Systeme, Elektrosmog
- Empfangsstörung beim Patienten
  - ☐ Ablehnende Haltung gegenüber der Methode, fehlende Motivation des Unterbewusstseins
  - ☐ Unzureichende Hydratation, d.h. zu wenig getrunken
  - ☐ Anspannung: Lösungsversuch durch Meditation, Beruhigung des Shen beim Patienten durch Akupunktur von LG 20 und HE 7. HE 7 reguliert das Herz, den Geist (Shen) und klärt Hitze, d.h. Nervosität, Tachykardie, Palpitation und Schwitzen

- ☐ Schweigegelübde
- ☐ Sabotageprogramme

- Sendestörung beim Therapeuten
  - ☐ Falsche geistige Haltung, Ablehnung des Patienten
  - ☐ Unzureichende Hydratation, d.h. zu wenig getrunken
  - ☐ Falsche Energiemenge zur Ausbildung einer Resonanz E=h*f, Energielevel des Aurachirurgen entspricht nicht dem Energielevel des Patienten

Bei Auftreten von Resonanzproblemen (fehlende oder fragliche Resonanz) eignen sich die im Kyusho Jitsu beschriebenen Bewusstseinstechniken. Diese energetische Übertragung geschieht ohne den direkten physischen Kontakt zwischen Aurachirurg und Patient, im Gegensatz beispielsweise zur Akupunkturlehre der TCM, die ein Resonanzphänomen im Sinne der Verypoint-Technik kennt, was aber stets mit direkter Berührung des Patienten verbunden ist. Im Kyusho Jitsu spricht man in diesem Zusammenhang vom sog. „Friendly fire". Es gilt zu bedenken, dass zur Ausbildung einer Resonanz nicht Aurachirurg und Patient als Personen miteinander energetisch zu synchronisieren sind, sondern deren Elemente (Holz, Feuer, Erde, Metall und Wasser), welche symbolisch für die jeweils beim Patienten zu behandelnden Organe, Strukturen und Sinne stehen. Jedes Element repräsentiert eine andere energetische Stufe, die es bei den im Folgenden beschriebenen Synchronisierungstechniken zu berücksichtigen gilt. Zur Bildung von Resonanz setzt sich der Aurachirurg in das gleiche Element wie der Patient und versucht, sich innerhalb dieses Elements „spielerisch" energetisch etwas nach oben oder auch nach unten zu bewegen, um in einer bestimmten Konstellation schließlich energetischen Kontakt zum gleichen Element des Patienten zu erhalten. Möchte der Aurachirurg z.B. beim Patienten das Element „Holz" adressieren, weil die zum Element „Holz" gehörige Leber behandelt werden soll, so besitzt dieses auf Seiten des Patienten ein spezifisches Energielevel, das der Aurachirurg dadurch erreicht, indem er die für das Element „Holz" typischen Bewusstseinstechniken anwendet. Wie bereits erwähnt, lässt sich Resonanz nicht erzwingen, jedoch kann die Wahrscheinlichkeit zur Entstehung von Resonanz mit Hilfe der Bewusstseinstechniken gesteigert werden.

Beispiel: Der Aurachirurg möchte sein eigenes Element „Holz" mit Hilfe der für das Element „Holz" spezifischen Bewusstseinstechniken aktivieren. Dies erreicht er durch eine oder mehrere der im Folgenden beschriebenen Techniken:

- Intonation des für „Holz" spezifischen Tons: dsch.
- Visualisierung der für „Holz" spezifischen Farbe: grün.

- Imagination des für „Holz“ spezifischen Geschmacks: sauer.
- Formung der für „Holz“ spezifischen Handhaltung: Daumen auf Zeigefinger.
- Bildung der für „Holz“ spezifischen Zungenform: Positionierung der „Zungenspitze an den Gaumen, in der Mitte zwischen hartem und weichem Gaumen.
- Einnahme des für „Holz“ spezifischen Stands: Shiko-Dachi.
- Imagination der für „Holz“ spezifischen Emotion: Wut, Zorn.

Die Anwendung von Bewusstseinstechniken führt zu einer Änderung im Energiestatus auf Seiten des Aurachirurgen, bei geeigneter energetischer Be- oder Entladung zu einer synchronen Energiesituation und damit zu einer Resonanz zwischen Aurachirurg und Patient. Welches Element der Aurachirurg bei sich aktiviert, unterliegt nicht seiner freien Entscheidung, sondern hängt somit von dem jeweils intendierten Zielelement beim Patienten ab. Das sich daraus für den Aurachirurg ergebende Startelement bestimmt dann die entsprechend zu aktivierenden Bewusstseinstechniken, die per se elementspezifisch ausgeprägt und stets von verstärkender Natur sind. Der Aurachirurg verändert mit Hilfe von Bewusstseinstechniken seine eigene energetische Sendeleistung in der emotional-intuitiven Kommunikation mit dem Patienten, ohne dass sich dadurch die Empfangsleistung auf Seiten des Patienten ändert. Das Ziel ist es, dass Aurachirurg und Patient in einen zueinander energetisch passenden Zustand kommen und in der Folge miteinander in Resonanz treten.

Die einzelnen Bewusstseinstechniken (Zungenposition, Stand, Handhaltung etc.) unterscheiden sich in ihrer jeweiligen energetischen Potenz, ohne dass an dieser Stelle genau angegeben werden kann, ob eine Zungenposition mehr oder weniger energetische Wirksamkeit besitzt als z.B. eine imaginierte Farbe oder ein Ton. Auch gibt es unter Umständen Unterschiede in der energetischen Potenz für ein und dieselbe Bewusstseinstechnik in verschiedenen Elementen, was aber für die Praxis ohne Bedeutung ist. Für den Aurachirurgen gilt es, einzelne oder auch Kombinationen aus verschiedenen Bewusstseinstechniken auszutesten, bis die gewünschte Resonanz erreicht wird. So kann der Aurachirurg zum Beispiel eine elementspezifische Handtechnik allein anwenden oder mit einer elementspezifischen Zungenhaltung kombinieren, er kann einen elementspezifischen Ton intonieren oder zusätzlich eine elementspezifische Farbe visualisieren.

Aus der Vielzahl an Kombinationen von Bewusstseinstechniken ergibt sich ein breites Spektrum an energetischen Varianten, die einzeln oder in Kombination schließlich die Resonanzbildung ermöglichen. Das bedeutet im Umkehrschluss aber auch, dass es nicht primär um die Gesamtmenge an übertragener Energie geht, die vom Aurachirurg ausgesendet wird, sondern um die jeweils passende

Energiemenge im Sinne eines entsprechenden Energiequantums, um zu einer Resonanz zu kommen. Es macht folglich keinen Sinn, wenn der Aurachirurg von vornherein sämtliche Bewusstseinstechniken auf einmal anwendet, in der Erwartung, durch maximale Energie eine Resonanz zu erhalten. Der Nutzen ist evident: Durch die Anwendung von Bewusstseinstechniken kann die Erfolgsquote der Resonanzbildung gesteigert werden, so dass eine deutliche größere Zahl von Patienten in den Genuss von aurachirurgischen Behandlungen kommen.

Das Prinzip der Energiesteuerung durch Bewusstseinstechniken funktioniert bei Adressierung des entsprechenden Organs am Anatomieatlas, aber auch bei Adressierung des dem Organ zugeordneten Hirnrelais, wie es später im Kapitel „Konflikte“ beschrieben wird.

Prinzipien:

- Ist das Zielelement beim Patienten „Holz“, aktiviert der Aurachirurg als Startelement „Holz“ mit den zu diesem Element gehörigen Bewusstseinstechniken.
  - ☐ Intonation: dsch.
  - ☐ Farbimagination: grün.
  - ☐ Geschmack: sauer.
  - ☐ Handhaltung: Daumen auf Zeigefinger.
  - ☐ Zungenpositionierung: Positionierung der Zungenspitze an den Gaumen, in der Mitte zwischen hartem und weichem Gaumen.
  - ☐ Stand: Shiko-Dachi.
  - ☐ Emotion: Wut/Zorn.
- Ist das Zielelement beim Patienten „Feuer“, aktiviert der Aurachirurg als Startelement „Feuer“ mit den zu diesem Element gehörigen Bewusstseinstechniken.
  - ☐ Intonation: khhh.
  - ☐ Farbimagination: rot.
  - ☐ Geschmack: bitter.
  - ☐ Handhaltung: Daumen auf Mittelfinger.
  - ☐ Zungenpositionierung: Positionierung und zusätzlich Wölbung der Zunge hinter den oberen Schneidezähnen.
  - ☐ Stand: Zenkutsu-Dachi.
  - ☐ Emotion: Freude.

- Ist das Zielelement beim Patienten „Erde“, aktiviert der Aurachirurg als Startelement „Erde“ mit den zu diesem Element gehörigen Bewusstseinstechniken.
  - ☐ Intonation: rrr.
  - ☐ Farbimagination: braun.
  - ☐ Geschmack: süß.
  - ☐ Handhaltung: Daumen zwischen Mittel- und Ringfinger.
  - ☐ Zungenpositionierung: Positionierung der Zungenspitze an die Rückseite der unteren Schneidezähne am Mundboden.
  - ☐ Stand: Kiba-Dachi.
  - ☐ Emotion: Grübeln.
- Ist das Zielelement beim Patienten „Metall“, aktiviert der Aurachirurg als Startelement „Metall“ mit den zu diesem Element gehörigen Bewusstseinstechniken.
  - ☐ Intonation: t.
  - ☐ Farbimagination: weiß.
  - ☐ Geschmack: scharf.
  - ☐ Handhaltung: Daumen auf Ringfinger.
  - ☐ Zungenpositionierung: Positionierung der Zungenspitze hinter der Zahnokklusion zwischen Ober- und Unterkiefer.
  - ☐ Stand: Neko-Ashi-Dachi.
  - ☐ Emotion: Trauer.
- Ist das Zielelement beim Patienten „Wasser“, aktiviert der Aurachirurg als Startelement „Wasser“ mit den zu diesem Element gehörigen Bewusstseinstechniken.
  - ☐ Intonation: p.
  - ☐ Farbimagination: blau/schwarz.
  - ☐ Geschmack: salzig.
  - ☐ Handhaltung: Daumen auf kleinen Finger.
  - ☐ Zungenpositionierung: Positionierung der Zungenspitze an das Gaumensegel, d.h. im Bereich des weichen Gaumens.
  - ☐ Stand: Kosa-Dachi.
  - ☐ Emotion: Angst.

Energetische Angleichung zwischen Aurachirurg und Patient zur Realisierung einer Resonanz mittels verschiedener Bewusstseinstechniken:

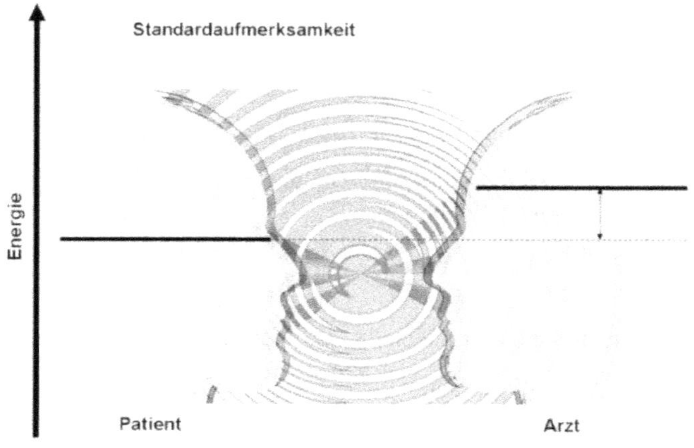

Abbildung: *Symbolisch sind in dieser Grafik die Energiestufen für Aurachirurg und Patient eingetragen. Aurachirurg und Patient befinden sich in unterschiedlichen Energiestufen, der Aurachirurg liegt energetisch über dem Patienten, keine Resonanz.*

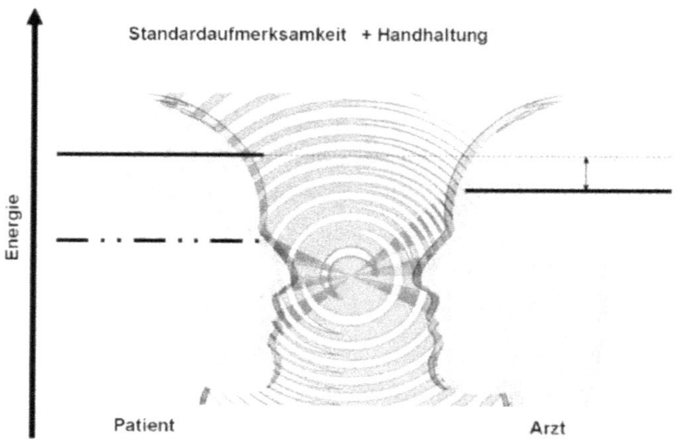

Abbildung: *Der Aurachirurg verändert seine Handhaltung elementspezifisch und überträgt durch Anwendung dieser Bewusstseinstechnik Energie auf den Patienten, dessen Energielevel nun um die Länge des eingezeichneten Pfeils höher liegt als das des Aurachirurgen: keine Resonanz. Die schraffierte Linie beim Patienten zeigt dessen ursprüngliche energetische Situation.*

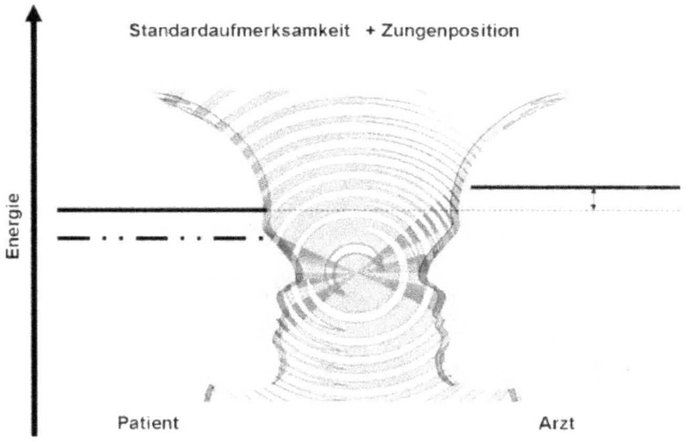

Abbildung: *Der Aurachirurg nimmt seine elementspezifische Handhaltung zurück und aktiviert dafür die Bewusstseinstechnik der Zungenpositionierung. Im Vergleich zur Standardaufmerksamkeit erhöht er dadurch zwar das Energieniveau des Patienten, allerdings liegt dieses nun um die Länge des angegebenen Pfeils niedriger als das des Aurachirurgen: Keine Resonanz. Die schraffierte Linie beim Patienten zeigt dessen ursprüngliche energetische Situation.*

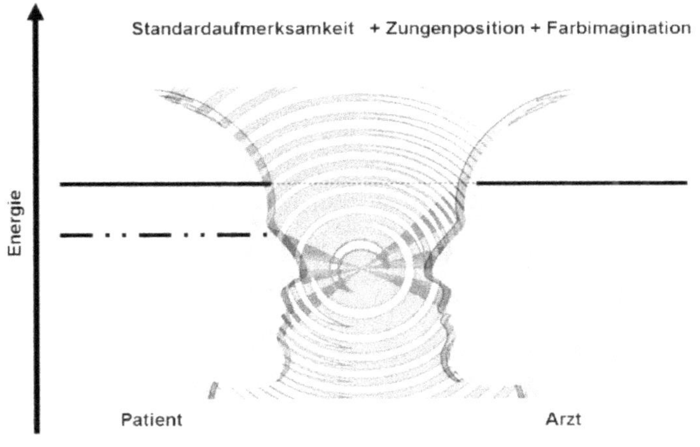

Abbildung: *Der Aurachirurg fügt zu der elementspezifischen Zungenpositionierung noch eine entsprechende Farbimagination hinzu, überträgt damit zusätzliche Energie auf den Patienten und hebt durch diese Bewusstseinstechnik dessen Energielevel auf das eigene: Eine Resonanz kommt nun zustande, der Patient kann therapiert werden.*

	Holz	Feuer	Erde	Metall	Wasser
Ton	dsch	khhh	rrr	t	p
Farbe	grün	rot	braun	weiß	blau
Geschmack	sauer	bitter	süß	scharf	salzig
Emotion	Wut, Zorn	Freude	Grübeln	Trauer	Angst
Handhaltung	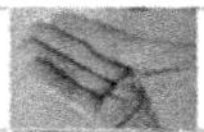	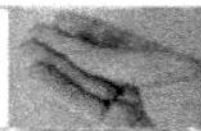	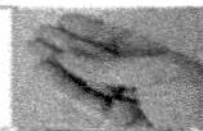	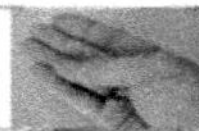	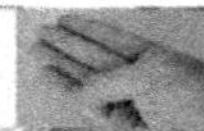
Zunge	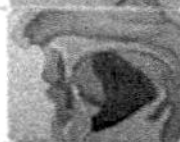	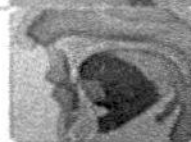	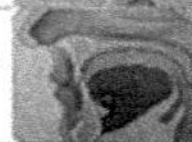	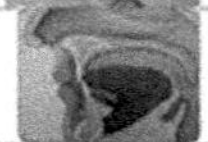	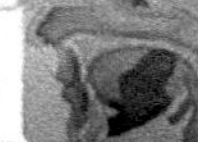
Stand	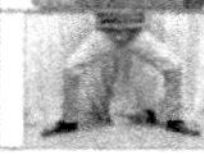	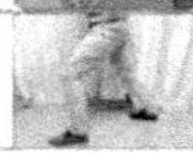	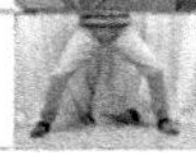	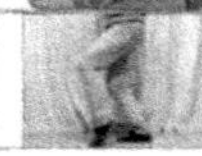	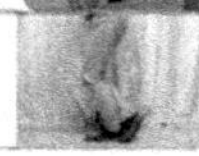

***Abbildung:** Energiesteigerung innerhalb der Elemente durch Bewusstseinstechniken.*

Organ Gewebe Sinn	LE/GB Sehnen Auge	HE/DÜ PK/3E Gefäße Zunge	MA/MI Muskulatur Mund	LU/DI Haut Nase	BL/NI Knochen Ohr
Zielelement	Holz	Feuer	Erde	Metall	Wasser
Startelement	Holz	Feuer	Erde	Metall	Wasser
Ton	dsch	khhh	rrr	t	p
Farbe	grün	rot	braun	weiß	blau
Geschmack	sauer	bitter	süß	scharf	salzig
Emotion	Wut, Zorn	Freude	Grübeln	Trauer	Angst
Handhaltung	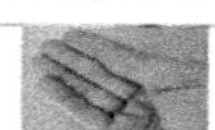	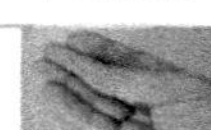	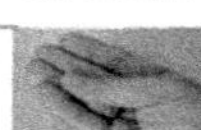	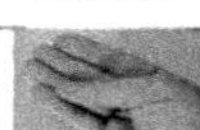	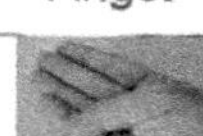
Zunge	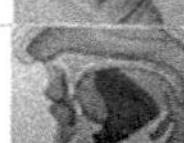	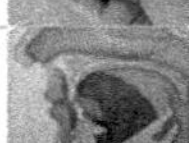	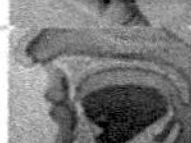	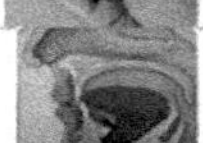	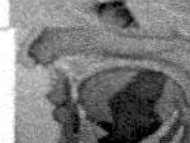
Stand	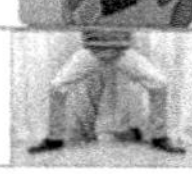	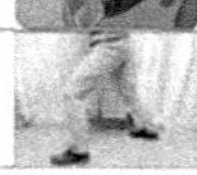	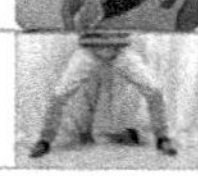	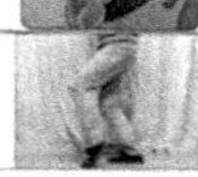	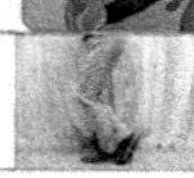

***Abbildung:** Resonanzoptimierung: Energiesteuerung im gleichen Element, bezogen auf die entsprechenden Organe, Gewebsstrukturen und Sinnesorgane.*

Energetische Steuerung über Zyklen

Über die Zyklen zwischen verschiedenen Elementen lassen sich Energien durch die beschriebenen Bewusstseinstechniken steuern.

In Abhängigkeit von dem zu behandelnden Element beim Patienten wählt der Aurachirurg eine oder mehrere dieser Bewusstseinstechniken, jeweils bezogen auf das von ihm durch den entsprechenden Zyklus repräsentierte Element. Dabei gilt, wie bereits dargestellt, folgende Logik:

- Ernährungszyklus (Eltern-Kind-Verhältnis): Ein Element ernährt das nächstfolgende bzw. führt ihm etwas Energie zu.
- Hemmungszyklus (Kind-Eltern-Verhältnis): Ein Element hemmt das vorherige bzw. zieht von diesem etwas Energie ab.
- Kontrollzyklus (Großeltern-Enkel-Verhältnis): Ein Element kontrolliert das übernächste und führt diesem erheblich viel Energie zu.
- Vernichtungszyklus (Enkel-Großeltern-Verhältnis): Ein Element vernichtet das vorvorherige und zieht von diesem erheblich viel Energie ab.

Logik der Energiesteuerung am Beispiel von Ernährungszyklus und Hemmungszyklus:

- Soll das Element „Metall“ beim Patienten adressiert werden, so wählt der Aurachirurg sein eigenes Element, je nachdem, ob das Patientenelement energetisch gestärkt (weil Patientenelement energetisch geschwächt) oder geschwächt (weil Patientenelement energetisch überladen) werden soll. Soll das Element „Metall“ beim Patienten energetisch gestärkt werden, wählt der Aurachirurg den Ernährungszyklus und aktiviert entsprechend das dem Element „Metall“ vorgelagerte Element „Erde“. Diese Aktivierung erreicht er, indem er die für das Element „Erde“ spezifischen Bewusstseinstechniken anwendet:
  - ☐ Intonation: rrr.
  - ☐ Farbimagination: braun.
  - ☐ Geschmack: süß.
  - ☐ Handhaltung: Daumen zwischen Mittel- und Ringfinger.
  - ☐ Zungenpositionierung: Positionierung der Zungenspitze an die Rückseite der unteren Schneidezähne am Mundboden.
  - ☐ Stand: Kiba-Dachi.
  - ☐ Emotion: Grübeln.

- Wahlweise kann der Aurachirurg auch mehrere dieser Erdelement-Aktivierungen kombinieren und entsprechend die energetische Wirkung auf den Patienten graduell steigern.
- So wie die stärkende energetische Wirkung im Rahmen des Ernährungszyklus gesteigert werden kann, so kann auch die schwächende energetische Wirkung im Rahmen des Hemmungszyklus nach Belieben gesteigert werden. Soll also das Element „Metall" beim Patienten energetisch geschwächt werden, wählt der Aurachirurg den Hemmungszyklus und aktiviert entsprechend das dem „Metall" nachgelagerte Element „Wasser".
  - ☐ Intonation: p.
  - ☐ Farbimagination: blau/schwarz.
  - ☐ Geschmack: salzig.
  - ☐ Handhaltung: Daumen auf kleinen Finger.
  - ☐ Zungenpositionierung: Positionierung der Zungenspitze an das Gaumensegel, d.h. im Bereich des weichen Gaumens.
  - ☐ Stand: Kosa-Dachi.
  - ☐ Emotion: Angst.
- Wahlweise kann der Aurachirurg auch mehrere dieser Wasserelement-Aktivierungen kombinieren und entsprechend die energetische Wirkung auf den Patienten graduell steigern.

Beispiel: Ein Experiment, das die Energieverstärkung, Energieabschwächung und sogar Energieauslöschung durch Bewusstseinstechniken in beeindruckender Weise illustriert, funktioniert wie folgt:

- Es finden sich zwei Personen, im Folgenden Person A und Person B genannt.
- B drückt mit dem Daumen auf den Akupunkturpunkt Blase 57, der im Bereich des Muskel-Sehnenübergangs des M. gastrocnemius liegt, exakt an der Stelle, an der die beiden Muskelbäuche enden und die Sehne beginnt.

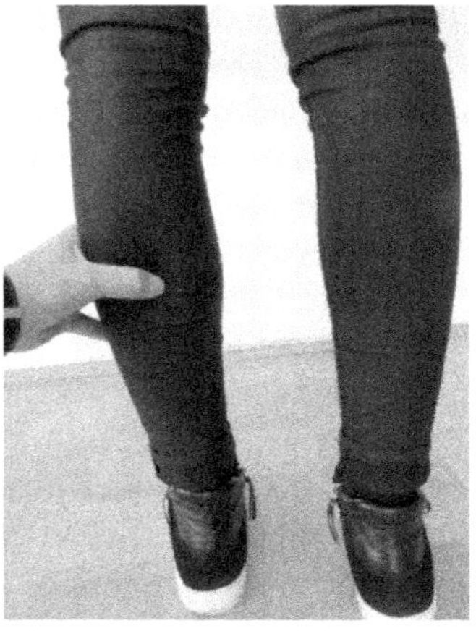

Abbildung: *Druck auf den Blasenmeridian in Höhe BL 57.*

- A empfindet dabei einen Schmerz.
- B wiederholt die Prozedur, nimmt aber zuvor mit der „freien" Hand die „Wasserhaltung" ein, d.h. sie verbindet den Daumen mit dem kleinen Finger. Auf diese Weise begibt sich B in das Element Wasser und somit in das gleiche Element wie A, da der Blasenmeridian ebenfalls zum Element „Wasser" gehört.

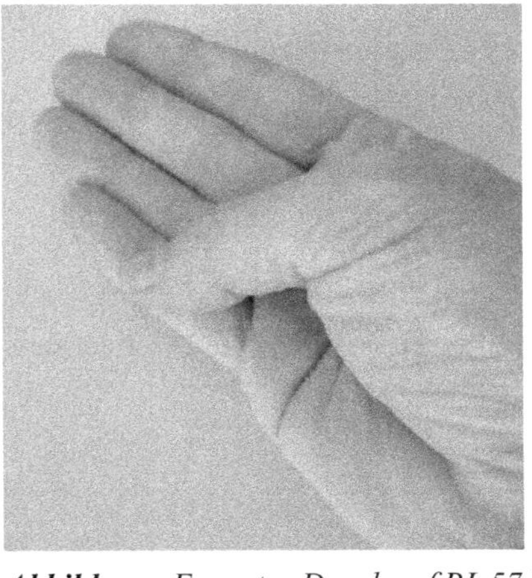

Abbildung: *Erneuter Druck auf BL 57 bei gleichzeitiger Aktivierung des Elements „Wasser" durch eine entsprechende Handhaltung mit der „freien" Hand erhöht die Schmerzwirkung.*

- Bei erneutem Druck auf den Akupunkturpunkt Blase 57 ist nun der Schmerz bei A trotz gleicher Druckintensität des Daumens deutlich stärker.
- B versucht nun, die schmerzhafte Wirkung von sich aus zu antagonisieren. Dazu verstärkt sie das eigene Element „Holz“, indem sie die Farbe „Grün“ imaginiert und dadurch den im Folgenden noch beschriebenen energetischen Hemmungszyklus gegenüber dem oben beschriebenen Element „Wasser“ aktiviert. Tatsächlich reduziert sich die Schmerzempfindung dadurch erheblich, sobald B die Prozedur wiederholt und mit dem Daumen der einen Hand auf den Akupunkturpunkt BL 57 von A drückt, während sie mit der freien Hand wiederum die „Wasserhaltung“ einnimmt.
- Zu einem fast vollständigen Verschwinden der Schmerzempfindung kommt es, wenn B das eigene Element „Feuer“ einnimmt, indem sie die Farbe „Rot“ imaginiert und dadurch den im Folgenden noch beschriebenen energetischen Vernichtungszyklus gegenüber dem oben beschriebenen Element „Wasser“ aktiviert. Dadurch, dass B sich selbst in das Element „Feuer“ begibt, vernichtet sie die Energie, die von A ausgeht, die sich im Element „Wasser“ befindet.

Beispiel: Das beschriebene Beispiel der Energieverstärkung, Energieabschwächung und sogar Energieauslöschung durch Bewusstseinstechniken funktioniert in allen Elementen und Zyklen:

- Der Magenmeridian gehört zum Element „Erde“. Ein Druck auf den Akupunkturpunkt MA 36 distal und lateral der Patella bei Person B führt zu einem Schmerz, der dadurch verstärkt werden kann, indem die drückende Person A die das Element „Erde“ verstärkenden Bewusstseinstechniken anwendet (entsprechend dem Prinzip der Resonanzverstärkung innerhalb des gleichen Elements):
    - □ Intonation: rrr.
    - □ Farbimagination: braun.
    - □ Geschmack: süß.
    - □ Handhaltung: Daumen zwischen Mittel- und Ringfinger.
    - □ Zungenpositionierung: Positionierung der Zungenspitze an die Rückseite der unteren Schneidezähne am Mundboden.
    - □ Stand: Kiba-Dachi.
    - □ Emotion: Grübeln.
- Der Schmerz kann durch Person B abgemildert werden, indem sie ihrerseits den Hemmungszyklus zum Element „Erde“ bzw. das Element „Metall“ mit Hilfe der metallspezifischen Bewusstseinstechniken aktiviert („Metall“ ist das unmittelbar auf „Erde“ folgende Element):

- ☐ Intonation: t.
- ☐ Farbimagination: weiß.
- ☐ Geschmack: scharf.
- ☐ Handhaltung: Daumen auf Ringfinger.
- ☐ Zungenpositionierung: Positionierung der Zungenspitze hinter der Zahnokklusion zwischen Ober- und Unterkiefer.
- ☐ Stand: Neko-Ashi-Dachi.
- ☐ Emotion: Trauer.

- Der Schmerz kann durch Person B eliminiert werden, indem sie ihrerseits den Vernichtungszyklus zum Element „Erde“ bzw. das Element „Wasser“ mit Hilfe der wasserspezifischen Bewusstseinstechniken aktiviert („Wasser“ ist das übernächste auf „Erde“ folgende Element):
  - ☐ Intonation: p.
  - ☐ Farbimagination: blau/schwarz.
  - ☐ Geschmack: salzig.
  - ☐ Handhaltung: Daumen auf kleinen Finger.
  - ☐ Zungenpositionierung: Positionierung der Zungenspitze an das Gaumensegel, d.h. im Bereich des weichen Gaumens.
  - ☐ Stand: Kosa-Dachi.
  - ☐ Emotion: Angst.

Ernährungszyklus (Eltern-Kind-Verhältnis)

Definition: Ein Element ernährt das nächste gemäß der oben beschriebenen Reihenfolge der Elemente. In Abhängigkeit von dem zu behandelnden Meridian ergibt sich eine entsprechende Konstellation für das zu ernährende Element beim Patienten bzw. für das ernährende Element beim Aurachirurg. Aktiviert der Aurachirurg bei sich das ernährende Element (Nährelement) durch entsprechende Bewusstseinstechniken und adressiert damit das zu ernährende Element beim Patienten, so führt dies zu einer aktiven Energieübertragung von Aurachirurg zu Patient. Dabei gilt: Holz ernährt Feuer, Feuer ernährt Erde, Erde ernährt Metall, Metall ernährt Wasser, Wasser ernährt Holz.

Analogie:

- Holz lässt Feuer brennen.
- Asche (durch Feuer) reichert die Erde mit Nährstoffen an.
- Erde bringt Erze (Metall) hervor.
- Spurenelemente (Metall) beleben Wasser.
- Wasser nährt Bäume und Pflanzen (Holz).

Beispiel: Der Patient leidet unter einer Lungenschwäche, im Sinne der TCM eine „Kältesymptomatik“ bzw. eine energetische Minderversorgung. Diesem Organ soll entsprechend Energie zugeführt werden. Nachdem die Lunge zum Element Metall gehört, muss das Element Metall beim Patienten energetisch aufgeladen werden. Dazu aktiviert der Aurachirurg sein eigenes „Erdelement“, d.h. das dem Metallelement vorgelagerte Element, um im Rahmen der aurachirurgischen Behandlung eine Energiezufuhr beim Patienten zu erreichen.

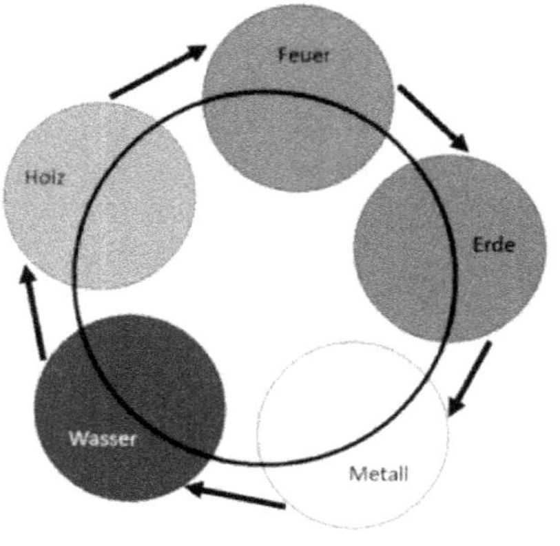

***Abbildung:** Ernährungszyklus*

Aktiviert der Aurachirurg bei sich das ernährende Element durch eine der elementspezifischen Bewusstseinstechniken und adressiert das zu ernährende Element beim Patienten, so führt dies zu einer geringen Energiezufuhr beim Patienten in den durch das Element repräsentierten Organen bzw. Gewebsstrukturen.

- Ist das Zielelement beim Patienten „Feuer", aktiviert der Aurachirurg als Startelement „Holz" mit den zu diesem Element gehörigen Bewusstseinstechniken.
    - ☐ Intonation: dsch.
    - ☐ Farbimagination: grün.
    - ☐ Geschmack: sauer.
    - ☐ Handhaltung: Daumen auf Zeigefinger.
    - ☐ Zungenpositionierung: Positionierung der Zungenspitze an den Gaumen, in der Mitte zwischen hartem und weichem Gaumen.
    - ☐ Stand: Shiko-Dachi.
    - ☐ Emotion: Wut/Zorn.
- Ist das Zielelement beim Patienten „Erde", aktiviert der Aurachirurg als Startelement „Feuer" mit den zu diesem Element gehörigen Bewusstseinstechniken.
    - ☐ Intonation: khhh.
    - ☐ Farbimagination: rot.
    - ☐ Geschmack: bitter.
    - ☐ Handhaltung: Daumen auf Mittelfinger.
    - ☐ Zungenpositionierung: Positionierung und zusätzlich Wölbung der Zunge hinter den oberen Schneidezähnen.
    - ☐ Stand: Zenkutsu-Dachi.
    - ☐ Emotion: Freude.
- Ist das Zielelement beim Patienten „Metall", aktiviert der Aurachirurg als Startelement „Erde" mit den zu diesem Element gehörigen Bewusstseinstechniken.
    - ☐ Intonation: rrr.
    - ☐ Farbimagination: braun.
    - ☐ Geschmack: süß.
    - ☐ Handhaltung: Daumen zwischen Mittel- und Ringfinger.

- ☐ Zungenpositionierung: Positionierung der Zungenspitze an die Rückseite der unteren Schneidezähne am Mundboden.
- ☐ Stand: Kiba-Dachi.
- ☐ Emotion: Grübeln.

- Ist das Zielelement beim Patienten „Wasser“, aktiviert der Aurachirurg als Startelement „Metall“ mit den zu diesem Element gehörigen Bewusstseinstechniken.
  - ☐ Intonation: t.
  - ☐ Farbimagination: weiß.
  - ☐ Geschmack: scharf.
  - ☐ Handhaltung: Daumen auf Ringfinger.
  - ☐ Zungenpositionierung: Positionierung der Zungenspitze hinter der Zahnokklusion zwischen Ober- und Unterkiefer.
  - ☐ Stand: Neko-Ashi-Dachi.
  - ☐ Emotion: Trauer.
- Ist das Zielelement beim Patienten „Holz“, aktiviert der Aurachirurg als Startelement „Wasser“ mit den zu diesem Element gehörigen Bewusstseinstechniken.
  - ☐ Intonation: p.
  - ☐ Farbimagination: blau/schwarz.
  - ☐ Geschmack: salzig.
  - ☐ Handhaltung: Daumen auf kleinen Finger.
  - ☐ Zungenpositionierung: Positionierung der Zungenspitze an das Gaumensegel, d.h. im Bereich des weichen Gaumens.
  - ☐ Stand: Kosa-Dachi.
  - ☐ Emotion: Angst.

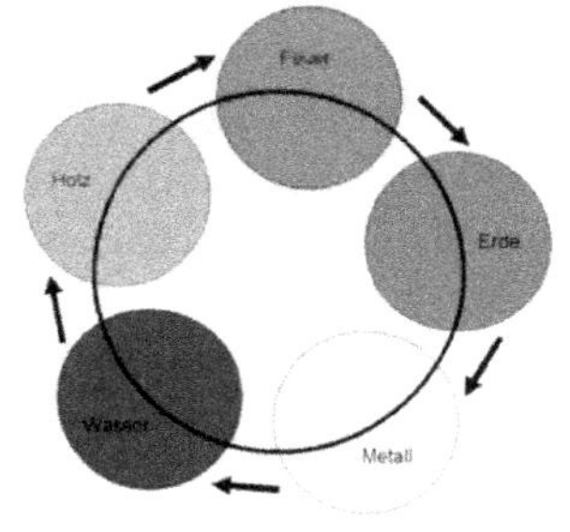

- Zielelement Patient: Holz:
    - Organe: Le und Gb
    - Struktur: Sehnen
    - Sinn: Auge
        - **Startelement Arzt: Wasser**
- **Zielelement Patient: Feuer:**
    - Organe: He, Du, Pk und 3E
    - Struktur: Gefäße
    - Sinn: Zunge
        - Startelement Arzt: Holz
- Zielelement Patient: Erde:
    - Meridian: Mi und Ma
    - Struktur: Fleisch
    - Sinn: Mund
        - **Startelement Arzt: Feuer**
- Zielelement Patient: Metall:
    - Organe: Lu und Di
    - Struktur: Haut
    - Sinn: Nase
        - Startelement Arzt: Erde
- **Zielelement Patient: Wasser:**
    - Organe: Ni und Bl
    - Struktur: Knochen
    - Sinn: Ohr
        - Startelement Arzt: Metall

Abbildung: *Ernährungszyklus mit den dazugehörigen Start- und Zielelementen*

Organ Gewebe Sinn	LE/GB Sehnen Auge	HE/DÜ PK/3E Gefäße Zunge	MA/MI Muskulatur Mund	LU/DI Haut Nase	BL/NI Knochen Ohr
Zielelement	Holz	Feuer	Erde	Metall	Wasser
Startelement	Wasser	Holz	Feuer	Erde	Metall
Ton	p	dsch	khhh	rrr	t
Farbe	blau	grün	rot	braun	weiß
Geschmack	salzig	sauer	bitter	süß	scharf
Emotion	Angst	Wut, Zorn	Freude	Grübeln	Trauer
Handhaltung	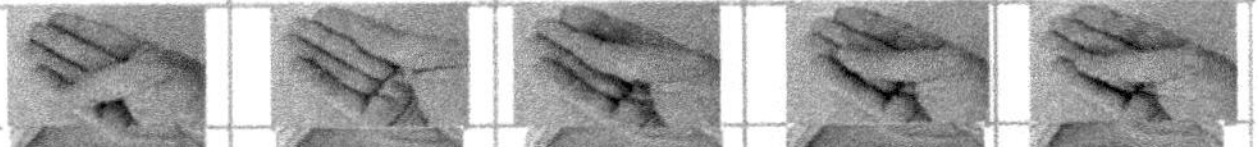				
Zunge	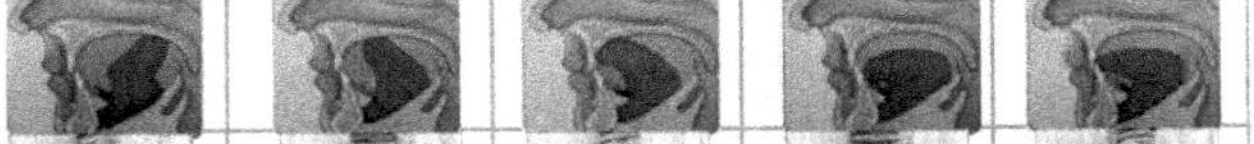				
Stand	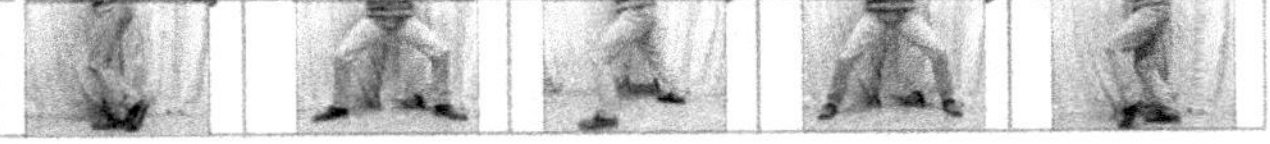				

Abbildung: *Energiesteuerung im Ernährungszyklus*

Hemmungszyklus (Kind-Eltern-Verhältnis)

Definition: Ein Element hemmt das vorherige gemäß der beschriebenen Reihenfolge der Elemente. In Abhängigkeit vom zu behandelnden Meridian (Organ, Gewebe, Sinnesorgan) ergibt sich eine entsprechende Konstellation für das zu hemmende Element beim Patienten bzw. für das hemmende Element beim Aurachirurg. Aktiviert der Aurachirurg bei sich das hemmende Element (Hemmelement) durch entsprechende Bewusstseinstechniken und adressiert damit das zu hemmende Element (gehemmtes Element) beim Patienten, so führt dies zu einer aktiven Energieübertragung von Patient zu Aurachirurg bzw. zu einem Energieentzug beim Patienten. Dabei gilt: Holz hemmt Wasser, Wasser hemmt Metall, Metall hemmt Erde, Erde hemmt Feuer, Feuer hemmt Holz.

Analogie:

- Feuer verbrennt Holz.
- Holz saugt Wasser auf.
- Wasser korrodiert Metall und löst Mineralien heraus.
- Metall zieht Mineralien aus der Erde.
- Erde erstickt Feuer.

Beispiel: Der Patient leidet unter einer Lungenentzündung, im Sinne der TCM eine „Hitzesymptomatik“ bzw. eine energetische Überladung. Diesem Organ soll entsprechend Energie entzogen werden. Nachdem die Lunge zum Element Metall gehört, muss somit das Element Metall beim Patienten adressiert werden. Dazu aktiviert der Aurachirurg sein eigenes Wasserelement, d.h. das dem Metallelement nachfolgende Element, um eine Energieableitung beim Patienten zu erreichen.

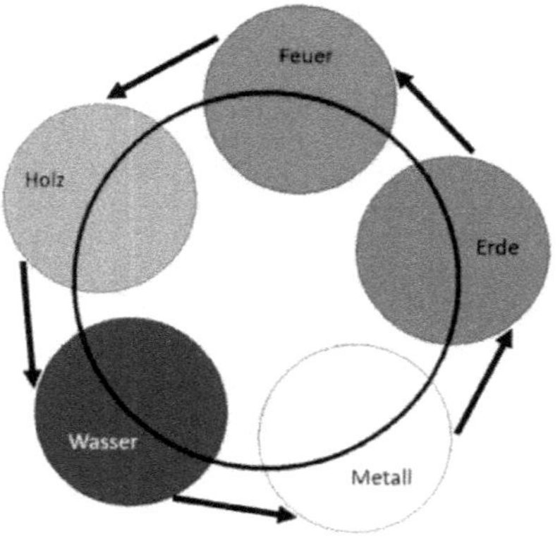

Abbildung: *Hemmungszyklus*

Konstellationen: Aktiviert der Aurachirurg bei sich das hemmende Element durch eine der elementspezifischen Bewusstseinstechniken und adressiert das zu hemmende Element beim Patienten, so führt dies zu einem geringen Energieentzug beim Patienten in den durch das Element repräsentierten Organen bzw. Gewebsstrukturen.

- Ist das Zielelement beim Patienten „Feuer“, aktiviert der Aurachirurg als Startelement „Erde“ mit den zu diesem Element gehörigen Bewusstseinstechniken.
  - ☐ Intonation: rrr.
  - ☐ Farbimagination: braun.
  - ☐ Geschmack: süß.
  - ☐ Handhaltung: Daumen zwischen Mittel- und Ringfinger.
  - ☐ Zungenpositionierung: Positionierung der Zungenspitze an die Rückseite der unteren Schneidezähne am Mundboden.
  - ☐ Stand: Kiba-Dachi.
  - ☐ Emotion: Grübeln.
- Ist das Zielelement beim Patienten „Erde“, aktiviert der Aurachirurg als Startelement „Metall“ mit den zu diesem Element gehörigen Bewusstseinstechniken.
  - ☐ Intonation: t.
  - ☐ Farbimagination: weiß.
  - ☐ Geschmack: scharf.
  - ☐ Handhaltung: Daumen auf Ringfinger.
  - ☐ Zungenpositionierung: Positionierung der Zungenspitze hinter der Zahnokklusion zwischen Ober- und Unterkiefer.
  - ☐ Stand: Neko-Ashi-Dachi.
  - ☐ Emotion: Trauer.
- Ist das Zielelement beim Patienten „Metall“, aktiviert der Aurachirurg als Startelement „Wasser“ mit den zu diesem Element gehörigen Bewusstseinstechniken.
  - ☐ Intonation: p.
  - ☐ Farbimagination: blau/schwarz.
  - ☐ Geschmack: salzig.
  - ☐ Handhaltung: Daumen auf kleinen Finger.

- Zungenpositionierung: Positionierung der Zungenspitze an das Gaumensegel, d.h. im Bereich des weichen Gaumens.
- Stand: Kosa-Dachi.
- Emotion: Angst.

• Ist das Zielelement beim Patienten „Wasser“, aktiviert der Aurachirurg als Startelement „Holz“ mit den zu diesem Element gehörigen Bewusstseinstechniken.

- Intonation: dsch.
- Farbimagination: grün.
- Geschmack: sauer.
- Handhaltung: Daumen auf Zeigefinger.
- Zungenpositionierung: Positionierung der Zungenspitze an den Gaumen, in der Mitte zwischen hartem und weichem Gaumen.
- Stand: Shiko-Dachi.
- Emotion: Wut/Zorn.

• Ist das Zielelement beim Patienten „Holz“, aktiviert der Aurachirurg als Startelement „Feuer“ mit den zu diesem Element gehörigen Bewusstseinstechniken.

- Intonation: khhh.
- Farbimagination: rot.
- Geschmack: bitter.
- Handhaltung: Daumen auf Mittelfinger.
- Zungenpositionierung: Positionierung und zusätzlich Wölbung der Zunge hinter den oberen Schneidezähnen.
- Stand: Zenkutsu-Dachi.
- Emotion: Freude.

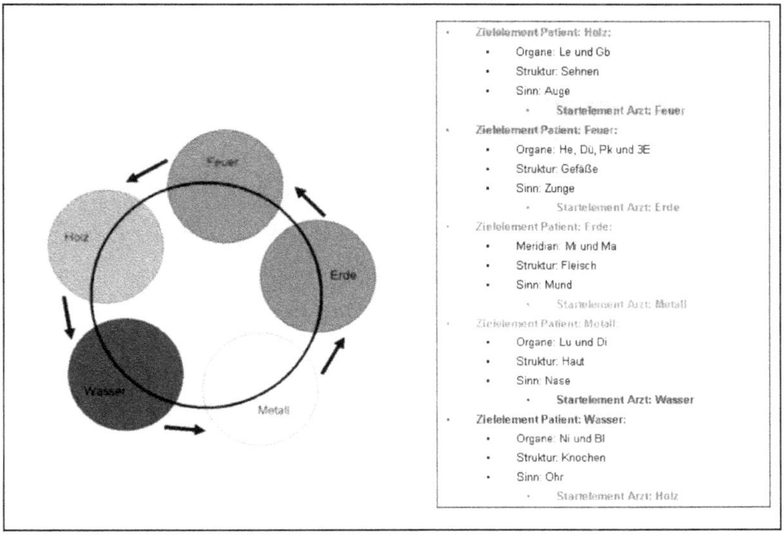

Abbildung: *Hemmungszyklus mit den dazugehörigen Start- und Zielelementen*

Organ Gewebe Sinn	LE/GB Sehnen Auge	HE/DÜ PK/3E Gefäße Zunge	MA/MI Muskulatur Mund	LU/DI Haut Nase	BL/NI Knochen Ohr
Zielelement	Holz	Feuer	Erde	Metall	Wasser
Startelement	Feuer	Erde	Metall	Wasser	Holz
Ton	khhh	rrr	t	p	dsch
Farbe	rot	braun	weiß	blau	grün
Geschmack	bitter	süß	scharf	salzig	sauer
Emotion	Freude	Grübeln	Trauer	Angst	Wut, Zorn
Handhaltung	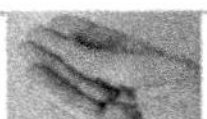	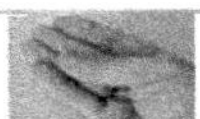	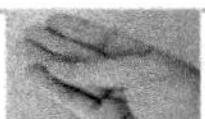	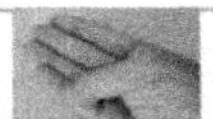	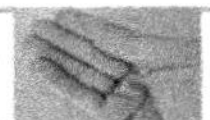
Zunge	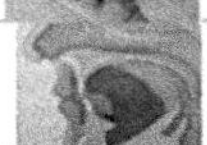	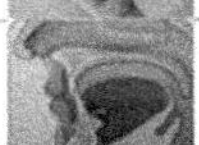	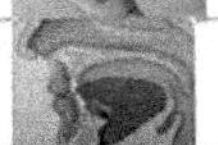	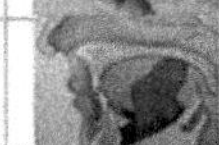	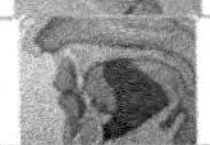
Stand	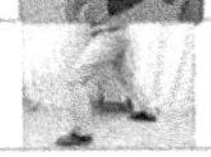	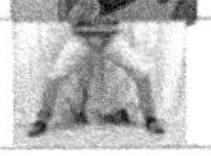	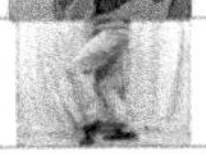	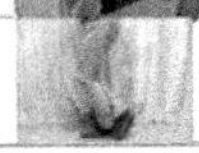	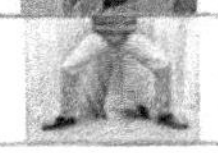

Abbildung: *Energiesteuerung im Hemmungszyklus*

Kontrollzyklus (Großeltern-Enkel-Verhältnis)

Definition: Die maximale Energieübertragung von Aurachirurg zu Patient erfolgt, wenn der Aurachirurg Bewusstseinstechniken im Kontrollzyklus anwendet.

Im Kyusho Jitsu wird der Kontrollzyklus „Zerstörungszyklus" genannt, weil er zu einer energetischen Überladung des Gegners führt und ihn damit zerstört. Ein beeindruckendes Beispiel für das reproduzierbare Funktionieren des energetischen Konzepts des Zerstörungszyklus in Verbindung mit elementspezifischen Bewusstseinstechniken liefert der Punkt LU 5:

Entscheidend für die Auswahl elementspezifischer Bewusstseinstechniken ist die genaue Kenntnis des zu kontrollierenden Zielelements beim Patienten, um dann von dort aus zwei Stufen rückwärts zu rechnen, woraus dann der Aurachirurg sein kontrollierendes Startelement bestimmt und durch entsprechende Bewusstseinstechniken aktiviert. Dabei gilt: Holz kontrolliert Erde, Feuer kontrolliert Metall, Erde kontrolliert Wasser, Metall kontrolliert Holz und Wasser kontrolliert Feuer.

Analogien:

- Wasser löscht Feuer.
- Feuer schmilzt Metalle.
- Eine Axt (Metall) spaltet Holz.
- Bäume und Pflanzen (Holz) entziehen der Erde Nährstoffe. Wurzeln halten die Erde zusammen.
- Staudämme (Erde) halten Wasser auf. Erde verschmutzt Wasser.

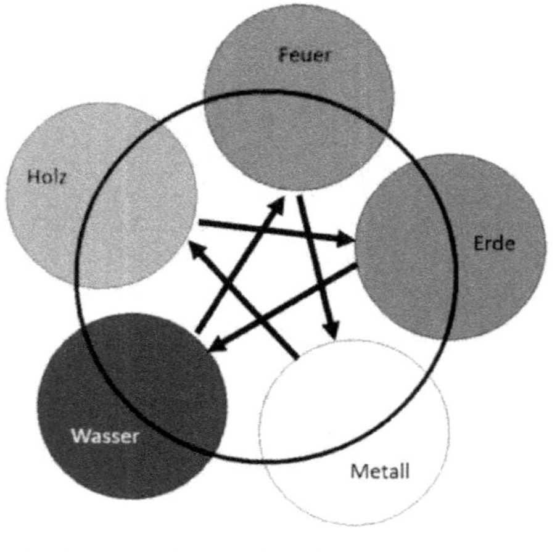

Abbildung: *Kontrollzyklus*

Konstellationen: Aktiviert der Aurachirurg bei sich das kontrollierende (Energie sendende) Element durch eine der elementspezifischen Bewusstseinstechniken und adressiert das zu kontrollierende (Energie empfangende) Element beim Patienten, so führt dies zu einer maximalen Energieaufladung beim Patienten.

- Ist das Zielelement beim Patienten „Feuer“, aktiviert der Aurachirurg als Startelement „Wasser“ mit den zu diesem Element gehörigen Bewusstseinstechniken.
  - ☐ Intonation: p.
  - ☐ Farbimagination: blau/schwarz.
  - ☐ Geschmack: salzig.
  - ☐ Handhaltung: Daumen auf kleinen Finger.
  - ☐ Zungenpositionierung: Positionierung der Zungenspitze an das Gaumensegel, d.h. im Bereich des weichen Gaumens.
  - ☐ Stand: Kosa-Dachi.
  - ☐ Emotion: Angst.
- Ist das Zielelement beim Patienten „Erde“, aktiviert der Aurachirurg als Startelement „Holz“ mit den zu diesem Element gehörigen Bewusstseinstechniken.
  - ☐ Intonation: dsch.
  - ☐ Farbimagination: grün.
  - ☐ Geschmack: sauer.
  - ☐ Handhaltung: Daumen auf Zeigefinger.
  - ☐ Zungenpositionierung: Positionierung der Zungenspitze an den Gaumen, in der Mitte zwischen hartem und weichem Gaumen.
  - ☐ Stand: Shiko-Dachi.
  - ☐ Emotion: Wut/Zorn.
- Ist das Zielelement beim Patienten „Metall“, aktiviert der Aurachirurg als Startelement „Feuer“ mit den zu diesem Element gehörigen Bewusstseinstechniken.
  - ☐ Intonation: khhh.
  - ☐ Farbimagination: rot.
  - ☐ Geschmack: bitter.
  - ☐ Handhaltung: Daumen auf Mittelfinger.
  - ☐ Zungenpositionierung: Positionierung und zusätzlich Wölbung der Zunge hinter den oberen Schneidezähnen.

- ☐ Stand: Zenkutsu-Dachi.
- ☐ Emotion: Freude.

- Ist das Zielelement beim Patienten „Wasser“, aktiviert der Aurachirurg als Startelement „Erde“ mit den entsprechenden Bewusstseinstechniken, die zu diesem Element gehören.
  - ☐ Intonation: rrr.
  - ☐ Farbimagination: braun.
  - ☐ Geschmack: süß.
  - ☐ Handhaltung: Daumen zwischen Mittel- und Ringfinger.
  - ☐ Zungenpositionierung: Positionierung der Zungenspitze an die Rückseite der unteren Schneidezähne am Mundboden.
  - ☐ Stand: Kiba-Dachi.
  - ☐ Emotion: Grübeln.
- Ist das Zielelement beim Patienten „Holz“, aktiviert der Aurachirurg als Startelement „Metall“ mit den zu diesem Element gehörigen Bewusstseinstechniken.
  - ☐ Intonation: t.
  - ☐ Farbimagination: weiß.
  - ☐ Geschmack: scharf.
  - ☐ Handhaltung: Daumen auf Ringfinger.
  - ☐ Zungenpositionierung: Positionierung der Zungenspitze hinter der Zahnokklusion zwischen Ober- und Unterkiefer.
  - ☐ Stand: Neko-Ashi-Dachi.
  - ☐ Emotion: Trauer.

Beispiel: Der Patient leidet unter Gallensteinen. Den Steinen soll maximale Energie zugeführt werden, um sie zu zertrümmern, analog dem in der Schulmedizin üblichen Verfahren der sog. extrakorporalen Stoßwellenlithotripsie. Steine gehören entweder zum Element „Erde“, wenn es sich um nichtverkalkte Steine handelt, oder zum Element „Metall“, wenn das Erdalkalimetall „Calcium“ in den Steinen enthalten ist. Entsprechend aktiviert der Aurachirurg mittels Bewusstseinstechniken sein Element „Holz“ („Holz“ zerstört „Erde“) oder sein Element „Feuer“ („Feuer“ zerstört „Metall“) laut Kontrollzyklus (Zerstörungszyklus im Kyusho Jitsu).

- Aktivierung des Elements „Holz“:
  - ☐ Intonation: dsch.

- Farbimagination: grün.
- Geschmack: sauer.
- Handhaltung: Daumen auf Zeigefinger.
- Zungenpositionierung: Positionierung der Zungenspitze an den Gaumen, in der Mitte zwischen hartem und weichem Gaumen.
- Stand: Shiko-Dachi.
- Emotion: Wut/Zorn.

- Aktivierung des Elements „Feuer“:
  - Intonation: khhh.
  - Farbimagination: rot.
  - Geschmack: bitter.
  - Handhaltung: Daumen auf Mittelfinger.
  - Zungenpositionierung: Positionierung und zusätzlich Wölbung der Zunge hinter den oberen Schneidezähnen.
  - Stand: Zenkutsu-Dachi.
  - Emotion: Freude.

Kasuistik:

Patient kommt wegen Augenproblemen zum Aurachirurg. Er berichtet, dass er seit längerer Zeit etwas verschwommen sehe, das Lesen falle ihm schwer. Er sei auch beim Augenarzt gewesen: Der Augeninnendruck sei normal, es bestünden keine Hinweise auf einen grauen Star, die Linse sei ungetrübt, keine akute Entzündung. Es besteht eine seit mehreren Jahren bekannte Altersweitsichtigkeit, die jedoch stabil ist, der Patient benutzt seit mehreren Jahren eine Lesebrille. Eine schlüssige Erklärung für die Augenprobleme konnte der Augenarzt nicht liefern. Im Rahmen der aurachirurgischen Exploration findet sich der Hinweis auf ein zugrunde liegendes Gallenproblem, das bereits seit mehreren Jahren besteht, mit immer wiederkehrenden Gallenkoliken bei bekanntem Gallensteinleiden. Eine akute Symptomatik ist nicht vorhanden, die letzte Kolik liegt bereits mehrere Monate zurück. In der folgenden Nacht erleidet der Patient eine massive Gallenkolik und verliert dabei einen Gallenstein. Daraufhin verbessert sich auch die Sehleistung und erreicht wieder die alte Qualität.

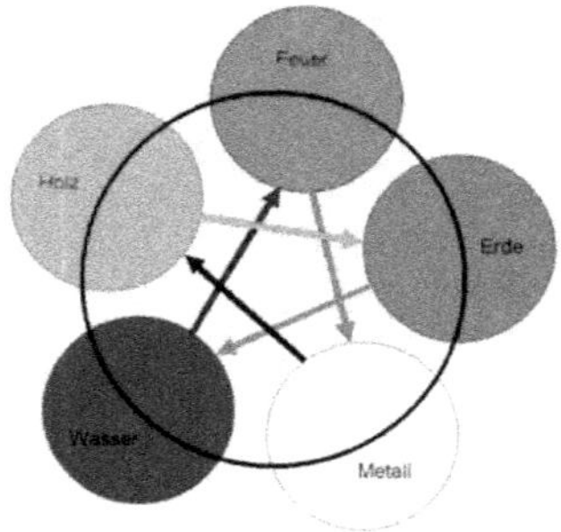

- Zielelement Patient: Holz:
  - Organe: Le und Gb
  - Struktur: Sehnen
  - Sinn: Auge
    - Startelement Arzt: Metall
- Zielelement Patient: Feuer:
  - Organe: He, Dü, Pk und 3E
  - Struktur: Gefäße
  - Sinn: Zunge
    - Startelement Arzt: Wasser
- Zielelement Patient: Erde:
  - Meridian: Mi und Ma
  - Struktur: Fleisch
  - Sinn: Mund
    - Startelement Arzt: Holz
- Zielelement Patient: Metall:
  - Organe: Lu und Di
  - Struktur: Haut
  - Sinn: Nase
    - Startelement Arzt: Feuer
- Zielelement Patient: Wasser:
  - Organe: Ni und Bl
  - Struktur: Knochen
  - Sinn: Ohr
    - Startelement Arzt: Erde

Abbildung: *Kontrollzyklus mit den dazugehörigen Start- und Zielelementen*

Organ Gewebe Sinn	LE/GB Sehnen Auge	HE/DÜ PK/3E Gefäße Zunge	MA/MI Muskulatur Mund	LU/DI Haut Nase	BL/NI Knochen Ohr
Zielelement	Holz	Feuer	Erde	Metall	Wasser
Startelement	Metall	Wasser	Holz	Feuer	Erde
Ton	t	p	dsch	khhh	rrr
Farbe	weiß	blau	grün	rot	braun
Geschmack	scharf	salzig	sauer	bitter	süß
Emotion	Trauer	Angst	Wut, Zorn	Freude	Grübeln
Handhaltung	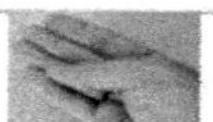	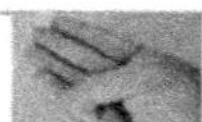	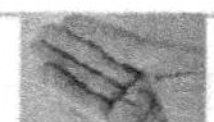	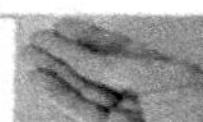	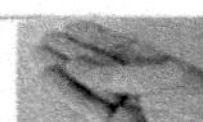
Zunge	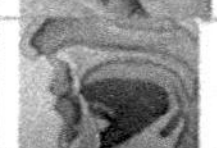	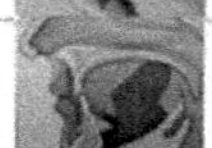	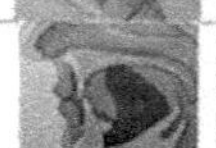	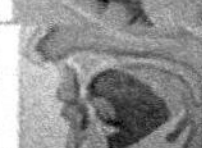	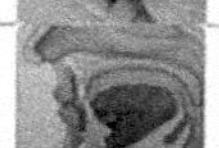
Stand	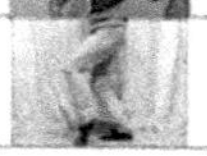	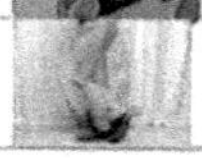	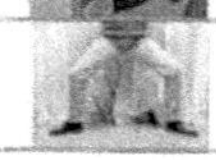	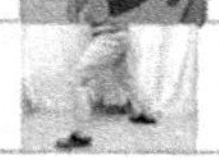	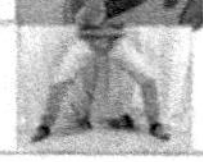

Abbildung: *Energiesteuerung im Kontrollzyklus.*

Vernichtungszyklus (Enkel-Großeltern-Verhältnis)

Definition: Im Rahmen der energetischen Therapie wendet der Aurachirurg mittels der beschriebenen Bewusstseinstechniken den sog. „Vernichtungszyklus" (Enkel-Großeltern-Zyklus) an, sofern das Zielgewebe energetisch hyperaktiv ist. Entsprechend der TCM-Logik mit elementspezifischen Organ- und Gewebszugehörigkeiten und korrespondierenden Bewusstseinstechniken gelten für den Vernichtungszyklus folgende Prinzipien, nach denen ein Element immer das vorletzte Element „vernichtet".

Analogien:

- Wasser weicht Erde auf (Erosion).
- Erde erstickt Holz (Löschung).
- Holz macht Metall stumpf (Axt wird durch Holzhacken stumpf).
- Metall nimmt Hitze (Feuer) auf.
- Feuer verdampft Wasser.

Entscheidend für die Auswahl elementspezifischer Bewusstseinstechniken ist die genaue Kenntnis des zu vernichtenden Zielelements beim Patienten, um dann von dort aus zwei Stufen vorwärts zu rechnen, woraus dann der Aurachirurg sein vernichtendes Startelement bestimmt und durch entsprechende Bewusstseinstechniken aktiviert. Dabei gilt: Holz vernichtet Metall, Feuer vernichtet Wasser, Erde vernichtet Holz, Metall vernichtet Feuer und Wasser vernichtet Erde.

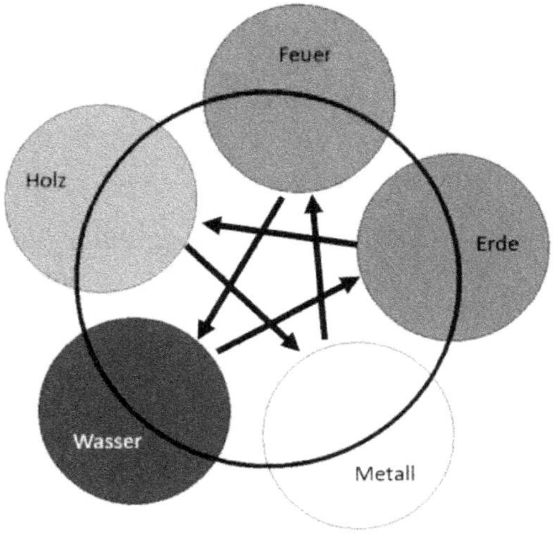

Abbildung: *Vernichtungszyklus*

Konstellationen: Aktiviert der Aurachirurg bei sich das vernichtende Element durch eine der elementspezifischen Bewusstseinstechniken und adressiert das zu vernichtende Element beim Patienten, so führt dies zu einem maximalen Energieentzug beim Patienten.

- Ist das Zielelement beim Patienten „Feuer", aktiviert der Aurachirurg als Startelement „Metall" mit den zu diesem Element gehörigen Bewusstseinstechniken.
  - ☐ Intonation: t.
  - ☐ Farbimagination: weiß.
  - ☐ Geschmack: scharf.
  - ☐ Handhaltung: Daumen auf Ringfinger.
  - ☐ Zungenpositionierung: Positionierung der Zungenspitze hinter der Zahnokklusion zwischen Ober- und Unterkiefer.
  - ☐ Stand: Neko-Ashi-Dachi.
  - ☐ Emotion: Trauer.
- Ist das Zielelement beim Patienten „Erde", aktiviert der Aurachirurg als Startelement „Wasser" mit den zu diesem Element gehörigen Bewusstseinstechniken.
  - ☐ Intonation: p.
  - ☐ Farbimagination: blau/schwarz.
  - ☐ Geschmack: salzig.
  - ☐ Handhaltung: Daumen auf kleinen Finger.
  - ☐ Zungenpositionierung: Positionierung der Zungenspitze an das Gaumensegel, d.h. im Bereich des weichen Gaumens.
  - ☐ Stand: Kosa-Dachi.
  - ☐ Emotion: Angst.
- Ist das Zielelement beim Patienten „Metall", aktiviert der Aurachirurg als Startelement „Holz" mit den zu diesem Element gehörigen Bewusstseinstechniken.
  - ☐ Intonation: dsch.
  - ☐ Farbimagination: grün.
  - ☐ Geschmack: sauer.
  - ☐ Handhaltung: Daumen auf Zeigefinger.
  - ☐ Zungenpositionierung: Positionierung der Zungenspitze an den Gaumen, in der Mitte zwischen hartem und weichem Gaumen.

- ☐ Stand: Shiko-Dachi.
- ☐ Emotion: Wut/Zorn.

- Ist das Zielelement beim Patienten „Wasser“, aktiviert der Aurachirurg als Startelement „Feuer“ mit den zu diesem Element gehörigen Bewusstseinstechniken.
  - ☐ Intonation: khhh.
  - ☐ Farbimagination: rot.
  - ☐ Geschmack: bitter.
  - ☐ Handhaltung: Daumen auf Mittelfinger.
  - ☐ Zungenpositionierung: Positionierung und zusätzlich Wölbung der Zunge hinter den oberen Schneidezähnen.
  - ☐ Stand: Zenkutsu-Dachi.
  - ☐ Emotion: Freude.
- Ist das Zielelement beim Patienten „Holz“, aktiviert der Aurachirurg als Startelement „Erde“ mit den zu diesem Element gehörigen Bewusstseinstechniken.
  - ☐ Intonation: rrr.
  - ☐ Farbimagination: braun.
  - ☐ Geschmack: süß.
  - ☐ Handhaltung: Daumen zwischen Mittel- und Ringfinger.
  - ☐ Zungenpositionierung: Positionierung der Zungenspitze an die Rückseite der unteren Schneidezähne am Mundboden.
  - ☐ Stand: Kiba-Dachi.
  - ☐ Emotion: Grübeln.

Beispiel: Der Patient leidet unter einem Tumor, der im Vergleich zum Wirtsorganismus über mehr Lebensenergie verfügt, d.h. energetisch aufgeladen ist. Diesem Gewebe soll entsprechend maximal Energie entzogen werden. In Abhängigkeit vom Zielorgan, in dem der Tumor wächst, ergibt sich das Zielelement beim Patienten und damit im Kontrollzyklus wiederum das Startelement für den Aurachirurg. Erläuterungen finden sich im Kapitel „Tumorbehandlung“.

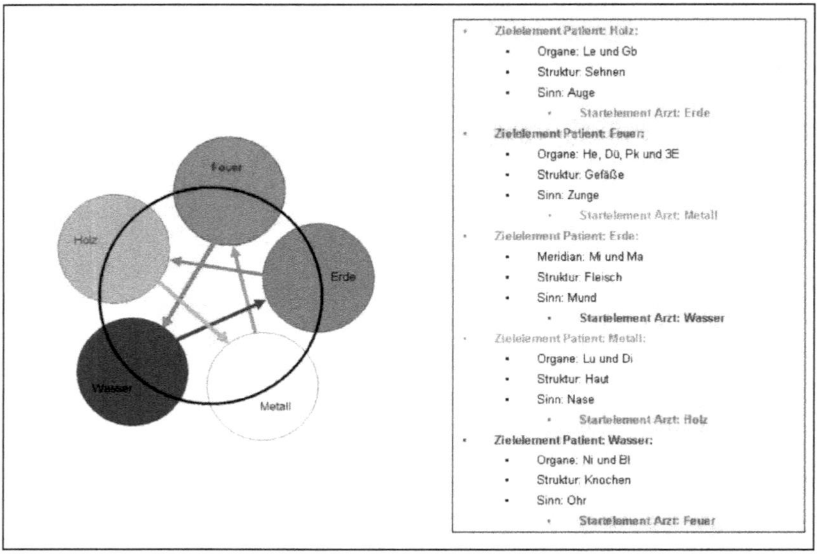

Abbildung: *Vernichtungszyklus mit den dazugehörigen Start- und Zielelementen*

Organ	LE/GB	HE/DÜ PK/3E	MA/MI	LU/DI	BL/NI
Gewebe	Sehnen	Gefäße	Muskulatur	Haut	Knochen
Sinn	Auge	Zunge	Mund	Nase	Ohr
Zielelement	Holz	Feuer	Erde	Metall	Wasser
Startelement	Erde	Metall	Wasser	Holz	Feuer
Ton	rrr	t	p	dsch	khhh
Farbe	braun	weiß	blau	grün	rot
Geschmack	süß	scharf	salzig	sauer	bitter
Emotion	Grübeln	Trauer	Angst	Wut, Zorn	Freude
Handhaltung	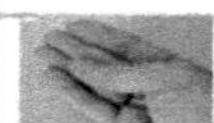	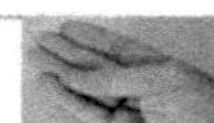	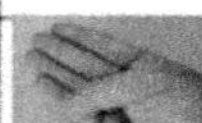	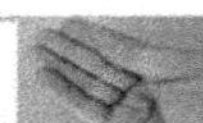	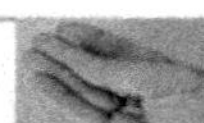
Zunge	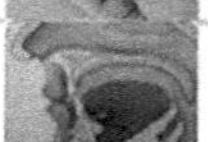	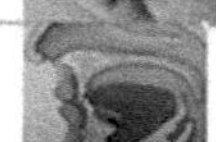	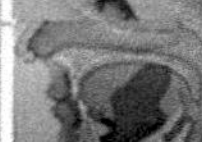	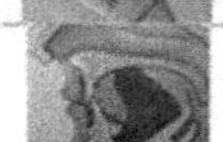	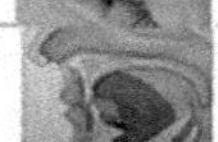
Stand	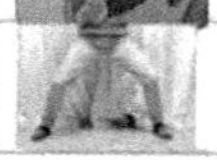	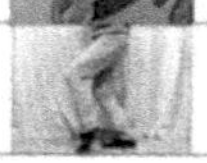	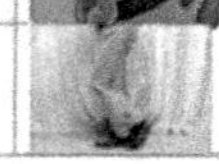	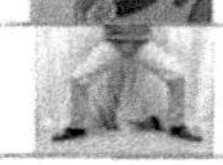	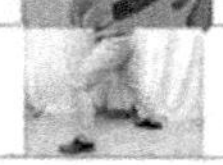

Abbildung: *Energiesteuerung im Vernichtungszyklus*

Verstärkung der aurachirurgischen Aktionen in drei Dimensionen mittels Tonbildung, entsprechend den Prinzipien des Kiai Jitsu[24]:

A: Bei Bewegungen nach oben (**a**ufwärts)

E: Bei Bewegungen nach außen (**e**xtern)

I: Bei Bewegungen nach innen (**i**ntern)

O: Bei Bewegungen nach v**o**rne

U: Bei Bewegungen nach **u**nten

Ü: Bei Bewegungen nach hinten

Beispiel: Der Muskelspalt zwischen dem Musculus piriformis und Musculus gemellus superior, d.h. der Durchtrittsspalt für den Nervus ischiadicus, soll geweitet werden, um dem Nerven mehr Platz zu geben bzw. um die Kompressionssymptomatik zu reduzieren. Das kann der Aurachirurg tun, indem er den Spalt mit Hilfe einer Pinzette virtuell am Anatomieatlas in einer entsprechenden Abbildung dehnt. Verstärkt er diesen Effekt noch durch eine Tonbildung, so verstärkt diese Bewusstseinstechnik die operative Wirkung: Der Aurachirurg tönt ein inneres „e", um die Schenkel der Pinzette und damit den intermuskulären Spalt nach außen zu weiten. Die Bewusstseinstechnik erhöht die Aufmerksamkeit und damit konsekutiv auch die Energie, gemäß dem Leitsatz: „Die Energie folgt der Aufmerksamkeit."

Beispiel: Das Schlüsselbein soll nach einem Riss der Acromioclavicularsehne nach unten auf das Acromion der Schulter fixiert werden, der Aurachirurg verstärkt die Bewegungsrichtung nach unten mit einem „u".

Beispiel: Der Uterus soll nach einem Prolaps gehoben werden, der Aurachirurg fixiert den Uterus an das Kreuzbein und verstärkt den energetischen Effekt durch den Ton „a".

Beispiel: Eine Wunde soll verschlossen und die Wundränder zueinander geführt werden, der Aurachirurg verstärkt den energetischen Effekt durch den Ton „i", indem beide Wundränder nach innen gezogen werden.

[24] Der Kiai ist ein Kampfschrei, der während einer Aktion in den asiatischen Kampfkünsten (jap. Budō) verwendet wird. Es gibt zwei Formen des Kiai: den stimmlosen Kiai mit einem hörbaren Ausatmen und den stimmhaften Kiai mit einem lauten Schrei.

Intuitive Merkhilfen

Elemente: Die Reihenfolge der fünf Elemente „Holz“, „Feuer“, „Erde“, „Metall“ und „Wasser“ merkt man sich am besten über die Jahreszeiten: Frühling, Sommer, Ernte zur Mitte des Jahres, Herbst und Winter. Im Frühling wächst das Holz, im Sommer brennt die Sonne wie Feuer, in der Erntezeit zur Mitte des Jahres wird die Erde abgeerntet, im Herbst wird es kühl wie Metall, im Winter regnet und schneit es, d.h., es ist die Jahreszeit des Wassers.

- Frühling: Element „Holz“.
- Sommer: Element „Feuer“.
- Erntezeit zur Mitte des Jahres: Element „Erde“.
- Herbst: Element „Metall“.
- Winter: Element „Wasser“.

Organe: Die Zuordnung der einzelnen Meridiane zu den jeweiligen Elementen ist mit intuitiven Merkhilfen einfach:

- Element „Holz“: Was ist hart wie Holz beim Alkoholiker? Antwort: die Leber. Entsprechend gehören Leber und die darunter liegende Gallenblase zum Element Holz.
- Element „Feuer“: Was ist heiß wie Feuer? Antwort: Herz und Herzbeutel, dazu 3E (Dreifacherwärmer), der das Wort „Wärme“ bereits in sich trägt. Dazu noch der Dünndarm, der die noch warme Mahlzeit resorbiert.
- Element „Erde“: Die Erde bildet das Zentrum bzw. die Mitte des Körpers. Was liegt an Organen in der Körpermitte? Antwort: Magen und Milz.
- Element „Metall“: Welche Organe sind bei grippalen Infekten der kalten Jahreszeit häufig betroffen? Antwort: Lunge und Dickdarm.
- Element „Wasser“: Welches sind die „nassen“ Organe? Antwort: Niere und Blase.

Gewebe: Die Zuordnung der einzelnen Strukturen zu den jeweiligen Elementen ist mit intuitiven Merkhilfen einfach:

- Element „Holz“: Sehnen, mit denen man Holz zu einem Bogen spannen kann, aber auch Nerven, die gespannt sind.
- Element „Feuer“: Gefäße, durch die das heiße Blut fließt.
- Element „Erde“: Erde beschreibt die „Substanz“ des Menschen, also Fleisch = Muskulatur und Bindegewebe.

- Element „Metall“: Haut und Hautporen, Sinnbild für die „äußere Oberfläche“ wie die „innere Oberfläche“ von Lunge und Dickdarm. Im Herbst des Lebens spielt die Haut eine wichtige Rolle. Sie zeigt den zunehmenden Alterungsprozess, wird dünn und faltig.
- Element „Wasser“: Knochen tun im Alter weh und brechen oft in der letzten Phase des Lebens.

Sinne: Die Zuordnung der Sinne zu den jeweiligen Elementen ist mit intuitiven Merkhilfen einfach:

- Element „Holz“: Auge zeigt bei einer Erkrankung der Leber mit Ikterusbildung eine Gelbfärbung der Skleren.
- Element „Feuer“: Zunge beschreibt das Sinnesorgan, mit dem scharf brennende Speisen geschmeckt werden.
- Element „Erde“: Mund beschreibt den Sinn, mit der die süßen und reifen Früchte am besten genossen werden.
- Element „Metall“: Nase ist das Organ, mit dem die äußeren Eindrücke der Luft am besten aufgenommen werden, analog der Haut, die ebenfalls zum Element „Metall“ gehört.
- Element „Wasser“: Ohr, das Gehör lässt im Alter nach, der Mensch wird schwerhörig.

Zyklen:

- **Ernährungszyklus:**
  - Eltern nähren Kind.
  - Holz nährt Feuer.
  - Feuer erzeugt Erde (Asche).
  - Erde erzeugt Metall (Mineralien).
  - Metall belebt Wasser.
  - Wasser nährt Holz.
- **Kontrollzyklus:**
  - Großeltern kontrollieren Enkelkind.
  - Holz überwindet Erde.
  - Erde dämmt Wasser.
  - Wasser löscht Feuer.
  - Feuer schmilzt Metall.
  - Metall schneidet Holz.

- **Hemmungszyklus:**
  - ☐ Kind hemmt bzw. erschöpft Eltern.
  - ☐ Holz erschöpft Wasser.
  - ☐ Feuer erschöpft Holz.
  - ☐ Erde erschöpft Feuer.
  - ☐ Metall erschöpft Erde.
  - ☐ Wasser erschöpft Metall.
- **Vernichtungszyklus (Wu-Zyklus, Enkel-Großeltern-Zyklus):**
  - ☐ Enkel vernichtet Großeltern.
  - ☐ Feuer verdampft Wasser.
  - ☐ Wasser erweicht Erde.
  - ☐ Erde erstickt Holz.
  - ☐ Holz stumpft Metall.
  - ☐ Metall entzieht Hitze aus dem Feuer.
- **Bruder-Schwester-Zyklus Yin und Yang:**
  - ☐ Im Rahmen des Bruder-Schwester-Zyklus Yin und Yang gibt es pro Element zwei Meridiane (Leitbahnen), bei Element „Feuer“ sind es vier Meridiane, wobei zwei Meridiane zusammen einen Funktionskreis bilden.
  - ☐ Dabei repräsentieren „Hohlorgane“ das Yang, „Parenchymorgane“ das Yin. „Yang“ mit seinen vier Buchstaben ist „schwerer“ als „Yin“ mit seinen drei Buchstaben, entsprechend fällt Yang von oben nach unten (von den Fingerspitzen der nach oben ausgestreckten Arme nach unten in den Boden, die Zählrichtung der Akupunkturpunkte entspricht dem Verlauf der Yang-Leitbahnen), bei Yin geht die Laufrichtung umgekehrt vom Boden nach oben Richtung Fingerspitzen (die Zählrichtung der Akupunkturpunkte entspricht dem Verlauf der Yin-Leitbahnen).
  - ☐ Hohlorgane: Gallenblase, Dünndarm, 3E, Magen, Dickdarm, Blase.
  - ☐ Parenchymorgane: Leber, Herz, Perikard, Milz, Lunge, Niere.

Töne:

- Element „Holz“: dsch: Der Ton dsch beschreibt den Ton, der entsteht, wenn man ein Stück Holz wie eine Peitsche durch die Luft zieht.
- Element „Feuer“: khhh: Das initiale „k“ beschreibt das „K“nistern des Feuers.
- Element „Erde“: rrr: Das „r“ in Erde.
- Element „Metall“: t: Das Metall ist spitz, entsprechend spitz ist auch das t, das sich im Metall als einzigem Element als Buchstabe findet.

- Element „Wasser“: p wie p in Plätschern des Wassers.

Farben:

- Element „Holz“: grün, einfach zu merken: „Grünholz“.
- Element „Feuer“: rot: Farbe des Feuers ist rot.
- Element „Erde“: braun: Farbe der Erde ist braun.
- Element „Metall“: weiß: Geschmolzenes Metall wird weiß.
- Element „Wasser“: blau oder schwarz: Farbe von Wasser ist entweder blau bei Meer und Seen, oder Wasser ist schwarz im Fall von Moorgewässern.

Geschmäcker:

Die elementspezifischen Geschmäcker lassen sich wiederum mit Hilfe der Jahreszeiten und der Elementbezeichnungen intuitiv zuordnen:

- Element „Holz“: sauer: Unreife Früchte des Frühlings sind sauer.
- Element „Feuer“: bitter: Bittere Nahrung brennt wie Feuer.
- Element „Erde“: süß: Süß beschreibt die süßen reifen Früchte zur Erntezeit.
- Element „Metall“: scharf: Metallschwerter sind haben eine scharfe Klinge.
- Element „Wasser“: salzig: Wasser und Salz bilden eine Einheit, entsprechend ist der Geschmack des Elements „Wasser“ salzig.

Handhaltungen:

Hier wird entsprechend der Elementenfolge abgezählt. Einzig das Element „Erde“ fällt aus dem Rahmen, da der Daumen selbst das Element „Erde“ repräsentiert und entsprechend dieser in der Furche zwischen Mittel- und Ringfinger abgelegt wird. Alle anderen Handhaltungen ergeben sich durch die Lage des Daumens auf den entsprechenden Zielfinger, der das jeweilige Element repräsentiert:

- Element „Holz“: Daumen auf den Zeigefinger.
- Element „Feuer“: Daumen auf den Mittelfinger.
- Element „Erde“: Daumen auf den Bereich zwischen Mittel- Ringfinger.
- Element „Metall“: Daumen auf den Ringfinger.
- Element „Wasser“: Daumen auf den kleinen Finger.

Zungenpositionierungen:

- Element „Holz“: Positionierung der Zungenspitze an den Gaumen, in der Mitte zwischen hartem und weichem Gaumen: Merkhilfe: „Holz kann weich oder hart sein“.

- Element „Feuer“: Positionierung der Zungenspitze und zusätzlich Wölbung der Zunge hinter den oberen Schneidezähnen, Sinnbild für die „feurigste“ bzw. „aggressivste“ Stellung, denn die Zunge ist zusätzlich sogar „gewölbt“.
- Element „Erde“: Positionierung der Zungenspitze an die Rückseite der unteren Schneidezähne am Mundboden, „Erde liegt unten“, entsprechend ist dies die einzige Zungenhaltung, bei der die Zunge sich auf den Mundboden legt.
- Element „Metall“: Positionierung der Zungenspitze hinter der Zahnokklusion zwischen Ober- und Unterkiefer, damit eine sehr „spitze“ Stellung, entsprechend einem spitzen Metallstück oder Metallschwert.
- Element „Wasser“: Positionierung der Zungenspitze an das Gaumensegel, d.h. im Bereich des weichen Gaumens. Wasser ist das „weichste“ bzw. „nachgiebigste“ Element, entsprechend liegt die Zunge am „weichen“ Gaumen.

Stände:

- Element „Holz“: Shiko-Dachi: Beschreibt durch den breitbasigen Stand mit den nach außen gerichteten Füßen die Form eines Bogens bzw. Holzbogens, wodurch sich der Begriff „Holz“ merken lässt.
- Element „Feuer“: Zenkutsu-Dachi: Beschreibt den aggressivsten, am stärksten nach vorne gerichteten und damit „feurigsten“ Stand.
- Element „Erde“: Beschreibt den am meisten „erdbezogenen Stand“ mit den nach vorne ausgerichteten Füßen, der Aurachirurg steht breitbasig auf der Erde und ist mit dieser fest verwurzelt.
- Element „Metall“: Katzenstand: „M“ wie „M“etall bzw. „M“iau der Katze.
- Element „Wasser“: Der Wasserstand ist der instabilste Stand, entsprechend der Instabilität des Wassers.

Emotionen:

- Element „Holz“: Wut, Zorn: Die Emotion der Wut oder des Zorns brechen genauso heftig aus wie Jungholztriebe.
- Element „Feuer“: Freude: Die Freude ist die brennende, lodernde Emotion.
- Element „Erde“: Grübeln: Die Emotion des Grübelns über die verschwundene Freude und das Bewusstwerden einer Zeitenwende in der Mitte des Lebens, wo es um Familie, Existenz, Beruf, Geldverdienen geht.
- Element „Metall“: Trauer: Die Emotion der Trauer über das voranschreitende Alter bzw. das Überschreiten der höchsten Leistungsfähigkeit.

Element „Wasser“: Angst: Die Emotion der Angst vor dem Tod in der letzten Lebensphase.

Ursprung von Informationen

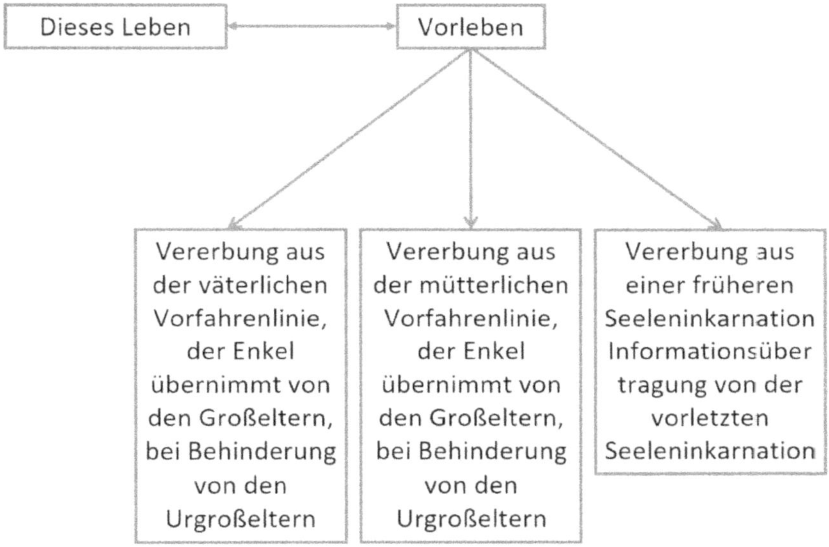

Abbildung: *Ursprung von Informationen. Wie aus der Abbildung über die Vererbung von Informationen zu sehen, stammen diese entweder aus dem Vorleben (frühere Seeleninkarnationen, Vorfahren mütterlicherseits, Vorfahren väterlicherseits) oder werden in diesem Leben erworben. Dabei findet sich eine implizite Vererbungslogik: Der Enkel übernimmt die Informationen von einem Großelternteil, mütterlicherseits und/oder väterlicherseits, die vorletzte Seeleninkarnation übergibt die Informationen an die gegenwärtige. Es wird typischerweise eine Generation übersprungen, um in der übernächsten Generation als Information wieder aufzutauchen. Wenn ein Kind mit einer Sonderbegabung geboren wird, z.B. mit einer hohen Musikalität, obwohl die Familienmitglieder oder Vorfahren väterlicherseits/ mütterlicherseits keine Fähigkeiten und Interesse diesbezüglich zeigen, so ist davon auszugehen, dass die Information aus einem früheren Seelenleben stammt. Das gleiche gilt für Störinformationen: Ein Kind leidet unter einer charakterlichen Eigenschaft oder gar einer Krankheit, die den Familienangehörigen nicht bekannt ist: Das bringt alle Beteiligten unter Umständen in Probleme, wenn die Angehörigen keine Empathie zeigen. Kommen Kinder mit einer Behinderung auf die Welt, so ist noch weiter in der Vergangenheit zu suchen. Hier sind es in der Regel Störinformationen, die von den Urgroßeltern bzw. aus der vorvorletzten Seeleninkarnation oder sogar noch weiter zurück stammen.*

Kasuistik:

Patientin, 25 Jahre alt, Kleinwuchs 1,36 m. Der Kleinwuchs ist als Behinderung einzustufen. Folgende Fragen stellen sich: Ist der Kleinwuchs Folge einer Vererbung? Wenn ja, aus welcher Linie stammt diese? Und was ist der Inhalt der Vererbung? Welche Sinnhaftigkeit trägt der Kleinwuchs entsprechend in sich?

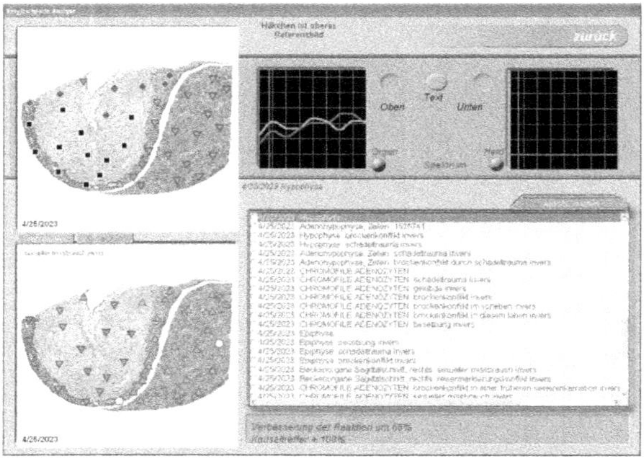

Abbildung: *Hypophyse: Energetische Störung, bei Invertierung von „Sexueller Missbrauch" Verbesserung der Reaktion um 66%. Die Belastung der Hypophyse bei sexuellem Missbrauch deutet auf ein dabei erlittenes Schädelhirntrauma hin.*

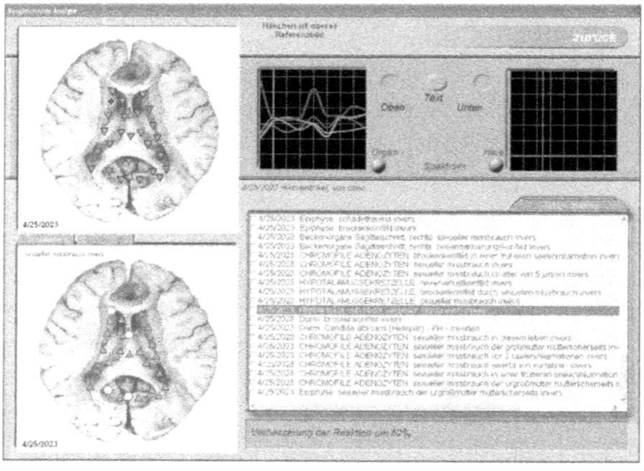

Abbildung: *Hirnventrikel: Energetische Störung, bei Invertierung von „Sexueller Missbrauch" Verbesserung der Reaktion um 62%. Die Information des sexuellen Missbrauchs am Hirnventrikel beschreibt den Schock, der erlitten wurde.*

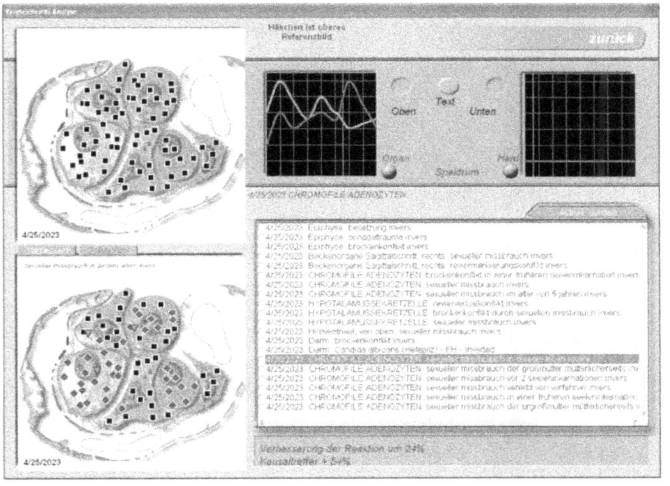

Abbildung: *Chromophile Adenozyten: Energetische Störung, bei Invertierung von „Sexueller Missbrauch in diesem Leben" Verbesserung der Reaktion um 24%. Somit weniger als bei der generellen Abfrage nach sexuellem Missbrauch, was darauf hindeutet, dass es sich nicht um die zentrale Frage handelt.*

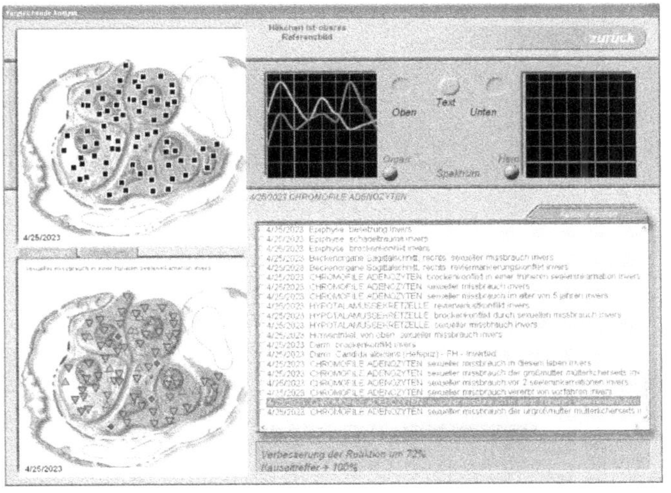

Abbildung: *Chromophile Adenozyten: Gleicher Patient, bei Invertierung von „Sexueller Missbrauch in einer früheren Seeleninkarnation" Verbesserung der Reaktion um 72%. Somit ist dies zutreffender, allerdings finden sich immer noch zahlreiche dunkle Markierungen.*

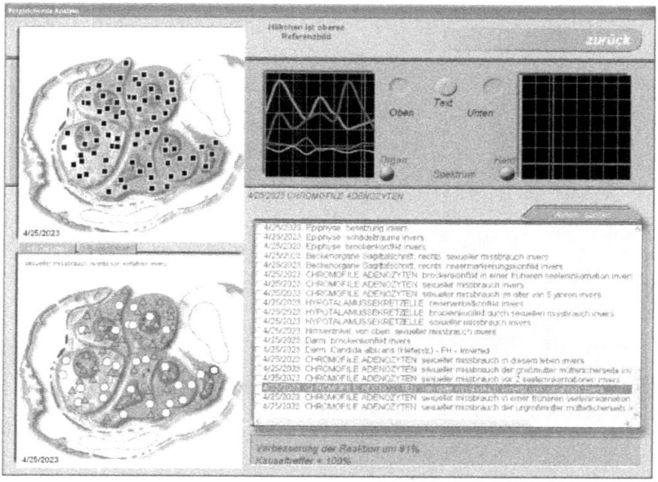

Abbildung: *Chromophile Adenozyten: Gleicher Patient, bei Invertierung von „Sexueller Missbrauch vererbt von Vorfahren" Verbesserung der Reaktion um 91%. Damit ist klar: Es handelt sich um eine Vererbung von den Vorfahren, ob väterlicherseits oder mütterlicherseits, ist an dieser Stelle noch unbekannt.*

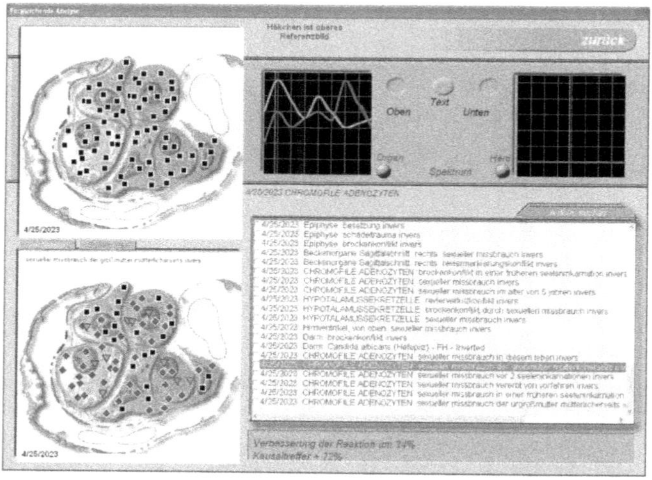

Abbildung: *Chromophile Adenozyten: Gleicher Patient, bei Invertierung von „Sexueller Missbrauch der Großmutter mütterlicherseits" Verbesserung der Reaktion um nur 34%, die Reaktion wird wieder schlechter, damit ist die Wahrscheinlichkeit groß, dass es nicht die richtige Hypothese ist.*

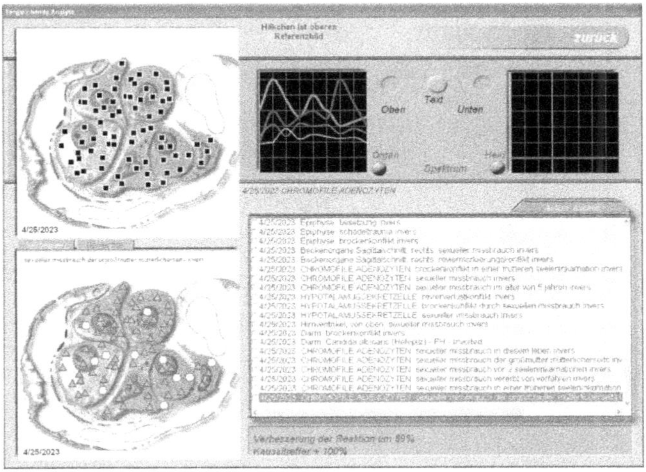

Abbildung: *Chromophile Adenozyten: Gleicher Patient, bei Invertierung von „Sexueller Missbrauch der Urgroßmutter mütterlicherseits“ Verbesserung der Reaktion um 89%. Damit ist klar: Die Vererbung kommt noch von einer Generation weiter zurückliegend, nämlich von der Urgroßelterngeneration, was bei Behinderungen der Urgroßenkel typisch ist.*

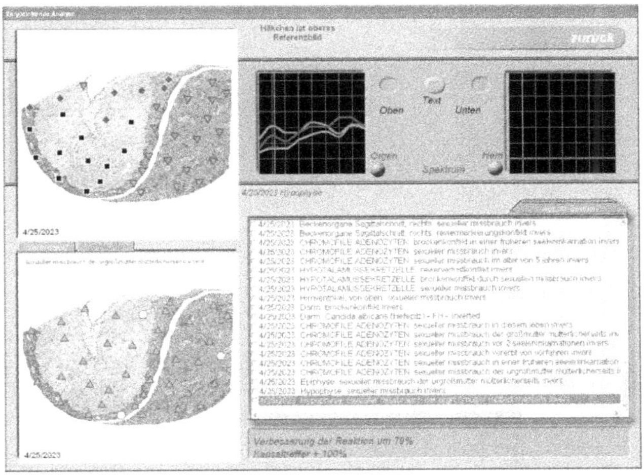

Abbildung: *Hirnventrikel: Auch hier bestätigt sich die Hypothese des „Sexuellen Missbrauchs der Urgroßmutter mütterlicherseits“ mit 79%. Der Sinn des Kleinwuchses besteht darin, sich klein und bedeckt zu halten, um nicht aufzufallen und unter Umständen erneut Oper eines sexuellen Missbrauchs zu werden.*

Kasuistik:

Patientin, 65 Jahre alt, Schlafstörungen

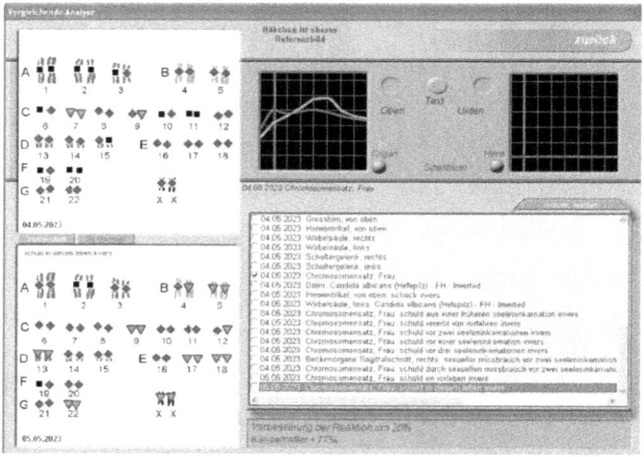

Abbildung: *Chromosomensatz: Energetische Störung, bei Invertierung von „Schuld in diesem Leben“ Verbesserung der Reaktion um 25%, mit vielen dunklen Markierungen, was darauf hindeutet, dass die Hypothese falsch ist.*

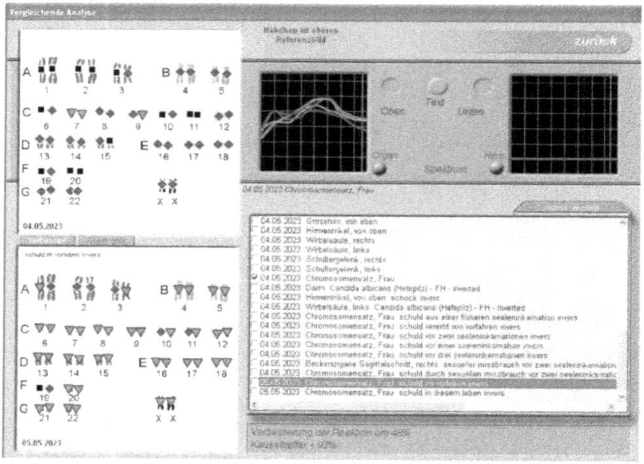

Abbildung: *Chromosomensatz: Gleicher Patient, bei Invertierung von „Schuld in Vorleben“ Verbesserung der Reaktion um 48%. Damit ist klar: Es handelt sich um eine Vererbung aus einem Vorleben.*

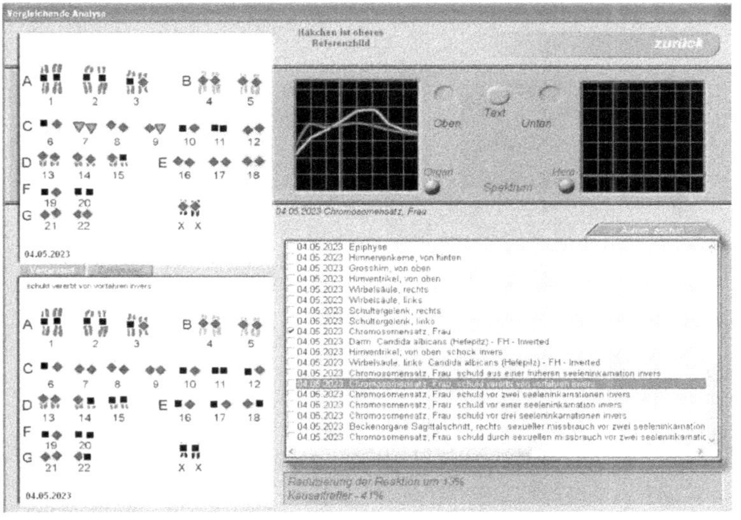

***Abbildung:** Chromosomensatz: Gleicher Patient, bei Invertierung von „Schuld vererbt von Vorfahren“ Reduzierung der Reaktion um 13%. Damit ist klar: Es handelt sich nicht um eine Vererbung von Vorfahren.*

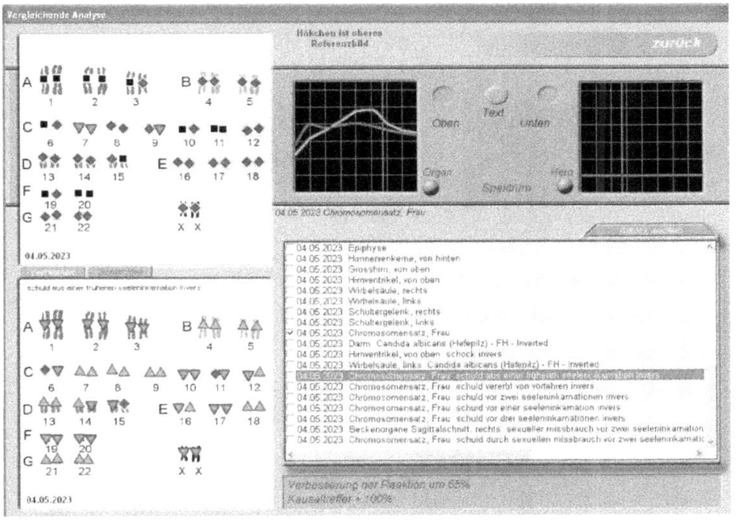

***Abbildung:** Chromosomensatz: Gleicher Patient, bei Invertierung von „Schuld aus einer früheren Seeleninkarnation“ Verbesserung der Reaktion um 65%. Damit ist die Ursache identifiziert.*

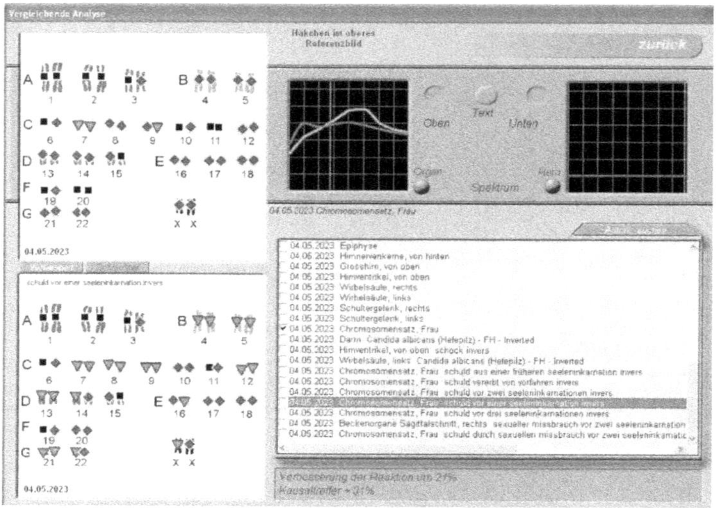

Abbildung: *Chromosomensatz: Gleicher Patient, bei Invertierung von „Schuld vor einer Seeleninkarnation" Verbesserung der Reaktion um 21%. Damit geht der Wert wieder zurück, die dunklen Markierungen werden wieder mehr. Die Hypothese kann damit nicht verifiziert werden.*

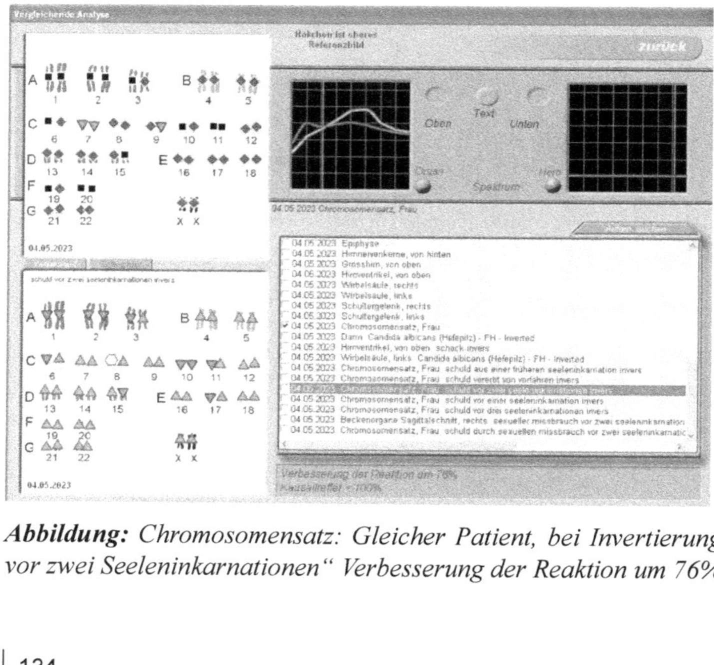

Abbildung: *Chromosomensatz: Gleicher Patient, bei Invertierung von „Schuld vor zwei Seeleninkarnationen" Verbesserung der Reaktion um 76%.*

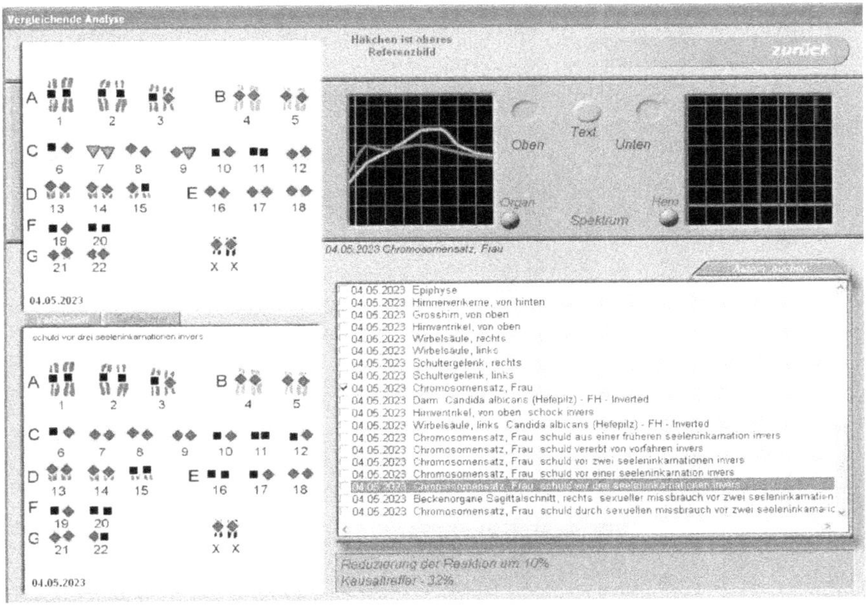

Abbildung: *Chromosomensatz: Gleicher Patient, bei Invertierung von „Schuld vor drei Seeleninkarnationen" Reduzierung der Reaktion um 10%. Damit ist klar: Die Schuld stammt aus der vorletzten Seeleninkarnation. Das entspricht der üblichen Vererbungslogik, nach der typischerweise die kausale Störinformation aus der vorletzten an die aktuelle Generation übergeben wird.*

Kasuistik:

Patient, 3 Monate, Trisomie 21, Herzfehler, pulmonale Hypertonie

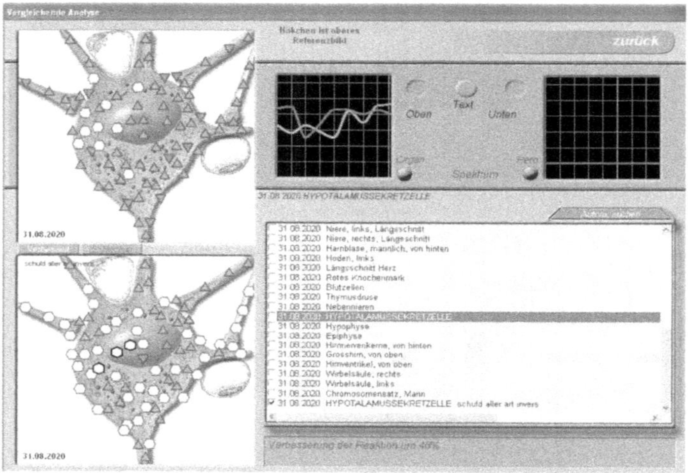

Abbildung: *Hypothalamus: Geringe energetische Störung im oberen Bild (Ausgangsbefund), bei Invertierung von „Schuld aller Art" Verbesserung der Reaktion um 46%.*

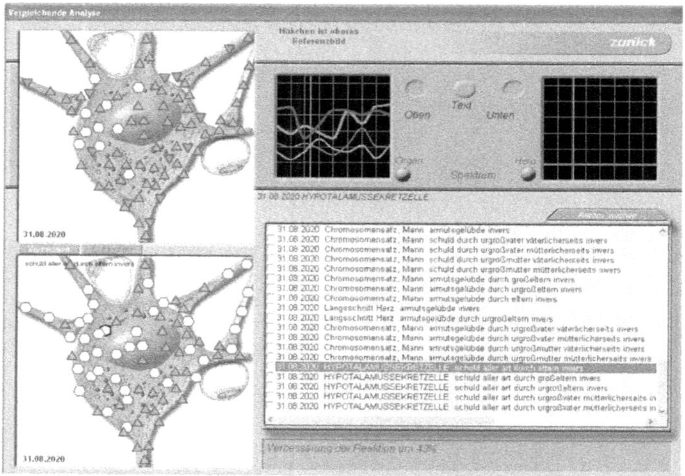

Abbildung: *Hypothalamus: Gleicher Patient, bei Invertierung von „Schuld aller Art durch Eltern" Verbesserung der Reaktion um 43%.*

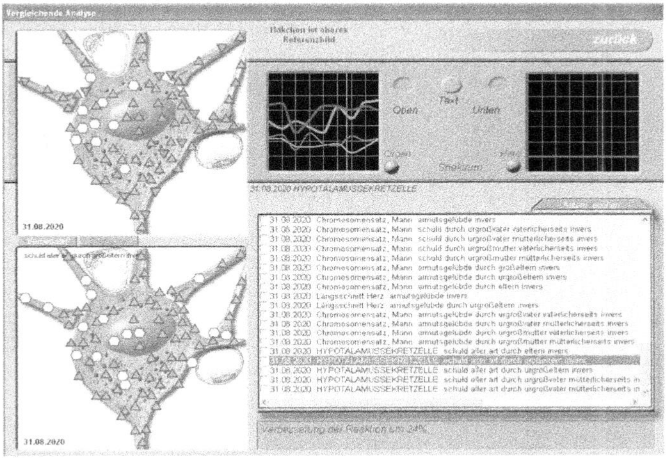

***Abbildung:** Hypothalamus: Gleicher Patient, bei Invertierung von „Schuld aller Art durch Großeltern“ Verbesserung der Reaktion um 24%. Der Wert ist damit deutlich niedriger als bei den vorherigen beiden Abfragen, von den Großeltern scheint die Schuld somit nicht zu stammen.*

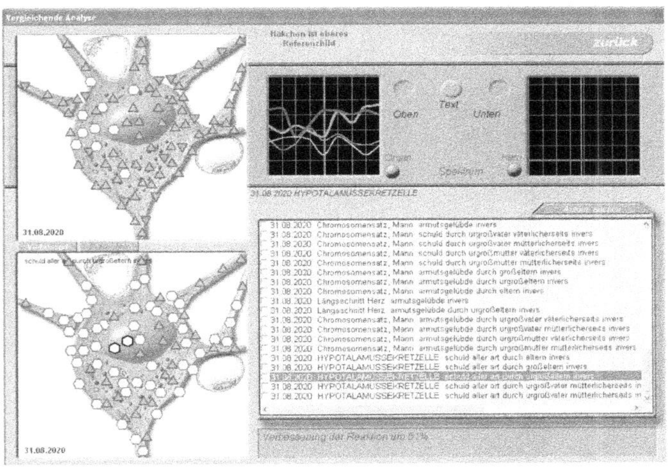

***Abbildung:** Hypothalamus: Gleicher Patient, bei Invertierung von „Schuld aller Art durch Urgroßeltern“ Verbesserung der Reaktion um 51%. Der Wert ist damit der höchste von allen bisher durchgeführten Analysen, die Schuld stammt offensichtlich von den Urgroßeltern. Damit bestätigt sich die These, dass bei Behinderungen die Vererbung von den Urgroßeltern stammt.*

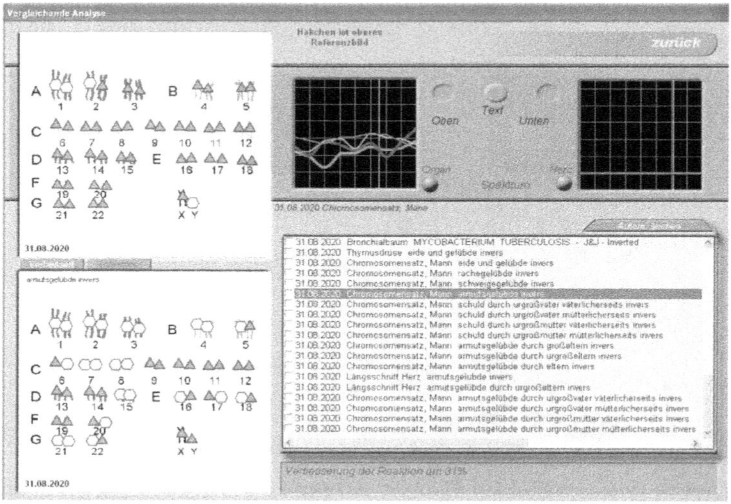

Abbildung: *Das analoge Bild bietet sich bei Analyse des Chromosomensatzes bei diesem Patienten: Im obigen Bild zeigt sich ein guter Ausgangsbefund, bei Invertierung von „Armutsgelübde" Verbesserung der Reaktion um 31%.*

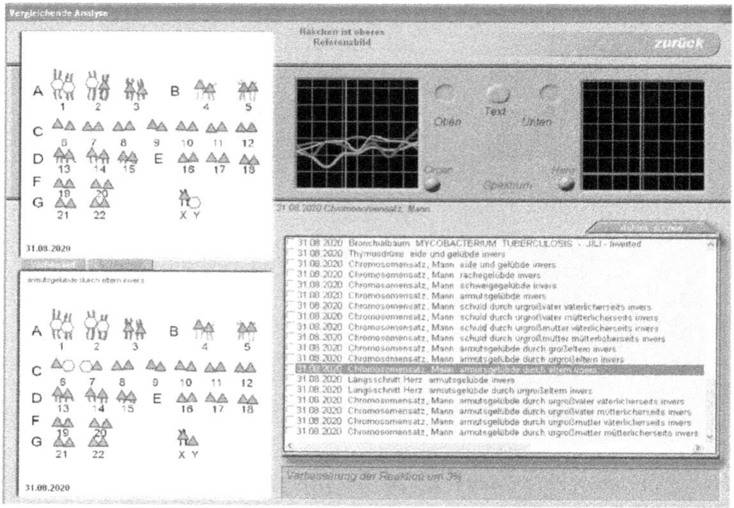

Abbildung: *Gleicher Patient: Bei Invertierung von „Armutsgelübde durch Eltern" Verbesserung der Reaktion um nur 3%, damit scheiden die Eltern als Übergeber der Störinformation aus.*

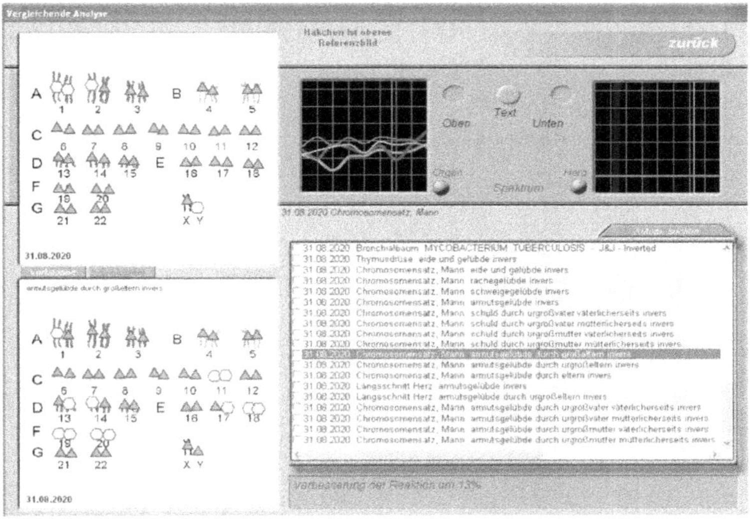

Abbildung: *Gleicher Patient: Bei Invertierung von „Armutsgelübde durch Großeltern" Verbesserung der Reaktion um 13%, damit scheiden die Großeltern als Übergeber der Störinformation ebenfalls aus.*

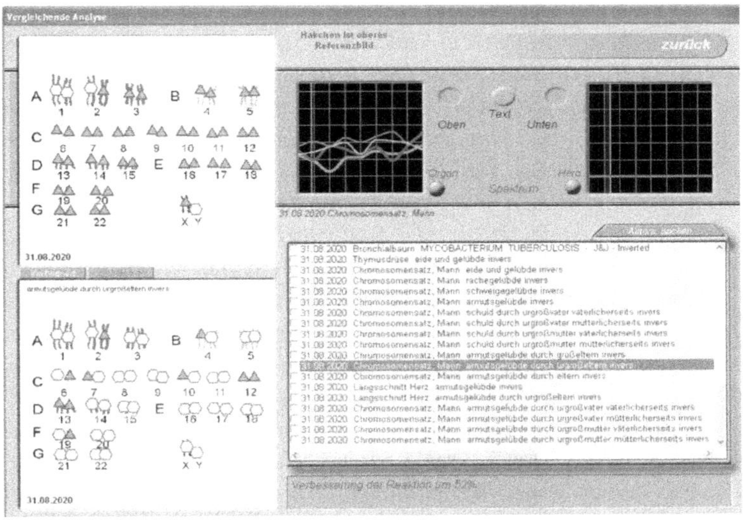

Abbildung: *Gleicher Patient: Bei Invertierung von „Armutsgelübde durch Urgroßeltern" Verbesserung der Reaktion um 52 %. Damit bestätigt sich die These, dass bei Behinderungen die Vererbung von den Urgroßeltern stammt.*

Vererbung von Informationen

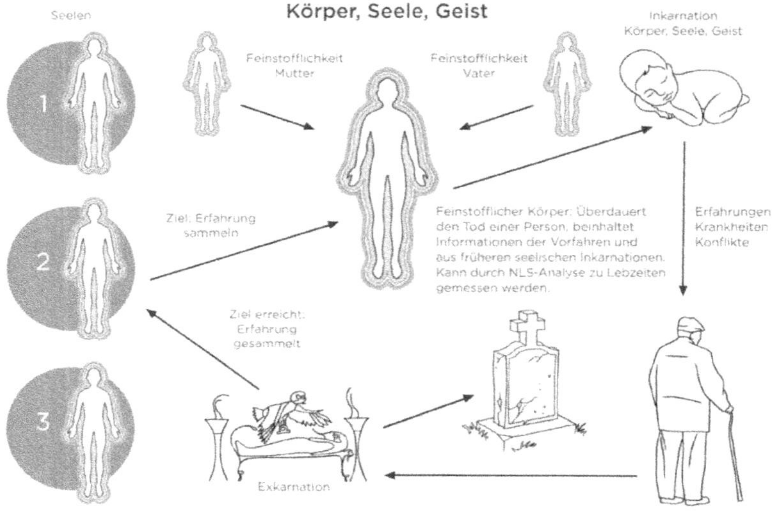

Abbildung: *Der Mensch besteht aus Körper, Seele und Geist. Auf der linken Seite sieht man symbolisch blau markiert drei Seelen mit dem jeweiligen feinstofflichen Körper, den jede Seele mit sich trägt. Das bedeutet: Die Seele an sich ist informationslos, wie in den folgenden Abbildungen zu sehen. Im vorliegenden Beispiel sieht sich Seele Nr. 2 mit ihrem feinstofflichen Körper berufen, zu inkarnieren, um auf der irdischen Welt Erfahrungen zu sammeln. Wenn ein neuer Mensch entsteht, vereinigen sich aus informatorischer Sicht drei feinstoffliche Körper. Der erste ist derjenige, der mit der Seele übernommen wird, der zweite stammt von der Mutter, der dritte vom Vater. Alle drei Quellen zusammen bilden das sog. „Vorleben", somit alle Leben, die vor unserer Zeit lagen. Nicht alle jeweils darin enthaltenen Informationen werden zwingend übernommen, sondern es entsteht ein gänzlich neuer feinstofflicher Körper, bestehend aus Anteilen der drei genannten Quellen. Damit kommt es zur Inkarnation (lat.: „in" und „caro" das Fleisch, somit hinein in das Fleisch), zur „Verfleischlichung". Es bildet sich ein neuer Mensch, bestehend aus Körper, Seele und Geist. Der Mensch wird alt, erwirbt in dieser Lebenszeit neue Informationen, löst alte Belastungen auf, und stirbt. Es kommt zur Exkarnation, der „Entfleischlichung": Der Körper als die materielle Hülle wird auf dem Friedhof bestattet, die Seele und der zu Lebzeiten veränderte feinstoffliche Körper wandern zurück in das „Reich der Seelen", um auf die nächste Inkarnation zu warten.*

Repräsentation von Informationen

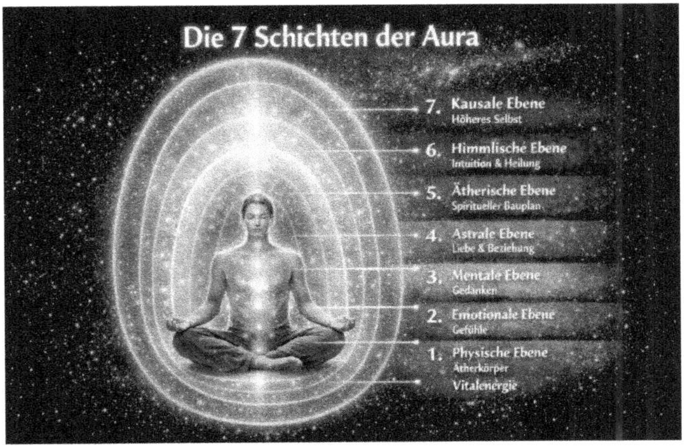
Die 7 Schichten der Aura
7. Kausale Ebene
Höheres Selbst
6. Himmlische Ebene
Intuition & Heilung
5. Ätherische Ebene
Spiritueller Bauplan
4. Astrale Ebene
Liebe & Beziehung
3. Mentale Ebene
Gedanken
2. Emotionale Ebene
Gefühle
1. Physische Ebene
Ätherkörper
Vitalenergie

Abbildung: *Repräsentation von Informationen in der Aura.*

Physische Ebene: Abbild des physischen Körpers. Organe und Strukturen sind in dieser Schicht feinstofflich repräsentiert. Dort erfolgen die aurachirurgische Operationen.

Emotionale Ebene: Konflikte mit Emotionen

Mentale Ebene: Glaubenssätze

Astrale Ebene: Spuren vergangener Leben: Karmische und miasmatische Muster

Ätherische Ebene: Kopie des physischen Körpers im geistigen Bereich

Himmlische Ebene: Wissen, spirituelles Bewusstsein, bedingungslose Liebe: Dinge, die größer sind als unser eigenes Selbst.

Kausale Ebene: Kollektives Bewusstsein, Archetypen. Hier handelt es sich um Störinformationen, die ganze Gesellschaften und Völker gleichermaßen betreffen, z.B. das karmische Muster der Pfählung in Rumänien, das karmische Muster des Köpfens in Frankreich, das karmische Muster des Elektrischen Stuhls in USA.

Aus der Repräsentation von Informationen wird klar: Karmische bzw. miasmatische Muster, Glaubenssätze und Konflikte stehen aus Sicht der Aurarepräsentation auf unterschiedlichen Stufen. Glaubenssätze innerhalb des mentalen Körpers stehen nicht für sich selbst, sondern sind abhängig von den darüber liegenden karmischen und/oder miasmatischen Muster innerhalb des Astralkörpers. Konflikte wiederum sind abhängig von den Glaubenssätzen. Ein

Mensch, der das karmische Muster des Sklavenjochs trägt, entwickelt auf Grund der karmischen Belastung bestimmte Glaubenssätze: „Ich bin nichts wert“, „Niemand beachtet mich“, „Niemand interessiert sich für mich“ usw. Würde man nun den Versuch unternehmen, den alten Glaubenssatz zu löschen und durch einen neuen Glaubenssatz zu ersetzen, z.B. „Ich bin ab heute der beste und erfolgreichste“, so kann dies nur gelingen, wenn das zugrunde liegende karmische Muster des Sklavenjochs zuvor gelöscht wird. Im Umkehrschluss kann man sagen: Niemand wird auf heute der beste und der erfolgreichste sein, solange er das Sklavenjoch auf den Schultern trägt. Das ist der Grund, warum ich nicht an die Wirksamkeit von Therapien glaube, die sich ausschließlich mit der Auflösung und der Neuprogrammierung von Glaubenssätzen beschäftigen. Sehr wohl glaube ich an die Existenz von Glaubenssätzen, und auch an die Möglichkeit deren Änderbarkeit, jedoch nur bei Berücksichtigung der zugrunde liegenden karmischen und/ oder miasmatischen Vorbelastungen. Ob ein Glaubenssatz jedoch am Ende tatsächlich umprogrammiert werden muss, wenn das zugrunde liegende karmische oder miasmatische Muster gelöscht wurde, bezweifle ich. Ich gehe vielmehr davon aus, dass sich der Glaubenssatz dann von selbst auflöst.

Die Informationen sitzen im feinstofflichen Körper, nicht in der Seele des Menschen. Die folgende NLS-Analyse eines 52-jährigen Mannes illustriert dies.

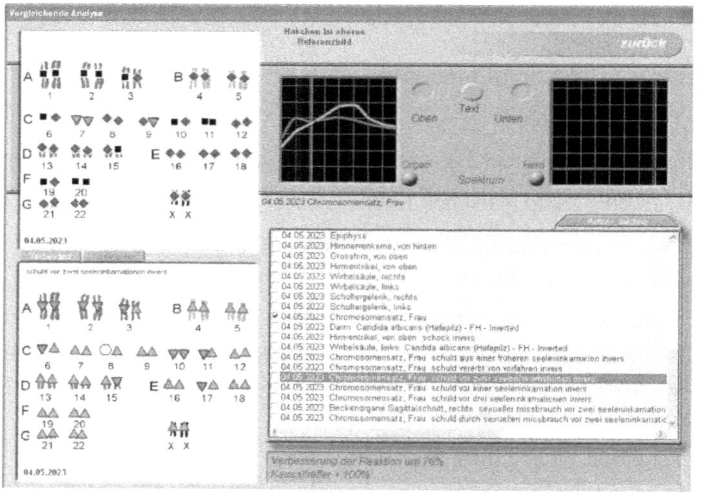

Abbildung: *Chromosomensatz: Energetische Störung, bei Invertierung von „Schuld vor zwei Seeleninkarnationen“ Verbesserung der Reaktion um 76%. Es besteht somit eine erhebliche Schuld, die nicht von einem Vorfahren, sondern aus einem früheren Seelenleben stammt, konkret aus der vorletzten Inkarnation.*

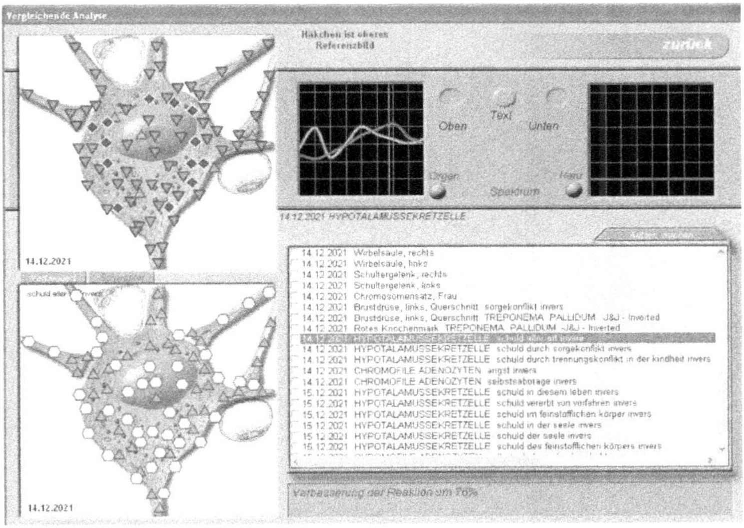

Abbildung: *Hypothalamus: Ein analoges Ergebnis zeigt sich auch hier. Es findet sich eine energetische Störung im oberen Bild, bei Invertierung von „Schuld aller Art" kommt es zu einer Verbesserung der Reaktion um 76%.*

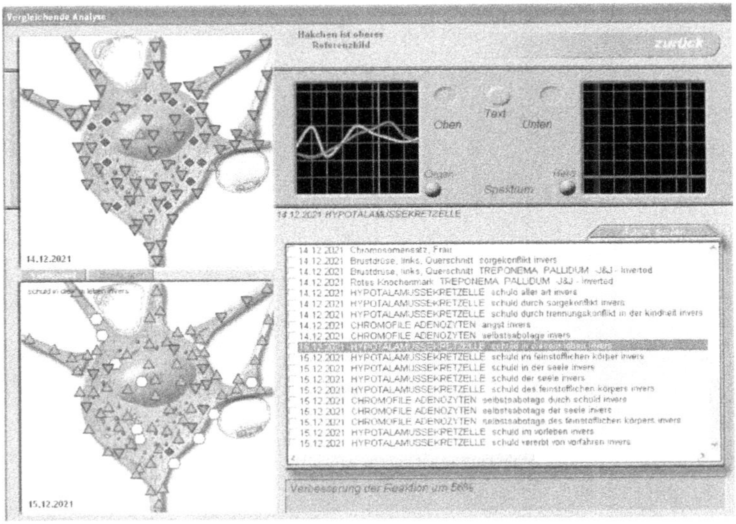

Abbildung: *Hypothalamus: Bei Invertierung von „Schuld in diesem Leben" zeigt sich eine Verbesserung der Reaktion um 56% und damit deutlich weniger als bei der vorherigen Abfrage.*

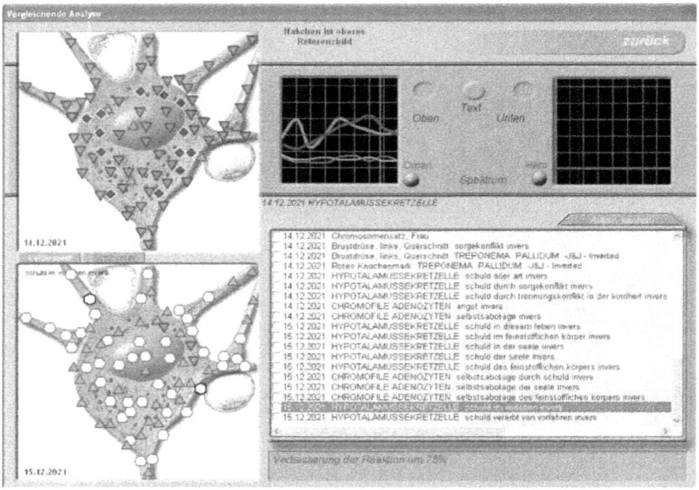

Abbildung: *Hypothalamus: Bei Invertierung von „Schuld im Vorleben" kommt es dagegen zu einer Verbesserung der Reaktion um 75%, damit ist klar: Die Schuld kommt aus einem Vorleben. Aus welcher der drei Möglichkeiten wollen wir hier nicht weiter untersuchen. Uns interessiert vielmehr die Frage: Sitzt die Information der Schuld in der Seele oder im feinstofflichen Körper?*

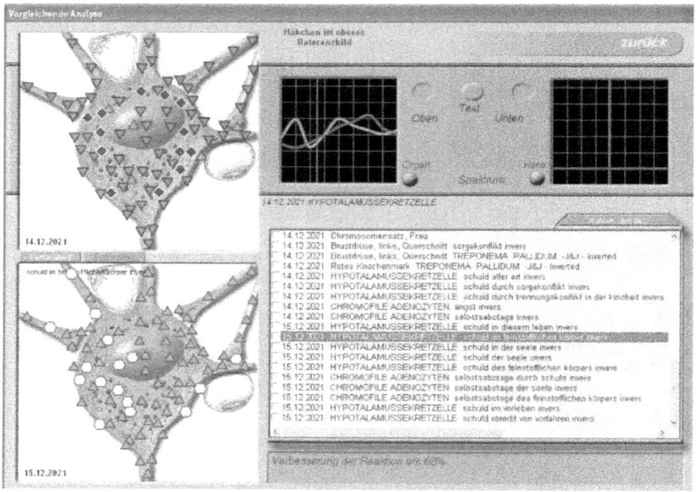

Abbildung: *Hypothalamus: Bei Invertierung von „Schuld im feinstofflichen Körper" zeigt sich eine Verbesserung der Reaktion um 68%, damit ein signifikanter Befund.*

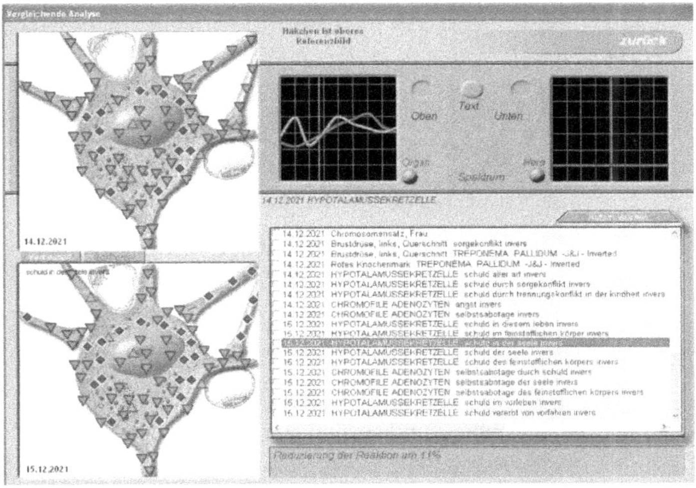

Abbildung: *Hypothalamus: Bei Invertierung von „Schuld in der Seele" zeigt sich eine Reduzierung der Reaktion um 11%, damit die klare Aussage, dass die Information nicht in der Seele zu finden ist.*

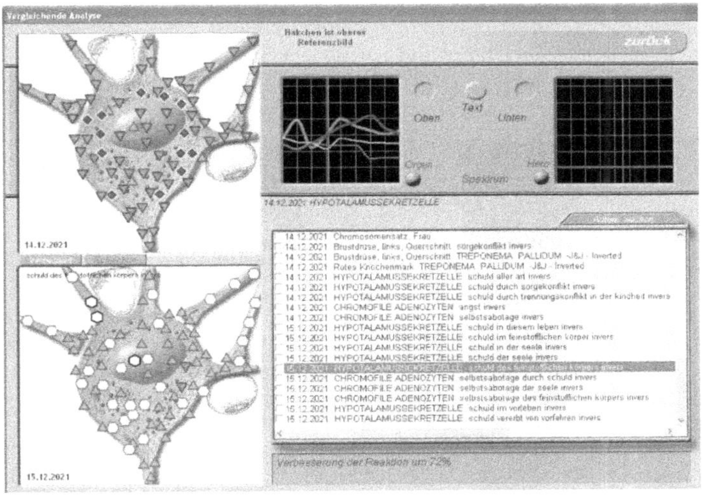

Abbildung: *Hypothalamus: Wir machen die Gegenprobe und ändern die Formulierung in der Frage: Statt „Schuld im feinstofflichen Körper" fragen wir: „Schuld des feinstofflichen Körpers". Und auch hier zeigt sich eine erneute Verbesserung der Reaktion um 72%, somit das gleiche Ergebnis wie bei der vorherigen Abfrage.*

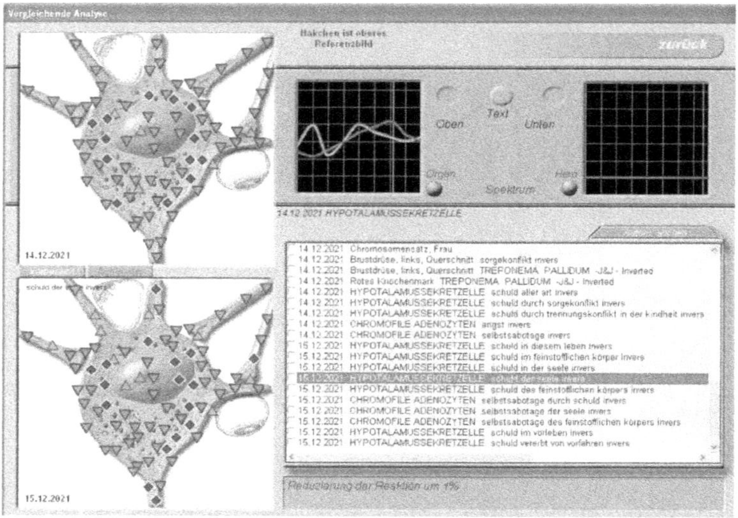

Abbildung: *Hypothalamus: Noch einmal eine Gegenprobe: Statt „Schuld in der Seele" fragen wir ab „Schuld der Seele". Und auch hier ein ähnliches Ergebnis: Bei Invertierung von „Schuld der Seele" zeigt sich eine Reduzierung der Reaktion um 1%.*

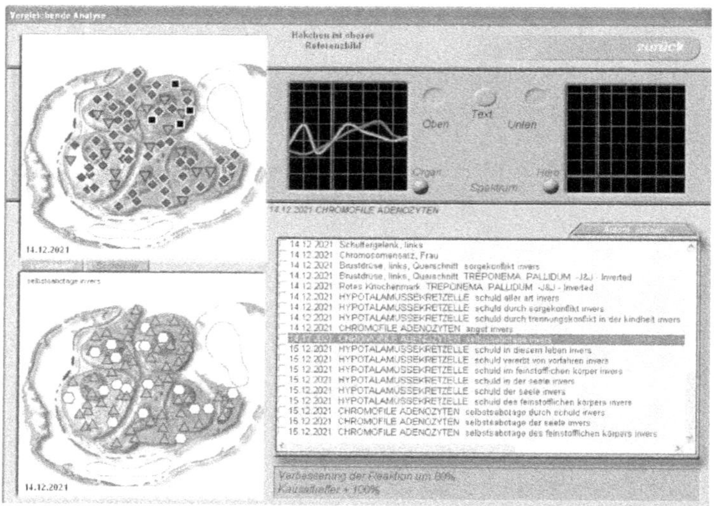

Abbildung: *Chromophile Adenozyten: Energetische Störung, bei Invertierung von „Selbstsabotage" Verbesserung der Reaktion um 80%. Selbstsabotagen zeigen sich in der NLS-Analyse am deutlichsten auf der Hypophyse.*

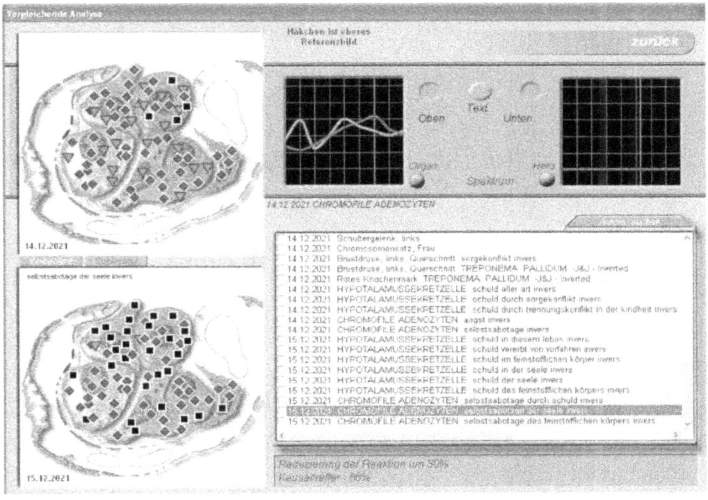

Abbildung: *Chromosomensatz: Energetische Störung, bei Invertierung von „Selbstsabotage der Seele“ Reduzierung der Reaktion um 30%, somit nicht zutreffend.*

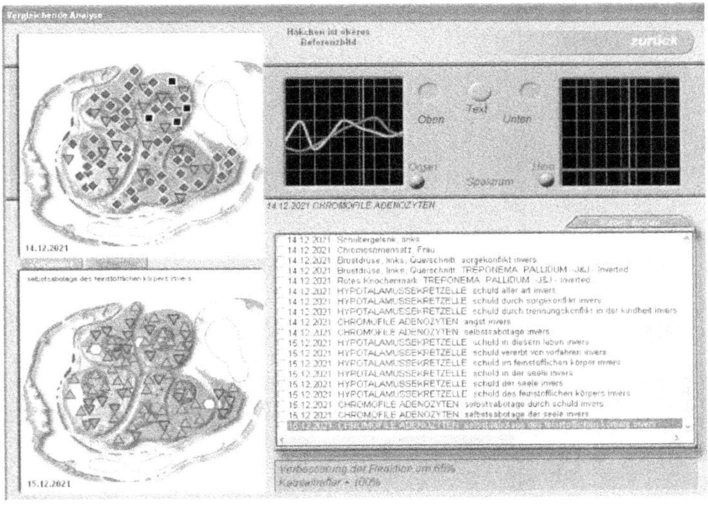

Abbildung: *Chromosomensatz: Energetische Störung, bei Invertierung von „Selbstsabotage des feinstofflichen Körpers“ Verbesserung der Reaktion um 65%, somit ein hochsignifikanter Befund. Das Ergebnis bestätigt das, was wir zuvor bei der Analyse der Schuld gesehen haben: Die Störinformation ist nicht auf Seelenebene zu finden, sondern immer im feinstofflichen Körper.*

Was passiert nach dem Tod?

Stirbt ein Mensch, so zeigen sich in der NLS-Analyse Veränderungen, die auf den ersten Blick nur schwer erklärlich sind. Der folgende Fall soll die Situation illustrieren.

Kasuistik:

Patientin, 47 Jahre alt, Allgemeinärztin, schwere Auseinandersetzung mit dem Vater, der die Tochter nach dem Tod der Ehefrau aus dem elterlichen Haus drängen will, um das Haus zu verkaufen. Nach mehreren Jahren gerichtlicher Auseinandersetzungen verliert die Patientin das Verfahren, erleidet einen schweren Revierverlustkonflikt und ein Karzinom des Gebärmutterhalses.

Die Patientin begibt sich noch zweimal in aurachirurgische Behandlung. Die informatorische Behandlung zeigt aus energetischer Sicht zwar Wirkung, die Reaktionen der schwer belasteten Organe verbessern sich, aber am schicksalshaften Verlauf ändert das leider nichts. Die Patientin verstirbt innerhalb von 3 Monaten nach Diagnosestellung.

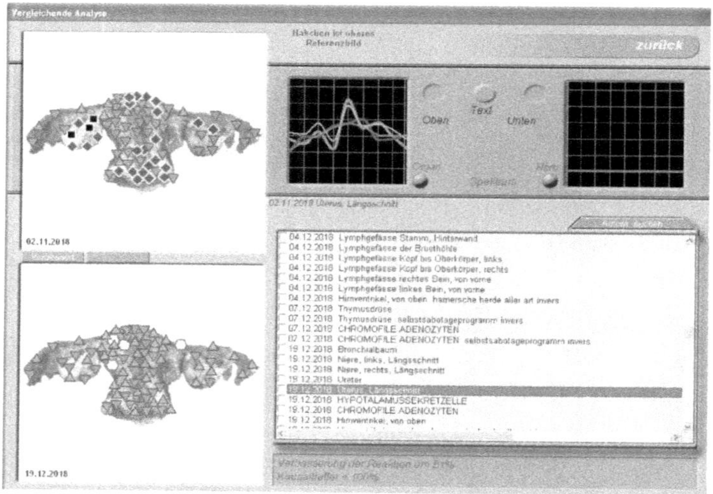

Abbildung: *Uterus Längsschnitt. Das obere Bild zeigt den Initialbefund. Die energetischen Störungen resultieren aus informatorischen Belastungen durch Revierverlustkonflikt, Schwarze Magie und Treponema pallidum (siehe Erläuterung später). Das untere Bild zeigt den Therapieerfolg nach Löschung der Störinformationen, die Verbesserung der Reaktion beträgt 51% nach 6 Wochen.*

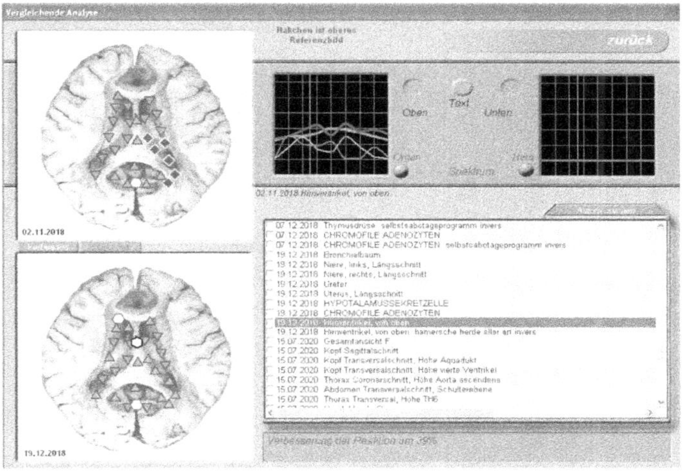

Abbildung: *Hirnventrikel. Das obere Bild zeigt den Initialbefund. Die energetischen Störungen resultieren aus informatorischen Belastungen durch Schock (siehe Erläuterung später). Das untere Bild zeigt den Therapieerfolg nach Löschung der Störinformationen, die Verbesserung der Reaktion beträgt 39% nach 6 Wochen, alle dunklen Markierungen sind verschwunden.*

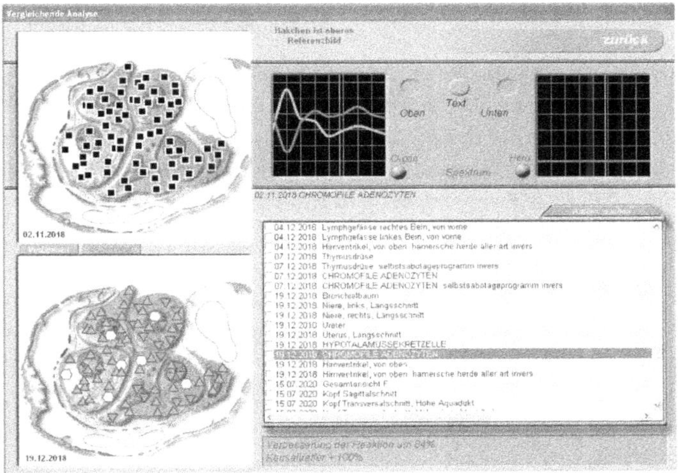

Abbildung: *Chromophile Adenozyten: Das obere Bild zeigt den Initialbefund. Die energetischen Störungen resultieren aus informatorischen Belastungen durch einen Existenzkonflikt. Das untere Bild zeigt den Therapieerfolg nach Löschung der Störinformationen, Verbesserung der Reaktion um 39% nach 6 Wochen.*

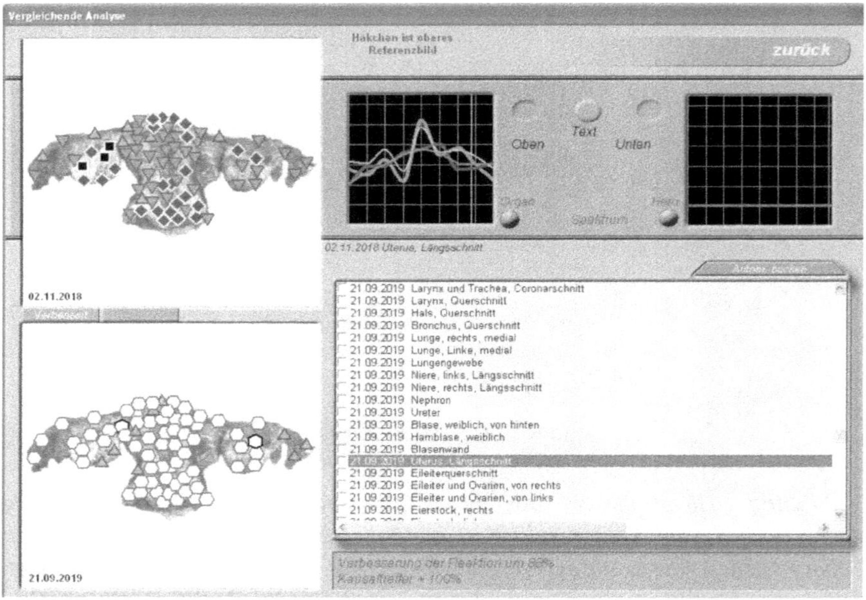

Abbildung: *Uterus Längsschnitt: 10 Monate nach dem Tod der Patientin offenbart sich der vorliegende Symptome und Befunde: Die vormals energetisch schwer belastete Gebärmutter (oberes Bild, 1 Monat vor Tod) erstrahlt nun regelrecht (unteres Bild, 9 Monate nach Tag), es finden sich ausschließlich helle Markierungen. Dieses Bild ist typisch bei Verstorbenen: Ganz offensichtlich ist die Seele mit dem dazugehörigen feinstofflichen Körper nicht mehr aktiv, denn wir haben es mit einem avitalen Befund zu tun. Das erkennt man an den fehlenden Variabilitäten der Markierungen im unteren Bild. Im Gegensatz zum oberen Bild, wo dunkle und helle Markierungen gemischt nebeneinanderstehen (von Note 3-6), sind im unteren Bild alle Markierungen gleich, nämlich allesamt Note 1-2. Analoge Befunde ergeben sich auf allen Organsystemen der Patientin. Überall maximal helle, aber avitale Bilder. Man kann letztlich nur spekulieren: Offensichtlich ergeben die NLS-Analysen nur bei irdisch lebenden Personen messbare Befunde, während bei Toten keine Aussagen mehr möglich sind. Wie im Kapitel „Repräsentation von Informationen" beschrieben, trägt die Seele einen feinstofflichen Körper mit sich, der aber außerhalb des irdischen Daseins nicht adressierbar ist.*

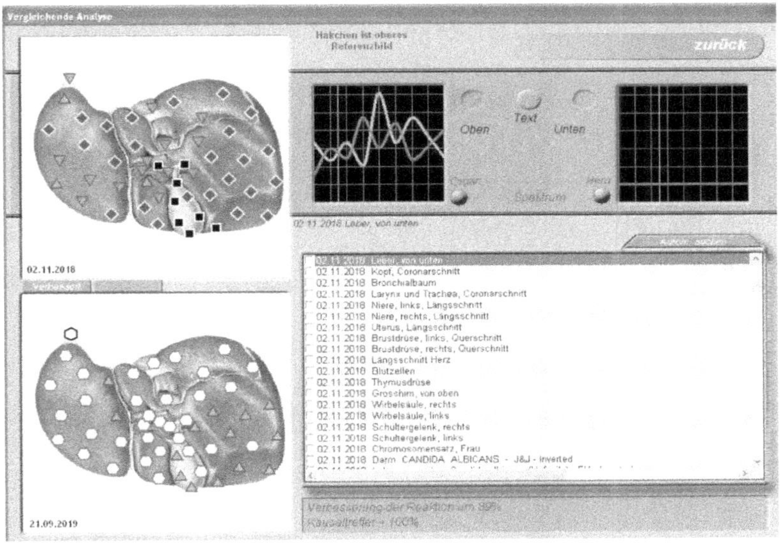

Abbildung: *Leber. Oben der vitale Initialbefund, unten der avitale Befund post mortem.*

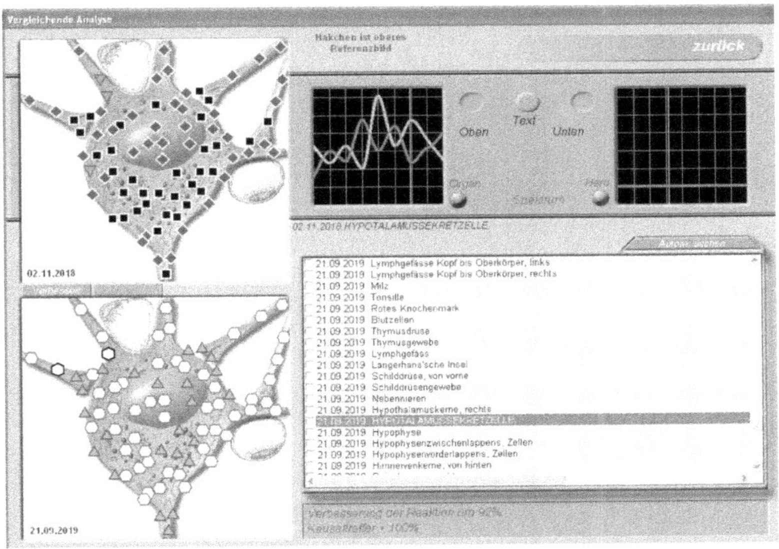

Abbildung: *Hypothalamus. Oben der vitale Initialbefund, unten der avitale Befund post mortem.*

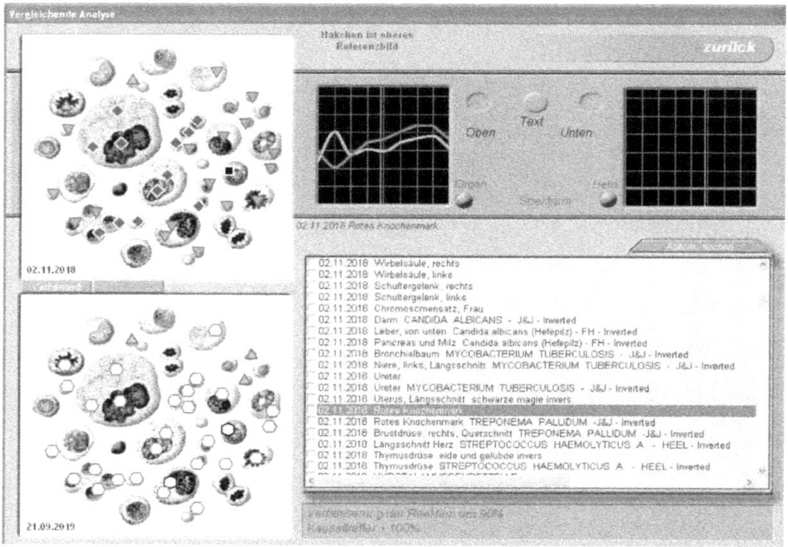

Abbildung: *Rotes Knochenmark. Oben der vitale Initialbefund, unten der avitale Befund post mortem.*

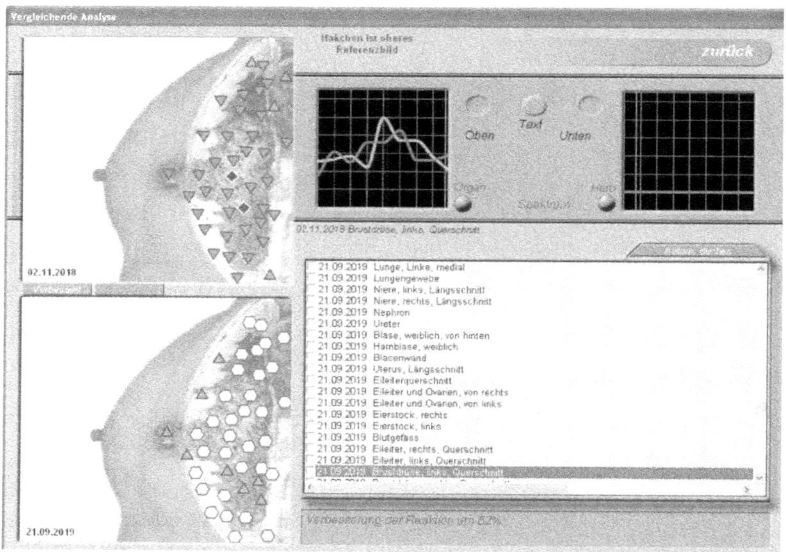

Abbildung: *Brustdrüse links. Oben der vitale Initialbefund, unten der avitale Befund post mortem.*

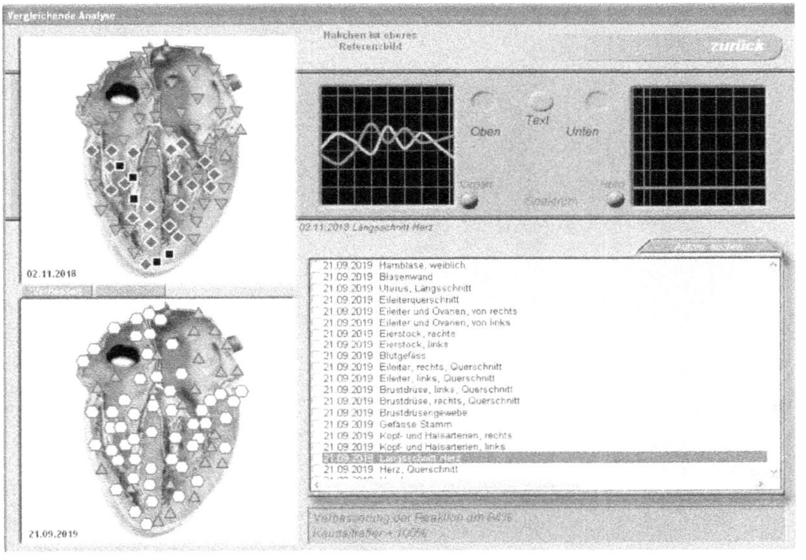

Abbildung: *Längsschnitt Herz. Oben der vitale Initialbefund, unten der avitale Befund post mortem.*

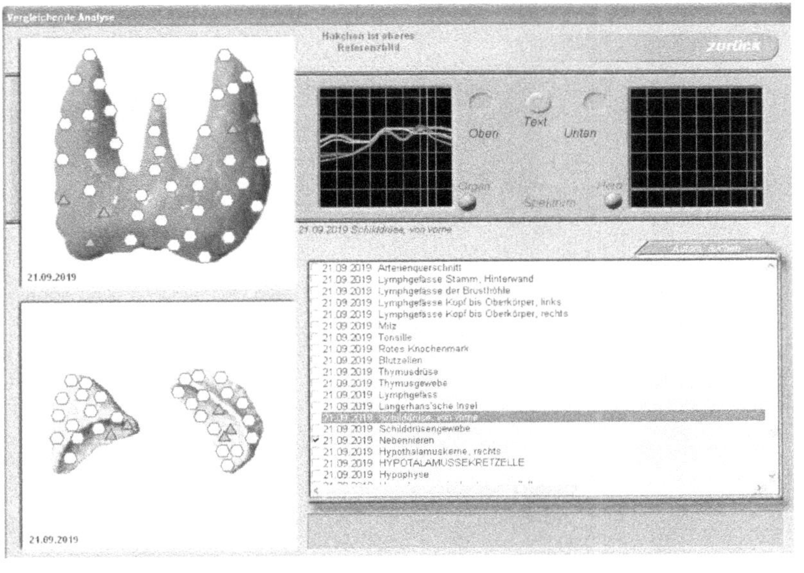

Abbildung: *Schilddrüse und Nebennieren. Avitale Befunde post mortem.*

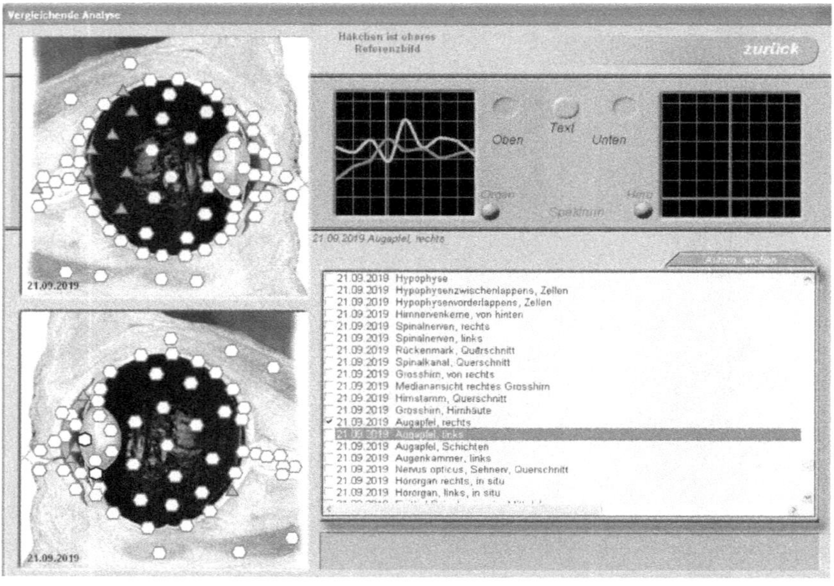

Abbildung: *Rechtes und linkes Auge. Avitale Befunde post mortem.*

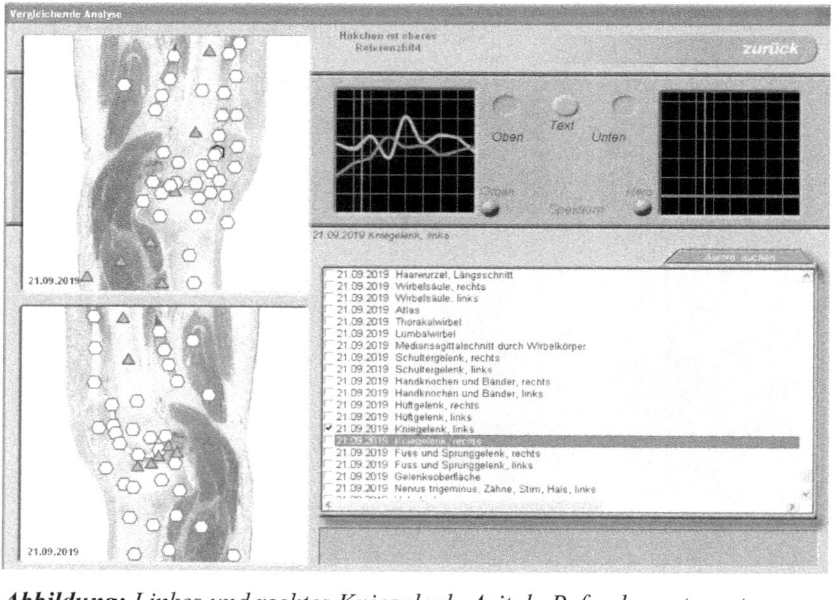

Abbildung: *Linkes und rechtes Kniegelenk. Avitale Befunde post mortem.*

Schuld

Aus der Sicht der Aurachirurgie ist Schuld das zentrale Thema der Menschheit, allerdings in einem anderen Verständnis, als es den meisten bewusst ist. Schuld beschränkt die Freiheit des Individuums, macht arm und krank sowie anfällig für Manipulationen und Besetzungen.

Um das Phänomen der Schuld zu verstehen, gilt es zunächst sich mit den Begriffen der Polarität und der Sünde auseinander zu setzen. Polarität ist die Zweiheit von gleichwertigen, sich gegenseitig ergänzenden Polen, gründend im natürlichen Gleichgewicht der göttlichen Ordnung. Im Hebräischen bezeichnet als Tora, im Sanskrit als Dharma, im Altägyptischen als Mat. Polarität beschreibt das Grundprinzip der göttlichen Schöpfungsdynamik und der ursprünglichen Harmonie in der materiellen Welt. Solange wir keine rein geistigen Wesen sind, sondern als Menschen aus Fleisch und Blut ein irdisches Dasein führen, unterliegen wird dem Gesetzt der Polarität. Beispiele für Polarität sind: Maskulin und feminin, Raum und Zeit, Ursache und Wirkung, Subjekt und Objekt, positiv und negativ, Schöpfung und Auflösung, Sonne und Mond, Ein- und Ausatmen, Spannung und Entspannung, Arbeit und Erholung u.v.m.

Die Sünde des Menschen besteht in der Absonderung von der Einheit. Sünde und Sonderung sind sprachlich verwandt. In der griechischen Sprache zeigt sich die Bedeutung des Wortes Sünde: „Hamartäma" heißt „Sünde", das entsprechende Verb „Hamartanein" heißt „den Punkt verfehlen, das Ziel nicht erreichen". Sünde ist somit die Unfähigkeit, den Punkt zu treffen. In der medizinischen Terminologie kennt man das Hamartom als Gewebsfehlbildung, bei der im übertragenen Sinn der Punkt verfehlt wurde. Der Begriff des „Remedium" (lat.: Heilmittel) beschreibt die Situation treffend: Re-medium heißt „Zurück in die Mitte". Im Englischen kennen wir das Wort „remedy". Das Heilmittel, das den Menschen zurück in die polare Mitte bringt, der Begriff „Heil" stammt vom griechischen „holos", was „ganz" bedeutet: Durch das Heilmittel wird der Mensch wieder ganz, er vereint beide Pole innerhalb der Polarität. Das gleiche gilt für den Begriff der „Meditation", auch hier gilt es in die „Mitte" zu kommen.

Der Punkt ist das Symbol der Einheit in der Polarität, der den Menschen unerreichbar scheint. Denn jede Entscheidung im Leben führt letztlich weg von der Mitte, auf eine Seite der Polarität. Entscheidet sich der Mensch für das Arbeiten, entscheidet er sich gegen die Erholung. Eine Situation, in der beide Aspekte gleichermaßen zur gleichen Zeit gelebt werden, ist nicht möglich. Sehr wohl können die beiden Polaritäten nacheinander gelebt werden, erst die Arbeit, dann das Vergnügen. Entscheidend ist das ausgewogene Verhältnis zwischen beiden Polen. Ein polares Bewusstsein kann den Punkt bzw. die Einheit nicht treffen – das ist Sünde. Sündigsein ist ein anderes Wort für Polarsein. Es ist eine Illusion, in der Polarität Sünde vermeiden zu können. Der Mensch lebt mit einem polaren Bewusstsein. Jesus spricht: *„Wer unter euch ohne Sünde ist, der werfe den ersten Stein.“* (Johannes 8). Die heute praktizierte Wissenschaft ist in diesem Sinne Sünde, denn sie fokussiert auf das Materielle als dem Gegenpol zum Spirituellen und blendet das Spirituelle aus. Die Polarität zwingt den Menschen, seinen Weg durch die Gegensätze hindurch zu gehen, bis er alles gelernt und integriert hat, um vollkommen zu werden. Sünde ist in diesem Verständnis ohne Bewertung, weder gut noch böse, sie beschreibt lediglich die Abweichung von der Mitte.

Wird ein Pol dauerhaft zu stark gelebt und der Gegenpol zu wenig, so gerät er unter Umständen sogar in die Schuld. Das geschieht beispielsweise, wenn er nur arbeitet und sich nie adäquat erholt. Nun mag man sagen: Der Mensch hat doch einen freien Willen, es sollte ihm doch möglich sein, beide Pole in gleicher Weise zu leben und damit stabil in seiner Mitte zu bleiben. Wenn jedoch karmische Belastungen wie z.B. ein Sklavenjoch oder ein Selbstkasteiungsgelübde den Menschen immer zum Arbeiten antreiben, dann bleibt ihm die Option zur Erholung bzw. der Zugang zu einem der beiden Pole dauerhaft verwehrt. Das Problem wird offensichtlich: Der Wille eines Menschen mit Sklavenjoch oder Selbstkasteiungsgelübde ist nicht mehr frei. Das gilt im Grund für alle karmischen und unter Umständen auch miasmatischen Belastungen. Die Störinformation bringt den Menschen aus der Mitte und somit in die Sünde. Nicht selten kommt es dann zur süßen Betäubung durch Schokolade und Kekse, anstatt echter Erholung und Lebensfreude. Schokolade und Kekse sind jedoch keine Erholung im Sinne der angestrebten Mitte, sondern sinnlose und wirkungslose Kompensationsversuche, die den Menschen unter Umständen sogar noch mehr aus der Mitte bringen, indem sie ihn krank machen. Gleiches gilt für Rauchen, Alkohol und Drogen. Erst wenn es gelingt, die verhindernde Störinformation des Sklavenjochs oder des Selbstkasteiungsgelübdes zu löschen, können beide Pole gleichwertig gelebt werden.

Die Kirche hat den Sündenbegriff im Lauf der Geschichte entstellt und den Menschen eingeredet, Sünde sei „Böses tun“ und durch gutes und richtiges Handeln vermeidbar, wobei „Böse“ nicht dem individuellen Gewissen verantwortet wird, sondern der moralischen Bewertung durch die Kirche als oberste Moralhüterin unterstellt ist und damit der Eigenverantwortung durch den Menschen entzogen wird. Das gipfelt schließlich im sog. Ablasshandel durch die katholische Kirche im Sinne der Monetarisierung von Schuld und Schulderlass. Eine Kirche, die einen strafenden Gott predigt, induziert Schuld beim Gläubigen, weil sie ihn von der polaren Mitte abbringt. Der Geistliche begeht damit selbst eine Sünde und erzeugt in sich Schuld.

Die Sünde beschreibt die Abweichung von der Mitte, die Schuld entsteht aus der Kumulation von Sünden. Nach informatorischem Verständnis repräsentiert Schuld eine karmische Entität im Sinne einer in die Zukunft gerichteten Konsequenz, die sich aus den Taten der Vergangenheit und der Gegenwart ergibt. Dabei handelt es sich nicht um eine juristische oder moralische, sondern um eine energetische Schuld. Schuld als energetisches Phänomen enthält keine Bewertung, sondern beschreibt den Tatbestand, dass der Mensch aus der geistigen Mitte gefallen ist bzw. die geistige Balance verloren hat. Während die juristische und auch die moralische Schuld in einem hohen Maße kontext- und zeitabhängig sind, bleibt die energetische Schuld eine immanente Größe, die jenseits von Raum und Zeit wirkt. Tötet z.B. ein Bomberpilot im Krieg Tausende von unschuldigen Frauen und Kindern, indem er Bomben über einer Stadt abwirft, so wird er weder juristisch noch moralisch belangt, sondern vielmehr noch während des Krieges und auch danach in Friedenszeiten als Held gefeiert. Tötet der gleiche Mensch in Friedenszeiten nur eine einzige Person, so wird er vor Gericht gestellt und muss lebenslänglich ins Gefängnis. Schuld als juristische Größe ist damit davon abhängig, ob Kriegsrecht oder Friedensrecht herrscht. Auch die moralische Schuld hängt vom jeweiligen Kontext ab: Wurden früher Taten wie z.B. der Ehebruch als moralisch verwerflich geahndet, manchmal sogar durch Hinrichtungen, gelten die gleichen Taten heutzutage als nicht zu verfolgende Kavaliersdelikte. Schuld als moralische Entität ist damit in einem hohen Maß vom Moralkodex der jeweiligen Gesellschaft abhängig. In allen Fällen jedoch entsteht je nach Schwere der Tat eine energetische Schuld, unabhängig von der Gesellschaft, dem Moralkodex, der Zeit oder der geographischen Lage.

Die Schuld gleicht sich aus: Entweder noch im gleichen Leben, in dem die Schuld entstanden ist, oder aber in künftigen Leben. Dabei zeigt sich: Die Vererbung folgt einer immer gleichen Logik. Der Enkel übernimmt die Schuld eines Großelternteils oder aus der vorletzten Seeleninkarnation und gleicht sie in seinem Leben aus, durch schicksalhafte Erlebnisse oder gar Krankheit. Finden sich bei einem Kind Behinderungen, so stellt sich die Frage nach einer möglicherweise übernommenen Schuld von einem Urgroßelternteil oder aus der vorvorletzten Seeleninkarnation. Auch hier kommt es bei entsprechend ausgeprägter Schuldbelastung unter Umständen zu Ausgleichen.

Exodus 20

Die Zehn Gebote: 20,1-17

1 Dann sprach Gott alle diese Worte:

2 Ich bin der HERR, dein Gott, der dich aus dem Land Ägypten geführt hat, aus
dem Sklavenhaus. 3 Du sollst neben mir keine anderen Götter haben. 4 Du sollst
dir kein Kultbild machen und keine Gestalt von irgendetwas am Himmel droben,
auf der Erde unten oder im Wasser unter der Erde. 5 Du sollst dich nicht vor
ihnen niederwerfen und ihnen nicht dienen. Denn ich bin der HERR, dein Gott,
ein eifersüchtiger Gott: Ich suche die Schuld der Väter an den Kindern heim, an
der dritten und vierten Generation, bei denen, die mich hassen; 6 doch ich
erweise Tausenden meine Huld bei denen, die mich lieben und meine Gebote
bewahren.

Abbildung: *Auszug aus der Bibel, Exodus 20, Die Zehn Gebote: 20, 1-17. Bereits hier sind die Vererbungsprinzipien der Schuld beschrieben. Die hier erwähnte dritte Generation ist die Enkelgeneration, die vierte die Urenkelgeneration.*

Das Prinzip der Schuld und ihrer Wirkung aus der Vergangenheit und der Gegenwart in die Zukunft ist alt: Die Nornen sind in der nordischen Mythologie schicksalsbestimmende weibliche Wesen, von denen einige von Göttern, andere von Zwergen oder Elfen abstammen sollen. Innerhalb der indogermanischen Religionen und Mythologien besteht eine Verwandtschaft mit den römischen Parzen und den griechischen Moiren. Der Name „Skuld" beschreibt vom Wortstamm die „Schuld" und drückt aus, dass sie für die Zukunft steht. Das bedeutet innerhalb der nordischen Schicksalsvorstellungen das der Vergangenheit Geschuldete. Schuld ist das Geschehen, das noch zu geschehen hat, weil es auf Grund des Vergangenen und der Gegenwart nicht anders geschehen kann.

Schuld kann im Gegensatz zur Sünde akkumuliert werden, und zwar nicht nur beim Täter, sondern auch beim Opfer, weil sich beide von der Mitte entfernt haben: Die Taten der Vergangenheit und der Gegenwart sind nach dem Ursache-Wirkungsprinzip Auslöser für die Entwicklungen der Zukunft. Aus juristischer oder moralischer Sicht ergibt das keinen Sinn, aus energetischer jedoch sehr wohl. Je energetisch potenter die Taten der Vergangenheit und der Gegenwart im Sinne der Polarität (Abweichung von der Mitte), desto größer die Auswirkung auf die

Zukunft. Wohlgemerkt nicht im Sinne einer Bewertung durch eine höhere Instanz, sondern rein auf Grund der impliziten energetischen Potenz.

So haben Hinrichtungen, Folterungen, Misshandlungen, aber auch Eide und Gelübde eine hohe energetische Wirkung, die sich entsprechend epigenetisch auf Folgegenerationen vererben und zu entsprechenden Symptomen führen kann. Auch der sexuelle Missbrauch besitzt eine hohe energetische Potenz und führt damit zu einer Abweichung von der polaren Mitte, sowohl für das Opfer als auch für den Täter. Beide verlieren aus energetischer Sicht durch die Tat ihre geistige Mitte. Dass sich beim Opfer eine Schuld nachweisen lässt, obwohl es nach moralischem bzw. juristischem Verständnis unschuldig ist, ist ein Paradoxon und nur aus energetischer Sicht zu verstehen. Somit ist zu erklären, warum in den NLS-Analysen von Opfern mit der karmischen Belastung des sexuellen Missbrauchs entweder im Vorleben oder im aktuellen Leben oder in beiden Inkarnationen regelhaft mit den entsprechenden energetischen Belastungen auf den verschiedenen Organstrukturen auch das karmische Muster der Schuld zu finden ist.

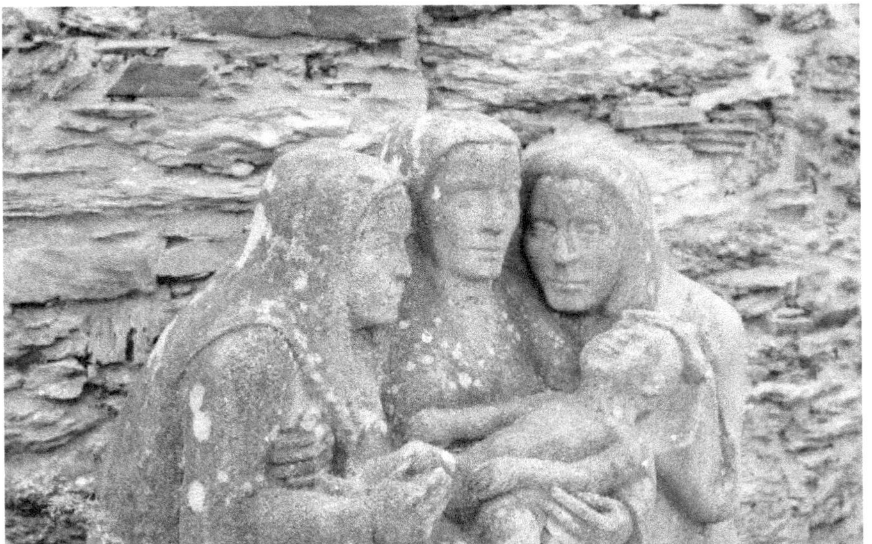

Abbildung: *Nornen: Urd (Schicksal), Verdandi (das Werdende) und Skuld (Schuld: Das, was sein wird, weil es sein soll oder nicht anders sein kann).*

Je größer die messbare Schuld, desto ausgeprägter der Drang nach Auflösung des karmischen Musters und umso dringender der Wunsch, einen entsprechenden

Beruf zu ergreifen, der einen in die Lage versetzt, die karmische Schuld abzutragen. So findet man nicht selten bei Menschen, die sich für den Polizeiberuf oder für eine juristische Ausbildung entscheiden, eine Schuldbelastung, als energetisch-informatorische Konsequenz für in der Vergangenheit erlittenes Unrecht.

In vielen geistigen Schulen wird gelehrt, dass ein Mensch deshalb Opfer eines sexuellen Missbrauchs wird, weil er in einer früheren Inkarnation Täter eines sexuellen Missbrauchs gewesen sei. Ich halte von derlei Überlegungen nichts. Vielmehr führt es zu einer zusätzlichen Belastung für das Opfer, wenn es vom Therapeuten mitgeteilt bekommt, es sei in früheren Zeiten auch noch Täter gewesen, und die gegenwärtige Tat sei die logische Konsequenz daraus. Die Überlegung, dass diese Erkenntnis eine Art von Trost für das Opfer darstellen soll, halte ich für falsch. Auch fehlt in dieser Diskussion, dass die Informationen von sexuellen Missbräuchen eben nicht nur aus früheren Seeleninkarnationen stammen, sondern in der Regel von Vorfahren väterlicherseits und/ oder mütterlicherseits epigenetisch übernommen werden. In der aurachirurgischen Sitzung prüfe ich nicht, ob jemand in einem Vorleben Opfer oder Täter geworden ist. Vielmehr gilt es die Störinformation als solche zu identifizieren und aus dem Organismus zu löschen, unabhängig davon, ob der Missbrauch in diesem Leben erlitten wurde oder als Information aus einem Vorleben stammt.

Das karmische Muster der Schuld findet sich häufig in Verbindung mit kirchlichen Organisationen, insbesondere in katholischen Firmungen in Abhängigkeit vom firmenden Bischof, aber auch im Taufritual, Erstkommunion oder Erste Beichte. Durch energetisch schwerwiegende Verfehlungen wie z.B. Hinrichtungen von Ungläubigen oder Kirchengegnern, Kreuzzüge, Inquisition, Kastration von Kindern (siehe karmisches Muster der Kastration), sexuelle Missbräuche an Kindern u.v.m. hat sich die katholische Kirche in der Polarität aus der geistigen Mitte begeben, gesündigt und Schuld aufgebaut.

Schuld führt zu einer Selbstsabotageprogrammierung, was sich darin äußert, dass nichts im Leben so recht gelingen will, im privaten wie auch im beruflichen Bereich. Aber auch Krankheiten können durch die im Hintergrund aktiven Selbstsabotageprogramme ausgelöst werden. Das „automatische Aufsagen“ des Schuldbekenntnisses verstärkt unter Umständen die energetische Belastung. Die katholische Kirche legt den Schuldbegriff auf ewig aus, was in Begrifflichkeiten der „Erbschuld“ oder der „Erbsünde“ zum Ausdruck kommt und damit nicht mit dem Tod des Individuums endet. Auch wenn Schuld nach aurachirurgischer Erfahrung nicht auf ewig gilt, sondern über die Zeit hinweg gesühnt und damit ausgeglichen werden kann (siehe im Folgenden), so ist sie doch epigenetisch vererbbar und kann, wie an anderer Stelle beschrieben, entsprechende Konsequenzen nach sich ziehen. Andere Kirchen wie z.B. die neuapostolische Kirche kennen das Prinzip der Schuld weniger. Anthroposophisch orientierte Patienten, die über die anthroposophische Gemeinde quasi religiös organisiert sind, sind von Schuldthemen ebenfalls weniger betroffen, jedoch keineswegs frei. Interessanterweise finden sich Belastungen mit Schuld z.B. auch bei Moslems, obwohl im Koran das Thema der Schuld nicht von so großer Bedeutung ist. Sehr wohl existieren aber in seltenen Fällen Schuldbelastungen aus vergangenen Leben, als die betreffende Person nicht muslimisch, sondern z.B. katholisch getauft war, was in der Praxis tatsächlich immer wieder vorkommt.

Nicht-lineare Systeme sind in der Lage, entsprechende Schuldbelastungen bildlich darzustellen und quantitativ zu messen. Schuld setzt sich als feinstoffliche Belastung im Bereich des Hypothalamus fest, was für den Betroffenen massive Auswirkungen hat, zumal der Hypothalamus als übergeordnete Kontrollinstanz für viele neuronale und humorale Aktivitäten im Körper zuständig ist (Hormonsekretion, Blutdruckregulation, Steuerung der zirkadianen Rhythmik mit Schlafregulation, Steuerung des Sättigungsgefühls mit Regulation der Nahrungsaufnahme). Nachweisbar sind diese energetischen Belastungen in der NLS-Analyse an entsprechenden Kernarealen, aber auch in der aurachirurgischen Untersuchung durch Resonanz. Eine energetische Belastung durch Schuld kann vielfach auch auf den Chromosomen nachgewiesen werden und deutet dann immer auf eine epigenetisch erbliche Situation hin.

Schuld wird in vielen Fällen von den Menschen als Schuldgefühl und Scham empfunden, bleibt in manchen Fällen aber auch unbewusst, bildet eine energetisch-informatorische Störquelle, beeinflusst das Verhalten eines Menschen, reduziert das Wohlempfinden oder macht im schlimmsten Falle arm und krank. Die Scham führt sogar dazu, dass das Opfer den Täter schützt, im vermeintlichen Ansinnen, dadurch nicht erneut zum Opfer zu werden. Nicht selten führt die Scham zu einem prosozialen Verhalten, indem sich die betroffenen entsprechend in der Versorgung Bedürftiger engagieren, um für die empfundene Schuld zu „büßen" und sich damit vermeintlich zu befreien.

Wird die Schuld getilgt oder durch eine aurachirurgische Behandlung gelöscht, befindet sich der Mensch geistig wieder in seiner Mitte und ist frei. In der neu gewonnenen Freiheit lebt er seine Selbstbestimmung. Ziel ist und bleibt in allen Fällen die Freiheit. Wer frei ist von Schuld, wird nicht arm und krank und ist immun gegen Manipulationen und Besetzungen.

Zusammenhang zwischen Schuld, Sünde und Polarität

Die folgenden Abbildungen zeigen den Zusammenhang zwischen Schuld, Sünde und Polarität.

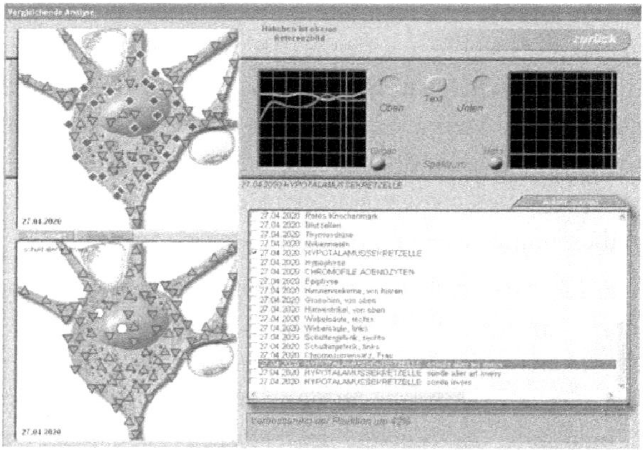

Abbildung: *Hypothalamus: Deutliche energetische Störung, bei Invertierung von „Schuld aller Art" verbessert sich die energetische Reaktion um 42%. Damit ist der Ausgangsbefund klar: Dieser Patient hat eine Belastung durch Schuld, nachweisbar auf dem Hypothalamus.*

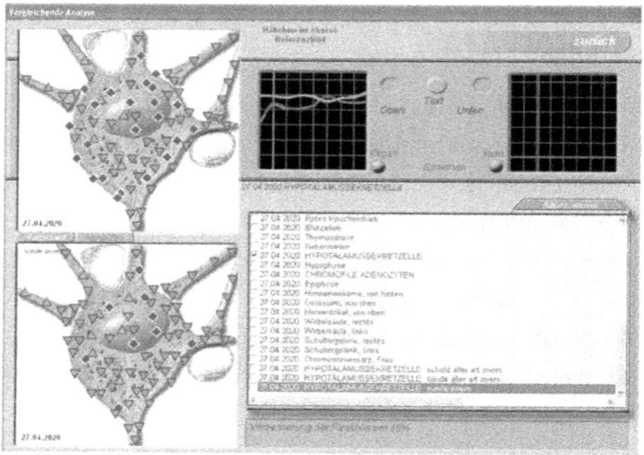

Abbildung: *Hypothalamus: Bei Invertierung von „Sünde" zeigt sich eine geringe Verbesserung um nur 16%. Sünde ist keine kumulierbare energetische Größe wie die Schuld, entsprechend ist der Unterschied zum Ausgangsbefund zwar erkennbar, aber gering.*

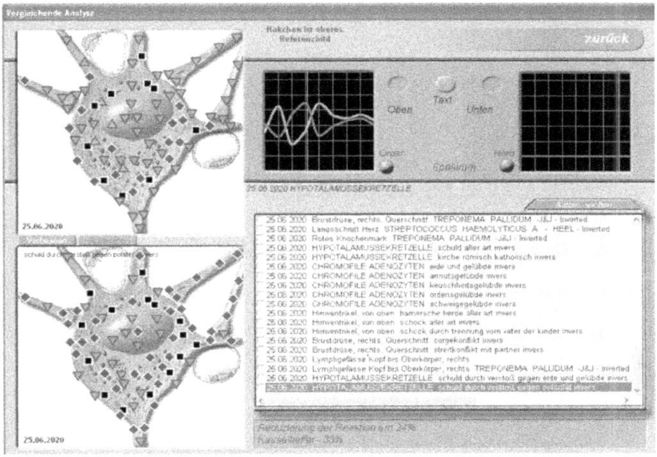

Abbildung: *Hypothalamus: Bei Eingabe von „Schuld durch Verstoß gegen Polarität invers“* ***reduziert*** *sich die energetische Reaktion um 24%, was verständlich ist, als Polarität eine Dimension darstellt und keine Handlung: Man kann nicht gegen eine Polarität verstoßen, man kann sich nur polar verhalten. Polarität ist eine Dimension wie Raum oder Zeit.*

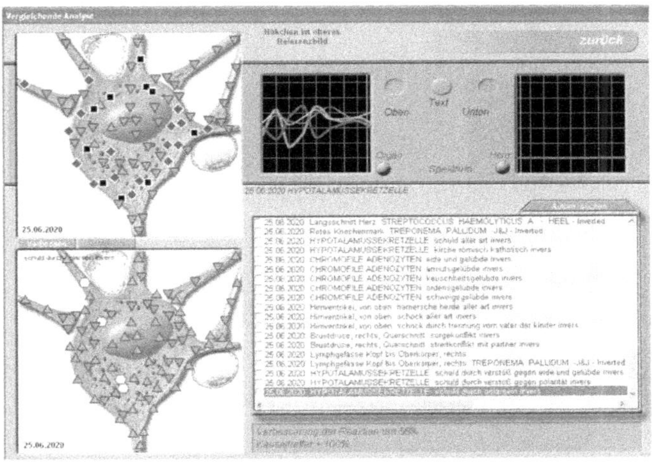

Abbildung: *Hypothalamus: Bei Eingabe von „Schuld durch Polarsein invers“ verbessert sich die energetische Reaktion um 58%, was wiederum verständlich ist, als Polarsein keine Eigenschaft, sondern eine Handlung ist. Polarsein ist identisch mit Sündigsein. Schuld kann somit durch Polarsein angehäuft werden.*

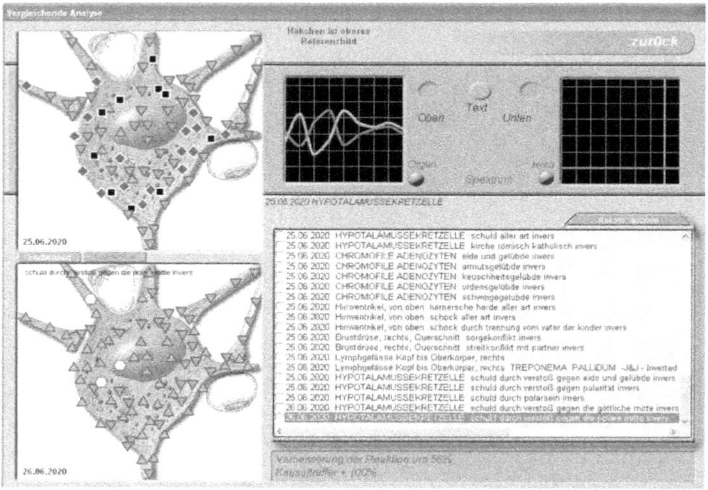

Abbildung: *Hypothalamus: Bei Eingabe von „Schuld durch Verstoß gegen die polare Mitte invers" verbessert sich die energetische Reaktion um 56%, der gleiche Befund wie zuvor, was logisch ist, denn auch dies beschreibt eine Handlung. Durch Verstoß gegen die polare Mitte kann Schuld angehäuft werden.*

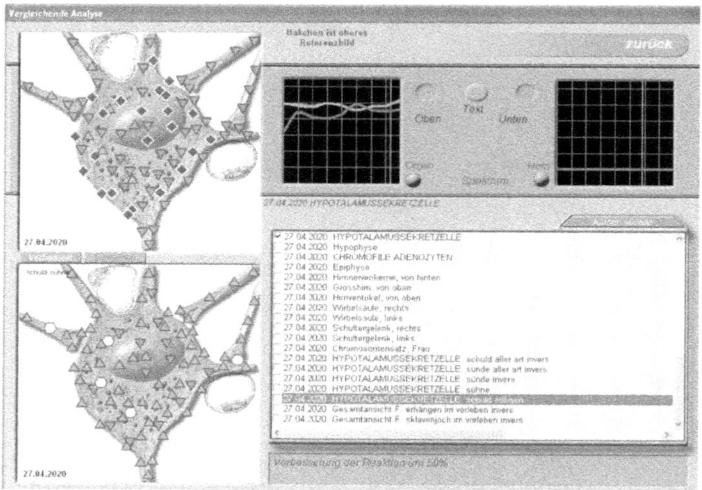

Abbildung: *Hypothalamus: Bei Eingabe von „Schuld sühnen" verbessert sich die energetische Reaktion um deutliche 59%. Man kann somit Schuld sühnen, durch den Vorgang der Sühne wird die Schuld karmisch bzw. energetisch reduziert.*

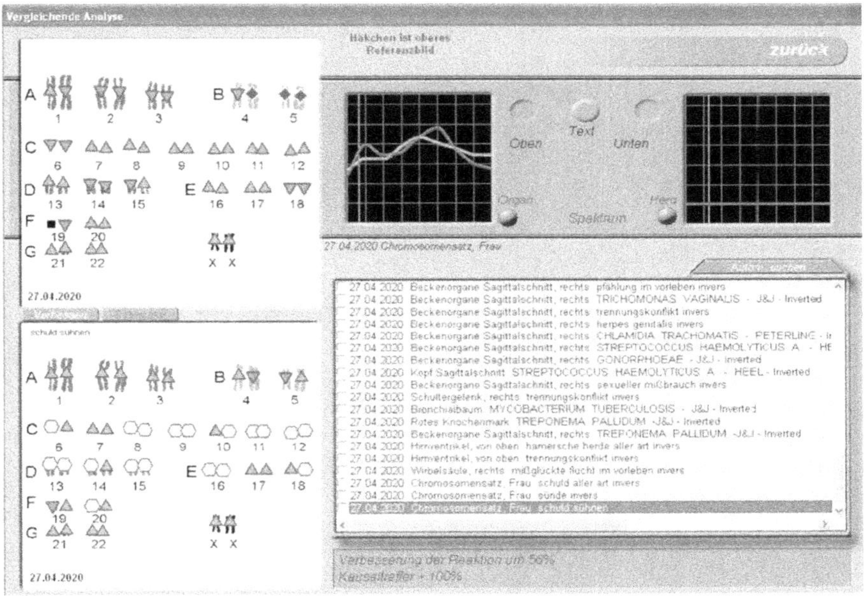

***Abbildung**: Chromosomensatz: Bei Eingabe von „Schuld sühnen" verbessert sich die energetische Reaktion um deutliche 56%: Man kann Schuld sühnen, durch den Vorgang der Sühne wird die Schuld karmisch bzw. energetisch reduziert.*

Zusammenhang zwischen Eiden/ Gelübden und Schuld

Im Folgenden untersuchen wir die Frage, welche Auswirkungen Eide und Gelübde auf das Prinzip der Schuld haben. Geraten Menschen, die Eide und Gelübde ablegen, in die Schuld? Oder werden sie durch die Eide und Gelübde gar gestärkt und befinden sich in besonders ausgeprägter Weise in ihrer geistigen Mitte?

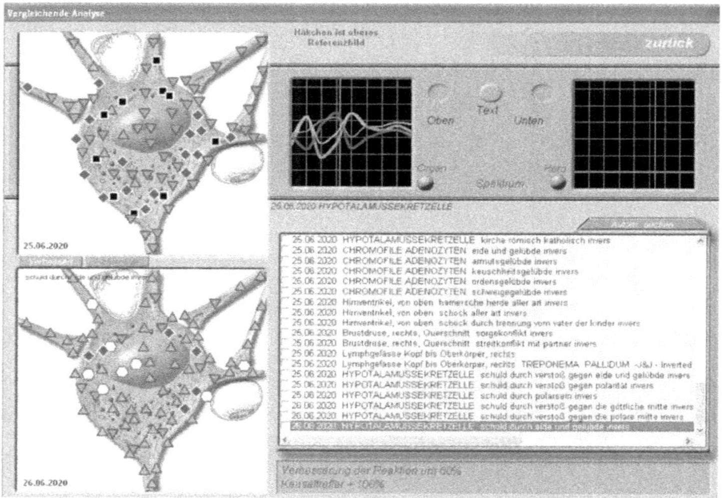

Abbildung: *Hypothalamus: Energetische Störung, bei Invertierung von „Schuld durch Eide und Gelübde" zeigt sich eine Verbesserung der Reaktion um 60%, was beweist, dass das Ablegen von Eiden und Gelübden offensichtlich in die Schuld führt. Aus energetischer Sicht ist dies auch einfach zu verstehen: Ein Mensch, der gegenüber einer Organisation einen Eid ablegt, wird gegenüber dieser zum Weisungsempfänger und ist damit nicht mehr vollumfänglich unabhängig und frei. Wenn man Freiheit als das „Freisein von Schuld" begreift, so ist klar, dass jede Beschränkung in die Unfreiheit und in die Schuld führen muss. Das gleiche gilt für Gelübde: Ein Mensch, der ein Armutsgelübde in sich trägt, ist nicht frei und unabhängig, sondern beschränkt sich selbst. Im schlimmsten Fall kommt er nie zu Geld bzw. das Geld kommt nicht zu ihm. Die Symptome können vielfältig sein: Das Armutsgelübde induziert Verarmungsängste, der Betroffene bekommt Ärger mit seiner Umgebung, streitet mit dem Vermieter, erleidet einen Revierärgerkonflikt und gleicht diesen mit einer Magenschleimhautentzündung aus. Zahlreiche weitere Konfliktmöglichkeiten können resultieren.*

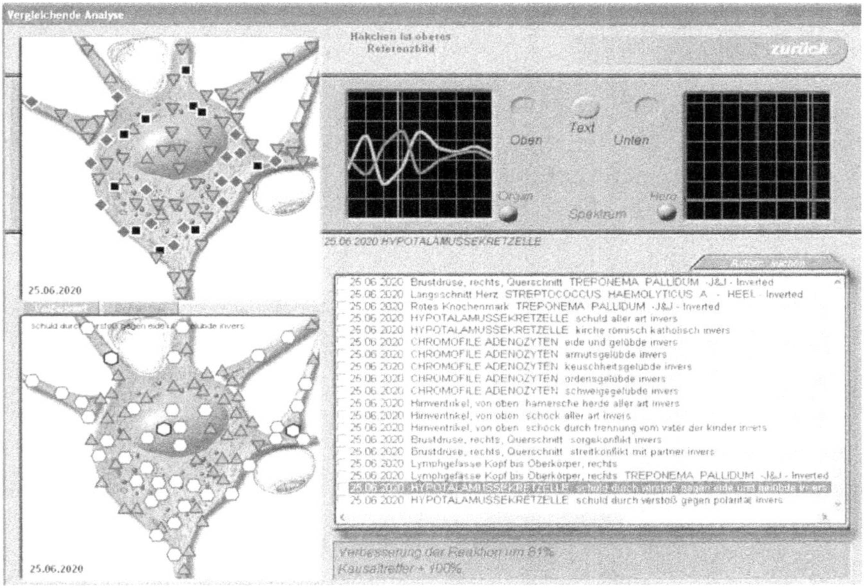

***Abbildung**: Hypothalamus: Die Frage lautet: Wenn Eide und Gelübde in die Schuld führen, wäre es dann eine Option, gegen die Eide und Gelübde zu verstoßen, um wieder aus der Schuld herauszukommen? Die vorliegende Untersuchung zeigt es: Bei Invertierung von „Schuld durch Verstoß gegen Eide und Gelübde" zeigt sich eine Verbesserung der Reaktion um 81%, d.h. die Schuld, die durch Verstoß gegen Eide und Gelübde entsteht, ist noch viel größer als die Schuld, die durch das Schwören entstanden ist. Auch dies lässt sich aus energetischer Sicht gut verstehen: Durch das Schwören von Eiden und Gelübden verändert der Mensch seinen bisherigen Verhaltenskodex, er richtet sein Verhalten nach den durch die Eide und Gelübde vorgegebenen Verhaltensregeln neu aus. Damit gewinnt er quasi eine neue, veränderte geistige Position und Ausrichtung, die er durch Befolgen der Regeln zu halten versucht. Verstößt er gegen die Regeln der Eide und Gelübde, gerät er wieder aus seiner neuen Mitte, diesmal sogar schwerer als zu Beginn.*

Daraus ergibt sich die therapeutische Strategie: Wenn Eide und Gelübde in die Schuld führen, ebenso der Verstoß gegen Eide und Gelübde, dann gilt es, die Eide und Gelübde aufzulösen, rückabzuwickeln und informatorisch zu löschen. Gelingt dies durch die aurachirurgische Auflösungsprozedur, so kommt der Mensch wieder in die geistige Mitte und wird wieder frei von Schuld.

Vererbbarkeit von Schuld

Schuld ist vererbbar, wie die folgenden Abbildungen zeigen. Es handelt sich um einen 64-jährigen Mann, der sich wegen eines Prostatakarzinoms vorstellt. Er will wissen, ob er karmisch vorbelastet ist, zumal er der Nachkomme einer jüdischen Familie sei, von der zahlreiche Mitglieder in der NS-Zeit als Juden in den Konzentrationslagern umgebracht wurden.

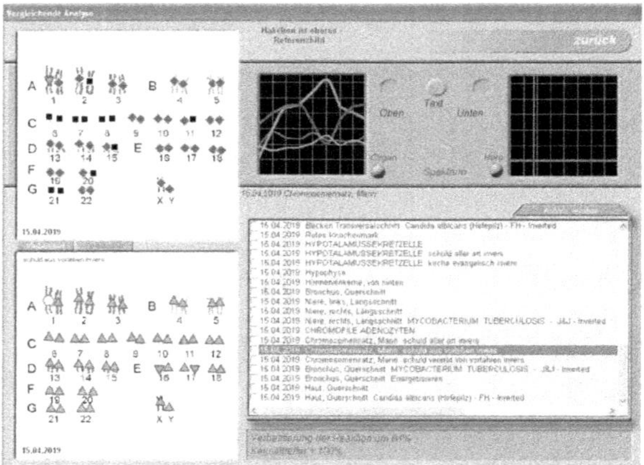

Abbildung: *Chromosomen: Bei Invertierung von „Schuld aus Vorleben" zeigt sich eine Verbesserung der Reaktion um 81%, was zeigt, dass es sich um eine epigenetische Vererbung der entsprechenden Information handelt.*

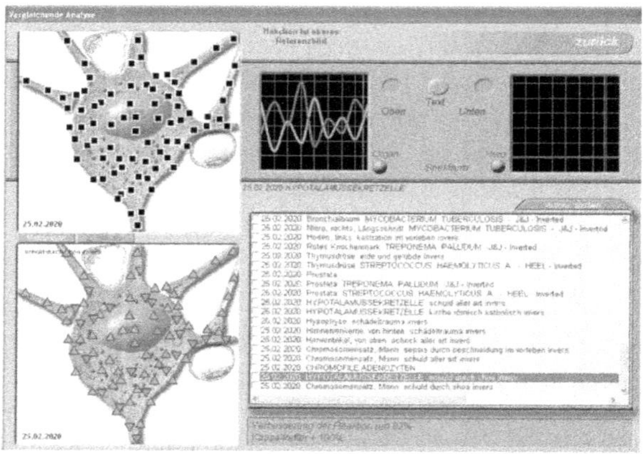

Abbildung: *Hypothalamus: Schwere energetische Störung, bei Invertierung von „Schuld durch Shoa" zeigt sich eine Verbesserung der Reaktion um 83%.*

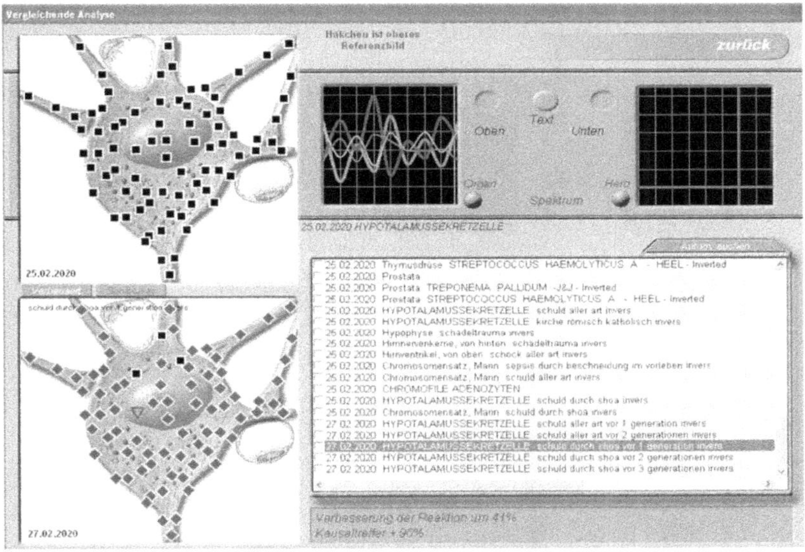

***Abbildung:** Hypothalamus: Bei Invertierung von „Schuld durch Shoa vor einer Generation“ zeigt sich eine Verbesserung der Reaktion um nur noch 41%.*

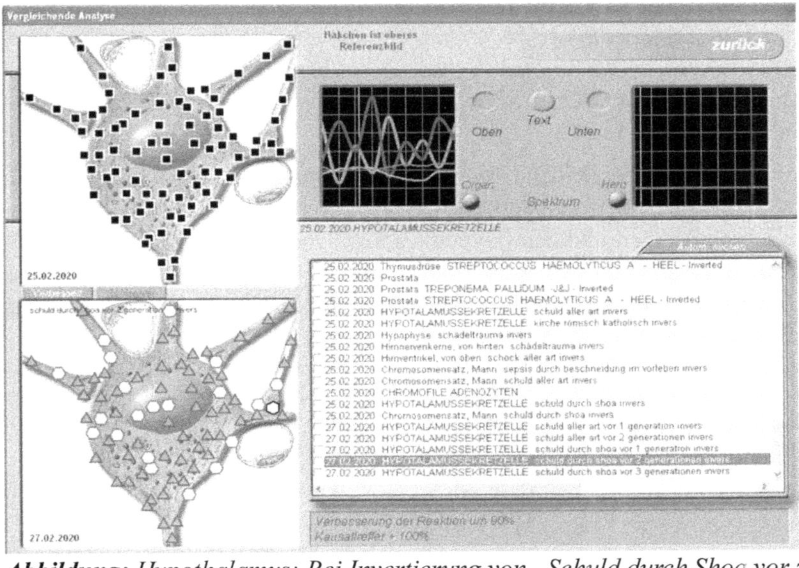

***Abbildung:** Hypothalamus: Bei Invertierung von „Schuld durch Shoa vor zwei Generationen“ zeigt sich eine Verbesserung der Reaktion um 90%.*

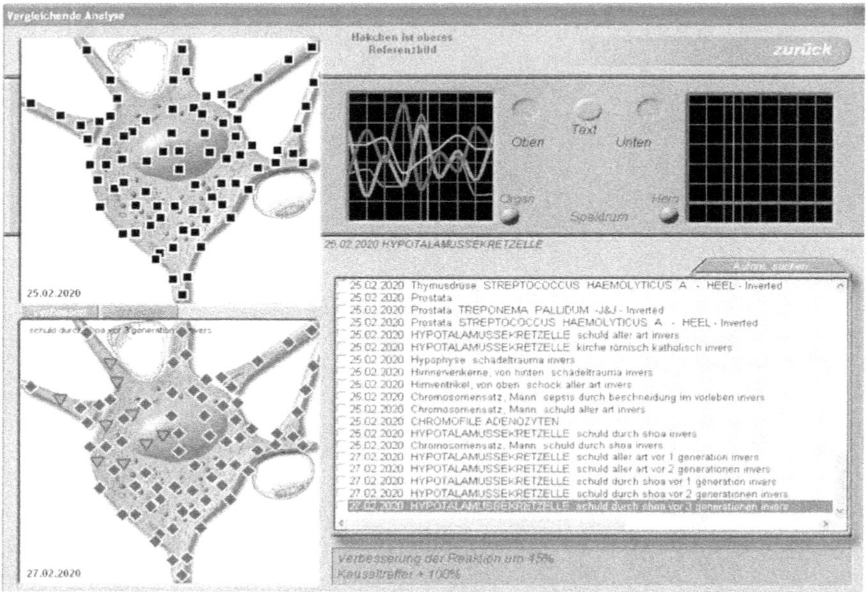

***Abbildung*:** *Hypothalamus: Bei Invertierung von „Schuld durch Shoa vor drei Generationen" zeigt sich eine Verbesserung der Reaktion um nur noch 45%. Damit ist klar: Die deutlichste Reaktion zeigt sich mit 90% bei der Abfrage nach „Schuld vor zwei Generationen", was der Tatsache entspricht, dass der Großvater des Patienten in der Shoa ums Leben kam, und der Enkel das Thema von ihm übernommen hat.4*

Die Untersuchungen zeigen: Die Vererbung der Schuld erfolgt epigenetisch vom Großvater auf den Enkelsohn, der selbst eine schwere Schuld trägt, nachweisbar auf den Chromosomen und dem Hypothalamus. Und das, obwohl er selbst erst nach dem Krieg geboren wurde und nichts mit der Shoa zu tun hat, außer dass viele seiner Familienangehörigen in den Konzentrationslagern des NS-Regimes das Leben verloren haben.

Kasuistik: Religiöse Belastung aus dem Vorleben bei einem Kind

Rabea B., 1 Jahr alt, unruhiges Kleinkind mit Schlafstörungen.

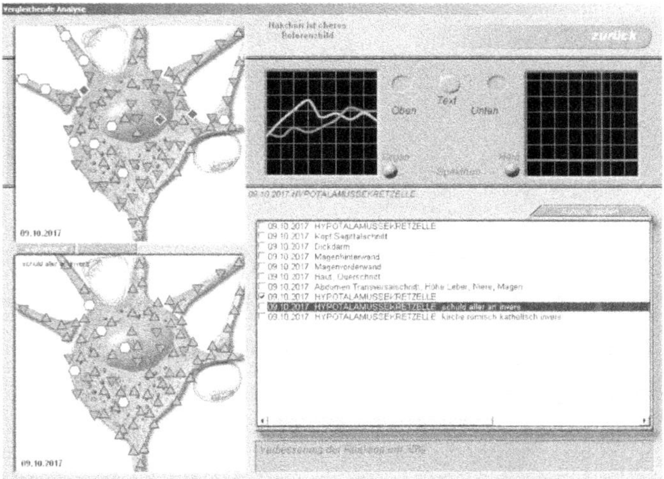

Abbildung: *Hypothalamussekretzelle: Belastung im oberen Bild, Verbesserung um 35% bei Invertierung von Schuld aller Art.*

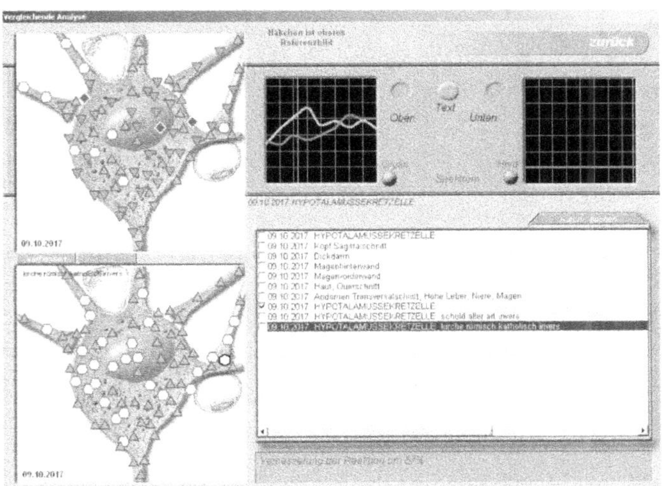

Abbildung: *Hypothalamussekretzelle: Verbesserung des energetischen Befundes um 57% bei Invertierung von Kirche römisch-katholisch.*

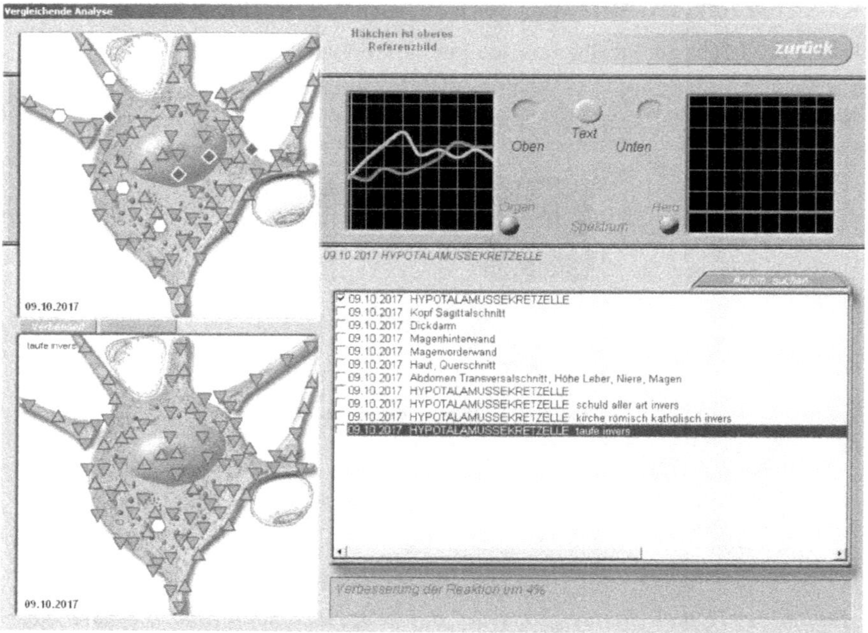

Abbildung: *Hypothalamussekretzelle: Bei Invertierung von „Taufe" verschlechtert sich der energetische Befund in der NLS-Analyse, was zeigt, dass die Taufe als Sakrament nicht verantwortlich sein kann für die Belastung im Hypothalamus. Gleichzeitig stellt sich damit die Frage, wie die Belastung zustande kommen sollte, da es bis zu dem Alter von 1 Jahr kein anderes Sakrament als die Taufe gibt. Bei Befragung der Mutter stellt sich heraus, dass das Kind zum gegenwärtigen Zeitpunkt noch gar nicht getauft worden ist, was den hier dargestellten Befund erklärt, gleichzeitig aber darauf hindeutet, dass es sich wohl um eine Belastung aus dem Vorleben des Kindes handeln muss. Nachdem das Kind für eine reguläre aurachirurgische Auflösungsprozedur zu jung ist und den Inhalt der Auslösungsurkunde intellektuell nicht versteht, entschließt man sich zur Aufspielung eines QR-Codes mit der invertierten Information von Schuld und die Ausleitung über Wasser, was dem Kind zu trinken gegeben wird. Das Verfahren funktioniert gut, die Schlafstörungen verbessern sich in den folgenden Wochen deutlich.*

Kasuistik: Sakramente im Vergleich

Besteht eine energetische Belastung in den Hypothalamussekretzellen in der NLS-Analyse, so ist es immer interessant zu sehen, welches konkrete Ereignis für die Belastung verantwortlich zu machen ist. Unter erfahrenen Aurachirurgen gibt es die Erkenntnis, dass die Firmungsfeier durch einen bestimmten Bischof nicht nur bei einem einzelnen, sondern unter Umständen bei fast allen Firmlingen entsprechende Spuren der Belastung hinterlassen.

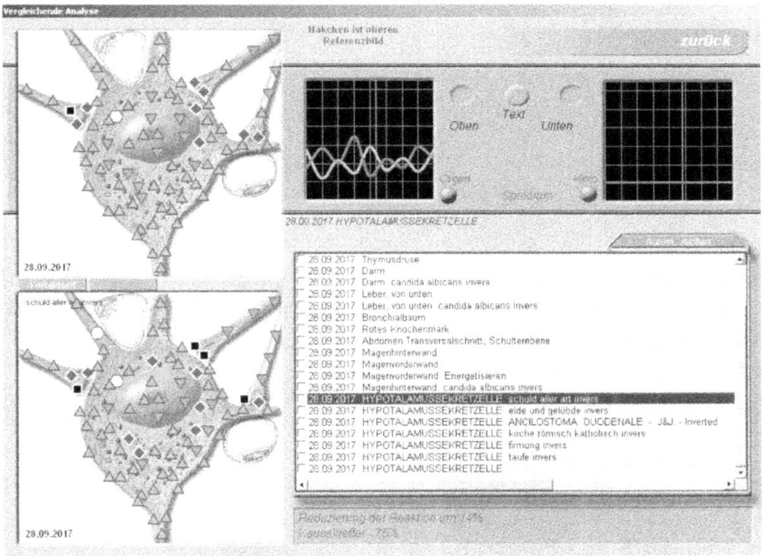

Abbildung: *Hypothalamussekretzelle: Belastung im oberen Bild, Verschlechterung des Befundes bei Invertierung von „Schuld aller Art", d.h. ganz offensichtlich besteht keine definierte Schuldproblematik als Auslöser für den Befund.*

Als nächstes wird geprüft, ob eine andere Belastung für die dunklen Markierungen in den Hypothalamussekretzellen verantwortlich zu machen ist. Eide und Gelübde werden getestet, doch auch diese ergeben bei Invertierung keine klare Verbesserung (4%). Als nächstes wird die Römisch-katholische Kirche getestet. Und hier ergibt sich eine deutliche Verbesserung der Reaktion um 30%. Bei Invertierung der Firmung als Sakrament, das für die energetische Belastung verantwortlich sein könnte, zeigt sich wiederum eine Verschlechterung, womit die Firmung als Ursache für die Gesamtbelastung ausscheidet. Bei Invertierung der Taufe kommt es zu einer erheblichen Verbesserung der Reaktion um 33%

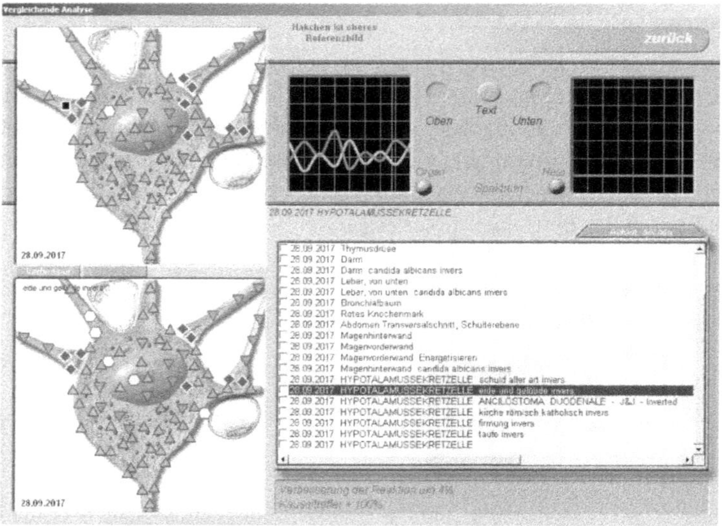

Abbildung: *Hypothalamussekretzelle: Bei Invertierung von „Eiden und Gelübden" reagiert das System mit einer Verbesserung der Reaktion um nur 4%, d.h. auch diese Kausalität scheint keine Rolle zu spielen.*

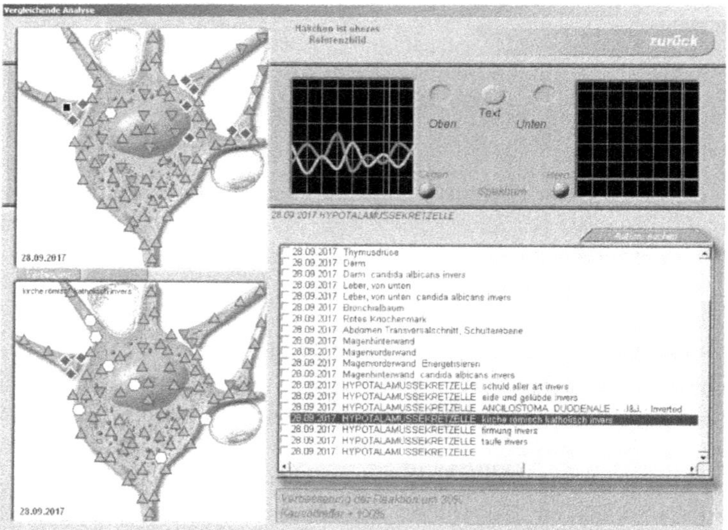

Abbildung: *Hypothalamussekretzelle: Bei Invertierung der „Römisch-katholischen Kirche" reagiert das System mit einer Verbesserung von 30%.*

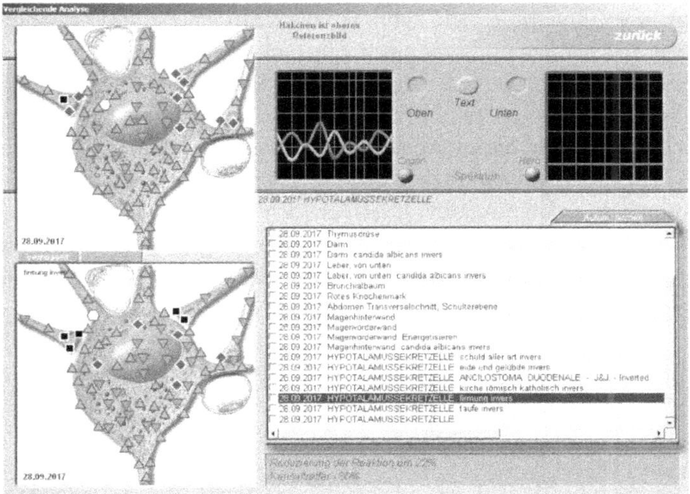

Abbildung: *Hypothalamussekretzelle: Bei Invertierung der „Firmung" reagiert das System mit einer Reduzierung der Reaktion um 22%, d.h. dieser Kausalfaktor scheidet aus.*

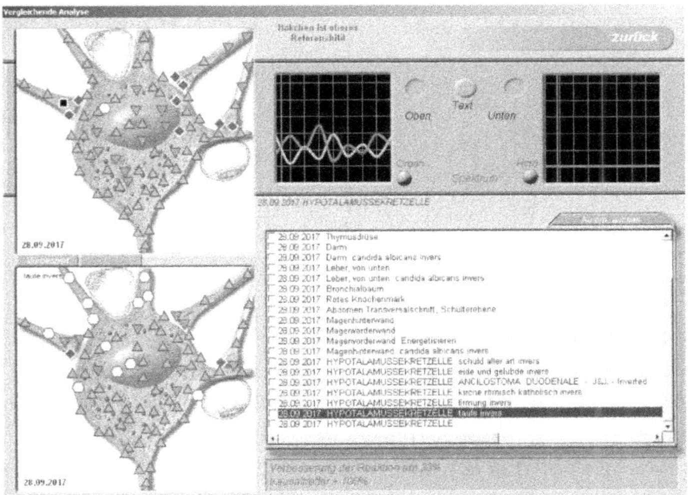

Abbildung: *Hypothalamussekretzelle: Bei Invertierung der „Taufe" reagiert das System mit einer Verbesserung der Reaktion um 33%. Ganz offensichtlich hat das Taufgelübde eine entsprechende energetische Spur auf dem Hypothalamus hinterlassen.*

Das Beispiel zeigt, wie schwierig es sein kann, auf die richtigen Zusammenhänge in der NLS-Analyse zu kommen und dass eine Untersuchung in der NLS-Analyse die Ausgangssituation für eine weitere Analyse verändert. Jede Systemabfrage beeinflusst das abgefragte System, eine Erkenntnis, die bei bildgebenden Untersuchungen der Schulmedizin in dieser Weise nicht gilt. Für Informationssysteme ist dieser Umstand aber selbstverständlich. Keineswegs sind somit alle Sakramente wie Taufe, Firmung etc. von vornherein gleich gewichtet, sondern es zeigt sich, dass ein bestimmtes Ereignis für die energetische Belastung verantwortlich zu machen ist. Im vorliegenden Fall ist es die Taufe, die den energetischen Befund in den Hypothalamussekretzellen auslöst.

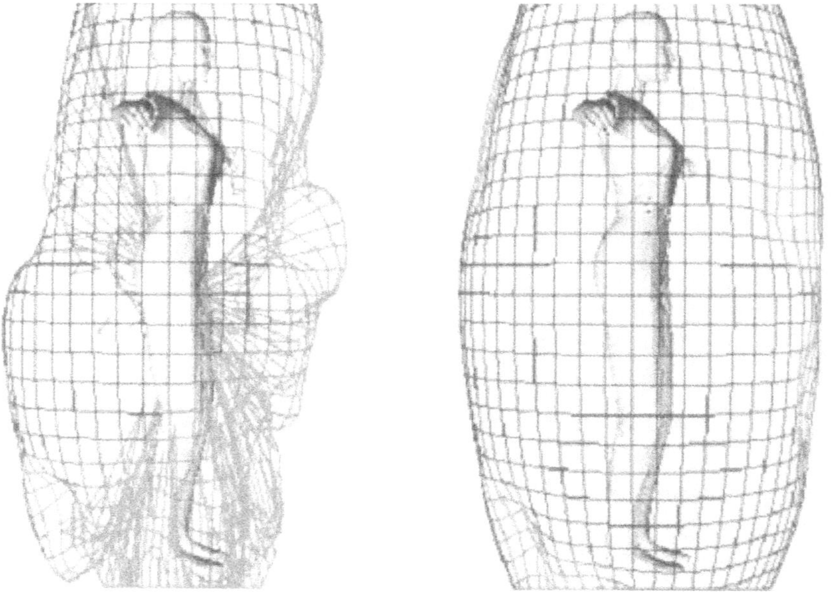

Abbildung: *NLS-Analyse der Aura vor und nach Therapie: Es zeigt sich zunächst eine deutlich inhomogene Energieverteilung in mehreren Bereichen, insbesondere im Bereich des Kreuzbeins, aber auch im Genitalbereich und von unten in die Beine ziehend, was für Belastungen durch Schuld typisch ist. Nach Auflösung der Schuld ergibt sich in der NLS-Analyse der Aura ein homogenes Bild, nicht mehr annähernd vergleichbar mit dem Ausgangsbefund.*

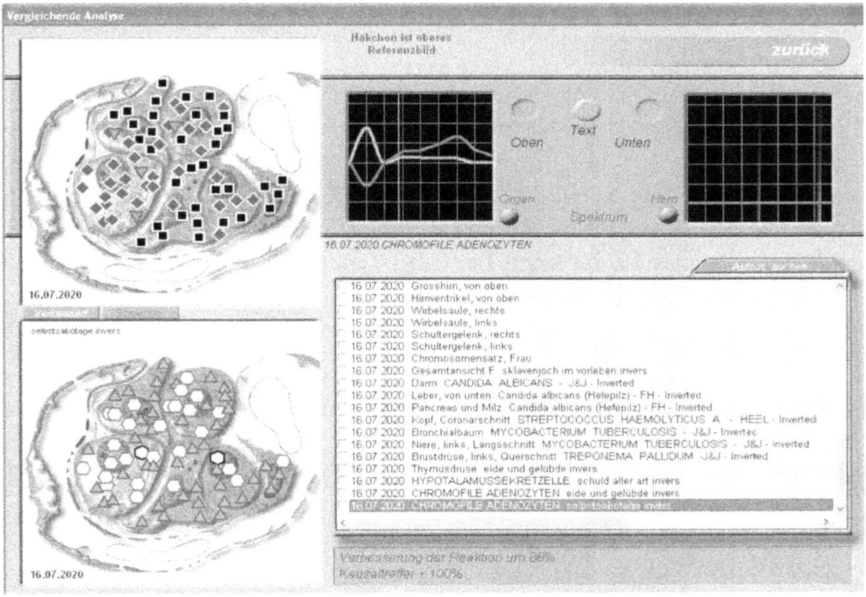

Abbildung: *Schwerer Fall von Selbstsabotage: Wer Schuld hat, erlebt Selbstsabotagen. Auf den chromophilen Adenozyten zeigt sich in der NLS-Analyse eine erhebliche energetische Belastung, die durch die Invertierung von „Selbstsabotage" zu einer Verbesserung des energetischen Befundes um 88% führt. Wodurch die Selbstsabotage ausgelöst wird, wird anhand dieser Abbildung nicht beantwortet: Häufig sind es kirchliche Belastungen, z.B. durch die katholische Firmung oder durch das Taufritual. Löst der Patient diese energetische Belastung durch aurachirurgische Methoden auf, wie dies im Folgenden noch beschrieben wird, so verbessert sich nicht nur der energetische Befund auf den chromophilen Adenozyten, sondern auch die damit verbundene körperliche und/oder psychische Symptomatik. Im vorliegenden Fall handelt es sich um einen 60-jährigen Mann, der beruflich durchaus erfolgreich war, jedoch bei großen Projekten vermeintlich immer Pech hatte. Dabei waren die initiierten Projekte an sich professionell geplant und durchgeführt, jedoch die Geschäftspartner immer die falschen. Meistens handelte es sich um betrügerische Täuschungen, auf Grund derer er immer wieder viel Geld verlor. Nach Durchführung der aurachirurgischen Auflösungsprozedur kommt es zu einer deutlichen Verbesserung der Situation, große Projekte beginnen zu gelingen.*

Eide

Der Eid (auch leiblicher Eid genannt) oder Schwur dient der persönlichen Bekräftigung einer Aussage und wird vor Gott geschworen. Eide werden geschworen, um sich einer Organisation anzuschließen, z.B. Fahneneid bei militärischen Organisationen, Beamteneid gegenüber dem Staat, hippokratischer Eid gegenüber der Standesorganisation der Ärzte. Der Begriff wird im religiösen Zusammenhang verwendet, aber auch für feierliche säkulare Versprechen wie Eide oder Schwüre, besonders in der Schweiz und Österreich.

Im Alten Testament weist die Ausführung des Eides an den Hüften des Eidnehmers auf einen Gebrauch hin, der auch bei den Römern verbreitet war. Sie schworen bei den Hoden, lateinisch *testes* (Plural). Im Lateinischen bezeichnet das Wort *testis* (Singular) „Hoden", aber auch „Zeuge". Die Wortverwandtschaft von *zeugen*, *bezeugen* und *Zeugung* steht ebenfalls in diesem Zusammenhang, ebenso die Begriffe wie *testieren* oder *Testament*. Der Eidgeber legt dem Eidnehmer die Hand an den Hoden und leistet seinen Schwur. Somit soll der Eid über den Tod des Eidnehmers hinaus auch auf dessen Nachkommen abgelegt werden.

Interessant ist der Bedeutungswechsel von Altem zu Neuem Testament. Während im Alten Testament noch davon die Rede ist, man solle Eide nicht falsch schwören (*„Ihr sollt nicht falsch schwören bei meinem Namen und den Namen eures Gottes nicht entheiligen; ich bin der HERR"*, Leviticus 19:12), ändert sich die Bewertung von Schwüren im Neuen Testament. Dort heißt es, man solle gar nicht schwören: *„Ich aber sage euch: Ihr sollt überhaupt nicht schwören, weder beim Himmel, denn er ist Gottes Thron, noch bei der Erde, denn sie ist der Schemel seiner Füße, noch bei Jerusalem, denn sie ist die Stadt des großen Königs. Nicht einmal mit deinem eigenen Kopf sollst du dich verbürgen, wenn du schwörst, denn du bist nicht in der Lage, auch nur ein einziges deiner Haare weiß oder schwarz werden zu lassen. Euer Ja sei ein Ja, und euer Nein ein Nein. Jedes weitere Wort ist vom Bösen."* (Matthaeus 5:34-37).

Im Alten Testament steht: *„Als Abraham seinen Knecht aussandte, um eine passende Frau für seinen Sohn Isaak zu finden, forderte er ihn auf, einen heiligen Schwur abzulegen. Eines Tages sagte er zu seinem ältesten Knecht, der seinen ganzen Besitz verwaltete: Leg deine Hand zwischen meine Beine und schwöre mir! Versprich mir beim Herrn, dem Gott des Himmels und der Erde, dass du für* *meinen Sohn Isaak keine Frau auswählst, die hier aus dem Land Kanaan stammt."* (1. Mose 24, 2-4, Bibelübersetzung der Gute Nachricht Bibel). Diese Passage beschreibt den Zusammenhang mit den Hoden: Geschworen wird nicht bei den eigenen Hoden, sondern bei den Hoden des Eidnehmers.

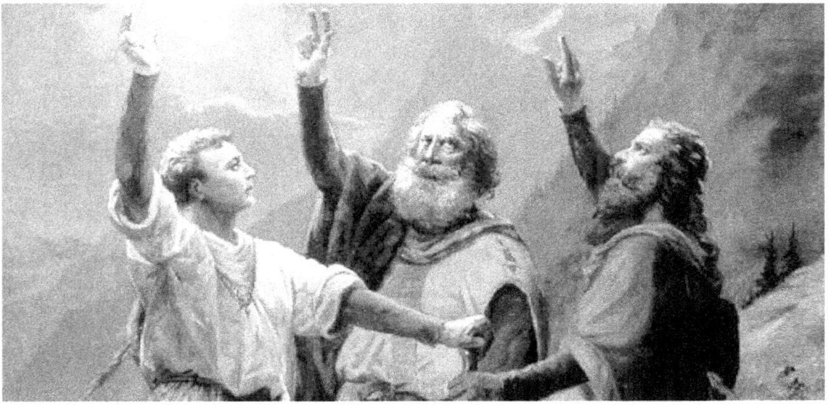

Abbildung: *Der Rütli Schwur: Das Rütli war eine Wiese oberhalb des Vierwaldstättersees, der geheime Treffpunkt der Verschwörer aus den Ländern Uri, Schwyz und Unterwalden. Datiert wird der Schwur auf das Jahr 1307.*

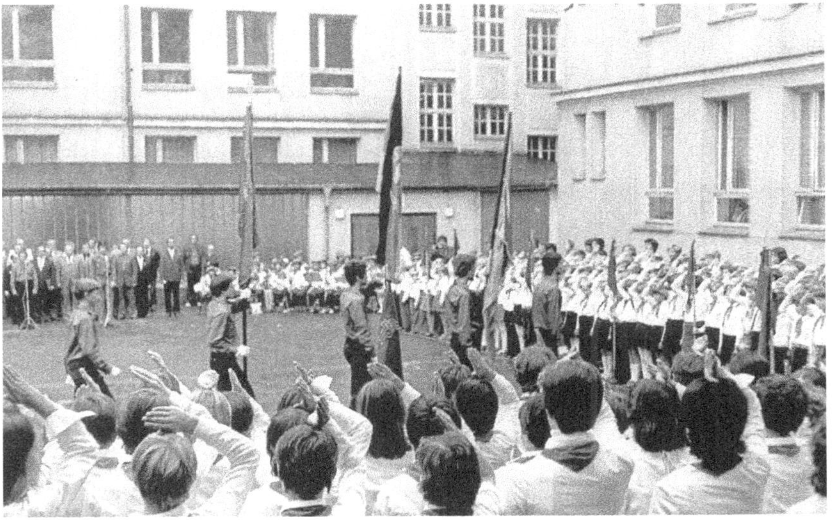

Abbildung: *Schwur der FDJ Freie Deutsche Jugend in der DDR.*

Eide der DDR

- Fahneneid für Soldaten der NVA (Nationale Volksarmee der DDR)
- Fahneneid der Jungpioniere, Thälmannpioniere
- Fahneneid der Freien Deutschen Jugend
- Fahneneid der Deutsch-Sowjetischen Freundschaft
- Jugendweihe

Die Eide hatten das Ziel, die Bürger an den Staat und die staatliche Obrigkeit zu binden.

Eide beschränken die Freiheit des Menschen, denn die Zugehörigkeit zu einer Organisation verringert den persönlichen Handlungsspielraum. Der Eidgeber wird zum Erfüllungsgehilfen bzw. Weisungsempfänger der Organisation, gegenüber der der Eid geschworen wurde. Im schlimmsten Fall verliert der Mensch durch Ablegen des Eides die geistige Mitte, gerät damit in die Schuld und verliert damit seine Freiheit. Auf der anderen Seite führt aber auch das Nicht-Einhalten des Eides unter Umständen zu einer Schuld, wenn der Betroffene nicht mehr gemäß dem sich selbst auferlegten Verhaltenscodex lebt. Wie man es dreht oder wendet, sowohl der Eid selbst als auch der Verstoß gegen den Eid wird zum Problem und führt im schlimmsten Fall in die Schuld. Somit besteht das Ziel darin, von vornherein keine Eide abzulegen bzw. abgelegte Eide rückabzuwickeln und aufzulösen.

Nicht jeder Eid ist eine geistige Belastung und führt automatisch in die Schuld. So finde ich in den aurachirurgischen Untersuchungen immer wieder Menschen, die Eide geschworen haben, ohne dass man eine Schuld nachweisen kann. Das gilt insbesondere für Eide, die bei den Pfadfindern geschworen werden.

Eiden fehlt der Charakter der fremdenergetischen Manipulation, wie dies für die Schwarze Magie (Verfluchungen) oder Besetzungen typisch ist. Das liegt nicht zuletzt daran, als sowohl Eide als auch Gelübde von Menschen aktiv und willentlich geschworen werden, während es sich bei der Schwarzen Magie, wenn man Opfer der Schwarzen Magie wird, oder bei Besetzungen um einen unbewussten, passiven und letztlich ungewollten Vorgang handelt. Aber auch das aktive Praktizieren der Schwarzen Magie erfüllt nicht den Tatbestand eines Eides oder eines Gelübdes, sondern geschieht ohne Ablegen eines Schwures.

Kasuistik: Der 64-jähriger Patient kommt in die Behandlung wegen einer Schwellung beider Hoden. Die Schwellung bestehe nun schon seit 3 Jahren, die Untersuchung beim Urologen habe ergeben, dass er multiple Hodenzysten habe, die allerdings nach Aussage des Urologen gutartig seien und entsprechend auch nicht behandlungsbedürftig. Als Symptomatik gibt der Patient eine Druckschmerzhaftigkeit an, auch sei die Schwellung störend beim Tragen engerer Hosen. In der NLS-Analyse ergibt sich ein pathologischer Befund mit einer energetischen Schwäche auf beiden Hoden, ausgelöst durch Eide. Bei der aurachirurgischen Untersuchung anhand der Abbildung des Hodens im Anatomieatlas zeigt sich eine deutliche Resonanz bei der Punktion mit der chirurgischen Sonde. Bei genauerer Exploration ergibt sich: Es handelt sich um einen vom Großvater väterlicherseits übernommenen Fahneneid aus dem ersten Weltkrieg. Die Zysten werden aurachirurgisch punktiert, der Eid gelöscht. Tatsächlich verbessert sich die Symptomatik nach aurachirurgischer Behandlung der Hodenzysten und nach Durchführung der energetischen Auflösungsprozedur, wie sie im Folgenden beschrieben wird.

Kasuistik: Patient, 55 Jahre alt, spricht sächsisch, Hodenhochstand und rezidivierende Hodenentzündungen. Auf Nachfrage stellt sich heraus: Der Patient stammt aus Sachsen, war seinerzeit Soldat der Nationalen Volksarmee der DDR. Ja er war sogar Mitglied der Grenztruppen und stand über 6 Jahre auf Wachtürmen an der innerdeutschen Grenze, um nach etwaigen Flüchtenden Ausschau zu halten.

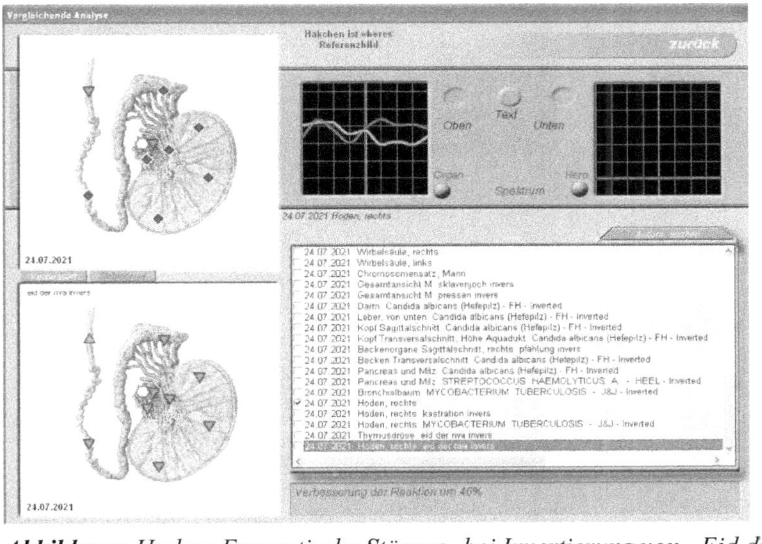

Abbildung: *Hoden: Energetische Störung, bei Invertierung von „Eid der NVA" Verbesserung der Reaktion um 46%.*

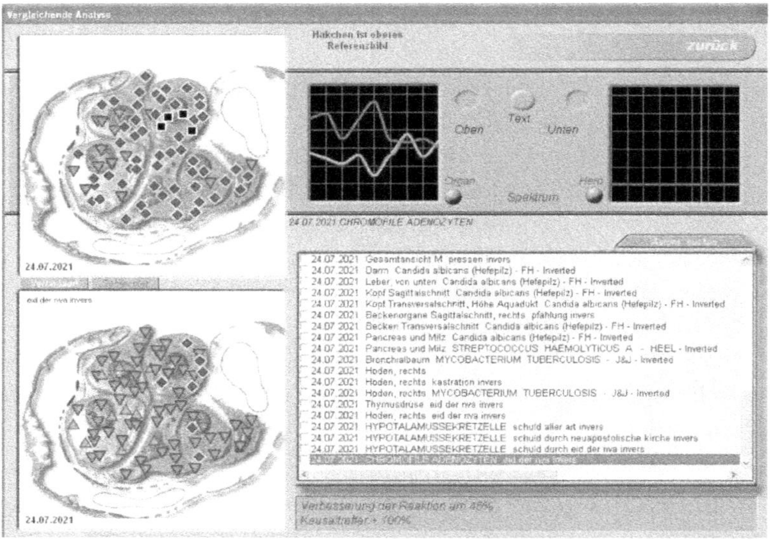

***Abbildung:** Chromophile Adenozyten: Energetische Störung, bei Invertierung von „Eid der NVA" Verbesserung der Reaktion um 45%.*

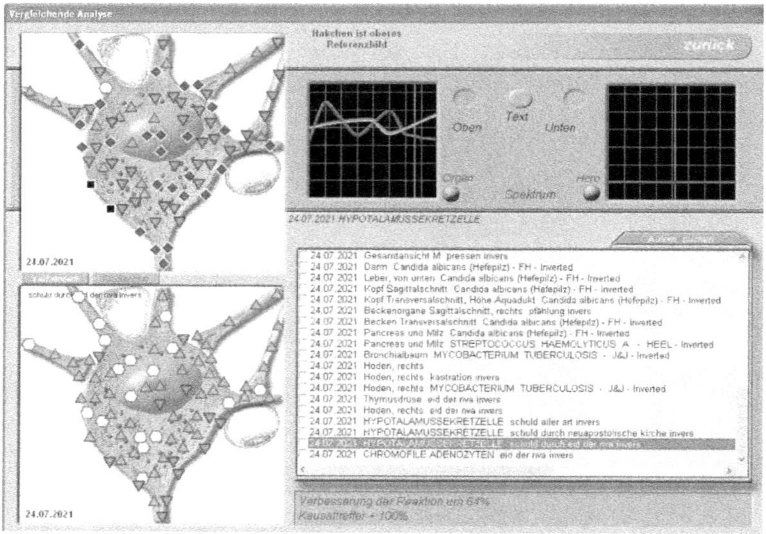

***Abbildung:** Hypothalamus: Energetische Störung, bei Invertierung von „Schuld durch Eid der NVA" Verbesserung der Reaktion um 64%.*

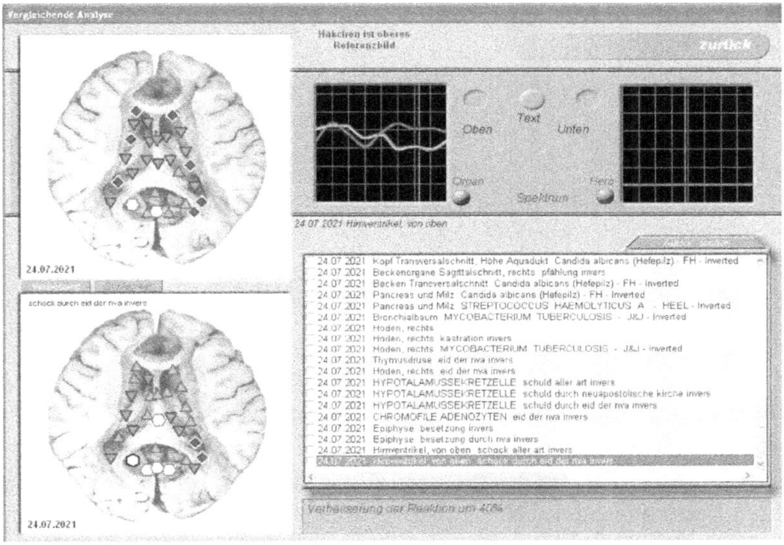

***Abbildung:** Hirnventrikel: Energetische Störung, bei Invertierung von „Schock durch Eid der NVA“ Verbesserung der Reaktion um 40%.*

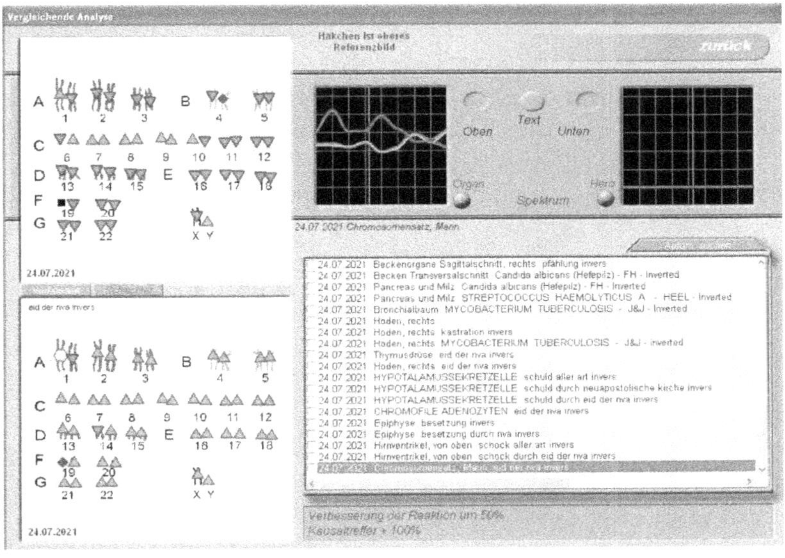

***Abbildung:** Chromosomensatz: Energetische Störung, bei Invertierung von „Eid der NVA“ Verbesserung der Reaktion um 50%.*

Nicht jede Vereidigung führt automatisch zu einer Nachweisbarkeit des abgelegten Eides in der kinesiologischen Testung, oder gar zu einer daraus resultierenden Schuld oder Schock.

Manche Menschen scheuen Eide oder berichten über unangenehme Empfindungen, als sie den Eid ablegten, z.B. als Postbeamter den Beamteneid. Wird dann jedoch auf Eid kinesiologisch getestet, zeigt sich keine karmische Belastung durch den Eid. Unter Umständen aber durch das karmische Muster des Sklavenjochs, was den unangenehmen Aspekt der Vereidung durchaus beschreibt: Das Sprechen vor großen Menschenmengen wird gemieden, muss jedoch bei der Vereidigung durchgeführt werden.

In der NLS-Analyse zeigen sich Eide grundsätzlich als dunkle Markierungen auf den betroffenen Organen und somit als Ausdruck von energetischen Schwächen. Das erscheint zunächst nicht selbstverständlich, denn man könnte argumentieren, dass der Eid eine Verstärkung der geistigen Ausrichtung bewirkt und damit die graphischen Darstellungen der NLS-Analyse eher heller statt dunkler ausfallen müssten. Eine energetische Stärkung statt einer energetischen Schwächung wäre die Folge. Doch es zeigen sich immer energetische Schwächen. Aus energetischer Sicht leuchtet der Sachverhalt ein: Ein Mensch, der einen Eid ablegt, reduziert seine persönliche Freiheit, wird durch die Vorgaben des Eides geistig beschränkt, weil er den Vorgaben des Vorgesetzten folgen muss und damit sein persönlicher freier Wille eingeschränkt wird. Unter Umständen gerät er dadurch sogar in die Schuld. Die dunklen Markierungen z.B. auf den chromophilen Adenozyten der Hypophyse, sind somit Ausdruck der Freiheitsbeschränkung. Invertiert der Aurachirurg den Eid in der NLS-Analyse, so hellt der Zweitbefund auf, was beweist, dass der Eid der gesuchte Kausalfaktor für die energetische Schwäche ist.

Eide können in der NLS-Analyse auf Drüsenorganen nachgewiesen werden, denn Drüsen sind aus energetischer Sicht die empfindlichsten Gewebestrukturen. So finden sich messbare Belastungen auf Hypothalamus, Hypophyse, Epiphyse, Schilddrüse, Nebenschilddrüse, Speicheldrüsen, Prostata, Ovar, Hoden (siehe Beschreibung zu Hodenbezug der Eide), Bauchspeicheldrüse. Dies kann zu funktionellen Störungen oder auch organischen Veränderungen der betreffenden Organstrukturen führen. Durch die Bindung des Eides im Sinne der Pflichterfüllung ergeben sich mögliche Konflikte, z.B. ein Ohnmächtigkeits-konflikt auf der Schilddrüse mit einem organischen Ausgleich im Sinne der Hashimoto Thyreoiditis. Näheres hierzu lesen Sie im Buch „BioProg".

Gelübde

Ein Gelübde (von althochdeutsch gilubida „geloben“) ist ein feierlich abgelegtes Versprechen, sich an eine Regel zu halten oder einen Vorsatz (z.B. eine Pilgerreise) zu erfüllen. Es ist also im Gegensatz zum Eid kein Zugehörigkeitsschwur gegenüber einer Organisation, sondern der Schwur zur Bekräftigung auf eigene Lebensmaximen. Es wird mit einer Schwurformel, meist mit Gottesbezug, auf ewig abgelegt, ist also nicht durch den Tod begrenzt. Gelübde führen manchmal zu Zwangsstörungen bei Menschen. Handlungszwänge wie zwanghaftes Waschen oder Nicht-Essen als auch Gedankenzwänge in Form von sich immer wieder aufdrängenden Gedanken gehören in diesen Themenbereich und sind Ausdruck eines Selbstkasteiungsgelübdes.

Gelübde lassen sich kinesiologisch der Reihe nach testen oder in der NLS-Analyse auf den Drüsen differenziert nachweisen.

- Armutsgelübde
- Keuschheitsgelübde
- Ordensgelübde
- Obrigkeitsgelübde
- Treugelübde
- Schuldgelübde
- Schweigegelübde
- Rachegelübde
- Selbstkasteiungsgelübde
- Bußgelübde
- Verdammungsgelübde
- Taufgelübde

In der NLS-Analyse zeigen sich Gelübde immer als dunkle Markierungen und somit als Ausdruck von energetischen Schwächen. Das erscheint zunächst nicht selbstverständlich, denn man könnte argumentieren, dass das Gelübde eine Verstärkung der geistigen Ausrichtung bewirkt und damit die Darstellungen der NLS-Analyse eher heller statt dunkler ausfallen müssten. Eine energetische Stärkung statt einer energetischen Schwächung wäre die Folge. Doch es zeigen sich immer energetische Schwächen. Aus energetischer Sicht leuchtet der Sachverhalt ein. Ein Mensch, der ein Gelübde ablegt, reduziert seine persönliche

Freiheit, wird durch die Vorgaben des Gelübdes geistig beschränkt, und gerät dadurch unter Umständen sogar in die Schuld. Die dunklen Markierungen z.B. auf den chromophilen Adenozyten der Hypophyse sind somit Ausdruck der Freiheitsbeschränkung. Invertiert der Aurachirurg das zutreffende Gelübde in der NLS-Analyse, so hellt der Zweitbefund auf, was beweist, dass das gefragte Gelübde der gesuchte Kausalfaktor für die energetische Schwäche ist.

Gelübde können in der NLS-Analyse auf Drüsenorganen nachgewiesen werden, denn Drüsen sind aus energetischer Sicht die empfindlichsten Gewebestrukturen. So finden sich messbare Belastungen auf Hypothalamus, Hypophyse, Epiphyse, Schilddrüse, Nebenschilddrüse, Speicheldrüsen, Prostata, Ovar, Hoden, Bauchspeicheldrüse. Durch die Bindung des Eides im Sinne der Pflichterfüllung ergeben sich mögliche Konflikte, z.B. ein Ohnmächtigkeitskonflikt auf der Schilddrüse bei Schweigegelübde mit einem organischen Ausgleich im Sinne der Hashimoto Thyreoiditis, mit dem Empfinden, zu langsam zu sein, um an das angestrebte Ziel zu kommen. Oder eine Störung der Nebennierenrinde durch einen Wegekonflikt bei Ordensgelübde, weil das Gelübde sprichwörtlich den geistigen Weg versperrt. Oder eine Pankreaskarzinom durch einen finanziellen Brockenkonflikt bei Armutsgelübde. Oder ein Hodentumor bei einem jungen Vater mit Keuschheitsgelübde mit konsekutivem Verlustkonflikt, mit dem emotionalen Erleben, durch die Vaterschaft die Keuschheit verloren zu haben. Näheres zu den Zusammenhängen finden Sie im Buch „BioProg“.

Armutsgelübde

Das Armutsgelübde gehört zusammen mit dem Keuschheitsgelübde und dem Gehorsamkeitsgelübde bzw. Ordensgelübde in den kirchlichen Bereich. Menschen mit Armutsgelübde sind häufig tatsächlich materiell arm, ohne sich dessen bewusst zu sein, woher dies kommt. Sie kommen nicht zu Geld bzw. das Geld kommt nicht zu ihnen.

Menschen mit Armutsgelübde sind nicht zwingend materiell arm, sondern im Gegenteil manchmal sogar durchaus wohlhabend. Betroffene Personen reden häufig viel über Geld, haben Schwierigkeiten, sich in dieser Thematik adäquat einzuordnen. Einmal sagen sie, sie könnten es sich nicht leisten, mit dem Arbeiten schon aufzuhören, weil dafür das gesparte Geld nicht reiche, obwohl sie gerne nicht mehr arbeiten möchten. Andererseits sagen sie ein paar Sätze später, wie wohlhabend sie eigentlich seien. Manche Menschen mit Armutsgelübde empfinden den materiellen Besitz als belastend. Wieder andere beschreiben, dass das Geld nicht zu ihnen kommt oder dass sie das Geld gleich wieder verlieren, sobald sie etwa eingenommen haben.

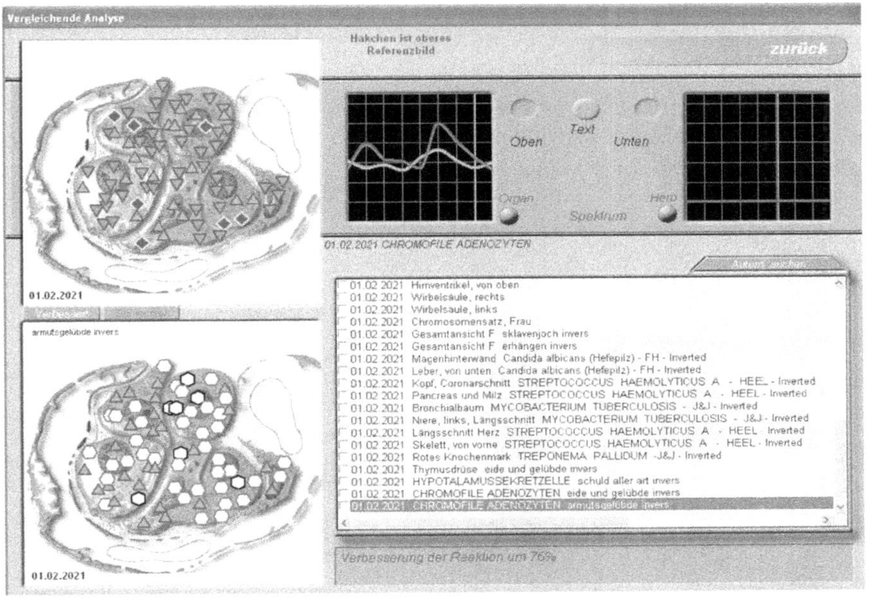

Abbildung: *Chromophile Adenozyten: Energetische Störung, bei Invertierung von „Armutsgelübde" Verbesserung der Reaktion um 76%.*

Armutsgelübde sind ein Dispositiv zur Entwicklung eines Morbus Dupuytren (Verdickung der Palmaraponeurose) oder eines Morbus Ledderhose (Verdickung der Plantaraponeurose). Diese Verdickungen führen zu einer Beugung der Finger, die metaphorisch für das Halten-Wollen, Nicht-Loslassen-Können bzw. Nicht-Loslassen-Wollen stehen.

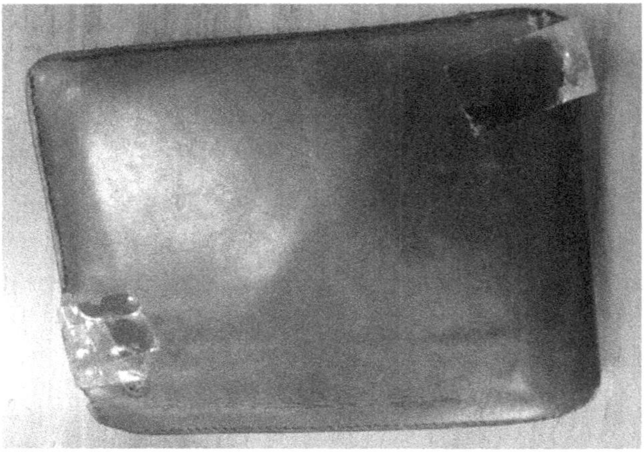

Abbildung: *Geldbeutel eines Patienten mit Armutsgelübde. Ein alter „Lederlappen", der an verschiedenen Stellen beschädigt ist, Löcher aufweist, die mit Klebestreifen notdürftig verklebt sind. Diese Klebestreifen sind wiederum so alt, dass sie sich abzulösen drohen.*

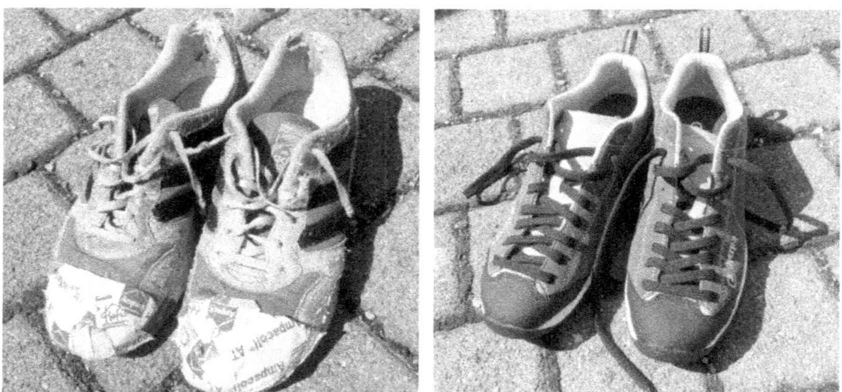

Abbildung: *Links die Turnschuhe des Patienten vor Auflösung des* Armutsgelübdes, rechts die neuen *Turnschuhe nach der Behandlung.*

Keuschheitsgelübde

Oft wird unter Keuschheit lediglich sexuelle Abstinenz oder Enthaltsamkeit verstanden, das Ideal der gewollten und bewussten Keuschheit ist allerdings weitreichender: Keuschheit bezeichnet das Verhalten einer Person, sich auf Grund eines erworbenen Schamgefühls oder kraft eines bewussten Grundsatzes schamhaft zu verhalten und das Unschamhafte und Verstöße gegen die Sittlichkeit zu meiden. In vielen Kulturen spielt die Aufforderung zur Keuschheit als religiöses Gebot eine Rolle. In der christlichen Ikonografie ist die Lilie ein Symbol der jungfräulichen Reinheit. Dieses Verständnis von Keuschheit als allgemeine Mäßigung, die nicht auf sexuelles Verhalten allein beschränkt ist, lässt sich auch an der Entwicklung des Wortes keusch im Deutschen beobachten. Noch im Mittelhochdeutschen bedeutete kiusche „sittsam“ oder „bewusst“. Erst zum Neuhochdeutschen hin verengte sich die Bedeutung hin zur sexuellen Enthaltsamkeit.

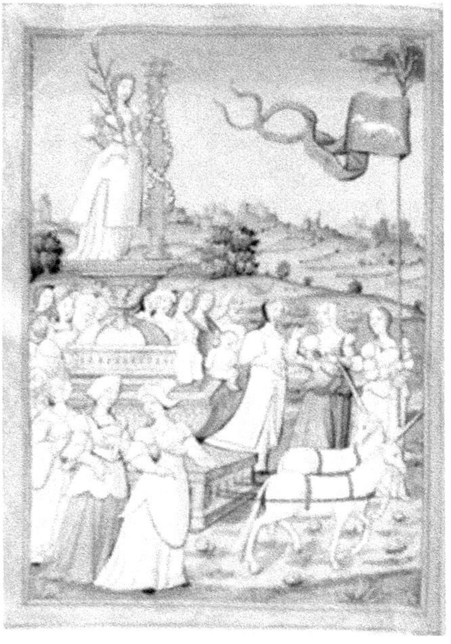

Abbildung: *Der Triumph der Keuschheit (um 1500–1520). Die Tugend der Keuschheit steht auf einem von weißen Einhörnern gezogenen Prunkwagen. Dem Zug der Jungfrauen wird ein Banner vorangetragen, das ein weißes Hermelin zeigt, das in mittelalterlichen Überlieferungen als Symbol der Keuschheit gilt. Die Keuschheit selbst trägt einen Palmwedel als Zeichen des Sieges über das Fleisch.*

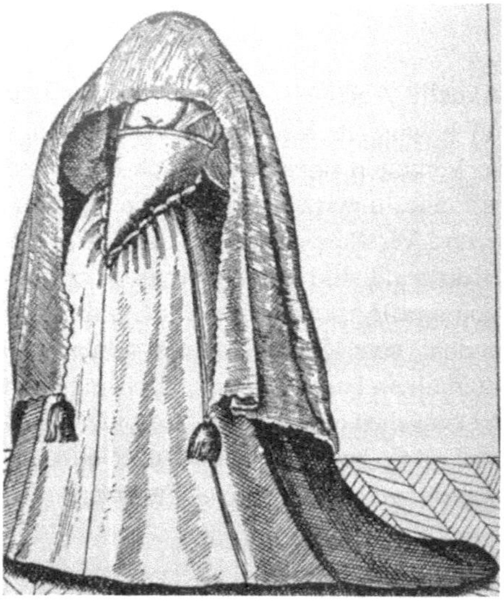

Abbildung: *Virgo Veneta in der Renaissance*

Patienten mit einem Keuschheitsgelübde sind nicht zwingend ehelos, häufig aber geschieden, weil das Keuschheitsgelübde die körperliche Nähe zum Partner blockiert. Frauen mit Keuschheitsgelübde ziehen sich nicht selten sehr aufreizend an, was im Widerspruch zu ihren sexuellen Interessen steht, die eher gering ausgeprägt sind. Keuschheitsgelübde finden sich bei Patienten mit entstellenden Schönheitsfehlern oder Übergewicht: Eine „List" des Unterbewusstseins, das dadurch die Ziele des impliziten Keuschheitsgelübdes in die Tat umsetzt. Manche Patienten beschreiben, dass sie mit Komplimenten schlecht zurechtkommen, schnell erröten und sich viel schämen. Andere neigen zur Promiskuität als seelische Überkompensation des seelischen Defizits. Häufig findet sich aber auch ein überkorrektes Verhalten mit zwanghaften Aspekten.

Die Hymenhypertrophie als morphologischer Ausdruck des Keuschheitsgelübdes wird operativ behandelt. Späte Pubertät, frühes Klimakterium, unerfüllter Kinderwunsch, Komplikationen während der Schwangerschaft wie z.B. unstillbares Erbrechen, Frühgeburten mit notwendiger Cerclage oder Blutungen sind als implizite Abwehrmechanismen des Unterbewusstseins gegen eine Schwangerschaft zu interpretieren.

Postpartal kommt es nicht selten zu schweren Wochenbettpsychosen als Zeichen des schweren Verstoßes gegen das Keuschheitsgelübde durch die Mutterschaft. Schwangerschaftsabbrüche auf Grund von Keuschheitsgelübde sind nicht selten.

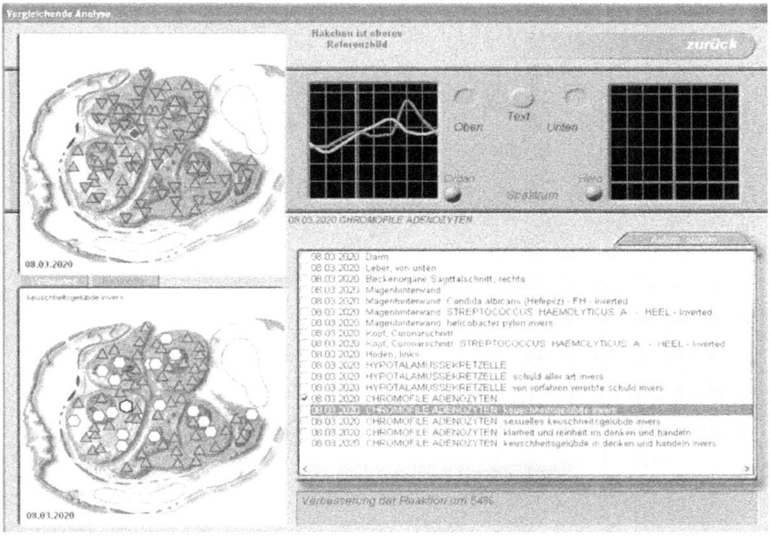

Abbildung: *Chromophile Adenozyten: Energetische Störung, bei Invertierung von „Keuschheitsgelübde" Verbesserung der Reaktion um 54%.*

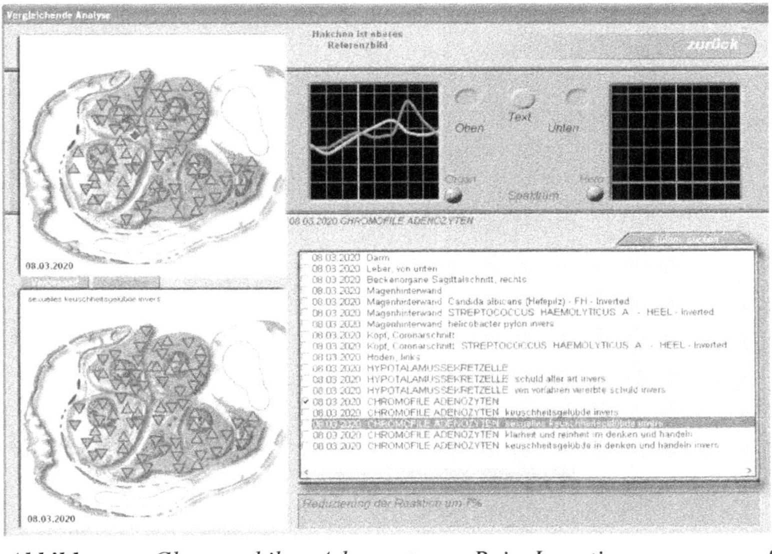

Abbildung: *Chromophile Adenozyten: Bei Invertierung von „Sexuelles Keuschheitsgelübde" Reduzierung der Reaktion um 7%. Damit zeigt sich: Es handelt sich nicht um ein Keuschheitsgelübde, das die Sexualität betrifft.*

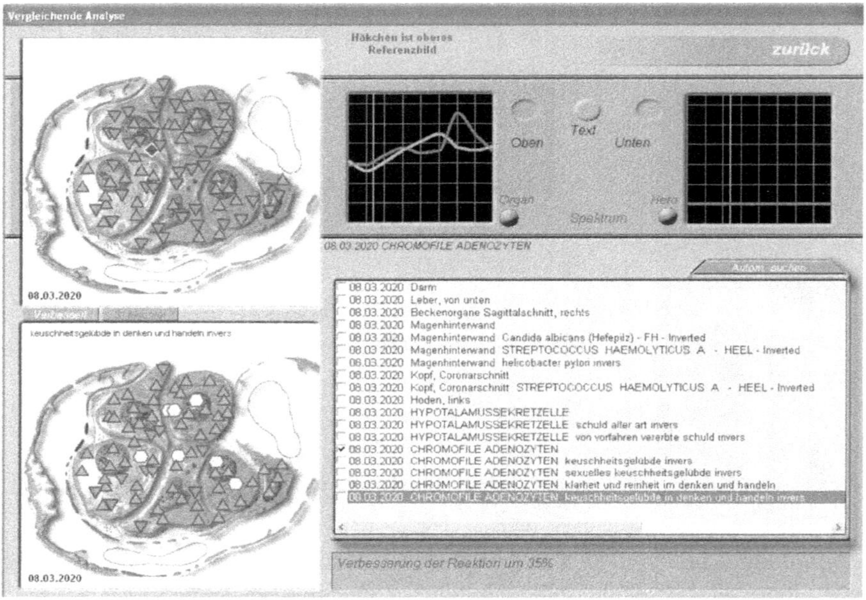

Abbildung: *Chromophile Adenozyten: Bei Invertierung von „Keuschheitsgelübde im Denken und Handeln" Verbesserung der Reaktion um 35%. Damit zeigt sich: Es ist die Reinheit im Denken und im Handeln, was bei diesem Patienten im Vordergrund steht.*

Ordensgelübde

Ordensgelübde sind das öffentliche Versprechen eines Novizen in einer Ordensgemeinschaft, nach den evangelischen Räten und unter einem Oberen nach einer Ordensregel zu leben. Das Ablegen der Ordensgelübde wird auch als Profess (**Profess** von lat. professio, ‚Bekenntnis') bezeichnet, ein Ordensangehöriger, der die Gelübde abgelegt hat, als Professe. Im Einzelnen verspricht der oder die Professe den im Matthäusevangelium genannten Räten der Armut, der ehelosen Keuschheit und des Gehorsams zu folgen und sich für einen bestimmten Zeitraum (zeitliche Profess) oder dauerhaft (ewige Profess) an die Ordensgemeinschaft zu binden. Das Ablegen der Gelübde hat kirchenrechtliche Folgen und beeinträchtigt die Erwerbs- und Besitzfähigkeit des Professen. Die abgelegte Profess stellt ein Ehehindernis dar, das eine gültige kirchliche Eheschließung verhindert.

Im Fall eines Fortgangs aus dem Orden müsste vom Vatikan ein **Austrittsindult** erteilt werden, um von den Rechtsfolgen der Gelübde zu dispensieren. Orden geht auf das lateinische ordo (Reihenfolge, Glied, Stand) zurück, das bereits im Mittellateinischen für „religiöse, mönchische Gesellschaft" stand. Zwischenformen waren das althochdeutsche ordina oder ordena (Ordnung, Reihe, Reihenfolge) und das mittelhochdeutsche orden (Regel, Ordnung, Auftrag, Gesetz, Rang, unter einer verbindlichen Regel lebende Gemeinschaft). Insofern steht zwar in vielen, aber keineswegs in allen Fällen eine kirchliche Institution hinter entsprechenden Ordensstrukturen, sondern es gibt ganz offensichtlich auch außerkirchliche Gemeinschaften, die sich Ordensstrukturen auferlegen.

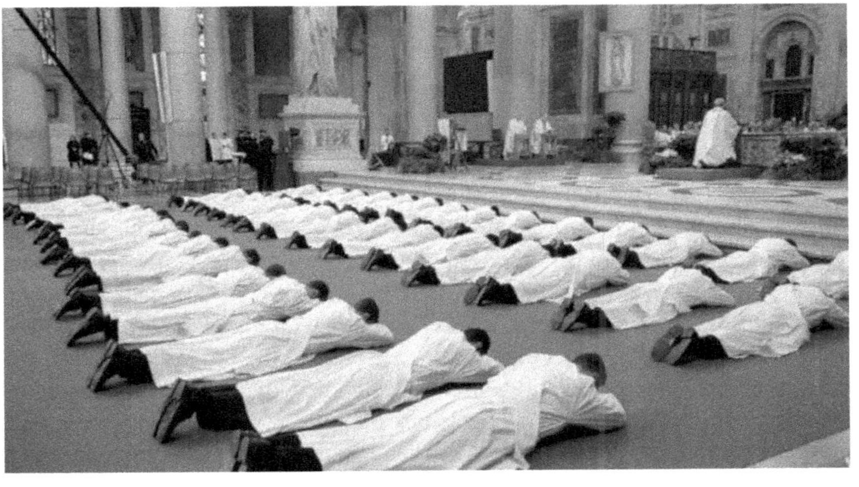

Abbildung: *Priesterweihe von Novizen*

- Arten von Orden: Bettelorden, Bußorden, Frauenorden, Männerorden, Mönchsorden, Nonnenorden, Predigerorden, Ritterorden.
- Spezielle Gemeinschaften: Benediktinerorden, Dominikanerorden, Franziskanerorden, Jesuitenorden, Zisterzienserorden, Christusorden, Hosenbandorden, Johanniterorden, Mercedarierorden, Santiagoorden, Schwertbrüderorden, Templerorden, Freimaurerorden, Illuminatenorden, Palmenorden, Knight of England.

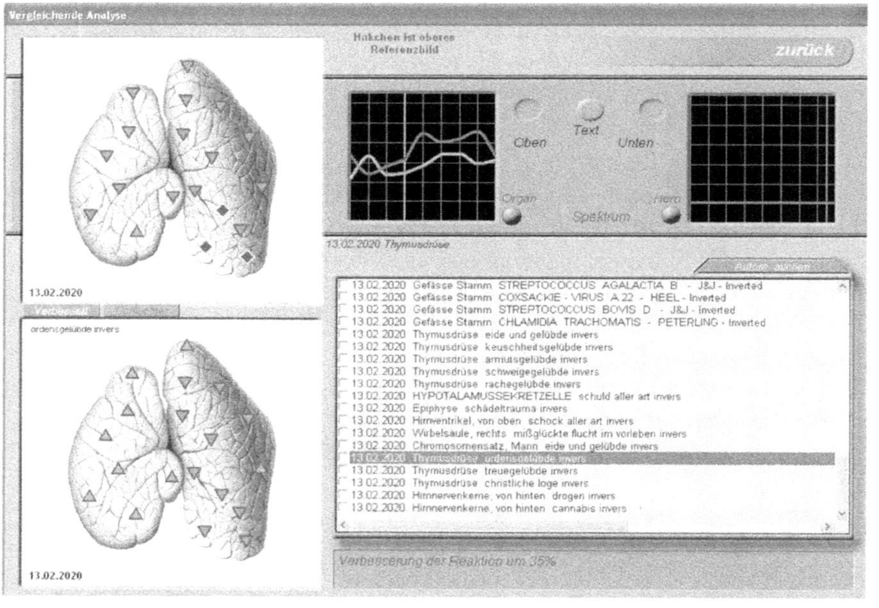

***Abbildung**: Thymusdrüse, energetische Störung, bei Invertierung von „Ordensgelübde" Verbesserung der Reaktion um 35%. Gelübde finden sich auf Drüsenstrukturen, insbesondere auch auf der Thymusdrüse.*

Die aurachirurgische Praxis zeigt: Ein Mensch, der entsprechende Gelübde in sich trägt wie Ordensgelübde, aber auch Armutsgelübde, Schweigegelübde, Treuegelübde, Keuschheitsgelübde, entwickelt nicht selten von sich aus, ohne äußere Einflüsse, die Idee, in ein Kloster einzutreten, ohne dass ihm der tiefere Grund für seine Entscheidung bewusst wird. Er hat das innere Verlangen und die Sehnsucht nach einem klerikalen Leben. Stammen die Informationen dieser Gelübde aus einer früheren Seeleninkarnation, so wundern sich die Familienangehörigen, wie es zu einer solchen Berufung kommen konnte, da doch noch nie jemand in der Familiengeschichte Priester und Nonne geworden war.

Sind die Gelübde dagegen von Vorfahren durch Vererbung übernommen, so finden sich in den Vorfahren mütterlicher- oder väterlicherseits nicht selten Personen, die sich auch schon für eine Karriere in der Kirche entschieden hatten.

Verfügt der Betreffende über alle genannten Gelübde, so wird er im Kirchendienst auf Dauer vermutlich auch glücklich und fühlt sich beruflich erfüllt, denn das klösterliche Leben entspricht seiner Gelübdeprägung.

Fehlt dagegen ein oder mehrere dieser Gelübde, so gerät der Betreffende in eine geistige Zwickmühle: Die vorhandenen Gelübde sprechen für eine Kirchenkarriere, die nicht vorhandenen dagegen. So passiert es nicht selten, dass ein Novize nach etwas einem Jahr wieder aus dem Klosterleben ausscheidet und auf die Priesterweihe verzichtet, da er in Abwägung sich für ein ziviles Leben mit Partnerschaft und Familie entscheidet (z.B. wenn kein Keuschheitsgelübde vorliegt). Scheidet er aus dem Kirchendienst wieder aus, ist das Problem aber keineswegs gelöst, denn andere Gelübde wie z.B. das Ordensgelübde bleiben trotzdem bestehen und verursachen Konflikte innerhalb des zivilen Lebens, die sich im schlimmsten Fall als organische oder psychiatrische Krankheiten ausgleichen.

Bleibt der Betreffende im Kirchendienst, so geschieht es nicht selten, dass es im Laufe der Jahre zu Verhaltensweisen kommt, die durch die Unvereinbarkeit seiner Gelübdeprägung mit dem Leben im Kloster verursacht sind. Ein Priester, der kein Keuschheitsgelübde in sich trägt, und der dann irgendwann z.B. als Schuldirektor einer Klosterschule mit einer Lehrerin eine heimliche Familie gründet. Auch diese Menschen drohen krank zu werden, da sie in diesem innerlichen Dauerzwist leben. Sie beginnen zu trinken, werden Alkoholiker, versuchen ihr Doppelleben und die damit verbundene emotionale Pain durch Alkohol zu ertränken, müssen wegen ihrer Alkoholsucht schließlich ihren Dienst quittieren, werden unter Umständen nach Aufdecken der Geheimnisse aus dem Kirchendienst entfernt und exkommuniziert.

Scheidet ein Priester oder eine Nonne aus dem Kirchendienst aus, obwohl sie ihre Profess abgelegt haben, so ist entscheidend, dass sie mit einem Austrittsindult aus dem Kirchendienst ausscheiden. Denn nur mit Austrittsindult werden sie geistig frei, um als Zivilpersonen weiterleben zu können. Verlässt ein Priester oder Nonne jedoch die Kirche ohne Austrittsindult, so bleiben alle durch die Profess abgelegten Gelübde vollumfänglich bestehen und führen unter Umständen im zivilen Leben zu erheblichen Problemen oder gar Krankheiten.

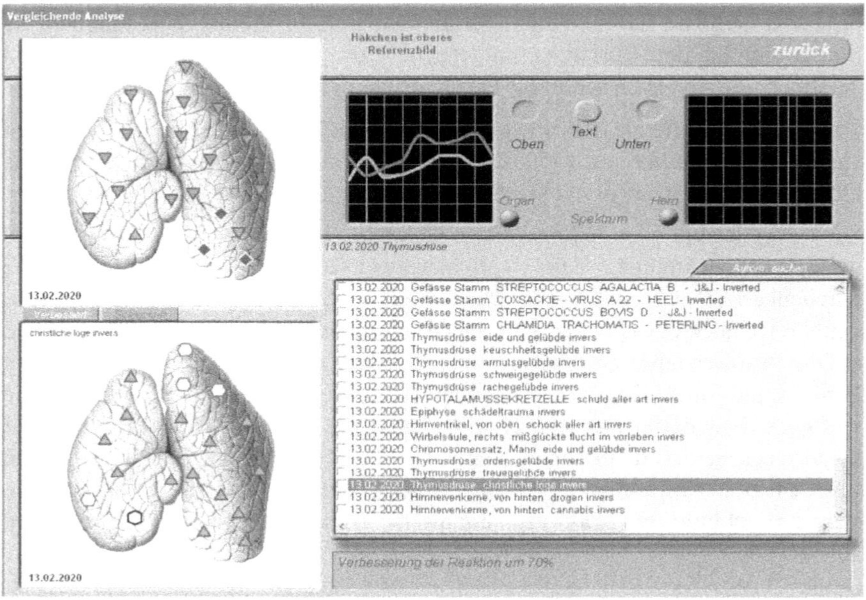

***Abbildung**: Thymusdrüse, energetische Störung, bei Invertierung von „Christliche Loge“ Verbesserung der Reaktion um 70%. Eine christliche Loge ist eine Untergruppe innerhalb der Freimaurerei oder eine eigenständige Vereinigung, die christliche Ethik und Werte in ihre freimaurerischen oder bruderschaftlichen Aktivitäten integriert, wobei der Glaube an einen Gott eine zentrale Rolle spielt und oft eine Verbindung zu Jesus Christus besteht, wie bei der älteren Großen Landesloge der Freimaurer von Deutschland, die christliche Ethik betont, während andere Logen auch Nicht-Gläubige aufnehmen können. Sie verbinden traditionelle freimaurerische Rituale mit christlichen Lehren zur persönlichen und gesellschaftlichen Verbesserung und bieten eine Gemeinschaft für Männer (manchmal gemischtgeschlechtlich) mit ethischen Ansprüchen.*

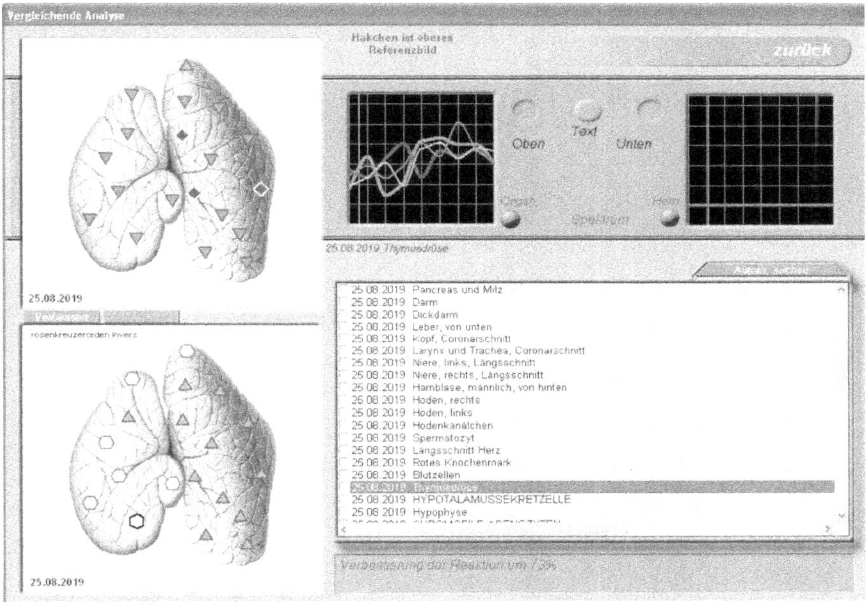

***Abbildung**: Thymusdrüse, energetische Störung, bei Invertierung von „Rosenkreuzerorden“ Verbesserung der Reaktion um 73%. Der Rosenkreuzerorden ist eine mystische, spirituelle Bruderschaft, die auf den legendären Christian Rosenkreuz zurückgeht und im 17. Jahrhundert mit Manifesten wie der Fama Fraternitatis öffentlich wurde, um eine esoterische Reformbewegung zu starten, die auf Selbsterkenntnis, verborgenem Wissen und spiritueller Vervollkommnung abzielt, wobei es heute verschiedene Strömungen gibt, die Elemente von Christentum, Alchemie und östlicher Philosophie verbinden. Bekannte Namen wie Isaac Newton, Goethe und Francis Bacon werden mit dem Orden in Verbindung gebracht.*

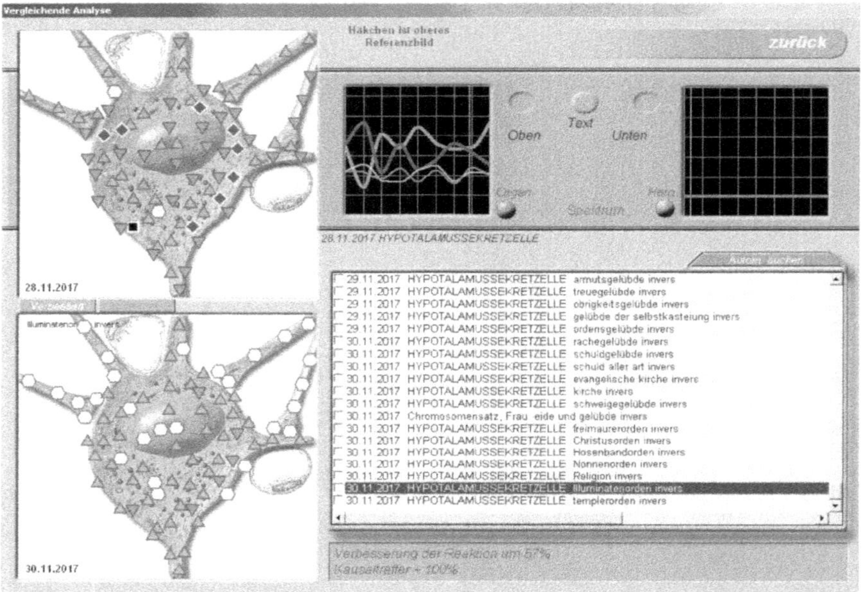

Abbildung: *Hypothalamussekretzelle, energetische Störung, bei Invertierung von „Illuminatenorden“ Verbesserung der Reaktion um 57%. Der Illuminatenorden (lateinisch illuminati ‚die Erleuchteten‘) war eine Geheimgesellschaft mit dem Ziel, durch Aufklärung und sittliche Verbesserung die Herrschaft von Menschen über Menschen überflüssig zu machen. Der Orden wurde am 1. Mai 1776 vom Philosophen und Kirchenrechtler Adam Weishaupt in Ingolstadt gegründet und existierte bis zu seinem Verbot 1784/85 vornehmlich im Kurfürstentum Bayern.*

Kasuistik: Auswirkung von Kastration und Gelübden in Vorleben

Bei Markus, heute 34 Jahre alt, war bei der Geburt kein Penis zu sehen. Er war wie in einer Hautfalte versteckt. Urologen in Deutschland sahen keine Möglichkeit der Behandlung, erst eine OP in den USA verschaffte Abhilfe. Es sind allerdings heute zu wenig Spermien vorhanden.

In der NLS-Analyse finden sich zahlreiche dunkle (Stufe 5) und schwarze (Stufe 6) Rauten bzw. Quadrate, die auf eine schwere Belastung im Bereich des Urogenitaltrakts hindeuten.

Als erstes erfolgt die Prüfung der karmischen Kastration im Vorleben, was einen eindeutigen Befund im Sinne einer entsprechenden Verbesserung ergibt. Durch Annähen der Gonaden durch Aurachirurgie ergibt sich anschließend eine deutliche Verbesserung des NLS-Analysebildes.

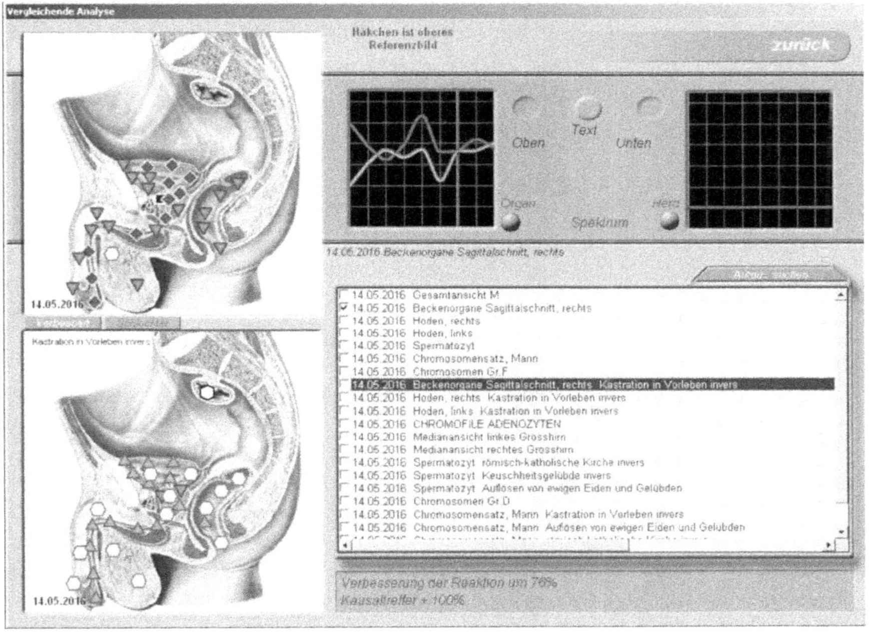

Abbildung: *Beckenorgane Sagittalschnitt: Testung auf „Kastration im Vorleben", Verbesserung der Reaktion um 76%. Anmerkung: Menschen mit einem Kastrationsmuster in der NLS-Analyse präsentieren typische Persönlichkeitseigenschaften: Von gehemmt und eher lebensuntüchtig bis zu präpotent, besserwisserisch und rechthaberisch, mit dieser Eigenschaft für andere höchst unangenehm. Die präpotente Persönlichkeit kann aus energetischer Sicht als ein Überkompensieren des zugrundeliegenden Defizit interpretiert werden, indem die Person sich ihres seelischen Mangels unterbewusst im Klaren ist, bewusst das Problem jedoch nicht benennen kann. Solange das Muster nicht aurachirurgisch gelöst ist, bleibt das Problem bestehen. Kastrationen finden sich, wie später noch beschrieben, häufig im Zusammenhang mit Ordensstrukturen, insbesondere mit der katholischen Kirche. In der katholischen Kirche wurden Buben mit schöner Stimme über Jahrhunderte kastriert, in vielen Fällen mit tödlichem Ausgang auf Grund einer postoperativen Sepsis. Hintergrund für die Kastration war jedoch nicht primär der Erhalt der schönen Stimme, sondern das Ziel, auf diese Weise Frauen aus dem Kirchenleben fernzuhalten, indem die Eunuchen die Sopranstimmen im Erwachsenenkirchenchor übernahmen.*

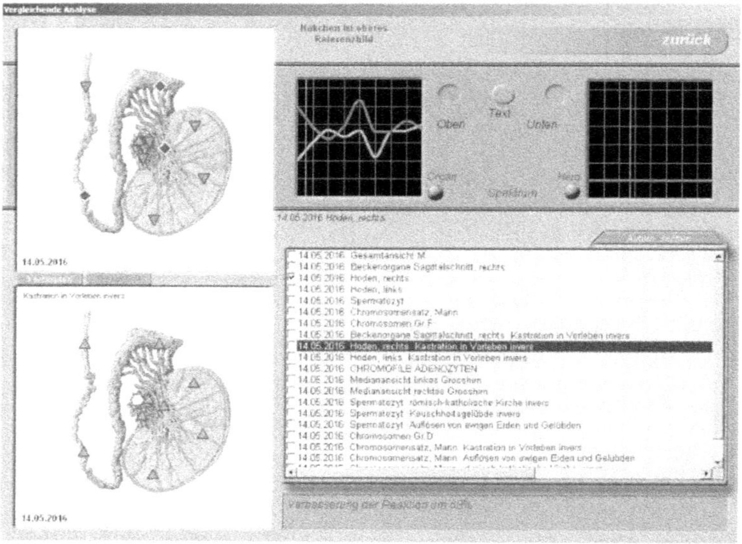

Abbildung: *Hoden rechts: Energetische Störung, bei Invertierung von „Kastration im Vorleben" Verbesserung der Reaktion um 68%.*

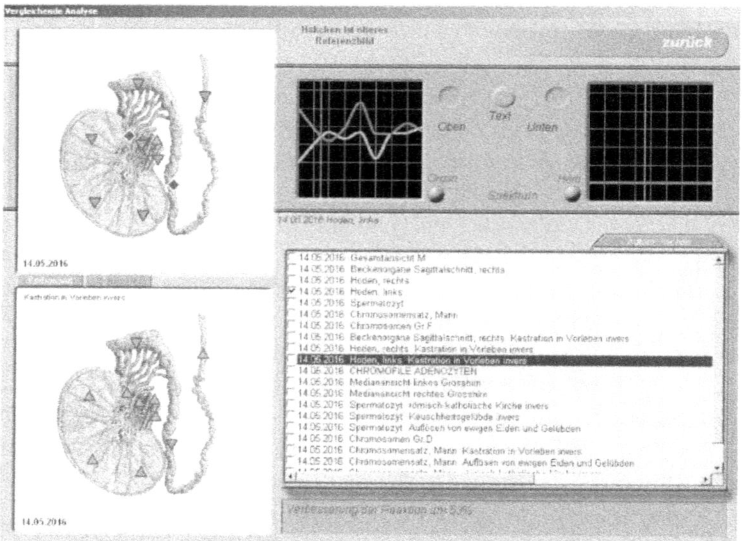

Abbildung: *Hoden links: Energetische Störung, bei Invertierung von „Kastration im Vorleben" Verbesserung der Reaktion um 53%.*

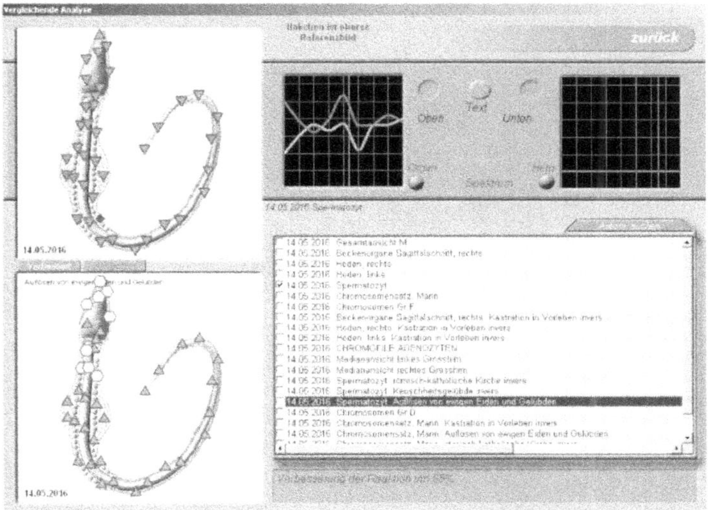

***Abbildung**: Spermatozyt: Energetische Störung, durch Auflösen von „ewigen Eiden und Gelübden" Verbesserung der Reaktion um 65%.*

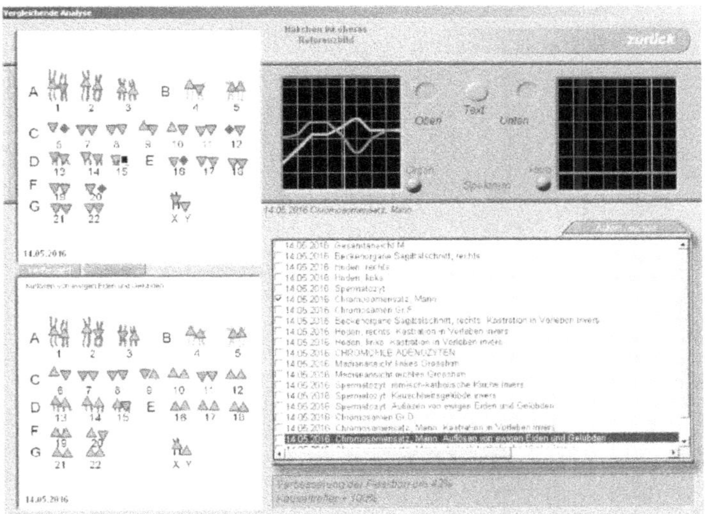

***Abbildung:** Chromosomensatz Mann: Energetische Störung, durch Auflösen von „ewigen Eiden und Gelübden" Verbesserung der Reaktion um 43%.*

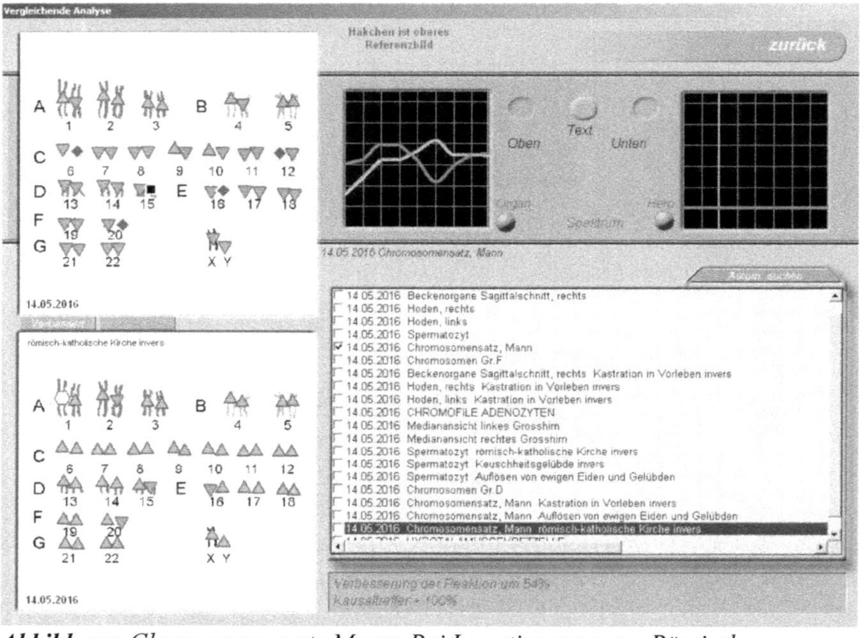

***Abbildung**: Chromosomensatz Mann: Bei Invertierung von „Römisch-katholische Kirche“ Verbesserung des energetischen Befundes um 54%.*

Obrigkeitsgelübde

Das Obrigkeitsgelübde ist identisch mit dem Gehorsamsgelübde. Der Gehorsam im christlichen Sinne eines Evangelischen Rates bzw. eines in einer Ordensgemeinschaft oder dem Bischof gegenüber versprochenen Gelübdes geht davon aus, dass nur die dem Willen Gottes gegenüber gehorsame Person wirklich frei wird für andere Menschen, offen wird für neue Perspektiven und verfügbar für Aufgaben in der Gemeinschaft. Gehorsam ist demgemäß die freie Antwort auf das Wort Gottes („Hören“) und Gottes Schöpfungsakt („Gehören“), die aber verantwortliches Mitdenken und Mithandeln in aller Offenheit und Ehrlichkeit einschließt. Dieser Gehorsam spiegelt sich in den natürlichen oder gesetzten Autoritäten, zum Beispiel von Diözesanpriestern gegenüber ihrem Bischof, von Ordenschristen ihren Oberen gegenüber.

Symptome: Nervosität und Angst, wenn Post vom Finanzamt oder von einer Behörde kommt. Großes Verlangen nach übergroßer Reinlichkeit und Korrektheit (Schilderung, als Kind nach dem Toilettengang von den Eltern inspiziert werden wollen, welche prüfen sollen, ob das Hinterteil sauber abgeputzt ist). Inneres Erstarren bei strenger, lauter, autoritärer, scharfer Anrede. Faszination für militärischen Drill, Paraden, militärische Disziplin. Akkurates Bettenmachen wie beim Militär. Frauen oder auch Männer mit einem Obrigkeitsgelübde suchen sich nicht selten Partner, die ihnen gegenüber in einer Obrigkeitsposition sind, z.B. wohlhabend, gebildet, in einer höheren sozialen Stellung.

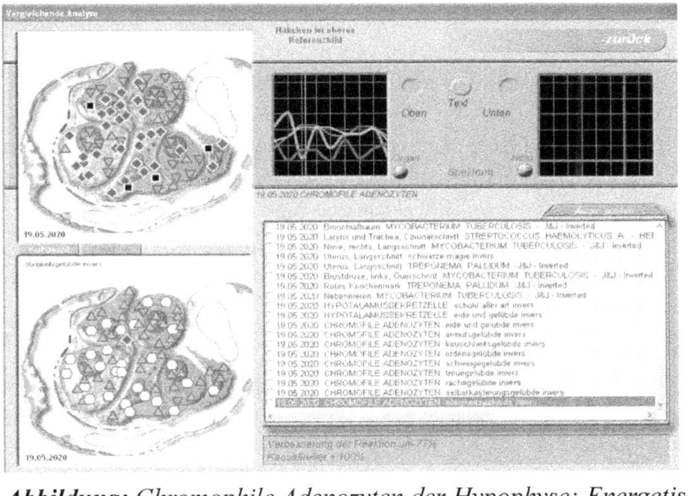

***Abbildung:** Chromophile Adenozyten der Hypophyse: Energetische Störung, bei Invertierung von „Obrigkeitsgelübde“ Verbesserung der Reaktion um 77%.*

Treuegelübde

Das Treuegelübde darf nicht mit einem Treueversprechen unter Ehepaaren verwechselt werden, das nach kirchlichem Recht kein ewiges Gelübde, sondern ein zeitlich limitiertes Versprechen (nach dem Kirchenrecht: „Bis dass der Tod Euch scheide“) darstellt. Das Trauversprechen ist das Versprechen, dass sich Braut und Bräutigam gegenseitig in der Kirche geben. Es ist eine Liebeserklärung am Traualtar. Doch mehr noch: Es ist das zeitlich limitierte Gelöbnis, dem Partner (bzw. der Partnerin) ein ganzes Leben lang treu zu sein. Dieses Treueversprechen kann kurz mit dem einfachen "Jawort" oder / und mit einem ausformulierten Trauversprechen geschehen. Es ist die gleichberechtigte Partnerschaft zwischen zwei Menschen.

Ein Treuegelübde hingegen hat einen anderen Charakter: Es wird auf ewig abgelegt und führt zu einer psychisch häufig belastenden Abhängigkeit von einer Person, ohne dass hier eine Gleichberechtigung wie in einer ehelichen Partnerschaft zustande kommt. So legten z.B. die Soldaten der Deutschen Wehrmacht im Dritten Reich ein Treuegelübde auf den Führer des Deutschen Reiches Adolf Hitler ab. Der Treueschwur impliziert, dass der Soldat dem Führer fortan dauerhaft Treue leistet, seinen Befehlen folgt, dessen Entscheidungen nicht in Zweifel zieht und bis in den Tod folgt.

Treuegelübde können auch zwischen zwei ehemals miteinander geistig verbundenen Menschen sogar über deren jeweiligen Tod hinaus bestehen bleiben. Unter Umständen kommt es bei einem Menschen in diesem Leben zu Störungen der Sexualität (man fühlt sich nicht frei in der Sexualität), unerklärlichen Blockaden mit Orgasmusschwierigkeiten, die sich aus dem Treuegelübde mit dem Partner aus einem Vorleben erklären lassen. Entsprechend kommt es nicht selten auch zu einer Kinderlosigkeit bzw. zu einem unerfüllten Kinderwunsch. Erst wenn das Treuegelübde aurachirurgisch gelöscht ist, kann die Beziehung in diesem Leben unbeschwert gelebt werden. Auch Treuegelübde zwischen Verwandten sind bekannt: Das Enkelkind wird von der Großmutter aufgezogen, beide sind eng miteinander verbunden, die Großmutter stirbt und die Enkeltochter bleibt im Treuegelübde über deren Tod hinaus eng verbunden, unter Umständen mit organischen und psychischen Konsequenzen.

Menschen mit einem Treuegelübde beschreiben, schlecht Abschied nehmen, nur schwer loslassen und sich trennen zu können. Treuegelübde sind ein Dispositiv zur Entwicklung eines Morbus Dupuytren (Verdickung der Palmaraponeurose) oder eines Morbus Ledderhose (Verdickung der Plantaraponeurose). Diese Verdickungen führen zu einer Beugung der Finger, die metaphorisch für das Halten-Wollen, Nicht-Loslassen-Können bzw. Nicht-Loslassen-Wollen stehen.

Schuldgelübde

Das Schuldgelübde ist die geistige Abhängigkeit zur Idee der eigenen Schuld, man fühlt sich für alles verantwortlich, man entschuldigt sich für alles. Schuldgelübde finden sich in Verbindung mit karmischen Mustern, die im Sinne einer vertraglichen Vereinbarung für andere Menschen übernommen wurden, wenn sich z.B. jemand für seinen Sohn geopfert hat.

Es findet sich ein ausgeprägtes Verantwortungsbewusstsein: Betroffene engagieren sich und fühlen sich verantwortlich für Menschen und Personen, wozu nach objektiven Maßstäben eigentlich gar keine Veranlassung besteht. Es besteht eine große Aufopferungsbereitschaft, nicht selten Tätigkeiten in pflegerischen Berufen.

Ein Schuldgelübde muss unterschieden werden von der karmischen Schuld, beispielsweise durch Verfehlungen in früheren Zeiten oder auch im Rahmen eines kirchlichen Schuldbekenntnisses, was kein Gelübde sui generis darstellt. Schuld ist ein energetischer Zustand, das Schuldgelübde ist der Schwur, die Schuld auf sich zu nehmen.

Schweigegelübde

Bekannt sind Schweigegelübde aus religiösen Gründen, die zu bestimmten Tageszeiten oder über längere Zeit gelten. Unter dem Begriff „Schweigerose“ versteht man eine stilisierte Rose, die häufig an der Wand eines Rittersaales zu finden ist. Sie symbolisierte das Versprechen, dass das gesprochene Wort den Raum nicht verlassen werde. In der Antike war die Rose Symbol der Verschwiegenheit und der Liebe. Ursprünglich stammt dieses Gleichnis aus der Mythologie und der Religion. Eine geschlossene Blüte galt als Symbol für ein göttliches Geheimnis. Ein Beispiel: Das Venuskind Cupido schenkte dem Gott des Schweigens eine Rose, damit dieser Stillschweigen über das Treiben seiner Mutter bewahre. Berühmt wurde auch der Roman von Umberto Eco „Im Namen der Rose“. Es findet sich neben besagten Rittersälen auch hin und wieder in Klöstern, über Beichtstühlen oder in Sitzungszimmern. „Unter der Rose reden“ wurde sogar zum geflügelten Wort.

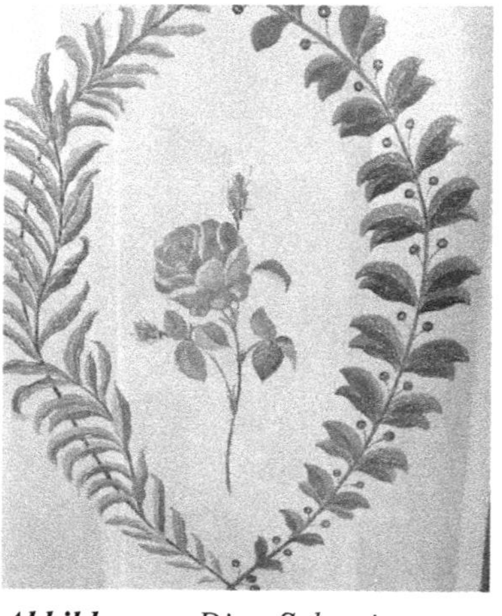

Abbildung: *Die Schweigerose an der Tapete des Sitzungsraumes der Freimaurerloge in Frankfurt.*

In der Aurachirurgie haben Schweigegelübde eine große Bedeutung:

- Patienten mit Schweigegelübde wirken vielfach verschlossen und reden wenig. Wenn sie doch viel reden, manchmal sogar übermäßig viel (Logorrhoe), dann nie über das Thema, zu dem geschwiegen werden soll.
- Erleidet ein Mensch einen Konfliktschock, z.B. einen sexuellen Missbrauch, so gerät er nicht selten in die Isolation. Der Konflikt ist nach Definition von Dr. med. Hamer „isolativ“ (siehe Lehrbuch Informed und

BioProg). Das bedeutet: Der Betroffene kann sich zum Zeitpunkt des Konflikteinschlags mit niemanden über sein seelisches Problem austauschen. Der Konflikteinschlag im Gehirn ist unter Umständen von so großer Heftigkeit, dass er sich einen körperlichen Ausgleich sucht, um die energetische Wucht „abzufedern“. Ist dagegen ein Gespräch mit einer betreuenden und empathischen Person möglich, kann die somatische Ausgleichsreaktion in vielen Fällen verhindert werden. Trägt der Betroffene jedoch ein Schweigegelübde in sich, so ist er nicht in der Lage, seine seelische Not zu formulieren. Stattdessen „schluckt“ er die geistige Belastung herunter und wird sie dann ebenfalls körperlich ausgleichen (somatisieren) müssen.

- Schweigegelübde sind aus energetischer Sicht Wirkverstärker von Konflikten: Besteht ein Schweigegelübde, so fehlt dem Patienten die Möglichkeit, den Konflikt auf geistiger Ebene zu erkennen und zu lösen und muss ihn entsprechend somatisieren, d.h. über die körperliche Ebene ausgleichen. Je stärker das Schweigegelübde, umso intensiver kommt dieser Effekt zum Wirken.
- Ein Schweigegelübde ist in Betracht zu ziehen, wenn ein Patient trotz vorhandener Symptomatik und einer damit anzunehmenden energetischen Störung des entsprechenden Organs in der aurachirurgischen Untersuchung keine Resonanz entwickelt.
- Ein Schweigegelübde ist in Betracht zu ziehen, wenn nach sachgemäßer aurachirurgischer Auflösung eines karmischen Musters die Resonanz beim Patienten nicht verschwindet, sondern in gleiche Weise wie vor der Auflösung bestehen bleibt.
- Schweigegelübde sind eine häufige Ursache bei chronifizierten Konfliktverarbeitungen, z.B. bei hängender Konfliktaktivität oder bei hängender Heilung, unter Umständen mit wiederkehrenden Heilungskrisen und daraus resultierenden epileptischen Anfällen (siehe Lehrbuch Informed und BioProg). Erst wenn das Schweigegelübde gelöscht wird, kann ein Konflikt in die Lösung gehen oder nach bereits erfolgter Konfliktlösung tatsächlich vollständig ausheilen.
- Medikamente wirken vielfach bei Patienten mit Schweigegelübde nicht, sie gehen von Therapeut zu Therapeut, ohne dass sie irgendwo Heilung erfahren. Das liegt jedoch nicht an der schlechten Qualität der Therapeuten, sondern daran, dass diese alle am Schweigegelübde des Patienten abprallen. Erst wenn das Schweigegelübde gelöst ist, klärt sich die Situation.

- Schweigegelübde finden sich bei Patienten mit Ankyloglosson (angewachsenes Zungenbändchen). Die Information des Gelübdes stammt aus der Zeit der Antike und des Mittelalters, als Menschen zum Schweigen gebracht wurden, indem man ihnen die Zunge am Mundboden festnähte.

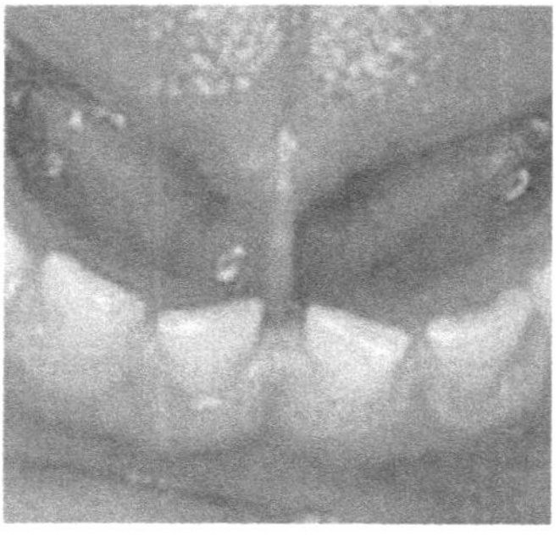

Abbildung: Ankyloglosson (*Zungenbändchen) bei einem Kind mit angeborenem Schweigegelübde.*

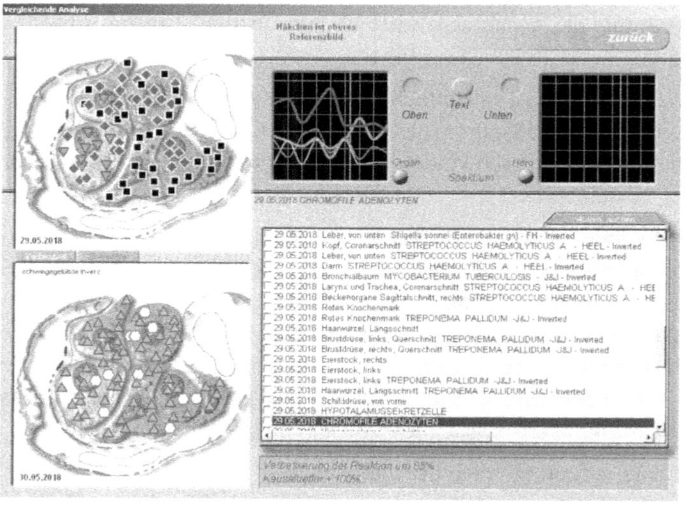

***Abbildung**: Chromophile Adenozyten der Hypophyse: Energetische Störung, bei Testung auf „Schweigegelübde" Verbesserung der Reaktion um 85%. Es handelt sich um ein 10-jähriges Kind mit Sprachentwicklungsverzögerung. Nach Auflösung des Schweigegelübde macht das Kind einen bemerkenswerten Entwicklungsschub.*

Rachegelübde

Rachegelübde sind Gelübde zur Ausübung einer Rache an Personen, von denen Schaden zugefügt wurde.

Im Handbuch der Deutschen Mythologie heißt es: „Das vergossene Blut schreit um Rache und kann nur durch Blut gesühnt werden. Es duldet auch keinen Aufschub, sie gönnt keine Frist, sie lässt nicht Zeit, seine Hände zu waschen, die Haare zu kämmen, und steht ihrer Erfüllung noch Unmöglichkeit entgegen. So lässt man nach der Sitte germanischer Rachegelübde Haar und Bart und die Nägel an den Fingern wachsen, ja kämmt und wäscht sich nicht, bis der dringendsten und unaufschieblichsten Pflicht Genüge getan ist."

Aus dieser martialischen Formulierung lässt sich erahnen, welche energetische Potenz hinter einem Rachegelübde stecken kann.

In der Aurachirurgie finden sich Rachegelübde im Zusammenhang mit karmischen Mustern, die mit Hinrichtung, Folter oder Erniedrigungen zu tun haben: Rachegelübden gegenüber Richtern, Henkern, Folterknechten oder Spitzeln, die im Unterbewusstsein bestehen bleiben, selbst nachdem das karmische Muster erfolgreich aurachirurgisch gelöscht werden konnte.

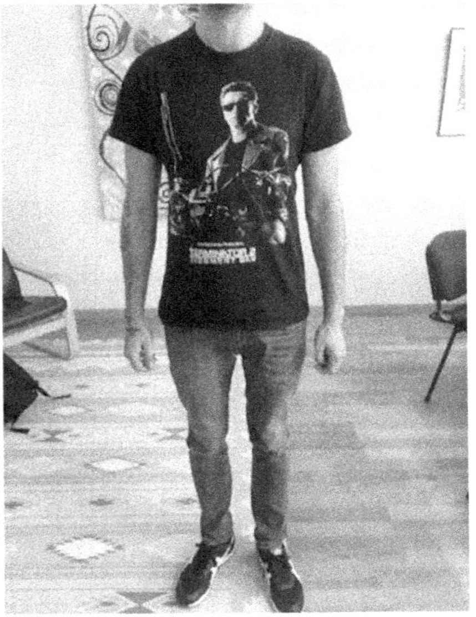

Abbildung: *31-jähriger Patient mit Rachegelübde: Er trägt ausschließlich solche T-Shirts mit Abbildungen von Arnold Schwarzenegger.*

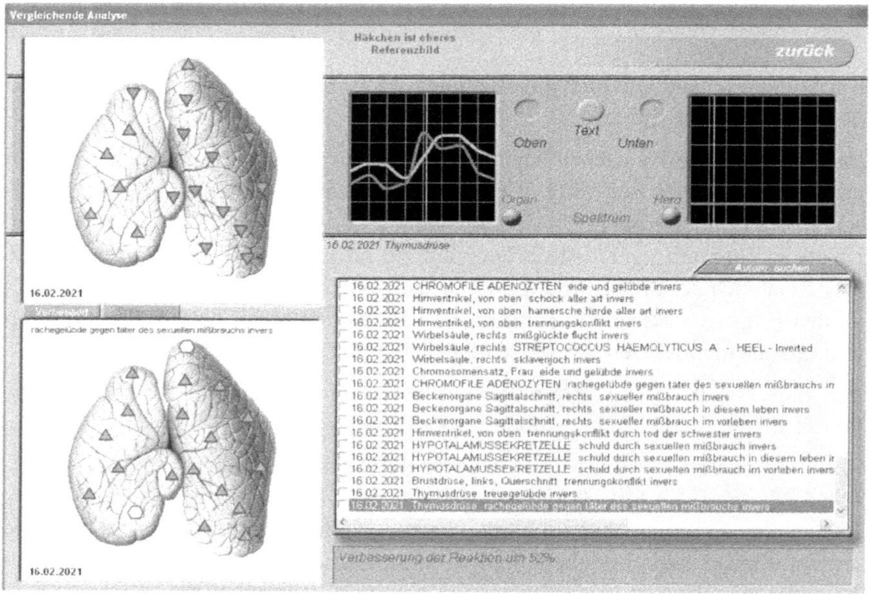

Abbildung: *Thymusdrüse, energetische Störung, bei Testung auf „Rachegelübde gegen Täter des sexuellen Missbrauchs" Verbesserung der Reaktion um 52%. Es handelt sich um eine 47-jährige Patientin, die die Information des sexuellen Missbrauchs von ihrer Großmutter mütterlicherseits übernommen, selbst in diesem Leben jedoch keinen Missbrauch erlitten hat.*

Rachegelübde finden sich als epigenetische Vererbungen von Vorfahren, die Opfer des sexuellen Missbrauchs geworden sind. In manchen Fällen erleiden die Nachkommen auf Grund dieser Störinformationen rheumatoide Entzündungen. Die Entzündung ist der körperliche Ausgleich für das Rachegelübde gegenüber dem sexuellen Peiniger in einem Vorleben. Im Volksmund heißt es: „Der Schmerz des Rheuma symbolisiert den Ruf nach Rache". Neben dem Rachegelübde finden sich typischerweise das Keuschheitsgelübde, das Schweigegelübde und in vielen Fällen auch das Selbstkasteiungsgelübde bei karmischen Belastungen durch sexuelle Missbräuche.

Selbstkasteiungsgelübde

Die Selbstkasteiung bezeichnet freiwillige Entbehrungen und Leiden um eines höheren Gutes willen. Eine Person vernachlässigt sich und isst zu wenig, verliert Körpergewicht, wird krankheitsanfällig, verausgabt sich körperlich übermäßig, treibt Sport oder arbeitet bis zur Erschöpfung, leidet unter Borderline-Störung mit Selbstverletzungstendenzen, Essstörungen wie Anorexie oder Bulimie u.v.m.

Menschen mit Selbstkasteiungsgelübde berichten, dass sie viel essen, allerdings kommt es zu keiner Gewichtszunahme, im Gegenteil, vielfach wird bei gesteigerter Nahrungsaufnahme sogar Gewicht verloren. Dieser Effekt ist dadurch zu erklären, als die Aufnahme von mehr Nahrung das Selbstkasteiungsgelübde in besonderer Weise aktiviert und diese Situation dann zur vermehrten Ausscheidung mit Gewichtsverlust führt.

Das Selbstkasteiungsgelübde findet sich auch häufig im Zusammenhang mit sexuellen Missbräuchen: Das Selbstkasteiungsgelübde ist die Möglichkeit, die Ausbildung von sekundären Geschlechtsmerkmalen zu unterdrücken, die Frauen bekommen keine weiblichen Konturen, sondern bleiben dürr und formlos. Auf diese Weise zeigt sich eine betroffene Person nicht als Frau, sondern als eher geschlechtsloses Wesen, was erneute sexuelle Übergriffe verhindern soll.

Kasuistik:

24-jähriger Patient mit einer Multiplen Sklerose, der seit Monaten an Gewicht verliert, insgesamt bereits 6 kg, obwohl er bereits zuvor untergewichtig war. Essen habe ihm nie viel bedeutet. In der NLS-Analyse zeigt sich eine deutliche energetische Belastung auf der Thymusdrüse, bei Invertierung von Eiden und Gelübden kommt es zu einer Verbesserung um knapp 60%. Daraufhin werden die einzelnen Gelübde allesamt durchgetestet: Einzig bei der Invertierung von Selbstkasteiungsgelübden zeigt sich dieser hohe Wert erneut. Daraufhin erfolgt die Auflösung des Gelübdes. Nach drei Monaten stellt sich der Patient erneut vor, hat inzwischen vier kg zugenommen und meint, dass er jetzt innerlich wieder den inneren Drang verspüre, mehr auf sich zu achten und auch wieder zu essen. Hinweis: Bei Patienten mit Multipler Sklerose findet sich typischerweise das karmische Muster des sexuellen Missbrauchs mit den damit assoziierten Gelübden wie Keuschheitsgelübde, Rachegelübde und Schweigegelübde. Häufig auch das Selbstkasteiungsgelübde, dessen Ziel oben beschrieben steht. Typischerweise findet sich auch die Schuld. Sowohl Schuld als auch die beschriebenen Gelübde sind vererbt, meist übernommen von einem Großelternteil oder aus dem vorletzten Seelenleben.

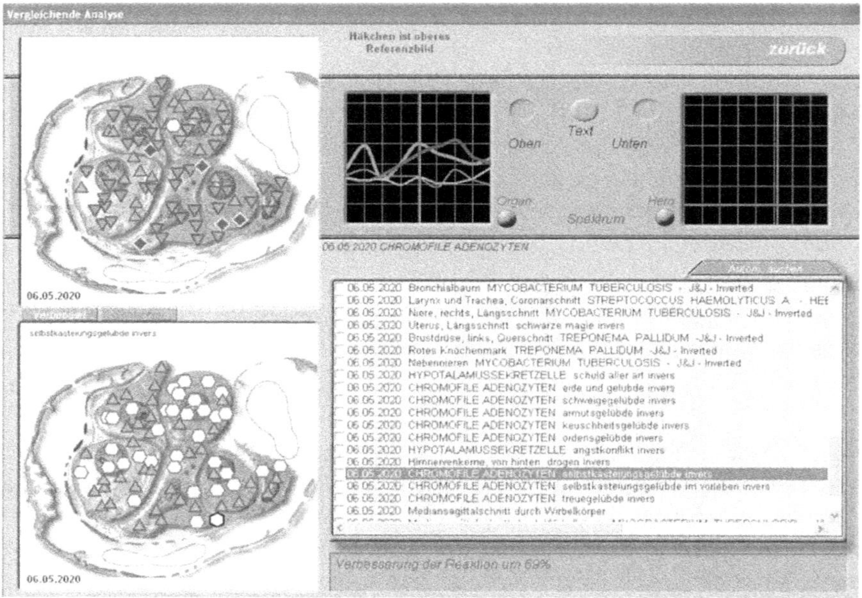

***Abbildung**: Chromophile Adenozyten, energetische Störung, bei Invertierung von „Selbstkasteiungsgelübde" zeigt sich eine Verbesserung der Reaktion um 69%.*

Bußgelübde

Das Bußgelübde ist das Gelöbnis, fortan Buße zu tun für vorangegangene Verfehlungen. Dieses Gelübde findet sich in vielen Religionen. In Buß- und Bettelorden werden die Novizen geschoren bzw. der Abt schneidet mit einer Schere Löcher in das Haupthaar, um das Prinzip der öffentlichen Buße zu unterstreichen. Ein Bußgelübde findet sich bei der Erkrankung der Alopecia areata (kreisrunder Haarausfall). Selbstgeißelungen mit der Peitsche, Büßergürtel etc. gehören mit zum Bußgelübde.

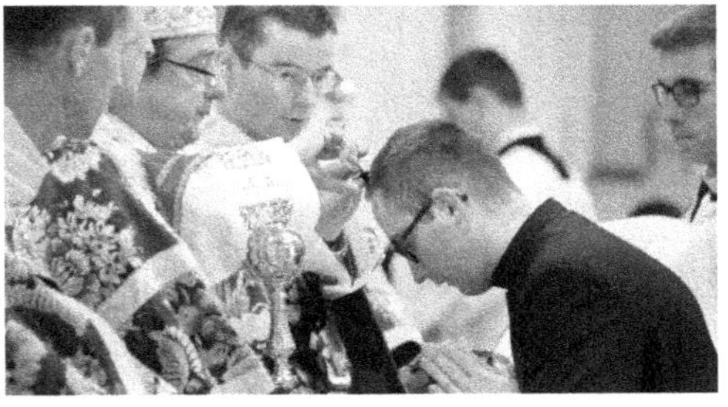

Abbildung: *Priesterweihe in einem Buß- und Bettelorden. Der Bischof schneit mit einer Schere Löcher in das Haupthaar eines Novizen. Quelle: Wikipedia.*

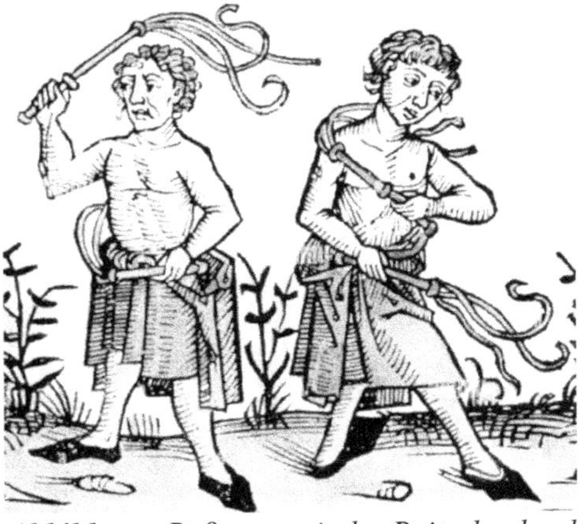

***Abbildung**: Buße tun mit der Peitsche durch Selbstgeißelung.*

Bußgelübde finden sich nicht selten bei Patienten mit Kniegelenksbeschwerden, insbesondere Retropatellararthrosen. Die Kniescheiben werden beim Knien oder beim Rutschen auf den Knien, z.B. bei religiösen Wallfahrten, in besonderer Weise belastet.

Verdammungsgelübde

Menschen mit einem Verdammungsgelübde sind der Überzeugung, in diesem Leben nicht glücklich zu werden, ihre Erfüllung nicht finden zu dürfen und von anderen nicht geliebt zu werden. Nicht selten resultieren Verdammungsgelübde aus der tief empfundenen Ablehnung durch die Eltern, ausgelöst durch unter Umständen mehrere Abtreibungsversuche durch die Mutter. Kinder bekommen immer wieder gesagt, sie seien ein „Verkehrsunfall" gewesen, sie seien eigentlich nicht geplant oder nicht erwünscht gewesen, sie werden schlecht behandelt, missbraucht, geschlagen. Mädchen bekommen immer wieder von ihren Eltern zu hören, sie hätten eigentlich ein Bub werden sollen, und umgekehrt. Mögliche Symptome sind die Ablehnung des eigenen Körpers (mit teils umfangreichen Tätowierungen als bewusste Verunstaltungen des Körpers) und der eigenen Lebensentwürfe. Betroffene geben sich der ewigen Verdammnis hin. Das Verdammungsgelübde durchbricht die Verbindung zu Gott.

Typisch sind immer wieder geäußerte negative oder gar selbstzerstörerische Glaubenssätze. Betroffene fluchen viel, verfluchen sich selbst mit Aussagen wie „Das Bein soll mir abfaulen" oder „Der Blitz soll mich erschlagen". In nicht seltenen Fällen passieren diese Dinge dann in der Realität. Die Menschen suchen den Trost im Jenseits und im Leben nach dem Tod, in der Hoffnung, dass dann das Leiden weniger wird und sie endlich ihre Erfüllung und ihr Glück finden. Nicht selten kommt es zu einer postmortalen Konstellation, siehe Lehrbuch „BioProg". Die Überzeugung, dass es einem in diesem Leben nicht gut gehen darf und dass man von niemanden geliebt wird, ist durch Psychotherapien nicht zu durchbrechen, denn es handelt sich um ein Gelübde im Unterbewusstsein, das als solches erkannt und entsprechend als Gelübde gelöscht werden muss.

Immer wieder zu finden ist der Wunsch nach Geschlechtsumwandlung, in der Hoffnung, im anderen Geschlecht doch noch Glück und Erfüllung zu finden.

Das Verdammungsgelübde beschreibt ein selbst abgelegtes Gelübde, keine Verwünschung oder Verfluchung von außen. Damit unterscheidet es sich von der Schwarzen Magie, bei der die Verdammung eines Menschen durch einen anderen initiiert wird. Schwarze Magie ist in diesem Sinne kein Gelübde, sondern ein Verfluchungsritual und damit ein geistiger Angriff von außen.

Kasuistik: Patient, 53 Jahre, leidet unter seinem irdischen Dasein, obwohl er beruflich sehr erfolgreich ist, eine nette Familie mit drei gesunden Kindern hat. In der Ehe gibt es immer wieder Auseinandersetzungen, weil der Patient sein psychisches Leiden im Alkohol zu ertränken versucht. Die Kindheit sei sehr unglücklich gewesen, immer wieder habe er von seiner Mutter zu hören bekommen, er sei eigentlich nicht geplant gewesen, ein unerwünschtes Kind, von etwaigen Abtreibungsversuchen weiß er jedoch nichts. Auffällig ist folgende Erzählung: Als seine schwangere Frau im Alter von 32 Jahren schwer erkrankt und mit Chemotherapie behandelt wird, kommt es zu einer Abtreibung des ungeborenen Kindes, was ihm emotional schwer zusetzt. Immer wieder äußere er gegenüber seiner Frau seine Bestürzung ob der Schwangerschaftsunterbrechung, auch wenn sie aus medizinischer Sicht indiziert gewesen sei. Seine Frau vertrete in diesem Punkt die Position der Ärzte, er hingegen hadere mit der Entscheidung und fühle eine tiefe Schuld gegenüber dem ungeborenen Kind. Die Tatsache, dass der Patient auf die Abtreibung so heftig reagiert und von dem Gedanken um die Schuld geradezu besetzt ist, deutet darauf hin, dass er wohl selbst in der Zeit seiner Entstehung intrauterin Abtreibungsversuchen durch die Mutter ausgesetzt gewesen ist.

Taufgelübde

Die Heilige Taufe ist das Sakrament, durch welches wir zu Kindern Gottes adoptiert, zu Gliedern des Leibes Christi und zu Erben des Reiches Gottes werden. Das äußere, sichtbare Zeichen in der Taufe ist das Wasser, womit der Mensch getauft wird „im Namen des Vaters und des Sohnes und des Heiligen Geistes.“

In zahlreichen Publikationen wird beschrieben, dass die katholische Kirche durch das Taufgelübde den Anspruch des Seelenbesitzes gegenüber dem Täufling erhebt, über den Tod des Täuflings hinausreichend. Insofern handelt es sich beim Taufgelübde um einen Vorgang, der den Sachverhalt des Gelübdes erfüllt, denn Gelübde überdauern den Tod.

Ehegelübde

Das Ehegelübde ist im Sinne der Definition kein ewiges Gelübde, sondern ein Versprechen bzw. ein zeitlich begrenztes Gelübde, das mit dem Tod endet (Eheversprechen durch Ehesakrament: „Ich verspreche dir die Treue in guten und bösen Tagen, in Gesundheit und Krankheit, bis der Tod uns scheidet“).

Wäre es ein ewiges Gelübde, würde es über den Tod überdauern. Wie es der Pfarrer bei der Eheschließung sagt: „Bis dass der Tod euch scheidet“.

Standesamt: Ehevertrag, Vertrag unter Erwachsenen, kann gekündigt werden

Kirchliche Trauung: Die Beendigung einer Ehe ist demnach der Tatbestand, ein Versprechen bzw. ein Gelübde auf Zeit gebrochen zu haben. Ob oder in welchem Umfang dies in die Schuld führen kann, ist schwer zu beurteilen und hängt von der individuellen Empfindung des Betroffenen ab.

Testung: Schuld, Eide und Gelübde

- **Test 1:** Der Aurachirurg schreibt den Namen des Patienten auf einen weißen Zettel, legt ihn mit der Schrift nach oben auf einen Tisch. Anschließend legt er einen vorgefertigten, in Plastik eingeschweißten Zettel oder ein handgeschriebenes Stück Papier mit der Aufschrift „Eide und Gelübde“ auf den Zettel mit dem Namen, die Schriften zueinander gerichtet. Danach wird kinesiologisch getestet. Kippt der Patient nach vorne und zeigt sich instabil, ist davon auszugehen, dass das karmische Muster der Eide und Gelübde besteht. Danach legt er auf den Zettel mit dem Namen ein anderes Papier, diesmal mit der Aufschrift „Auflösung von Eiden und Gelübden“. Bleibt der Patient bei der erneuten kinesiologischen Testung stabil, zeigt dies, dass die Auflösung erfolgversprechend ist und durchgeführt werden sollte.
- **Test 2:** Der Aurachirurg testet kinesiologisch auf „Schuld.“
- **Test 3:** Der Aurachirurg legt einen vorgefertigten, in Plastik eingeschweißten Zettel oder ein handgeschriebenes Stück Papier mit der Aufschrift „Schuld aller Art“ auf den Zettel mit dem Namen, die Schriften zueinander gerichtet und testet kinesiologisch. Bei Schuld kippt der Patient in der kinesiologischen Testung.
- **Test 4:** Der Aurachirurg legt einen vorgefertigten, in Plastik eingeschweißten Zettel oder ein handgeschriebenes Stück Papier mit der Aufschrift „Firmung“ auf den Zettel mit dem Namen, die Schriften zueinander gerichtet und testet kinesiologisch. Bei Instabilität handelt es sich vermutlich um eine kirchliche Schuld.
- **Test 5:** Prüfung auf „Schuld“: Hinter dem Patienten stehend berührt der Aurachirurg mit seiner Hand kurz den Bereich des Kreuzbeins des Patienten und führt die Hand nach hinten weg, eine rückwärtsgerichtete Zugbewegung am Patientenkörper in der Aura symbolisierend. Der Aurachirurg fragt den Patienten, ob er diesen Zug spürt. Wenn dieser die Frage bejaht oder durch die Prüfung gar in eine instabile Lage gerät und umzufallen droht, ist davon auszugehen, dass Schuld besteht. Das Os sacrum gilt als die Verbindungsstelle

von Körperbewusstsein zum Universum (Os sacrum, lat: sacer = heilig)[25] und eignet sich entsprechend für diese Suche am besten bzw. wird von den Patienten als die Körperpartie beschrieben, die in diesem Zusammenhang am intensivsten in Resonanz tritt. Das karmische Muster der Schuld zeigt sich durch die Manipulierbarkeit des Patienten von außen im Bereich seines Kreuzbeins. Solche Patienten geben an, sich selbst gegenüber nur schlecht verzeihen zu können.

- **Test 6:** In der NLS-Analyse zeigt sich ein typisches Muster für Sabotageprogramme und karmische Belastungen der Schuld, z.B. im Rahmen kirchlicher Organisationen. In der Hypophyse (chromophile Adenozyten) für Sabotageprogramme sowie im Hypothalamus (Sekretzellen der einzelnen Kerngebiete, d.h. Nucleus supraopticus = Produktion von ADH, Nucleus paraventricularis = Produktion von Oxytocin, Nucleus suprachiasmaticus, Area praeoptica, Nucleus praeopticus lateralis, Nucleus praeopticus medialis, Nucleus praeopticus medianus, Nucleus praeopticus periventricularis) für Schuld. Jedes Kernareal hat eine spezifische Funktion, siehe hierzu im BioProg Lehrbuch. Die karmischen Belastungen für Eide und Gelübde, aber auch Schuld, insbesondere als Schuld durch kirchliche Organisationen, finden sich typischerweise auch in anderen Drüsengeweben wie Nebennieren, Pankreas, Schilddrüse, Hypophyse, Epiphyse, Thymus, Prostata, Hoden, Ovarien.

[25] Nach der Lehre der TCM liegt in diesem Bereich der sog. Mingmen, das „Tor des Lebens". In der indischen Chakren-Lehre findet sich dort das Sakral-Chakra (Svadhisthana-Chakra). Welches für Körperbewusstsein, Vitalität, heilende Energie, Zeugungskraft, Begeisterung und weibliche Energie steht.

Behandlung: Schuld, Eide und Gelübde

Zielsetzung: Alles, was wir in diesem irdischen Leben erleben, sind Lernaufgaben, die es zu erkennen und zu akzeptieren, ja sogar dafür zu danken gilt, auch wenn es keine schöne Lernaufgaben sind. Durch Danken und Segnen können wir die Lernaufgabe abschließen und abgeben, so dass sie nicht mehr wieder kommt. Alles andere, mit seinem Schicksal zu hadern, sich dagegen zu sperren, sich zu ärgern und zu bewerten, führt zu keiner Lösung, sondern manifestiert den Tatbestand und sorgt dafür, dass die Lernaufgabe in der gleichen oder in einer ähnlichen Form wieder kommt. Es gilt: „Ablehnung bindet, Liebe macht frei".

Aufklärung: Zunächst erfolgt die ausführliche Aufklärung des Patienten: Solange Schuld besteht, ist der Mensch manipulierbar. Das Urprinzip des Lebens ist nicht die Schuld, sondern die Verantwortung, mit der ein Mensch sein Leben gestalten soll und dank seines freien Willens sein Karma beeinflusst. Das Universum funktioniert nach dem Prinzip von Ursache und Wirkung, eine moralische oder juristische Bewertung ist nicht vorgesehen. Die moralische Bewertung einer Tat hängt in einem hohen Maße von der Zeit ab, in der man lebt: War der Ehebruch zu Zeiten des Mittelalters eine Todsünde, die vielfach sogar mit der Todesstrafe geahndet wurde, gilt der Ehebruch heutzutage als ein Kavaliersdelikt ohne jegliche Konsequenz. Auch die juristische Schuld unterscheidet sich von der energetischen Schuld: Tötet ein Soldat im Krieg viele Menschen, so gilt er sowohl zu Kriegszeiten als auch zu Friedenszeiten danach als „Kriegsheld", ohne juristische Konsequenzen. Tötet dieser ehemalige Soldat in Friedenszeiten einen Mitmenschen, so wird er zur einer lebenslangen Haftstrafe verurteilt und eingesperrt. Moralische Bewertungen sind menschengemacht, vielfach durch die weltlichen Kirchen oder andere Organisationen als Druckmittel propagiert. Mit dem während des Gottesdienstes vorgetragenen Schuldbekenntnis führt die katholische Kirche zu einer Einbindung der Menschen in das morphische Feld der Schuld und erzeugt damit eine Position, aus der sich der Gläubige selbst vielfach nur schwer befreien kann. Jesus sagt: *„Richtet nicht, damit ihr nicht gerichtet werdet. Denn mit welcherlei Gericht ihr richtet, werdet ihr gerichtet werden; und mit welcherlei Maß ihr messet, wird euch gemessen werden…"* (Matthäus 7,1). Dieser Satz versinnbildlicht die Situation treffend: Das „Nicht-Richten" führt dazu, dass es keine Schuldzuweisung gibt und keine Polaritäten ausgebildet werden, etwaige Manipulationen sind nicht mehr möglich.

Urkunde: Wichtig ist es, vorab auf Eide und Gelübde im Allgemeinen zu testen, und wenn der kinesiologische Test positiv ausfällt, die Eide und Gelübde einzeln kinesiologisch zu prüfen, und im positiven Fall zum Erleben und den Erfahrungen des Patienten in Bezug zu setzen. Besteht beispielsweise ein Armutsgelübde, so wird der Patient befragt, wie er zum Thema „Geld“ steht, was ihm in der Vergangenheit diesbezüglich widerfahren sei usw. Wichtig ist, dass der Patient sich in den entsprechend positiven getesteten Gelübden selbst wiederfindet. Bei Einverständnis unterschreibt der Patient die Urkunde zur Befreiung von Schuld, Eiden und Gelübden. Finden sich in der Testung Eide oder Gelübde, so überreicht der Aurachirurg dem Patienten die im Folgenden angezeigte Urkunde und fordert ihn auf, diese in Ruhe zu studieren. Mit Angabe von Ort, Datum und seiner Unterschrift sagt er sich aktiv von all diesen Belastungen aus der Vergangenheit los. Die Urkunde wird dem Patienten mit nach Hause gegeben, damit dieser regelmäßig einen Blick darauf werfen und die Inhalte verinnerlichen kann. Sind die Themen gelöst bzw. zeigen sich die durch die Eide und Gelübde früher verursachten Beschwerden nicht mehr, kann der Patient die Urkunde entsorgen, z.B. in einem ruhigen Moment oder gar in einer Zeremonie verbrennen. Dieser Verbrennungsvorgang symbolisiert, dass der „alte“ Mensch nicht mehr existiert, sondern nur noch der von Eiden und Gelübden befreite und somit der „neue“ Mensch, der vor externen Manipulationen gefeit ist. Nach Durchführung dieser Maßnahmen erfolgt erneut die kinesiologische Testung, um zu prüfen, ob alle Muster für Eide und Gelübde vollständig gelöscht sind. Sollte dies nicht der Fall sein, so wiederholt der Aurachirurg die Prozeduren und lässt unter Umständen die Urkunde auch mehrfach unterschreiben. Diese Situation wurde bereits im Abschnitt „Mehrere Ebenen“ beschrieben.

Auflösungsspruch: Der Aurachirurg lässt den Patienten folgenden Satz sagen: „Ich sage Ja zu meiner Vergangenheit, lasse sie dankbar los und segne sie.“ Währenddessen legt der Aurachirurg die Hand wie eine „Antenne zur Ableitung“ auf das Kreuzbein des Patienten, was sich im Bewusstsein des Patienten entsprechend festsetzt. Aktiv zu danken und zu segnen ist Ausdruck des Selbstbestimmtheit des Patienten, um in die geistige Mitte zurückzufinden und die energetische Last abzugeben. Kinesiologisch nachtesten: Der Patient sagt: „Schuld.“ Der Aurachirurg schiebt von hinten, der Patient bleibt stabil. Sollte der Patient noch nicht stabil sein, macht es keinen Sinn, in dieser Prozessliste fortzufahren, denn erst eine Stabilität in der kinesiologischen Testung zeigt dem Bewusstsein des Patienten an, dass die Schuld gelöscht und der Patient damit für weitere Auflösungsprozeduren offen ist. Wichtig ist, dass sich der Patient durch den Auflösungsspruch selbst aus der Schuld löst. Entsprechend soll der Aurachirurg auch keine intransparenten Manipulationen am Patienten durchführen, sondern der Patient im Rahmen einer karmischen Musterauflösung etwaige Schritte in die Unabhängigkeit oder Freiheit selbst vornehmen. Das steht in deutlicher Abgrenzung z.B. zur Beichte der katholischen Kirche, wenn der Gläubige die Absolution durch den Priester erfährt, ohne selbst etwas zu tun. Der Patient segnet darüber hinaus belastende Situationen und Personen durch folgenden Spruch: "Ich danke Herrn xy und segne ihn. Ich danke mir selbst und segne mich."

Anmerkung: Als Therapeut ist man immer wieder beeindruckt, wie tief die Loslösungsprozedur von karmischen Mustern der Schuld und Sühne, der Eide und Gelübde die Seele der Menschen berührt. Viele Patienten, selbst kräftige junge Männer, die nichts umzuwerfen scheint, beginnen spontan zu weinen, werden bei kinesiologischen Prüfungen hochgradig instabil und fallen fast um. Das Gleiche gilt, wenn sie die Urkunde studieren und unterschreiben. Das geht soweit, dass sie gar beim Lesen einzelner Formulierungen regelrecht am Körper zu zucken beginnen, ohne dass dies logisch rational begründbar wäre. Gleichzeitig erfasst sie eine tiefe Dankbarkeit, Zuversicht und strahlende Freude, sobald sie sich aus Schuld und Gelübden befreit und sich der schweren Bürde der karmischen Belastungen entledigt haben. Für den Aurachirurg sind dies Momente, die man im Rahmen der klinischen Tätigkeit am Krankenhaus, z.B. in der Psychiatrie, so nie erfahren hat und die einen immer wieder von Neuem nachhaltig beeindrucken und die Erfüllung in der aurachirurgischen Arbeit schenken. In der Auflösung von Schuld, Eiden und Gelübden offenbart sich die Seele des Patienten.

Schlussfolgerung: Wie die klinische Erfahrung zeigt, ist die psychische und psychosomatische Belastung von Menschen durch die karmischen Themen von Schuld, Eiden und Gelübden enorm groß. Bemerkenswert ist, dass bei der Thematisierung dieses Sachverhalts die Patienten in der Regel sehr schnell und unmittelbar beschreiben können, welches konkrete Ereignis oder welche Belastungssituation sich in ihrer Biographie dahinter verbirgt. Nur sehr selten können Patienten mit entsprechenden Belastungen in der Testung keine Angabe machen. Die Auflösung von Schuld, Eiden und Gelübden führt bei den Patienten zu einer Zunahme der „wahrgenommenen Kontrolle", ein Begriff aus der Sozialpsychologie. *Wahrgenommene Kontrolle* wird dort definiert als die Überzeugung, dass wir unsere Umwelt auf eine Weise beeinflussen können, die darüber bestimmt, ob wir gute oder schlechte Folgen erleben. Dieses Erleben steht in unmittelbarem Zusammenhang mit physischer und psychischer Gesundheit.[26] Es existieren in diesem Zusammenhang interessante Forschungsarbeiten von Averill 1973, Burger 1982, Skinner 1995 und Thompson 1999, die auf diese Zusammenhänge hinweisen.[27] Zum Beispiel wurden Patienten, die sich wegen ihrer erkrankten

[26] Quelle: Elliot Aronson, Timothy D. Wilson, Robin M. Akert – 2008 – Social psychology

[27] Quelle: Journal of Personality and Social Psychology. 1996, Vol. 7 I. No. 3. 549-570, Copyright 1996 by the American Psychological Association. Inc. 0022-3514/96

Arterien einer Koronarangioplastie unterzogen hatten, untersucht. Diejenigen Patienten, die eine stark wahrgenommene Kontrolle über ihre Zukunft hatten, erlebten in der Folge weniger häufig Herzprobleme als diejenigen, die ein niedrigeres Kontrollempfinden hatten.[28] Insbesondere in westlichen Kulturen, in denen Individualismus und persönliche Leistung viel zählen und in denen Menschen leiden, wenn sie das Gefühl haben, ihr Schicksal nicht in der Hand zu haben, ist dieser Effekt besonders stark ausgeprägt. Deutlich mehr als in asiatischen Kulturen, in denen größerer Wert auf Gemeinschaften gelegt wird und entsprechend die soziale Gruppe vor den individuellen Zielen rangiert. Die Befreiung von karmischen Mustern erhöht in diesem Sinne das *Kompetenzgefühl* bzw. das Gefühl, Kontrolle über das eigene Leben zu erhalten: Die Überzeugung, dass man tatsächlich bestimmte Verhaltensweisen entwickeln kann, mit denen man erreicht, was man will. Man spricht in der Sozialpsychologie in diesem Zusammenhang von der *Selbstwirksamkeit*: Der Glaube an die eigenen Fähigkeiten, bestimmte Handlungen auszuführen, die ein erwünschtes Ergebnis erzielen. Sobald der Mensch von der Fremdbestimmung durch Eide, Gelübde und Schuld im Sinne der karmischen Muster befreit ist, wird er offen für Selbstwirksamkeit und entledigt sich der von außen aufgebürdeten und somit *erlernten Hilflosigkeit*. Er entwickelt als nunmehr gestärkte Persönlichkeit Bewältigungsstrategien, die ihm zuvor unter dem Einfluss der fremdbestimmten Kräfte nicht zur Verfügung standen. Insbesondere die Befreiung von Schweigegelübden ermöglicht dem Betreffenden die freie persönliche Entfaltung, um auf diese Weise mit anderen zu kommunizieren und traumatische Ereignisse aktiv zu verarbeiten.

Die Tätigkeit als Aurachirurg erinnert in vielerlei Hinsicht an die Arbeit eines Notars. Schuld ist wie ein Grundbucheintrag, der im Hypothalamus gespeichert ist. Wenn jemand ein Haus über die Bank finanziert, wird im Grundbuch eine Grundschuld gegenüber der Bank eingetragen. Über Jahre wird diese Schuld durch den Schuldner durch monatliche Zins- und Tilgungszahlungen gegenüber der Bank abgegolten, bis schließlich die Schulden vollständig abgegolten sind. Der Grundbucheintrag der Bank bleibt bestehen und wird erst aus dem Grundbuch gelöscht, wenn der Schuldner zum Notar geht und den Eintrag löschen lässt.

[28] Quelle: Cognitive adaptation as a predictor of new coronary events after percutaneous transluminal coronary angioplasty. Helgeson VS(1), Fritz HL, www.ncbi.nlm.nih.gov/pubmed/10443757

URKUNDE

Hiermit löse ich

Vorname / Name:

Geburtsdatum:

Geburtsort:

mich von allen in der Vergangenheit auf ewig geleisteten Eiden und Gelübden:

der Armut
der Keuschheit
der Unterordnung unter Personen und Organisationen
der Schuld
der Fahneneide
der ewigen Bindung an Personen und Organisationen
der ewigen Rache
des ewigen Schweigens
der ewigen Verdammung
der Selbstkasteiung
der Buße

sowie auch von allen anderen hier ungenannten Gelübden und Eiden und bin ab jetzt frei für die Fülle und den göttlichen Segen des Universums. Gleichzeitig segne ich mich selbst und alle anderen Personen, die bei der Leistung der Eide und Gelübde mitgewirkt haben.

So ist es, so ist es, so ist es.

Ort:

Datum:

Unterschrift:

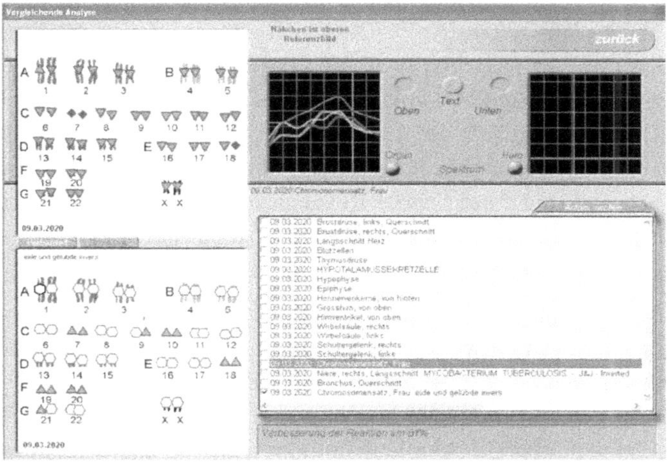

***Abbildung:** Chromosomen: Patientin, 27 Jahre, mit Anorexia nervosa, Schweigegelübde, Selbstkasteiungsgelübde, Keuschheitsgelübde, Rachegelübde, karmisches Muster des sexuellen Missbrauchs, vererbt von der Großmutter mütterlicherseits. Schwere energetische Störung, bei Invertierung von „Eide und Gelübde" Verbesserung der Reaktion um deutliche 81%. Der Befund zeigt, dass Eide und Gelübde epigenetisch vererbt werden können.*

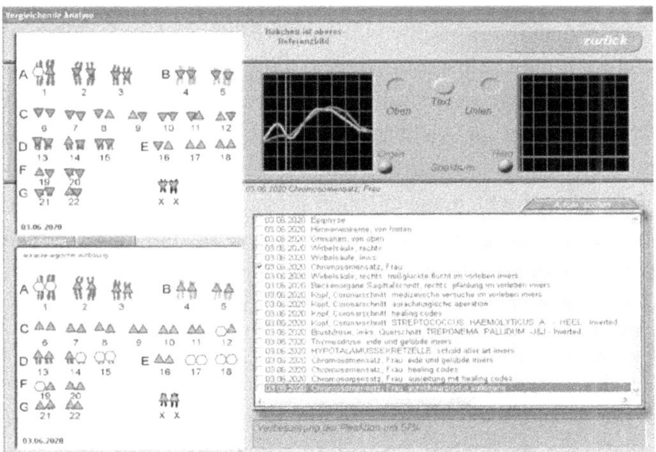

***Abbildung**: Chromosomen: Bei Testung auf „Aurachirurgische Auflösung" Verbesserung der Reaktion um deutliche 57%. Der Befund zeigt, wie stark die energetisch-informatorische Wirkung der aurachirurgische Auflösung ist.*

Die starke Wirkung des Segnens

Als Menschen sind wir auf der irdischen Welt, um Lernerfahrungen zu machen. Das ist das Ziel und der Sinn unserer Inkarnation auf Erden. Danken und Segnen sind die zentralen Elemente innerhalb der Aurachirurgie. Es gilt, ein Erlebnis als Lernerfahrung zu erkennen, zu akzeptieren, ja sogar dafür zu danken, auch wenn es kein schönes Erlebnis ist, und durch Segnen freizumachen. Das Segnen hat den Aspekt des Abgebens, ohne die Dinge oder die Personen zu bewerten.

Wichtig ist der energetische Unterschied zwischen Segnen, Vergeben und Verzeihen. Die folgenden Abbildungen illustrieren die Situation. Während das Vergeben und das Verzeihen einen bewertenden Aspekt in sich tragen, bleibt das Segnen ohne Bewertung. Der Vergebende oder Verzeihende sagt zum Gegenüber: „Du hast Dir etwas zu Schulden kommen lassen, was ich Dir vergebe". Damit überhöht er sich aus energetischer Sicht im Verhältnis zu seinem Gegenüber. Oder er sagt: „Ich habe mir etwas zu Schulden kommen lassen, und ich bitte um Verzeihung". Auch hierin liegt eine Bewertung.

Beim Segnen ist dies anders: Die Beteiligten bleiben aus energetischer Sicht auf Augenhöhe, es findet keine Bewertung statt, das Thema und die damit verbundene emotionale Belastung wird nach oben abgegeben. Das Segnen hat somit einen göttlichen Aspekt. Statt mit seinem Schicksal zu hadern, sich zu ärgern, zu bewerten, Rache zu schwören, gilt es die geistige Bürde durch Danken und Segnen abzugeben, das Gegenüber zu segnen und schließlich auch sich selbst zu segnen. Das hilft nicht nur einem selbst, um wieder in die geistige Mitte zurückzukommen und die Schuld abzugeben, sondern auch demjenigen, dem gedankt und der gesegnet wird, obwohl er gar nicht weiß, dass hier etwas passiert ist. In der Praxis habe ich hier schon beeindruckende Dinge erleben dürfen: Geschwister, die sich über Jahre nicht mehr gesehen haben und im Zwist lebten, fanden wieder zusammen, nachdem einer der beiden sich selbst und den anderen gesegnet und gedankt hatte. Wenige Tage nach dem Segnungsritual meldete sich unvermittelt das verloren geglaubte Geschwister und es kommt zur Versöhnung. Es gilt: „Abneigung bindet, Liebe macht frei".

Wenn sich im Rahmen der aurachirurgischen Behandlung ein karmisches Muster nicht lösen lässt, z.B. der sexuelle Missbrauch, so gilt es in den Ahnenlinien oder früheren Seeleninkarnationen zu suchen bzw. dort alle Beteiligten, Täter wie Opfer als auch Tagen, durch Danken und Segnen freizumachen. Und man wird in der Nachtestung feststellen, dass sich damit die Störinformationen bereinigen lassen.

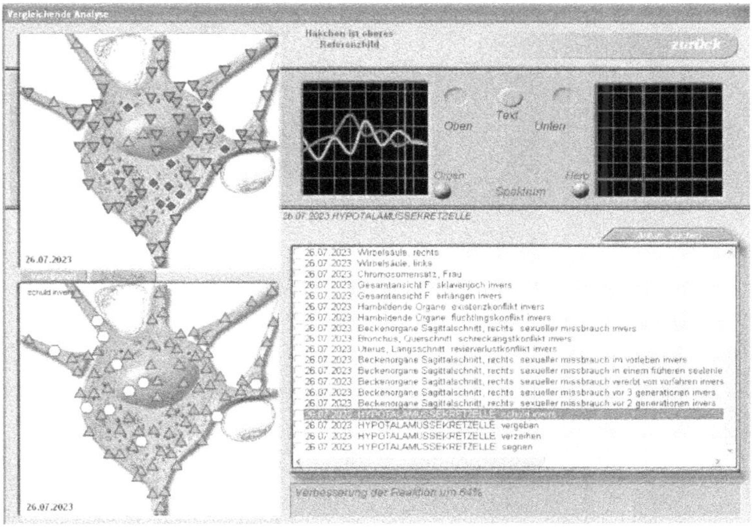

Abbildung: *Hypothalamus: Schwere energetische Störung, bei Invertierung von „Schuld" zeigt sich eine Verbesserung der Reaktion um deutliche 64%.*

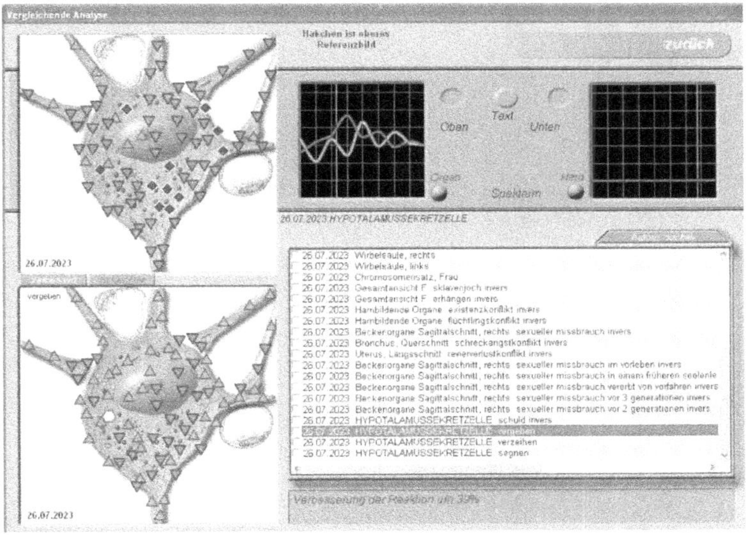

Abbildung: *Hypothalamus der gleichen Person: Bei Eingabe von „Vergeben" zeigt sich eine Verbesserung der Reaktion um 39%. Somit hat das Vergeben eine positive energetische Wirkung auf den Hypothalamus bzw. reduziert die Schuld.*

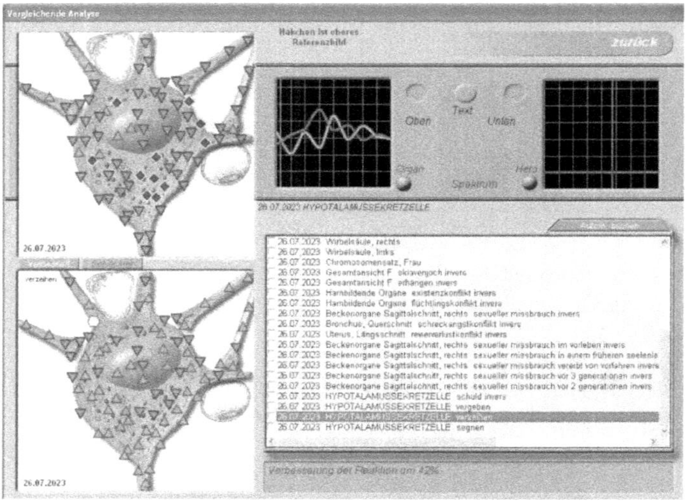

***Abbildung:** Hypothalamus der gleichen Person: Bei Eingabe von „Verzeihen“ zeigt sich eine Verbesserung der Reaktion um 42%. Somit hat das Verzeihen eine positive energetische Wirkung auf den Hypothalamus bzw. reduziert die Schuld etwa im gleichen Umfang wie das Vergeben.*

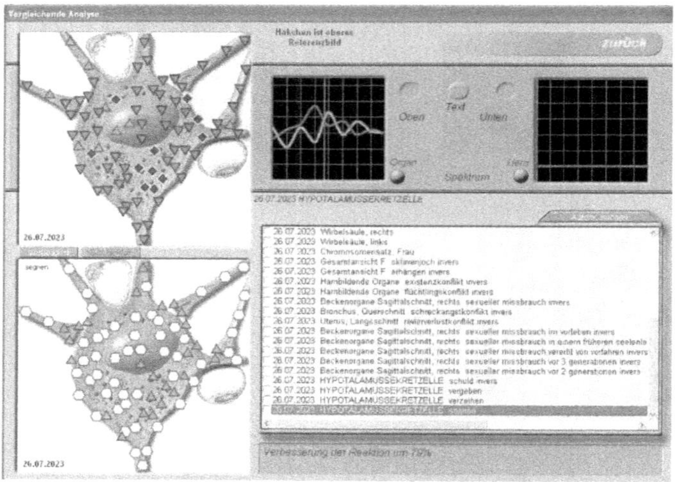

***Abbildung:** Hypothalamus der gleichen Person: Bei Eingabe von „Segnen“ zeigt sich eine Verbesserung der Reaktion um 79%. Somit hat das Segnen aus energetischer Sicht eine deutlich stärkere Wirkung als das Vergeben oder Verzeihen.*

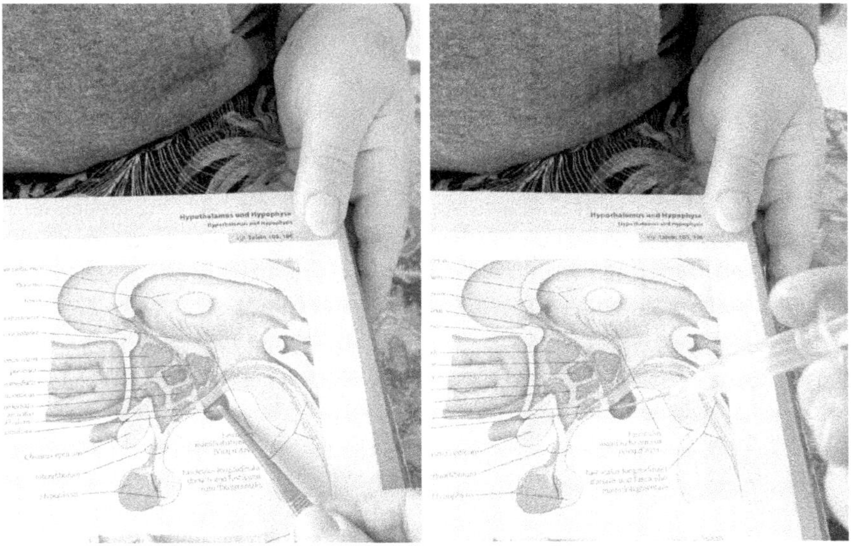

***Abbildung**: Hypothalamus: Aurachirurgische Operation am Anatomieatlas als Surrogat. Bei Druck auf verschiedene Hypothalamuskernareale kommt es beim Patienten zu einer Resonanz als Zeichen einer energetischen Störung durch die Information der Schuld. Die von der Patientin beschriebenen Symptome sind Schlafstörungen, Essstörungen und Blutdruckregulationsstörungen, aber auch die Emotion der Wut, was sich in der aurachirurgischen Testung als Resonanz auf dem hier abgebildeten Corpus amygdaloideum anzeigt. Nach Injektion der invertierten Information (-Schuld) in die Abbildung des Corpus amygdaloideum und nach Aufsetzen der 432 Hz Stimmgabel verschwindet die Resonanz. In einem Dankes- und Segnungsritual werden die für die Schuld verantwortlichen Personen und Situationen geistig bearbeitet. Schließlich dankt und segnet sich die Patientin auch noch selbst. In der kinesiologischen Nachtestung bleibt der Testbefund negativ bzw. die Patientin stabil stehen In der Folge regulieren sich die zuvor bestehenden Beschwerden und Symptome wieder, insbesondere verschwindet die Emotion der Wut. Damit wird klar: Die Emotion ist keine Ursache, sondern eine psychophysische Wirkung. Sie lässt sich erfolgreich therapieren, wenn die verursachende Störinformation der Schuld und die hinter der Schuld stehenden Ereignissen aus dem Organismus gelöscht werden.*

Karmische Muster

Aurachirurgie befasst sich mit karmischen Mustern und deren Auflösung. Karma bezeichnet ein spirituelles Konzept, nach dem jede Handlung – physisch wie geistig – unweigerlich eine Folge hat. Diese Folge muss nicht unbedingt im gegenwärtigen Leben wirksam werden, sondern sie kann sich möglicherweise auch erst in einem zukünftigen Leben manifestieren. Auf der anderen Seite müssen karmische Muster nicht zwingend aus Vorleben stammen, sondern können auch bereits aus der gegenwärtigen Existenz herrühren.

In den östlichen Religionen ist die Lehre des Karmas eng mit dem Glauben an Samsara, dem Kreislauf der Wiedergeburten, verbunden und damit an die Gültigkeit des Ursache-Wirkungs-Prinzips auf geistiger Ebene auch über mehrere Lebensspannen hinweg. Im Hinduismus, Buddhismus und Jainismus bezeichnet der Begriff die Folge jeder Tat, die Wirkungen von Handlungen und Gedanken in jeder Hinsicht, insbesondere die Rückwirkungen auf den Akteur selbst. Karma entsteht demnach durch eine Gesetzmäßigkeit und nicht auf Grund einer Beurteilung durch einen Weltenrichter oder Gott im Sinne einer kirchlichen moralischen Institution.

In westlichen spirituellen Lehren kommt der Begriff in der Anthroposophie Rudolf Steiners vor, dort ebenfalls in Verbindung mit dem Konzept der Reinkarnation. Karma beschreibt im Kontext der Aurachirurgie die Existenz morphischer Felder, die zu bestimmten, unter Umständen krankmachenden Konsequenzen führen, die es entsprechend mit geeigneten Maßnahmen aufzulösen gilt. Aus energetischer Sicht bilden die karmischen Muster die tiefste Schicht krankmachender Prozesse in einem Organismus, die letztlich alle anderen energetischen Funktionskreise unterlagert und kontinuierlich beeinflusst. Entsprechend wichtig ist deren Auflösung für eine dauerhafte Gesundung des Organismus. Karmische Muster liegen vielfach vor, wenn der Patient feststellt und/oder von anderen darauf aufmerksam gemacht wird, dass er

- in bestimmten Situationen oder zu bestimmten Themen „irrational“ reagiert und/oder
- Ängste fühlt, deren Entstehung er sich nicht erklären kann und/oder körperliche Probleme bestehen, die als „nicht therapierbar“ erscheinen oder zu denen unterschiedliche Diagnosen gestellt werden.
- Dinge tut, von denen er rational weiß, dass sie nicht gut für ihn sind oder ihm gar schaden. Jedoch kann er nichts gegen die eigenen Impulse tun und scheint den Geschehnissen regelrecht ausgeliefert zu sein.

Hinrichtungen und Folterungen:

Hinrichtungen, insbesondere Hinrichtungen Unschuldiger, aber auch Folterungen, Misshandlungen und Erniedrigungen bleiben im Sinne der morphischen Felder in der Aura gespeichert und beeinflussen unser Verhalten und das Wohlergehen sowohl körperlich als auch psychisch in diesem Leben. Die daraus entstehenden und informatorisch persistierenden karmischen Muster laufen wie bei einem Computer als Hintergrundprogramme und beeinträchtigen den Betroffenen dauerhaft im täglichen Leben. Dabei ist es nicht entscheidend, ob es sich um Erfahrungen aus früheren Leben handelt oder ob diese im Sinne der Vererbung als Informationen von verwandten bzw. auch nicht verwandten Vorfahren epigenetisch übernommen wurden, ob die Hinrichtung bzw. Folterung am eigenen Leib in einem vergangenen Leben erfahren wurde oder ob es sich um grausame Szenen handelt, die im Leben von Vorfahren unmittelbar oder in entsprechenden Darstellungen stattgefunden haben. Selbst beim Lesen oder beim Betrachten von Hinrichtungen oder Folterungen im Fernsehen erzeugen Darstellungen von solchen Szenen emotionale Resonanzen und bilden Muster in der Aura. Sie können als traumatische Geschehen im Unterbewusstsein einer betroffenen Person bestehen bleiben. Die Psychologie bezeichnet solche Situationen als „indirekte Traumata". Das Unterbewusstsein wiederum versucht diese Programme aufzulösen. Da es sich jedoch nicht der Sprache mit Worten bedienen kann, sucht es den Weg über den Körper, um so den Verstand auf diese Muster aufmerksam zu machen, damit sie letztlich gelöscht werden können. Unterbewusste Konflikte führen somit zu somatischen Manifestationen.

So deuten beispielsweise chronische Halsschmerzen (Mandelentzündungen), funktionelle Herzbeschwerden, aber auch viele andere Symptome auf karmische Muster hin. Durch Entfernung dieser Muster und emotionaler Lasten ergibt sich ein immer klarerer Blick auf die Seele eines Menschen.

Sowohl die Millionen der durch Hinrichtung getöteten Menschen als auch die Grausamkeit verschiedener Tötungsverfahren in Vergangenheit und Gegenwart übersteigen unser Vorstellungsvermögen. Dennoch ist es für den Aurachirurg wichtig, sich mit der Thematik nach Möglichkeit intensiv zu befassen, da sonst nicht verstanden wird, wie sich entsprechende Informationsmuster so tiefgreifend und hartnäckig im Universum festsetzen können.

Um sich nicht selbst zu stark der Gefahr der Resonanzbildung auszusetzen, wird im Folgenden auf bildliche Darstellungen von Hinrichtungen verzichtet, sehr wohl aber werden die jeweiligen Details nach Notwendigkeit schriftlich ausgeführt. Dem Leser wird an dieser Stelle empfohlen, sich der Schilderungen von Hinrichtungsarten möglichst neutral zu nähern und mit den Informationen nicht in Resonanz zu treten, um nicht selbst von den karmischen Mustern erfasst zu werden.

Psychische Symptome und Charaktereigenschaften:

Viele psychische Symptome und Charaktereigenschaften lassen sich durch das Auflösen karmischer Muster günstig beeinflussen:

- ängstlich, zurückhaltend, hypochondrisch, kraftlos.
- selbst-begrenzend, unfrei und unklar bezüglich eigener Vorstellungen.
- verunsichert, zweifelnd und sich minderwertig fühlend.
- aufgeregt, emotional aufgewühlt und ruhelos.
- ärgerlich, wütend, unkontrolliert, emotional überreagierend.
- frustriert, enttäuscht, deprimiert, traurig, depressiv.

NLS-Analysen:

Karmische Muster können in der NLS-Analyse an verschiedenen Organen nachgewiesen werden. Zu jedem Muster gibt es ein oder mehrere jeweils spezifische Zielorgane (Organotropie, siehe unten).

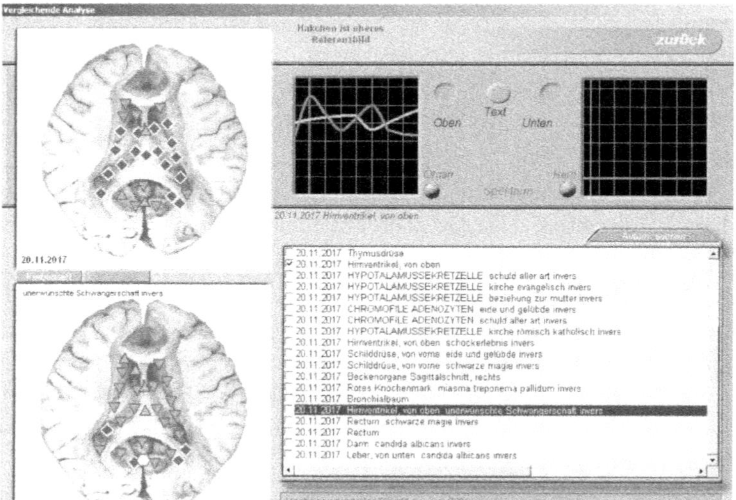

Abbildung: *Hirnventrikel: Feinstofflich 38 Jahre nach dem Schockerlebnis noch sichtbarer Befund bei einer 54-jährigen Frau durch die ungewollte Schwangerschaft als 16-jährige Schülerin, 33% Verbesserung der Reaktion bei Invertierung im Vegetotest.*

Schockerlebnisse passieren bisweilen im Rahmen von schulmedizinischen Narkosen. Die heute gängigen Narkotika wie Propofol und Ketanest führen zu einer tiefen Narkose und Bewusstlosigkeit, mit verzögertem Wiedereintreten der Aura in den Körper, die bei externen Störungen im Rahmen der Aufwachphase erhebliche Schockerlebnisse und entsprechende Spätschäden nach sich ziehen können: Postoperative Schocks durch lautes „Hallo"-Rufen unter Umständen mit Schütteln des Patienten durch das Pflegepersonal, lautes Glockenläuten oder heftiges Türzuschlagen führen vielfach zu energetischen Belastungen in den Hirnventrikeln. Narkotika zeigen sich in der NLS-Analyse häufig als dunkle Markierungen an den Hirnnerven am Abgang aus dem Hirnstamm, und dies sogar noch Jahrzehnte nach der schulmedizinisch durchgeführten Operation.

In beeindruckender Erinnerung bleibt ein Fall, in dem eine Patientin unter schweren psychischen Störungen litt, seitdem sie nach einer Routineoperation im Aufwachraum einer Klinik erwachte, während das Radiogerät mit einer Berichterstattung über die Massenvergewaltigung einer Frau in Indien lief. Die Patientin hatte jahrelang mit dieser Belastung und dem Gefühl zu kämpfen, diese Frau aus Indien zu sein. Die Informationen aus dem Radiogerät hatten sich quasi unauslöschlich in das zu diesem Zeitpunkt völlig schutzlose Unterbewusstsein eingebrannt und verursachten in der Folge schwerste Symptome mit spontanen Panikattacken, Schwindelanfällen und Kreislaufstörungen mit Synkopen. Erst die Analyse durch das NLS-Gerät offenbarte die feinstoffliche Belastung im Hirnventrikel im Zusammenhang mit diesem erlebten Psychotrauma. Neuerdings finden sich in vielen Arztpraxen Radios und sogar Fernsehgeräte in den Warte- und Behandlungsräumen, auf denen Berichterstattungen über tagespolitische Themen zu sehen sind, eine völlige Absurdität im täglichen Medizinbetrieb. Statt beruhigende Effekte zu präsentieren, werden die Patienten mit belastenden Inhalten konfrontiert, was in der Folge häufig zu schmerzhafteren und komplikationsreicheren Behandlungen führt.

Energetische Belastungen durch psychoaktive Substanzen und Narkotika zeigen sich in der NLS-Analyse an den Hirnnervenkernen und den aus dem Hirnstamm abgehenden Hirnnerven, aber auch direkt an der weißen Hirnsubstanz.

Schädeltraumata zeigen sich vielfach im Bereich der Hypophyse. Intoxikationen oder Drogenabusus hinterlassen Spuren in vielen Hirnarealen, insbesondere im Bereich des Kleinhirns und im Bereich des Hirnstamms.

Ein Vorteil von Bioresonanzgeräten besteht darin, dass nicht jede aurachirurgische Fragestellung einzeln kinesiologisch mit großem Zeitaufwand getestet werden muss, sondern Diagnosen und mögliche Therapieansätze schnell und unkompliziert abgefragt werden können. Eine Therapie lässt sich sogar hinsichtlich ihres möglichen Erfolgs a priori bewerten, bevor sie der Aurachirurg am Patienten konkret umsetzt, ebenso die aus der Behandlung resultierenden unerwünschten Nebenwirkungen. Auf diese Weise wird auch der Wert therapeutischer Ideen offensichtlich, in der Frage, ob die eine oder andere durch den Aurachirurg intendierte Therapie sinnvoll ist oder nicht. So kann der Aurachirurg beispielsweise prüfen, ob ein Keuschheitsgelübde vorliegt und ob die Auflösung des Gelübdes den Befund beim Patienten entsprechend verbessern würde. Auch im Rahmen der beschriebenen postoperativen Schockerlebnisse kann der Aurachirurg im Vorfeld prüfen, ob die inverse Programmierung mit („Narkoseschock * (–1)" oder „Narkoseschock invers") zu einer verminderten Belastung im Bereich der Hirnventrikel führen würde. Es sei an dieser Stelle betont, dass eine solche hypothetische Fragestellung an das NLS-System an sich noch keine Therapie darstellt: Sobald die Frage nach dem Nutzen einer möglichen Therapie einen positiven Befund in der NLS-Analyse zeigt, gilt es, diese Therapie entsprechend einzuleiten, sei es mit medikamentösen Mitteln, homöopathisch oder durch die aurachirurgische Auflösungsprozedur eines karmischen Musters, wie dies im Folgenden beschrieben wird. Nach Durchführung der aurachirurgischen Therapie, sei es die Auflösung einer karmischen Belastung oder eine aurachirurgische Operation anhand eines energetischen Surrogats, kann eine erneute NLS-Analyse erfolgen, um zu prüfen, ob die energetische Belastung reduziert ist und damit die Therapie als erfolgreich bewertet werden kann. Klar ist allerdings auch hier: „Die Klinik ist führend", wie dies in der Schulmedizin immer wieder betont wird. Das bedeutet: Allein das klinische Befinden des Patienten entscheidet letztlich, ob eine Therapie als Erfolg gewertet werden kann. Eine Therapie im Sinne einer „apparativen Kosmetik" ist obsolet.

Ein weiterer Vorteil von Bioresonanzsystemen liegt in der psychologischen Wirkung auf Aurachirurg und Patient: Das Bioresonanzgerät liefert Grafiken und numerische Prozentwerte vor und nach Therapie. Auf diese Weise lassen sich Therapieerfolge unmittelbar verifizieren und sowohl durch den Patienten wie auch durch den Aurachirurg erleben. Auch können einzelne Erreger, beispielsweise Streptokokken- oder Staphylokokkenbelastungen einzelner Organe über das Bioresonanzgerät identifiziert werden. Sie lassen sich als Liste ausdrucken, um dann durch weiterführende Therapien spezifisch, z.B. durch eine homöopathische Behandlung, angegangen zu werden.

Nicht-lineare Bioresonanz-Diagnoseverfahren finden zwischenzeitlich auch in der Schulmedizin Einsatz. In der Bewertung entsprechender Befunde ist zu berücksichtigen, dass die Ergebnisse unter Umständen tagesabhängigen Schwankungen unterliegen, je nachdem, wie gut oder schlecht ein Organsystem zum Zeitpunkt der Analyse energetisch ausgestattet ist. Auf diesen dynamischen Sachverhalt wurde bereits zu Beginn dieses Buches in der Beschreibung der Aura hingewiesen. Bioenergetische Befunde haben somit keineswegs den statischen Charakter wie bildgebende Verfahren in der Schulmedizin, z.B. Röntgenbilder von Knochen oder Sonographien von Lebergewebe. Stattdessen kommt es zu Variationen über die Zeitachse, die durch den befundenden Aurachirurg entsprechend verstanden und im Gesamtkontext eingeordnet werden müssen. Hat der Patient an einem Abend viel Alkohol getrunken, so zeigt sich bei der Analyse am nächsten Tag typischerweise eine Belastung der Magenschleimhaut, die am übernächsten Tag wieder verschwunden ist, sofern am Tag zuvor eine alkoholische Karenz eingehalten wurde. Valide und konstante Ergebnisse liefert die nicht-lineare Systemanalyse insbesondere bei der Bewertung von karmischen Belastungen in den dafür typischen Zielgeweben und Organstrukturen, z.B. Hypophyse, Hypothalamus, Epiphyse, Rückenmark, Wirbelsäule, Hirnnerven, Hirnventrikel, Thymus, Pankreas, Schilddrüse, Nebennieren u.v.m. Aber schon das Pankreas kann hinsichtlich seiner bioenergetischen Belastung sehr unterschiedliche Befunde aufweisen, je nachdem, wie belastet er zum gegenwärtigen Zeitpunkt ist, sei es durch massive Essenszufuhr oder auch im Rahmen einer generellen Elektrosmogbelastung.

Als energieorientierte Systeme produzieren nicht-lineare Bioresonanzsysteme niemals identische Ergebnisse, auch wenn sich die Ergebnisse sehr ähneln und somit letztlich die gleichen Aussagen liefern. Aber im Detail gibt es von Messung zu Messung inhaltliche Unterschiede. Ist eine Schilddrüse beispielsweise in einer ersten Messung durch zahlreiche dunkel gefärbte Rauten und Quadrate gekennzeichnet, was einen schlechten energetischen Zustand darstellt, so liefert eine erneute Messung der Schilddrüse wiederum einen schlechten energetischen Befund, allerdings sind unter Umständen einige vorher braun gefärbte Rauten jetzt zu schwarzen Quadraten geworden oder zu nach unten gerichteten Dreiecken, vormals schwarz gefärbte Quadrate unter Umständen zu braun gefärbten Rauten usw. Es gibt somit eine Variabilität in den Details von Messung zu Messung. Dieser Umstand ist für einen Schulmediziner, der an einheitliche morphologische Systeme wie z.B. die Sonographie, das Röntgen mit CT oder auch das MRT gewöhnt ist, irritierend. Die Lösung dieser Irritation ist jedoch sehr einfach: Jede Anfrage an ein Informationssystem wie das des menschlichen Organismus ändert allein durch die Anfrage den Informationsinhalt. Das liegt an dem in der Quantenphysik beschriebenen Beobachtereffekt, wonach jede Beobachtung das System und das Ergebnis ändert. Niemals sind zwei Messungen identisch. Wird mit zwei voneinander unabhängigen Bioresonanzsystemen gleichzeitig am gleichen Organ gemessen, so kommt es auch hier zu Unterschieden, da die Anfragen niemals synchron verlaufen, sondern stets mindestens ein paar Millisekunden Verzögerung aufweisen.

Regeln zur Behandlung von Karmischen Mustern:

Reihenfolge: Bevor spezifische Organtherapien wie z.B. Bandscheibenprotrusionen oder Kniegelenksarthrosen aurachirurgisch operiert werden, gilt es, karmische Muster aufzulösen und den Patienten davon zu befreien. Viele Organmanifestationen repräsentieren unmittelbare oder auch mittelbare Konsequenzen dieser karmischen Muster, beispielsweise ein Beckenschiefstand nach missglückter Flucht, weshalb durch die Auflösung karmischer Muster entsprechende Erkrankungen häufig von sich aus verschwinden. Andererseits bleiben ohne die auflösenden Maßnahmen spezifische Organtherapien vielfach erfolglos, weil sie von den karmischen Mustern überdeckt werden. Es macht beispielsweise keinen Sinn, eine Schilddrüsenoperation wegen eines bestehenden Schilddrüsenadenoms in der Aura durchzuführen, wenn nicht zuvor geprüft wurde, ob das karmische Muster der „Eide und Gelübde" besteht und für die aktuelle Problematik der Adenombildung verantwortlich zu machen ist. Ebenso wenig macht es Sinn, eine Gonarthrose (Kniegelenksarthrose) aurachirurgisch zu behandeln, ohne vorher das karmische Muster der „Missglückten Flucht" geprüft und bei Bedarf behandelt zu haben. Dieses karmische Muster führt zu einem Beckenschiefstand und dieser wiederum über die Jahre zu einer unphysiologischen Belastung der Kniegelenke und konsekutiv zu einer Gonarthrose. Somit ist die Gonarthrose die Spätfolge einer zugrunde liegenden karmischen Belastung und nicht etwa „nur" eine isoliert zu behandelnde organische Störung.

Abruf in der Aura: Um den Patienten von karmischen Mustern zu befreien, gilt es, diese zunächst der Reihe nach in der Aura abzurufen. Dazu werden zuerst Schuld, Eide und Gelübde abgefragt und gelöscht, in der Folge dann die verschiedenen Arten von Hinrichtungen in der Aura simuliert und gelöscht, sofern sie sich in der Aura zeigen. Gerade die Behandlung von Schuld, Eiden und Gelübden stellt den Aurachirurg vor große Herausforderungen, weil sich hier vielfach mannigfaltige Muster zu komplexen klinischen Bildern verbinden. Besteht ein Schweigegelübde, so gestaltet sich die Diagnose als besonders schwierig, zumal das Schweigegelübde per se das Muster bzw. dessen Erscheinung nach außen hin unterdrückt. Hier sind die Wahrnehmung und das Einfühlungsvermögen des Aurachirurgen gefragt. Erst wenn das Muster klar erkannt wird und der Patient darauf reagiert, indem er am Körper Druck, Schmerz oder auch Angst verspürt, kann der Vorgang der Auflösung vorgenommen werden. Um karmische Muster beim Patienten zu beseitigen, muss der Aurachirurg selbst psychisch stabil sein, um nicht die Muster vom Patienten zu übernehmen.

Aktivität: Karmische Muster lassen sich nur mit Hilfe von starken, den Patienten nachhaltig beeindruckenden und in Erinnerung bleibenden Symboliken auflösen.

Deren Auflösung hat weniger mit dem rationalen Denken als vielmehr mit dem Unterbewusstsein der betreffenden Person zu tun, wobei die Unmittelbarkeit und die Wirksamkeit der Verfahren überzeugen. Nicht das „Ich" des Patienten wird behandelt, sondern das „Selbst", um es in der Terminologie von C.G. Jung zu formulieren[29]. Entsprechende Symboliken sollen den Patienten nach Möglichkeit aktiv ins Geschehen mit einbeziehen, so dass er in der Auflösungsprozedur nicht passiv bleibt, sondern einen eigenen bewussten Anteil zur Beseitigung der karmischen Muster beiträgt. Nur auf diese Weise ergibt sich eine Neuprogrammierung des Bewusstseins des Patienten. Im Umkehrschluss bedeutet dies: Der Versuch, karmische Muster ohne Symboliken und ohne aktive emotionale Beteiligung des Patienten aufzulösen, verfestigt sich nicht im Bewusstsein, dringt nicht ins Unterbewusstsein und führt damit zu keiner entsprechenden Umprogrammierung. Vergleichbar ist eine solche Situation mit einer Psychotherapie ohne emotionale Beteiligung durch den Patienten oder eine Gesprächstherapie, bei der ausschließlich der Aurachirurg und nicht der Patient spricht. Stattdessen bleiben die karmischen Muster bestehen oder rezidivieren.

Organspezifität (Organotropie): Bestimmte karmische Muster betreffen bestimmte Organe bzw. im Umkehrschluss: Von der Art der Erkrankungen eines Organs kann der Aurachirurg auf entsprechende karmische Muster schließen.

Schilddrüse, Pankreas, Nebennieren, Gonaden: Eide und Gelübde.

Weibliches Becken: Schwarze Magie, Beschneidung, Keuschheitsgelübde, Eide und Gelübde, sexueller Missbrauch, Schwangerschaftsabbruch, Pfählung, Treponema pallidum etc.

Männliches Becken und Prostata: Kastration, Beschneidung, Keuschheitsgelübde, Eide oder Gelübde, Pfählung, Treponema pallidum etc.

Hypothalamus: Schuld, v.a. religiöse Schuld, Eide und Gelübde.

---

[29] Ich und Selbst sind Begriffe, die im Alltagsgebrauch oft synonym gebraucht werden. Jemand hat Selbstbewusstsein, wenn er weiß, was er ist und was er will. Dafür könnte man auch den in der Psychologie verwendeten Begriff Ich-Stärke einsetzen, ohne dass es zu groben Bedeutungsverschiebungen käme. Schwierig wird auch die Unterscheidung zwischen Persönlichkeit und Selbst(bewusstsein). Jemand, dem man Persönlichkeit zuschreibt, hat in der Regel auch ein ausgeprägtes Selbstbewusstsein in dem Sinn, dass er zwischen sich und seiner Außenwelt unterscheiden kann. In der humanistischen Psychologie hat Carl Rogers dafür den Begriff Selbstkonzept geprägt. Dieses Konzept hat allerdings den Nachteil, dass unbewusste Prozesse nur sehr ungenügend berücksichtigt werden können. Wer kennt nicht die Erfahrung, dass wir zwar grundsätzlich wissen (was gut und richtig ist), dieses Wissen im Alltagskontext aber trotzdem oft nicht adäquat umsetzen können - so als gäbe es einen Saboteur in uns, der den persönlichen Erfolg zielstrebig zunichtemacht. Ein Modell, das diese Einschränkung nicht aufweist, ist das von C.G. Jung (ausführlich dargestellt in Gesammelte Werke 6. Band - Psychologische Typen).

Hypophyse: Gehirnerschütterungen, Toxoplasma gondii.

Spinalnerven: Missglückte Flucht.

Halsbereich: Erhängen, Garrotte, Sklavenjoch, Erwürgen, Ertränken.

Chromophile Adenozyten: Selbstsabotage, Eide und Gelübde, konkrete psychische Belastungen, Ängste.

Dauer: Energetische Muster halten unterschiedlich lange an. Manche Muster werden frühzeitig erworben und überdauern das ganze Leben, was dazu führt, dass der Betroffene sein ganzes Leben zu leiden hat, in seiner Lebensqualität eingeschränkt ist und unter Umständen krank wird. Zu diesen Mustern gehören die karmischen Muster wie z.B. Eide, Gelübde, Schuld, Selbstzerstörungsprogramme, Programme der Selbstsabotage u.v.m., die aus vorherigen Leben stammen oder von Vorfahren geerbt wurden. Andere Muster werden durch eine Person während des jetzigen Lebens aufgenommen, persistieren für eine gewisse Zeit, schränken die Person in ihrer Lebensfreude ein, verschwinden aber vielfach von selbst nach einer gewissen Zeit. Solche Situationen entstehen durch „indirekte Traumata", z.B. beim Betrachten von grausamen Filmszenen oder in Umgebungen, in denen sich die betreffenden Personen nicht wohl fühlen. Erworbene energetische Muster können aber auch persistieren, wenn sie während des jetzigen Lebens als Belastungen erfahren wurden, die sich nicht wieder von selbst auflösen und dann einer Therapie bedürfen.

Mehrere Ebenen:

Karmische Muster können in seltenen Fällen auch mehrfach vorkommen. Beispielsweise löst der Aurachirurg ein karmisches Muster auf und stellt bei der Nachtestung fest, dass es beim Patienten immer noch vorhanden ist. Erst nach einer zweiten oder auch dritten Auflösung ist es verschwunden.

Ein anderes Szenario könnte sein, dass trotz einmaliger Auflösung eines karmischen Musters der Patient weiterhin über mustertypische Beschwerden klagt, weshalb der Aurachirurg dann zu prüfen hat, ob das karmische Muster weiterhin besteht. Letztlich gilt es, diese Muster in wiederholten Sitzungen so häufig zu behandeln, bis sie tatsächlich gelöscht sind und verschwunden bleiben. Karmische Muster können somit in mehreren Ebenen, Zeiten und Inkarnationen bestehen, so dass eine einmalige Auflösung unter Umständen nicht sämtliche Aspekte erfasst, sondern mehrfach durchzuführen ist. Unter Umständen kann es notwendig sein, dass der Patient die Urkunde zur Lösung von Eiden und Gelübden mehrmals unterschreibt, um sich endgültig von diesem karmischen Muster zu befreien.

Interferenzen: Karmische Muster können im Sinne der morphischen Felder auch miteinander interferieren, sich verstärken oder gegenseitig auslöschen, über- und unterlagern u.v.m. Vielfach ergibt sich für den Aurachirurg zunächst ein sehr verworrenes klinisches Bild, das durch die Wechselwirkungen verschiedener karmischer Muster entsteht und erst durch die konsequente und schrittweise Auflösung von einzelnen Mustern schließlich geklärt wird.

Schock: Beim Auflösen karmischer Muster kann es passieren, dass der Patient in einen Schock fällt oder starke psychovegetative Symptome aufzeigt, weil ihn die Erkenntnis um die Existenz karmischer Muster und die dadurch verursachte Symptomatik am eigenen Körper emotional tief bewegt. Notwendige Sofortmaßnahmen sind einzuleiten: Füße hochlegen, bei Bedarf medikamentös Kreislauf stabilisieren. Auf der anderen Seite bildet ein Schockerlebnis oder ein Unfallereignis auch häufig die Ursache für das Erscheinen eines karmischen Musters. Muster, die bei noch guter Gesundheitslage und immunologischer Abwehrsituation des Patienten latent blieben, kommen dann ans Tageslicht und führen zu Begleitsymptomen, die kausal in keinem erklärbaren Verhältnis zum Schockerlebnis oder Unfallereignis stehen.

Kasuistik: 39-jähriger Patient, Zustand nach schwerem Motorradunfall vor fünf Jahren mit Ausriss des Armnervenplexus rechts, seitdem Plexusparese mit vollständiger Immobilität des Armes und der Hände. Der Patient beschreibt zwar noch eine diskrete Sensibilität, doch motorisch sind keine Funktionen vorhanden. Unerklärlich ist für ihn die massive Gewichtszunahme von über 30 kg seit dem Unfall, nachdem er vor dem Ereignis immer sehr schlank gewesen ist. Aurachirurgisch ergibt sich das karmische Muster der Kastration, das vor dem Unfallereignis inapparent geblieben war, zu einer riskanten Fahrweise führte, durch das Unfallereignis zu starken Insuffizienzgefühlen und zu der Gewichtszunahme führte.

Rezidive: Eide und Gelübde wie auch die karmischen Muster können durch Resonanzbildung mit dem Patienten beim Aurachirurg selbst immer wieder reaktiviert werden. Entsprechend muss der Aurachirurg regelmäßig auf das erneute Auftreten entsprechender Muster untersucht und von diesen befreit werden. Beim Patienten verhält es sich anders: Einmal gelöschte Muster bleiben in der Regel gelöscht und müssen nicht im weiteren Verlauf nochmals getestet oder behandelt werden.

Persistenz: Bei persistierenden (trotz Auflösung weiterhin bestehende Muster) Eiden und Gelübden ist auch die Frage nach einem Krankheitsgewinn zu stellen. Bei einem Krankheitsgewinn handelt es sich um gesellschaftliche Vorteile, die mit einer Erkrankung einhergehen. Entsprechend gilt es dann an dieser Stelle zunächst zu arbeiten, bevor der Aurachirurg mit der Auflösung von Eiden und Gelübden beginnen kann.

Tipping point: Nachdem eine Vielzahl von karmischen Mustern existieren, vielfach nicht alle Muster eindeutig genug in Erscheinung treten und auch der Aufwand zur Auflösung der Muster nicht unerheblich ist, stellt sich die Frage, wo hier die Grenzen zu ziehen sind. Dabei gilt das Prinzip der kritischen Masse: Von den vielen möglichen karmischen Mustern im emotionalen Universum muss der Aurachirurg nicht alle lösen: Es reicht eine kritische Anzahl von Auflösungen, dann verschwindet in der Regel der Rest bzw. tritt die noch verbleibende Symptomatik durch etwaige nicht gelöschte karmische Muster soweit in den Hintergrund, dass sie durch den Patienten als nicht mehr belastend empfunden werden. Im Englischen bezeichnet man ein solches Phänomen als „Tipping point", ins Deutsche übersetzt als „Umkipp-Punkt" oder „Umschlagspunkt". Ein „Tipping point" beschreibt einen Punkt oder Moment, an dem eine vorher geradlinige und eindeutige Entwicklung durch bestimmte Rückkopplungen abrupt abbricht, die Richtung wechselt oder stark beschleunigt wird („qualitativer Umschlagspunkt"). Das bedeutet in der Praxis, dass mehrere Hinrichtungen simuliert und gelöscht werden, jedoch nicht sämtliche im Folgenden beschriebenen Hinrichtungsarten geprüft und behandelt werden müssen, sobald der Patient angibt, dass er beispielsweise keine Halsbeschwerden mehr hat oder den Kopf wieder frei drehen kann.

Nachtestung: Nach erfolgreicher Auflösung der karmischen Muster ist es erforderlich, durch kinesiologische Testung nachzuprüfen, ob noch weitere karmische Muster wie z.B. Rachegelübde in der Aura des Patienten vorhanden sind. Möglicherweise wurde gegen Richter, Spitzel, Folterknechte oder Henker zum Zeitpunkt der Folterung, Verurteilung oder Hinrichtung ein Rachegelübde abgelegt, das noch im Unterbewusstsein vorhanden ist. Diese Gelübde verhindern, dass auch nach erfolgter Auflösung der karmischen Muster zwar eine gewisse Verbesserung des Wohlbefindens erzielt wird, aber geistig noch immer das Trauma festgehalten wird.

Programme der Sabotage und Selbstzerstörung: Ebenfalls in den Bereich der karmischen Muster fallen Programme der Selbstsabotage und Selbstzerstörung. Auch Verdammung und Verfluchung gehören in diese Kategorie. Der Begriff der „Sabotage" beschreibt die absichtliche Störung eines Ablaufs innerhalb des biologischen Systems zur Erreichung eines bestimmten Ziels, ohne dass dabei das System an sich zugrunde geht. Ein Beispiel ist hier die Beeinflussung durch z.B. religiöse Riten, die zu einer nachhaltigen energetischen Störung einer Person führen kann mit mangelhafter Selbstentfaltung, Schuldgefühlen und verringerter Lebensfreude. Die kinesiologische Prüfung auf „Selbstsabotage aller Art" zeigt hier häufig positive Befunde, ebenso die NLS-Analyse auf bestimmten Organstrukturen. Im Gegensatz dazu bezeichnet der Begriff der „Selbstzerstörung“ die vollständige Vernichtung des Systems, beispielsweise im Sinne einer Tumorerkrankung. Beide Programme, Selbstsabotage und Selbstzerstörung, bleiben im Hintergrund persistent, interferieren unter Umständen mit morphischen Feldern anderer karmischer Belastungen, „maskieren“ sich auf diese Weise und können erst durch sequenzielle Auflösung der einzelnen Muster identifiziert und schließlich erfolgreich behandelt werden. Der Aurachirurg sollte in allen unklaren Fällen, in denen sich trotz Auflösung von karmischen Mustern der Eide und Gelübde noch Belastungen in der Bioresonanz finden, an Programme der Selbstsabotage und Selbstzerstörung denken und gezielt danach suchen und therapeutisch dagegen vorgehen.

Programme der Selbstsabotage und Selbstzerstörung richten im Patienten bleibende Schäden an und sind im Sinne der Epigenetik von Generation zu Generation als energetische Muster vererbbar. Typischerweise werden Programme der Selbstzerstörung auch durch die morphischen Felder pathogener Erreger[30] verursacht, an denen sich Vorfahren des Patienten in früheren Generationen oder der Patient selbst infiziert haben. Pathogene Erreger oder entsprechende Antikörper im Blut müssen somit nicht zwingend nachweisbar sein, sondern allein die morphischen Felder solcher Erreger aus entsprechend stattgefundenen Infektionen der Vergangenheit reichen zur Auslösung von Selbstzerstörungsprogrammen.

So löst das Muster der Syphilis, die ein Vorfahre in der Familienlinie in Form einer Infektion durch Treponema pallidum erlitten hat, unter Umständen Prozesse der Selbstzerstörung in der Folgegeneration aus. Vermeintlich „zufällige“ Verkehrsunfälle mit fast tödlichem Ausgang entpuppen sich bei Patienten der aktuellen Generation somit nicht mehr als zufällige Vorkommnisse, sondern als versteckte Impulse zur Suizidalität im Rahmen eines Selbstzerstörungsprogramms. Vielfach berichten Patienten von einer ganzen Reihe von schweren Unfällen im Laufe ihres Lebens, gerade so, als würden sie diese anziehen. Bei entsprechender Exploration in der nicht-linearen Systemanalyse zeigt sich dann typischerweise die Belastung mit dem Miasma von Treponema

[30] Gedankenkontrolle durch Parasiten ist im Tierreich nichts Außergewöhnliches. Der Tollwut-Virus versetzt seinen sterbenden Wirt in einen Wutrausch und durch einen Biss steckt das Tier auch noch andere Tiere an. Der Saitenwurm Spinochordodes tellinii manipuliert das Gehirn von Grillen und lässt sie durch einen Sprung ins Wasser Selbstmord begehen - dort kann sich der Wurm dann fortpflanzen. Wenn sich das Urtierchen Toxoplasma gondii in einem Nagetier festsetzt, wird dessen natürliche Angst vor Katzenurin umgekehrt - das Nagetier wird dann vom Geruch seines Jägers angezogen. Wenn es anschließend verspeist wird, kann sich der Parasit im Darm der Katze vermehren, Quelle: https://www.vice.com/de/article/wie-ein-katzenparasit-verhalten-psyche-und-sexualtrieb-beim-menschen-beeinflusst-596, Roc Morin, 2014

pallidum, insbesondere im Bereich des roten Knochenmarks, aber auch in anderen Strukturen wie z.B. der Thymusdrüse oder auch lokoregional am Ort eines Geschehens, z.B. direkt an einem gebrochenen Arm. Auch Selbstzerstörungsprogramme in Form von malignen Tumorerkrankungen werden in diesem Zusammenhang gesehen: Auch hier findet sich das Muster der Selbstzerstörung durch Treponema pallidum (Erreger der Syphilis) in der Bioresonanzmessung. Das Miasma des Treponema pallidum persistiert als energetisch-informatorische Belastung, bleibt bei vielen Menschen ohne Symptomatik, kann aber im Rahmen von Schockerlebnissen wie z.B. Operationen zum Ausbruch kommen. Menschen mit Depressionen, unter Umständen mit Suizidalität, die keine positive Einstellung zum Leben finden, sollten ebenfalls auf entsprechende karmische Belastungen durch Treponema pallidum und weitere Erreger getestet werden, denn die Depressionen sind vielfach Auswirkungen eines im Hintergrund laufenden Selbstzerstörungsprogramms durch das Miasma von Treponema pallidum.

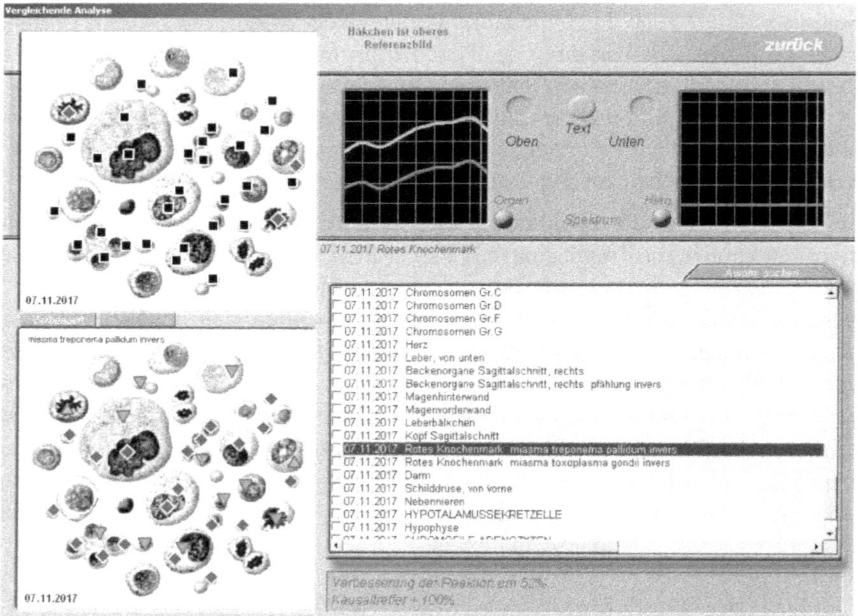

Abbildung: *Schwere energetische Belastung des roten Knochenmarks in der NLS-Analyse, gekennzeichnet durch ausschließlich schwarze Markierungen. Bei Invertierung des Miasmas von Treponema pallidum zeigt sich eine Verbesserung des energetischen Befundes um 52% (Bild unten), Kausaltrefferquote von 100%, d.h. alle schwarzen Markierungen sind verschwunden. Es handelt sich um einen*

58-jährigen Patienten, der ursprünglich wegen seiner Rückenbeschwerden in die aurachirurgische Praxis zur Behandlung gekommen war. Im Lauf der routinemäßig durchgeführten NLS-Analyse zeigt sich der obige Befund. Auf diesen Befund und die daraus resultierende Möglichkeit eines Selbstzerstörungsprogramms hingewiesen gibt der Patient spontan an, im Lauf seines Lebens insgesamt dreimal vergeblich versucht zu haben, sich das Leben zu nehmen. Anzumerken ist, dass in der vorherigen Anamnese nichts auf eine depressive Stimmungslage oder gar eine Suizidalität hingedeutet hatte. Der Patient beschreibt, dass der letzte Suizidversuch nun schon 10 Jahre zurück liege und er seitdem psychisch einigermaßen stabil sei.

In ähnlicher Weise betrifft dies den Erreger der Toxoplasmose: Auch hier kennt die Aurachirurgie miasmatische Belastungen im Sinne von morphischen Feldern, die zu Programmen der Sabotage und Selbstzerstörung führen und epigenetisch vererbt werden.[31]

Eine schulmedizinische wissenschaftliche Publikation aus Dänemark[32] beschreibt die Situation: Die Forscher analysierten, ob mit dem Parasiten Toxoplasma gondii infizierte Mütter ein erhöhtes Risiko haben, sich selbst zu verletzen und Suizidversuche zu unternehmen. Untersucht wurden 45.788 dänische Frauen, die zwischen 1992 und 1995 in Dänemark ein Kind zur Welt gebracht hatten. Von den neugeborenen Kindern wurden Blutproben bewertet. Fanden die Forscher im Blut der Kinder Antikörper gegen Toxoplasmen, mussten die Mütter irgendwann im Leben einmal mit dem Parasiten infiziert gewesen sein. Mit Toxoplasmen infizierte Mütter hatten ein um 50 Prozent höheres Risiko gegenüber nichtinfizierten Müttern, einen Suizidversuch zu unternehmen. Das Risiko scheint umso größer zu werden, je mehr Antikörper gegen den Parasiten im Blut nachweisbar sind. Das Risiko für einen gewalttätigen Selbsttötungsversuch stieg gar um 80 Prozent, die Wahrscheinlichkeit eines erfolgreichen Suizids war gegenüber nichtinfizierten Frauen verdoppelt. Die Studie sagt nichts darüber aus,

---

[31] 2002 war Dr. Jaroslav Flegr (*1958) von der Karls-Universität in Prag der erste, der hierzu Untersuchungen anstellte. Durch die Analyse von Verkehrsdaten fand der tschechische Parasitologe heraus, dass mit Toxoplasmose infizierte Fahrer 2,6-mal häufiger in Unfälle verwickelt sind. Infizierte Männer waren „eher dazu bereit, Regeln zu brechen" und „misstrauischer, neidischer und rechthaberischer." Frauen verhielten sich genau gegenteilig: Sie waren „herzlicher, offener und anständiger." Nach einem weiteren Jahrzehnt der Forschung wurden auch noch Verbindungen zu einer Reihe von anderen Leiden wie ADHS, Zwangsneurosen, Schizophrenie und Selbstmordneigung hergestellt.

[32] Marianne G. Pedersen, MSc; Preben Bo Mortensen, DrMedSc; Bent Norgaard-Pedersen, DrMedSc; Teodor T. Postolache, MD in „Arch Gen Psychiatry. 2012;69(11):1123-1130": „Toxoplasma gondii Infection and Self-directed Violence in Mothers"

ob eine Vererbung der Neigung zur Suizidalität in Folgegenerationen denkbar ist, diese Frage wurde nicht näher untersucht.

Mit Hilfe eines Bioresonanzsystems lassen sich prädiktive Therapieanalysen durchführen, indem der Aurachirurg testet, ob die Antagonisierung der Erregerinformation z.B. durch Eingabe von „Treponema pallidum*(-1)“ / „Toxoplasma gondii*(-1)“ zu einer Minderbelastung in der Bioresonanz, zu einer Verbesserung der Symptomatik und damit zu einer Reduzierung der Gefährdung durch Sabotage und Selbstzerstörung führt. Durch eine Ausleitungsbehandlung über homöopathische Globuli lässt das dann die entsprechende Therapie erfolgreich durchführen. Wohlgemerkt: Es handelt sich nicht um eine akute Infektion, sondern ausschließlich um die Information, die das Organ belastet und auch an nachfolgende Generationen weitervererbt wird.

Das alte Sprichwort „Es gibt keine Zufälle, sondern es fällt einem zu“ findet hier seine Bestätigung: Ein Unglücksfall ist in einer Person häufig energetisch codiert und determiniert. Eine vermeintliche Unglücksserie, in der es immer wieder vor großen Ereignissen quasi in letzter Sekunde zu einem Unfall oder einer Verletzung kommt, ist Ausdruck dieser intrinsischen Programmierung, die aus Informationen von Erregern stammen, der Mensch beginnt wie ein pathogener Erreger bzw. wie dessen morphische Felder zu denken. Menschen mit der informatorischen Belastung von Selbstsabotage und Selbstzerstörung gehen generell hohe Risiken ein, weil ihnen ein das Gefühle des Risikos abhandengekommen ist. In der Praxis schildern sie ihre Probleme, berichten, dass sie schon viel an sich gearbeitet hätten, Psychotherapien und Reinkarnationstherapien absolviert hätten, aber letztlich immer an eine „unüberwindbare Grenze“ geraten seien. Die NLS-Analyse, die kinesiologische Testung oder auch die aurachirurgische Resonanztestung sind in der Lage, solche informatorischen Belastungen an entsprechenden Organstrukturen nachzuweisen. Durch die aurachirurgische Behandlung kann eine solche informatorische Störung schließlich wirksam und nachhaltig behandelt werden.

Neben den karmischen Belastungen, die in der NLS-Analyse an den jeweils typischen Stellen sichtbar werden, gibt es eine Reihe von anderen Belastungen, insbesondere Belastungen durch Bakterien, Viren, Protozoen, Belastungen infolge von Allergien oder Intoxikationen sowie Belastungen durch mechanische Traumata in Form von Gehirnerschütterungen.

Talionsprinzip:

Bei Hinrichtungen und Folterungen galt in früheren Zeiten der Talion. Unter Talion, alternativ ius talionis oder Talionsprinzip, versteht man eine Rechtsfigur, nach der zwischen dem Schaden, der einem Opfer zugefügt wurde, und dem Schaden, der dem Täter zugefügt werden soll, ein Gleichgewicht angestrebt wird. Der Ausdruck ius talionis setzt sich zusammen aus lateinisch ius „Recht" und lateinisch talio „Vergeltung" im Sinne eines Ausgleichs. Der vorantike, altorientalische Ausdruck „Auge um Auge, Zahn um Zahn" beschreibt, wie dieses Gleichgewicht nach einer Körperverletzung durch Zufügen eines gleichartigen Schadens hergestellt werden soll („wie du mir, so ich dir"). Davon zu unterscheiden ist die Spiegelstrafe im arabischen Recht, die eine Anknüpfung an Organe, mit denen die Tat begangen wurde, vornimmt, z. B. das Abhacken der Diebeshand.

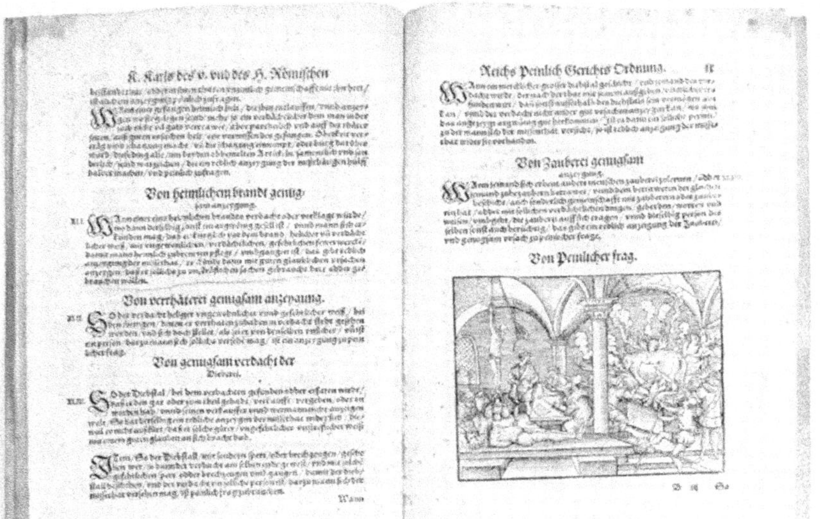

Abbildung: *Ius talionis, Strafgesetzbuch für das Hl. röm. Reich (16. Jahrhundert)*

Das Talionsprinzip sah vor:

- Auseinanderreißen des Körpers (Vierteilung, Ausweiden): Die Strafe für Hochverrat und Anschläge auf die Königliche Familie.

- Hängen: Die Strafe für Strauchdiebe und gewöhnliche Verbrecher.
- Köpfen: Die Strafe für Adelige. Wenn ein Bürgerlicher geköpft und nicht gehenkt wurde, so entsprach das einer gewissen Anerkennung der Person ungeachtet der Art oder Schwere der durchgeführten Tat.
- Lebendig begraben: Die Strafe bei Verstößen gegen das Gelübde der Keuschheit.
- Kochen bei lebendigem Leib: Die Strafe für Giftmischer.
- Pressen: Strafe für den Angeklagten wegen Verweigerns einer Aussage vor Gericht.
- Rädern (Radebrechen): Die Strafe für Mord, Straßenraub, Gatten- und Elternmord.
- Rösten und Verbrennen (Scheiterhaufen): Die Strafe bei Gotteslästerung und anderen Verbrechen gegen die Gottheiten. Paradoxon: Hinrichtung gegenüber Heiligsprechung und Verehrung derselben Personen durch dieselbe Kirche.
- Rechte Hand amputieren im arabischen Raum bei Diebstahl.
- Ohr abschneiden bei Betrügereien oder Diebstahl.
- Zunge abschneiden bei Lügen.

Zu jeder Folterung, Hinrichtung und Erniedrigung existieren entsprechende karmische Muster, die sich in uns Menschen als spezifische Symptome manifestieren und mittels NLS-Analysen als energetische Störungen auf bestimmten Organstrukturen nachgewiesen werden können. Entsprechende Informationen sind aus Vorleben (frühere eigene Seelenleben, Vorfahren väterlicherseits, Vorfahren mütterlicherseits) vererbbar, können aber auch in diesem Leben erworben werden, z.B. als indirekte Psychotraumata, wenn jemand Augenzeuge bei Hinrichtungen wird oder grausame Darstellungen von Hinrichtungen oder Folterungen im Film sieht. Handelt es sich um vererbte Informationen, was bei karmischen Mustern der Regelfall ist, so folgt die Vererbung einer Logik: Die Information des karmischen Musters wird von der Großelterngeneration auf die Enkelgeneration übertragen, d.h. ein Enkelkind übernimmt z.B. die Information des sexuellen Missbrauchs von seiner Großmutter. Gleiches gilt für die Übertragung der Information bei Vererbung zwischen Seelenleben: Die aktuelle Seeleninkaration übernimmt von der vorletzten. Dabei sind Geschlechtswechsel nicht selten: Der männliche Enkel übernimmt das Thema des sexuellen

Missbrauchs von seiner Großmutter mütterlicherseits oder väterlicherseits, oder die Enkelin übernimmt den sexuellen Missbrauch von ihrer Großmutter mütterlicherseits oder väterlicherseits. Entsprechendes gilt bei Vererbungen zwischen Seelenleben: Eine Frau übernimmt ein Thema aus der vorletzten Seeleninkarnation, zu der sie seinerzeit ein Mann war. Alle diese Zusammenhänge lassen sich kinesiologisch nachweisen. Die im Folgenden fettgedruckten Positionen prüfe ich standardmäßig bei jedem Patienten, unabhängig davon, ob entsprechende Symptome oder Beschwerden bestehen.

- Abtreibung
- Ausweiden
- **Beschneidung**
- **Besetzung**
- Blendung
- Brustzwinge
- Camera silens
- Daumenschraube
- Drogen
- Elektrischer Stuhl
- Erdrosseln
- Erfrieren
- **Erhängen**
- Erschießen
- Erstechen
- Ersticken
- **Ertränken**
- Erwürgen
- **Fallen**
- Fesselung
- Garrotte
- Gebärtrauma
- **Geburtstrauma**
- Häuten

- Judaswiege
- **Kastration**
- Kerker
- Ketzergabel, Häretikergabel
- **Köpfen**
- Kopfpresse, Kopfzwinge, Schädelquetsche
- Kreuzigung
- Lärmfolter
- **Lebendig begraben**
- Lebendig gekocht
- Massentierhaltung
- **Medizinische Versuche**
- **Missglückte Flucht**
- Mundbirne
- Nagelfolter
- Narkose
- Nasenspaltung, Nase abschneiden
- Ohrspaltung, Ohr abschneiden
- **Pfählung**
- Pranger
- Pressen
- Rädern
- Rösten
- Schädelhirntrauma
- Scheiterhaufen
- Schlagen, Erschlagen, Steinigen, Auspeitschen, Bastonade
- Schleifen
- Schock
- Schwangerschaftstrauma
- **Schwarze Magie**
- Schwedentrunk

- Seelenabspaltung
- Sepsis
- **Sexueller Missbrauch**
- **Sklavenjoch**
- Spanischer Stiefel
- Streckbank
- Teeren und Federn
- Verätzung
- Verdursten
- Vergasung
- Vergiften
- Verhungern
- **Verlorener Mehrling**
- **Verschüttung**
- Vierteilung
- Zersägen, Zerstückeln, Lingchi, Amputation
- Ziegenlecken
- Zungenspaltung, Zunge abschneiden
- Zwangsfolter

Abtreibung

Definition:

Abtreibungen bzw. Schwangerschaftsabbrüche wiegen aus geistiger Sicht schwer. Bei den meisten Patientinnen, die eine oder mehrere Abtreibungen hinter sich haben, findet sich das karmische Muster der Schuld. Durch die Abtreibung verliert die Frau ihre geistige Mitte und gerät damit in die Schuld, keine juristische, keine moralische, sondern eine energetische Schuld. Ähnliches gilt manchmal auch für den Vater des ungeborenen Kindes.

Ein anderer Aspekt ist der Abtreibungsversuch durch die Schwangere mit einer entsprechenden energetischen Wirkung auf das ungeborene Kind. Das Kind spürt intrauterin die Ablehnung durch die Mutter und deren Versuche, die Schwangerschaft gewaltsam zu beenden. Misslingt der Versuch des Schwangerschaftsabbruchs und kommt das Kind lebend zu Welt, bekommt es in vielen Fällen immer wieder von der Mutter zu hören, es sei ein „Unfall“ und nicht gewünscht gewesen.

Symptome und Befunde:

In der NLS-Analyse zeigt sich eine energetische Störung im Unterleib durch die Information der Abtreibung, manchmal auch des sexuellen Missbrauchs, wenn die Schwangerschaft seinerzeit auf Grund eines Missbrauchs zustande gekommen ist. Entsprechende energetische Belastungen finden sich unter Umständen auch bei Vererbung, entweder von Vorfahren oder aus früheren Seelenleben. Der daraus resultierende Schock findet sich als energetische Störung auf dem Hirnventrikel. Die Schuld wiederum zeigt sich als energetische Störung auf dem Hypothalamus. Typisch sind Gelübde, insbesondere Keuschheitsgelübde, Schweigegelübde, Rachegelübde und Selbstkasteiungsgelübde, sofern die Abtreibung Folge eines sexuellen Missbrauchs war. Das Keuschheitsgelübde beschreibt eine innere Ablehnung von Sexualität, gegen eigene Familiengründung, aber auch den Drang nach Reinheit und Klarheit des Denkens und des Handelns, wogegen durch den sexuellen Missbrauch verstoßen wurde. Das Schweigegelübde resultiert aus dem Wunsch, über den Missbrauch an sich nicht mehr sprechen zu wollen. Das Rachegelübde entspringt dem Wunsch nach Rache am sexuellen Peiniger. Das Selbstkasteiungsgelübde gipfelt in der Unterdrückung der Ausbildung von sekundären Geschlechtsmerkmalen, die Brustentwicklung bleibt aus, um sich nicht als sexuell attraktives Wesen nach außen zu zeigen. Aber auch Verdammungsgelübde sind möglich, die durch vergebliche Schwangerschaftsabbrüche verursacht sind, welche durch die Mutter unternommen wurden, und beim lebend geborenen Kind entstehen. Menschen mit einem Verdammungsgelübde sind der Überzeugung, in diesem Leben nicht glücklich zu werden, nicht ihre Erfüllung finden zu dürfen, von anderen nicht geliebt zu werden. Verdammungsgelübde resultieren nicht selten aus der tief empfundenen Ablehnung durch die Eltern, nicht selten bereits als Vererbung aus dem Familiensystem oder aus früheren Seelenleben. Mögliche Symptome sind die Ablehnung des eigenen Körpers und der eigenen Lebensentwürfe. Betroffene geben sich der ewigen Verdammnis hin. Typisch sind immer wieder geäußerte negative oder gar selbstzerstörerische Glaubenssätze. Die Menschen suchen den Trost im Jenseits und im Leben nach dem Tod, in der Hoffnung, dass dann das Leiden weniger wird und sie endlich ihre Erfüllung und ihr Glück finden. Die Überzeugung, dass es einem in diesem Leben nicht gut gehen darf und dass man von niemanden geliebt wird, ist durch Psychotherapien nicht zu durchbrechen, denn es handelt sich um ein Gelübde im Unterbewusstsein, das als solches erkannt und entsprechend als Gelübde gelöscht werden muss. Entsprechende energetische Belastungen finden sich in der NLS-Analyse auf den Drüsen, insbesondere auf der Hypophyse. Schließlich zeigt sich in vielen Fällen noch die Selbstsabotage als mögliche Konsequenz aus der Schuld, ebenfalls auf der Hypophyse.

Patienten beschreiben belastende Träume, in denen sie sich in Blutlachen liegen sehen, altes dunkles Blut, stammend von Abtreibungen. Bei kinesiologischer Testung auf den informatorischen Ursprung zeigt sich das karmische Muster der Abtreibung als Vererbung von Vorfahren oder aus früheren eigenen Seelenleben. Entsprechende karmische Belastungen führen unter Umständen auch in diesem Leben zu entsprechenden Wiederholungen: Patientinnen berichten, wie sie sich nach der Nachricht von der Schwangerschaft in eine heiße Badewanne gelegt hätten, um das Kind abzutreiben.

Mögliche Konsequenzen sind Konflikte wie z.B. Schreckangstkonflikt, Revierangstkonflikt und Sprachlosigkeitskonflikt, was in frühen Lebensjahren beim Neugeborenen zu bronchialen Beschwerden wie z.B. Asthma bronchiale führen kann. Aber auch funktionelle oder gar organische Ausgleiche des Kehlkopfes sind möglich, tiefe heisere Stimme, Laryngitis u.v.m.

Diagnose:

Kinesiologische Testung auf Abtreibung, Schuld, Selbstsabotage, Schock, sexueller Missbrauch, Keuschheitsgelübde, Schweigegelübde, Rachegelübde und Selbstkasteiungsgelübde, Verdammungsgelübde.

Therapie:

Die Therapie besteht in der Auflösung der positiv getesteten karmischen Belastungen.

Zur Löschung der Gelübde empfiehlt sich nach Testung der einzelnen Positionen die Unterzeichnung einer entsprechenden Auflösungsurkunde.

Löschung der Schuld und der Selbstsabotage: „Ich sage Ja zu meiner Vergangenheit, lasse sie dankbar los und segne sie."

Löschung der Abtreibung: "Ich danke meinem ungeborenen Kind und segne es". „Ich danke meinen abgetriebenen Geschwistern und segne sie."

Löschung der Abtreibungsversuche durch die Mutter: "Ich danke meiner Mutter [Name] und segne sie". „Ich danke meinem Verdammungsgelübde und segne es".

Löschung des sexuellen Missbrauchs durch Danken und Segnen der betroffenen Oper in der Familiengeschichte bzw. früherer Seeleninkarnationen, der Täter und der Taten.

Stärkung der eigenen Person: „Ich danke mir selbst und segne mich"

Kasuistik:

Patientin, 58 Jahre alt, leidet unter einer Osteoporose seit mehreren Jahren, mit bereits drei erfolgten Spontanfrakturen der Wirbelkörper. In der aurachirurgisch Untersuchung mittels kinesiologischer Testung zeigen sich Schuld, Abtreibung, Schuld durch Abtreibung, Selbstsabotage, Schock durch Abtreibung, Keuschheitsgelübde, Schweigegelübde, Rachegelübde und Selbstkasteiungs-gelübde, sexueller Missbrauch als Vererbung von der Großmutter mütterlicher-seits.

Die Frage, ob die seinerzeitige Schwangerschaft das Resultat eines sexuellen Missbrauchs war, wird verneint, auch zeigt sich keine Störinformation des sexuellen Missbrauchs in diesem Leben. Bei der Löschung der Information „Abtreibung" durch den entsprechenden Auflösungsspruch beginnt die Patientin sehr zu weinen an.

Das Thema löst nach wie vor eine schwere emotionale Last aus, obwohl die Patientin angibt, die vor 30 Jahren erfolgte Abtreibung gut verarbeitet zu haben. Schuld, Selbstsabotage, Schock, Abtreibung, Keuschheitsgelübde, Schweigegelübde, Rachegelübde und Selbstkasteiungsgelübde werden erfolgreich ausgelöst bzw. gelöscht, die kinesiologische Nachtestung ergibt schließlich stabile Befunde. Die diagnostizierte Osteoporose ist Ausdruck des Selbsteinbruchs durch die Abtreibung, ein schwerer Abwertungskonflikt, der sich typischerweise über das Muskuloskelettalsystem ausgleicht.

Der kinesiologisch verifizierte Abwertungskonflikt kann erfolgreich aus dem entsprechenden Hirnrelais aurachirurgisch gelöscht werden, Einzelheiten hierzu lesen Sie bitte im Lehrbuch „BioProg".

In der Folge entspannt sich die Situation, die Osteoporose kommt zum Stillstand, über Monate hinweg verbessern sich die Knochendichtewerte sogar.

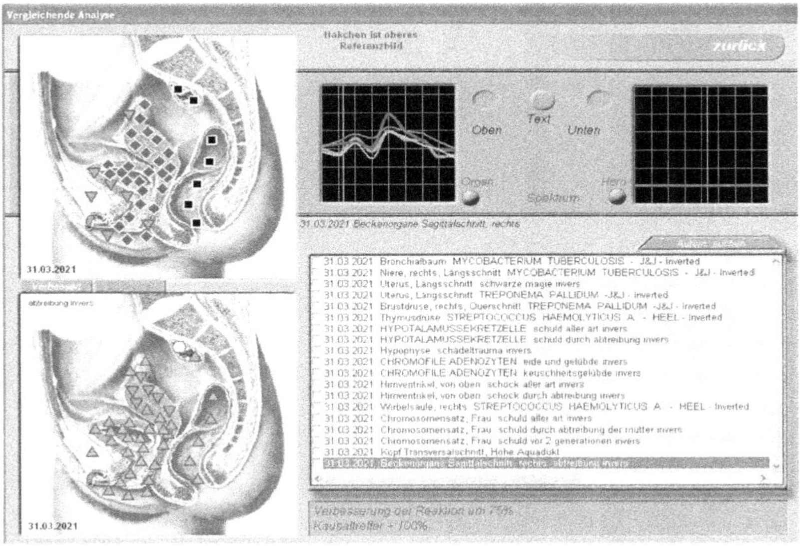

Abbildung: *Beckenorgane Sagittalschnitt: Energetische Störung, bei Invertierung von „Abtreibung" Verbesserung der Reaktion um 75%.*

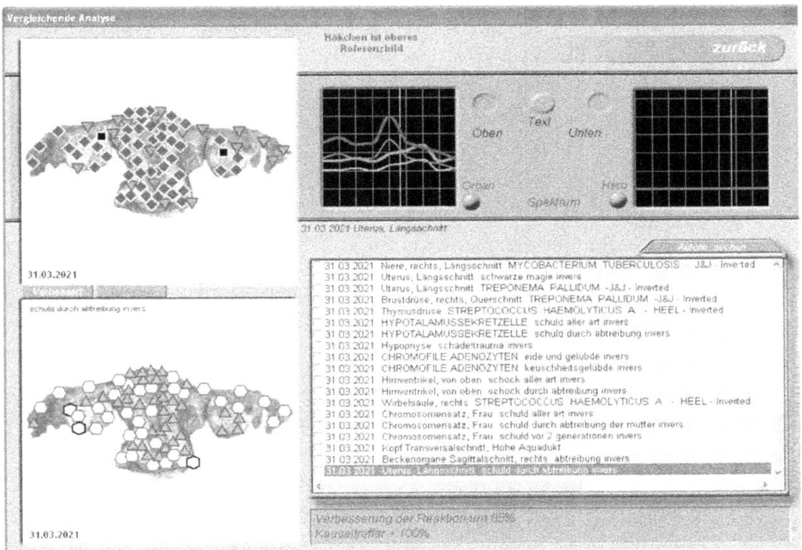

Abbildung: *Uterus: Energetische Störung, bei Invertierung von „Schuld durch Abtreibung" Verbesserung der Reaktion um 85%.*

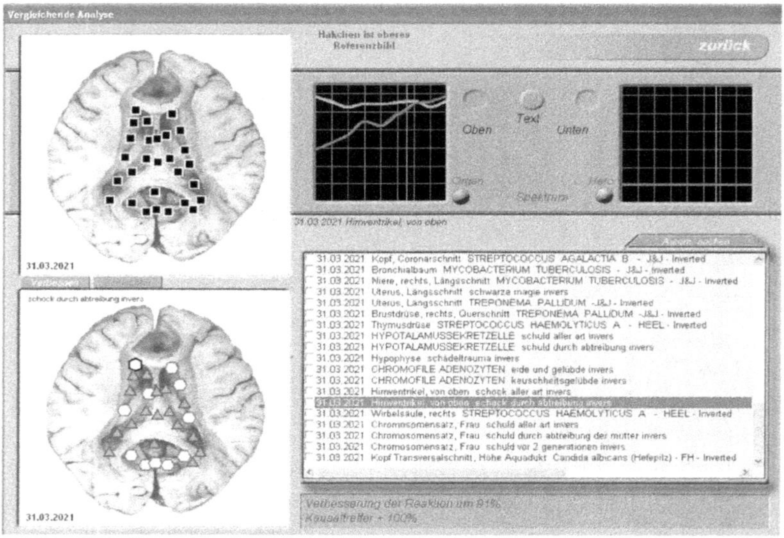

Abbildung: *Hirnventrikel: Energetische Störung, bei Invertierung von „Schock durch Abtreibung" Verbesserung der Reaktion um 91%.*

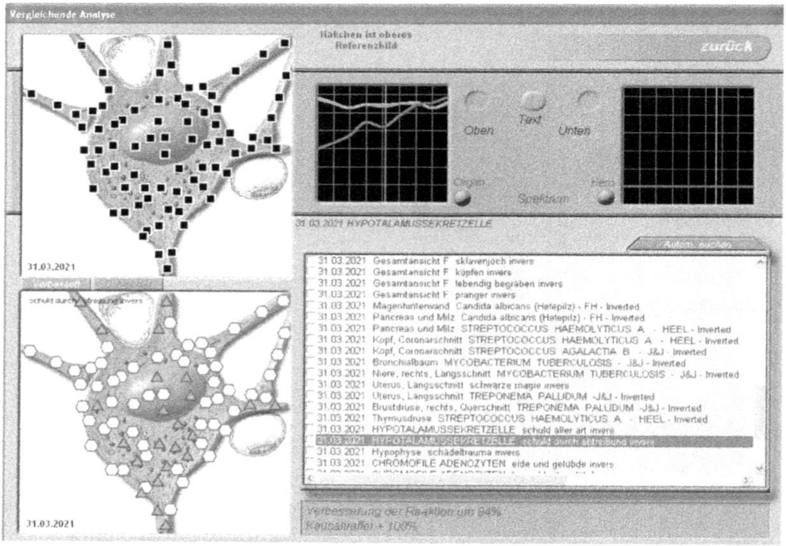

Abbildung: *Hypothalamus: Energetische Störung, bei Invertierung von „Schuld durch Abtreibung" Verbesserung der Reaktion um 94%.*

Ausweiden

Definition:

Das Ausweiden (Evisceration) bezeichnet das gewaltsame Herausziehen der Eingeweide eines Delinquenten aus der Bauchhöhle, wie es in der Heiligenlegende des Erasmus von Antiochia († 303) beschrieben ist.

Nach dem Talionsprinzip handelt es sich um eine Strafe bei Hochverrat. Im englischen Recht wurde das Ausweiden bzw. Ausdärmen als Teil einer Hinrichtungsart praktiziert, die wegen Hochverrats vollstreckt wurde (Hängen, Ausweiden und Vierteilen).

Dem gefesselten Menschen wurden bei vollem Bewusstsein der Bauch aufgeschnitten, die Eingeweide herausgerissen oder von Hunden herausgefressen.

Symptome und Befunde:

Es bestehen Kältegefühl und Schmerzen im Bauchbereich, unter Umständen auch Omphalozelen mit prolabierten Darminhalten bereits intrauterin. Omphalozelen sind physiologische Nabelschnurbrüche zwischen Tag 32 und 70 der Schwangerschaft, die sich jedoch nicht wie normal zurückbilden. Auch Bauchwandhernien oder Nabelbrüche können vorkommen. Differential-diagnostisch ist an das karmische Muster der Pfählung zu denken, welches ebenfalls Bauchwandhernien, Nabelbrüche oder Omphalozelen verursachen kann. Allerdings fehlen beim karmischen Muster des Ausweidens die ziehenden Verspannungen zwischen den Schulterblättern, die für die Pfählung typischen Enddarmsymptome sowie die Haltungsanomalie. Häufig sind Träume von Eviscerationen, den Tieren zum Fraß vorgeworfen zu werden. Gefühl, dass einem die Innereien aus dem Körper fallen. Die Begriffe „*Herzlosigkeit*“ im Sinne von emotionaler Kälte oder „*Das Herz herausreißen*“ beschreiben das karmische Muster des Ausweidens. Auch das Entnehmen von Gehirnen gehört zum Thema der Ausweidung.

Karmische Ausweidungen entstehen unter Umständen auch durch Explantationen von Organen im Rahmen der Transplantationsmedizin oder durch offene Bauchoperationen. Auch die räuberische Organentnahme durch kriminelle Banden fällt in diesen Bereich.

Diagnose:

Kinesiologische Testung auf „Ausweiden“.

Testung in der Aura: Der Aurachirurg bewegt die Hand vor dem Bauch des Patienten auf und ab und sucht nach Resonanz, was vom Patienten häufig als Lufthauch innerhalb des Bauchraumes verspürt wird. Der Patient beschreibt unter Umständen das dabei auftretende Gefühl, dass ihm die Innereien herausfallen. Am stärksten ist die Resonanz, wenn der Aurachirurg mit der Hand die seinerzeit durchgeführten Schnitte in ihren Verläufen imaginativ reproduziert, nicht selten auch im Thoraxbereich, was darauf hindeutet, dass das Herz herausgeschnitten wurde.

Therapie:

Der Aurachirurg legt symbolisch die Eingeweide in den Bauchraum zurück und fixiert sie dort entsprechend den physiologischen anatomischen Vorgaben.

Der Aurachirurg säubert die Bauchhöhle des Patienten in der Aura, die Wundränder werden mit der Pinzette zusammengezogen, mit kleinerer Pinzette werden Clips angebracht und die Wunde mit dem roten Laser schließlich verschweißt.

Kinesiologische Nachtestung auf „Ausweiden".

Kasuistik:

41-jährige Patientin, die seit ihrer Pubertät immer wieder davon träumt, dass Männer kommen, ihr den Bauch aufschlitzen und ihr Organe entnehmen. Sie empfindet seit Jahren ein eigentümliches Kältegefühl im Bauchraum, war deshalb schon in psychiatrischer Behandlung, wo man den Verdacht auf eine Zönästhesie stellte. Unter Zönästhesie werden abnorme, den eigenen Körper betreffende Wahrnehmungen (Propriozeption) verstanden. Ja sogar der Verdacht auf eine schizophrene Psychose sei von einem Psychiater geäußert worden, obwohl sie ganz klar im Kopf sei, keine Wahnvorstellungen habe oder dergleichen. Als Hypochonder habe man sie abgestempelt, allesamt entwürdigende Erlebnisse, unter denen sie bis heute leide.

Kasuistik:

Wassiliki D., weiblich, 48 Jahre, Nierenversagen vor 18 Jahren, daraufhin Nierentransplantation rechts. Seit drei Monaten finden sich zunehmend vermehrt Eiweiß im Urin. Der Eiweißverlust zeigt an, dass die Niere ihre Funktion wohl allmählich einstellt und die Gefahr einer Abstoßung besteht. Dieser Fall ist angesichts der gegenwärtig in Deutschland geführten Diskussionen über eine Neuregelung des Transplantationsgesetzes im Sinne der sog. Widerspruchslösung von hoher Brisanz.

Es zeigen sich typischerweise energetische Belastungen durch die Information von Schock, und zwar nicht nur auf Seiten des Empfängers, sondern auch auf Seiten des Spenders. Dabei gilt es zu differenzieren, ob der Schock beim Spender durch den vorausgegangenen Unfall verursacht ist, den der Spender typischerweise vor der Explantation erlitten hat, oder durch den Explantationsvorgang an sich.

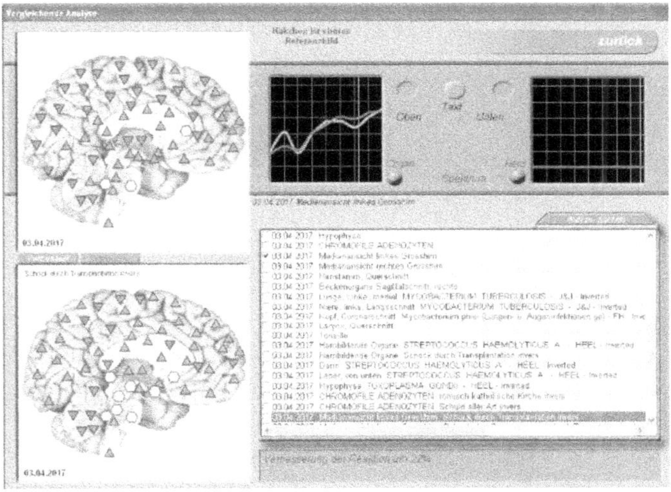

***Abbildung:** Mediananansicht linkes Großhirn: Bei Eingabe von „Schock durch Transplantation invers“ kommt es zu einer Verbesserung der Reaktion um 22%.*

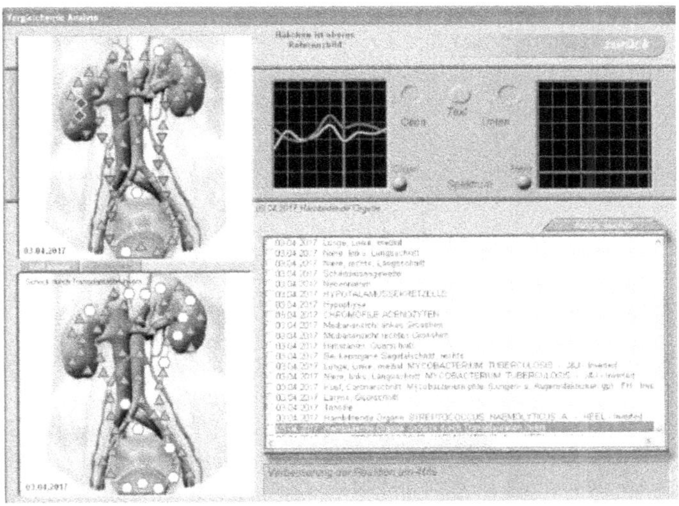

***Abbildung:** Harnbildende Organe: Bei Eingabe von „Schock durch Transplantation invers“ Verbesserung der Reaktion um 46%, deutlich erkennbar auf der rechten, seinerzeit transplantierten Niere. Der Schock findet sich somit nicht nur auf dem Gehirn der Patientin, sondern auch lokoregional.*

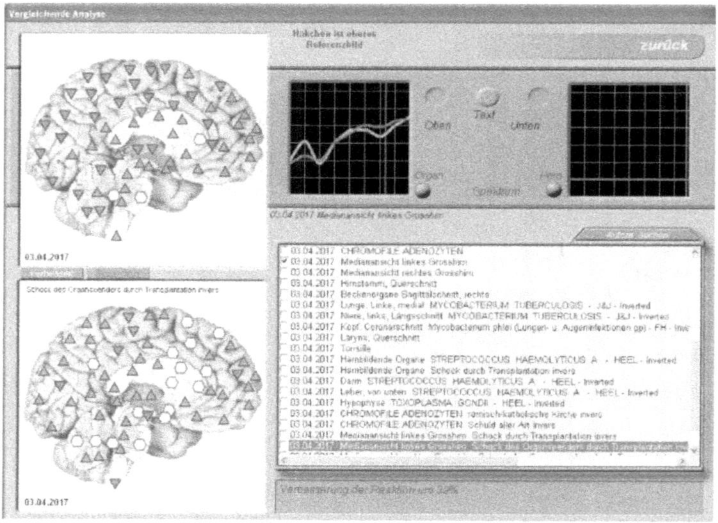

***Abbildung:** Mediananansicht linkes Großhirn: Eingabe von „Schock des **Organspenders** durch Transplantation invers“, Verbesserung der Reaktion um 39%.*

Bei der Patientin findet sich eine energetische Belastung, die von der Transplantation der Niere vor 18 Jahren herrührt. Entsprechende Muster zeigen sich in der NLS-Analyse an mehreren Stellen, sowohl im Bereich des Großhirns als auch des Urogenitaltrakts der Patientin. Beeindruckend ist die Tatsache, dass die Belastungen nicht etwa nur aus dem Schock für die Empfängerin herrühren, sondern dass sich offensichtlich auch Belastungen vom Spender über das transplantierte Organ auf die Patientin übertragen haben und dort persistieren. Insofern liegt der Verdacht nahe, dass der Spender zum Zeitpunkt der Explantation einen Schock erlitten hat, was die viel diskutierte Frage aufwirft, wie „tot“ der Spender zum Zeitpunkt der ärztlichen Todeszeitbestimmung tatsächlich war. Es liegt der Verdacht nahe, dass Organspender nach der gängigen Praxis nicht tot sind, sondern nur für tot erklärt werden. Im Sinne der Aurachirurgie besitzt die übertragene Niere ein eigenständiges Bewusstsein, das die seelische Belastung des Explantierten abbildet und auf den Organempfänger übertragen wird. Das bedeutet, dass nicht, wie von der modernen Hirnforschung postuliert, einzig das Gehirn der Träger des Bewusstseins ist, sondern dass sich Bewusstsein in allen Organen und Zellstrukturen findet. Hans Stolp[33] weist darauf hin, dass es bei zu explantierenden und als hirntot diagnostizierten Menschen in 75% der Fälle zu sponta-

[33] Quelle: Hans Stolp, Organspende, Crotona Verlag 2016

nen Abwehrbewegungen mit Armen und Beinen kommt (sog. Lazarus[34]-Reflex, der vom den Todeszeitpunkt festlegenden Neurologen als rein peripherer und damit auf Rückenmarksebene verschalteter unwillkürlicher Reflexbogen beschrieben wird) und dass Blutdruck und Herzfrequenz ansteigen, weshalb dem Spender während der Operation Muskelrelaxantien verabreicht werden. Über die Verabreichung einer Narkose bei der Entnahme von Organen wird unterschiedlich gedacht. In den Richtlinien der Deutschen Stiftung für Organtransplantation (DSO, koordiniert und leitet sämtliche Organspenden in Deutschland) steht, dass eine Narkose nicht nötig ist, dass es aber sinnvoll sei, den Organspender zu relaxieren und dem Anstieg von Blutdruck und Herzfrequenz vorzubeugen. Während in Deutschland und in den Niederlanden keine Schmerzmedikation im Standard durchgeführt wird, ist eine solche in der Schweiz üblich. Das Ziel der aurachirurgischen Behandlung besteht in der Reduktion der karmischen Belastungen, um dadurch die Sekretionsleistung der Niere zu steigern und den Eiweißverlust zu reduzieren. Die Auflösung von Schuld aller Art bietet nach den vorliegenden Analyseergebnissen die größten Erfolgsaussichten.

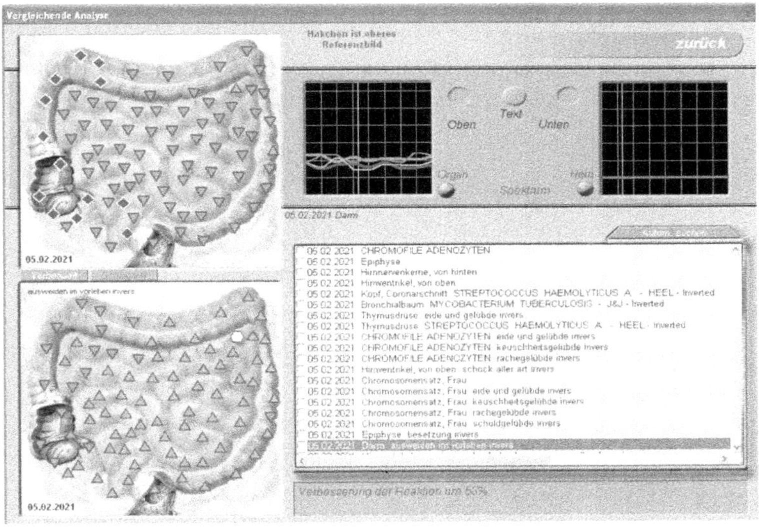

Abbildung: *Darm: Energetische Störung, bei Invertierung von „Ausweiden im Vorleben" Verbesserung der Reaktion um 53%.*

[34] Die Bezeichnung „Lazarus" stammt aus der Bibel. Lazarus war gestorben, wurde aber durch Jesus vom Tod zurückgerufen. Er war bereits in einem Felsengrab begraben, bis Jesus ihn rief, und er dann erwachte, sich aufrecht hinsetzte und schließlich aufstand.

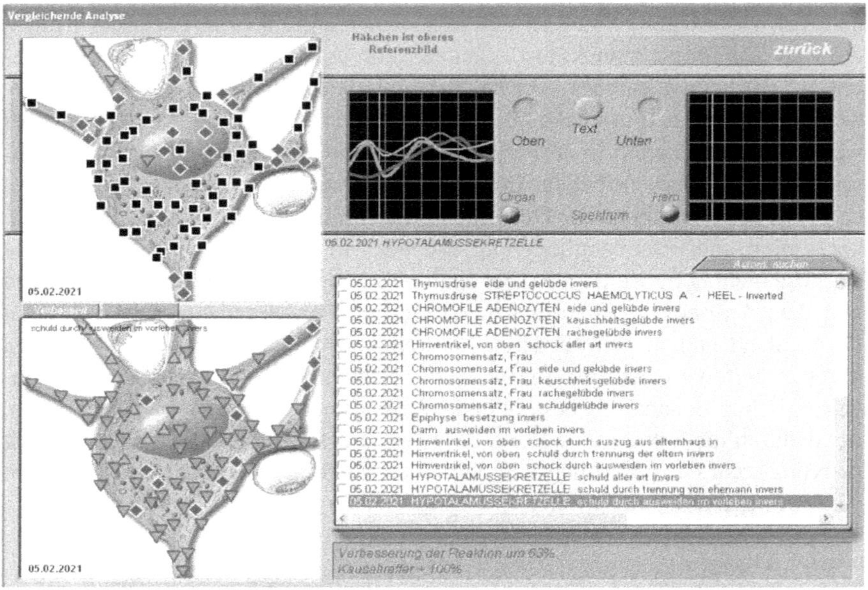

Abbildung: *Hypothalamus: Energetische Störung, bei Invertierung von „Schuld durch Ausweiden im Vorleben" Verbesserung der Reaktion um 63%.*

Beschneidung

Definition:

Bereits bei der Beschneidung im Alten Ägypten (viertes Jahrtausend vor bis 400 n. Chr.) wurde die Penisvorhaut entfernt; von 2300 v. Chr. ist die älteste Darstellung bekannt, auf der erwachsene Männer beschnitten werden. Bei Frauen bekannt sind Beschneidungen im Sinne von Genitalverstümmelungen, v.a. in Afrika. Im Gegensatz zur Kastration bleiben die Gonaden unversehrt.

Symptome und Befunde:

Es finden sich ein präpotenter, rechthaberischer, penibler Charakter, Narzissmus, Minderwertigkeitskomplex, Neigung zur Ideologienbildung, Gefühl keine Hoden zu haben, Angst, dass einem das Genitale oder die Hoden von z.B. Hunden abgebissen werden, Body Building als Kompensationsmechanismus für seelisches Defizit, Body building als Rechthaberei auf körperlicher Ebene, Phimose, Unfruchtbarkeit, Impotenz, chronisch rezidivierende Hodenentzündungen, Hodenzysten, Hodenhochstand, Singen wird häufig gemieden. Unter Umständen zusätzlich karmisches Muster der Sepsis durch seinerzeit unhygienische Beschneidungsrituale. Manchmal übergroßer sportlicher Ehrgeiz, nicht selten mit körperlicher Überforderung, daraus resultierend ein sog. Unsportlichkeitskonflikt, der zu organischen Ausgleichen führt wie z.B. Ermüdungsbruch der Mittelfußknochen, Fersensporn, Kniegelenkserkrankungen (siehe Lehrbuch BioProg).

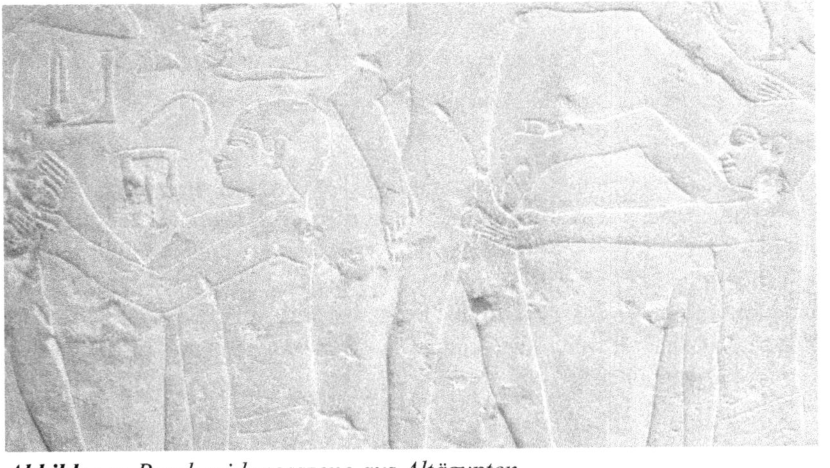

Abbildung: *Beschneidungsszene aus Altägypten.*

Diagnose:

Kinesiologische Testung auf „Beschneidung".

Kinesiologische Testung auf „Sepsis durch Beschneidung".

In manchen Fällen findet sich eine Resonanz, wenn der Aurachirurg in der Aura vor dem Geschlechtsteil mit der Hand Bewegungen durchführt, ohne den Patienten dabei zu berühren.

Auf der Abbildung des Geschlechtsteils im Anatomieatlas drückt der Aurachirurg mit der Pinzette auf die Vorhaut des Penis, was in vielen Fällen zu Resonanz beim Patienten führt.

Therapie:

Aurachirurgische Operation der Vorhaut

Behandlung einer evtl. diagnostizierten Sepsis: Es gilt, den entsprechenden Erreger herauszufinden, typischerweise Clostridium tetani, Staphylokokken, Herpes labialis (bei den traditionellen Beschneidungen der Juden war es üblich, dass der Pate dem frisch beschnittenen Kleinkind den Blutstropfen vom Penis leckt, was in nicht seltenen Fällen zu Infektionen durch Herpes labialis führte, die der Pate auf das Kind übertrug. Nachdem es immer wieder auch zu schweren infektiösen Verläufen mit Herpesencephalitiden und Todesfällen gekommen war, wurde das Ablecken verboten). Das Miasma des identifizierten Erregers ist zu behandeln.

Der Patient dankt und segnet

- den Peiniger bzw. die Person, die seinerzeit die Beschneidung durchgeführt hat
- diejenigen, bei denen seinerzeit die Beschneidung durchgeführt wurde
- die Beschneidungen bei Vorfahren oder in früheren Seelenleben

Kasuistik:

54-jähriger Mann, beschreibt seine immer wiederkehrenden Probleme im Umgang mit Frauen. Sehr schnell empfindet er Beziehungen als beengend, weshalb seine Verhältnisse zu Frauen nie länger als einige Monate anhalten. Inzwischen war er schon mit vielen Frauen liiert. Als Kind hatte er eine Vorhautverengung, die seinerzeit operiert wurde. Die folgenden Bilder zeigen die NLS-Analysen der verschiedenen Organsysteme. Nach aurachirurgischer Behandlung entspannt sich das Verhältnis gegenüber dem anderen Geschlecht.

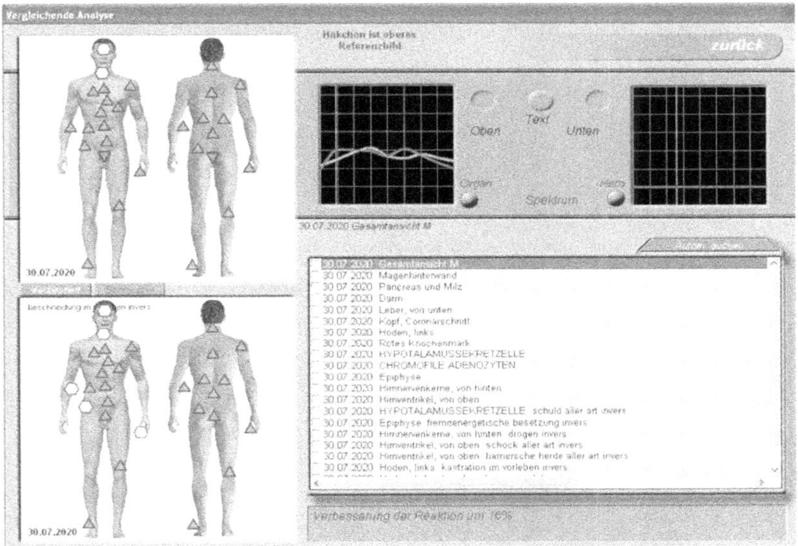

Abbildung: *Gesamtansicht: Energetische Störung im Genitalbereich, bei Testung auf „Beschneidung im Vorleben" verbessert sich die Reaktion um 16%.*

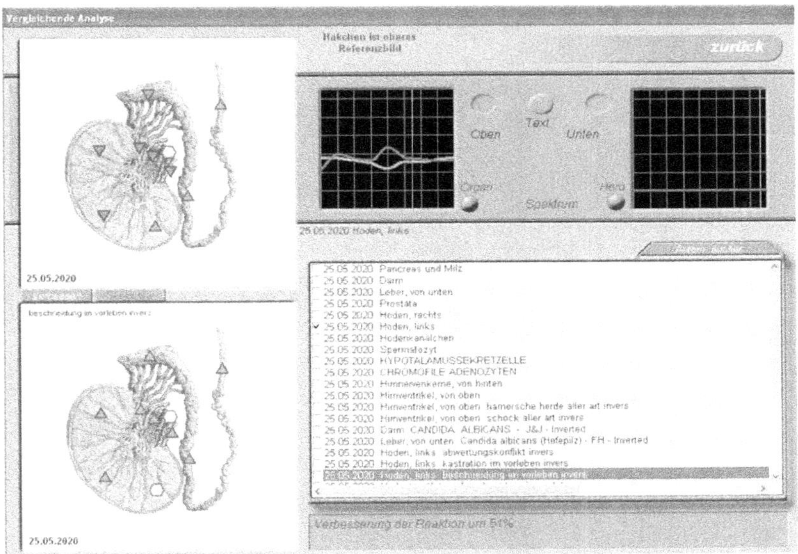

Abbildung: *Hoden links: Energetische Störung, bei Testung auf „Beschneidung im Vorleben" verbessert sich die Reaktion um 51%.*

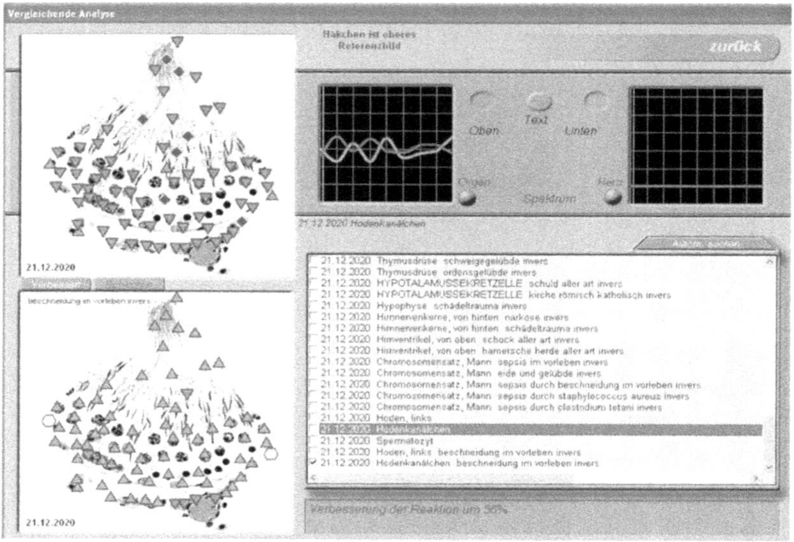

Abbildung: *Hodenkanälchen: Energetische Störung, bei Testung auf „Beschneidung im Vorleben" verbessert sich die Reaktion um 56%.*

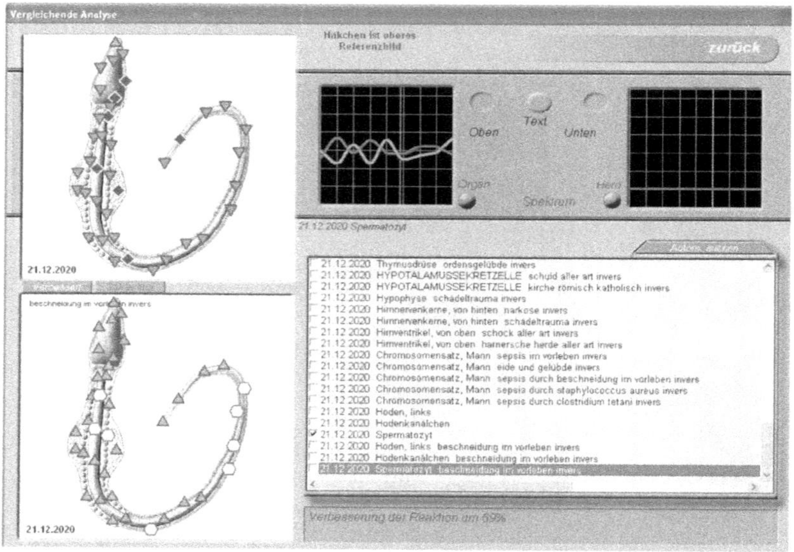

Abbildung: *Spermatozyt: Energetische Störung, bei Testung auf „Beschneidung im Vorleben" verbessert sich die Reaktion um 69%.*

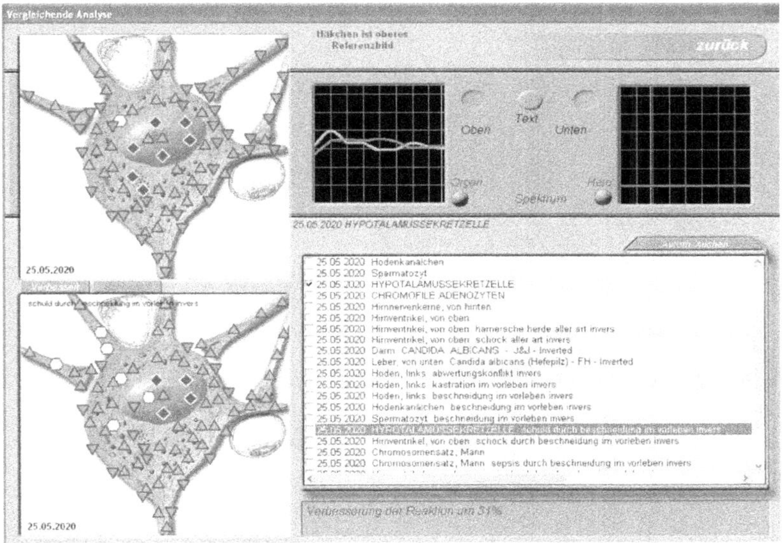

Abbildung: *Hypothalamussekretzelle: Energetische Störung, bei Testung auf „Schuld durch Beschneidung im Vorleben" verbessert sich die Reaktion um 31%.*

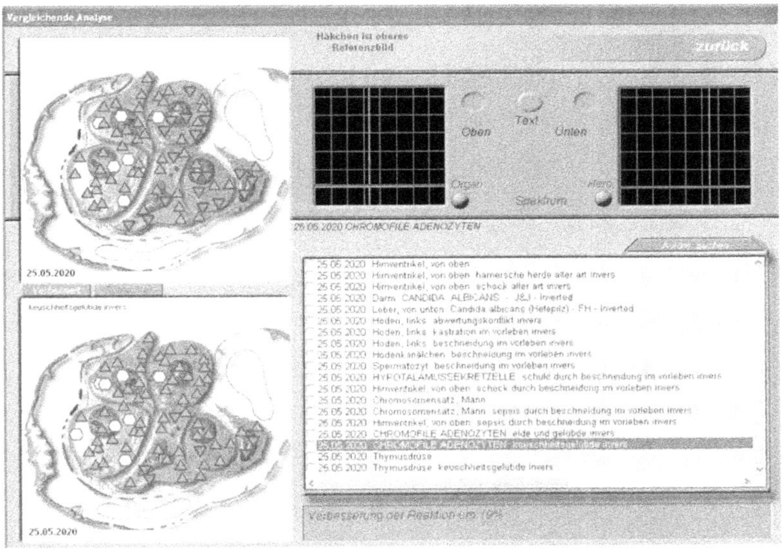

Abbildung: *Chromophile Adenozyten: Energetische Störung, bei Testung auf „Keuschheitsgelübde" verbessert sich die Reaktion um 19%.*

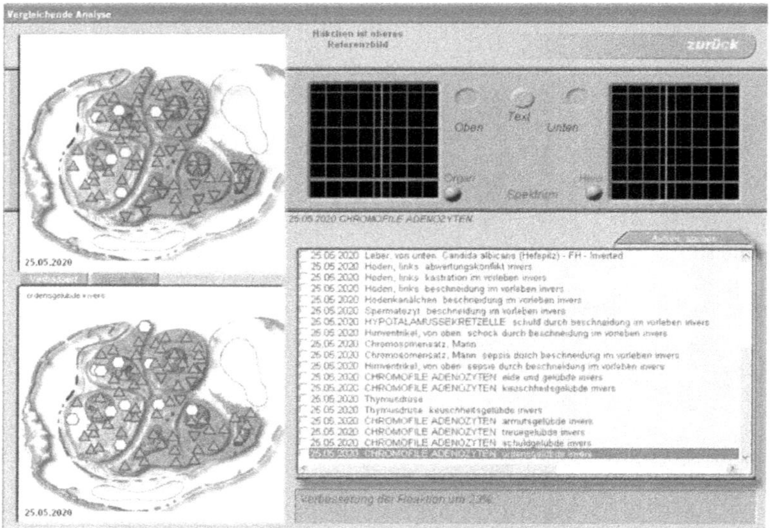

Abbildung: *Chromophile Adenozyten: Energetische Störung, bei Testung auf „Ordensgelübde" verbessert sich die Reaktion um 23%.*

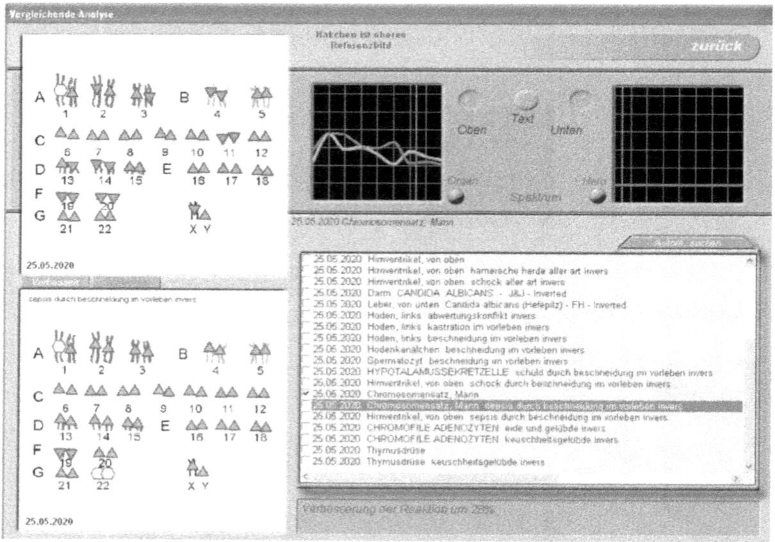

Abbildung: *Chromosomensatz: Energetische Störung, bei Testung auf „Sepsis durch Beschneidung im Vorleben" verbessert sich die Reaktion um 28%.*

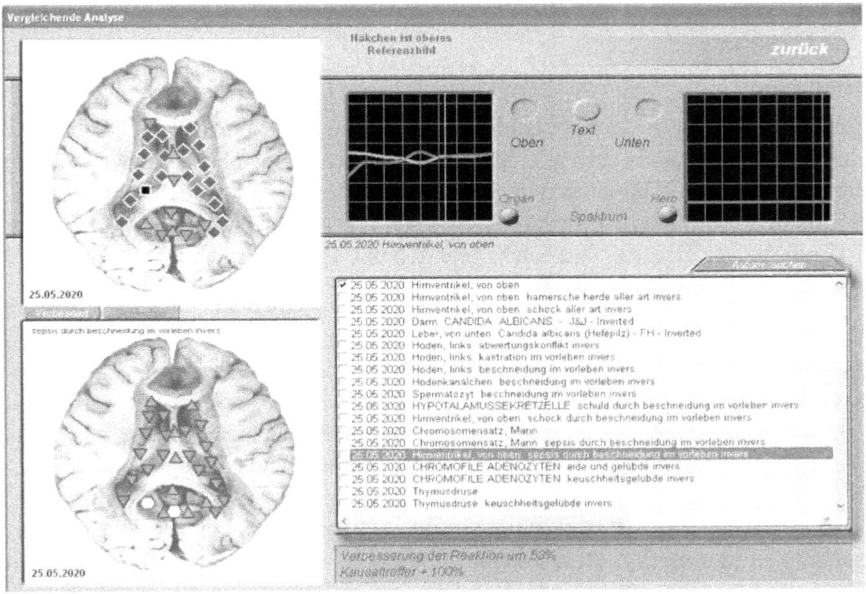

Abbildung: *Hirnventrikel: Energetische Störung, bei Testung auf „Sepsis durch Beschneidung im Vorleben" verbessert sich die Reaktion um 53%. Diese Information ist Ausdruck des durch die Sepsis entstandenen Schocks.*

Besetzung

Definition:

Besetzungen gibt es in verschiedenen Ausprägungen, von der sog. Anhaftung durch Fremdenergien bis zu Ankern, geistigen Implantaten und schweren fremdenergetischen Besetzungen. Aber auch eigenenergetische Besetzungen, sog. Elementale, sind möglich, wenn eine Person von einem fixen Gedanken besetzt ist, mit dem sie sich Tag und Nacht geistig befasst.

Symptome und Befunde:

Gedankenfixierung und eingeengtes Denken in den konfliktaktiven Phasen biologischer Konflikte. Eingeengtes Denken, Gedankenkarussell, Gedankenkreisen, Gehirnwäsche, Indoktrination, Gefühl der Fremdsteuerung, Fassungslosigkeit, Fremdbeeinflussungserlebnisse, Grübeln, Bestürzung, Bann, Konsterniertheit, wiederkehrende Gedanken, sich aufdrängende Gedanken mit Ich-Störungen, Zwänge (Zwangsängste, Zwangsgedanken, Zwangshandlungen, Zwangsstörungen), Selbstverletzungen durch Ritzen der Haut (Borderline Persönlichkeitsstörungen). Besetzungen führen in den Drogenkonsum, Drogen wiederum können aber auch Besetzungen auslösen. Schwarze Magie als Dispositiv auf Grund der Abgrenzungsstörung, die bei diesem karmischen Muster zu finden ist, typischerweise mit Resonanz am Bauch. Gefühl, dass jemand einen festhält, von hinten umklammert u.v.m. Fremdenergetische Besetzung durch bei Sekten oder Religionen oder durch erdgebundene Seelen, z.B. verlorener Zwilling oder dementer verstorbener Vorfahre.

Diagnose:

Aurachirurgisch finden sich Besetzungen typischerweise im Bereich der Epiphyse (Corpus pineale, Zirbeldrüse), der Leber und der Wirbelsäule. Aurachirurgisch lassen sich Besetzungen in Resonanz bringen: Der Aurachirurg drückt auf die Abbildung der Epiphyse und der Patient spürt diesen Druck an der entsprechenden Stelle im Kopf. Nach Möglichkeit sollte die besetzende Entität identifiziert werden, z.B. ob es sich um eine Person, eine erdgebundene Seele, eine Institution, einen Gedanken oder einen Konflikt handelt. Kinesiologische Differenzierung zwischen fremdenergetischer und eigenenergetischer Besetzung.

Therapie:

Aurachirurgisches Herausprogrammieren der Besetzungsinformation auf der Epiphyse. Es gilt die besetzende Entität direkt anzusprechen, ihr für die geleistete Arbeit zu danken, sie wertzuschätzen und durch Danken und Segnen abzugeben.

Kasuistik:

51-jähriger Patient, befindet sich bei einem Schamanen zur Ausbildung im brasilianischen Urwald. Dort kommt es zu sexuellen Belästigungen der Teilnehmerinnen durch den Schamanen, was der Patient zur Sprache bringt und den Schamanen konfrontiert. Das führt zu verbalen Auseinandersetzungen und zum Streit. Der Patient verlässt den Ausbildungskurs und reist ab, in einem Traum spürt er nach eigener Angabe, wie eine grüne Schlange in ihn einfährt. In der Folge geht es dem Patienten körperlich und emotional nicht mehr gut: Er kann keine klaren Gedanken fassen, ist traurig und verzweifelt, die beruflichen Tätigkeiten scheitern.

Die aurachirurgische Exploration der Epiphyse ergibt positive Befunde: Bei Druck mit der Pinzette auf die Abbildung des Corpus pineale im Anatomieatlas spürt der Patient reproduzierbar ein Drücken in der Kopfmitte. In der kinesiologischen Testung zeigt sich eine Instabilität bei Testung auf „Fremdenergetische Besetzung", während die Testung auf „Eigenenergetische Besetzung" einen unauffälligen Befund ergibt. Bei weiterer Evaluation zeigt sich: Der Patient ist durch den Schamanen besetzt.

Durch Injektion der imaginierten invertieren Information der Besetzung und durch Aufsetzen der Stimmgabel im Bereich des Corpus pineale kann die energetische Störung bereinigt werden, die Nachprüfung auf Resonanz ergibt schließlich einen unauffälligen Befund.

Schließlich dankt und segnet der Patient dem Schamanen mit Namensnennung, dankt ihm für alles, was er von ihm hat lernen dürfen, bitte ihn, von ihm abzulassen und von jetzt an selbstbestimmt sein Leben führen zu können. Auch die grüne Schlange wird gedankt und gesegnet.

In der kinesiologischen Nachtestung zeigt sich am Ende ein unauffälliger Befund, der Patient bleibt bei Testung auf „Besetzung" stabil stehen.

Kasuistik:

Dreijähriges Kind, leidet unter Schlafstörungen, Unruhe, Schreiattacken, Angstzuständen auf Grund einer fremdenergetischen Besetzung durch die Hexe in einem Walt Disney Film. Die Mutter hatte das Kind vor den Fernseher gesetzt, um sich zu erholen. In dem Film ging es um die böse Hexe, ein Eindruck, der sich offensichtlich so tief in das Unterbewusstsein des Kindes eingenistet hatte, dass es nicht mehr zur Ruhe kam. Entsprechende Störinformationen werden in der aurachirurgischen Sitzung durch Testung der Mutter als Stellvertreter identifiziert und erfolgreich gelöscht.

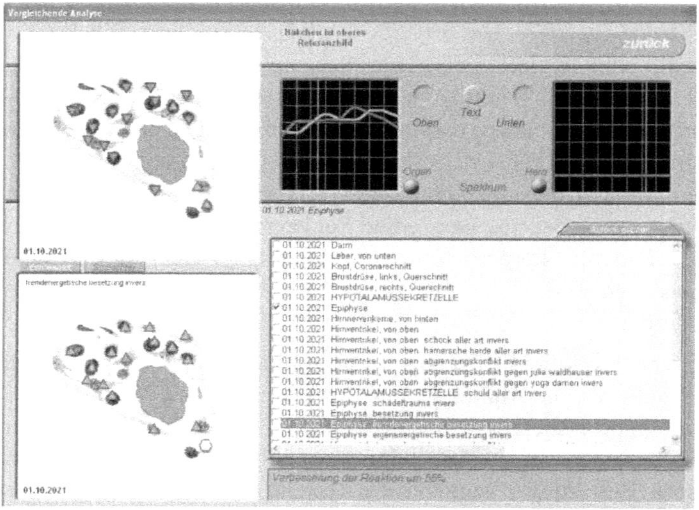

Abbildung: *Epiphyse: Energetische Störung, bei Invertierung von „Fremdenergetische Besetzung" kommt es zu einer Verbesserung der Reaktion um 55%.*

Kasuistik:

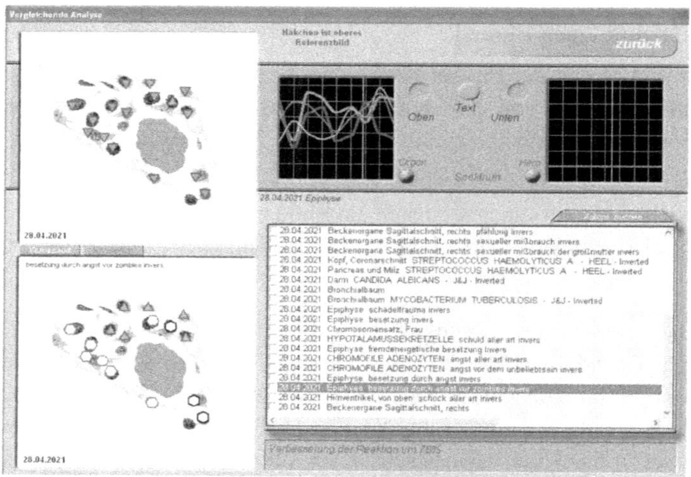

Abbildung: *Epiphyse: Energetische Störung, bei Invertierung von „Besetzung durch Angst vor Zombies" kommt es zu einer Verbesserung der Reaktion um 78%. Es handelt sich um einen 14-jährigen Patienten mit chronischen Angstzuständen nach Betrachten eines Horrorfilms.*

Blendung

Definition:

Der Begriff der Blendung bezeichnet eine Form der Bestrafung, die zur dauerhaften Erblindung führt. Die Blendung konnte durch das Herausreißen der Augäpfel oder auf andere Weise (Ausbrennen, Erhitzen, Stechen, Schneiden etc.) erfolgen. Homer berichtet in der Odyssee von der Blendung des Zyklopen Polyphem durch Odysseus und seine Gefährten. Die Blendung war bereits im Altertum bekannt und besonders im Orient verbreitet; sie galt römischen Autoren in der Spätantike als geradezu typisch für das persische Sassanidenreich. Dort wurde offenbar die Technik beherrscht, den Verurteilten zu blenden, ohne dies mit seinem Tod zu verbinden. In dieser Form scheint sie nach 600 n. Chr. über Byzanz auch Italien und das Frankenreich erreicht zu haben. Nach dem in der islamischen Rechtsprechung (scharia) geltenden Prinzip der Wiedervergeltung (qisās) werden auch heute noch Blendstrafen verhängt, z. B. bei Säureattentaten gegen Frauen.

Blendungen beschreiben im informatorischen Kontext allgemein den Verlust der Sehfähigkeit. Dazu gehören im übertragenen Sinn der Verlust des Augenlichts durch Unfall, Kriegsverletzungen, Verletzungen durch ätzende Substanzen als Berufsunfall u.v.m. In manchen Fällen findet sich die erneute Manifestation einer entsprechenden Sehschwäche, Erblindung oder einer anderen Augenkrankheit am gleichen Auge und im entsprechend gleichen Lebensalter wie bei den seinerzeit betroffenen Vorfahren oder als Vererbung aus einem früheren Seelenleben.

Symptome und Befunde:

Typische Krankheitsbilder sind: Erhöhter Augeninnendruck, Grüner Star, Atrophie des Sehnervs, Drohung der Erblindung, Reizsymptome im Auge, Chorioiditis, Chorioretinitis, Uveitis, Entzündung der Hornhaut am Auge, starke Lichtempfindlichkeit, Blepharospasmus mit Unfähigkeit, die Augen zu öffnen (bei glühendem Eisen in der Aura vor den Augen), Blitze sehen, Lichtfolter.

Diagnose:

Kinesiologische Testung auf „Blendung“

Resonanztestung: Die aurachirurgische Testung auf „Blendung“ sollte im Halbdunkel erfolgen, ohne Gegenlicht, damit durch die verschiedenen Manöver des Therapeuten kein Schattenwurf in die Augen des Patienten gelangt. Der Aurachirurg führt die Hände vor die geschlossenen Augen des Patienten, ohne diesen zu berühren. Zur Vermeidung falsch positiver Befunde durch die Wärmeausstrahlung der Hände sollte dabei ein Sicherheitsabstand von etwa 10 cm eingehalten werden. Auch sollten die Bewegungen nur langsam erfolgen, um keinen Luftzug zu erzeugen, der wiederum als Resonanz missinterpretiert werden könnte. Alternativ zieht der Aurachirurg vor dem geschlossenen Auge des Patienten an einem virtuellen Stab, der vermeintlich in das Auge des Patienten ragt und den der Patient spürt: Das Rein- und Rausbewegen des Blendungsstabs wird häufig exakt beschrieben.

Therapie:

Der Aurachirurg erkundigt sich beim Patienten, ob nach dessen Empfinden eine Entfernung des Blendungsstabs problemlos möglich ist, oder ob dieser z.B. auf Grund von Widerhaken im Auge festhängt. Findet sich ein Widerstand, so werden die Enden des Drahtes bzw. Stabes virtuell mit einer Pinzette aurachirurgisch geradegebogen, bis beim Patienten bei erneuter Testung der Eindruck entsteht, dass eine Entfernung nun problemlos möglich ist. Anschließend zieht der Aurachirurg den Blendungsstab aus den resonanten Augen, verwirft ihn energetisch und verschließt die offenen Stellen der Aura vor den Augen des Patienten mittels Pinzette. Es folgt die aurachirurgische Nachtestung der Resonanz am Auge, die schließlich verschwunden sein muss.

Kinesiologische Nachtestung auf „Blendung“

Kasuistik:

70-jährige Patientin mit einer Erhöhung des Augeninnendrucks seit 30 Jahren, Therapie mit Travatan Tropfen einmal abends, dadurch Senkung von 32 mm Hg vor 20 Jahren auf aktuell 22 mm Hg, linkes Auge höher als rechts.

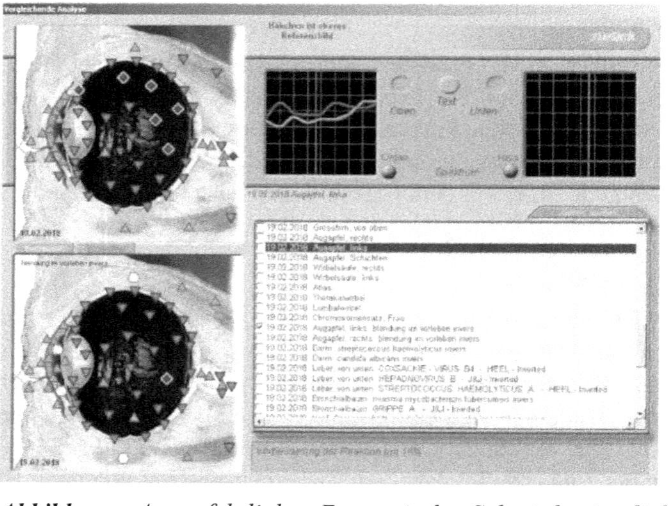

Abbildung: *Augapfel links: Energetische Schwäche im linken Augapfel, bei Invertierung von „Blendung im Vorleben“ verbessert sich die Reaktion um 16%.*

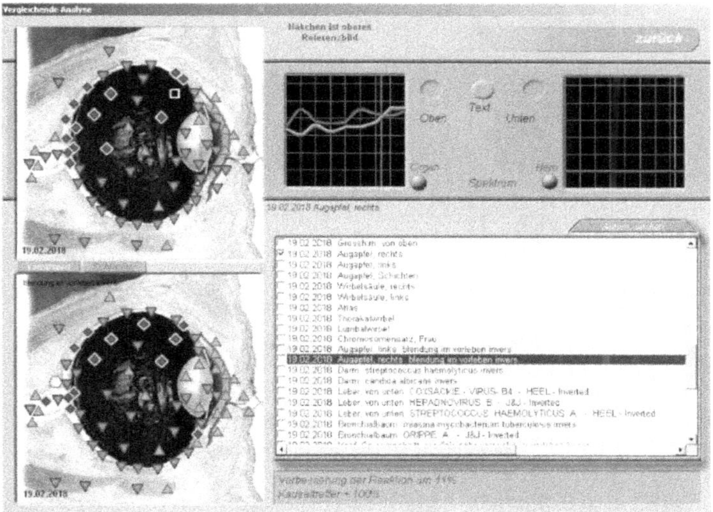

Abbildung: *Augapfel rechts: Energetische Schwäche im rechten Augapfel bei Invertierung von „Blendung im Vorleben“ verbessert sich die Reaktion um 11%.*

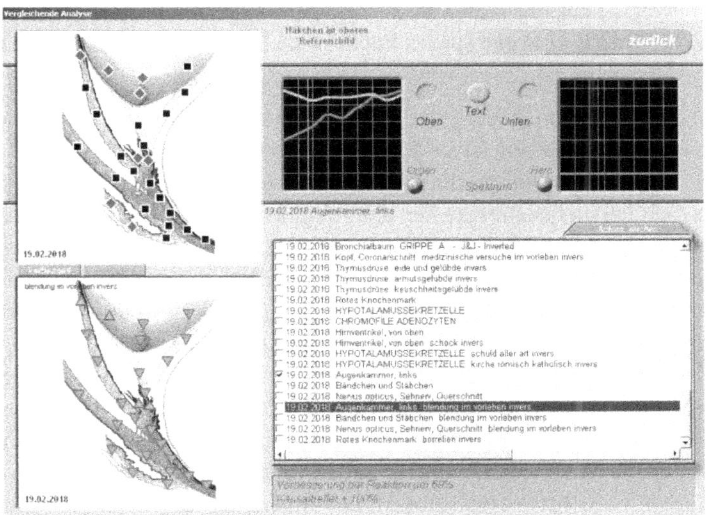

Abbildung: *Augenkammer links: Schwere energetische Belastung im Bereich des Kammerwinkels, bei Invertierung von „Blendung im Vorleben“ kommt es zu einer Verbesserung der Reaktion um 69%.*

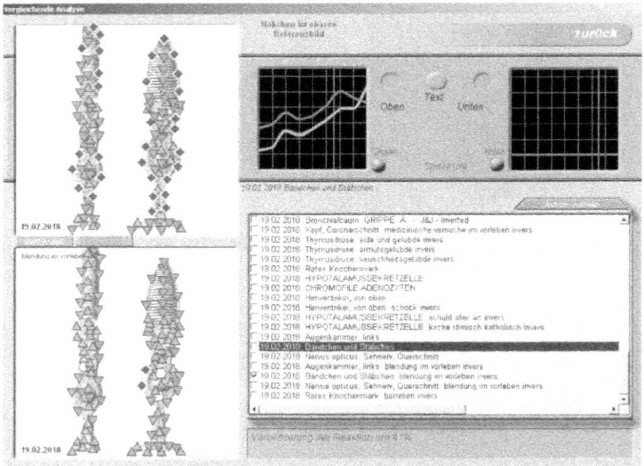

Abbildung: *Stäbchen und Zäpfchen: Deutliche energetische Schwäche auf den Stäbchen und Zäpfchen, bei Invertierung von „Blendung im Vorleben" verbessert sich die Reaktion um 41%.*

Sobald der Aurachirurg an einem virtuellen Stab vor dem Auge zieht und diesen rein- und raus bewegt, geht die Patientin in Resonanz und beschreibt, dass sie diese Bewegung als Druck im Auge spüren kann. Nach Entfernung des Stabes ist die Empfindung verschwunden.

Aus der TCM ist der Zusammenhang zwischen Leber und Auge innerhalb des Elements Holz bekannt. Insofern ist es nachvollziehbar, dass durch Akupunkturbehandlungen des Lebermeridians die Augeninnendruckwerte sinken, wie dies aus vielen klinischen Fällen bekannt ist. Die Kombination aus klinischem Befund, aurachirurgischer Testung und NLS-Analyse ergibt die Diagnose einer Blendung im Vorleben, die aktuell zu einer Erhöhung der Augeninnen-druckwerte führt. Nachdem die Leber nur mittelgradig energetisch geschwächt ist und auch kein Erreger als Kausalitätsfaktor in der NLS-Analyse gefunden werden kann, konzentriert sich die aurachirurgische Behandlung auf die energetische Ausleitung des karmischen Musters der Blendung im Vorleben. Und tatsächlich: Drei Wochen nach Therapie werden die Augeninnendruckwerte nochmals gemessen. Auf dem linken Auge hat sich der Wert von 23 mm Hg auf 18 mm Hg und auf dem rechten Auge von 22 mm Hg auf 19 mm Hg reduziert, bei unveränderter Medikation mit Travatan. Weitere zwei Monate später berichtet die Patientin von einer Senkung des Augeninnendrucks bei der Nachmessung durch den Augenarzt auf sage und schreibe 14 mm Hg beidseits.

Brustzwinge

Definition:

Karmisches Muster der Brustzwinge: Die Brustzwinge (Brustreißer, Brustkralle, Brustknacker), kalt oder glühend, diente dazu, die Brüste zu pressen oder gar auszureißen.

Symptome und Befunde:

Rezidivierende Entzündungen, Hautveränderungen, Schmerzen der Brust, insbesondere der Mamillen, ein- oder beidseitig. Träume von Folterungen mit Misshandlungen der Brust.

Diagnose:

Kinesiologische Testung auf „Brustzwinge“, „Brustreißer“, „Brustkralle“, „Brustknacker“

Testung in der Aura vor der Brust, indem der Aurachirurg mit einer durch die Hand imitierten Zangenbewegung die Strukturen der Brust virtuell zwickt. Frage, ob der Patient dies als Resonanz empfindet.

Therapie:

Die Zwingen werden von den resonanten Arealen aurachirurgisch entfernt.

Die betroffenen Areale werden aurachirurgisch virtuell gereinigt und gesalbt. Täter, Opfer und Tat werden in einem Dankes- und Segnungsritual energetisch gelöst.

Kinesiologische Nachtestung auf „Brustzwinge“

Daumenschraube

Definition:

Die Daumenschraube war ein Foltergerät, das vor allem im Mittelalter und der frühen Neuzeit verwendet wurde. Sie bestand aus einer kleinen Metallvorrichtung, in die die Daumen oder Finger eingelegt wurden. Durch Drehen einer Schraube wurde der Daumen zusammengedrückt, was sehr starke Schmerzen verursachte und oft auch Knochenverletzungen zur Folge hatte.

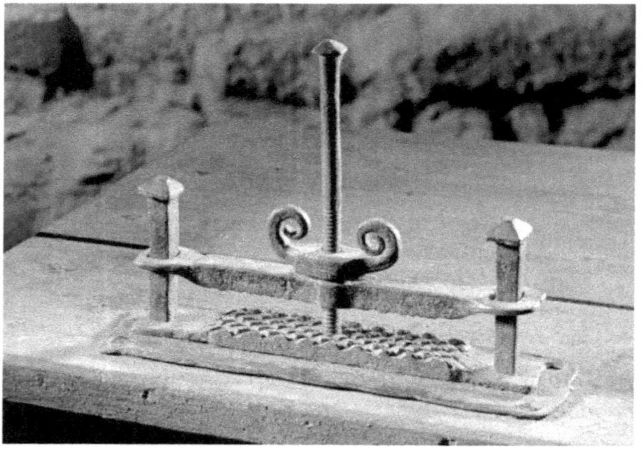

Abbildung: *Historische Daumenschraube.*

Symptome und Befunde:

Schmerzen im Daumen, Atrophie der knöchernen Gelenksstrukturen, eingeschränkte Beweglichkeit.

Diagnose:

Kinesiologische Testung auf „Daumenschraube"

Bei Abtasten der Aura im Bereich der Daumengelenke (wohlgemerkt ohne Berührung der morphologischen Strukturen) empfinden manche Patienten ein leichtes Drücken, somit eine vom Patienten empfundene Resonanz.

Therapie:

Die Daumenschrauben werden durch den Aurachirurgen imaginativ aufgeschraubt, entfernt und energetisch verworfen.

Kinesiologische Nachtestung auf „Daumenschraube". Auch die Resonanz bei Abtasten der Aura ist im Erfolgsfall verschwunden.

Kasuistik:

43-jährige Patientin, Rechtshänderin, hat seit Geburt eine atrophische Daumengelenke rechts.

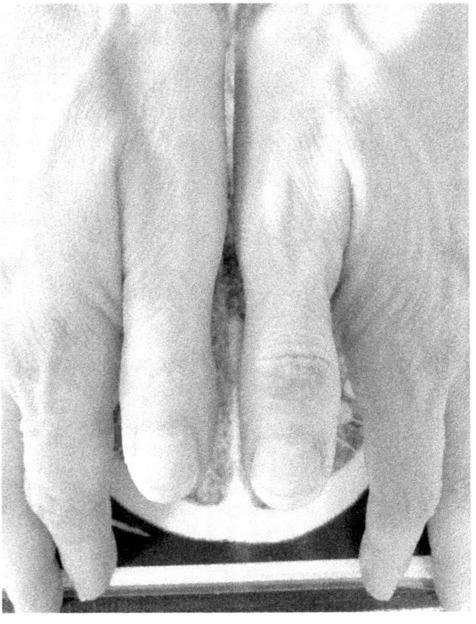

Abbildung: *Hände: Fehlende Ausbildung der Daumengelenke rechts (Daumengrundgelenk und Daumenendgelenk) bei einer Patientin mit dem karmischen Muster der Daumenschraube. Zwar ist der Daumen normal gewachsen und auch entsprechend mit Muskeln ausgestattet und somit beweglich, aber es findet sich eine Atrophie der knöchernen Gelenksstruktur. Dies führt zu einer fehlenden Hautfurche über dem entsprechenden Gelenk. Die Fehlbildung existiert bereits seit Kindheit.*

Drogen

Definition:

Drogen sind Substanzen, die die Funktion des Gehirns oder Körpers verändern. Sie können die Stimmung, Wahrnehmung, Denkfähigkeit oder den Körperstoffwechsel beeinflussen. Neben den legalen Drogen gibt es zahlreiche illegale.

- Cannabis (Haschisch/Marijuana): psychoaktiv, kann entspannend oder berauschend wirken; bei regelmäßigem Konsum Risiko für Psychosen oder Abhängigkeit.
- Kokain: stark stimulierend, erhöht Energie, Selbstbewusstsein, sehr hohes Suchtpotenzial.
- Heroin (Opioide): extrem schmerzstillend, stark abhängig machend, hohes Überdosierungsrisiko.
- MDMA (Ecstasy): erzeugt Euphorie, verstärkte Sinneswahrnehmung, kann Herz und Gehirn stark belasten.
- LSD / Psilocybin: halluzinogen, verändert Wahrnehmung und Denken, selten körperlich abhängig, psychische Risiken möglich.

Wirkungen:

Physisch: Herzfrequenz, Blutdruck, Atmung, Koordination, Schmerzempfinden.

Psychisch: Stimmung, Wahrnehmung, Aufmerksamkeit, Angst, Halluzinationen.

Langfristige Folgen: Abhängigkeit, Gehirnschäden, körperliche Erkrankungen, soziale Probleme.

Risiken:

Abhängigkeit: körperlich oder psychisch. Überdosierung: kann lebensbedrohlich sein (z. B. bei Heroin, Kokain, Alkohol). Psychische Folgen: Angststörungen, Depression, Psychosen. Rechtliche Konsequenzen: Besitz, Handel oder Konsum illegaler Drogen ist strafbar.

Symptome und Befunde:

Es gilt abzuschätzen, ob aktuell Drogenkonsum stattfindet oder ob die Phase des Drogenkonsums bereits weit zurückliegt, ja sogar vererbt ist. Drogen führen nicht selten zu fremdenergetischen Besetzungen, messbar auf der Epiphyse, da die Betroffenen im Rauschzustand für Fremdenergien empfänglich sind.

Diagnose:

Kinesiologische Testung auf „Drogen“

Therapie:

Die einzelnen Drogen werden je nach kinesiologischem Testergebnis gedankt und gesegnet, ebenso die seinerzeitigen Dealer.

Kinesiologische Nachtestung auf „Drogen“

Kasuistik:

58-jähriger promovierter Patentanwalt, beruflich sehr erfolgreich mit großer Kanzlei. Er kommt für einen aurachirurgischen Checkup. In der Untersuchung zeigt sich ein völlig auffälliger Befund, der Patient ist in einem guten Allgemeinzustand, sehr sportlich, schlank, und wirkt sehr ausgeglichen. Als ich ihn mit den positiven Befunden konfrontiere, lächelt er und meint, er habe während seiner Schulzeit, während des Studiums und auch zu Beginn seiner beruflichen Tätigkeit regelmäßig Heroin gespritzt. Finanziert habe er sich seinerzeit jahrelang durch Dealen von Drogen, sei aber nie erwischt worden. Viele seiner damaligen Freunde seien inzwischen verstorben. Auf die Frage, wie er denn unter dem Einfluss von Drogen sein Studium und seine erfolgreiche berufliche Arbeit mit Promotion habe schaffen können, meint er nur: Das ist nur eine Frage der Disziplin. Morgens eine Injektion mit Heroin bedeutet nicht, dass man nicht mehr denken kann.

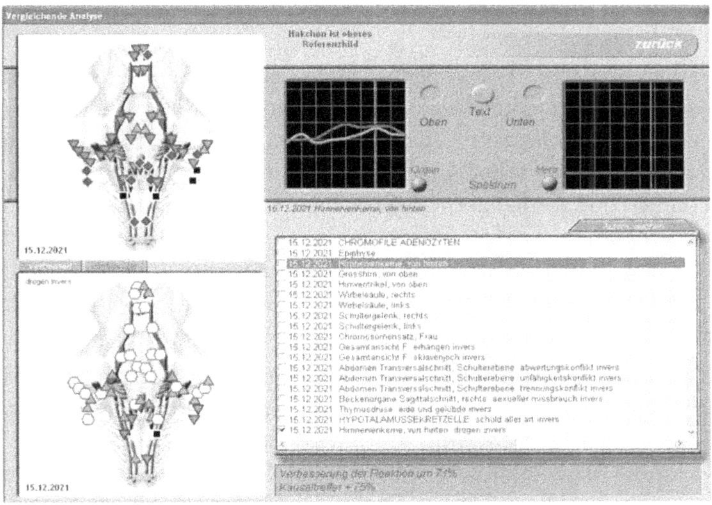

Abbildung: *Stammhirn mit Hirnnervenkernen: Schwere energetische Störung, bei Invertierung von „Drogen“ Verbesserung der Reaktion um 71%. Solche Befunde sind unter Umständen noch Jahrzehnte nach Drogenkonsum nachweisbar, abhängig von den seinerzeit konsumierten Mengen und von der Art der Drogen.*

Elektrischer Stuhl

Definition:

Der elektrische Stuhl ist eine Vorrichtung zur Hinrichtung eines Menschen durch elektrischen Strom. Die elektrische Hinrichtung wurde am 1. Januar 1889 eingeführt. Im Staat New York trat ein Gesetz in Kraft, das die Hinrichtung von zum Tode verurteilten Verbrechern durch Benutzung des elektrischen Stuhls vorsah. Diese zuvor an Tieren erprobte, gegenüber dem Hängen als „menschlicher" empfundene Todesart kam 1890 im Bundesstaat New York erstmals zum Einsatz.

Das karmische Muster des Elektrischen Stuhls steht symbolisch für alle Traumen, die mit elektrischem Strom zu tun haben: Hinrichtungen mit elektrischem Strom durch den elektrischen Stuhl, aber auch Blitzeinschläge, Folterungen mit elektrischem Strom, Elektrokonversionstherapien in der Kardiologie, Elektrokrampftherapien (EKT) in der Psychiatrie etc.

Elektrokrampftherapien (EKT) werden bei therapieresistenten Depressionen in psychiatrischen Kliniken bis heute eingesetzt, entsprechende informatorische Belastungen können von Vorfahren auf die Nachkommen weitervererbt werden können. Es existieren erschütternde Berichte von Menschenversuchen in der Zeit des Nationalsozialismus an psychiatrisch erkrankten Menschen mittels Elektrischem Strom.

Insbesondere Hinrichtungen, Folterungen durch elektrischen Strom und medizinische Behandlungen manifestieren sich als karmisches Muster, andere Ereignisse eher nicht, was wohl damit zusammenhängt, als Verurteilte vielfach jahrelang im Gefängnis in panischer Angst auf ihre Hinrichtung warten müssen oder dass Folterungen und medizinische Behandlungen bei vollem Bewusstsein der Menschen durchgeführt werden. Demgegenüber ist ein Blitzeinschlag ein unangekündigtes und völlig überraschend auftretendes Ereignis, das zum unmittelbaren Tod der betreffenden Person führt und damit keine oder weniger Belastung in der Aura hinterlässt.

Diagnostik und Therapie des karmischen Musters geschehen symbolisch über das Bild des elektrischen Stuhls. Entsprechend gilt es, sich mit den notwendigen Details zu befassen: Der Mensch wird an Unterarmen, Brust, Bauch, Oberschenkel und Unterschenkeln mit Lederriemen an den Stuhl gefesselt. Die Füße stecken in metallischen Schuhen. Am Kopf befindet sich eine metallene Kappe, die über einem nassen Schwamm mit der Kopfhaut verbunden ist. Der Strom wird über die Metallplatte eingeleitet, geht über den Schwamm auf den Menschen und wird über die Metallschuhe in den Boden abgeleitet.

Symptome und Befunde:

Angst vor elektrischem Strom und Geräten, Druck auf dem Kopf, Gefühl eines Helmes, Kopfschmerzen, Ohrgeräusche, Bluten aus Ohren und Nase, Kribbeln und Schwitzen an Händen und Füßen, Gefühl des inneren Verbrennens. Die Augen treten aus den Augenhöhlen. Es besteht eine Abneigung gegen die USA, es finden sich Lernschwierigkeiten in Englisch. Unverträglichkeit von Helmen wie z.B. Fahrradhelm. Der Patient klagt über innere Hitze und Durst. Es kommt gehäuft zu Stromunfällen, Stromschlägen, Reanimation mit elektrischer Kardioversion. Die Patienten träumen von Hinrichtungen durch den Elektrischen Stuhl, von Folterungen durch elektrischen Strom oder von Blitzeinschlägen. Familienanamnestisch unter Umständen Todesfälle durch Blitzeinschläge, psychiatrische Behandlungen, Elektrokrampftherapien, Misshandlungen oder Hinrichtungen durch elektrischen Strom. Angst vor elektrischen Weidezäunen. Angst vor Elektrokauterisation, Diathermie, elektrische Therapiematten. Elektrosensibilität, Unverträglichkeit von Elektrosmog, WLAN, DECT, Drahtlossysteme. Hautmale, die wie Verbrennungen aussehen. Hervortretende Augen. Nur verkehrt auf dem Stuhl sitzen können, mit der Lehne vorne. Redensart: Ich stehe immer unter Strom. Große Schreckhaftigkeit. Sensiblitätsstörungen und Kribbelparästhesien. Stromunfälle bei Vorfahren, Träume von Stromunfällen. Unruhe und Beschwerden in Elektroautos.

Welch große Auswirkungen Elektrosmog auf das Wohlbefinden der Bevölkerung hat, ist schwierig abzuschätzen, zumal es ganz offensichtlich große interindividuelle Unterschiede gibt, die eine einheitliche Aussage nicht zulassen. Sehr wohl kann man jedoch durch statistische Evaluation z.B. von Schlafstörungen und deren Veränderungen während der vergangenen Jahre valide Rückschlüsse auf den Einfluss von E-Smog ziehen. In letzter Zeit gibt es immer wieder erschütternde Publikationen in medizinischen Fachzeitschriften, aber auch in der Tagespresse, die über das Problem der geradezu explosiv zunehmenden Schlafstörungen berichten.

Diagnose:

Kinesiologische Testung auf „Elektrischer Stuhl".

Therapie:

Patienten auf einen Stuhl setzen lassen. Elektrischen Strom symbolisch abschalten. Resonanz auf den Helm prüfen, bei positivem Befund Kinnriemen durchschneiden, Metallhaube und Schwamm vom Kopf des Patienten entfernen und energetisch verwerfen, nachtesten. Resonanztest der Arme und Beine: Symbolisch die Arme und die Beine von der Stuhllehne leicht hochheben lassen und prüfen, ob das schwerfällt. Mit der Schere die Fesseln an den Händen aufschneiden und verwerfen, nachtesten. Resonanztestung durch Vorbeugen am Stuhl: Brustgurt- und Bauchgurt prüfen und aufschneiden, verwerfen, nachtesten. Oberschenkelgurt und Fußfesseln aufschneiden, Metallschuhe mit rotem Laser lösen, Füße aus den Metallschuhen herausnehmen, nachtesten. Patienten aufstehen lassen.

Kinesiologische Nachtestung auf „Elektrischer Stuhl".

Kasuistik:

Patient, männlich, 50 Jahre alt, schlank und sportlich, kommt in die Behandlung in einem deutlich reduzierten Allgemeinzustand. Anamnestisch gibt er an, dass er seit etwa 3 Monaten unter erheblichen Schlafstörungen leidet, die fortlaufend zunähmen. Nachdem er vor 3 Monaten wenigstens noch einige Stunden habe schlafen können, sei dies nur gar nicht mehr möglich. Früher habe er immer sehr gut geschlafen, jeweils mindestens 8 Stunden und sei auch sehr leistungsfähig und sportlich gewesen, was derzeit gar nicht mehr möglich sei. Der Puls würde immer schneller, er habe dauerhaft eine Tachykardie (Herzrasen) mit einem Puls von 130 Schlägen pro Minute, meistens abends beginnend, was dann die ganze Nacht anhalte und ihn um den Schlaf brächte. Auch der Blutdruck sei angestiegen, was er von früher nicht kenne, da habe er immer normale Blutdruckwerte gemessen. Nachts habe er unruhige Beine (restless legs), Parästhesien in den Armen und den Beinen (Pelzigkeit mit elektrisierenden Gefühlen). Abends gehe er bleiern müde ins Bett, fühle sich innerlich geradezu „aufgeladen" und unruhig, komme dann nur mühsam in den Schlaf, um nach ca. 5 Minuten ganz akut durch einen „Schauer" aus dem Schlaf gerissen zu werden, eine Art elektrischer Stromschlag, der durch seinen ganzen Körper fahre, verbunden mit Übelkeit und erheblichem Drehschwindel. Morgens könne er nur erschöpft aufstehen, fühle sich auf Grund der nächtlichen Unruhezustände in keiner Weise erholt. Die fachärztliche Untersuchung durch einen Kardiologen habe erschreckende Befunde ergeben: Sinustachykardie im 24 Stunden EKG mit 130-140 Schlägen pro Minute, ST-Streckensenkungen als Zeichen einer bereits beginnenden myokardialen (Herzmuskel) Durchblutungsstörung im Endokardbereich (Herzinnenwand), arterielle Hypertonie von 160/100, manifester Diabetes mellitus mit Blutzuckerwerten von 260 mg/dl (die letzte Kontrolluntersuchung im Jahr 2012 und somit 9 Monate vor dem Ereignis hatte noch normale Blutzuckerwerte ergeben). Auf Grund der ST-Streckensenkungen im EKG wurde eine Herzkatheteruntersuchung durchgeführt, die jedoch einen unauffälligen Befund ergab, insbesondere fanden sich keine Hinweise auf eine KHK (koronare Herzkrankheit), wobei die Engstellung der

Herzkranzgefäße auffällig waren. Der Kardiologe haben die Einnahme eines Betablockers empfohlen, außerdem die fachärztliche Behandlung des Diabetes mellitus.

Auf die Frage, was sich an Lebensumständen in den letzten Monaten verändert habe, gibt der Patient an, er sei vor fünf Monaten mit seinem Büro umgezogen. Daraufhin wird eine Strahlenmessung durch einen Fachmann am Arbeitsplatz durchgeführt, was die Erklärung für das Malheur bringt: Es zeigen sich elektromagnetische Feldstärken am Arbeitsplatz von bis zu 30.000 Mikrowatt pro Quadratmeter (μW/m²), was eine erhebliche Überschreitung des durch Baubiologen empfohlenen Grenzwertes in Höhe von 10 μW/m² darstellt. Was war passiert? Im alten Büro waren sämtliche Telefone und Internetanschlüsse noch verkabelt gewesen, durch den Umzug ins neue Büro hatten sich bautechnische Probleme ergeben, was das Verlegen von entsprechenden Kabeln sehr aufwändig gemacht hätte. Entsprechend entschloss man sich zur Installation von drahtlosen Systemen, im einzelnen DECT-Telefone und ein WLAN-System mit einem zentralen WLAN-Router und diversen Repeatern in den jeweiligen Räumen. Außerdem finden sich noch diverse externe Strahlenquellen, z.B. ein sehr aggressives DECT-System in der darunterliegenden Wohnung, zusätzlich noch 12 WLAN-Systeme aus der Umgebung (andere Firmen und Privatpersonen aus dem gleichen wie auch aus umgebenden Gebäuden) sowie 5 Mobilfunkmasten, die aus verschiedenen Richtungen durch das Dach des Dachgeschoßbüros einstrahlen. Dem Patienten wird geraten, alle Drahtlossysteme zu entfernen und wieder auf verkabelte Systeme umzurüsten. Darüber hinaus werden die Wände des Büros mit Graphitfarbe gestrichen, geerdet und dadurch elektromagnetisch abgeschirmt. Diese Maßnahmen bringen jedoch nur einen Teilerfolg, die vielfältigen Strahlenquellen lassen sich nach wie vor nicht ausreichend abschirmen, es findet sich immer noch ein Strahlenrestwert in der Feldstärkenmessung in Höhe von 10 μW/m². Daraufhin zieht der Patient aus dem Büro aus und nimmt ein anderes im Erdgeschoß, wodurch sich die Einstrahlungen von vornherein deutlich reduzieren. Sämtliche Telekommunikationssysteme sind verkabelt, was dann in Kombination schließlich zu erträglichen Werten führt.

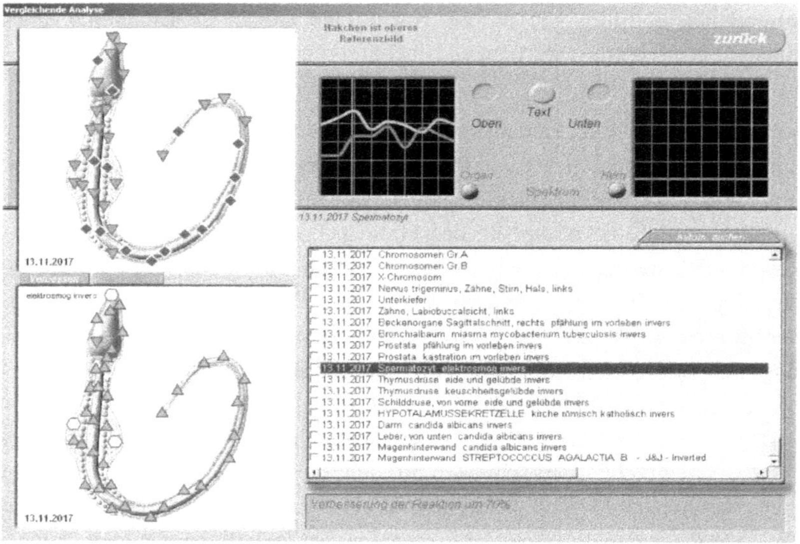

***Abbildung:** Spermatozyten: Schwere energetische Störung, bei Invertierung von „Elektrosmog“ Verbesserung der Reaktion um 70%.*

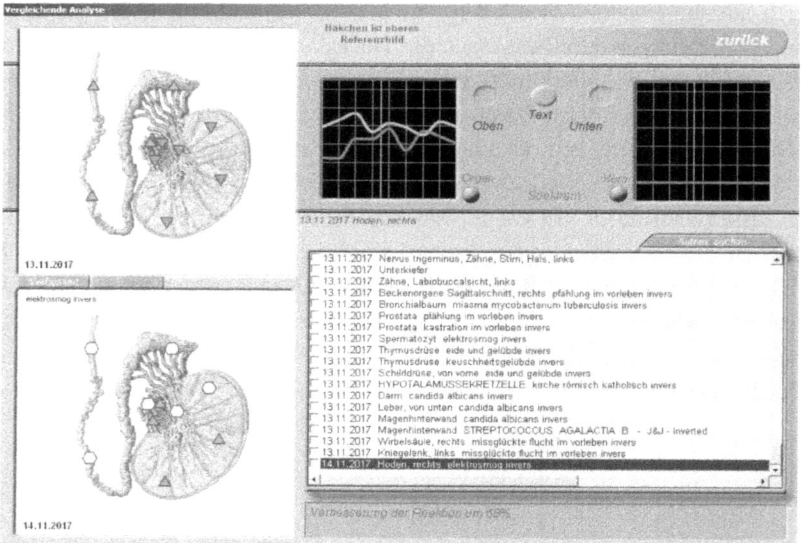

***Abbildung:** Hoden rechts: Energetische Störung, bei Invertierung von „Elektrosmog“ Verbesserung der Reaktion um 68%.*

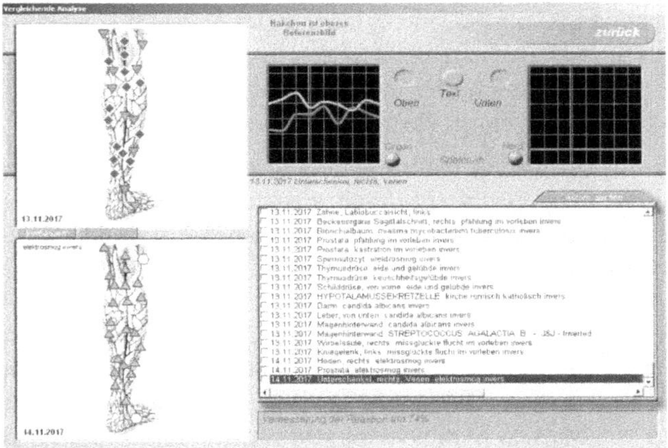

Abbildung: *Unterschenkel rechts: Energetische Störung, bei Invertierung von „Elektrosmog" Verbesserung der Reaktion um 74%.*

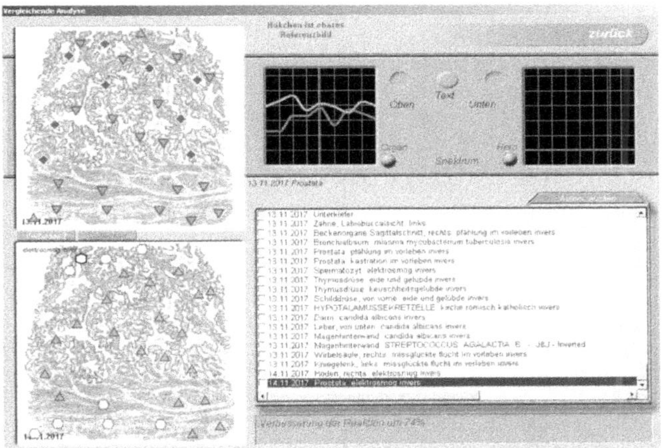

Abbildung: *Prostatagewebe: Energetische Störung, bei Invertierung von „Elektrosmog" Verbesserung der Reaktion um 74%.*

Nach vollständiger Entfernung sämtlicher Drahtlossysteme im Büro und zuhause erholt sich der Patient über die folgenden 3 Monate wieder, die Schlafstörungen verschwinden ebenso wie der Diabetes mellitus, die arterielle Hypertonie sowie die Tachykardie, ohne jegliche Medikation. Der Allgemeinzustand ist gut und der Patient kann wieder Sport treiben und seinen sonstigen Tätigkeiten in gewohnter Weise nachkommen.

Ganz offensichtlich schädigt Elektrosmog menschliches Drüsengewebe und elektrische Systeme wie den Sinusknoten im Herz. Darüber hinaus sind Vasospasmen (Spasmen der Koronargefäße) typisch, die im schlimmsten Fall zu einer sog. Prinzmetal Angina und letztlich zu einem Herzinfarkt führen können.

Der Organismus hat die Eigenschaft, sich mit elektromagnetischer Strahlung aufzuladen, um sich dann während der Nacht durch myoklonusartige Zuckungen wieder zu entladen. Diese Entladungen sind sehr unangenehm und führen zu Übelkeit, Drehschwindel und Herzrasen. Insofern ist es fraglich, ob das alleinige Ausschalten von WLAN während der Nacht das Problem löst, zumal die Aufladungen während des Tages erfolgen und nachhaltig bestehen bleiben, um dann erst mit einem zeitlichen Versatz die beschriebenen Probleme mit den nächtlichen Entladungen zu verursachen. Die Verbindung zwischen E-Smog und dem karmischen Muster des elektrischen Stuhls ist aurachirurgisch beschrieben und führt bei Auflösung zu einer entsprechenden Verbesserung der Symptomatik.

Kasuistik:

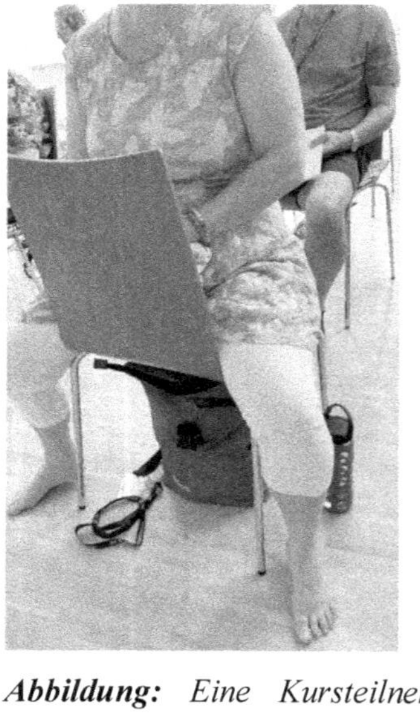

Abbildung: *Eine Kursteilnehmerin der Aurachirurgie-Seminare mit dem karmischen Muster des Elektrischen Stuhls: Sie beschreibt, seit Jahren nur rittlings auf Stühle sitzen zu können, das Gefühl der Stuhllehne im Rücken verursache ihr ein unangenehmes Gefühl, weshalb sie den Stuhl immer umdrehe, mit der Stuhllehne auf der Vorderseite. Nach Auflösung des karmischen Musters verändert sich die Situation: Am nächsten Tag sitzt die Teilnehmerin „normal“ auf ihrem Stuhl, das beschriebene Missempfinden ist nicht mehr vorhanden.*

Erdrosseln

Definition:

Erdrosseln bezeichnet die Strangulation eines Lebewesens durch Zuziehen einer Schlinge.

Wesentliches Unterscheidungsmerkmal zum Erwürgen ist die Zuhilfenahme eines Werkzeugs, beispielsweise einer Garrotte. Anders als beim Hängen ist das Ende des Werkzeugs nicht oberhalb des Körpers fixiert, sodass es sich sowohl um Selbst- als auch um Fremdtötung handeln kann. Je nach Form des Werkzeugs und Kompression werden die Venen, Arterien und Atemwege komprimiert. Zwar gibt es seltene Todesfälle durch Karotissinusreflex, meist tritt der Tod aber durch Atemstillstand und nicht durch die Unterbrechung des Blutstromes zum Gehirn ein.

Der Begriff steht auch für eine Hinrichtungsmethode, die vor allem von der Antike bis ins Spätmittelalter hinein, in der DDR bis 1950 (siehe Waldheimer Prozesse) und in Westeuropa (Spanien) bis 1974 angewandt wurde.

Symptome und Befunde:

Halsenge, das Gefühl der zugeschnürten Kehle

Patient trägt stets ein offenes Hemd, verträgt keine Krawatten (Krawatten heißen im Voksmund „Kulturstrick“), geschlossene Krägen oder Sicherheitsgurte

Patient leidet unter chronischen Mandelentzündungen. Die typischerweise tonsillektomierten Patienten berichten, dass sie früher immer Mandelentzündungen hatten. Hypothese: Die energetische Belastung durch die Schlinge schwächt die organischen Halsstrukturen, diese werden zu einem locus minoris resistentiae (Ort verminderter Abwehrkraft) und damit anfällig für bakteriellen Befall z.B. durch Streptokokken, Mittelohrentzündungen mit Schwerhörigkeit als mögliche Spätfolge, Schluckbeschwerden ohne erkennbare organische Erkrankung, Räuspern, Kitzeln im Hals, morgendlicher Auswurf von Schleim, erhöhte Infektanfälligkeit, Angststörungen, Prüfungsangst, Panikattacken.

Patient beschreibt eine große Aversion, wenn man ihn am Hals berührt.

Diagnose:

Kinesiologische Testung auf „Erdrosseln“.

Der Aurachirurg fasst am Hals die virtuelle Schlinge, die um den Hals gelegt wurde, z.B. einen imaginierten Kabelbinder, und sucht nach einem Resonanzempfinden beim Patienten. Bei Griff in den Bereich des Halses empfinden betroffene Patienten typischerweise eine große Aversion.

Therapie:

Durchschneiden des Kabelbinders bzw. des Tuches, mit dem die Erdrosselung durchgeführt wurde, Kabel bzw. Tuch symbolisch entfernen und energetisch verwerfen.

Kinesiologische Nachtestung auf „Erdrosseln".

Kasuistik:

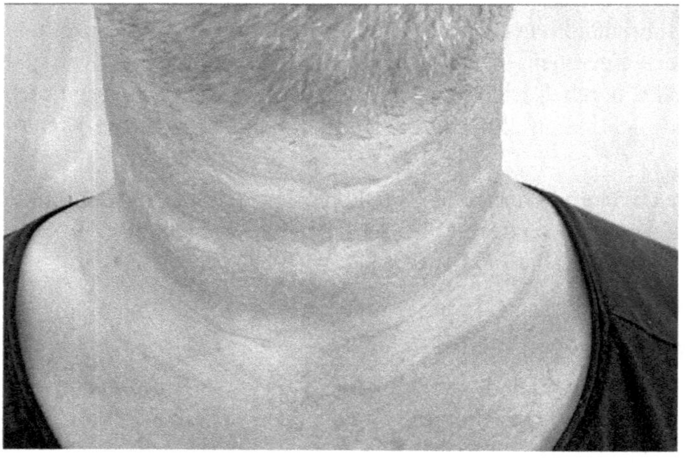

Abbildung: *Ein Kursteilnehmer der Aurachirurgie-Seminare mit Striemen als Zeichen des karmischen Musters des Erdrosselns am Hals.*

Erfrieren

Definition:

Unter Erfrierung (lateinisch Congelatio) versteht man eine Schädigung des Gewebes von Lebewesen durch Kälteeinwirkung. Sie tritt besonders häufig an kälteexponierten Körperstellen (Ohrmuschel, Nase), ungenügend kältegeschützten Gliedmaßen (Finger, Zehen) und unter Umständen zugleich mit einer allgemeinen Unterkühlung auf.

Im Gegensatz zu anderen karmischen Mustern hat das Erfrieren im Sinne des Talionsprinzips keine große Bedeutung, denn es wurde nicht als systematische Hinrichtungsform durchgeführt. Sehr wohl findet sie sich jedoch im Zusammenhang mit dem karmischen Muster des Lebendig Begrabens, denn die Toten wurden bis zur Beerdigung in Kühlkammern aufbewahrt. War die betreffende Person nur scheintot, so ist sie in der Kühlkammer dann erfroren.

Eingefrorene gefruchtete Eizelle, findet sich dort das karmische Muster des Erfrierens, wenn das Kind auf die Welt kommt?

Symptome und Befunde:

Häufiges Frieren, Träume vom Erfrieren, Erfrierungen in der Familienhistorie, Kältefolter, Zeichen der Erfrierung mit Frostbeulen ähnlichen Erscheinungen im Bereich von Nase, Wangen, Fingern und Zehen, Rosacea, Raynaud Syndrom, Livedo reticularis oder Livedo racemosa, Nicht selten findet sich das Muster des Erfrierens auch bei Patienten mit dem Miasma der Tuberkulose mit den entsprechenden Leitsymptomen.

Diagnose:

Kinesiologische Testung auf „Erfrieren". Differentialdiagnostik ist zu testen auf „Lebendig begraben", „Verschüttung", „Amputation", „Fesselung".

Die Hände werden symbolisch durch Reiben aufgewärmt, der Patient aus dem Bereich der Kälte herausgeführt.

Therapie:

Öffnen der virtuellen Tür der Kältekammer, den Patienten aus der Kältekammer herausgehen lassen.

Aufwärmen der betroffenen Strukturen, Abrubbeln des Patienten, Decke auf den Patienten legen.

Löschen des Tuberkulose Miasmas, sofern zusätzlich vorhanden.

Kinesiologische Nachtestung auf „Erfrieren".

Kasuistik:

Patientin, 65 Jahre alt, leidet unter Hautveränderungen der Hände seit vielen Jahrzehnten. Die restliche Haut am Körper ist unauffällig. Die Hände hingegen sind immer gerötet, die Haut wund, die Handinnenflächen durch eine Hyperkeratoseschicht verdickt und unempfindlich. Die Hände fühlen sich leblos an, sind immer kalt, wirken optisch geradezu wie abgestorben. Die kinesiologische Testung auf „Erfrieren im Vorleben“ ergibt einen positiven Befund, während andere Testungen wie z.B. auf „Fesselung“ oder „Amputation“ unauffällige Befunde zeigen.

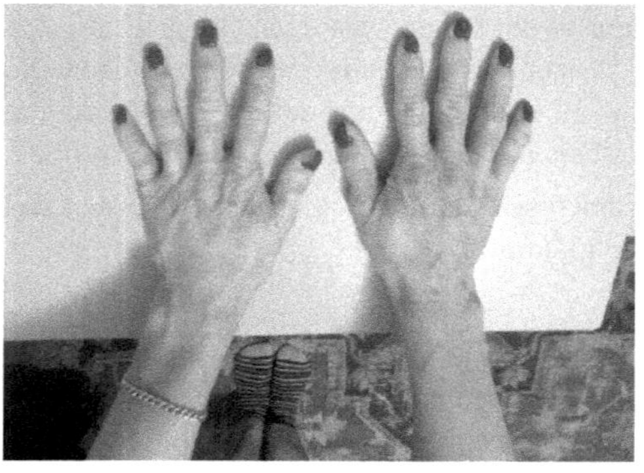

Abbildung: *Handrücken: Patientin mit immer kalten Extremitäten und dem karmischen Muster des Erfrierens. Man beachte die scharfe Begrenzung zwischen normaler und erkrankter Haut.*

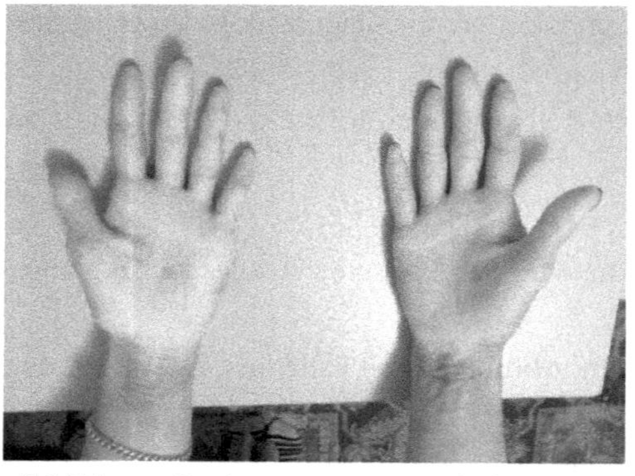

Abbildung: *Patientin mit immer kalten Extremitäten und dem karmischen Muster des Erfrierens. Man beachte die scharfe Begrenzung zwischen normaler und erkrankter Haut.*

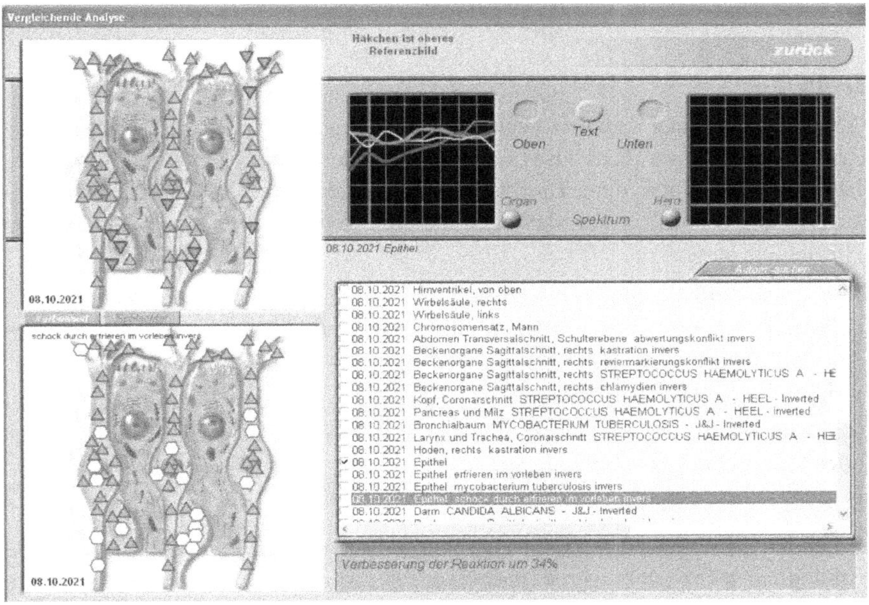

Abbildung: *Epithel: Energetische Störung, bei Invertierung von „Schock durch Erfrieren" Verbesserung der Reaktion um 34%. Damit ist klar: Die Erfrierung stammt nicht aus diesem Leben, sondern ist eine Vererbung, die sich im jetzigen Leben in dieser Weise zeigt.*

Erhängen

Definition:

Als Erhängen oder Hängen (veraltet auch: Henken) wird die Tötung durch Zusammenschnüren des Halses oder Brechen des Genicks in einer – meistens laufenden – Schlinge unter Einfluss des Körpergewichts bezeichnet. Das Erhängen ist eine der häufigsten Methoden des Suizids und zugleich eine der ältesten Hinrichtungsarten.

Die Umschlingung mit der Nabelschnur während der Schwangerschaft symbolisiert den Vorgang des Erhängens und führt unter Umständen zum karmischen Muster mit all seinen Symptomen, im schlimmsten Fall zum Tod.

Karmische Muster wiederholen sich, entsprechend finden sich in Familiengeschichten nicht selten in mehreren Generationen Selbsttötungen durch Erhängen oder Nabelschnurumschlingungen.

Symptome und Befunde:

Erhängen ist ein häufiges karmisches Muster, unabhängig, ob die entsprechende Erhängung selbst erlebt wurde (indirektes Psychotrauma: Zeuge einer Erhängung oder Darstellung einer Erhängung in einem Film) oder ob das Bild der Erhängung von Vorfahren bzw. aus dem Vorleben vererbt wurde.

- Symptome der Halsenge, das Gefühl der zugeschnürten Kehle
- Vorliebe für offenes Hemd, verträgt keine Krawatten (Krawatten heißen im Voksmund „Kulturstrick“), geschlossene Krägen oder Sicherheitsgurte
- Als Kind häufig chronische Mandelentzündungen. Die typischerweise tonsillektomierten Patienten berichten, dass sie früher immer Mandelentzündungen hatten. Hypothese: Die energetische Belastung durch den Strick schwächt die organischen Halsstrukturen, diese werden zu einem locus minoris resistentiae (Ort verminderter Abwehrkraft) und damit anfällig für bakteriellen Befall z.B. durch Streptokokken)
- Mittelohrentzündungen mit Schwerhörigkeit als mögliche Spätfolge
- Schluckbeschwerden ohne erkennbare organische Erkrankung
- Räuspern, Kitzeln im Hals, morgendlicher Auswurf von Schleim, erhöhte Infektanfälligkeit
- Chronische Nackensteifigkeit, Steilstellung der HWS im Röntgenbild
- Morbus Madelung, Fetthals

- Bandscheibendegeneration, Diskushernien, Osteochondrosen, Dislokation des Atlaswirbels (führt zu Tachykardien und vegetativen Dystonien auf Grund der Tatsache, dass der Sympathikus über den Atlasquerfortsatz mit Ganglion cervicale superius, medium und inferius und den M. scalenus medius bis zur ersten Rippe läuft und energetisch durch die Erhängung irritiert wird)
- Schilddrüsenerkrankungen
- Eigentümliche Kopfhaltung in einer nach vorne unten oder zur Seite geneigten Position, so dass der Aurachirurg in der Regel die klinische Blickdiagnose stellen kann
- Überempfindlichkeit auf Ungerechtigkeiten, Gerechtigkeitsempfinden
- Klaustrophobie, Angststörungen, Prüfungsangst, Panikattacken
- In ausgeprägten Fällen Schwindel unklarer Genese, Tinnitus, Drop attacks (plötzliches Stürzen ohne Bewusstseinsverlust) oder gar Synkopen (mit Bewusstseinsverlust) auf Grund der energetischen Störung im Bereich der HWS und der in den Querfortsätzen der Halswirbel verlaufenden Vertebralarterien, die den Hirnstamm versorgen: Es kommt zur energetischen Unterversorgung des Hirnstamms mit plötzlichem Tonusverlust in den Beinen, Bewusstseinsverlust, temporärem Atemstillstand, Faustbildung
- Herzrhythmusstörungen durch Irritation des N. vagus und Truncus sympathicus im Halsbereich, Anisokorie (Seitendifferenz im Durchmesser der Pupillen)
- Nabelschnurumschlingung bei der Geburt
- Prüfungsängste
- Motorischer Konflikt durch das Hängenbleiben an der Nabelschnur, daraus resultierende generalisierte Muskelhypotonie
- Tinnitus und Migräne, Schlafapnoe
- Gefühl, sprichwörtlich *„in der Luft zu hängen“*, *„in den Seilen hängen“*

Diagnose:

Kinesiologische Testung auf „Erhängen“.

Der Aurachirurg steht vor dem Patienten und greift von vorne die imaginäre Schlinge im Halsbereich des Patienten in der Aura, ohne dabei dessen Hals zu berühren. Der Patient zeigt im positiven Fall an, eine Empfindung zu spüren, und beschreibt den Vorgang vielfach auch als akute Engesymptomatik am Hals, unter Umständen beginnt der Patient zu husten oder zu würgen.

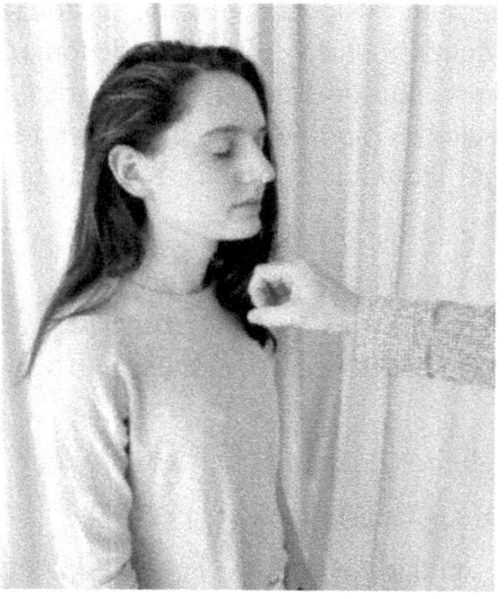

Abbildung: *Patientin spürt eine Halsenge beim Griff nach der Schlinge.*

Der Aurachirurg fasst hinter dem Kopf des Patienten einen virtuellen Strick und zieht ihn nach oben, dabei fragt er den Patienten, ob er das spürt. Dabei sieht der Patient nicht, was der Aurachirurg hinter seinem Rücken tut, wird aber erfahrungsgemäß exakt angeben, dass es am Hals eng wird, sobald der Aurachirurg den virtuellen Strick nach oben zieht. Dies ist für jeden Aurachirurgen ein immer wieder beeindruckendes Erlebnis, zumal klar wird, dass es sich hier nicht um einen Hetero-Suggestiveffekt handeln kann.

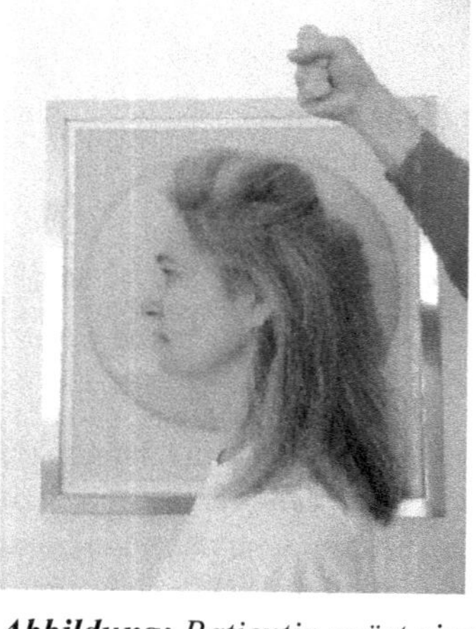

Abbildung: *Patientin spürt eine Halsenge beim Zug am Strick.*

Therapie:

Besteht eine Resonanz oder ist die kinesiologische Testung positiv, schneidet der Aurachirurg die Schlinge auf der Vorderseite und den Knoten auf der Rückseite des Patienten mit einer realen Schere durch. Entscheidend für den Erfolg dieser Aktion ist die durch den Aurachirurg erreichte geistige Intentionalität, die durch den konkreten Vorgang des Schneidens maximiert wird: Die Energie folgt der Aufmerksamkeit. Der Schnitt sollte hörbar sein, so dass das Körperbewusstsein des Patienten realisiert, dass hier eine befreiende Aktion erfolgt ist.

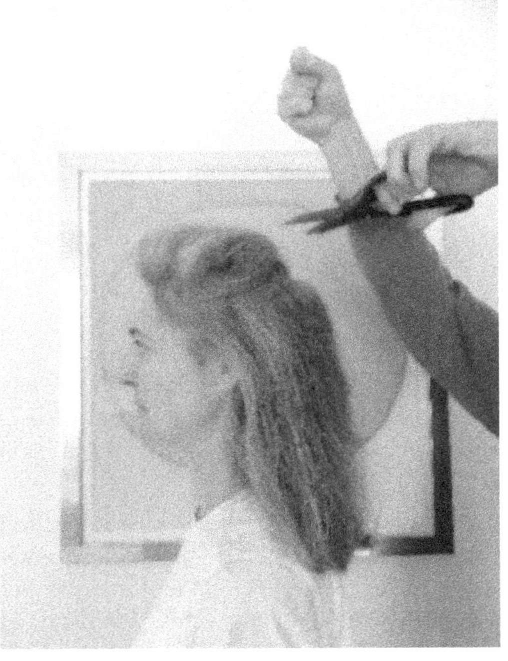

Abbildung: *Der Strick wird durchgeschnitten und energetisch verworfen.*

Der Aurachirurg stellt sich vor den Patienten, greift von seitlich des Patientenhalses mit beiden Händen nach hinten durch, nimmt den Strick, zieht ihn nach vorne ab und verwirft ihn ins Universum. Das Verwerfen des Stricks bzw. der damit verbundenen „schlechten“ Energie soll in den leeren Raum erfolgen, am besten zu Boden oder in den Himmel, keinesfalls jedoch in Richtung umherstehender Personen oder gar in Richtung des Patienten, zumal die Energie sonst von den betreffenden Personen übernommen wird und bei diesen entsprechende Probleme verursacht.

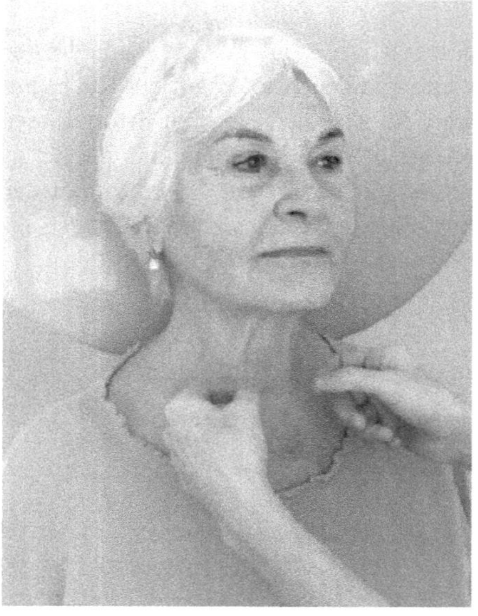

Abbildung: *Die Schlinge wird abgenommen und energetisch verworfen.*

Das „Verwerfen“ der Energie ins „Universum“ hat einen tieferen Sinn. Welch’ große Auswirkungen solch schädlichen Energien besitzen können, beschreibt Willigis Jäger: „*Jesus war Heiler. Einmal schickte Jesus die lebensfeindlichen Energien, die einen Besessenen banden, in eine Schweineherde, die sich dann in den See stürzte.*“ (Mk 5,9; Lk 8,30)[35].

Wenn der Patient über Selbstmordgedanken in der Vergangenheit berichtet, soll er den Strick selbst abnehmen, um die ehemalige Intention aktiv zu antagonisieren. Dies geschieht unabhängig davon, ob er seinerzeit im Rahmen einer endogenen Depression oder durch exogene Faktoren mit psychischem Druck in den Selbstmord getrieben wurde.

Der Therapeut untersucht die Beweglichkeit der HWS des Patienten, in der Grundannahme, dass durch die Erhängung die Halswirbel des Patienten noch verschoben sind. Der Aurachirurg fordert den Patienten auf, den Kopf möglichst weit nach links und rechts zu drehen und schaut nach Ungleichheiten, entweder objektiv oder subjektiv durch den Patienten beschrieben.

[35] Willigis Jäger, „Wohin unsere Sehnsucht führt“

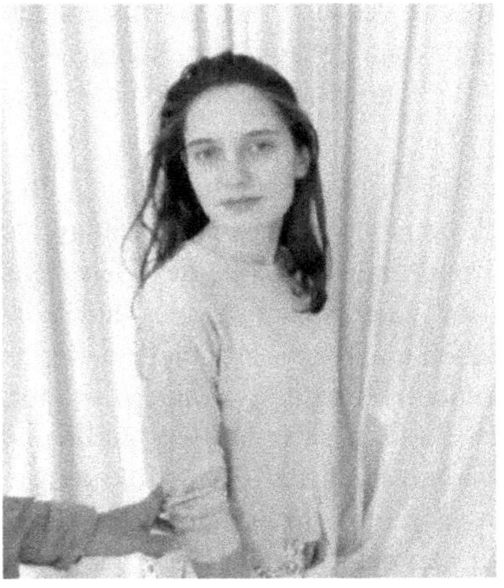

Abbildung: *Prüfung auf Kopfbeweglichkeit.*

Der Patient beugt den Kopf nach vorn. Der Therapeut drückt mit der Präpariersonde von hinten die Dornfortsätze der einzelnen Halswirbel des Patienten in der Aura nach oben, hebelt am Übergang von HWS (Halswirbelsäule) zur BWS (Brustwirbelsäule) den 7. Halswirbel nach unten weg und richtet ihn ein. Er zentriert die Dornfortsätze der Halswirbel von unten nach oben gerade, den Atlaswirbel zieht er mit den Fingern nach unten.

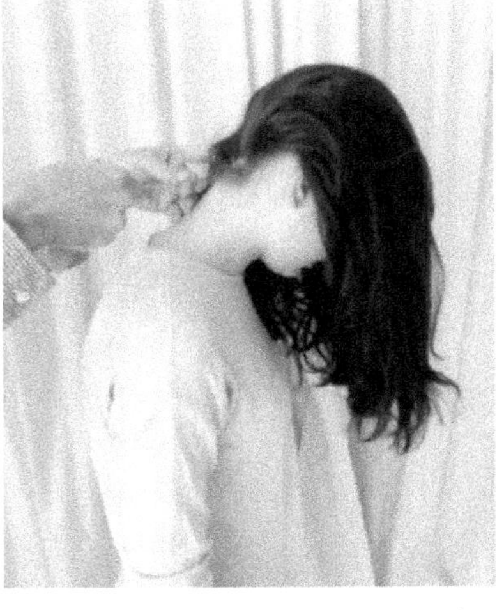

Abbildung: *Positionskorrektur der Halswirbel.*

Typischerweise hält der Patient nach der Auflösung des karmischen Musters den Kopf wieder gerader, nicht mehr so stark nach vorne gebeugt. Im Rahmen der kinesiologischen Nachtestung steht der Patient stabil und das Gefühl der Halsenge ist verschwunden.

Aurachirurgische Operation im Bereich der Halswirbelsäule: Suche nach Resonanz am atlantoaxialen Übergang incl. des dens axis am Anatomieatlas als energetisches Surrogat. Bei Resonanz (auf Grund eines Abrisses des Dens axis durch Erhängung) Relokalisierung des dens axis und Verschraubung am Wirbelkörper. Prüfung folgender Strukturen auf Resonanz: Facies articularis superior atlantis, articulatio atlantoaxialis anterior, articulatio atlantoaxialis posterior, Ligamentum transversum atlantis, Ligamenta alaria, Fasciculus longitudinalis. Bei Resonanz Reorganisation der Gelenke und Straffung der Bandstrukturen je nach Befund. Suche nach Resonanz im Bereich der Intervertrebralräume der HWS durch Hebeln mit chirurgischer Sonde incl. craniocervicaler Übergang am Wirbelsäulenmodell als energetisches Surrogat. Bei Resonanz Installation einer sog. energetischen Strickleiter, wie dies unter dem Thema „Bandscheibenvorfall“ beschrieben wird, im Bereich der gesamten HWS. Suche nach Resonanz im Bereich folgender Muskeln am Anatomieatlas als energetisches Surrogat: M. obliquus capitis superior, M. obliquus capitis inferior, M. rectus capitis maior, M. rectus capitis minor, bei Bedarf Triggerpunktakupunktur der in Resonanz gehenden Muskeln. Optional Verstärkung der muskulären Strukturen durch Einziehen von elastischen Bändern.

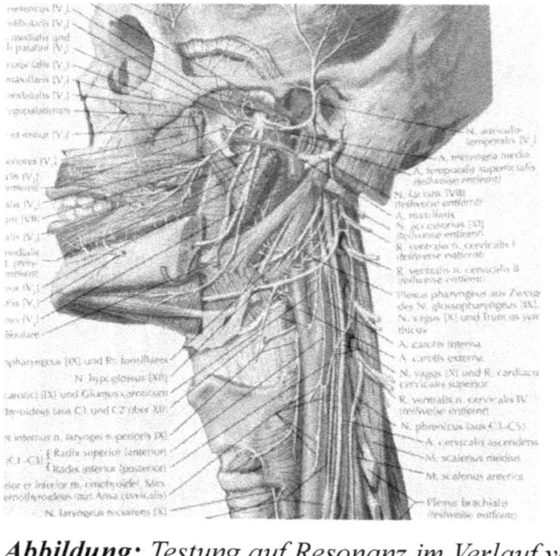

Abbildung: *Testung auf Resonanz im Verlauf von Truncus sympathicus und N. vagus im Halsbereich.*

Testung auf Resonanz im Verlauf von Truncus sympathicus und N. vagus im Halsbereich. Bei positivem Befund Harmonisierung der resonanten Strukturen mit der 432 Hz Stimmgabel, bis die Resonanz verschwunden ist.

Kinesiologische Nachtestung auf „Erhängen".

Kasuistik:

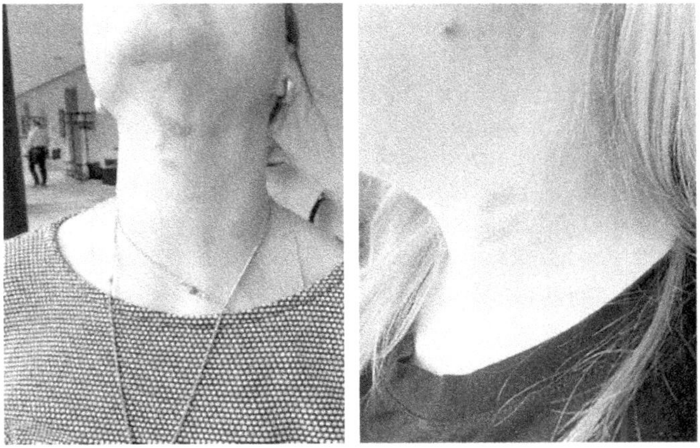

Abbildung: *Zwei Patientinnen mit dem karmischen Muster des Erhängers. Es zeigt sich jeweils ein seht Geburt bestehendes rotes Mal. Sowohl in der Auratestung als auch in der kinesiologischen Testung ergeben sich starke Resonanzen, die durch die aurachirurgische Behandlung verschwinden.*

Kasuistik:

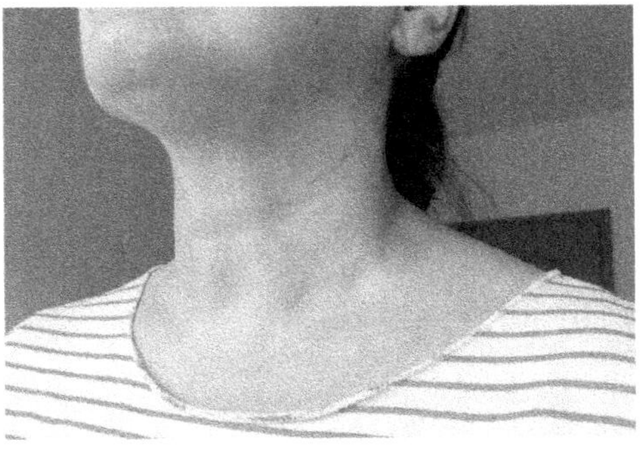

Abbildung: *Hals einer Patientin mit dem karmischen Muster des Erhängens. Man erkennt die striemenartige Impression in der Mitte des Halses. Sowohl in der Auratestung als auch in der kinesiologischen Testung ergeben sich starke Resonanzen, die durch die aurachirurgische Behandlung verschwinden.*

Kasuistik:

Patient, 15 Jahre alt, Geburtstrauma mit Nabelschnur um den Hals (karmisches Muster des Erhängens), außerdem sehr groß gewachsen, wird nach mehreren frustranen Versuchen schließlich durch Saugglocke geboren. Nach Geburt kein Schreien, in der Folge Entwicklungsverzögerung mit generalisierter Muskelhypotonie und geringer Körperdynamik (motorischer Konflikt durch „Erhängen" bei Geburt), Einzelgänger mit wenig Kontakt zu Gleichaltrigen, Sprachentwicklungsverzögerung, große Schweigsamkeit, rezidivierende Kehlkopfentzündungen und Bronchitiden. Ab Kleinkindesalter Nachschreck (kataleptische Konstellation) über Jahre, große Angst vor dem Alleinschlafen, immer wieder den Kontakt zu den Eltern nachts suchend. In der kinesiologischen Untersuchung zeigen sich: Kataleptische Konstellation mit zwei motorischen Konflikten, zusätzlich bilateral sensorische Konflikte, jeweils mit positiver Resonanz auf den entsprechenden Hirnrelais. Des weiteren Nachweis von Schreckangstkonflikt und Sprachlosigkeitskonflikt, positive Resonanz auf den Hirnrelais von Kehlkopf und Bronchien, jeweils mehr motorisch als sensorisch. Angst-im-Nacken-Konflikt und Frontalangstkonflikt kinesiologisch und in der aurachirurgischen Resonanzprüfung. Nach Umprogrammierung der Hirnrelais und nach kinesiologischer Verifizierung des Therapieerfolgs wirkt der Patient erleichtert.

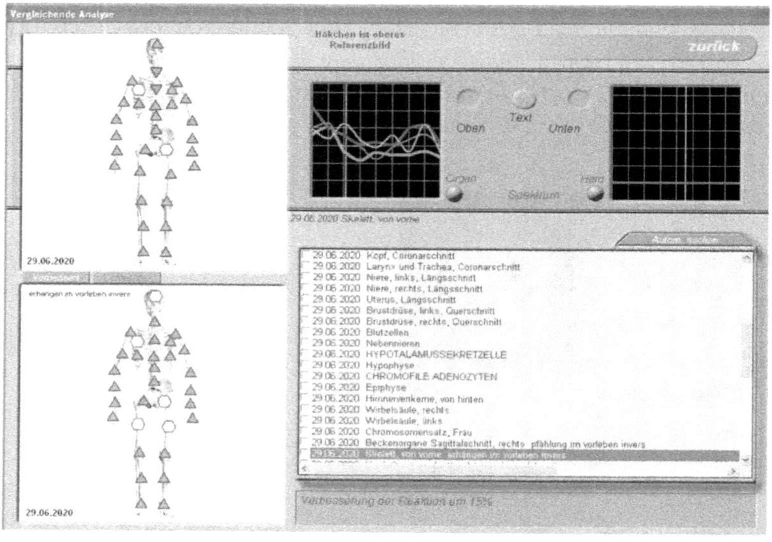

***Abbildung:** Skelett: Energetische Störung ausschließlich im Bereich der Halswirbelsäule. Bei Invertierung von „Erhängen im Vorleben" verbessert sich die nach unten gerichtete Markierung Note 4 sich um eine Einheit.*

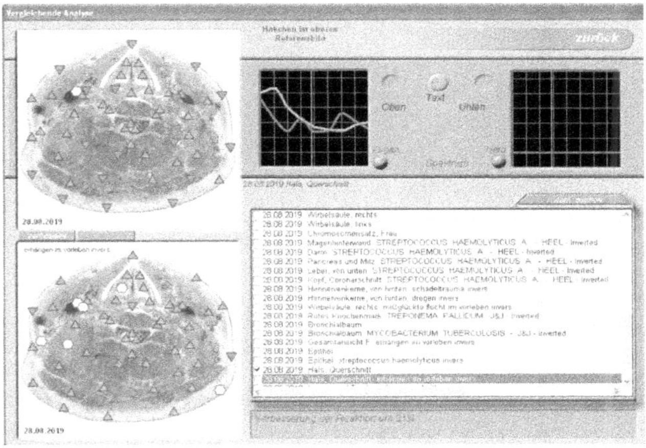

Abbildung: *Hals Querschnitt: Es zeigt sich eine energetische Störung, die sich entsprechend der Schlinge beim Erhängen um die gesamte Halszirkumferenz erstreckt und auch die Nackenmuskulatur beeinträchtigt. Bei Invertierung von „Erhängen im Vorleben" Verbesserung der Reaktion um 31%.*

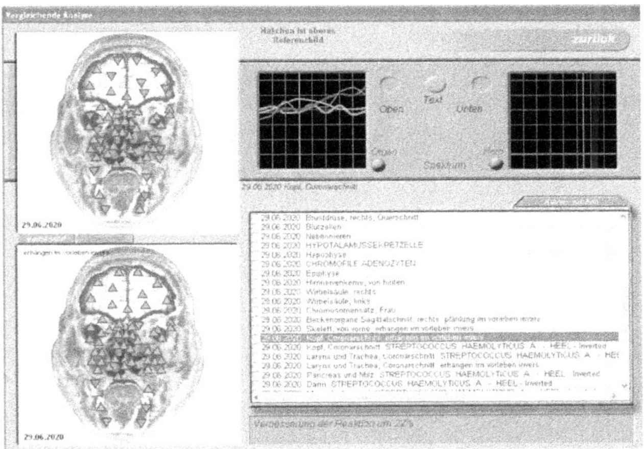

Abbildung: *Kopf Coronarschnitt: Energetische Störung im Bereich der Nasennebenhöhlen, des Zahnfleisches und des Frontalhirns. Bei Invertierung von „Erhängen im Vorleben" Verbesserung der Reaktion um 22%. Damit ist klar: Das karmische Muster des Erhängens macht nicht nur eine energetische Störung am Hals, sondern eine Schwäche im Hals-Nasen-Rachenbereich inclusive des Frontalhirns mit entsprechender Müdigkeit.*

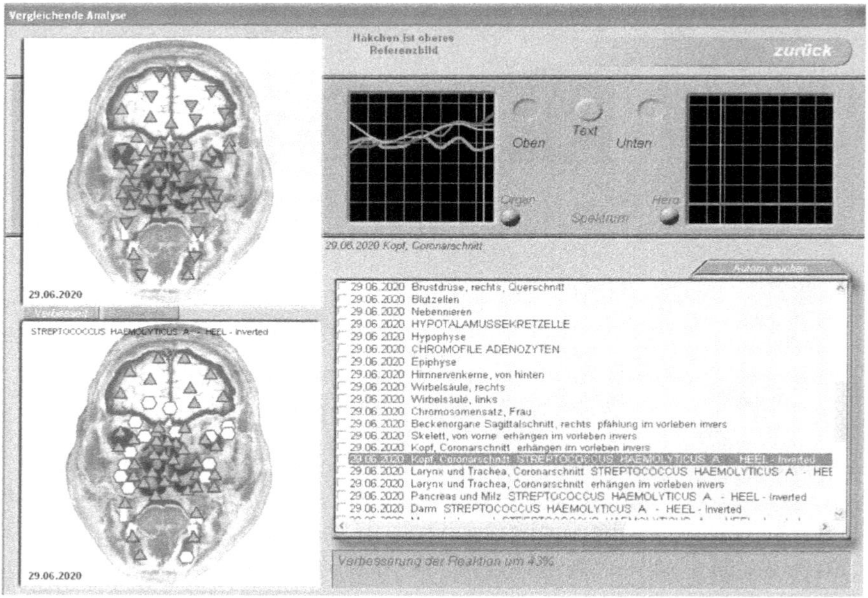

Abbildung: *Kopf Coronarschnitt der gleichen Person: Bei Invertierung von „Streptococcus haemolyticus" Verbesserung der Reaktion um 43%. Die Streptokokken siedeln sich in Bereichen energetischer Schwächen an, in diesem Fall im karmisch bzw. energetisch vorgeschädigten HNO-Bereich. Ihre Aufgabe besteht darin, organisch totes Material abzuräumen und den Befund zu sanieren.*

Erschießen

Definition:

Eine Erschießung, im militärischen Bereich früher auch als Füsillade (von französisch fusil „Gewehr") bezeichnet, ist die Hinrichtung eines Gefangenen bzw. Vollstreckung eines Todesurteils durch den Gebrauch von Schusswaffen. Im Jargon an die Wand stellen oder füsilieren.

Je nach der Körperregion, in die das Geschoss eindringt, stirbt der Erschossene an einer Herzbeuteltamponade oder einem Hämatothorax, einer vasovagalen Synkope, einer Schocksituation, an Verbluten oder an einer Depolarisation der Hirnnerven. Häufig betroffene Organe sind Herz und Gehirn, wenn es sich um standrechtliche Erschießungen handelt. Aber auch alle anderen Organe können betroffen sein, z.B. durch Kriegsverletzungen.

Symptome und Befunde:

Der Patient klagt über punktuelle Schmerzen am Körper, meist im Bereich von Herz und Bauch, oder auch des Nackens im Sinne eines Genickschusses. Der Genickschuss tritt hinten knapp unter der Schädelbasis in der Halswirbelsäule ein und vorne im Bereich des Kehlkopfes wieder aus.

- Schreckhaftigkeit
- Angst vor Jägern, vor Treibjagden, vor Schusswaffen, vor Soldaten
- Schmerzhafte Punkte an verschiedenen Körperstellen
- Multiple Schmerzpunkte am Körper durch Schrotgeschoße
- Träume von Erschießungen und vom Krieg, wenn z.B. der Großvater väterlicherseits am Weltkrieg als Leitoffizier im Beiwagen einer Motorradstaffel miterlebt hat, wie drei Fahrer in voller Fahrt totschossen worden sind.
- Erschießungen in der Familiengeschichte, auch Suizide durch Erschießen
- Hautveränderungen an den Einschussstellen (Fibrome oder Muttermale)
- Kopfschmerzen unklarer Genese
- Hirntumoren

Diagnose:

Kinesiologische Testung auf „Erschießen".

Der Aurachirurg drückt von vorne virtuell mit einer Hand auf das Herz des Patienten und fragt ihn, ob er das spürt. Zur Steigerung der Resonanzbildung empfiehlt es sich, die mentale Energiesteuerung durch Imagination der Projektile zu verstärken.

Der Aurachirurg tastet mit einem Magneten die Aura vor dem Herzen, Bauch, Nacken, Halsvorderseite des Patienten ab und sucht nach Resonanz. Die Prüfung mit dem Magneten funktioniert auch dann, obwohl die Kugeln früher aus Blei waren und eigentlich streng physikalisch nicht auf einen Magneten reagieren dürften, der bekanntlich nur Metall anzieht, jedoch kein Blei.

Therapie:

Bei bekannter Lokalisation der Kugel setzt der Aurachirurg mit dem Skalpell von vorne einen Schnitt in der Aura des Patienten, zieht mit der Pinzette die Wundränder auseinander, sondiert den Schusskanal und macht ihn mit einem chirurgischen Spreizer frei, um anschließend mit einer Pinzette die Kugel zu fassen.

Dabei fragt der Aurachirurg den Patienten, ob er den Vorgang spürt, bei Bejahung die Kugel mit der Pinzette herausziehen.

Mit Wattestäbchen die Einschussstelle säubern, mit Pinzette die Haut klippen.

Mit Magnet nachtesten, bis alle Kugeln identifiziert und herausoperiert sind.

Kinesiologische Nachtestung auf „Erschießen“.

Dankes- und Segnungsritual in Bezug auf das karmische Muster des Erschießens, auf die Erschossenen und auf die Schützen.

Kasuistik:

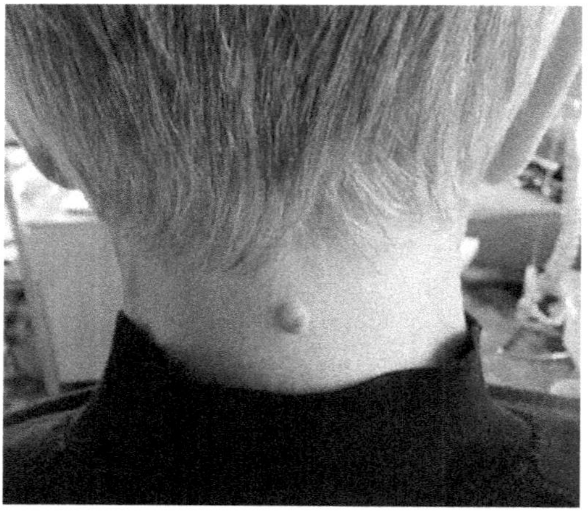

Abbildung: *Patient mit einem Fibrom am Nacken und dem karmischen Muster des Erschießens.*

Kasuistik:

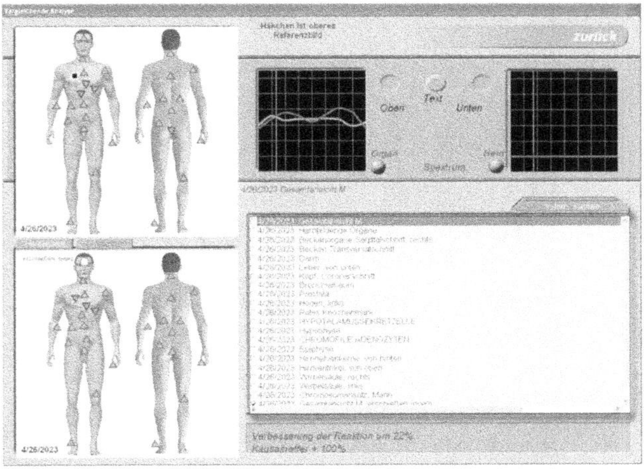

Abbildung: *Patient mit dem karmischen Muster des Erschießens: In der NLS-Analyse zeigt sich eine energetische Störung im Brustbereich, die bei Invertierung von „Erschießen" verschwindet, die Reaktion verbessert sich um 22%.*

Kasuistik:

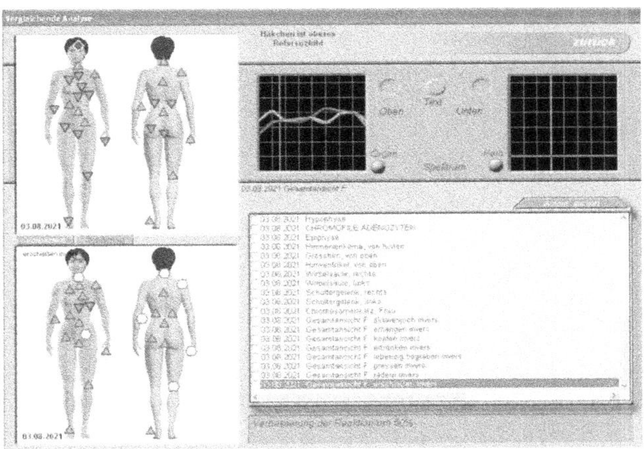

Abbildung: *Patientin mit dem karmischen Muster des Erschießens: In der NLS-Analyse zeigt sich eine energetische Störung im Stirnbereich, die bei Invertierung von „Erschießen" verschwindet, die Reaktion verbessert sich um 50%.*

Kasuistik:

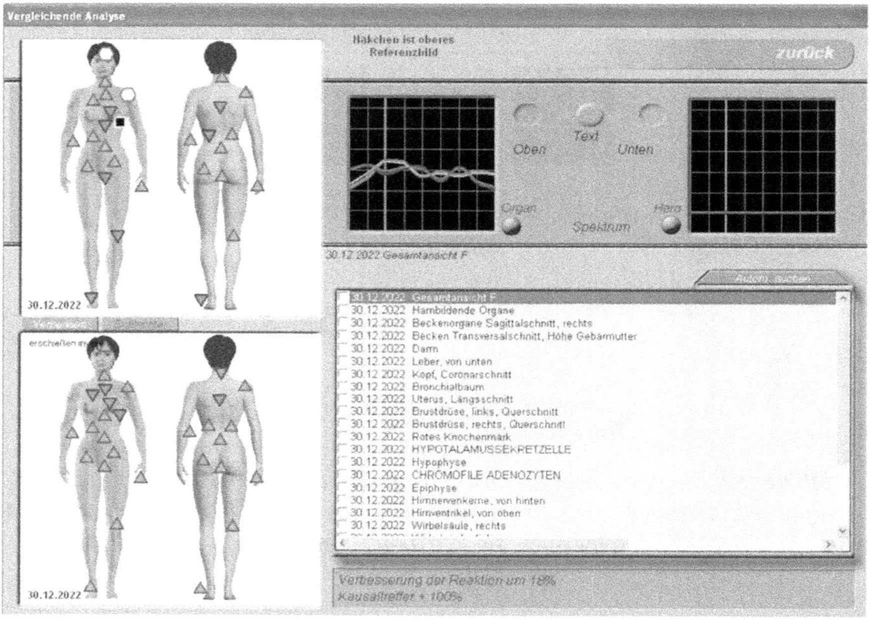

Abbildung: *Patientin mit dem karmischen Muster des Erschießens: In der NLS-Analyse zeigt sich eine energetische Störung im Herzbereich, die bei Invertierung von „Erschießen" verschwindet, die Reaktion verbessert sich um 18%. Insbesondere verschwindet aber die schwarze Markierung im Herzbereich.*

Erstechen

Definition:

Das Erdolchen ist eine Tötungsmethode und kann durch Stichwaffen wie Messer oder Dolch erfolgen. Bei längeren Stichwaffen wie Säbel und Schwert spricht man von Erstechen.

Es handelt sich um eine Hinrichtungs- und Mordmethode sowie die historisch häufigste Methode der Kriegsführung. Beide stellten zudem die zweithäufigste Todesursache in Kriegen vor der Erfindung der Schusswaffen dar. Die häufigste Todesursache war die Wundinfektion nach versuchtem Erdolchen und Erstechen.

Symptome und Befunde:

Der Patient klagt über Schmerzen, die bis in die Tiefe des Körpers ausstrahlen können, ohne organisches Korrelat. Manche Menschen beschreiben die Situation mit der entsprechenden Wortwahl treffend: „Es sticht, als wenn da ein Messer stecken würde“. Auch stechende Blicke können als gedankliche Impulse wie Stiche wirken und in der Aura gespürt werden.

- Stechende Schmerzen an entsprechenden Körperstellen ohne morphologisches Korrelat bzw. ohne organischen Befund
- Patienten beschreiben Unwohlsein, wenn z.B. eine Person hinter ihnen steht, Träume vom Erstechen oder erstochen zu werden
- Angst vor Kehlenschnitt, Lynchen
- Angst vor Migranten, vor Messerattacken, vor Messern
- Unklare Herzbeschwerden, Stechen in der Herzgegend
- Gefühl, von anderen hintergangen und „von hinten“ erdolcht werden, siehe Dolchstoßlegende: Die Dolchstoßlegende oder auch Dolchstoßlüge ist eine von der militärischen Führung des Deutschen Reiches im Ersten Weltkrieg bewusst konstruierte Geschichtsfälschung in der Absicht, ihren Teil der Schuld an der deutschen Niederlage des Deutschen Reiches im Ersten Weltkrieg zu verleugnen.

Diagnose:

Kinesiologische Testung auf „Erstechen“

Auslösen der Resonanz durch „geistige Wiederholung“ des Erstechens. Dazu imitiert der Aurachirurg den Vorgang des Stechens mit einem imaginierten Messer, das er in der Hand hält, und an verschiedenen Stellen des Patientenkörpers zusticht, wahlweise auch das Messer imaginativ in der Aura vor- und zurückschiebt.

Therapie:

Bevor das Messer gezogen wird, gilt es zu prüfen, ob es in irgendeiner Weise feststeckt, durch etwaige Widerhaken nicht zu ziehen ist. Dabei wird der Patient direkt befragt: „Kann das Messer gezogen werden oder steckt es fest?“. Die Antwort liefert der Patient, während der Aurachirurg am Messer virtuell in der Aura zieht. Meldet der Patient, dass das Messer feststeckt, werden etwaige Widerhaken mittels Pinzette geistig zur Mitte gebogen. Meldet der Patient beim nächsten Versuch, dass das Messer nun gezogen werden kann, zieht der Aurachirurg das Messer beherzt aus der Wunder. Es gilt nun, die Aura der Wunde geistig zu verschließen, entweder durch rechtsdrehende Bewegungen mit der Hand oder mittels Pinzette im Sinne einer Klippnaht.

Kinesiologische Nachtestung auf „Erstechen“

Kasuistik:

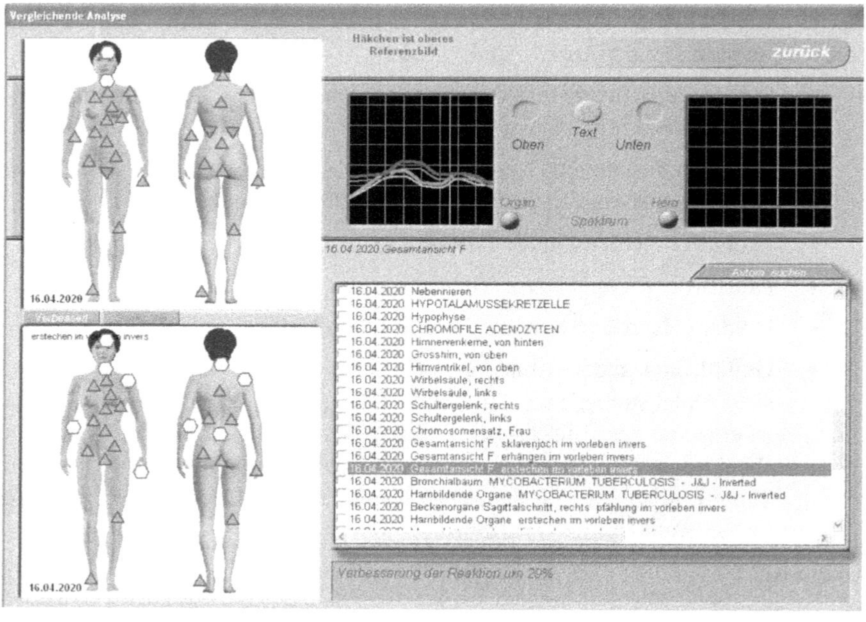

Abbildung: *Gesamtansicht: Energetische Störung im Bereich des Oberkörpers Rückseite, ausgelöst durch „Erstechen im Vorleben“, Verbesserung der energetischen Reaktion um 29% bei Invertierung des karmischen Musters. Erstechen findet sich häufig auf der Rückseite, d.h. die Personen wurden von hinten erstochen. Nierenstiche führen schnell zum Tod.*

Kasuistik:

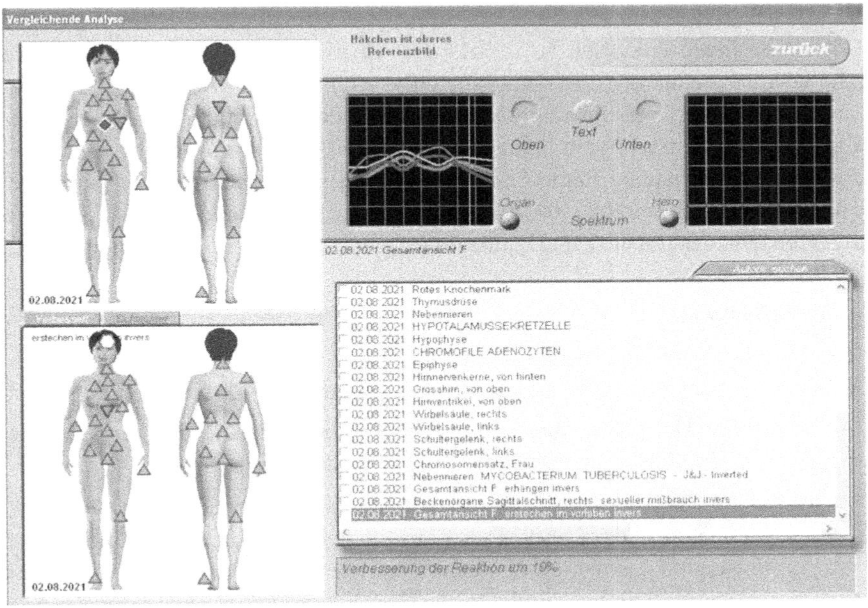

Abbildung: *Gesamtansicht: Energetische Störung im Bereich des Oberkörpers Vorderseite in Herzgegend, ausgelöst durch „Erstechen im Vorleben“, Verbesserung der energetischen Reaktion um 19% bei Invertierung des karmischen Musters. Es handelt sich hier um den sog. Herzstich, der insbesondere in Österreich bei Menschen vor der Beerdigung durchgeführt wurde, um sicherzustellen, dass der Betreffende nicht wieder im Sarg erwacht. Siehe hierzu das karmische Muster des „Lebendig Begrabens“.*

Ersticken

Definition:

Erstickung (auch lateinisch Suffocatio oder deutsch Suffokation, von suffocare „die Kehle zuschnüren, ersticken, strangulieren") ist die medizinische Bezeichnung für alle Vorgänge, die aufgrund einer verminderten Atmung (Asphyxie), aber auch einer beeinträchtigten Sauerstoffaufnahme oder -verarbeitung zum Tod durch Sauerstoffmangel führen. Erstickung umfasst somit eine ganze Reihe von Tötungsarten, die im Rahmen der aurachirurgischen Diagnostik und Therapie differenziert zu betrachten sind. Unterschieden wird zwischen äußerer und innerer Erstickung.

Äußere Erstickung

Als äußere Erstickung gelten diejenige durch eine erniedrigte Sauerstoffkonzentration der Atemluft von weniger als 130 mbar O2-Partialdruck in

- großer Höhe (hypobare Hypoxie): bei unterschiedlicher individueller Empfindlichkeit meist in Höhenlagen ab 4000 m.
- abgedichteten Räumen: durch Verbrauch des Sauerstoffs in der Atemluft. Taphephobie als die Angst vor einem Scheintod mit Ersticken im Sarg ist eine der sog. isolierten Phobien. Siehe hierzu die karmischen Muster des Lebendig Begrabens und der Verschüttung
- Anwesenheit von Inertgasen, meist Stickstoff, die den Sauerstoff verdrängen; in engen, unbelüfteten Räumen wie Tanks, Behältern und Schächten und Kellern. Der deutsche Name für das chemische Element Stickstoff beruht auf ebendieser seiner Eigenschaft, Flammen und Lebewesen zu „ersticken". Siehe hierzu das karmische Muster der Vergasung.
- ein Zurücksinken der Zunge bei Bewusstlosigkeit (Glossoptose), siehe hierzu das karmische Muster der Mundbirne, der Drogen, der Narkotika u.v.m.
- Aspiration, beispielsweise als Aspiration von Blut oder Mageninhalt oder als Fremdkörperaspiration mit Ertrinken als spezifischer Form, siehe hierzu das karmische Muster der Medizinischen Versuche.
- Schleimhautschwellungen infolge von entzündlichen Veränderungen oder allergischen Reaktionen, zum Beispiel Stimmritzen-Ödem (Glottisödem), siehe hierzu das karmische Muster der Medizinischen Versuche.

- Gewalt (etwa Strangulation durch Erwürgen, Erdrosseln oder Erhängen), siehe hierzu die karmischen Muster des Erwürgens, des Erdrosseln oder des Erhängens.

Innere Erstickung

Bei der inneren Erstickung (bei normaler Sauerstoffkonzentration in der Atemluft und ungehinderter Atemtätigkeit) kann eine Einteilung anhand der spezifischen Angriffspunkte oder anhand der Auslöser erfolgen. Erstickungsgase, die nicht über eine bloße Verdrängung des Sauerstoffs aus der Atemluft wirken, sind

- Kohlenmonoxid (CO): bindet 250-mal besser an Hämoglobin als Sauerstoff (kompetitiver Antagonismus), siehe Kohlenstoffmonoxidvergiftung. Siehe hierzu das karmische Muster der Vergasung.
- Schwefelwasserstoff (H2S): ein Hemmer der mitochondrialen Atmungskette, siehe Schwefelwasserstoffvergiftung. Siehe hierzu das karmische Muster der Vergasung.
- Blausäure (Cyanwasserstoff, HCN): führt ebenso wie Schwefelwasserstoff zur Blockade der Atmungskette und wurde in den Gaskammern der nationalsozialistischen Vernichtungslager (als sog. Zyklon B) eingesetzt. Auch heute noch wird sie zur Vollstreckung der Todesstrafe in den Gaskammern der US-Bundesstaaten Arizona, Kalifornien und Missouri verwendet. Siehe hierzu das karmische Muster der Vergasung.

Symptome und Befunde:

Gefühl, dass jemand einem Mund und Nase zuhält, dass man keine Luft mehr bekommt, Asphyxie, Träume vom Ersticken, Ersticken in der Familiengeschichte, Klaustrophobie (Platzangst), Luftnot, Panikattacke, wenn jemand einem Mund und Nase zuhält.

Diagnose:

Kinesiologische Testung auf „Ersticken“ bzw. auf die Art des Erstickens, z.B. „Vergasung“, „Lebendig begraben“, „Verschüttung“ etc.

Therapie:

Die Therapie richtet sich nach der gefundenen Ursache, siehe hierzu bitte im entsprechenden Kapitel.

Kinesiologische Nachtestung auf „Ersticken“

Ertränken

Definition:

Unter Ertränken versteht man das Töten durch Erstickung unter bzw. im Wasser. Speziell fasst man unter dem Begriff Ertränken alle Arten der Todesstrafe zusammen, bei denen die Verurteilten durch das Drücken ihres Körpers unter Wasser zum Erstickungstod gebracht werden. Auch das „Ertrinken" durch Unfälle gehört in diesen Bereich.

Es gibt mehrere Varianten des Ertränkens, beispielsweise das Säcken, bei dem der Verurteilte in einen Sack eingenäht und ins Wasser geworfen wurde. Meist jedoch wurde der Verurteilte gefesselt, dann ins Wasser geworfen und anschließend mit Stangen unter die Wasseroberfläche gedrückt. Vor allem auf hoher See wurden den Opfern Gewichte wie alte Anker oder Eisenstangen an die Beine gebunden und sie dann über Bord geworfen. Wegen des Gewichts wurden die Opfer immer tiefer gezogen, wodurch meist schon vor dem Ertrinken ein Tod durch den Wasserdruck eintrat, der nach medizinischen Betrachtungen besonders schmerzhaft gewesen sein muss.

Während der Hexenverfolgung wurden Zigtausende von Hexen ertränkt.

Bei der Todesstrafe des Ertränkens spielte der Symbolcharakter des Wassers eine wichtige Rolle: Wasser wird reinigende Wirkung zugesprochen.

Als Waterboarding wird eine Foltermethode des simulierten Ertränkens bezeichnet. Beim Opfer wird durch Ausnutzen des Würgereflexes physiologisch der Eindruck unmittelbar drohenden Ertrinkens hervorgerufen, indem durch ein Tuch über Mund und Nase, das ständig mit Wasser übergossen wird, der Atemwiderstand stark erhöht wird. Durch das Fixieren des Folteropfers in einer Position, in der sich der Kopf tiefer befindet als der restliche Körper, soll das Eindringen von Wasser in die Lungen und ein darauffolgendes tatsächliches Ertrinken verhindert werden. Waterboarding wird als Trauma wahrgenommen. Je nach der allgemeinen psychischen Stabilität des Opfers kann es zu schweren bis irreversiblen traumareaktiven Erkrankungen kommen.

Symptome und Befunde:

Angst vor tiefem Wasser (Thalassophobie). Schwere in den Beinen und Venenprobleme durch Verschnürungen im Bereich der Beine. Angst vor Hunden, Katzen, Hühnern, Federvieh: Diese wurden häufig lebendig in den Sack mitgegeben, um sich in den Menschen zu verbeißen und damit dessen Todeskampf, Panik und Qual zu verstärken. Panikattacken beim Anblick von Haaren, Federn, Fellen, Felldecken, Pelzmänteln, Kuscheltieren mit Fell, ausgestopfte Tiere. Tierhaarallergien. Probleme mit Ungerechtigkeit, Engegefühl am Körper, Träume von Ertrinkungsszenen. Angst vor Rom und Probleme beim Lateinlernen, diese Form der Hinrichtung wurde im Römischen Reich praktiziert. Der Betreffende beschreibt, dass er keine Nähe von anderen Personen ertragen kann, dass er beispielsweise auch nicht zu Intimitäten fähig ist. Diese Symptomatik rührt wohl am ehesten von der Problematik der Klaustrophobie, die nicht spezifisch ist für das Ertränken. Die Klaustrophobie lässt auch bei anderen karmischen Mustern wie dem Lebendig begraben, der Verschüttung oder dem Kerker finden.

Klaustrophobie, Druck auf der Brust mit Behinderung der Atmung, Angst vor Tunneln oder Aufzügen, Prüfungsängste (das Wasser steht einem bis zum Hals), der Betroffene lernt spät zu schwimmen oder ist Nichtschimmer. Wasser im Gesicht wird vermieden, Duschen unter dem Duschkopf löst Panikattacken aus.

Der Patient beschreibt, dass sie selbst schon einmal fast ertrunken seien. Dabei stellt sich nun die Frage, ob die Angst vor tiefem Wasser aus diesem Erlebnis des Beinaheertrinkens resultiert oder ob das Beinaheertrinken die Folge der vorbestehenden karmischen Belastung darstellt. Nicht selten berichten Patienten auf Nachfrage, dass bereits ihre Vorfahren beinahe oder tatsächlich ertrunken seien. Ich erinnere mich an eine Patientin mit dem karmischen Muster des Ertränkens, die selbst bereits fast ertrunken wäre und deren Vater und Großvater tatsächlich ertrunken sind. Ganz offensichtlich zieht es entsprechend belastete Personen auf Grund des karmischen Musters immer wieder in die Nähe von Wasser, um das karmische Muster aufzulösen, was dann nicht selten zu einem erneuten Ertrinkungstod oder Beinaheertrinken führt.

Abneigung gegen das Trinken, z.B. schon im Kindergarten, wenn die Kinder von der Kindergärtnerin dazu angehalten werden, mehr zu trinken, was die Kinder dann erheblich unter Druck setzt. Unter Umständen resultiert ein Flüssigkeitskonflikt, der am Hirnrelais im Großhirnmarklager einschlägt, sich über das Nierenparenchym (Glomeruli) ausgleicht und unter Umständen zu einer Glomerulonephritis oder einen Nierenversagen führen kann.

Diagnose:

Kinesiologische Testung auf „Ertränken“ oder „Ertrinken“

Therapie:

Der Aurachirurg schneidet den Sack samt Verschnürungen mit einer Schere für den Patienten hörbar auf. Die Tatsache, dass die Scherenschnitte hörbar sind, ist unterstützend für die Neuprogrammierung im Unterbewusstsein des Patienten. Er nimmt die Schnüre ab, entfernt sie und verwirft die Energie ins Universum.

Fesseln an Armen und Beinen entfernen, jeweils zuvor testen, aufschneiden und nachtesten.

Mafia: Betonierung der Füße oder gar der Beine, entsprechend den Beton zerschlagen und entfernen

Kinesiologische Nachtestung auf „Ertränken" oder „Ertrinken"

Kasuistik:

Ein Kind hat im Alter von fünf Jahren panische Angst vor Ratten und Hasen, die Angst projiziert sich auf alles, was ein Fell trägt und auch auf Felle an Mänteln und Jacken. Das Kind wird psychologisch durch operante Konditionierung behandelt. Dabei wird dem Kind ein Hase vorgesetzt, was entsprechende Angst- und Abwehrreaktionen auslöst. Danach erhält das Kind etwas zu essen, konzentriert sich auf das Essen und befreit sich auf diese Weise von der Angst vor haarigen Tieren. Dieser Therapieansatz löst das zugrunde liegende Muster im Sinne der Aurachirurgie nicht aus dem Unterbewusstsein, sondern überdeckt das Muster mit einem anderen (Essen als Reaktion). Insofern besteht die reale Chance, dass das zugrunde liegende Muster zu einem späteren Zeitpunkt wieder durchbricht. Des Weiteren besteht die Gefahr, dass das Kind eine manifeste Essstörung entwickelt, zumal bei jedem Kontakt mit pelzigen oder haarigen Tieren der Kompensationsdrang durch Nahrungsaufnahme geweckt wird. Aurachirurgisch gesehen wäre es indiziert, das zugrunde liegende Muster des Ertränkens aufzulösen.

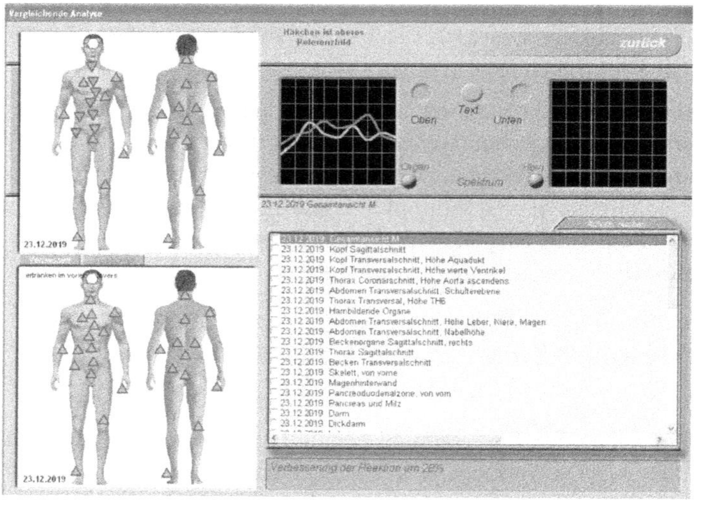

Abbildung: *Gesamtansicht: Energetische Störung, bei Invertierung von „Ertränken im Vorleben" Verbesserung um 28%.*

Erwürgen

Definition:

Erwürgen ist neben Erhängen und Erdrosseln eine der drei Formen der Strangulation. Anders als beim Erhängen oder Erdrosseln erfolgt diese Strangulation ohne Strang- oder Drosselwerkzeug, sondern durch Zusammendrücken des Halses durch die Hand oder die Hände oder den Arm.

Im Gegensatz zum Erhängen und Erdrosseln tritt der Tod meist durch Ersticken, also durch Sauerstoffentzug, und nicht durch das Abschneiden der cerebralen Blutzufuhr und daraus resultierende Blutleere des Gehirns oder durch Genickbruch ein.

Suizid durch Erwürgen ist praktisch nicht möglich, da durch die eintretende Muskelerschlaffung bei fehlender Sauerstoffzufuhr auch der auf den Hals ausgeübte Druck aufgehoben wird. In seltenen Fällen mag trotzdem der Karotissinusreflex tödlich wirken.

Unabsichtlich können Ertrinkende in Panik andere Personen u. a. durch Würgen in Gefahr bringen. Deswegen müssen Rettungsschwimmer neben Taktiken zur Vermeidung von Umklammerungen auch die Befreiung von einem Halswürgegriff trainieren.

Symptome und Befunde:

Menschen mit dem karmischen Muster des Erwürgens beschreiben, dass sie eine Berührung des Halses nicht ertragen können. Allein wenn sich jemand mit den Händen dem Hals nähert, kommt es zu heftigen emotionalen Gegenreaktionen. Panikattacken sind möglich. Es finden sich Träume vom Erwürgen, selbst erlebte Würgeversuche, Schilderungen von Würgeerlebnissen von Vorfahren u.v.m. In seltenen Fällen finden sich Würgemale am Hals.

Diagnose:

Kinesiologische Testung auf „Erwürgen". Optional kann getestet werden, ob das Muster aus diesem Leben stammt oder aus einem Vorleben, hier wiederum mit der Frage, ob es von Vorfahren väterlicherseits bzw. mütterlicherseits vererbt wurde oder aus einem eigenen früheren Seelenleben stammt.

Kinesiologische Testung, ob „Würgen von hinten" oder „Würgen von vorne". Auch durch Testung in der Aura finden sich typischerweise klare Hinweise, ob der Betreffende von vorne oder von hinten erwürgt wurde. Der Aurachirurg tritt einmal von vorn, einmal von hinten an den Patienten heran und legt jedes Mal seine Hände um den Hals des Patienten. Eher symbolisch, am besten ohne direkte Berührung des Halses. Dabei beobachtet er dessen Reaktion. Liegt das karmische

Muster des Erwürgens vor, so reagiert der Betroffene typischerweise sehr emotional auf diese Aktion.

Therapie:

Der Patient umgreift die Handgelenke des Aurachirurgen von außen mit den eigenen Händen, wobei er nach Möglichkeit mit den Fingern die Daumenseite des Beugebereiches des Handgelenks beim Aurachirurgen erreicht. Dies erzeugt den besten Hebel, um die Hände vom Hals zu entfernen und sich aus der Würgesituation aktiv zu befreien.

Danken und Segnen der Person, die einen in diesem Leben gewürgt hat, aber auch aller Opfer und Täter aus früheren Leben, sofern hier Hinweise für entsprechende Vererbungen vorliegen.

Kinesiologische Nachtestung auf „Erwürgen".

Kasuistik:

Patientin, 45 Jahre alt, berichtet von ihren Ängsten, wenn jemand zu nahe an ihren Hals kommt oder sie gar dort liebkosen möchte. Gewürgt habe sie einmal ein jugendlicher Freund aus Eifersucht. Sie könne sich jedoch erinnern, dass sie schon als kleines Kind mit Berührungen am Hals große Probleme gehabt hätte, ja mehrfach sogar in Panik geraten sei. Im Rahmen der kinesiologischen Testung zeigt sich das karmische Muster des Erwürgens, erlebt in diesem Leben, aber auch im vorletzten Seelenleben. Als nächstes wird in der Aura der Patientin getestet: Hierzu zeigt sich keine Resonanz beim Anlegen der Hände um den Hals der Patientin von vorne, jedoch eine erhebliche Resonanz bei Annäherung von hinten, als der Aurachirurg seine Hände von hinten um den Hals der Patientin legt. Somit ist klar: Die Auflösung des karmischen Musters hat von hinten zu erfolgen: Der Aurachirurg, hinter der Patientin stehend, legt nochmals die Hände um den Hals, die Patientin umklammert mit beiden Händen links und rechts jeweils den Unterarm des Aurachirurgen, drückt mit Vehemenz gegen den Bereich, wo die A. radialis verläuft (hier finden sich schmerzhafte Triggerpunkte des Lungenmeridians), zieht die Arme des Therapeuten auseinander und befreit sich auf diese Weise von der Umklammerung.

Fesselung

Definition:

Die herbeigeführte Einschränkung der Bewegungsfreiheit ist in der Regel vorübergehend, wobei die betreffende Person sich nicht selbst aus ihrer Lage befreien kann. Primäre Einwirkungspunkte nach praktischen Gesichtspunkten sind in der Regel die Hand- und Fußgelenke, zusätzlich wird mitunter eine Sicherung durch Umschließen der Bauchregion durchgeführt. In früheren Zeiten wurde häufig ebenfalls der Hals zur Umschließung genutzt.

Fesselungen sind aus aurachirurgischer Sicht nicht spezifisch, sondern finden sich in fast allen karmischen Zusammenhängen.

Symptome und Befunde:

Der Patient klagt über Kälte der Extremitäten, eine Energie- und Gefühllosigkeit in Händen und Füßen. Beweglichkeit ist eingeschränkt. Gefühl, mit jemanden oder mit etwas „verstrickt" zu sein. Krampfadern. Gefühl der eingeschränkten Bewegungsfreiheit: „Mir sind die Hände gebunden", „Ich fühle mich wie gefesselt".

In seltenen Fällen als Schnürringsyndrom imponierend: Schnürringsyndrome beschreiben Einschnürungen von Extremitäten bereits intrauterin, was nicht selten zu einem Absterben der Gliedmaße führt.

Diagnose:

Kinesiologische Testung auf „Fesselung".

Der Aurachirurg bitte den Patienten, die Arme frei zu bewegen und zu spüren, wie leicht sich das anfühlt, ebenso die Beine möglichst weit hochzuziehen, um zu prüfen, wie sich das anfühlt bzw. ob sich etwaige Widerstände zeigen.

Therapie:

Aurachirurgische Entfernung der Fesseln mit der Schere an Händen und Füßen. Nachtesten, indem der Patient die Extremitäten nochmals bewegt und mit dem Ausgangsbefund vergleicht.

Kinesiologische Nachtestung auf „Fesselung".

Differenzierung nach „Fesslung mit Schnüren", „Fesslung mit Drähten oder Handschellen", „Fesselung durch Beton"

Nicht selten kommt es posttherapeutisch zu einer Revitalisierung der Extremitäten, was intensiv gespürt wird und auch sich durch eine Hyperämisierung kennzeichnet, die mehrere Tage lange bestehen kann.

Kasuistik:

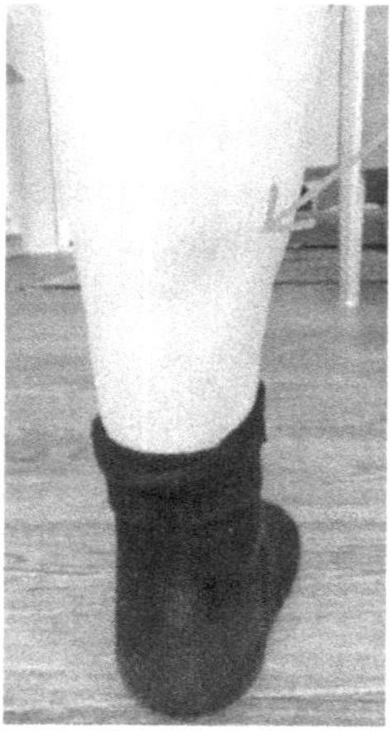

Abbildung: *Schnürringsyndrom am Unterschenkel als grüne Eindellung. Die Hautveränderung existiert nach Angaben der 24-jährigen Patientin seit Geburt, in Freibädern werde sie immer wieder darauf angesprochen, ob sie sich dort verletzt habe. Die Eindellung ist reizlos, nicht entzündet, schmerzfrei.*

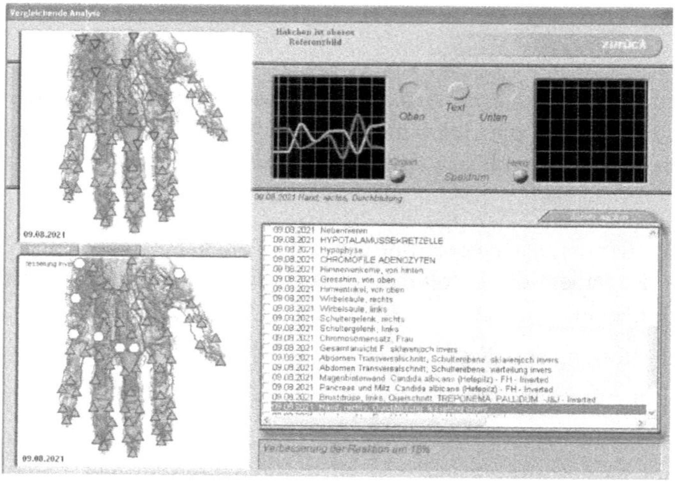

Abbildung: *Hand rechts, energetische Störung, bei Invertierung von „Fesselung" Verbesserung der Reaktion um 18%, alle dunklen Markierungen sind verschwunden.*

Fallen

Definition:

Fallerlebnisse führen zu Akrophobie (Höhenangst). Diese bezeichnet die Angst in (großen) Höhen und gehört zu den Angststörungen. Unter Umständen resultierend aus der Tötungsmethode, Menschen von Türmen oder Felsvorsprüngen zu stoßen. Aber auch andere Hintergründe aus Vorleben sind denkbar: „Un-Fall", im Krieg „gefallen", d.h. zu Tode gekommen, in die „Falle" gegangen und damit im übertragenen Sinne gestürzt, beim Fallschirmsprung vom Himmel gefallen, z.B. als Fallschirmjäger im Krieg bei einem Vorfahren u.v.m. Aus der geistigen Mitte fallen, in die Schuld geraten, die geistige Orientierung und Stabilität verlieren.

Symptome und Befunde:

Akrophobie tritt unter anderem auf Türmen, hohen Bergen, vor Abhängen, auf Brücken, Hochhäusern, Balkonen und Leitern auf. Mitunter verbindet sich die Akrophobie mit anderen Angststörungen, etwa der Todesangst. Auch an der Flugangst kann die Akrophobie beteiligt sein. Sie ist jedoch nicht mit dieser gleichzusetzen. Definitionsgemäß ist die Angst der Situation gegenüber unangemessen, da keine oder nur eine geringe objektive Gefahr besteht. Um die Angst auszulösen, ist nicht zwingend eine große Höhe notwendig. Wenige Meter reichen oft aus. In tiefenpsychologischen Konzepten wird Höhenangst mit der Angst vor dem „Sich-Fallenlassen" verbunden. Es gibt Menschen, bei denen die Akrophobie nur im Freien auftritt. Wenn sie etwa hinter einer Glasscheibe stehen, kommt es zu keiner Angstreaktion. Psychische Symptome der Akrophobie sind neben der eigentlichen Angstreaktion etwa Depersonalisation, intensive Vorstellungen, aus Versehen in die Tiefe zu stürzen oder dies unter einem Kontrollverlust bewusst zu tun. Höhenangst, Angst vor dem Fallen, Angst fallen gelassen zu werden, Angst hinten herunterzufallen. Wie bei anderen Phobien treten auch hier körperliche Beschwerden auf. Innerhalb weniger Sekunden oder Minuten können die Symptome zu einem Höhepunkt kommen: Das sind u.a. Atemnot, Herzklopfen, Herzrasen, Benommenheit, Schwindel, Schwitzen, Brustschmerzen oder Engegefühl in der Brust. Die Höhe, ab der die Höhenangst einsetzt, wird als „Angsthöhe" bezeichnet. Sie ist interindividuell verschieden. Von der eigentlichen Höhenangst sollte der Höhenschwindel abgegrenzt werden.

In der aurachirurgischen Anamnese beschreiben Patienten typischerweise, dass sie am liebsten mit dem Rücken zur Wand sitzen, um im Rückenbereich einen Schutz zu haben. Unter Umständen kommt es zu Gleichgewichtskonflikten.

Diagnose:

Kinesiologische Testung auf „Fallen".

Therapie:

Der Aurachirurg greift von hinten unter den Armen des Patienten durch und umfasst dessen Unterarme, tritt mit ihm nach Vorankündigung aktiv einen Schritt nach hinten (bei Fallneigung des Patienten in der Prüfung „Fallen mit Abgrund vorne") bzw. nach vorne (bei Fallneigung des Patienten in der Prüfung „Fallen mit Abgrund hinten"), oder im Fall einer beidseitigen Höhenangst einmal nach vorne und einmal nach hinten, jeweils nach Ansage.

Kinesiologisch Nachtestung auf „Fallen"

Kasuistik:

Patientin, 61 Jahre alt, gibt an, dass Sie seit einigen Monaten unter erheblicher Höhenangst leide. War sie früher eine große Bergtourengeherin, so sind ihr Berge inzwischen suspekt, sie schaffe es nicht, in größere Höhen zu gehen. Es überkomme sie ein Schwindel, Herzrasen, Panikattacken, eine massive Höhenangst. Befragt, seit wann diese Symptomatik bestehe und ob es da eine Kausalität gebe, meint die Patientin, sie sei bei Ihrer Tochter zu Besuch gewesen, die von Österreich nach USA mit ihrem Mann und einem Kind ausgewandert ist. Sie leide sehr darunter, dass ihre Tochter so weit von ihr entfernt wohne, dass sie keinen Kontakt zum Enkelkind habe. Die Lebensbedingungen in USA finde sie unerträglich, sie leide unter der Vorstellung, dass ihr Enkelkind in einer ihrer Meinung nach lebensfeindlichen Umgebung aufwachse. Auf der anderen Seite mache sie sich selbst einen Vorwurf, denn sie habe vor vielen Jahren ihrer Tochter dazu geraten, nach USA auszuwandern.

In der kinesiologischen Testung zeigt sich das karmische Muster des Fallens, in sämtliche Richtungen, was der Reihe nach aurachirurgisch gelöscht werden kann. Als nächstes erfolgt die Testung auf „Gleichgewichtskonflikt" und „Fallkonflikt", beide Konflikte zeigen ein positives Ergebnis. Auch eine Schuld kann nachgewiesen werden. Ganz offensichtlich ist die Patientin durch den Besuch in den USA in eine erhebliche Schuld geraten, hat einen Gleichgewichtskonflikt und einen Fallkonflikt entwickelt, und ein bisher inapparentes Muster des Fallens aktiviert. Gleichgewichtskonflikte und Fallkonflikte entstehen typischerweise in emotional belastenden Situationen, in denen man das Gefühl hat, die Situation nicht mehr zu beherrschen, sondern Opfer der Umgebung zu sein. Man ist nicht mehr Agierender, sondern nur noch Reagierender. Die Schuld kann durch ein Dankes- und Segnungsritual gelöscht werden, Tochter, Schwiegersohn, Enkelkind, die USA, und schließlich sie selbst, alle werden gedankt und gesegnet. Die Konflikte können erfolgreich aus den entsprechenden resonanten Hirnrelais herausprogrammiert werden. Am Ende erfolgt die kinesiologischen Nachtestung, in denen die Patientin in allen Einzelheiten stabil stehen bleibt.

Garrotte

Definition:

Eine Garrotte (auch Garrotte oder Garrota, von spanisch garrote vil = schändlicher/niederträchtiger Stock, im Deutschen auch Halseisen, Würgeisen oder Würgschraube genannt) ist ein Hinrichtungsinstrument, bei dem der Verurteilte an einen Holzpfahl gefesselt wird. Die Garrotte wurde und wird auch heute noch als Folterinstrument verwendet. Einsatz fand sie insbesondere in Spanien sowie in den spanischen Kolonien Südamerikas.

Im Gegensatz zur Strangulation, bei der die Halsschlagader abgeschnürt wird, erfolgt bei der Garrotte ein Zusammenpressen der Luftröhre. Der Tod tritt langsam durch Ersticken ein. In frühen Versionen legte der Henker eine Schlinge (äußere Spanische Winde) von hinten um den Hals des Opfers, die er mittels eines Stocks langsam zudrehte. Später wurde die Schlinge durch ein Metallband ersetzt. Dem Opfer wurde von hinten eine Metallschraube ins Genick gedreht, wodurch der Tod in der Regel augenblicklich eintrat.

In Spanien – dort regierte seit den 1930er-Jahren bis zu seinem Tod 1975 der Diktator Francisco Franco (Franco-Diktatur) – wurden bis 1974 Todesurteile durch die Garrotte vollstreckt. In den staatlich beeinflussten Medien wurde ausführlich darüber berichtet. 1978 wurde die Todesstrafe in Spanien abgeschafft.

Symptome und Befunde:

Der Patient klagt über regelmäßige Halsschmerzen, eingeschränkte Kopfbeweglichkeit, Schluckbeschwerden, Schmerzen in den Extremitäten, häufige Verspannungen im Nacken, große Empfindsamkeit für Ungerechtigkeiten, Unverträglichkeit von Enge am Hals, Tinnitus.

Patienten mit dem karmischen Muster der „Garrotte" beschreiben häufig eine tiefe Abneigung gegen Spanien, Süd- und Mittelamerika.

Diagnose:

Kinesiologische Testung auf „Garrotte".

Der Aurachirurg steht hinter dem Patienten, dreht symbolisch das Gewinde nach rechts, es entsteht ein Druckgefühl am Kehlkopf. Zur Steigerung der Resonanzbildung empfiehlt es sich, die mentale Energiesteuerung durch Imagination der Garrotte zu verstärken.

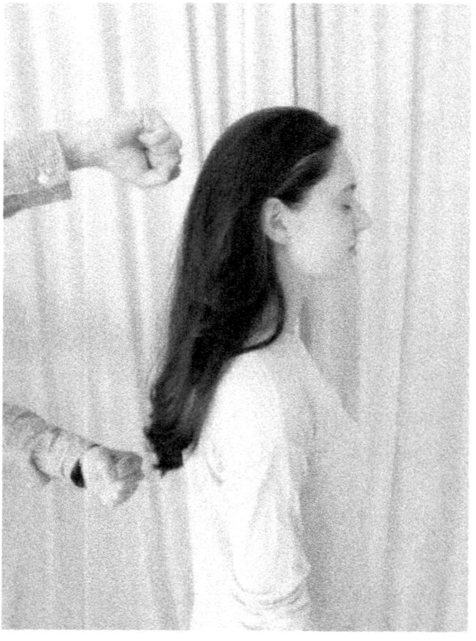

Abbildung: *Prüfung auf das karmische Muster der Garrotte.*

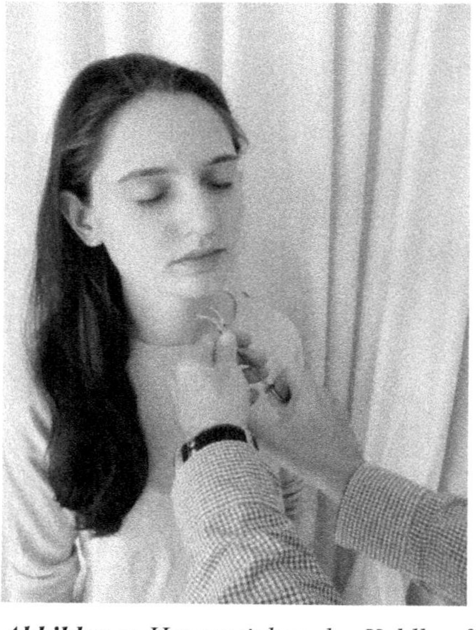

Abbildung: *Herausziehen des Kehlkopfes.*

Durch Drehen entweder nach links (was häufiger der Fall ist) oder nach rechts öffnet der Aurachirurg die Garrotte, um von vorne die Eisenschelle vom Hals des Patienten zu entfernen. In welche Richtung zu drehen ist, hängt von der Reaktion des Patienten ab. Dreht der Aurachirurg in die „falsche“ Richtung bzw. verstärkt er den Zug, reagiert der Patient mit einem Würgen. Dreht der Aurachirurg in die „richtige“ Richtung, verspürt der Patient eine unmittelbare Erleichterung.

Therapie:

Der Aurachirurg durchtrennt die Halswürgeeisen mit dem roten Laser und nimmt die Garrotte von vorne ab. Vor dem Patienten stehend zieht der Aurachirurg mit der Tuchklemme den eingedrückten Kehlkopf von vorne.

Der Aurachirurg entfernt symbolisch den Metalldorn im Nacken und zieht von hinten mit einer Präpariersonde die nach innen gedrückten Wirbel nach außen.

Testung auf Fesseln, die aurachirurgisch ebenfalls zu entfernen sind, wahlweise mit dem roten Laser bei Metallfesseln.

Bei Tinnitus besteht der Hinweis auf einen abgerissenen Dens axis: Der Aurachirurg relokalisiert den Dens axis am Surrogat und verschweißt ihn mit dem roten Laser oder setzt eine energetische Strickleiter durch Verschraubungen (siehe im Kapitel Bandscheibenvorfall).

Kinesiologische Nachtestung auf „Garrotte“.

Kasuistik:

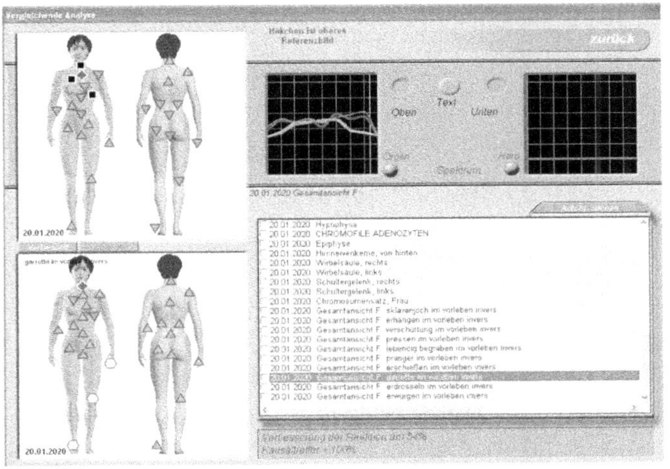

Abbildung: *Gesamtansicht: Energetische Störung im Halsbereich, bei Invertierung von „Garrotte im Vorleben“ Verbesserung um 54%.*

Gebärtrauma

Definition:

Ein Gebärtrauma bezeichnet ein sowohl physisches als auch psychisches Trauma, das eine werdende Mutter im Zusammenhang mit einer Geburt erlebt. Es ist zu unterscheiden vom Geburtstrauma, das ein Kind während der Geburt erleiden kann. Auch werdende Väter können ein Gebärtrauma erleiden, wenn sie bei der Geburt anwesend sind.

Symptome und Befunde:

Ein Gebärtrauma kann entstehen durch:

- Schmerzhafte oder sehr schwierige Geburt (lange, komplizierte oder medizinisch riskante Geburt).
- Gefühl von Kontrollverlust während der Geburt., Angst oder Bedrohung für das eigene Leben oder das des Kindes.
- Unangemessene medizinische Interventionen ohne ausreichende Erklärung oder Zustimmung. Emotionale Vernachlässigung durch das medizinische Personal.
- Vorherige Traumata, die durch die Geburt reaktiviert werden.

Menschen, die ein Gebärtrauma erleben, können typische posttraumatische Symptome zeigen, zum Beispiel:

- Wiedererleben der Geburt durch Flashbacks oder Albträume
- Vermeidung von Orten, Personen oder Situationen, die an die Geburt erinnern, intensive Angst oder Panik, Schlafstörungen oder Erschöpfung
- Schuldgefühle oder Scham, Schwierigkeiten in der Bindung zum Kind, Angst vor Schwangerschaft, Angst vor Geburtsvorgang oder vor Geburtskomplikationen

Diagnose:

Kinesiologische Testung auf „Gebärtrauma “.

Therapie:

Die Therapie besteht im Nachempfinden der Geburt des Kindes. Wenn das Kind ein Geburtstrauma erlitten hat, sollte die Geburt nachgestellt werden.

Alle beteiligten Personen, der Geburtshelfer, die Hebamme, das Pflegepersonal, das Kind, die Gebärende selbst werden in einem Dankes- und Segnungsritual energetisch frei gemacht. Auch die Geburt an sich gilt es zu danken und zu segnen.

Kinesiologische Nachtestung auf „Gebärtrauma “.

Geburtstrauma

Definition:

Mit dem Begriff Geburtstrauma werden sowohl physische als auch psychische Beeinträchtigungen des Neugeborenen bezeichnet, die in Folge des Geburtsvorgangs auftreten. Mögliche Ursaschen sind Enge des kleinen Beckens mit erschwertem Durchtritt durch den Geburtskanal mit Komplikationen, falsche Lage, Zurückschieben des Kindes durch den Geburtshelfer mit erneuten Versuchen, massives Drücken von außen durch den Geburtshelfer auf den Bauch der Mutter, Zangengeburt, Saugglocke u.v.m. Nicht gemeint ist mit dem Begriff des „Geburtstrauma“ das sog. „Gebärtrauma“, das auf Seiten der Mutter entsteht.

Symptome und Befunde:

Der Patient klagt über Klaustrophobie und Angst vor Dunkelheit, beschreibt Träume vom Steckenbleiben im Geburtskanal. Auch im übertragenen Sinne bleiben die Patienten mit Geburtstrauma im Leben stecken, immer wieder kommt es zu unerklärlichen Widerständen z.B. im Beruf mit dem Gefühl, beruflich nicht voranzukommen. Allein schon der Gedanke an einen sich abzeichnenden Widerstand führt bei den Betroffenen unmittelbar zu einem Zurückweichen, so dass etwaige Prüfungen oder Bewerbungsgespräche gar nicht versucht werden. Wiederkehrende Zurückweisungen sind typisch ebenso wie das Empfinden, sich immer mühsam durch Leben durchkämpfen zu müssen. Widerstand wird nicht toleriert: Das zeigt sich vielfach schon in der Schule, indem Schüler ihren Stoff beherrschen, im Examen jedoch angesichts der übergroß erscheinenden Herausforderung den Mut verlieren und einen sog. Blackout erleiden. Es kommt unter Umständen zu einem Beißkonflikt (Abwertungskonflikt des Zahnhalteapparats und des Dentins der Zähne) mit dem Empfinden, sich nicht gegen die Widerstände durchsetzen zu können oder immer gegen Widerstände ankämpfen zu müssen, sich nicht durch die Hindernisse des Lebens durchbeißen zu können. Bei Widerständen geht unmittelbar der Mut verloren, es kommt unter Umständen zu einem Ohnmächtigkeitskonflikt mit Ausgleich über die Schilddrüse (ektodermaler Anteil) mit Hashimoto Thyreoiditis oder degenerativer Struma. Fehlendes Urvertrauen, Einsamkeit (Verbindung zum karmischen Muster des Lebendig Begrabens), man fühlt sich nicht gesehen, wahrgenommen oder wertgeschätzt. Betroffene geben an, stets von anderen angeschoben werden zu müssen (Druck von außen auf den Bauch der Mutter bei der Geburt) oder immer von extern gezogen werden müssen (Zangengeburt). Das Leben ist ein dauerndes „Gezerre“. In manchen Fällen zeigt sich auch eine fehlende Anbindung an die Familie: Das Kind gehört auf den Bauch der Mutter gelegt, was bei Kaiserschnitt nicht möglich ist. Ansonsten kommt es zu keiner Synchronisation zwischen intrauterinem und extrakorporalem Herzschlag der Mutter, man wird entsprechend gegenüber anderen „hörig“ und hört zu wenig auf sich selbst.

Bei Kaiserschnittkindern, Frühgeburten oder auch bei sog. Sturzgeburten ist bekannt, dass sie vielfach nicht so durchsetzungsstark sind, weil sie es während der Geburt nicht gelernt hätten, wie es sich anfühlt, wenn man sich durch Widerstände durchzukämpfen hat. Entsprechend ist es sinnvoll, bei allen Kindern, die per Kaiserschnitt zur Welt kamen, nachträglich noch eine aurachirurgische Geburt durchzuführen. „Für eine gute Geburt ist es nie zu spät“ (Zitat Dr. Norbert Meier).

Nicht selten finden sich bei Patienten mit Geburtstrauma Beschwerden im Bereich der Halswirbelsäule: Geburtstrauma der HWS durch Zange und/oder Glocke.

Diagnose:

Kinesiologische Testung auf „Geburtstrauma“.

Therapie:

Nachstellen der Geburt: Patient liegt mit dem Rücken auf dem Boden (weiche saubere Unterlage zuvor auf dem Boden ausbreiten), zwei Helfer bilden den Geburtskanal, indem sie sich mit dem einen Fuß jeweils neben dem Kopf unter der Schulter des Patienten stellen, mit dem anderen seitlich am Oberarm unter den M. deltoideus. Um stabil zu stehen, umarmen sich die beiden Helfer einander. Am Kopfende des Patienten kniet die „gute Mutter“, die den zu Gebärenden während des Prozesses geistig unterstützt, ihm Mut zuspricht, ihn motiviert und schließlich am Ende willkommen heißt. Das Ziel der therapeutischen Prozedur besteht darin, dass sich der Patient ohne externe Unterstützung und ohne Druck von außen aus freier Kraft und selbstbestimmt aus dem Mutterleib durch den engen Geburtskanal nach außen durcharbeitet. Die Helfer im Bereich der Schulter, die den Geburtskanal bilden, achten auf einen ausreichend großen Widerstand, gegen den der Patient arbeiten muss, der jedoch für den Patienten nicht unüberwindbar sein darf. Auf Ansage durch den Aurachirurgen fängt der Patient an, sich mit Armen und Beinen durch den engen Geburtskanal durchzuarbeiten, dabei darf er sich auch um die Körperachse drehen, wie das bei der realen Geburt ebenfalls der Fall ist. Hat es der Patient geschafft, befindet er sich vollständig incl. der Füße außerhalb des Geburtskanals, so nimmt ihn die „gute Mutter“ in Empfang, legt seinen Kopf auf ihren Schoß, streichelt den Neuankömmling. Wichtig ist es, dem Patienten in dieser Situation ausreichend Zeit zur Erholung zu gewähren. Somit sollte der Patient so lange liegen bleiben, bis sich die emotionale Situation stabilisiert hat, um dann aufzustehen, um sich kinesiologisch nachtesten zu lassen.

Kinesiologische Nachtestung auf „Geburtstrauma“.

Kasuistik:

Patient, 72 Jahre alt, berichtet von seiner schweren Geburt, bei der er wohl mehrere Stunden im Geburtskanal gesteckt habe. Immer wieder habe er von der seinerzeitigen misslichen Situation geträumt, wie er nicht vom Fleck weggekommen sei, wie er im Kanal festgesteckt habe. Die Geburt sei schließlich mit einer Zange erfolgreich zum Abschluss gebracht worden. All das erzeuge heute noch ein ungutes Gefühl. Aber auch während seines ganzen Berufslebens habe sich dieses Geburtstrauma gezeigt: Immer wieder habe er es erlebt, in der beruflichen Karriere stecken zu bleiben, nichts habe sich entwickelt, letztlich immer mit dem Gefühl des unüberwindbaren Widerstands. Das habe schließlich dazu geführt, dass er karrieremäßig es nicht weit gebracht habe. Aktuell habe er große Probleme mit seinen Zähnen, der Zahnarzt habe ihm nach jahrelangen Problemen inzwischen alle Zähne gezogen, er trage eine Vollprothese, die aber nicht gut hält, was ihn sehr betrübt.

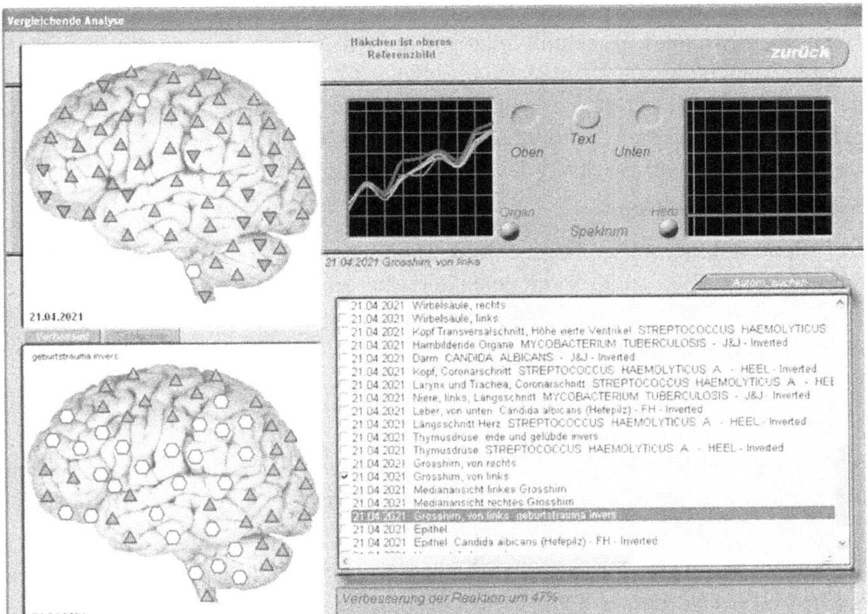

Abbildung: *Großhirn von links: Energetische Störung im oberen Bild, bei Invertierung von „Geburtstrauma" zeigt sich eine Verbesserung der Reaktion um 47%.*

Häuten

Definition:

Das *Enthäuten*, auch *Häuten* oder *Schinden* genannt, war eine von der Antike bis in die Neuzeit praktizierte Hinrichtungsmethode, der eine äußerst qualvolle Folter vorausgeht. Dabei wurde einem Menschen mit einem Messer die Haut vom Körper abgezogen. Das Enthäuten bzw. das Abreißen der Kopfhaut (Skalpieren) gilt bis in die Neuzeit bei vielen Kulturen als Triumph über den Gegner und als individuelle Trophäe.

Gehäutet wurden in früheren Zeiten die Überbringer schlechter Nachrichten.

Das vollständige Enthäuten eines Menschen dauert mindestens eine Stunde. Enthäuten ist äußerst schmerzhaft, sodass das Opfer wohl wiederholt in Ohnmacht fällt und wegen der Schmerzen daraus wieder aufgeschreckt wird. Das enthäutete Opfer stirbt oft langsam in Stunden oder Tagen am Schock, durch Blut- und Flüssigkeitsverlust, Unterkühlung und Infektionen.

Beim *Riemenschneiden* schnitt man mit einem Messer Riemen aus der Haut heraus. Manchmal schnitt man auch einfach mit Scheren die Haut des Opfers heraus. Da die Messer damals auch nicht so scharf wie heutige Skalpelle waren, gab es keine sauberen Schnitte, sondern das Schneiden war mit Ziehen und Drücken verbunden, um durch die Haut zu gelangen.

Symptome und Befunde:

Der Patient klagt über Träume von Häutungen. Auf der Körperoberfläche empfindet er Kälte und Schutzlosigkeit, für die es keine schulmedizinische Erklärung gibt. Emotionale Dünnhäutigkeit. Dermatologische Erkrankungen sind möglich, z.B. blasenbildende Erkrankungen wie Pemphigus vulgaris, bullöses Pemphigoid, aber auch andere Hauterkrankungen.

Diagnose:

Kinesiologische Testung auf „Häuten“ oder Testung in der Aura. Beim Abtasten der Aura durch den Therapeuten gibt der Patient ein Gefühl der Verletzlichkeit, des Drucks oder das Gefühl des Angriffs an.

Testung in der Aura: Bewegt der Therapeut seine Handfläche in der Aura am Körper auf der Vorder- und Rückseite, so spürt dies der Patient in vielen Fällen.

Therapie:

Bei positivem Befund wird neue Haut imaginiert, über die Körperoberfläche verteilt und aurachirurgisch fixiert.

Kinesiologische Nachtestung auf „Häuten“ bzw. Nachtestung in der Aura.

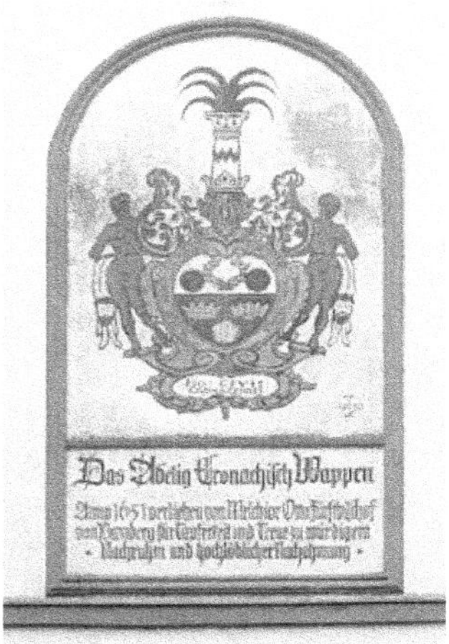

Abbildung: *Stadtwappen von Kronach: Als Schildhalter zwei Männer, die ihre abgezogene Haut über dem Arm tragen. Sie erinnern an Kronacher Bürger aus der Zeit des Dreißigjährigen Krieges, die während eines Ausfalls Kanonen der belagernden Schweden unbrauchbar machten und dabei von diesen gefangen und geschunden wurden. Die Kronacher nennen sich „Die Geschundenen“.*

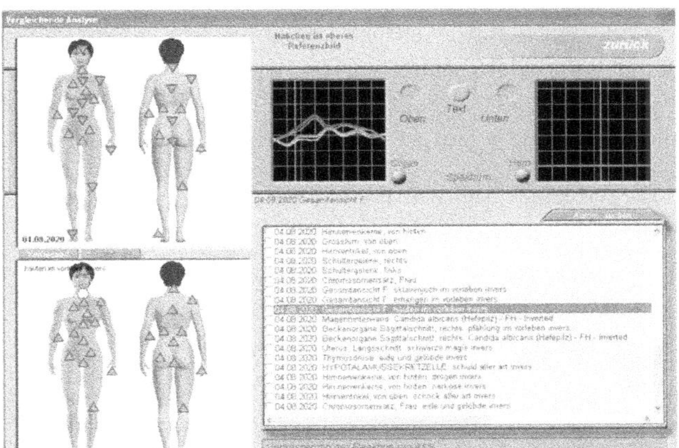

Abbildung: *Gesamtansicht einer Frau, die seit Jahren den wiederkehrenden Traum einer Häutung hat. Männer würden nachts erscheinen und ihr die Haut vom Leib ziehen. Es zeigt sich eine energetische Störung im Bereich des Rumpfes und der Extremitäten, auf der Vorder- und Rückseite des Körpers. Bei Invertierung von „Häuten im Vorleben“ Verbesserung der Reaktion um 41%.*

Judaswiege

Definition:

Bei der Judaswiege sitzt der Angeklagte mit seinem gesamten Gewicht auf der Spitze einer hölzernen Pyramide, die sich in den After hineinbohrte und ihn auseinander dehnt und reißt. Der Henker zieht den Angeklagten immer wieder nach Belieben hoch und lässt ihn auf die Spitze der Pyramide fallen.

Symptome und Befunde:

Patienten mit dem karmischen Muster des Judaswiege sind sehr selten, jedoch in ihrer klinischen Symptomatik durchaus charakteristisch. Sie leiden unter erheblichen Schmerzen im Schritt, mit Ausstrahlung in die Genitalien und in den Bereich des Afters. Vielfach schildern die Patienten jahrelange schier unerträgliche Beschwerden, die durch schulmedizinische Operationen, z.B. die operative Freilegung des N. pudendus bei vermutetem Nervenengpasssyndrom, vergeblich therapiert werden. Die Diagnose lautet dann Neuralgie des N. pudendus unklarer Genese. Nicht selten findet sich anamnestisch ein Sturz auf das Gesäß mit einer Verletzung analog den Verletzungen durch die Judaswiege.

Diagnose:

Kinesiologische Testung auf „Judaswiege“

Testung in der Aura: Unter Umständen empfinden die Patienten eine Zunahme der Schmerzsymptomatik oder ein zusätzliches Druckgefühl zwischen den Beinen im Schrittbereich, wenn der Aurachirurg seine Hand von unten in den Bereich des Damms bewegt.

Therapie:

Der Patient verschränkt die Arme, der Aurachirurg tritt von hinten heran und hebt den Patienten, an dessen Ellenbogen fassend, mit einem beherzten Impuls nach oben und zur Seite.

Die vermeintlichen offenen Verletzungen werden in der Aura verschlossen.

Kinesiologische Nachtestung auf „Judaswiege“

Kastration

Definition:

Unter einer Kastration versteht man die chirurgische Entfernung der Keimdrüsen (Gonaden). In früheren Zeiten wurden sowohl Penis als auch Hoden entfernt, vielfach durch höchst grausame Rituale, in denen beispielsweise Hunde die Genitalien von Sklaven abbissen, um die so kastrierten dann als Eunuchen weiter zu verkaufen. Folgen waren Inkontinenz und Harnröhrenverengung: Nach der Kastration funktionierte das Harnsystem nicht mehr. Dies führte zu Inkontinenz oder Harnröhrenverengungen mit üblem Geruch.

In der katholischen Kirche wurden Buben mit schöner Stimme über Jahrhunderte kastriert, in vielen Fällen mit tödlichem Ausgang auf Grund einer postoperativen Sepsis. Hintergrund für die Kastration war jedoch nicht primär der Erhalt der schönen Stimme, sondern das Ziel, auf diese Weise Frauen aus dem Kirchenleben fernzuhalten, indem die Eunuchen die Sopranstimmen im Chor übernahmen.

Im 17. bis frühen 19. Jahrhundert erreichten einige Kastraten, die durch früh einsetzende und gezielte Stimmschulung besondere Virtuosität erlangt hatten und in der Oper auftraten, große Bewunderung und Berühmtheit. Die Stimmen von Kastratentenören wurden von den meisten großen Komponisten der Zeit in zahlreichen Werken eingesetzt, unter anderem von Monteverdi, Alessandro Scarlatti, Händel, Mozart und Rossini. Der berühmteste Kastratentenor war Farinelli (*1705, †1782).

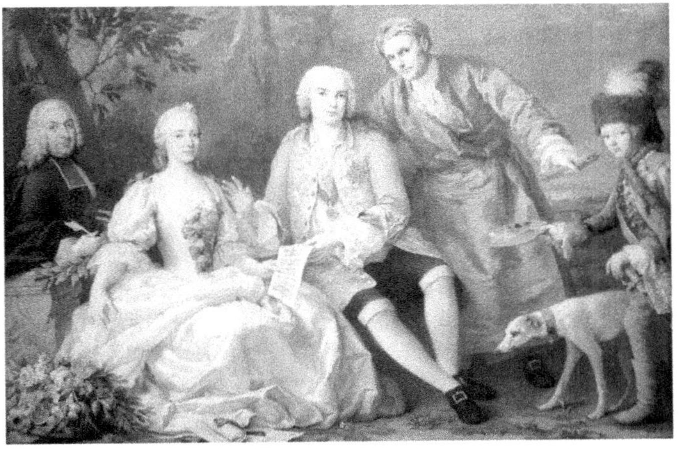

Abbildung: *Metastasio, Teresa Castellini, Farinelli, Jacopo Amigoni; Gemälde von Jacopo Amigoni, etwa 1750–1752*

Als Satyriasis oder Satyromanie (benannt nach den Satyrn der griechischen Mythologie), später Donjuanismus (nach der Figur Don Juans), wurde in der Medizin und Psychologie ein krankhaft gesteigerter männlicher Geschlechtstrieb bezeichnet. Mitte des 19. Jahrhunderts ging man davon aus, dass die Übersteigerung sowohl durch eine erbliche Veranlagung als auch unter anderem durch Müßiggang, Masturbation und eine sitzende Lebensweise verursacht werden konnte. Behandlungsvorschläge umfassten neben kalten Bädern, säuerlichen Getränken, schwerer körperlicher Arbeit und der Besinnung auf moralische Werte in schweren Fällen auch die Kastration.

Die Entmannung als Strafe kommt im älteren Recht in zwei Ausführungen vor. Sie diente sowohl zur rituellen Vorbereitung der Todesstrafe, wurde aber auch selbständig als verstümmelnde Leibesstrafe angewandt, etwa bei Ehebruch. Bei Diebstahl von Kultgegenständen, Vergehen von Knechten und Diebstahl nach erfoltertem Geständnis und bei geschlechtlichen Vergehen (Notzucht, Verkehr mit fremder Magd, Homosexualität, Sodomie).

Einer Frau die Brust oder die Brustwarzen abzuschneiden, war nach alter, geradezu magischer und als solche bis heute nachwirkender Vorstellung eine der schlimmsten, der Kastrationsfolter ähnelnden Foltern, die ihr angetan werden konnte. Wie bei dem Mann bei der Kastrationsfolter wird der Frau symbolisch ihre Weiblichkeit genommen.

Symptome und Befunde:

Patienten klagen über Schmerzen und Kältegefühl im Genitalbereich, Rückenschmerzen, Bandscheibenprobleme, unerfülltes Sexualleben, Angst vor dem sexuellen Höhepunkt wegen der Vorstellung einer drohenden Kastration als Strafmaßnahme, unklare Gewichtszunahme nach Unfällen. Typisch ist die Angst vor Hunden, die die Hoden abbeißen könnten, oder die Angst, wenn jemand in Richtung der Hoden greift. Gefühl keine Hoden oder Genitalien zu haben. Es finden sich Träume von Kastrationen, insbesondere in der Kindheit und im Jugendalter. Patienten berichten, dass sie nie gerne gesungen hätten, sich im Schulunterricht vor dem Singen gedrückt hätten. Manche singen jedoch sehr viel und sehr gern.

Organische Veränderungen am Hoden: Kleines Genitale, Phimose (Vorhautverengung), Varikozele, Hodenzysten, Hodenentzündung (Orchitis), Nebenhodenentzündung (Epididymitis), Hodenhochstand, fehlender Hoden, Hodentorsion, Zeugungsunfähigkeit, unerfüllter Kinderwunsch, Impotenz, u.v.m.

Spezifische Charaktereigenschaften mit Neigung zu Rechthaberei und Besserwisserei, präpotenter und penibler (penibel stammt vom französischen pénible für „mühsam, beschwerlich, schmerzlich“) Charakter, Narzismus, muskeldysmorphe Störung, Neigung zu Ideologienbildung, cholerische Ausbrüche, gesteigerte vegetative Labilität und Depression, Suizidalität, Osteoporose, Fettleibigkeit mit Stoffwechselstörungen, Entgleisungen des Fettstoffwechsels, des Zuckerstoffwechsels und folgender Zuckerkrankheit sowie arterielle Hypertonie, Verweiblichung, Gynäkomastie. Singen wird häufig gemieden, oder aber auch sehr gerne und viel gesungen. Aber auch sehr produktive und kreative Leistungen sind möglich mit großem innovativen Geschick, Durchsetzungskraft und Konsequenz.

Betroffene Männer wie Frauen haben eine Neigung zu mannhaften Ritualen im Sinne einer Überkompensation des durchaus empfundenen, aber nicht näher benennbaren Defizits, z.B. Bodybuilding, Kraftsporttraining, Zugehörigkeit zu einer schlagenden Studentenverbindung, Berufswunsch als Elitesoldat wie z.B. Fallschirmjäger beim Militär, Faszination an Duellen, Muskelaufbautraining mit Proteinen, Vitaminen und Steroiden, Frauenverachtung.

Ob die Vasektomie eine Wiederholung des Kastrationsmusters darstellt, gilt es zu diskutieren. Bzw. ob diejenigen, die sich einer Vasektomie unterziehen, bereits das karmische Muster der Kastration in sich tragen und sich deshalb für diesen Eingriff entscheiden.

Diagnose:

Kinesiologische Testung auf „Kastration“

Testung in der Aura: Der Aurachirurg steht vor dem Patienten, nimmt imaginativ den Hoden des Patienten in die Hand und bewegt ihn aufwärts und abwärts. Im positiven Fall spürt der Patient diese Manipulation, nicht selten sogar überraschend deutlich, manche Männer weichen beim Griff in Richtung des Schritts sogar angstvoll zurück.

Therapie:

Der Aurachirurg setzt in der Aura im Schritt des Patienten neue Hoden ein und verbindet den Ductus deferens in Richtung des Leistenkanals mit einer Pinzette. Alternativ drückt er im Anatomieatlas mit der Präpariersonde auf den Ductus deferens, die Ductuli efferentes, den Hoden, den Nebenhoden beidseits und fragt beim Patienten nach Resonanz. Im positiven Fall setzt er die Genitalien in der Abbildung zurück und vernäht die resonanten Bereiche.

Bei Frauen gibt es ebenfalls das karmische Muster der Kastration, zu finden als Resonanz auf den Ovarien und dem Epoophoron (entspricht den Ductuli efferentes des Mannes), wenn die Frau entsprechende Informationen aus einem männlichen Vorleben bzw. als Information von einem männlichen Vorfahren geerbt hat. Analoges therapeutisches Procedere wie beim Mann.

Kinesiologische Nachtestung auf „Kastration“, Nachtestung in der Aura

Kasuistik:

Patient, 24 Jahre alt, Schizophrenie seit 4 Jahren

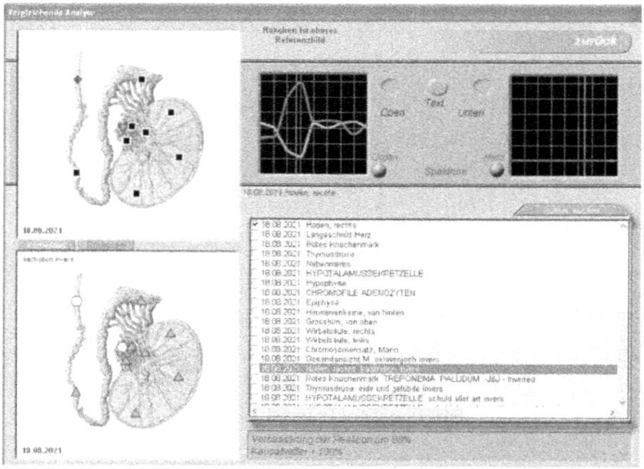

***Abbildung:** Hoden rechts: Energetische Störung im Bereich der Hoden, bei Invertierung von „Kastration“ Verbesserung der Reaktion um 88%.*

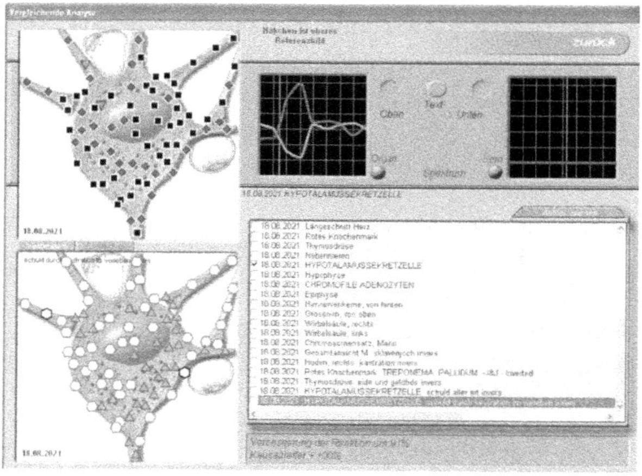

***Abbildung:** Hypothalamus: Energetische Störung, bei Invertierung von „Schuld durch Kastration im Vorleben“ Verbesserung der Reaktion um 91%, was bemerkenswert ist, zumal es sich um das Opfer der Kastration handelt. Damit ist klar: Der Kastrierte gerät durch die Tat in die Schuld, die sogar vererbt werden kann.*

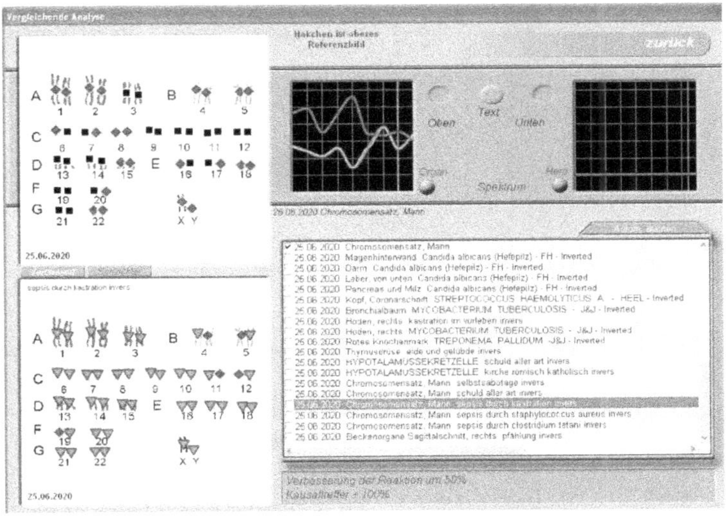

Abbildung: *Chromosomen: Schwere energetische Störung, bei Invertierung von „Sepsis nach Kastration" Verbesserung der Reaktion um 59%.*

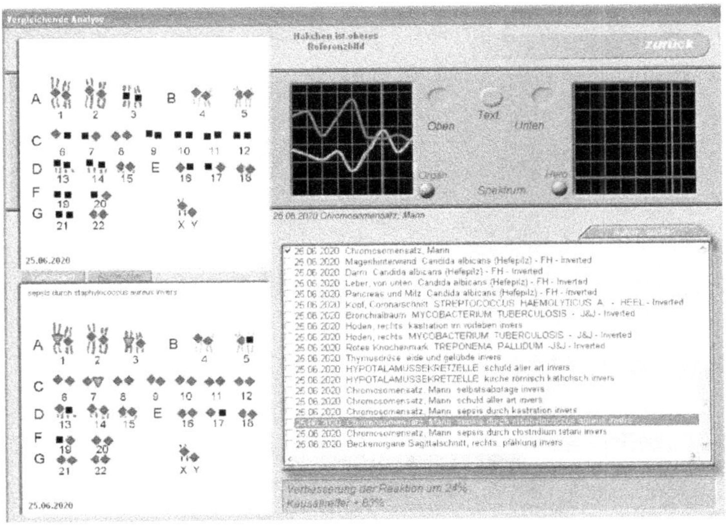

Abbildung: *Chromosomen: Bei Invertierung von „Sepsis durch Staphylococcus aureus" Verbesserung der Reaktion um 24%, somit ein schlechterer Befund als zuvor, was darauf hindeutet, dass es sich hier nicht um die richtige Kausalität handelt.*

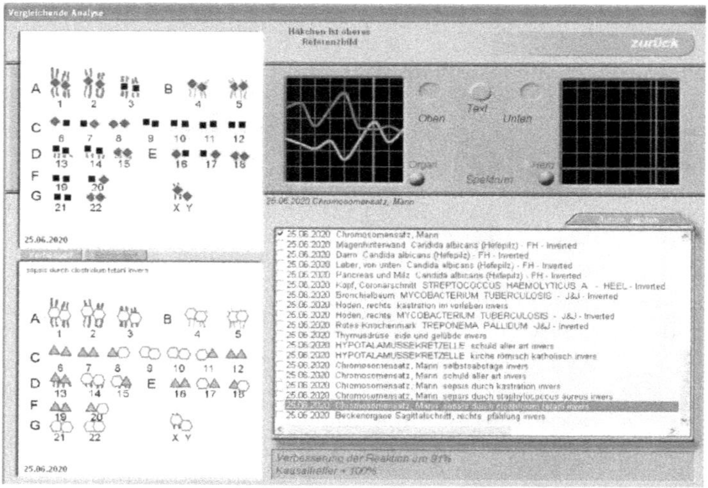

Abbildung: *Chromosomen: Bei Invertierung von „Sepsis durch Clostridium tetani" Verbesserung der Reaktion um 91%, somit ist das die zutreffende Kausalität. Toxinbelastungen durch Sepsis können als Störinformationen auf den Chromosomen nachgewiesen werden, epigenetische Vererbungen sind möglich, die Homöopathie spricht hier von sog. „Erbtoxinen".*

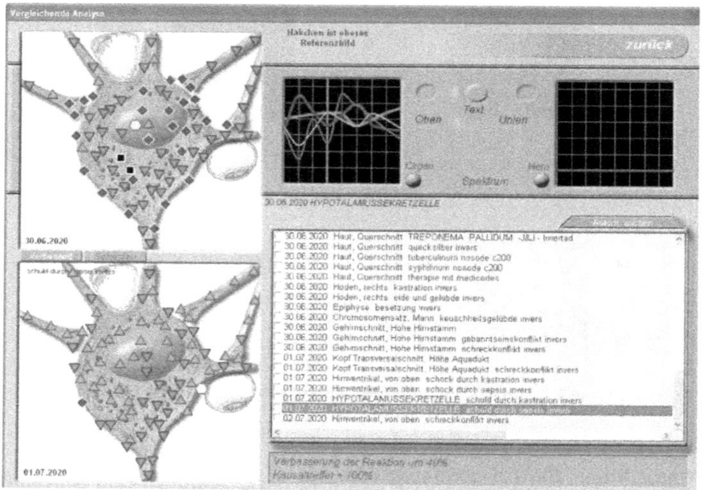

Abbildung: *Hypothalamus: Energetische Störung, bei Invertierung von „Schuld durch Sepsis" Verbesserung der Reaktion um 49%.*

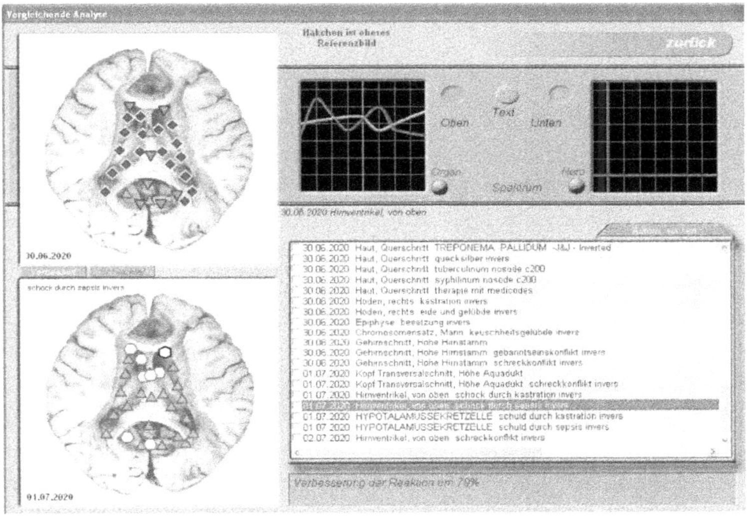

Abbildung: *Hirnventrikel: Energetische Störung, bei Invertierung von „Schock durch Sepsis" Verbesserung der Reaktion um 79%.*

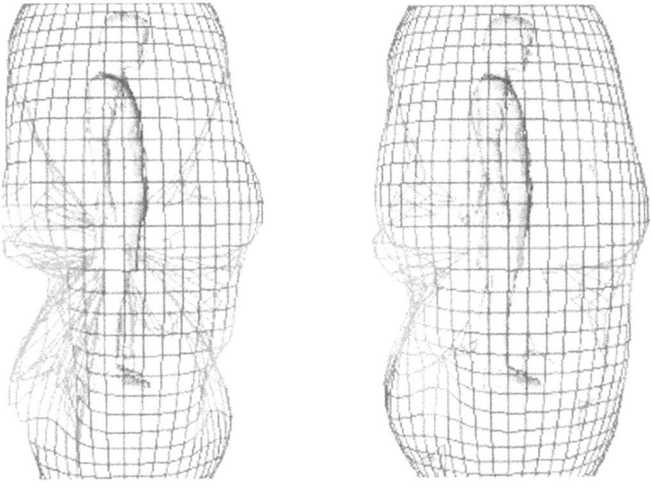

Abbildung: *Auradarstellungen: Links vor aurachirurgischer Löschung des karmischen Musters der Kastration, rechts danach. Nach wie vor besteht in der rechten Darstellung eine energetische Störung, jedoch deutlich geringer ausgeprägt als im Ausgangsbefund. Die Störung bildet sich im Lauf der folgenden Wochen weiter zurück, bis die Aura wieder harmonisiert ist.*

Kerker

Definition:

Kerker (von lat. carcer, Gefängnis) ist die alte Bezeichnung für Strafanstalt. Betzekämmerchen waren von außen einsehbare Räume in öffentlichen Gebäuden, die in erster Linie der Zurschaustellung des Delinquenten und nicht seiner Inhaftierung dienten. Dieser verbüßte – dem Spott der Passanten ausgesetzt – so eine nicht entehrende Strafe für das Begehen leichterer Delikte (Analogie zum karmischen Muster des Prangers, siehe auch dort).

Der Begriff Karzer ist ebenfalls eine Ableitung von lat. carcer, bezeichnet aber den (leichten) Arrest, der bis Anfang des 20. Jahrhunderts an Universitäten für Studenten verhängt werden konnte. Ein Verlies war im Mittelalter ein burg- oder stadteigener Kerker, meist in fensterlosen Kellerräumen oder im untersten Teil einer Festung (Kasematten) oder eines Turmes (Bergfrieds). Oft war es nur durch die Decke über eine einzige Öffnung, ein sogenanntes Angstloch, erreichbar und mitunter so eng, dass die Gefangenen sich nicht hinlegen konnten.

Die Haft in einem solchen Kerker war eine Form der Folter und kam nicht selten der Todesstrafe gleich. Das niederdeutsche Wort Verlies ist mit „verlieren" verwandt und gelangte im 18. Jahrhundert in die Schriftsprache.

Eine frühere Bedeutung ist „Verlust" (niederl. verlies) und später „sich verlieren, verloren gehen, für andere unsichtbar werden". In England und Frankreich war analog hierzu die Bezeichnung Oubliette (von frz. oublier, „vergessen") gebräuchlich.

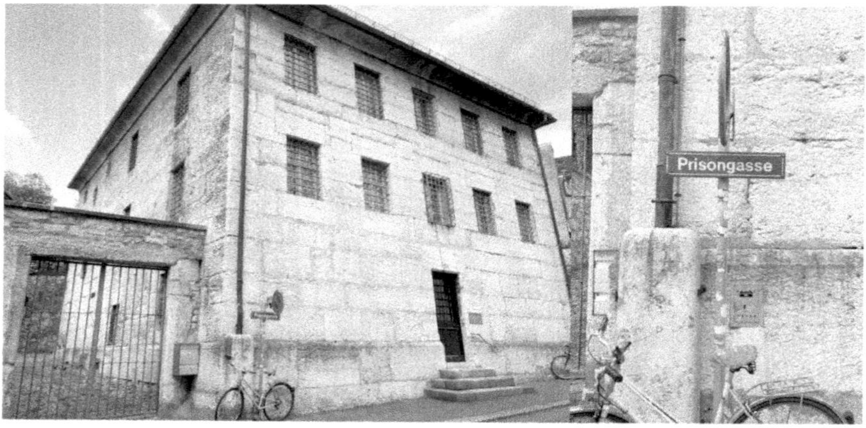

Abbildung: *Das Gefängnis in der Prisongasse, Solothurn, Schweiz*

Symptome und Befunde:

- Klaustrophobie, Angst vor Dunkelheit
- Atembeschwerden mit Panikattacken, z.B. beim versehentlichen Eingesperrtwerden in einem Fahrzeug mit Zentralverriegelung oder bei Lockdown im Rahmen der sog. Corona-Pandemie
- Träume vom Kerker, vom Eingesperrtsein
- Faszination für historische Kerker und Folterkammern, oder große Angst davor
- Angst vor dem Alleinsein oder Zurückgelassenwerden, Angst vor dem Vergessenwerden, keine Freunde haben, Freunde immer wieder verlieren, beim Skifahren in einer Gruppe nicht als letzter fahren wollen (Angst, vergessen zu werden)
- Angst vor Mäusen und Ratten, vor Ungeziefer, vor Ansteckung
- Körperliche Auszehrung, man lebt im übertragenen Sinne von Wasser und Brot, Betroffene essen tatsächlich häufig karg und sind schlank
- Empfindlichkeit gegen Klimaanlagen, Kälte- und Zugempfindlichkeit
- Seitendifferenz in der Hebbarkeit der Füße: Kugel am Fuß, was sich nach aurachirurgischer Behandlung egalisiert
- Abkleben von Schlüssellöchern mit Klebeband

Diagnose:

Kinesiologische Testung auf „Kerker"

Therapie:

Der Therapeut sperrt symbolisch eine imaginäre Kerkertüre auf und öffnet die, der Patient geht aktiv aus dieser Tür hinaus in die Freiheit, am besten zum nächsten Fenster, das der Therapeut zuvor real geöffnet hat. Dieses Ritual führt zu einer Beseitigung des zugrunde liegenden Musters aus dem Unterbewusstsein.

Kinesiologische Nachtestung auf „Kerker".

Kasuistik:

In der Zeit der sog. Coronapandemie litten viele Menschen unter dem Eingesperrtsein während des Lockdowns mit Ausgangssperre. Es kam zu regelrechten Erregungszuständen mit Panikattacken, die sich Außenstehende gar nicht recht erklären konnten, die aber Ausdruck der Reaktivierung des karmischen Musters des Kerkers waren. Der folgende Fall schildert die Erkrankung einer Patientin, 63 Jahre alt, die nach Beendigung der sog. Coronapandemie an einer Wegenerschen Granulomatose erkrankt. Die Granulomatose mit Polyangiitis, kurz GPA, ist eine rheumatische Erkrankung, die mit granulomatösen Veränderungen der Atemwege und einer Entzündung der mittleren und kleinen Blutgefäße einhergeht. Sie gehört zur Gruppe der ANCA-assoziierten Vaskulitiden. Interessanterweise öffnet die Patientin, ohne mich vorher zu fragen, das Fenster im Behandlungszimmer, während ich außerhalb noch zu tun habe. Als ich den Raum betrete, steht die Patientin am offenen Fenster und ringt geradezu um frische Luft. In der Anamnese beschreibt die Patientin, wie sehr ihr die Coronamaßnahmen und die Freiheitsbeschränkungen zugesetzt hätten. Begonnen habe die Erkrankung mit einer Entzündung der Nasennebenhöhlen, was bei einer Wegenerschen Granulomatose typisch ist. Danach habe sich eine generalisierte Granulomatose ausgebildet, mit Entzündungen der Gefäße in den Nieren, der Leber und der Lungen. In der rheumatologischen Fachklinik habe man sie dann mit hochdosierten Cortisongaben behandelt, was die Symptome allmählich wieder beseitigt habe. In der aurachirurgischen Untersuchung zeigt sich deutlich das karmische Muster des Kerkers, nach Auflösung des Musters erleidet die Patientin regelrecht einen kurzen Erregungszustand, sie schnappt wieder nach Luft, woraufhin ich das zuvor wieder geschlossene Fenster erneut öffne. Auch in der Segnung des Abwertungskonflikts der Gefäße zeigt sich eine erhebliche emotionale Reaktion, was darauf hindeutet, dass es sich hier um einen Abwertungskonflikt der peripheren Arterien handelt, wie es bei der Wegenerschen Granulomatose im Buch „BioProg“ beschrieben ist. Der Konfliktinhalt des Abwertungskonflikts der peripheren Arterien lässt sich in etwas wie folgt beschreiben: Man fühlt sich vom allgemeinen Leben ausgeschlossen, ohne Anbindung an die Gesellschaft. Die Lebensumstände engen einen ein, man kann sich nicht frei entfalten. Als ich der Patientin diese Beschreibung vortrage, bestätigt sie entsprechende Empfindungen seinerzeit vollumfänglich.

Kasuistik:

Patientin, 56 Jahre alt, Rechtshänderin, Journalistin

Diagnose: Kleinfingerarthrose rechte Hand

Auslöser: Lock Down mit Ausgangssperre

Symptome: Schwellung des Endgelenks, eingeschränkte Beweglichkeit, ästhetisch störend, alle anderen Finger und die linke Hand sind nicht betroffen

Konflikt: Abwertungskonflikt

Konfliktinhalt: Etwas nicht „halten“ oder „aushalten“ können

Karmische Vorbelastung: Muster des Kerkers

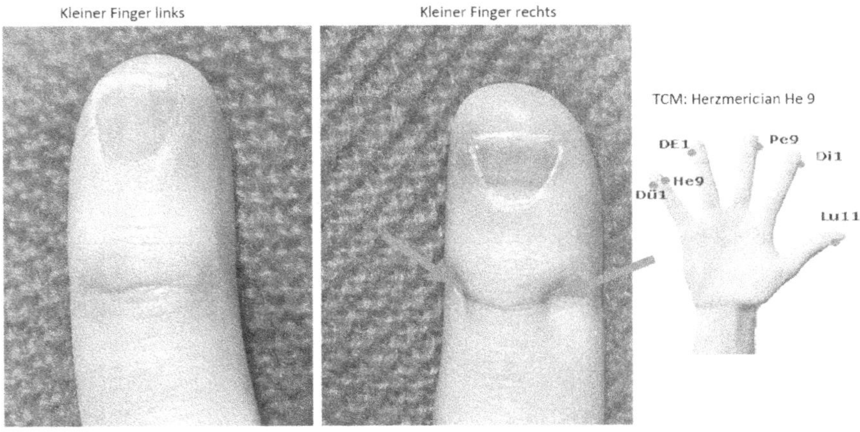

Abbildung: *Kleinfinger Es zeigt sich eine morphologische Differenz, der linke kleine Finger ist im Endgelenk normal, der rechte hat entsprechende Einziehungen und in der Mitte eine Verdickung. Ganz rechts im Bild die Darstellung des Herzakupunkturpunktes 9 als Endpunkt des Herzmeridians. Selbstbewusstsein und Stolz: In der westlichen Handanalyse wird der kleine Finger oft mit dem Bereich des Selbstbewusstseins und der persönlichen Würde assoziiert. Das Eingesperrtsein als empfundener Verlust der Würde.*

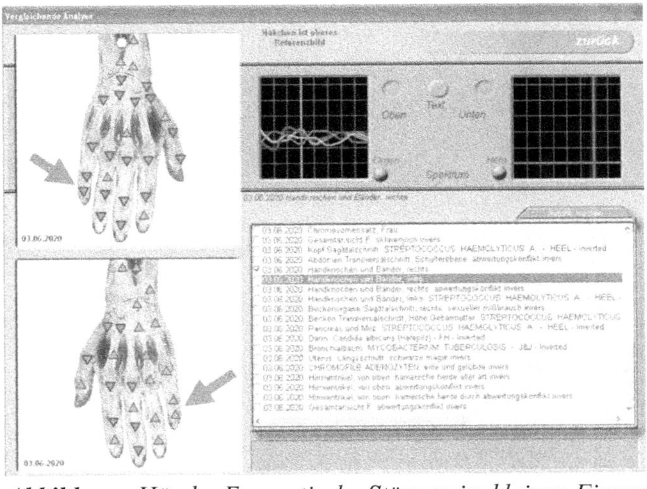

Abbildung: *Hände: Energetische Störung im kleinen Finger der rechten Hand, während der kleine Finger der linken Hand einen unauffälligen energetischen Befund aufweist.*

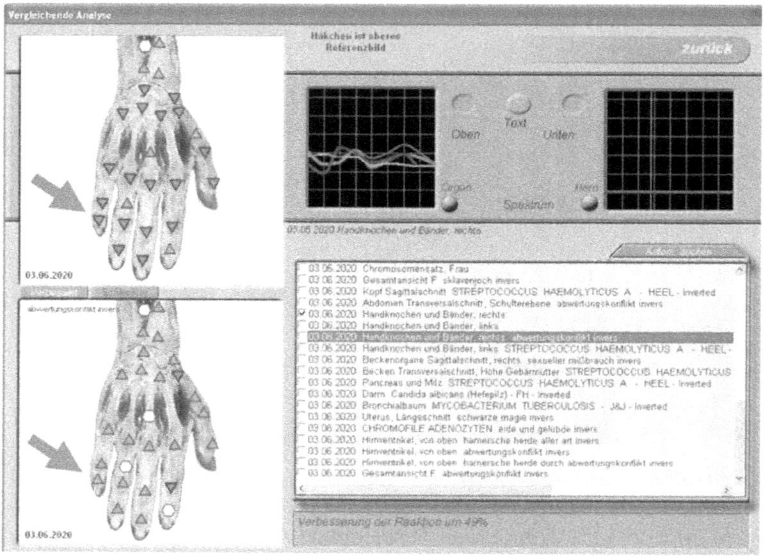

Abbildung: *Hand rechts: Energetische Störung des kleinen Fingers, bei Invertierung von „Abwertungskonflikt" Verbesserung der Reaktion um 49%.*

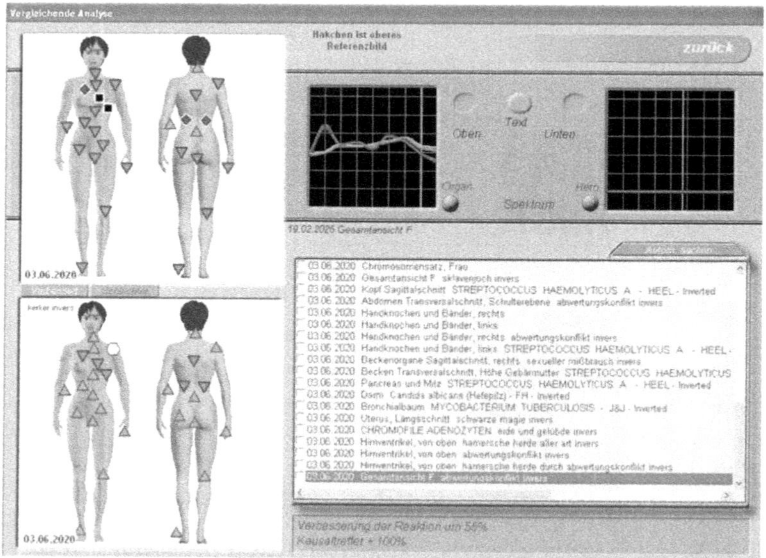

Abbildung: *Gesamtansicht: Energetische Störung insbesondere im Brustbereich, bei Invertierung von „Kerker" Verbesserung der Reaktion um 55%.*

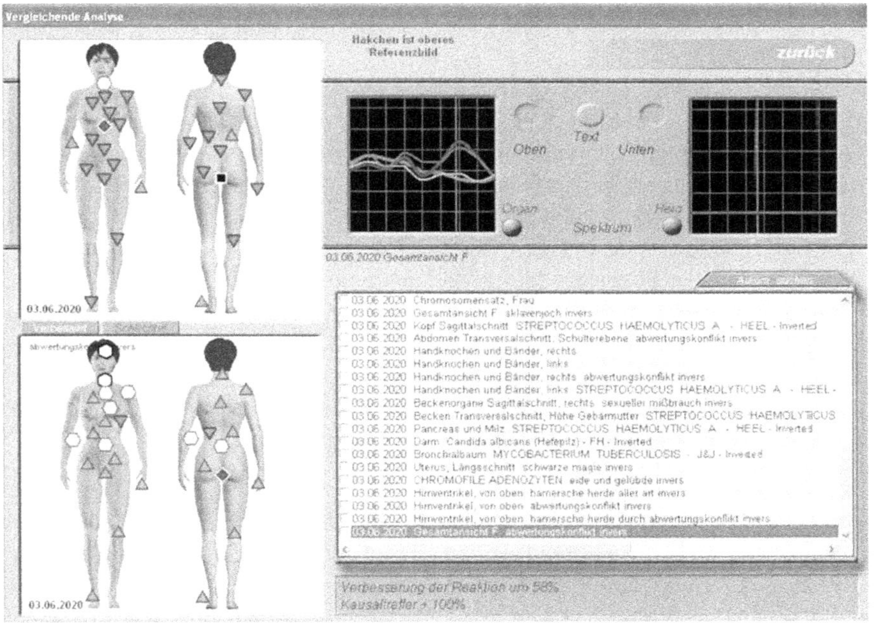

Abbildung: *Gesamtansicht: Gleiche Patientin, bei Invertierung von „Abwertungskonflikt" Verbesserung der Reaktion um 58%.*

Nach aurachirurgischer Auflösung des karmischen Musters des Kerkers empfindet die Patientin ein eindrückliches Gefühl der Befreiung. Sie blickt in den Himmel und meint, so blau hätte sie ihn noch nie gesehen.

Ketzergabel, Häretikergabel, Abtrünnigengabel

Definition:

Die Ketzergabel (Häretikergabel, Abtrünnigengabel) ist ein Folterinstrument für Glaubensabweichler. Das Hauptziel war das Erzwingen eines Geständnisses oder das Abschwören des vermeintlichen Irrglaubens. Auf vielen historischen Gabeln war das lateinische Wort „abiuro“ (ich schwöre ab) eingraviert. Das Opfer sollte dieses Wort aussprechen, um der Qual ein Ende zu setzen. Sie wird mit den spitzen Gabeln an beiden Enden in das Brustbein sowie in den Kiefer oder das Kinn eingesetzt und mit einem Lederriemen oder Eisenband am Hals befestigt. Dies bewirkt, dass der Kopf zwanghaft nach oben gehalten werden muss, eine Bewegung wird unmöglich. Der Betroffene kann nicht mehr sprechen, sondern nur noch stammeln. Die Ketzergabel wird erst wieder entfernt, wenn derjenige abschwört und sich zur allgemein herrschenden Meinung bekennt.

Symptome und Befunde:

Das karmische Muster der Ketzergabel hat eine Ähnlichkeit mit dem karmischen Muster des Prangers. Während es beim Pranger um die Zurschaustellung und Erniedrigung einer Person geht, als Konsequenz für eine vermeintlich durchgeführte Verfehlung, handelt es sich bei der Ketzergabel um ein Folterinstrument für Glaubensabweichler, die auf diese Weise wieder auf „Spur“ gebracht werden.

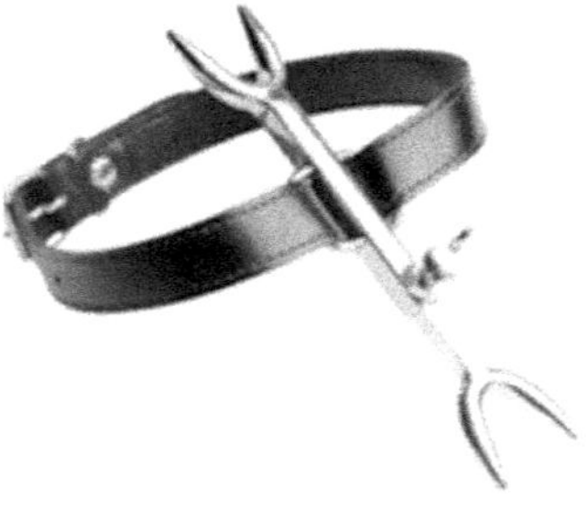

Abbildung: *Ketzergabel in einem BDSM-Shop*

Diagnose:

Kinesiologische Testung auf „Ketzergabel“ oder „Häretikergabel“ oder „Abtrünnigengabel“.

In der Aura vor dem Hals auf Resonanz testen: Der Patient überstreckt den Kopf nach hinten, der Aurachirurg greift von vorne in Richtung des Halses des Patienten. Der Patient beschreibt eine drückende Empfindung zwischen dem oberen Teil des Brustbeins (Fossa jugularis) und dem Kinn. Der Aurachirurg dreht an der Schraube der Ketzergabel: Rechtsdrehend bzw. linksdrehend, um zu prüfen, in welche Richtung die drückende Empfindung zunimmt.

Nicht selten kann auch ein Bußgelübde nachgewiesen werden.

Therapie:

Entsprechend der zuvor getesteten Drehrichtung der Schraube wird die Ketzergabel aufgedreht, das Metallgestell zusammengeschoben, der Lederriemen um den Hals abgeschnitten.

Der Aurachirurg entfernt die Ketzergabel und verwirft sie energetisch

Fesseln an Armen und Beinen werden gelöst

Der Kopf wird zentriert, die HWS aurachirurgisch bearbeitet, unter Umständen bei Resonanz am Surrogat der Halswirbelsäule (siehe im Kapitel Bandscheibenvorfall) eine energetische Strickleiter installiert.

Kinesiologische Nachtestung auf „Ketzergabel"

Kasuistik: Patientin, 55 Jahre alt, Ärztin, stellt ihren Patienten mit COPD während der sog. Corona-Pandemie Maskenatteste aus, wird von einer Angehörigen einer Patientin angezeigt und bekommt mehrere Disziplinarverfahren durch die Landesärztekammer. Die Patientin fürchtet um den Verlust ihrer Zulassung als niedergelassene Ärztin und den Entzug der ärztlichen Approbation. Nach langen und zähen Auseinandersetzungen wird sie schließlich freigesprochen. Seit einem Jahr verspürt sie immer wieder ein eigenartiges Stechen im Bereich der Fossa jugularis, direkt über dem Brustbein. Ärztliche Untersuchungen ergeben keine Hinweise auf organische oder funktionelle Erkrankungen. In der kinesiologischen Testung auf „Ketzergabel" zeigt sich positives Ergebnis. Die Testung in der Aura liefert ebenso ein positives Ergebnis: Bei Überstreckung des Kopfes nach hinten und bei Griff durch den Aurachirurgen mit der Hand in die Aura des Halses der Patientin kommt es zu einer deutlichen Resonanz: Die Patientin spürt ein Stechen in der Fossa jugularis, das bis zum Kinnbereich hochzieht. Beim Drehen der virtuellen Schraube am Metallgestänge der imaginierten Ketzergabel kann herausgearbeitet werden, dass sich bei Drehbewegungen nach rechts die Empfindung verstärkt, während bei Drehbewegungen nach links die Resonanz nachlässt. Die Schraube wird linksdrehend aufgedreht, abgenommen und energetisch verworfen, das Gestänge geistig zusammengeschoben, der Lederriemen um den Hals mit einer Schere aufgeschnitten und energetisch verworfen. Schließlich bringt die Patientin den Kopf wieder in die Normalposition, das Stechen in der Fossa jugularis ist verschwunden. Bei der Prüfung auf „Bußgelübde" zeigt sich ein positiver Testbefund, das Gelübde wird entsprechend per Urkunde aurachirurgisch aufgelöst.

Köpfen

Definition:

Die Enthauptung, das Köpfen oder die Dekapitation (über französisch décapiter „enthaupten“ von lateinisch caput „Kopf“) ist die gewaltsame Abtrennung des Kopfes vom Rumpf.

Seit der Französischen Revolution wurde meist ein Fallbeil eingesetzt, die sogenannte Guillotine. Sie galt im Verhältnis zur Enthauptung durch einen Henker als zuverlässiger und sollte sicherstellen, dass der Tod schnell und sicher eintritt, um unnötige Qualen beim Opfer zu verhindern. Beide Arten wurden auch öffentlich auf dem Schafott vollzogen. Seit der Abschaffung des Adels im August 1789 wurde diese Hinrichtungsart in Frankreich auf alle Verurteilten ausgeweitet.

Im Deutschen Reich war das Enthaupten seit 1871 die gesetzlich vorgesehene Exekutionsmethode bei Verfahren der Ziviljustiz. In der Zeit des Nationalsozialismus starben etwa 10.000 Menschen durch die Guillotine. In der DDR wurde bis 1968 die als „Fallschwertmaschine“ bezeichnete Guillotine eingesetzt, ehe man dort Ende der 1960er-Jahre auf Tod durch Erschießen wechselte.

In die Rubrik des Köpfens gehört auch das „Abpflügen“. Diese in Teilen Deutschlands, Österreichs und Mährens bekannte und um 840 nach Christus erstmals erwähnte Form der Enthauptung wurde gegen Grenzfrevler und wegen Felddiebstahls angewandt: Wer einen Grenzstein verschoben hatte, wurde an der Stelle des Grenzfrevels bis zu den Schultern eingegraben, dann pflügte ein Zwei- oder Viergespann gegen seinen Kopf.

Symptome und Befunde:

Angegeben werden ein Schwindel mit Schwarzwerden vor den Augen, ein ausgeprägtes Gerechtigkeitsempfinden, die Abneigung gegen Ungerechtigkeit, Unfriede, Unehrlichkeit, Undankbarkeit, Intoleranz. Betroffene Kinder fühlen sich bereits in der Schule als dumm oder unintelligent, als Erwachsene schildern ihr Empfinden der intellektuellen Unterlegenheit, manchmal verbunden mit dem Hang zu vorlauten, frechen und unbedachten Bemerkungen.

Beschreibungen wie *„Der Körper ist schneller als der Kopf“* oder *„Nicht wissen, wo einem der Kopf steht“* oder *„Jemanden einen Kopf kürzer machen“* oder *„Einem den Kopf herunterreißen“* deuten auf das karmische Muster des Köpfens hin.

Es zeigt sich ein Kälte- und Zuggefühl am Hals, auch das Gefühl der Schutzlosigkeit am Hals wird angegeben, entsprechend bevorzugen Betroffene Bedeckung des Halses mit einem Schal. Anamnestisch häufig sind Nackenschmerzen, Nackenverspannungen, eingeschränkte Kopfbeweglichkeit, das Gefühl der Kopflosigkeit oder dass der Kopf nicht richtig auf dem Rumpf sitzt oder dass er schief aufsitzt, dass die Energie zwischen Körper und Kopf nicht fließt. Konzentrationsstörungen, Wortfindungsstörungen, Fahrigkeit.

In seltenen Fällen kann der Kopf nicht gehalten werden, er kippt ständig zur Seite oder nach vorne bzw. hinten. Minderwuchs oder Kleinwüchsigkeit, man wurde einen Kopf kürzer gemacht. Abneigung gegen Frankreich oder gegen die französische Sprache. Nach aurachirurgischer Erfahrung hängt dies mit der Guillotine[36] zusammen, die in Frankreich erfunden oder dort auch am häufigsten eingesetzt wurde. In seltenen Fällen organische Auffälligkeiten, z.B. ein Lipom im Nackenbereich. Herzrhythmusstörungen durch Irritation des N. vagus und N. sympathicus im Halsbereich.

Diagnose:

Kinesiologische Testung auf „Köpfen“

„Köpfen“ in der Aura testen: Der Aurachirurg steht seitlich vom Patienten und führt den Vorgang des Köpfens symbolisch durch, indem er mit der ausgestreckten Hand eine Bewegung von hinten nach vorne und zurück macht. Dabei sollten alle Richtungen geprüft werden, d.h. von links, von rechts, von vorne und von hinten. Im positiven Fall berichtet der Patient von einer entsprechenden Empfindung des Schneides im Halsbereich, manchmal auch ein ziehendes oder drückendes Gefühl.

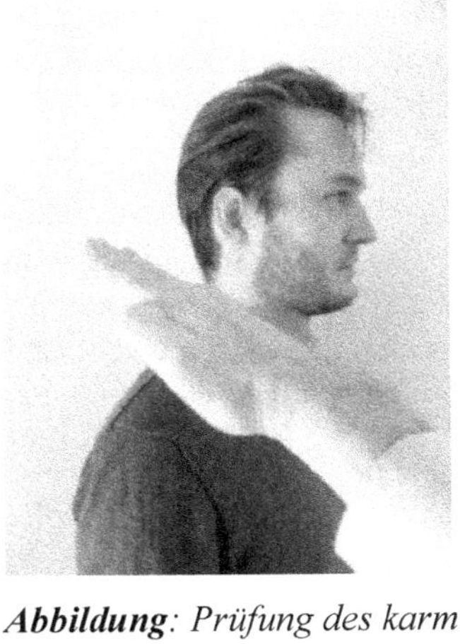

***Abbildung**: Prüfung des karmischen Musters des Köpfens in der Aura.*

[36] Die Guillotine (auch Fallbeil, historisch auch Fallschwertmaschine oder Köpfmaschine) ist ein nach dem französischen Aurachirurg Joseph-Ignace Guillotin benanntes Gerät zur Vollstreckung der Todesstrafe durch Enthauptung, das in der Französischen Revolution das Köpfen erleichtern und beschleunigen sollte.

Therapie:

Der Aurachirurg fasst den Kopf des Patienten und setzt ihn zentriert auf den Hals.

Der Aurachirurg steht hinter dem Patienten. Fixierung der anatomischen Strukturen nach der bei Replantationen üblichen Reihenfolge: Zuerst die Gefäße, dann die Nerven, am Ende die sonstigen Strukturen.

Beide Arteriae vertebrales verbinden: Das obere Ende wird nach unten ziehen, das untere Ende nach oben, mit einem geistigen Vorgang verklippen.

Beide Arteriae carotides verbinden

Beide Venae jugulares verbinden

Rückenmark verbinden

Truncus sympathicus und Nervus vagus beidseits verbinden

Musculus sternocleidomastoideus beidseits verbinden

Musculus trapezius beidseits verbinden

Kehlkopf, Luftröhre, Speiseröhre verbinden

Zirkuläre Hautnaht: Der Aurachirurg setzt symbolisch mit der Pinzette Clips (Klammern) um den Hals herum und fixiert somit die Haut, schließt damit gleichzeitig die Aura.

Bei gebeugtem Kopf des Patienten Aufrichten der Halswirbelsäule durch geistige Unterminierung der Dornfortsätze der einzelnen Halswirbel mit einer quer gehaltenen Pinzette, Hochdrücken der einzelnen Dornfortsätze, den Dornfortsatz des letzten Halswirbels leicht nach unten drücken, mit einer entsprechenden Handbewegung die Dornfortsätze geistig zur Mitte hin zentrieren.

Der Aurachirurg lässt den Patienten den Kopf nach links und rechts drehen, erkundigt sich nach Ungleichheiten. Mit der Pinzette fasst der Aurachirurg den Musculus trapezius im Bereich der Wirbelsäule, zieht ihn nach lateral auf die Höhe der Schulter, durch Rechtsdrehung der Pinzette spannt er das Gewebe und verwirft die Energie. Auf der linken und der rechten Schulterseite des Patienten justiert und testet der Aurachirurg so lange, bis die Beweglichkeit des Kopfes beim Patienten beidseits gleich gut ist.

Kasuistik:

Patient, 67 Jahre alt, mit dem karmischen Muster des Köpfens. Im Bereich der Durchtrennungslinie findet sich im Nackenbereich ein großes Lipom, das in zwei Teile geteilt ist, mit einem markanten Trennungsstrich in der Mitte. In der aurachirurgischen Untersuchung zeigt sich eine deutliche Resonanz bei entsprechenden Bewegungen in der Aura des Nackens. Ebenfalls kann das karmische Muster des Köpfens in der kinesiologischen Testung nachgewiesen werden. Nach aurachirurgischer Behandlung mit Refixierung des Kopfes verändert sich die Situation, der Kopf fühlt sich stabil an, kann zu beiden Seiten gut und weit gedreht werden. Auch die Resonanz in der Aura ist verschwunden, der Patient bleibt in der kinesiologischen Nachtestung stabil stehen. Das Lipom ist Ausdruck eines Puffers gegen den von hinten erlittenen Schlag.

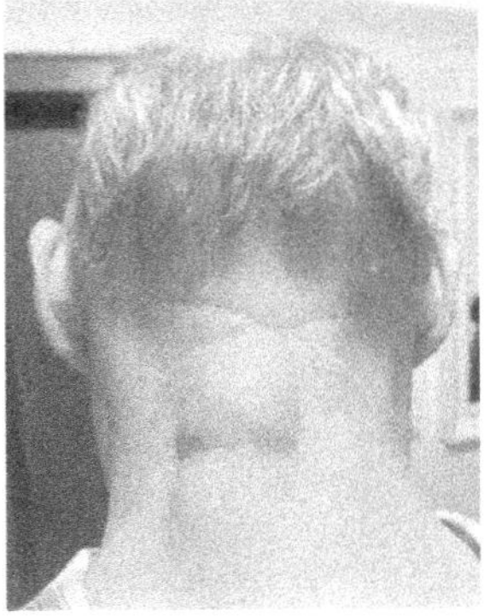

***Abbildung**: Lipom im Nacken bei karmischem Muster des Köpfens im Vorleben.*

Kasuistik:

Patientin, 61 Jahre alt, mit dem karmischen Muster des Köpfens. Die Patientin leidet seit ihrer Kindheit unter rezidivierenden Kopfschmerzen und Schwindel. Als Kind immer mit schlechtem Gewissen in der Schule, Angst vor den Lehrern, Glaubenssatz des Dummseins, Konzentrationsstörungen.

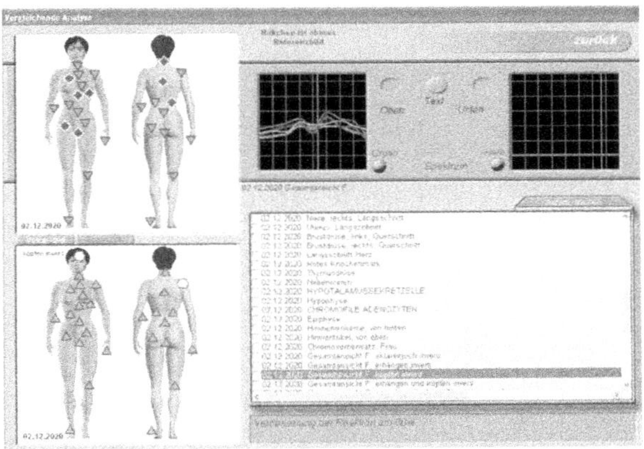

***Abbildung:** Gesamtansicht: „Köpfen im Vorleben“ mit 68% deutlich vorhanden.*

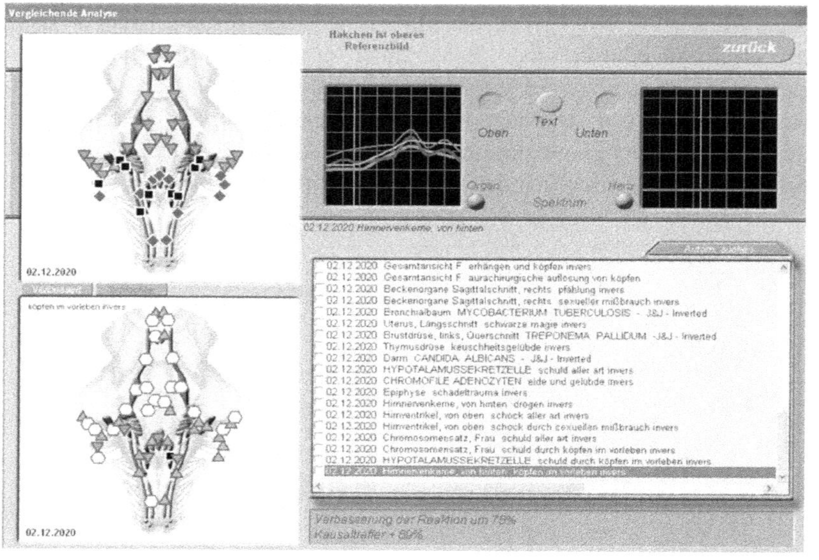

Abbildung: *Hirnstamm: Deutliche energetische Störung, bei Invertierung von „Köpfen im Vorleben" zeigt sich eine Verbesserung der Reaktion um 75%.*

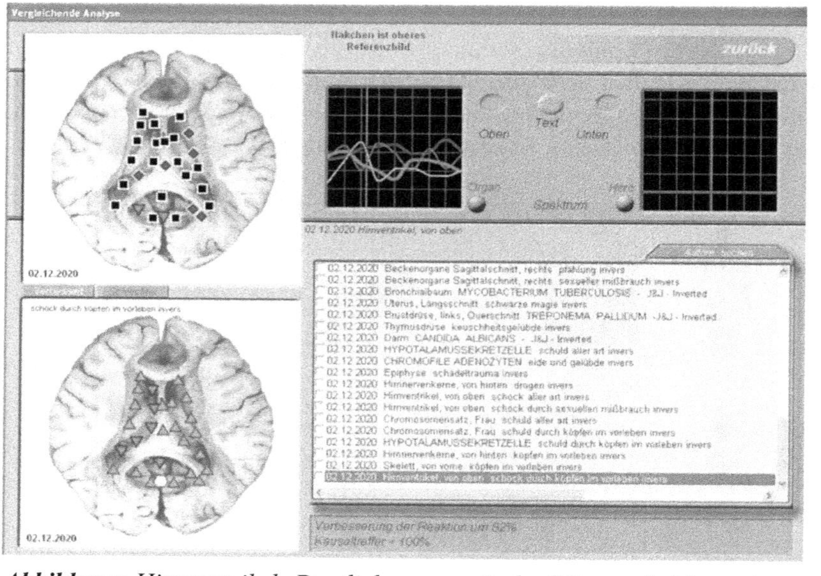

Abbildung: *Hirnventrikel: Deutliche energetische Störung, bei Invertierung von „Schock durch Köpfen im Vorleben" Verbesserung der Reaktion um 82%.*

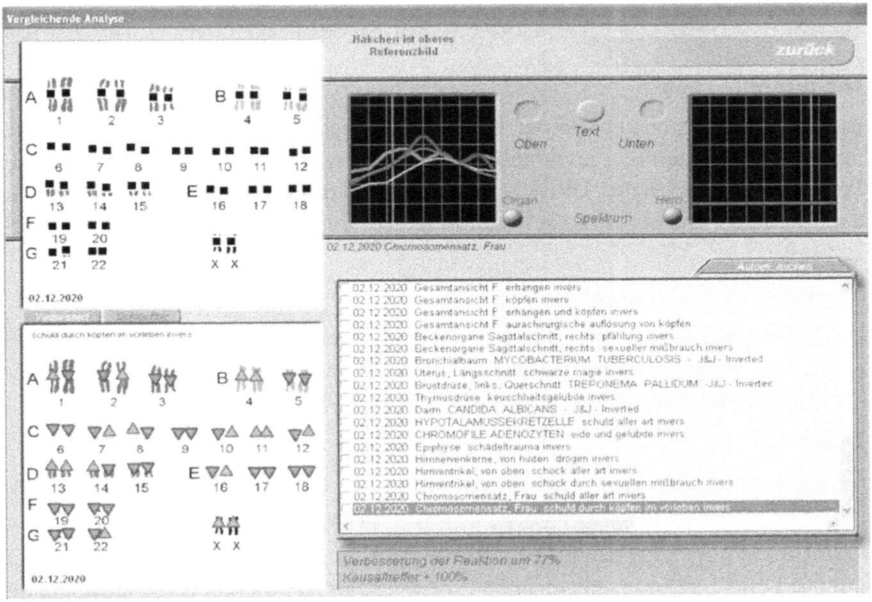

Abbildung: *Chromosomensatz: Deutliche energetische Störung, bei Invertierung von „Schuld durch Köpfen im Vorleben" zeigt sich eine Verbesserung der Reaktion um 77%. Schuld ist somit, wie bereits an anderer Stelle beschrieben, epigenetisch vererbbar. Ob das Köpfen in früheren Zeiten am eigenen Leib erlebt oder „nur" als indirektes Psychotrauma erfahren wurde, spielt an dieser Stelle keine Rolle. Entscheidend ist die Existenz dieser Störinformation, die bei den Nachkommen sich unter Umständen in Form typischer Beschwerden manifestiert.*

Kopfpresse, Kopfzwinge, Kopfquetsche

Definition:

Bei diesem Instrument wird der Kopf in eine Schraubzwinge gelegt und diese immer weiter heruntergeschraubt, bis, ähnlich wie beim Auspressen von Weintrauben, erheblicher Druck auf dem Schädel des Angeklagten lastet. Gesteht der Mensch nicht, so wird die Kopfpresse so weit geschraubt, bis der Schädel zerbricht.

Symptome und Befunde:

Die Patienten beschreiben das immer wieder kehrende Gefühl von Druck auf den Kopf von außen. Paradoxerweise wird der Kopfschmerz geringer, wenn der Patient sich selbst mit beiden Händen die Schädelkalotte zusammenpresst.

Diagnose:

Kinesiologische Testung auf „Kopfpresse“, „Kopfzwinge“, „Kopfquetsche“, „Schädelpresse“, „Schädelzwinge“, „Schädelquetsche“

Der Aurachirurg führt seine Hand in der Aura um den Kopf des Patienten und imitiert Druckbewegungen von außen auf den Kopf zu. Wichtig ist es, ausreichend Abstand zum Kopf zu halten, um keine falsch positiven Resonanzergebnisse z.B. durch Wärmeabstrahlung oder durch leichtes Berühren der Haare auszulösen.

Therapie:

Bei Resonanz wird an der entsprechenden Stelle untersucht, ob eine Drehbewegung nach links oder nach rechts die Intensität der Resonanz verstärkt bzw. vermindert. Je nach Befund wird die Kopfzwinge aufgedreht, abgenommen, energetisch verworfen.

Kinesiologische Nachtestung auf „Kopfpresse“, „Kopfzwinge“, „Kopfquetsche“, „Schädelpresse“, „Schädelzwinge“, „Schädelquetsche“

Kreuzigung

Definition:

Die Kreuzigung war eine im Vorderen Orient und in der Antike verbreitete Hinrichtungsart. Sie entwickelte sich aus dem Hängen, sollte aber anders als dieses die Todesqual möglichst verlängern. Dazu wurde eine Person an einen aufrechten Pfahl, mit oder ohne Querbalken, gefesselt oder genagelt. Im Römischen Reich wurden vor allem Nichtrömer und entlaufene oder aufständische Sklaven gekreuzigt, z.B. Jesus von Nazaret und Tausende Anhänger des Spartacus. Nach der konstantinischen Wende (313) wurde die Kreuzigung in Europa durch andere Hinrichtungsmethoden ersetzt.

Die römische Hinrichtungsmethode des Kreuzigens sollte einen dazu Verurteilten absichtlich besonders langsam und grausam töten. Es konnte Tage dauern, bis sein Tod eintrat. Das qualvolle Sterben sollte den Verurteilten demütigen und den Betrachter einschüchtern und abschrecken.

Die Geißelung des Entkleideten mit einer Peitsche, dem Flagrum – oft mit Nägeln besetzt –, quälte und erniedrigte den Betroffenen zusätzlich, schwächte seinen Organismus durch die Anstrengung und Verspannung unter den Schlägen, Schmerzen und Blutverlust. Dies konnte bereits tödlich sein und verkürzte die Sterbedauer am Kreuz, so dass die Zahl der Schläge meist begrenzt wurde.

Der Tod durch Ersticken, Kreislaufkollaps oder Herzversagen trat bei nicht schon vorher geschwächten Menschen meist innerhalb von drei Tagen ein. Ihm gingen Qualen wie Durst, Wundbrand und Verkrampfung der Atemmuskulatur voraus.

Beim Crurifragium wurden den Gekreuzigten die Unterschenkel gebrochen. So hingen die Menschen noch schwerer an den Armnägeln oder -seilen und starben dadurch schneller, aber schmerzhafter. Entsprechend beschreiben Menschen mit dem karmischen Muster manchmal von unerklärlichen Schmerzen im Bereich der Unterschenkel.

Da der Leib nach der Hinrichtung Tierfraß und Verfall überlassen wurde, hatte diese Form der Bestrafung eine sakrale Funktion über den Tod hinaus: Nach damaligem Glauben stand die unterbliebene Bestattung einer Auferstehung entgegen.

Symptome und Befunde:

Es finden sich Schmerzen im Bereich der Handwurzel- und/ oder Fußwurzelgelenke. Kreuzigungen wurden so durchgeführt, dass der Henker die Nägel durch die Handgelenke schlug, nicht durch die Palma manus oder zwischen die Zehen. Entsprechend liegt der Schmerz typischerweise in der Aura der Handgelenke und nicht in der Handinnenfläche, entsprechend auch an den Füßen.

Diagnose:

Kinesiologische Testung auf „Kreuzigung“.

Therapie:

Auf Resonanz an Hand- und Fußgelenken testen, indem die virtuellen Nägel rein- und rausbewegt werden. Den Patienten die Arme ausbreiten lassen, die Nägel symbolisch aus dem Handgelenksbereich und aus den Füßen ziehen. Die Arme des Patienten zum Körper führen, Patienten vom Kreuz nehmen, Resonanz nachtesten.

Versorgung der Wunden mit einem Wattestäbchen und Setzen von Clips zum Verschluss der Haut.

Kasuistik:

Patientin 37 Jahre alt, 4-mal am Handgelenk links operiert, Beginn mit Schmerzen im Handgelenk

Diagnose eines CTS mit Operation, keine Besserung

Diagnose einer HWS-Problematik, Physiotherapie, keine Besserung

Diagnose einer Os lunatum (Handwurzelknochen Mondbein) Malazie (Zersetzung) Morbus Kienböck, Operation, keine Besserung

Diagnose eines zu langen Radiusknochens, Operation, keine Besserung

Nächster Schritt: Operation an der Elle geplant, Patientin weigert sich

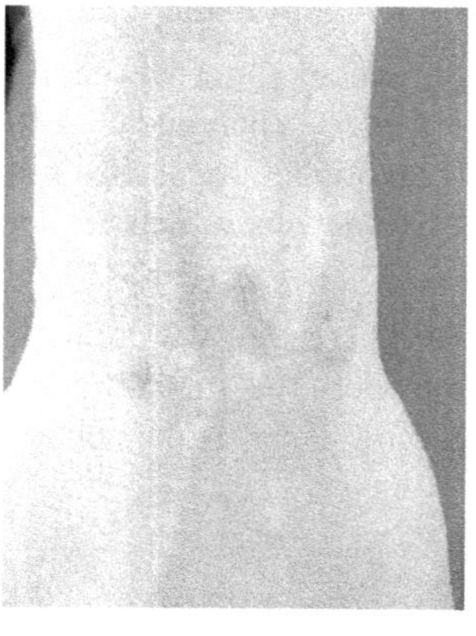

Abbildung: *Handwurzel: Erkennbar sind mehrere Narben, die von früheren Operationen herrühren, die aber aussehen wie Narben einer Kreuzigung. Es handelt sich um eine Patientin mit persistierenden Schmerzen im Handgelenksbereich.*

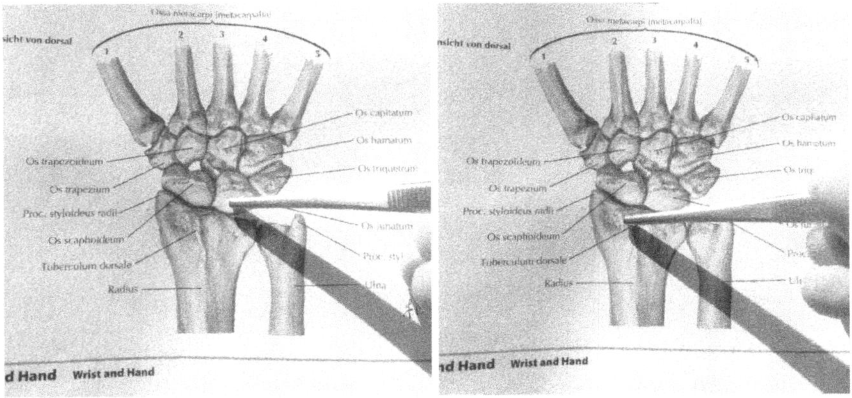

Abbildung: *Suche nach Resonanz im Bereich der Handwurzelknochen und des Radius. Energetische Stabilisierung durch aurachirurgische Operation.*

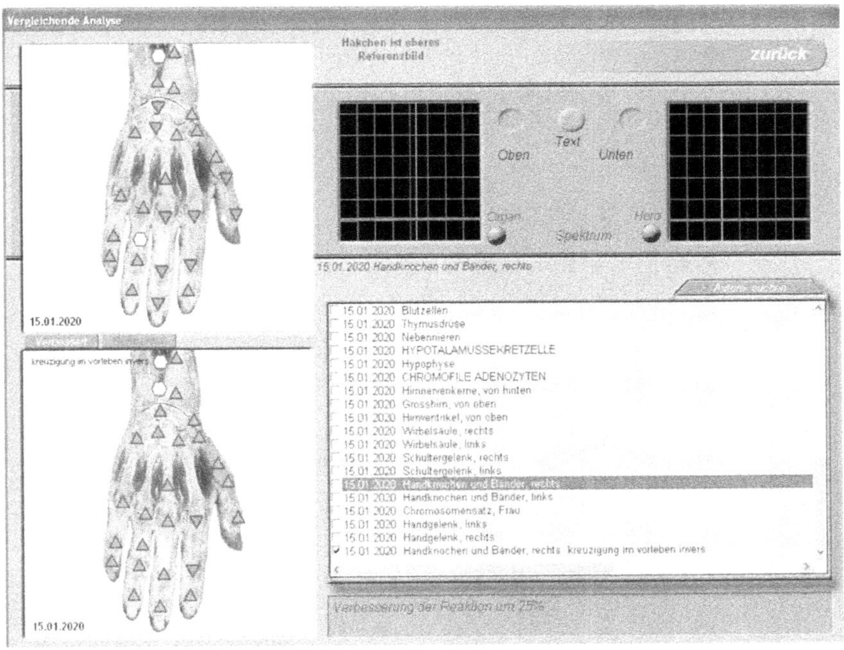

Abbildung: *Handwurzelknochen: Energetische Störung, bei Invertierung von „Kreuzigung im Vorleben" Verbesserung der Reaktion um 25%.*

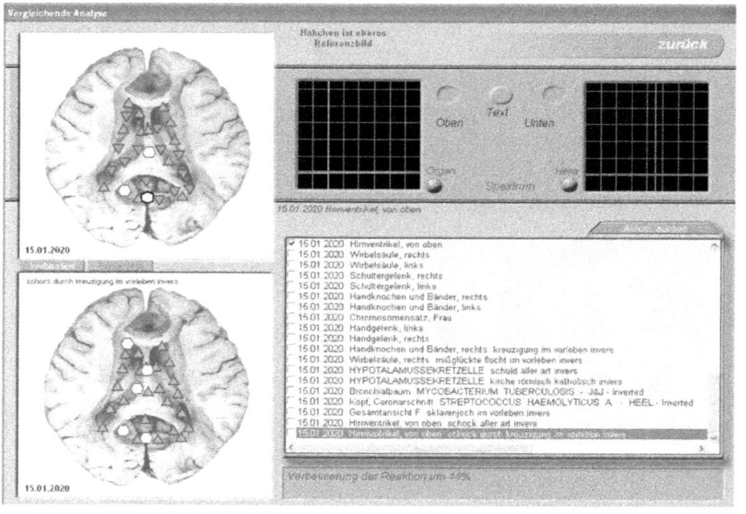

Abbildung: *Hirnventrikel: Energetische Störung, bei Invertierung von „Schock durch Kreuzigung im Vorleben" Verbesserung der Reaktion um 44%.*

Kasuistik:

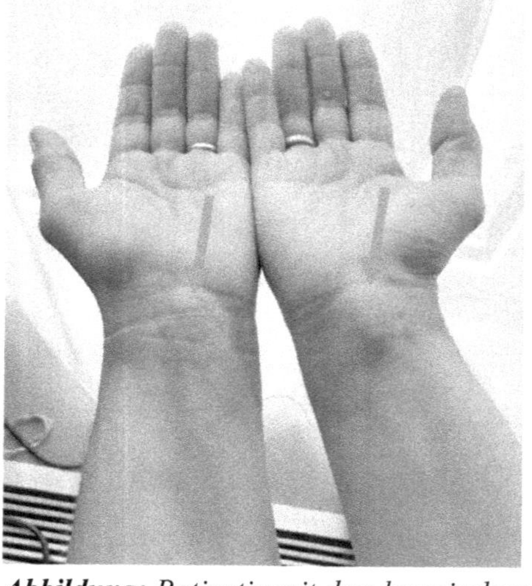

Abbildung: *Patientin mit dem karmischen Muster der Kreuzigung, Resonanz bei Testung auf Kreuzigung in der aurachirurgischen Untersuchung. Es zeigen sich beidseits dunkel gefärbte reiz- und schmerzlos Beulen an den Handgelenken.*

Kasuistik:

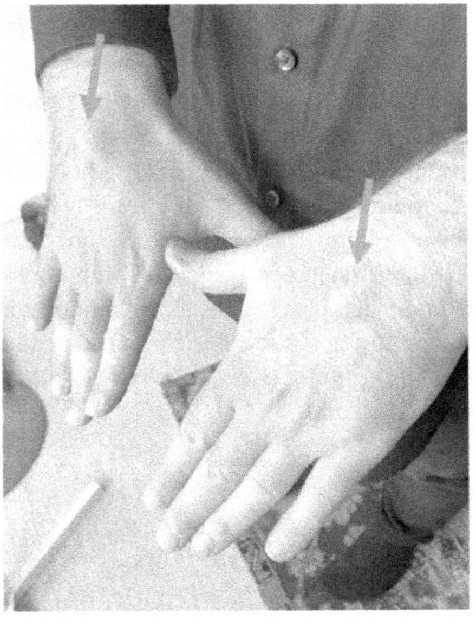

Abbildung: *Patient mit dem Muster der Kreuzigung, mit Resonanz bei Testung auf Kreuzigung in der aurachirurgischen Untersuchung. Es zeigen sich beidseits dunkel gefärbte reiz- und schmerzlos Beulen an den Handrücken.*

Kasuistik:

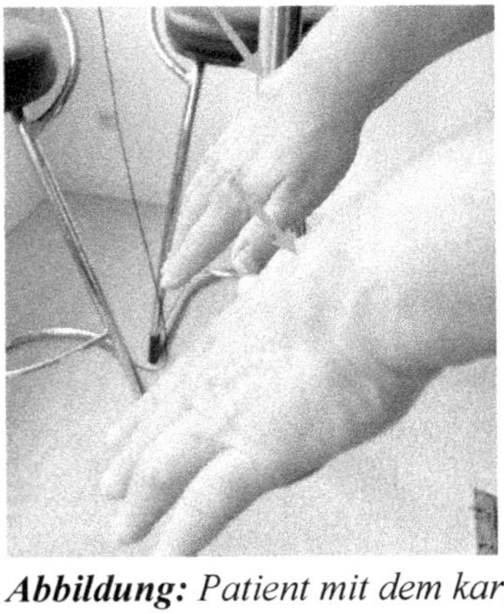

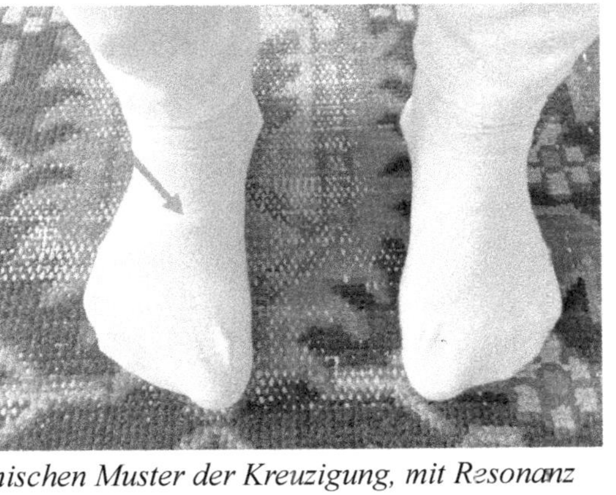

Abbildung: *Patient mit dem karmischen Muster der Kreuzigung, mit Resonanz bei Testung auf Kreuzigung in der aurachirurgischen Untersuchung. Es zeigen sich beidseits dunkel gefärbte reiz- und schmerzlos Beulen an den Handrücken sowie eine resonante Beule am rechten Mittelfuß.*

Lärmfolter

Definition:

Unter dem Begriff Lärmfolter, Musikfolter oder englisch no-touch torture) versteht man den gezielten Einsatz von extrem lautem Schall, Störgeräuschen oder Musik, um Menschen psychisch und physisch zu brechen. Sie gehört zur Kategorie der Weißen Folter, da sie primär die Psyche angreift und im Regelfall keine direkt sichtbaren, äußerlichen Spuren wie Wunden oder Hämatome auf dem Körper hinterlässt. Schlafentzug: Durch ununterbrochenen Lärm über Tage oder Wochen wird das Gehirn an der Regeneration gehindert. Dies führt schnell zu Halluzinationen, Desorientierung und dem Zusammenbruch des Immunsystems. Musikfolter: Das Endlosschleifen-Abspielen bestimmter Songs bei extrem hoher Lautstärke beraubt die Opfer ihrer eigenen Gedanken.

Symptome und Befunde:

Extreme Lärmempfindlichkeit, Hyperakusis

Diagnose:

Kinesiologische Testung auf „Lärmfolter".

Therapie:

Herausführen aus dem lärmenden Bereich, in einen geschützten Bereich, am besten im Wald in freier Natur

Danken und Segnen der betroffenen Vorfahren, Seelenvorleben, den Folterknechten, sich selbst

Kinesiologische Nachtestung auf „Lärmfolter".

Lebendig begraben

Definition:

Lebendig begraben ist als Opferungsart oder Hinrichtungsart seit dem Altertum bekannt. Aufgrund von unzureichenden medizinischen Kenntnissen kam es auch zu versehentlichen Bestattungen von Scheintoten. Die Angst davor wird als Taphephobie bezeichnet.

Das karmische Muster des Lebendig Begrabens ist ein Volkskarma in Österreich. Schriftsteller veröffentlichten dort im 19. Jahrhundert Romane und Gedichte zum Thema „Scheintod" und „Lebendig begraben". Die Österreicher lasen diese Werke und es entsteht eine geradezu paranoide Angst vor „Scheintod" und „Lebendig begraben".

Die Angst vor einem Scheintod war viele Jahrhunderte präsent, die Maßnahmen zur Vermeidung des Scheintodes waren sehr ausgeklügelt, der Phantasie waren kaum Grenzen gesetzt. Im österreichischen Graz vollzog man den sog. Herzstich bis ins 20. Jahrhundert. Des Weiteren existierte ein Gerät, das man dem Toten auf die Brust legte. Wenn er sich jetzt doch noch im Sarg bewegen sollte, sprang ein scharfes Eisen hervor und durchbohrte die Brust. Sanfter war die Bestattung nur mit einem Leichentuch, das den Sarg bedeckte, das Grab blieb offen und es wurde eine Leiter bereitgestellt. Oder man legte dem Toten einen Spaten und eine Axt mit in den Sarg. Auch die Leichenglocke sollte das düstere Schicksal im Sarg verhindern, nun konnte der scheinbar Tote sich lautstark aus dem Schattenreich zurückmelden, eine dünne Strippe war an Finger und Beinen befestigt, die lief durch eine Röhre und bei geringer Bewegung läutete die Glocke.

Symptome und Befunde:

Der Patient klagt über Klaustrophobie, z.B. dadurch, dass er noch lebendig in ein Kühlfach geschoben wurde. Angst vor Friedhöfen, Angst vor Würmern, Angst vor Beerdigungen. Träume von Würmern, Träume lebendig begraben zu werden. Probleme beim Fahren durch Tunnels. Betroffene Kinder wollen nicht zugedeckt werden, geraten in Panik, wenn Ihnen die Decke über den Kopf gezogen wird. Der Betroffene liegt wie eine Mumie regungslos im Bett.

Häufig findet sich ein Keuschheitsgelübde: Lebendig begraben wurden im Altertum, z.B. bei den Römern die Vestalinnen (Hüterinnen des ewigen Feuers der Stadt Rom und Wächterinnen der Sittsamkeit), bei Verstößen gegen das Keuschheitsgelübde. Entsprechend gilt es, hier nach energetischen Belastungen auf den dafür typischen Organen zu suchen und die energetischen Belastungen bei Bedarf zusätzlich aufzulösen. Auch Schock und Schuld durch das „Lebendig begraben werden“ können gefunden werden, selten das karmische Muster des Erstechens (Herzstich) oder des Erfrierens (Kühlraum).

Diagnose:

Kinesiologische Testung auf „Lebendig begraben“.

Prüfung, in welcher Position der Betroffene in der Grube liegt (Rückenlage, Bauchlage, senkrecht oder auf der Seite links bzw. rechts). Christen bestatten die Toten auf dem Rücken liegend, Moslems auf der rechten Körperseite liegend, damit das Herz zu Allah schaut. Bei Bauchlage beschreiben die Patienten, nicht auf dem Bauch liegend schlafen zu können.

Therapie:

Der Aurachirurg gräbt das Erdloch virtuell auf, die Richtung orientiert sich nach dem Maximum der zuvor geprüften Resonanz. Bei „Lebendig begraben auf dem Rücken liegend“ wird auf der Körpervorderseite ausgegraben, bei „Lebendig begraben auf dem Bauch liegend“ ist der Weg in die Freiheit entsprechend auf der Körperrückseite des Patienten.

Kinesiologische Nachtestung auf „Lebendig begraben“.

Je nach kinesiologischem Testergebnis gilt es auch die möglicherweise assoziierten karmischen Muster des Erfrierens, des Erstechens (Herzstich) und des Keuschheitsgelübdes aurachirurgisch zu behandeln. Bzgl. Symptome und Therapien lesen Sie bitte in den entsprechenden Kapiteln.

Kasuistik:

Patient, 60 Jahre, erzählt, dass er als sechs Wochen altes Kind eine schwere Lungenentzündung erlitten hat, an der er fast verstorben sei. Die Geburt sei schwierig gewesen, er sei im Geburtskanal stecken geblieben und mit einer Zange schließlich geholt worden. In der Schulzeit habe er ein weiteres traumatische Erlebnis gehabt: Er habe sich in einer Freistunde in einer Holzkiste versteckt, der Lehrer habe das gesehen und sich auf die Kiste gesetzt, der Bub habe in der Kiste eine Panikattacke erlitten mit Erstickungsängsten, nicht wissend, ob und wann der Lehrer wieder von der Kiste aufstehe. Das habe in ihm seinerzeit eine regelrechte Todesangst ausgelöst. In der kinesiologischen Testung zeigt sich das karmische Muster des Lebendig Begrabens, was epigenetisch vererbt schon durch das Geburtstrauma aktiviert wurde und zu einem Todesangstkonflikt mit der schweren Lungenentzündung führte. Der Kampf durch den Geburtskanal löste seinerzeit den Konflikt aus, die Geburt war die Konfliktlösung, danach begann die Heilungsphase mit Entwicklung einer schweren Lungenentzündung. Aktuell seien nach Aussage des Patienten die harnpflichtigen Substanzen Kreatinin und Harnstoff im Blut erhöht, außerdem finde sich in der sonographischen Untersuchung des Bauchraums eine Leberzyste, die vom Gastroenterologen als harmlos eingestuft wird. Beide Phänomene, die partielle Niereninsuffizienz wie auch die organische Veränderung der Leber, sind Ausdruck eines Existenzkonflikts, wie er sich in der kinesiologischen Testung bestätigt. Der Existenzkonflikt kann als Spätfolge des Geburtstraumas gesehen werden, die existentielle Angst bei karmischer Vorbelastung durch das „Lebendig Begraben“. Die Sinnhaftigkeit ist erkennbar: Kreatinin und Harnstoff werden als Reservesubstanzen zur Verwertung in Krisenzeiten zurückgehalten, die Leberzyste ist Ausdruck des Versuchs, neues Lebergewebe aufzubauen und damit die Existenz sichern zu können.

Alle Hirnrelais (Nieren Sammelrohre, Leberparenchym, Lungenparenchym, jeweils Hirnstammbereich, siehe Kapitel „Konflikt“ bzw. Lehrbuch „BioProg“) gehen in der aurachirurgischen Testung in Resonanz und werden erfolgreich umprogrammiert. Die Geburt wird nachgestellt, das karmische Muster des „Lebendig Begrabens“ gelöscht, alle in der Vergangenheit beteiligten Personen gedankt und gesegnet. Am Ende geht es dem Patienten emotional sichtlich besser. Auch die Nierenwerte verbessern sich in der Folge.

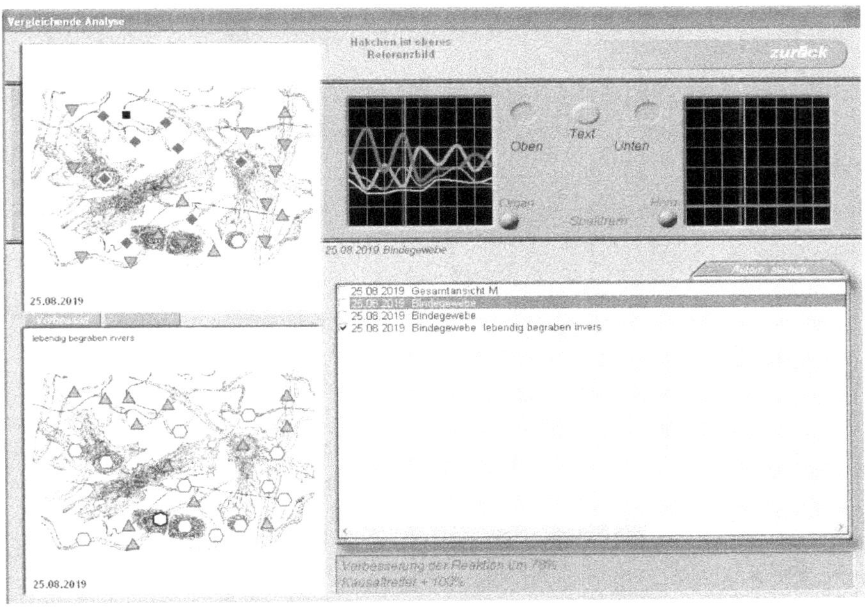

Abbildung: *Bindegewebe: Schwere energetische Störung, bei Invertierung von „Lebendig begraben“ Verbesserung der energetischen Reaktion um 78%.*

Lebendig gekocht

Definition:

Das Kochen bei lebendigem Leib reicht bis in die Urzeit der Menschheit zurück. Im alten Rom zur Zeit der Christenverfolgung wurden große Eisenpfannen mit Wasser gefüllt über das Feuer gestellt, in denen die Christen einen langsamen Tod fanden. Doch selbst im späten Mittelalter im Jahre 1531 erließ König Heinrich VIII von England ein Gesetz, das für verurteilte Giftmischer diesen Tod vorsieht. Nach der Hinrichtung wurde die Person dann im Kessel, der zugleich der Sarg war, beerdigt.

Nach dem Talionsprinzip ist das „Lebendig gekocht" die für Giftmischer vorgesehen Strafe. Sprichwort: „*Im eigenen Saft schmoren*"

Symptome und Befunde:

- Träume von Hitze bzw. Verbrühungen
- Wiederkehrende Verbrühungen
- Hitzegefühl auf der Körperoberfläche
- Träume oder Angst vor Vergiftungen
- Venenprobleme
- Hautausschläge
- Hitzeurtikaria, bei Baden in warmen Gewässern, Meiden von Sauna

Diagnose:

Kinesiologische Testung auf „Lebendig gekocht".

Therapie:

Löschen des Feuers, symbolisches Heraussteigen des Patienten aus dem Kessel mit kochendem Wasser, Aufschneiden der Fesseln.

Kasuistik:

Patient, 37 Jahre alt, leidet unter einer starken Hitzeurtikaria. Der Dermatologe hätte viele Allergieuntersuchungen durchgeführt, allerdings hätten bisherige Therapien keine Besserung gebracht. Die Situation sei besonders ausgeprägt in feucht-heißen Gegenden und beim Baden in der Badewanne mit heißem Wasser. Der Patient bade deshalb schon seit Jahren nicht mehr, sondern dusche nur noch mit kaltem Wasser, was die Haut gut vertrage. In der kinesiologischen Testung zeigt sich ein positiver Befund bei „Lebendig gekocht". Darauf angesprochen, berichtet der Mann, der er immer wieder von heißem Wasser träume, mit dem er durch andere überschüttet werde. Nach Auflösung des karmischen Musters verbessert sich die Situation deutlich. Die Träume verschwinden, die Empfindlichkeit gegenüber warmem Wasser verringert sich.

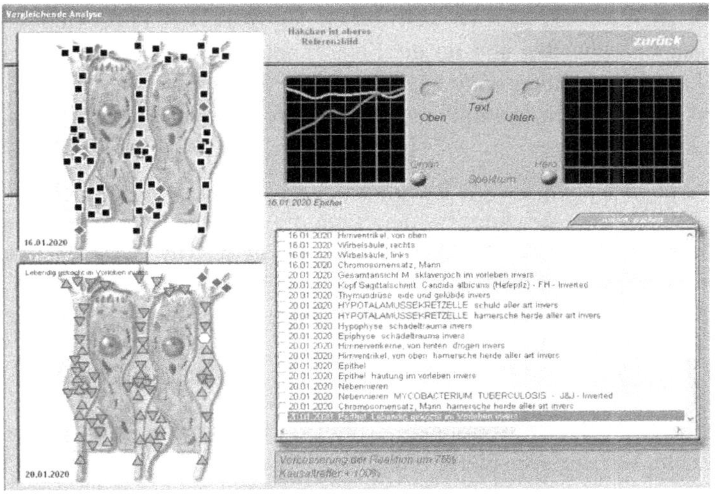

Abbildung: *Epithel: Schwere energetische Störung, bei Invertierung von „Lebendig gekocht im Vorleben" Verbesserung der Reaktion um 75%.*

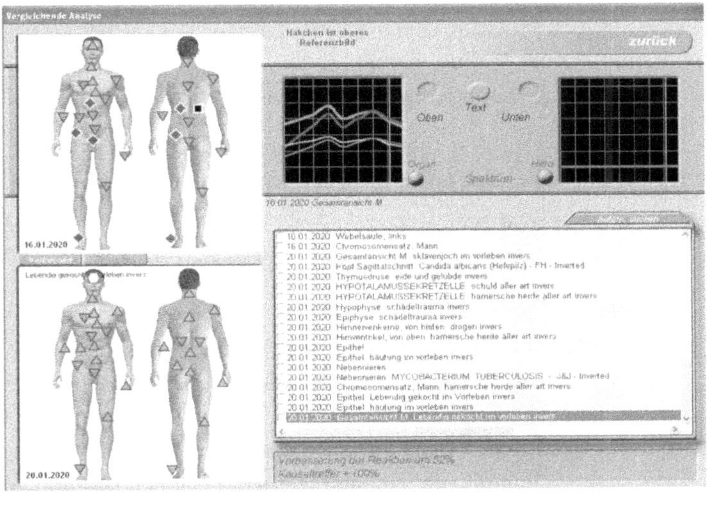

Abbildung: *Gesamtansicht: Energetische Störung, bei Invertierung von „Lebendig gekocht im Vorleben" Verbesserung der Reaktion um 52%.*

Massentierhaltung

Definition:

Für 6 Mrd. Menschen werden jährlich weltweit ca. 60 Mrd. Tiere unter vielfach grausamen Umständen gehalten und für die Fleischindustrie getötet. Die daraus resultierenden karmischen Belastungen gehen auf die Fleischessende Bevölkerung über und verursachen Symptome wie Depressionen, Panikattacken, Schlaflosigkeit u.v.m.

Jenseits der Massentierhaltung für die Fleischindustrie belastet sich die Menschheit mit den karmischen Verstrickungen, die durch die weltweiten Tierversuche hervorgerufen werden. Allein in München wurden im Jahr 2015 100.000 Tiere nach offiziellen Genehmigungsverfahren zu Tierversuchszwecken „eingesetzt“, wobei der Begriff „eingesetzt“ per se schon unmoralisch ist und gegen die Würde des Lebens von Tieren verstößt.[37]

Symptome und Befunde:

Menschen berichten von Angstzuständen, Panikattacken und angstvollen Träumen nach dem Verzehr von Fleisch aus Massentierhaltung. Auch die sog. Qualzucht von Hunden spielt eine Rolle: Die gezüchteten Tiere haben Schmerzen, bekommen keine Luft, können nicht richtig laufen. Der Hundehalter leidet entsprechend mit, genauso umgekehrt: Wenn der Hundehalter ein körperliches oder psychisches Leiden hat, so trägt der Hund bzw. das Haustiere die Thematik stellvertretend mit.

Diagnose:

Kinesiologische Testung auf „Massentierhaltung“, „Qualzucht“

Therapie:

Danken und segnen der unter diesen Umständen gehaltenen und getöteten Tieren.

Ernährungsumstellung auf vegetarische Kost.

Kinesiologische Nachtestung auf „Massentierhaltung“, „Qualzucht“

Kasuistik:

Patient, 62 Jahre alt, schildert seine Erfahrung mit dem Verzehr von Fleisch. Seit vielen Jahren ernährt er sich vegetarisch, hin und wieder isst er in Gasthäusern Fleischgerichte, weil er das Gefühl hat, dass das Fleisch ihm Kraft gebe. Über die Art der Tierhaltung in heutigen Zeiten ist er informiert und achtet deshalb darauf, dass die Rinder unter guten Bedingungen gehalten werden. Dennoch bemerkt er

[37] Quelle: Münchner Merkur, Wochenendausgabe 20./21.8.2016

nach dem Verzehr eins noch leicht blutigen Rinderfiletsteaks eine innere Unruhe, in der darauffolgenden Nacht kommt es zu Schlafstörungen mit Angstzuständen. Dieses Phänomen findet sich nicht bei durchgekochtem Rindfleisch, wie es z.B. in Gulaschsuppen verwendet wird. Somit besteht die Vermutung, dass sich der während der Schlachtvorgang zweifellos vorhandene Todesangstkonflikt des Tieres auf den Konsumenten überträgt und zu Angststörungen führt. Der Patient nimmt sich deshalb vor, künftig nur noch vollständig gekochtes Fleisch zu konsumieren und auf Fleischkonsum gänzlich zu verzichten.

Medizinische Versuche

Definition:

Medizinische Versuche gab es zu allen Zeiten in allen Teilen der Welt, insbesondere auch während des Dritten Reiches in den deutschen Konzentrationslagern. An der mörderischen Rassen- und Bevölkerungspolitik des Nationalsozialismus wirkten von Anfang an deutsche Ärzte und Wissenschaftler mit. Viele von ihnen begeisterten sich für biologistische Rassentheorien und rassistische Vererbungslehre, betrieben Forschungen zur „wissenschaftlichen" Bestätigung der Rassenideologie und entwickelten die akademischen Grundlagen für „Rassenhygiene" und „Menschenzüchtung". Ab 1934 wurden von deutschen Ärzten und anderem medizinischen Personal legal mindestens 350.000 Personen mit vermeintlichen Erbschäden zwangssterilisiert und seit 1939 mindestens 150.000 geistig und chronisch Kranke im Rahmen der sogenannten Euthanasie („Vernichtung lebensunwerten Lebens") ermordet.

Jenseits dieser Versuche ist die gesamte Geschichte der heutigen Schulmedizin ein großer medizinischer Versuch. Denn zu allen Zeiten startete jede Therapie zunächst als ein Versuch, nicht wissend, ob die entsprechende Behandlung einen Vorteil bringt, oder ob sie nur unerwünschte Nebenwirkungen und Nachteile verursacht. War die neue Therapie ein Erfolg, so wurde sie zur „Standardtherapie" erklärt. Bis heute ist die heutige Schulmedizin keine Naturwissenschaft, denn sie kennt keine Naturgesetze, nach denen alle Krankheiten nach den gleichen Prinzipien verlaufen und damit auch in ihren Prognosen exakt voraussagbar wären. Stattdessen sammelt sie Erfahrungswerte, erhebt Daten, führt statistische Evaluationen durch und entwickelt daraus sog. Standards. Aber auch bei diesen Standards ist keineswegs klar, ob die entsprechende Behandlung im Individualfall funktioniert oder tatsächlich Vorteile bringt. Wäre die heutige Schulmedizin eine Naturwissenschaft, so gäbe es Naturgesetze, wie wir diese aus der Physik oder der Chemie kennen (Optikgesetze, Mechanikgesetze u.v.m.). Der deutsche Internist Dr. med. Ryke Geerd Hamer bemängelte diesen Zustand und definierte seinerzeit fünf Naturgesetze, mit dem Ziel, aus der empirischen medizinischen Wissenschaft eine reale naturgesetzliche medizinische Naturwissenschaft zu machen.

Aktuell im Jahr 2026 leben wir in der Zeit des größten Medizinischen Versuchs der Menschheitsgeschichte, der seit 2021 läuft. Noch nie wurden „Impfungen" einer letztlich nicht validierten Substanz Milliarden von Menschen injiziert, von der man bis zum heutigen Tag nur im Ansatz weiß, was sie im Organismus bewirken und mit welchen Konsequenzen man mittel- und langfristig zu rechnen hat.

Beim karmischen Muster der medizinischen Versuche handelt es sich um Folgeerscheinungen von in der Vergangenheit durchgeführten medizinischen Versuchen oder Menschenversuchen.

Die karmische Belastung zeigt sich in der Angst vor Krankenhausbesuchen oder medizinischen Eingriffen und der Angst vor Spritzen. Die kinesiologische Testung „Angst vor Spritzen“ erfolgt, indem der Patient in der Hand vor dem Solarplexus eine Spritze hält und der Aurachirurg von hinten den Patienten anschiebt. Alternativ kinesiologische Testung auf „Medizinische Versuche“.

Das karmische Muster der medizinischen Versuche findet sich bei Menschen mit Problemen im Bereich der Nasennebenhöhlen, daraus resultierenden Verschleimungen im Bronchialbereich mit rezidivierenden Bronchitiden, Schnarchen, Schlafapnoe, chronische Blasenleiden, Inkontinenz, Sodbrennen, Würgen beim Zahnarzt, häufigem Nasenbluten u.v.m.

Leber- und Gallenbeschwerden als Folgeerscheinungen von Medikamententests mit entsprechenden belastenden Symptomen sind typisch.

Herzstechen oder Herzrasen bei gelegten Herzkathetern.

Kanülen und Katheter in den Gefäßen.

Chronisch rezidivierende Harnblasenentzündungen, Harnblasensteine.

Die Gefahr des Kollapses beim Patienten ist bei diesem Muster selten, jedoch sollte der Aurachirurg hier auf ein entsprechendes Szenario gefasst sein.

Nasentamponaden

Symptome und Befunde:

Wiederkehrende Entzündungen der Nasennebenhöhlen, Riechstörungen, verstopfte Nasennebenhöhlen, Fremdkörpergefühl in der Nase

Diagnose:

Kinesiologische Testung auf „Nasentamponaden“

Im Bereich des Nasenausgangs zieht der Aurachirurg mit einer Pinzette an einer virtuellen Nasentamponade und fragt den Patienten, ob er dies spürt. Dabei hält der Aurachirurg die Pinzette mit der rechten Hand, führt sie auf seiner linken Hand, greift die virtuelle Nasentamponade am Nasenausgang des Patienten und zieht die Pinzette nach unten. Der Aurachirurg wiederholt diese Prozedur mehrmals, indem er mit der Pinzette die virtuelle Nasentamponade nach oben schiebt und wieder nach unten zieht. Entscheidend ist es, nicht zu nah an den Körper des Patienten zu kommen, um nicht durch Wärmeausstrahlung, ausgehend von den Händen, falsch positive Resonanzbefunde zu erzeugen. Auch gilt es darauf zu achten, die Bewegungen langsam durchzuführen, um keinen Luftzug zu erzeugen, den der Patient wiederum als positive Resonanz interpretieren könnte.

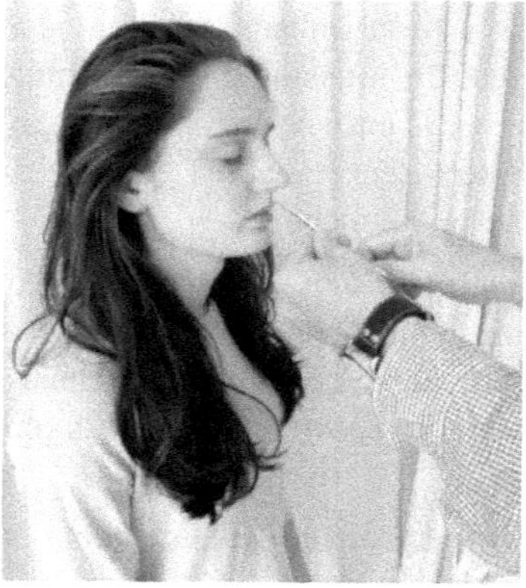

Abbildung: *Testung auf Nasentamponaden.*

Therapie:

Bevor der Aurachirurg die Sonde zieht, fragt er den Patienten, ob die Nasensonde gezogen werden kann oder ob sie feststeckt. Wenn der Patient einen Widerstand angibt, sondiert der Aurachirurg vorher mit einer Präpariersonde durch den Nasenkanal bis in die Stirnhöhle (alles in der Aura vor der Nase bzw. vor der Stirnhöhle) und löst dort die Nasentamponade entsprechend von Verklebungen.

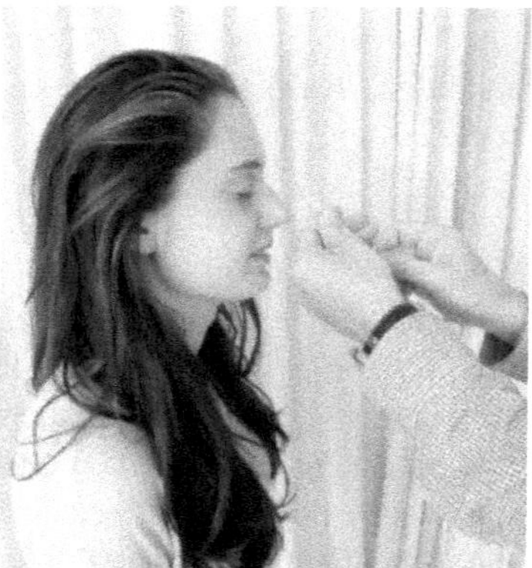

Abbildung: *Freimachen des Nasengangs, Lösen der Nasentamponade von Verklebungen.*

Gibt der Patient bei erneuter Prüfung an, die Nasentamponade lasse sich jetzt leicht im Nasenkanal bewegen, kann sie der Aurachirurg beherzt mit der Pinzette aus der Nase ziehen, entfernen und energetisch verwerfen. Danach prüft und fragt der Aurachirurg den Patienten wieder, bei bestehender Resonanz setzt er die Behandlung so lange fort, bis keine virtuellen Nasentamponaden mehr gespürt werden bzw. bis keine Resonanz mehr vorhanden ist. Immer wieder beeindruckt die Reaktion der Patienten beim Entfernen der virtuellen Nasentamponaden, obwohl kein körperlicher Kontakt besteht: Die Patienten beginnen reflektorisch zu grimassieren, die Nase zu rümpfen, manche fangen an zu niesen oder es fließen Tränen. Andere kneifen die Augen zu, und zwar in genau dem Moment, in dem die Tamponade gezogen wird. Lässt sich die Nasensonde auf diese Weise aurachirurgisch nicht entfernen, so empfiehlt sich die Arbeit am Surrogat. Auf der Abbildung der Nasennebenhöhlen im Anatomieatlas drückt der Aurachirurg mit der Pinzette auf die entsprechenden Bereiche: Nasenbinnenraum, Kieferhöhlen, Stirnbeinhöhle, Siebbeinzellen, Keilbeinhöhle und sucht nach Resonanz. Findet sich eine solche, so werden die Höhlen mit einer leeren Spritze aurachirurgisch geleert, die Schleimhaut mit einem roten Laserlicht reduziert und mit der Stimmgabel harmonisiert. Die Gänge zu den einzelnen Höhlen werden mit der Pinzette bearbeitet, indem sie zunächst sondiert und anschließend durch das Auseinanderlaufen der Pinzettenschenkel geweitet werden. Unterstützt wird diese Aktion durch die Bewusstseinstechnik, die Tonbildung „e“ für „extern“.

Kinesiologische Nachtestung auf „Nasentamponaden“

Kasuistik:

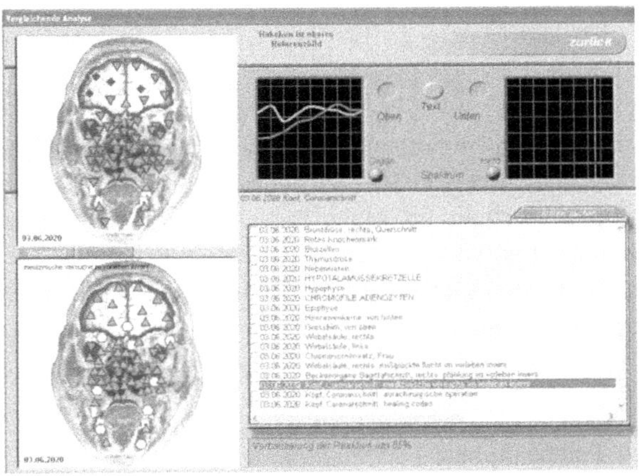

Abbildung: *Kopf Coronarschnitt: Patient mit karmischen Nasentamponaden bei Testung auf „Medizinische Versuche“ Verbesserung der Reaktion um 55%.*

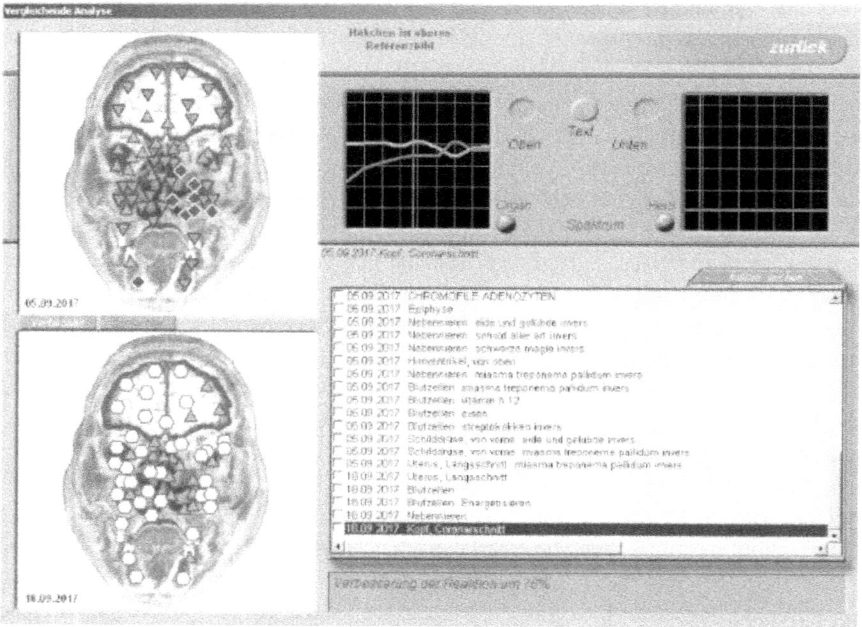

Abbildung: *Kopf Coronarschnitt: Anfangsbefund und Folgebefund 2 Wochen nach aurachirurgischer Operation mit einer Verbesserung um 76%. Ebenso deutlich Verbesserung im Frontalhirn mit Verschwinden der Müdigkeit. Es zeigt sich, dass die energetische Situation „nacharbeitet", die Aura immer besser wird.*

Trachealtubus

Symptome und Befunde:

Hinweise auf karmische Trachealtuben finden sich, wenn der Patient davon berichtet, dass er bei Zahnarztbesuchen regelmäßig zu würgen beginnt. Häufig zeigen sich ein Kloßgefühl oder Kitzeln im Hals, in seltenen Fällen sogar Kehlkopfkrämpfe und Fremdkörpergefühl. Husten, Atemnot, wiederkehrende Kehlkopf- und Luftröhrenentzündungen sind weiter Indikatoren. Typischerweise finden sich in fachärztlichen Untersuchungen keine organischen Auffälligkeiten. Schlafapnoe.

Diagnose:

Kinesiologische Testung auf „Trachealtubus"

Zur Prüfung auf Trachealtubus hält der Patient entsprechend den Mund geöffnet, der Aurachirurg zieht mit einer Pinzette am virtuellen Trachealtubus und fragt den

Patienten, ob er etwas spürt. Bejaht dieser, wird die Untersuchung fortgesetzt. Alternativ sucht der Aurachirurg an der Abbildung der Luftröhre im Anatomieatlas nach einer entsprechenden Resonanz, der Tubus kann typischerweise bei Druck auf das Bild mit der Pinzette direkt unterhalb der Stimmritze gespürt werden.

Therapie:

Wie bei der Prüfung auf Nasensonde fragt der Aurachirurg den Patienten, ob sich der Trachealtubus bei der Bewegung mit der Pinzette seiner Meinung nach leicht entfernen lässt oder ob er noch feststeckt. Gibt der Patient einen Widerstand an, besteht der Verdacht auf einen noch aufgeblasenen Luftblock am Ende des Trachealtubus, der am Surrogat des Anatomieatlas in der Luftröhre unterhalb der Stimmritze mit einem Skalpell zerstochen wird.

Zeigt die nochmalige Resonanzprüfung, dass der Trachealtubus leicht bewegt werden kann, legt der Patient den Kopf in den Nacken und der Aurachirurg entfernt den Tubus durch einen beherzten Zug mit der Pinzette und verwirft ihn energetisch. Danach prüft und fragt der Aurachirurg den Patienten erneut, bei Bejahung setzt er die Behandlung so lange fort, bis keine virtuellen Trachealtuben mehr vorhanden sind.

Kinesiologische Nachtestung auf „Trachealtubus“

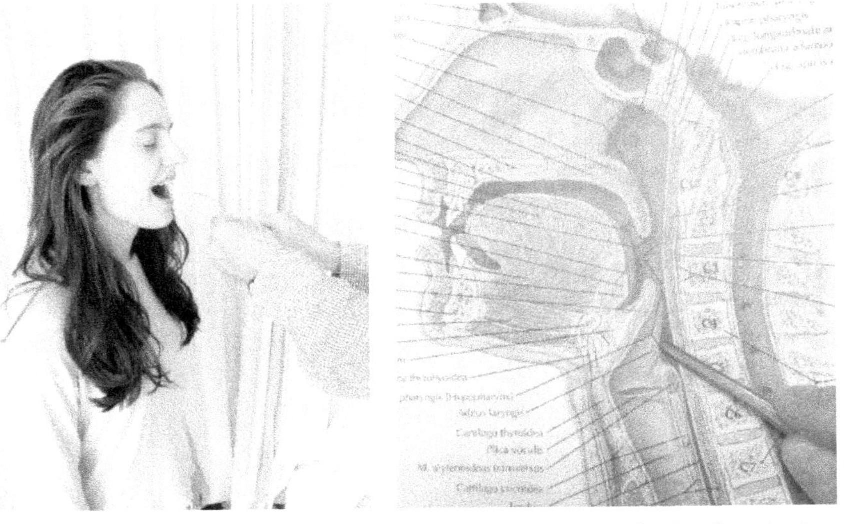

***Abbildung:** Entfernung des Trachealtubus bei Resonanz bei der Prüfung in der Aura am Anatomieatlas sowie bei Resonanz bei direktem Zug am Mund.*

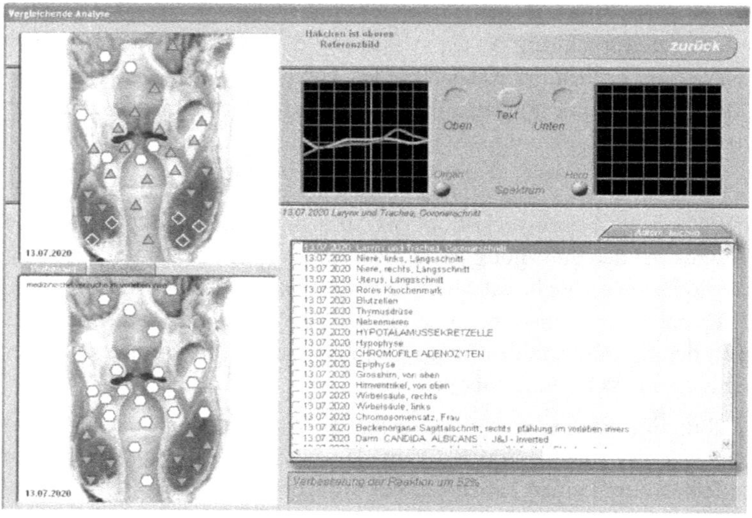

Abbildung: *Patient mit chronisch rezidivierenden Luftröhrenentzündungen. Bei Testung auf Trachealtubus kommt es zu einer deutlichen Resonanz, die NLS-Analyse zeigt einen Befund in Höhe von 52%. Nach aurachirurgischer Entfernung der Trachealkanüle verschwindet die Symptomatik und kehrt nicht mehr wieder.*

Magensonde

Symptome und Befunde:

Sodbrennen, Reflux, häufig schon in jungen Jahren, Emetophobie (Angst vor dem Erbrechen), Fremdkörpergefühl im Magen

Diagnose:

Kinesiologische Testung auf „Magensonde“

Der Patient öffnet den Mund, der Aurachirurg testet mit einer beidhändig geführten Pinzette, ob sich in der Aura des Patienten eine Magensonde befindet, indem er eine solche imaginiert und mit der Pinzette vor dem Mund des Patienten daran zieht. Dabei fragt er den Patienten, ob dieser etwas im Bereich des Magens oder des Halses spürt.

Therapie:

Bejaht der Patient die Frage, bittet der Aurachirurg den Patienten, den Kopf in den Nacken zu legen, anschließend fragt er den Patienten, ob sich die Sonde ziehen lässt oder ob in der Magengegend ein Widerstand gespürt wird. Wird kein Widerstand angegeben, so zieht er die Magensonde beherzt heraus und verwirft sie energetisch. Lässt sich die Sonde auf diese Weise nicht lösen, schlägt der Aurachirurg den Anatomieatlas mit einer Abbildung des Magens auf, sondiert den Mageneingang, sucht dort nach Resonanz und zersticht mit einem Skalpell den Ballonblock, bis die Resonanz im Magen verschwunden ist. Danach zieht er erneut die Magensonde, in der Regel dann erfolgreich. Der Aurachirurg führt eine erneute Testung durch und setzt seine Behandlung so lange fort, bis der Patient nichts mehr in der Aura spürt. In seltenen Fällen reicht die Magensonde bis in den Zwölffingerdarm und in den Abgangsbereich des Ductus choledochus.

Kinesiologische Nachtestung auf „Magensonde"

Kasuistik:

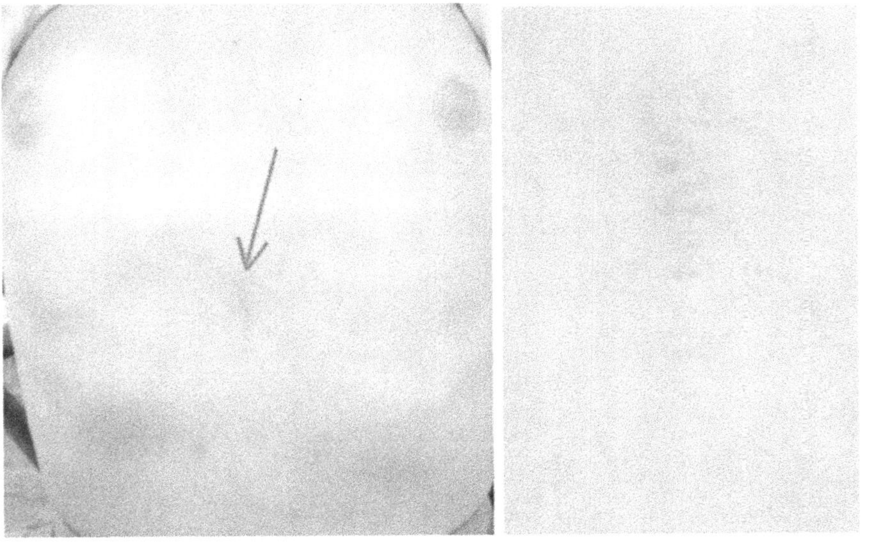

***Abbildung**: 9-jähriges Kind mit einer seit Geburt bestehenden Narbe am Oberbauch unklarer Genese. Seit Jahren leidet es unter Sodbrennen, ein für dieses junge Alter höchst ungewöhnlicher Befund. Sämtliche schulmedizinischen Untersuchungen (Sonographie, Gastroskopie) bleiben ohne Resultat. Bei Zug an der virtuellen Magensonde reagiert das Kind heftig, ebenso bei Druck mit der Sonde auf die Magenschleimhaut. Nach aurachirurgischer Entfernung der virtuellen Magensonde verschwinden die Resonanz und auch das Sodbrennen dauerhaft. Entsprechend der aurachirurgischer Interpretation stammt die Narbe von einer Magensonde (PEG), die in einem Vorleben von extern gelegt wurde.*

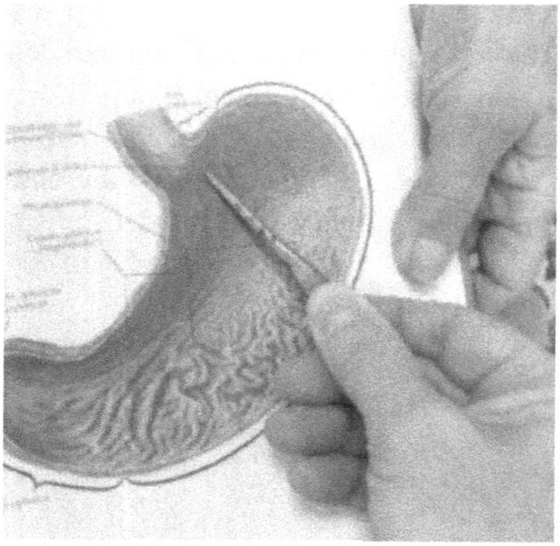

***Abbildung**: Bei Druck mit der chirurgischen Sonde auf die Magenschleimhaut geht der Patient in Resonanz und gibt an, den Druck zu spüren. Nach Entfernung der virtuellen Magensonde ist dieses Gefühl verschwunden.*

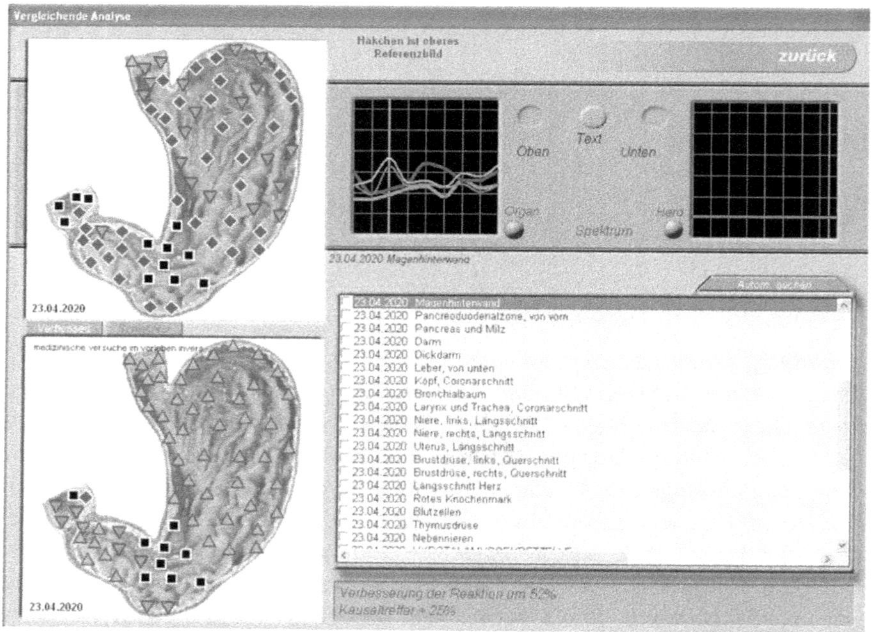

***Abbildung:** Magen: Energetische Störung durch Magensonde mit 52%.*

Kasuistik:

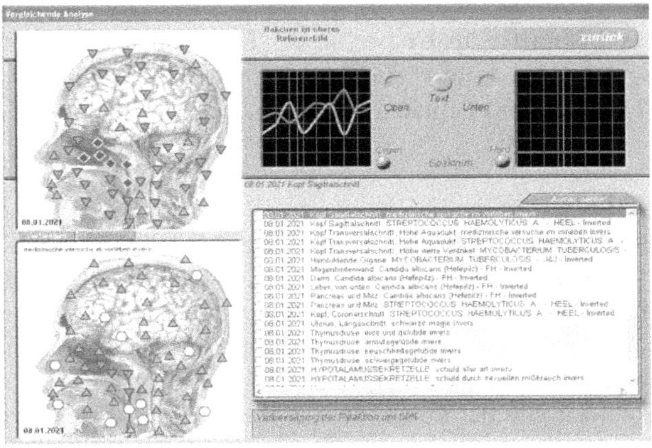

***Abbildung:** Kopf Sagittalschnitt: Energetische Störung im Rachen, verursacht durch eine Magensonde, die über die Nase gelegt worden war im Rahmen von medizinischen Versuchen im Vorleben. Anhand der dunklen Markierungen sieht man sehr eindeutig den Verlauf der Magensonde über die Nase und den Rachen in Richtung Speiseröhre. Bei Invertierung Verbesserung der Reaktion um 59%.*

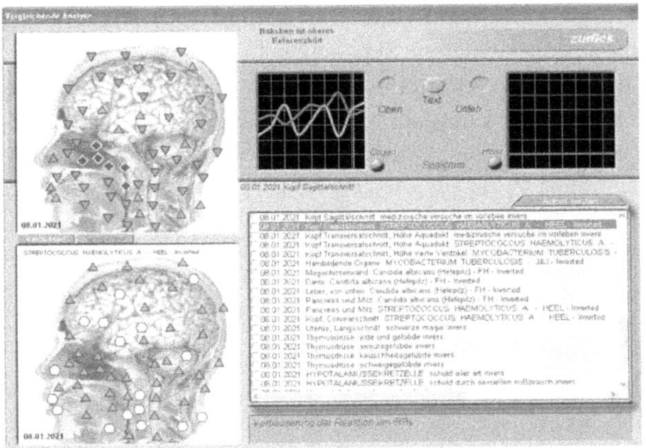

***Abbildung:** Kopf Sagittalschnitt: Bei Invertierung von „Streptococcus haemolyticus“ Verbesserung der Reaktion um 66%. Die Streptokokken sind jedoch nicht als ursächliche Belastungen zu sehen, sondern konsekutiv im Rahmen einer vorbestehenden karmischen Grundstörung. Die Streptokokken erfüllen eine sinnvolle Aufgabe: Das Abräumen von nekrotischem Gewebe.*

Kanülen

Symptome und Befunde:

Es finden sich Kanülen und Katheter im Körper, in der Regel im Bereich der Unterarmvenen, jedoch auch in der Leistenarterie (Herzkatheteruntersuchungen), Fremdkörpergefühl im Bereich der Extremitäten oder in der Leiste.

Diagnose:

Kinesiologische Testung auf „Kanülen“

Testung in der Aura: Im Bereich der Ellenbeuge und des Unterarms auf der Beuge- und Streckseite zieht der Aurachirurg mit der Pinzette an virtuellen Kanülen und prüft so auf Resonanz. Die Resonanz findet sich in manchen Fällen sogar im Bereich des Schlüsselbeins, was auf einen ZVK (zentraler Venenkatheter) hindeutet oder im Bereich der Leiste, was durch einen Herzkatheter ausgelöst werden kann (Linksherzkatheter von der Leistenarterie, Rechtsherzkatheter von der Kubitalvene oder der Leistenvene)

Therapie:

Bei Resonanz zieht der Aurachirurg die virtuellen Kanülen mit der Pinzette und verwirft sie energetisch. Danach prüft und fragt der Aurachirurg erneut den Patienten nach Resonanz, bei erneuter Bejahung setzt er die Behandlung so lange fort, bis keine virtuellen Kanülen mehr vorhanden sind.

Bei Resonanz im Oberarm oder proximalen Unterarm schneidet der Aurachirurg den vermutlich noch vorhandenen virtuellen Stauschlauch mit der Schere weg. Unter Umständen werden die jeweiligen Vorgänge mehrfach wiederholt, bis keine Symptome mehr vorhanden sind. Die Energien werden verworfen.

Kinesiologische Nachtestung auf „Kanülen“

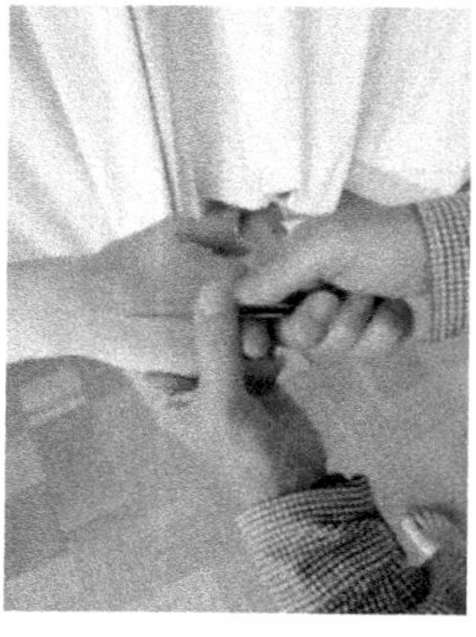

***Abbildung**: Aurachirurgische Entfernung von Kanülen.*

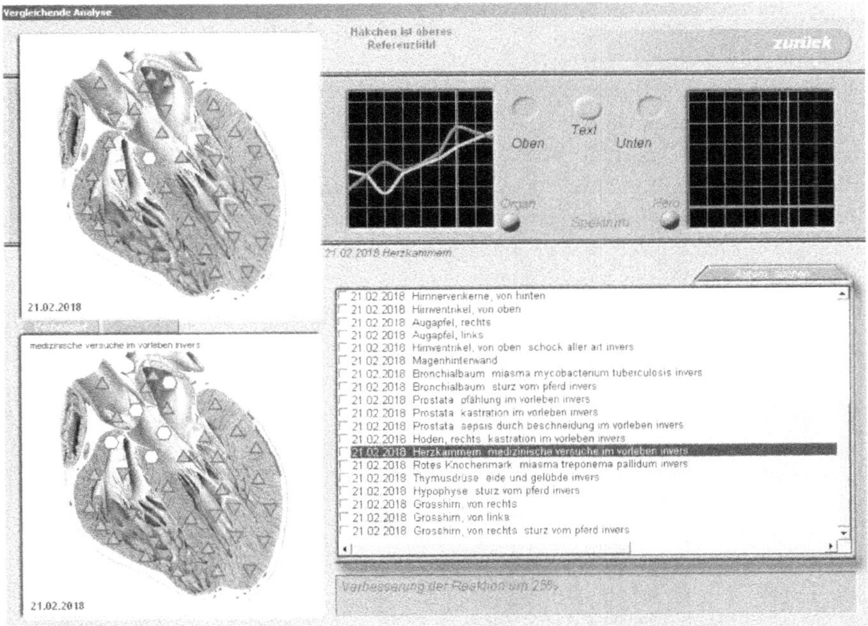

Abbildung: *Ansicht des Myokards, durch Invertierung von „Medizinische Versuche“ verbessert sich die energetische Reaktion um 25%.*

HINWEIS: Rollvenen, nicht auffindbare Venen, bei Blutabnahmen reißende Venen oder verschwindende Venen stellen oft nach erfolgreicher Auflösung des karmischen Musters medizinischer Versuche kein Problem mehr dar. Blutabnahmen funktionieren dann wieder komplikationslos.

Blasenkatheter

Befund:

Chronisch rezidivierende Harnblasenentzündungen, Nierenbeckenentzündungen, Harnleiter- und Harnröhrenentzündungen, Harnblasenentleerungsstörungen, Nierenbeckensteine, Harnblasensteine, Fremdkörpergefühl in der Harnblase.

Diagnose:

Kinesiologische Testung auf „Blasenkatheter“

Testung in der Aura: Aurachirurg und Patient sitzen sich gegenüber, der Patient hält den Anatomieatlas mit dem Bild der Harnblase vor sich aufgeschlagen auf dem Schoß. Der Aurachirurg drückt mit der Pinzette auf das Bild der Harnblase, Harnröhre, Harnleiter, Nierenbecken und sucht nach Resonanz.

Therapie:

Besteht eine Resonanz, so deutet dies auf frühere Blasenkatheter hin, die sich durch regelmäßige Blasenentzündungen oder Blasenschwächen äußern können. Unter Umständen reicht der Katheter bis ins Nierenbecken, was zu chronischen Entzündungen in diesem Bereich führen kann. Bevor der Aurachirurg den Blasenkatheter zieht, sollte er prüfen, ob noch ein Luftblock vorhanden ist, der bei Bedarf aufgeschnitten werden muss. Häufig beschreiben die Patienten im Rahmen der aurachirurgischen Behandlung eine Empfindung im Nackenbereich, was durch die Verbindung der Blase mit dem Hinterhaupt über den Blasenmeridian zustande kommt (Akupunkturpunkt Blase 10).

Kinesiologische Nachtestung auf „Blasenkatheter“

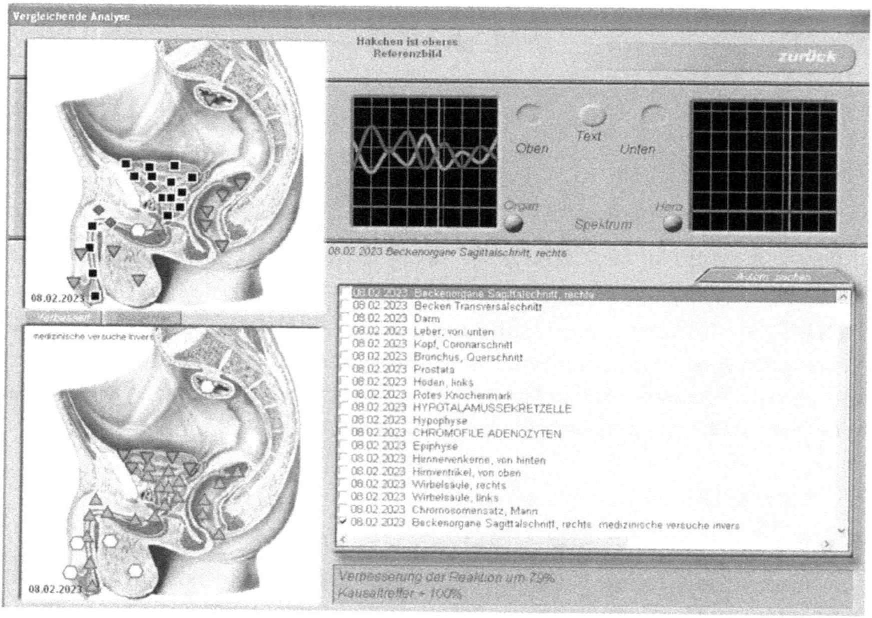

Abbildung: *Beckenorgane: Deutliche energetische Belastung. Bei Invertierung von „Medizinische Versuche“ verbessert sich die Reaktion um 79%.*

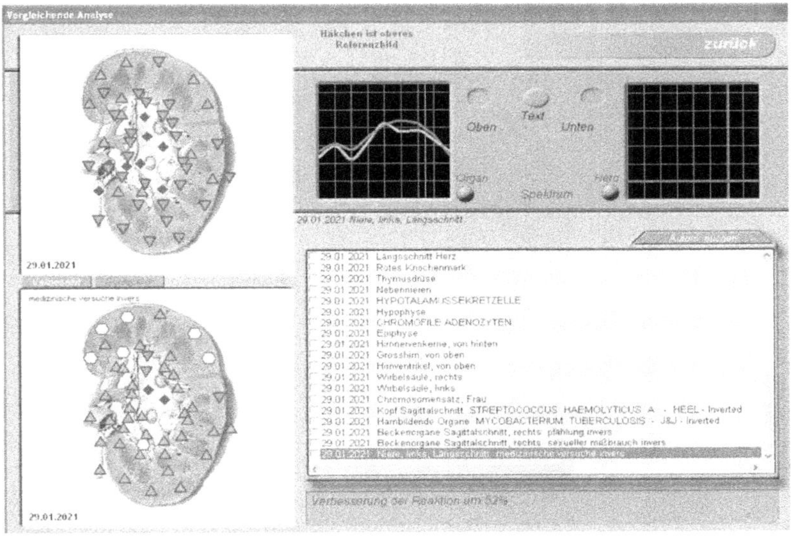

Abbildung: *Dunkelfärbungen im Bereich des Nierenbeckens als Zeichen einer energetischen Belastung. Durch Invertierung von „Medizinische Versuche" verbessert sich die Situation um 52%. Der Patient hatte bei der Behandlung angegeben, den Schmerz des Katheters bis in den Nierenbereich zu spüren.*

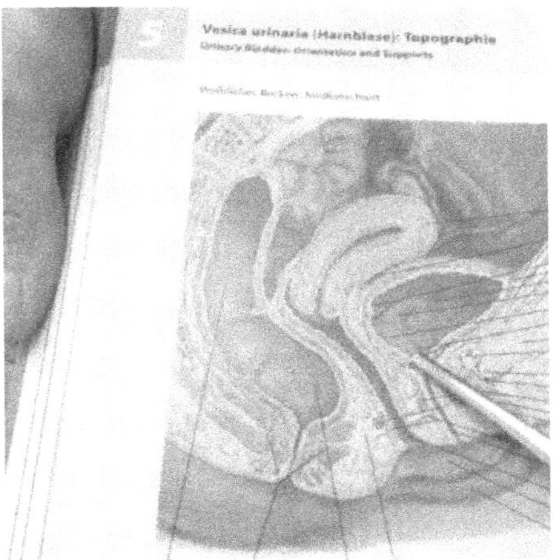

Abbildung: *Aurachirurgische Prüfung der Harnblase, bei einem virtuellen Blasenkatheter geht der Patient in Resonanz und verspürt einen Druck auf der Blase, unter Umständen mit einem Harndrang.*

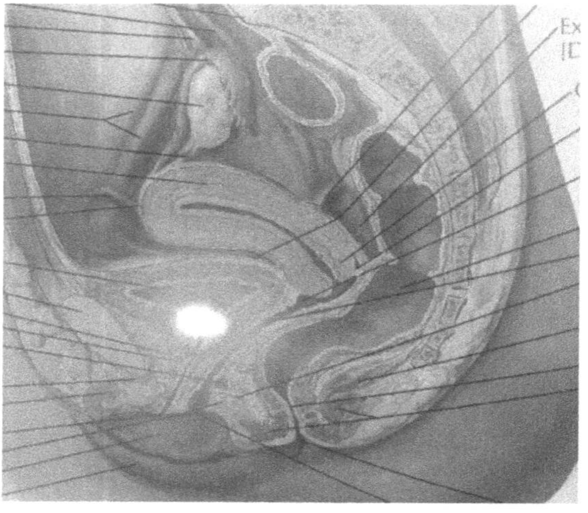

Abbildung: *Aurachirurgische Behandlung der Harnblase mit dem Laser nach Entfernung des Blasenkatheters, um die von der Patientin beschriebenen Blasensteine, welche vor kurzem sonographisch diagnostiziert wurden, zu zertrümmern. Blasensteine sind eine morphologische Konsequenz der zugrunde liegenden energetischen Störung durch den Blasenkatheter im Rahmen des karmischen Musters der medizinischen Versuche.*

Leber und Gallenblase sind auf Grund von Medikamenten, die im Rahmen von medizinischen Versuchen verabreicht wurden, unter Umständen in Mitleidenschaft gezogen. Entsprechend gilt es, diese Organe zu untersuchen und bei Bedarf zu behandeln. Der Aurachirurg drückt am Anatomieatlas oder an einem anatomischen Modell der Leber und Gallenblase und fragt den Patienten, ob er das spürt. Wenn der Patient ein in der Regel drückendes oder schmerzhaftes Gefühl an der Leber verspürt, führt der Aurachirurg eine Gallenblasenoperation durch:

- Operation an der Gallenblase: Ductus cysticus abklemmen, mit Wattetupfer und Desinfektionsmittel desinfizieren, mit Skalpell die Gallenblase längs aufschneiden und Wundränder auseinander ziehen, die Steine und den Gries in Richtung des Gallenblase-Kopfes mit dem Skalpell zusammenschieben und mit Spritze abziehen, Gallenblase säubern und klippen, Wundränder mit rotem Laser verschweißen, Ductus cysticus Klemme entfernen.

- Analog verfährt der Aurachirurg bei Resonanz in den Gallengängen: Steine im Bereich des Ductus cysticus, Ductus hepaticus oder Ductus choledochus werden auf diese Weise aurachirurgisch entfernt.
- Leberschädigung durch Stärkungsmittel versorgen: Vor dem 3. Auge (Stirnchakra, Yintang, Punkt der Intuition) fragt der Aurachirurg intuitiv nach der Größe der Spritze sowie der Kanüle, zieht die Spritze mit einer leberstärkenden Substanz auf, die ebenfalls in der Aura abzufragen ist. Anziehen der Spritze, bis der Kolben blockiert bzw. die Kolbenbewegung wie von selbst anhält. An der Ellenbeuge in der Aura injizieren, die Patienten geben vielfach an, den Einstich zu spüren. Wenn sich dies leicht und ohne Widerstand durchführen lässt, handelt es sich um die richtige Stelle. Ansonsten sollte die Injektion an einer anderen Körperstelle erfolgen. Im Notfall kann das Leberstärkungsmittel auch direkt in die Leberaura injiziert werden (durch die Haut direkt in die Leber). Patienten, an denen eine solche Leberinjektion durchgeführt wurde, beschreiben, dass sie nicht nur die Injektion an sich spüren, sondern noch am nächsten Tag eine Einstichstelle mit einer entsprechenden Rötung sehen können.

Komplikationen: In der Folge wird noch das karmische Muster der „Angst vor Vergiftungen" bzw. „Angst vor Schlangen und/oder Spinnen" getestet. Bei positivem Befund gilt es durch die intravenöse Angabe eines virtuellen Gegengifts in der Aura zu antagonisieren und den Patienten entsprechend kinesiologisch nachzutesten.

Missglückte Flucht

Definition:

Das karmische Muster resultiert aus einer Flucht, in der Regel aus dem Vorleben, stammend von Vorfahren oder aus eigenen früheren Seelenleben: Der Betreffende wurde während der Flucht erwischt und niedergestreckt, es zeigt sich eine Fallneigung zu einer Seite. Die Seite, zu der die Flucht missglückt ist, kann durch die Untersuchung der Seitenbetonung der Instabilität noch nachvollzogen werden. Aus dem karmischen Muster ergeben sich unbewusste Fehlhaltungen des Patienten mit Beckenschiefstand, einseitigen Wirbelsäulenbelastungen und den daraus resultierenden Konsequenzen und Beschwerden. In Umkehrschluss bedeutet dies: Physiotherapeutische und/oder osteopathische Behandlungen bleiben in vielen Fällen ohne nachhaltige Wirkung, da sie zwar die somatische Seite des Problems angehen, jedoch nicht das zugrunde liegende seelische Muster lösen. Wird die Störinformation aurachirurgisch gelöscht, verschwinden in der Regel die seit Jahren bestehenden Beschwerden von selbst.

Symptome und Befunde:

Die meisten Patienten mit Beckenschiefstand zeigen das karmische Muster der missglückten Flucht, wir sprechen in diesem Zusammenhang von einem „karmischen Beckenschiefstand“. Patienten beschreiben häufige Träume von Flucht und Verfolgung, Angst vor Soldaten, Polizisten, Uniformen. Angst vor Verlust von geliebten Menschen und Familienangehörigen. Manche Patienten schildern, dass sie innerlich immer auf der Flucht seien, d.h. sie können sich nirgendwo lange aufhalten, sind innerlich getrieben und finden keine Ruhe, um sich irgendwo gemütlich niederzulassen oder gesellig beisammen zu sitzen. Nirgendwo fühlen sie sich sesshaft, sind innerlich dauernd getrieben. Flucht und Verfolgung findet sich gehäuft bei Nachfragen in der Familienhistorie. Schlafen in Kauerstellung mit maximal angezogenen Beinen. Verletzungen immer auf der gleichen Körperseite.

Rückenschmerzen, Diskoarthropathien, Degeneration der Wirbelsäule, ISG-Beschwerden, Kiefergelenks- und/oder Kopfschmerzen, Occlusionsasymmetrie im Kiefer, Hüftschmerzen oder gar Hüftarthrosen (ausgelöst durch einen im Rahmen des karmischen Musters der missglückten Flucht erhöhten Muskeltonus und Muskelverkürzung des M. iliopsoas, der den Hüftkopf dauernd in die Hüftpfanne drückt, was über die Zeit zu Gelenksdegenerationen führt), Kniegelenksarthrosen, Probleme in der Statik der Fußgewölbe, Muskelasymmetrien durch Beinlängendifferenzen, Lumboischialgien.

Instabilität im Kurvenverhalten z.B. beim Motorradfahren oder Skifahren. Motorischer Konflikt als Konsequenz mit Restless legs Syndrom: Man ist immer

„auf dem Sprung“. Angriffskonflikt mit Schwitzen am ganzen Körper als weitere mögliche informatorische Konsequenz.

In der NLS-Analyse zeigen sich Belastungen insbesondere im Bereich der Wirbelsäule, die bei entsprechender Invertierung („Missglückte Flucht im Vorleben invers“) eine deutliche Verbesserung aufweisen. Das gleiche gilt, sobald das karmische Muster der missglückten Flucht durch die im Folgenden beschriebene Prozedur gelöscht wird.

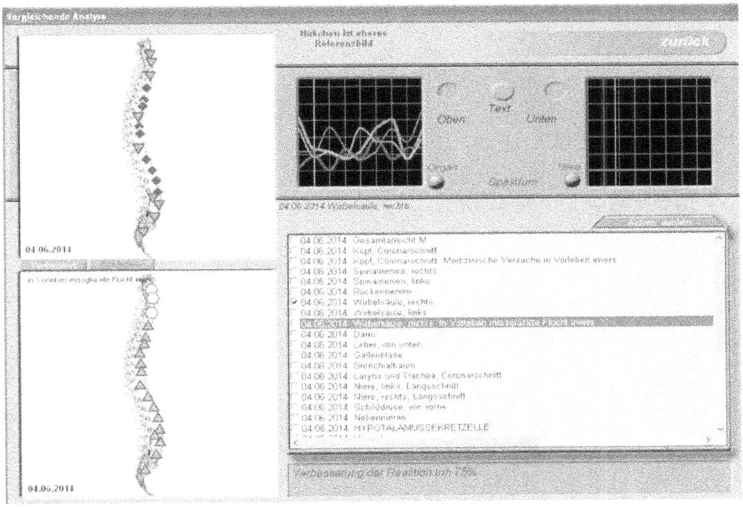

***Abbildung:** Belastung im Bereich der Wirbelsäule, Verbesserung um 75% bei Eingabe von „Im Vorleben missglückte Flucht invers“.*

Diagnose:

Kinesiologische Testung auf „Missglückte Flucht“, „Missglückte Flucht rechts“, „Missglückte Flucht links“

Wangentest: Der Patient steht mit offener Beinhaltung (regulär entspannt), die rechte Hand legt er an die linke Wange. Der Aurachirurg testet kinesiologisch, ohne dass der Patient etwas sagt. Wiederholung zur anderen Seite: Der Patient legt die linke Hand an die rechte Wange, erneute kinesiologische Testung. Typischerweise zeigt sich bei positivem Befund eine Instabilität zur geschädigten Seite, entsprechend der Wangenseite. Kippt hier der Patient, so lässt sich schlussfolgern: Es handelt sich um einen ausgeprägten Befund.

Fußstelltest: Dazu stellt der Patient den rechten Fuß nach vorne schräg vor den linken, die Zehen des rechten Fußes auf Höhe der Verlängerung der linken Fußaußenkante, mit einem Fuß Abstand, Arme frei hängen lassend, Kopf gerade haltend, Becken zur entsprechenden Seite drehend. Der Aurachirurg schiebt von hinten und prüft, ob der Patient stabil bleibt oder kippt. Der Patient macht einen Fußstellungswechsel analog zur obigen Abbildung, der Aurachirurg testet nochmals kinesiologisch. Auf diese Weise lässt sich eruieren, ob die Flucht nach links oder nach rechts missglückt ist. Getestet wird die Richtung, in die der Oberkörper des Patienten zeigt.

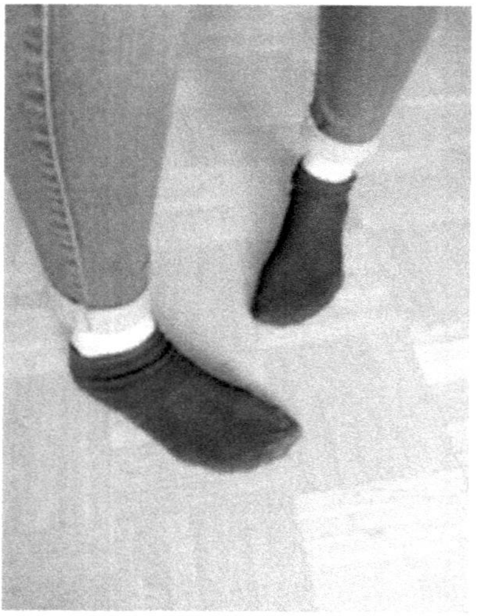

Abbildung: *Kinesiologische Testung auf Beckenschiefstand.*

Therapie:

Therapiestart und gleichzeitig damit bereits Auflösung des karmischen Musters durch Installation eines Kräfteparallelogramms am Rücken

Auflösung des Prüfmanövers bzw. Erläuterung gegenüber dem Patienten: „Missglückte Flucht“ als Auslöser des Beckenschiefstands und der aktuellen Symptomatik. Der Aurachirurg steht hinter dem Patienten, bildet mit Daumen und Zeigefinger beider Hände eine virtuelle Zange und drückt anschließend beim Patienten links und rechts auf die Akupressurpunkte nach folgendem Schema: Dreimal am Hals (oben/mittig/unten, im Bereich der Nackenmuskulatur), außen am Schulterblatt, fünfmal im Bereich von BWS und LWS in etwa gleichen Abständen in die Rückenmuskulatur, einmal außen am Becken, am Kreuzbein mit einer kippenden Handbewegung nach unten. Kinesiologisch auf „Missglückte

Flucht“ nach dem oben beschriebenen Procedere nachtesten, Patient sollte nun stabil bleiben.

Alle im Folgenden beschriebenen therapeutischen Maßnahmen erfolgen optional, denn das karmische Muster ist mit der obigen Prozedur bereits aufgelöst.

Der Aurachirurg wählt als nächstes die Beckenansicht im Anatomieatlas und legt diesen auf den Schoß des ihm gegenübersitzenden Patienten. Der Aurachirurg drückt mit der Präpariersonde auf den Schambeinknorpel und fragt den Patienten, ob das als unangenehm empfunden wird. Ebenso drückt er mit der Präpariersonde entlang des Verlaufs des linken und rechten Schambeins, jeweils an Ober- und Unterkante. Bei Resonanz Einbau eines Kräfteparallelogramms.

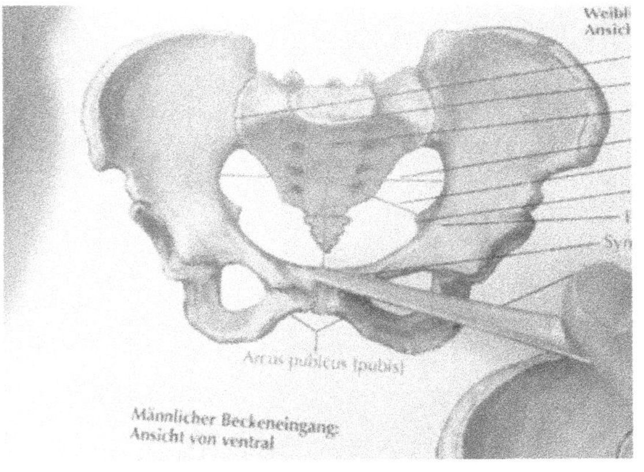

***Abbildung**: Aurachirurgische Testung durch Druck auf die Schambeine beidseits.*

Der Aurachirurg setzt vier Bohrlöcher in den knöchernen Bereich, zwei links, zwei rechts, jeweils eines oben und unten am Schambein, spannt einen Draht in Form eines Parallelogramms und zieht die Schrauben an. Die oberen Schrauben ziehen die entsprechende Seite nach oben und analog umgekehrt. Testen durch Druck mit der Präpariersonde auf den Schambeinknorpel und das Schambein beidseits mit der Frage, ob noch Beschwerden existieren, bei Bedarf Schrauben weiter anziehen, bis keine Resonanz mehr vorhanden ist. Damit entsteht ein Kräfteparallelogramm im Bereich der Schambeine.

Als Nächstes erfolgt die Behandlung der Fehlstellungen im Beckenbereich, insbesondere der Muskelhypertonien, durch eine feinstoffliche Akupunkturbehandlung.

Der Aurachirurg überprüft die muskulären Ansätze im Becken des Patienten mit der Präpariersonde auf Schmerzhaftigkeit: M. iliacus, M. psoas, M. iliopsoas, jeweils an beiden Muskelenden testen, bei Schmerzhaftigkeit mit Akupunkturnadeln behandeln, Nadeln stecken lassen und weitersuchen, bis alle schmerzhaften Punkte gefunden und akupunktiert sind. Geprüft werden insbesondere die Muskel-Sehnen-Übergangsbereiche. Nochmals an Akupunkturnadel wackeln, wenn schmerzfrei, dann Nadel ziehen. Das Fehlen einer Schmerzhaftigkeit wird als Indikator des Therapieerfolgs verwendet.

Verkürzungen dieser Muskeln führen zur typischen Fehlhaltung: Nach vorne gebeugter Oberkörper, Hohlkreuz, gebeugte Kniegelenke. Die durch Beckenschiefstand manifestierte Hypertonie und Verkürzung des M. iliopsoas auf der einen Seite führt zu einem dauerhaften Zug des Hüftkopfes in das Hüftgelenk, was über die Jahre zu einer Hüftgelenksarthrose führt.

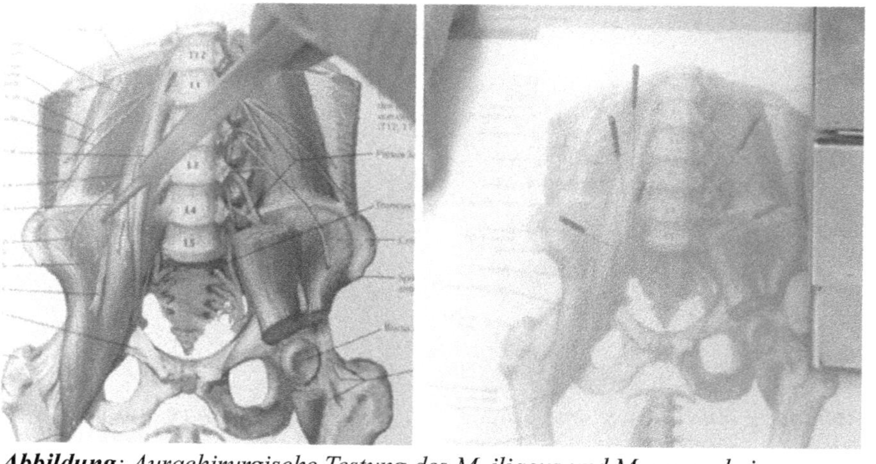

***Abbildung**: Aurachirurgische Testung des M. iliacus und M. psoas, bei Resonanz aurachirurgische Akupunkturbehandlung der Triggerpunkte.*

Das Akupunktieren der Muskeln bzw. der Muskelsehnenansätze entspricht der klassischen Triggerpunkttherapie. Triggerpunkte sind Verhärtungspunkte in der Muskulatur, die in das umgebende Gewebe schmerzhaft ausstrahlen, teilweise in weit entlegene Körperareale, und die sich durch das Punktieren mit Akupunkturnadeln entsprechend auflösen lassen.

Als Nächstes erfolgt optional die Behandlung der Wirbelsäule.

Sondierung der Wirbelsäule Rückseite im Anatomieatlas, vom Becken- in den Halsbereich aufsteigend mit chirurgischer Sonde, nicht umgekehrt, d.h. es gilt das Prinzip, dass der Aurachirurg immer vom Fundament her arbeitet, das Fundament bildet das Becken.

Der Aurachirurg sticht abwechslungsweise links und rechts paravertebral (neben den Dornfortsätzen) auf die Abbildung der Rückenmuskulatur im Anatomieatlas, in kleinen Abständen von unten nach oben aufsteigend, in die oberste Schicht der Muskel-Sehnenansätze (Triggerpunkte). Auch die verschiedenen Ansätze des M. trapezius (pars ascendens und descendens) sollten getestet und behandelt werden. Insbesondere im Bereich der Fascia thoracolumbalis ist zu behandeln: Dort befinden sich große Mengen nicht-myelinisierter C-Fasern als äußerst schmerzempfindliche Nervenstrukturen.

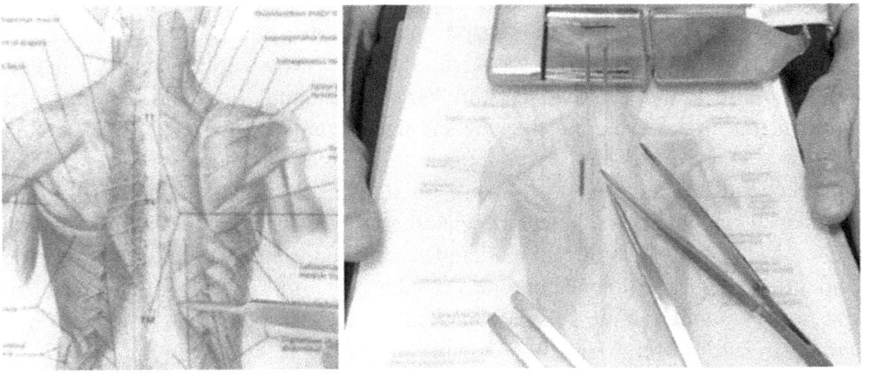

***Abbildung**: Aurachirurgische Testung der Rückenmuskulatur, bei Resonanz aurachirurgische Akupunkturbehandlung der Triggerpunkte.*

Typischerweise zeigt sich bei einseitiger Schmerzsymptomatik (links oder rechts neben dem Dornfortsatz) die Resonanz ausschließlich auf der gleichen Seite, an der auch der Schmerz vom Patienten empfunden und angegeben wird. In der Höhenlokalisation können jedoch Unterschiede zwischen der vom Patienten subjektiv angegebenen Schmerzstelle und der objektiven Lokalisation der Resonanzausbildung vorkommen: Sticht der Aurachirurg mit der Sonde mehrere Segmente über- oder unterhalb der schmerzhaften Stelle, kann sich trotzdem eine Resonanz beim Patienten zeigen, wobei diese in der Regel wiederum an der vom Patienten subjektiv angegebenen ursprünglichen Schmerzstelle lokalisiert wird. Sticht der Aurachirurg hingegen am Anatomieatlas in die vermeintliche Schmerzstelle bzw. in das entsprechende anatomische Segment, empfindet der Patient manchmal keinen Schmerz. Verursacht wird dieses Phänomen durch den sog. „Verschiebungseffekt" zwischen Dermatomen, Myotomen und Sklerotomen, indem z.B. das Dermatom als Schmerzprojektion in der Haut nicht immer exakt über dem entsprechenden, zum gleichen Segment gehörigen Myotom oder Sklerotom liegt. Stattdessen kann es zu Verschiebungen um bis zu mehrere Segmente kommen. Das gleiche Phänomen ist in der Akupunkturlehre der TCM seit langem bekannt. Manchmal beschreiben die Patienten eine Empfindung im Bereich der Augen, was durch den Blasenmeridian verursacht wird, der paravertebral durch die Therapie gereizt wird und entsprechend auf Blase 1 am Auge projiziert.

Als Nächstes erfolgt optional die Behandlung der Nackenmuskulatur.

Im Bereich des Nackens soll der Aurachirurg auch tiefere Muskelpartien untersuchen, indem er entsprechende Areal im Anatomieatlas aufschlägt, Ansichen von dorsal und von ventral mit der chirurgischen Sonde punktiert und bei Bedarf eine entsprechende Triggerpunktbehandlung durchführt. Zu den zu untersuchenden Muskeln gehören: M. semispinalis capitis, M. rectus capitis posterior minor, M. obliquus capitis superior, M. rectus capitis posterior maior. Schmerzhafte Punkte werden unmittelbar mit Akupunkturnadeln versorgt, der Aurachirurg lässt diese dann stecken und testet cranialwärts (nach oben) weiter. Ist der Aurachirurg im Atlantooccipitalbereich angelangt, therapiert er entsprechend wieder von unten nach oben, d.h. er prüft caudal, ob die dort platzierten Nadeln noch schmerzen, und arbeitet sich dann wiederum kranialwärts weiter. Wenn noch Schmerzen vorhanden sind, dann biegt der Aurachirurg die Nadel und bringt sie unter Spannung, schlägt die Stimmgabel auf einer weichen Unterlage an und setzt sie auf die Nadel auf. Insbesondere der M. trapezius oben und unten sind oft schmerzhaft.

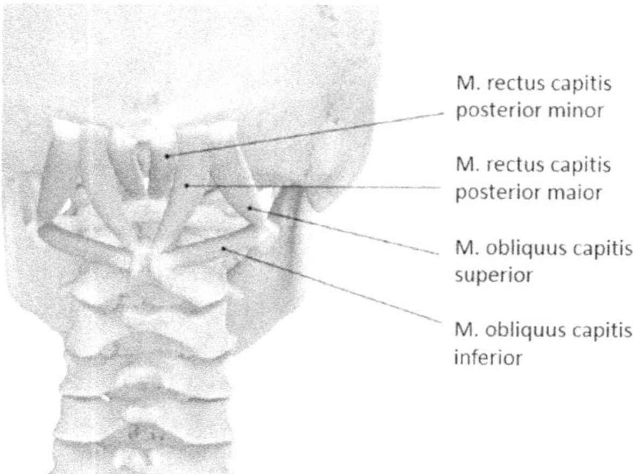

***Abbildung**: Aurachirurgische Behandlung der kurzen Nackenmuskeln.*

Bei Skoliose findet sich typischerweise alternierend links und rechts in unterschiedlichen Höhenlokalisationen eine Schmerzhaftigkeit, was dann zum entsprechenden Verteilungsmuster von Akupunkturnadeln führt.

Auf etwaige Fascienverklebungen testen, z.B. zwischen M. iliacus und M. psoas, mit flacher Sonde unterminieren und Verklebung lösen. Das gilt auch für Verklebungen zwischen M. trapezius mit anderen Rückenmuskeln, häufig verbunden mit Schmerzen beim Atmen. Entsprechend mit Skalpell die Fascienverklebungen lösen, Gelenkflüssigkeit dazwischen injizieren.

Als Nächstes erfolgt optional die Behandlung der Beckenrückseite.

Muskeln auf der Beckenrückseite untersuchen und bei schmerzhaften Triggerpunkten mit Akupunkturnadeln behandeln: M. glutaeus maximus, M. glutaeus medius, M. glutaeus minimus, M. piriformis, M. gemellus superior, M. obturatorius internus, M. gemellus inferior, M. quadratus femoris. Suche nach Engpasssyndrom zwischen des M. piriformis und M. gemellus superior zur Befreiung von N. ischiadicus, N. gluteus inferior, N. pudendus und N. obturatorius, Aufweitung des Durchtrittskanals mit der Bewusstseinstechnik von Ton „e“.

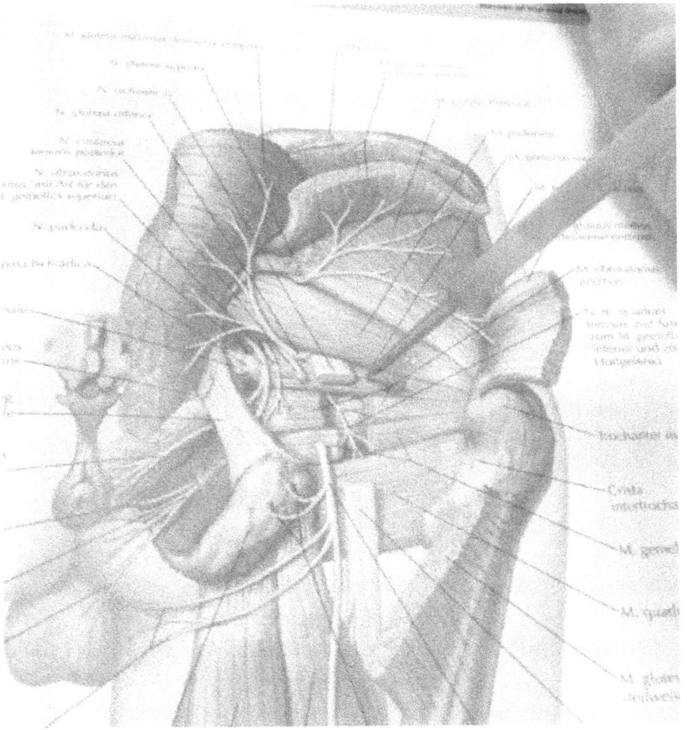

***Abbildung**: Aurachirurgische Testung der Muskulatur im Becken, hier des Musculus gemellus superior an der Durchtrittsstelle des Nervus ischiadicus.*

Am Ende der Prozedur Wiederholung der initialen kinesiologischen Testung auf „Missglückte Flucht“: Patient soll den Mund schließen, einmalig schlucken und die Hand auf die jeweilig gegenseitige Backe legen, der Aurachirurg stößt wieder von hinten an. Für die andere Seite ebenso testen.

Eventuell aus früheren schulmedizinischen Operationen vorhandene Metallteile im Beckenbereich bleiben bestehen, sind aber nach der aurachirurgischen Behandlung energetisch nicht mehr aktiv. Entscheidend ist ausschließlich der klinische Befund im Sinne einer nicht mehr bestehenden Schmerzsymptomatik.

Postoperativ kommt es in den folgenden Tagen unter Umständen zu einem Muskelkater in den behandelten Muskeln.

Kasuistik:

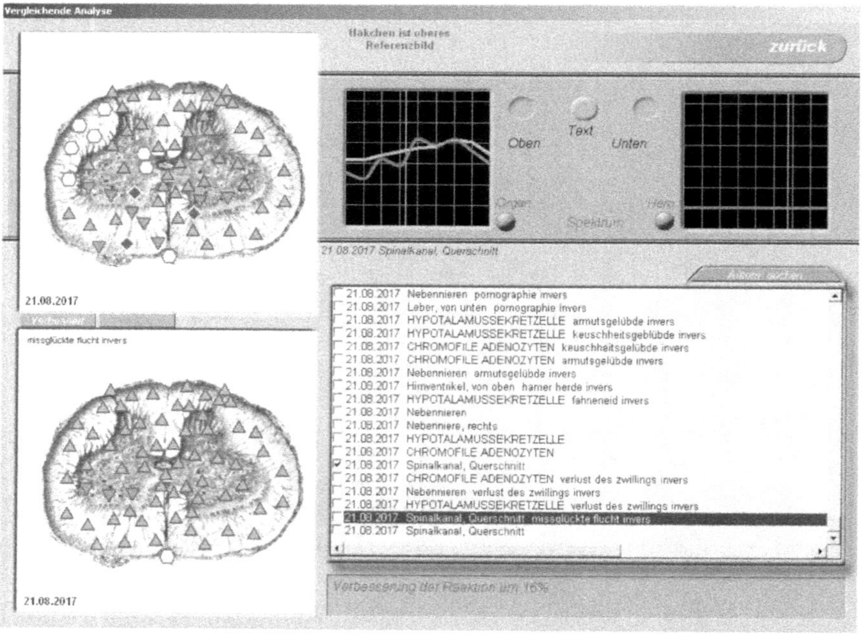

***Abbildung:** Rückenmark Querschnitt, es finden sich mehrere dunkle Markierungen im Vorderhornbereich des Rückenmarks, Verbesserung um 16% bei Eingabe von „Missglückte Flucht invers“. Es handelt sich um einen Patienten mit einem karmischen Muster der Missglückten Flucht, Beckenschiefstand, Kyphoskoliose, Bandscheibendegeneration und schließlich einer Facettengelenkssynovialzyste, die schließlich erfolgreich aurachirurgisch operiert wird.*

Mundbirne

Definition:

Die Mundbirne, auch Folterbirne oder Spreizbirne genannt, ist ein Folterinstrument und gehört zu den sogenannten Schädelschrauben. Sie besteht aus zwei oder mehr löffelförmigen Schalen, die in namensgebender Birnenform zusammengelegt und am verjüngten Ende beweglich miteinander verbunden sind. Im Inneren befindet sich ein einfacher Gewindemechanismus, über den die Teile auseinandergedrückt werden können, indem das Gewinde, normalerweise mittels einer Schraube am verjüngten Ende, entsprechend bewegt wird.

Abgesehen von einer schmerzhaften Kiefersperrung, welche dieses Gerät mit sich brachte, konnte es auch so weit aufgespannt werden, dass Zähne oder auch Kiefer brachen. In der Psychiatrie des 18. Jahrhunderts war die Verwendung einfacherer, starrer Modelle durchaus üblich, um das Sprechen der Patienten zu unterbinden, ein Brüllen war damit jedoch immer noch möglich. Auch in Gefängnissen wurden Mundbirnen platziert. Den Menschen wurde quasi ein „Maulkorb verpasst".

Der Mundknebel entspricht aus informatorischer Sicht der Mundbirne.

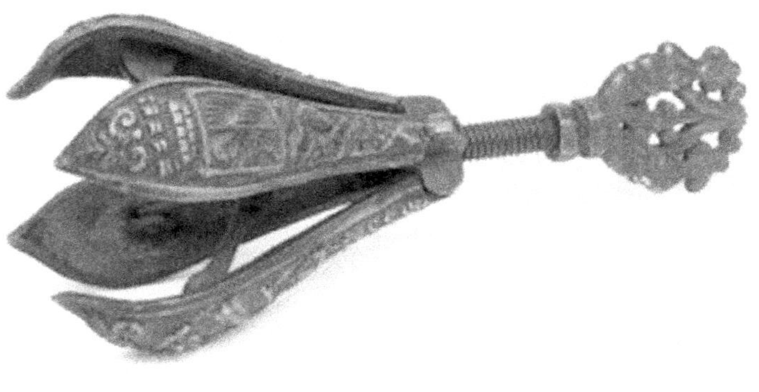

Abbildung: *Mundbirne*

Symptome und Befunde:

Der Patient klagt über unerklärliche Mund-Kiefersperren, Schlundkrämpfe und Schluckbeschwerden, v.a. beim Zahnarztbesuch. Währen des Sprechens macht er wenig Mundbewegungen, was dazu führt, dass er nur mit geringer Intonation, verwaschen und undeutlich spricht. Offener Mund, Herausfließen von Speichel.

Selten sind Träume über Mundbirnen oder Manipulationen am Mund, Psychiatrieaufenthalte im Vorleben. Empfindlichkeit an den Lippen und im Mund.

Diagnostik:

Kinesiologische Testung auf „Mundbirne".

Der Aurachirurg greift vor dem geöffneten Mund des Patienten die imaginierte Mundbirne und schiebt sie diskret in den Mund hinein bzw. zieht sie diskret aus dem Mund heraus. Im positiven Fall kommt es zu einer Resonanz, die der Patient zurückmeldet, unter Umständen mit einem erheblichen Würgen. Der Aurachirurg dreht die Schraube der Mundbirne zunächst nach rechts, danach nach links, um herauszufinden, in welcher Richtung die Mundbirne sich aufspreizt und zu einer unangenehmeren Empfindung führt.

Therapie:

Je nach Befund dreht der Aurachirurg an der Schraube, um die Mundbirne zu schließen. Schließlich zieht er nochmals vor dem nach wie vor geöffneten Mund und fragt, ob die Birne zu ziehen geht. Bejaht der Patient, indem er mit dem Kopf nickt, zieht der Aurachirurg die Mundbirne aus dem Mund und verwirft sie energetisch.

Kasuistik:

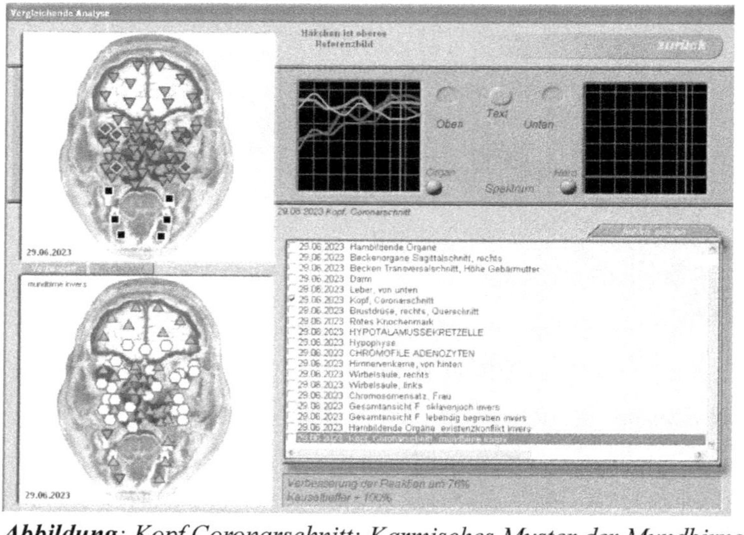

***Abbildung**: Kopf Coronarschnitt: Karmisches Muster der Mundbirne. Im oberen Bild energetische Störung v.a. der Zähne bzw. des Zahnhalteapparates und des Kiefers, bei Testung auf „Mundbirne" Verbesserung der Reaktion um 76%.*

Nagelfolter

Definition:

Nagelfolter durch Nägelreissen, es werden die Nägel mithilfe einer Zange gewaltsam entfernt. Manchmal werden dem Angeklagten Holzsplitter oder Drähte unter seine Finger- und Fußnägel getrieben, bis er ein Geständnis ablegt. Wahrscheinlich kommt daher auch der Spruch „*Es brennt mir unter den Nägeln*" für etwas Dringendes.

Symptome und Befunde:

Patienten mit dem karmischen Muster des Nägelreissens finden sich relativ häufig, werden aber vielfach in Unkenntnis dieses karmischen Musters übersehen bzw. nicht richtig zugeordnet.

Betroffene schildern, dass ihre Nägel vielfach bereits seit der Kindheit schlecht oder gar nicht wachsen, dass die Nägel krumm wachsen, sie berichten von wiederkehrenden Nagelbettentzündungen, Nagelablösungen ohne vorheriges Trauma und dergleichen mehr.

Diagnose:

Kinesiologische Testung auf „Nagelfolter"

Therapie:

Nägel aurachirurgisch wieder zurücksetzen

Danken und Segnen der Folterer und sich selbst

Kinesiologische Nachtestung auf „Nagelfolter"

Narkose

Definition:

Vollnarkosen sind in der NLS-Analyse noch Jahre oder gar Jahrzehnte nach Operationen nachweisbar. Insbesondere Narkotika wie z.B. Propofol haben hier erhebliche energetische Wirkungen. Propofol ist ein intravenöses Anästhetikum, das häufig in der Allgemeinanästhesie und Intensivmedizin eingesetzt wird. Es wirkt sedierend und führt zu einem Verlust des Bewusstseins sowie des Gedächtnisses. Propofol wird hauptsächlich zur Einleitung und Aufrechterhaltung einer Narkose verwendet und ist bekannt für seinen schnellen Wirkungseintritt und die kurze Plasmahalbwertszeit. Es wird oft in Kombination mit Analgetika und Muskelrelaxantien eingesetzt, um die Narkose zu optimieren.

Symptome und Befunde:

Manche Patienten beschreiben eine postoperative Energielosigkeit nach großen Operationen mit stundenlangen Anästhesien. Albträume, innere Unruhe, Schwindel, Blutdruckregulationsstörungen, vegetative Allgemeinsymptome, eigen- oder fremdenergetische Besetzung (siehe unter Besetzung) u.v.m. ist beschrieben.

Diagnose:

Kinesiologische Testung auf „Narkose“, oder auch auf das entsprechende Präparat wie z.B. „Propofol“

Therapie:

Aurachirurgische Injektion der Gegeninformation i.v.

Kinesiologische Nachtestung auf „Narkose“

Nasenspaltung, Nase abschneiden

Definition:

Im Byzantinischen Reich war die Nasenspaltung eine Strafe, die an einem Kaiser nach dessen Sturz angewandt wurde, damit dieser nach der Verstümmelung nicht erneut regieren konnte. Alternativ wurde dessen Zunge gespalten oder eine Erblindung herbeigeführt.

Symptome und Befunde:

Verschobene Nasenscheidewand, Fehlbildungen an der Nase

Diagnose:

Auf Grund der beschriebenen Symptomatik und des äußeren Erscheinungsbildes der Nase ergibt sich die Verdachtsdiagnose. Entsprechende Verdachtsmomente ergeben sich insbesondere, wenn keine Unfälle oder Frakturen der Nase bekannt sind, sondern es sich um eine habituelle Fehlfunktion bzw. Fehlbildung handelt. Kinesiologische Testung auf „Nasenspaltung“ liefert die Gewissheit.

Therapie:

Aurachirurgische Korrekturoperation je nach Befund

Danken und Segnen der Täter

Kinesiologische Nachtestung auf „Nasenspaltung“

Ohrspaltung, Ohr abschneiden

Definition:

Früher trugen die Handwerker als Zeichen ihrer Zugehörigkeit zu einer Zunft oft einen goldenen Ohrring. Es wird berichtet, dass dieser Ohrring auch so etwas wie eine Geldanlage für knappe Zeiten bzw. für besondere Ausgaben war. Wenn dieser Handwerker aber etwas Schlimmes anstellte, wurde ihm der Ring aus dem Ohr gerissen – sozusagen zur Strafe und als Zeichen dafür, dass er aus der Zunft ausgeschlossen worden ist. Das „Ring ausreißen" galt somit als Strafe und sichtbares Zeichen für Unehrenhaftigkeit. Der im Deutschen bekannte Begriff „Schlitzohr" beschreibt dieses karmische Muster.

Bei schwerem Betrug oder Diebstahl wurde dem Betroffenen das Ohr sogar ganz abgeschnitten. Das geschah auch in anderen Fällen: Als Ausdruck des tiefen Hasses gegenüber einer Person, z.B. schnitten amerikanische Soldaten den vietnamesischen Zivilisten die Ohren ab, bevor man sie exekutierte. Oder einem Entführungsopfer wird ein Ohr abgeschnitten, um mit diesem Ohr den Druck auf die Lösegeldzahlenden zu erhöhen.

Symptome und Befunde:

Es zeigen sich in seltenen Fällen Fehlbildungen an den Ohren, Ohren fehlen vollständig bzw. wurden in der Embryogenese nicht angelegt. Die Patienten schildern manchmal Träume, in denen ihnen die Ohren abgeschnitten werden, oder es finden sich familienanamnestisch entsprechende Vorfälle. Auch in früheren Seelenleben können diese Dinge passiert sein, die kinesiologische Testung ermöglicht den entsprechenden Nachweis, auch hinsichtlich der Frage, in welchem Jahrhundert das passiert ist.

Diagnose:

Die Diagnose erfolgt durch kinesiologische Testung, aber auch durch aurachirurgische Untersuchung der Aura im Bereich der Ohren. In seltenen Fällen spürt es der Patient, wenn der Aurachirurg mit seiner Hand, zu einem Schwert geformt, im Bereich der Ohrmuschel Bewegungen durchführt, als wolle er das Ohr abschneiden. Dabei gilt es, die Resonanz durch langsame Bewegungen und mit ausreichendem Abstand zum Ohr zu testen, um nicht durch etwaige schnelle Bewegungen einen Luftzug am Ohr zu erzeugen, der dann als falsch positiver Resonanzbefund interpretiert wird.

Therapie:

Die Therapie erfolgt durch Reimplantation und Fixation des Ohres, rein geistig durch entsprechende aurachirurgische Eingriffe direkt in der Aura des Ohres.

Kasuistik:

57-jährige Patientin mit einem fehlerhaft ausgebildeten Ohrläppchen seit Geburt. Immer sei unklar gewesen, woher diese Fehlbildung stammt. In der aurachirurgischen Sitzung findet sich eine diskrete Resonanz in der Aura des Ohrläppchens sowie am Anatomieatlas an der Abbildung des Ohres. In der kinesiologischen Testung reagiert die Patientin bei Abfrage von „Schlitzohr“, „Unehrenhaftigkeit“, „Schlitzohrigkeit“. Bei der Abfrage nach der informatorischen Herkunft ergibt sich eine Vererbung vom Großvater väterlicherseits. Zu denn Leben kann die Patientin nicht viel sagen, sie wisse nur, dass der Großvater wohl im Konzentrationslager in der Zeit des Nationalsozialismus ums Leben gekommen sei. Ihr Vater habe im Laufe seines Lebens viel Geld gemacht, allerdings mit nach Aussage der Patienten unlauteren Methoden. Nach aurachirurgischer Naht am Anatomieatlas und nach Danken und Segnen der betroffenen Personen ist die Resonanz verschwunden.

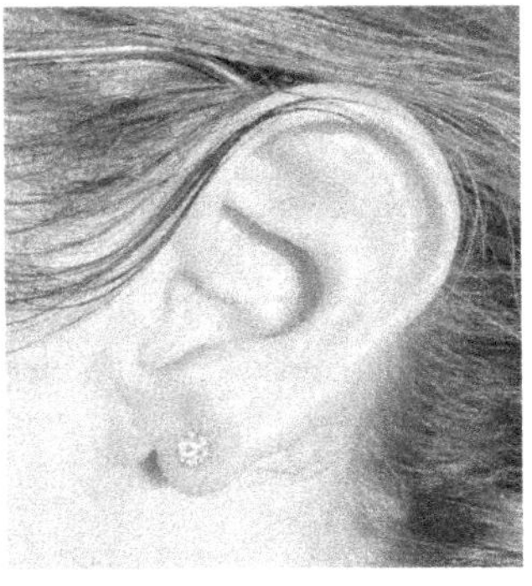

Abbildung: *Ohrläppchen links bei der Patientin*

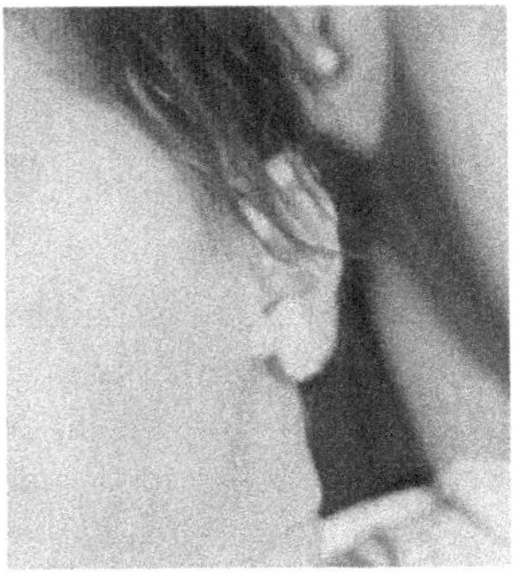

Abbildung: *Ohrläppchen als Baby auf einem alten Foto*

Pfählung

Definition:

Der Verurteilte wird auf einen abgerundeten und eingefetteten Pfahl gesetzt. Durch das Gewicht des menschlichen Körpers dringt der Pfahl durch Anus oder Vagina ein, durchstößt die Vaginal- oder Darmwand, bohrt sich nach cranial weiter, durchdringt das Zwerchfell, die Lunge und tritt dann am Oberkörper dorsal zwischen den Schulterblättern aus. Der Pfahl kann auch vorne im Bereich des Brustbeins austreten. Letztlich führt diese Prozedur zu einem qualvollen und langsamen Tode. Da die Pfahlspitze abgerundet ist, verletzt sie keine lebensnotwendigen Organe, sondern schiebt sich langsam durch den Körper und verlängert somit die extreme Qual. Pfählungen wurden insbesondere in Südosteuropa, Rumänien (Vlad III. Drăculea) sowie in westlichen asiatischen Staaten praktiziert. Das Muster findet sich insbesondere bei Rumänen im Sinne des von C.G. Jung formulierten kollektiven Unbewussten. Auch heute noch werden Menschen gepfählt.

Das karmische Muster der Pfählung im Vorleben bildet die energetisch-informatorische Grundlage für Funktionsstörungen im kleinen Becken, die sich zunächst zu funktionellen und schließlich zu organischen Krankheiten entwickeln.

Eine Sonderform ist die zu Zeiten des Dreißigjährigen Krieges eingesetzte Afterbirne. Diese Art der Folter führt durch die Dehnung des Darms und der Eingeweide zu starken Rissen. Man bezeichnet diese Art der Folter auch als sogenannte „anale Folter“.

Symptome und Befunde:

Pfählungen sind zu prüfen bei Hämorrhoiden, Marisken, Rektumkarzinom, chronischen Enddarmentzündungen, Fisteln, Analprolaps, Analjuckreiz, Beckenbodensenkung, Blasenentleerungsstörung mit Restharnbildung, Reizblase, Bettnässen, Harn- und Stuhlinkontinenz, Blasen- und Uterussenkung, Prostatitis, Erhöhung des PSA-Wertes, Leistenbruch, Bauchbruch, Schenkelbruch, Nabelbruch, Zwerchfellbruch mit Reflux, Dyspareunie (Schmerzen beim Geschlechtsverkehr bei Frauen).

Typischerweise findet sich ein unerklärlicher Schmerz zwischen den Schulterblättern, wo der Pfahl ausgetreten ist, alternativ vorne am Brustbein. Manche Patienten berichten von einem unerklärlichen Jucken am Rücken. Zur Differenzierung kann der Aurachirurg den Pfahl in der Aura auf- und ab bewegen, was zu Resonanz führt. Zusätzlich zeigt sich häufig eine eigentümliche motorische Unruhe im Oberkörper des Patienten, indem die Schultern dauernd hin-

und herbewegt werden, um auf diese Weise den störenden Pfahl loszuwerden. Die Patienten fallen auf durch eine nach vorne geneigte Haltung mit nach vorne stehenden und zum Kopf angezogenen Schultern, nach vorn verschobener Kopf. Die Patienten wirken steif und wie an einem Pfahl „hängend“.

Diagnose:

Kinesiologische Testung auf „Pfählung“.

Unter Umständen kann die Pfählung auch direkt in der Aura nachgewiesen werden: Wenn der Aurachirurg, hinter dem Patienten stehen, den Pfahl in die Hand nimmt und diesen virtuell in der Aura des Patienten bewegt, so meldet dieser unter Umständen eine Resonanz. Er beschreibt, wie er das Gefühl habe, dass sich in ihm etwas nach oben und nach unten bewegt.

Auch die NLS-Analysen zeigen eindeutige Befunde. Dort sieht man sowohl die energetische Störung im Beckenbereich als auch die energetische Störung im Austrittsbereich des Pfahls zwischen den Schulterblättern.

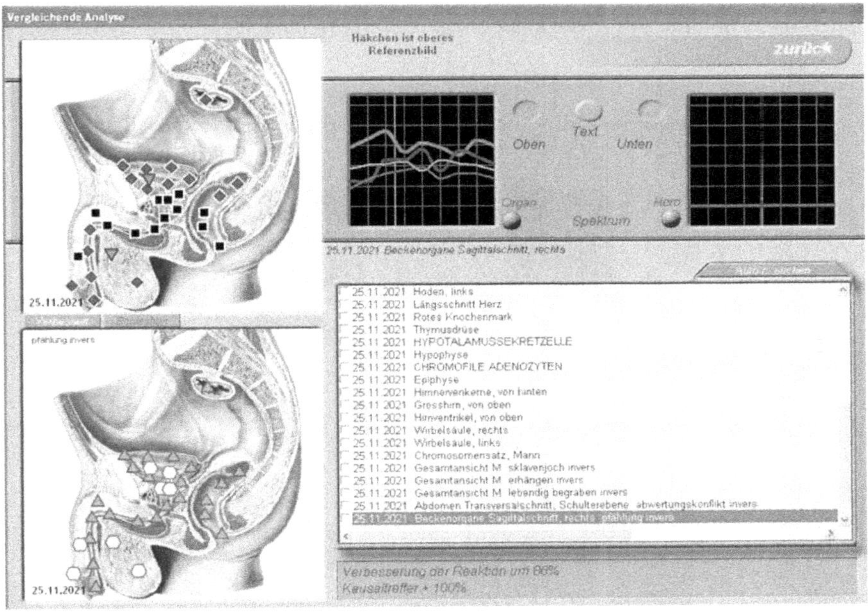

Abbildung: *Beckenorgane Sagittalschnitt: Energetische Störung der Blase, der Prostata und der Harnröhre bei einem 36-jährigen Patienten mit dauerndem Harndrang und chronischer rezidivierender Blasenentzündung. Bei Invertierung von „Pfählung im Vorleben“ verbessert sich die Reaktion um 66%.*

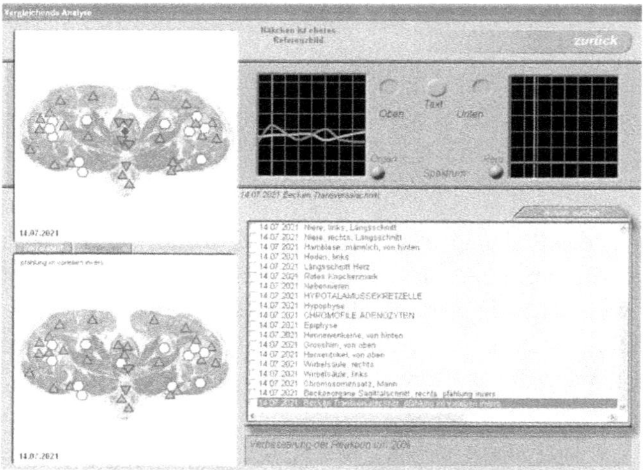

Abbildung: *Becken Transversalschnitt: Energetische Belastung in der Mitte der Abbildung, am Durchtrittspunkt des Mastdarms, bei einem 41-jährigen Patienten mit Hämorrhoiden. Bei Invertierung von „Pfählung im Vorleben" verbessert sich die Reaktion um 20%.*

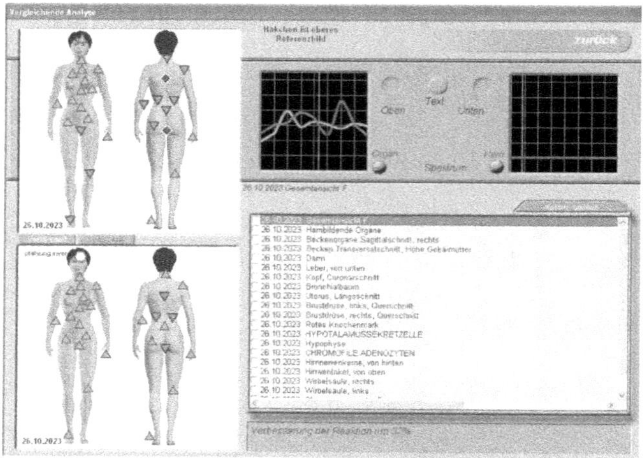

Abbildung: *Gesamtansicht: Energetische Belastung, am Eintrittspunkt des Mastdarms und am Austrittspunkt zwischen den Schulterblättern, bei einer 37-jährigen Patientin mit einem chronischen analen Juckreiz. Bei Invertierung von „Pfählung" verbessert sich die Reaktion um 32%. Insbesondere die energetische Störung am Eintrittspunkt und am Austrittspunkt sind nicht mehr nachweisbar.*

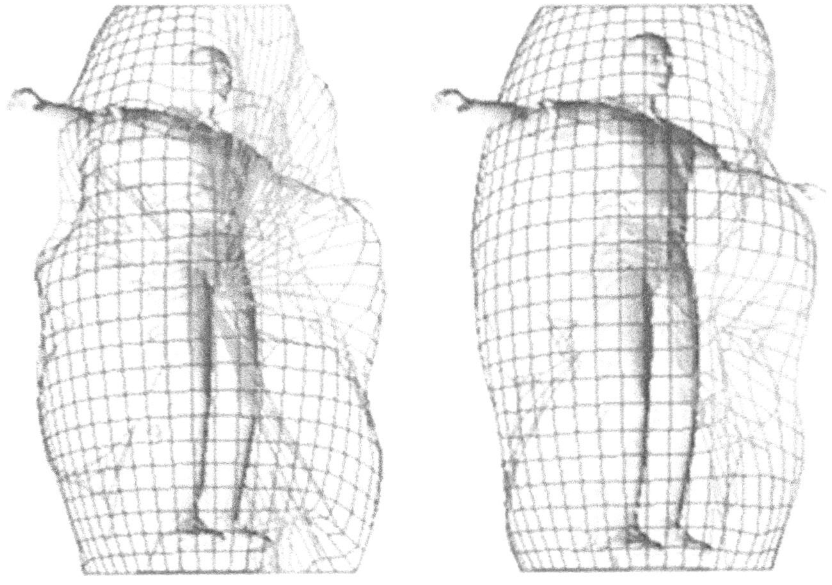

Abbildung: *Auraansicht eines Patienten mit dem karmischen Muster der Pfählung vor und nach aurachirurgischer Therapie.*

Therapie:

Der Patient verschränkt die Arme vor der Brust, der Aurachirurg umgreift den Patienten von hinten und hebt ihn mit einem kurzen sanften Ruck nach oben vom Pfahl. Der Patient unterstützt, indem er sich beim Hochheben auf die Fußspitzen stellt. Der Aurachirurg reinigt geistig die Wunde mit Wattestäbchen, verschließt sie mit einer Pinzette im Analbereich sowie zwischen den Schultern oder im Brustbereich.

Hinweis: Der Verschluss der Aura an den entsprechenden Stellen ist essentiell, da es sonst zum kontinuierlichen Ausfließen von Energie aus dem Leibesinneren kommt, was zu massiven Beschwerden und Erschöpfung führt.

Bei analen Beschwerden bzw. Hämorrhoiden: Der Aurachirurg testet im Anatomieatlas den Analkanal mit der Präpariersonde, indem er auf die Enddarmwand drückt, bis der Patient dort eine Resonanz beschreibt. Der Aurachirurg zieht mit der Pinzette eine virtuelle Schlinge um die Hämorrhoide, trocknet die Hämorrhoide mit dem roten Laser ein und schneidet sie mit der Schere ab. Er koaguliert die Wunde mit dem roten Laser. Der Aurachirurg drückt nochmals und prüft auf Resonanz. Solange die Resonanz weiter besteht, wird die Behandlung fortgesetzt.

Kinesiologische Nachtestung auf „Pfählung“.

Nachtestung in der Aura.

Kasuistik:

Patientin, 54 Jahre alt, erhält eine Behandlung für das karmische Muster der Pfählung wegen ihrer chronischen Verspannungen im Oberkörper. Zum Zeitpunkt ihrer Schwangerschaften litt sie unter Hämorrhoiden, seitdem nicht mehr. Bei Erwähnung des Begriffs „Pfählung“ zuckt die Patientin förmlich zusammen, was als deutlicher Hinweis auf eine Resonanz gewertet werden kann. Ganz offensichtlich steckt die Vorstellung über eine Pfählung so tief im Unterbewusstsein der Patientin, dass es zu dieser starken Reaktion kommt.

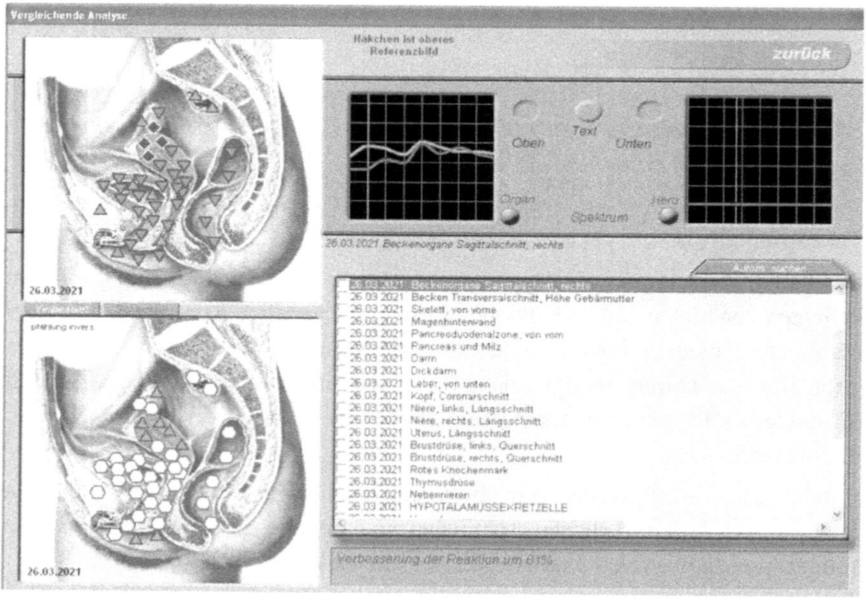

Abbildung: *Becken Sagittalschnitt: Energetische Störung im Bereich von Harnblase, Harnröhre, Uterus, Vagina und Enddarm bei einer 27-jährigen Patientin mit chronisch rezidivierenden Unterleibbeschwerden. Bei Invertierung von „Pfählung“ verbessert sich die Reaktion um 81%.*

Am Tag nach der Behandlung bemerkt sie eine einmalige anale Blutung. Danach ist die Symptomatik verschwunden, anale Blutungen werden keine mehr beobachtet. Dieses Phänomen wird als Erstverschlechterung der Symptomatik interpretiert, wie dies auch in der Homöopathie beschrieben ist. Durch die aurachirurgische Behandlung kam es zu einer Reaktivierung des zugrunde liegenden Informationsmuster und damit zu einer erneuten Blutung, die durch die Therapie als Informationsmuster schließlich gelöscht wurde.

HINWEIS: Es gibt Fälle, in denen postmenopausale Frauen nach einer solchen aurachirurgischen Intervention kurzfristig wieder Menstruationsblutungen entwickeln.

Kasuistik:

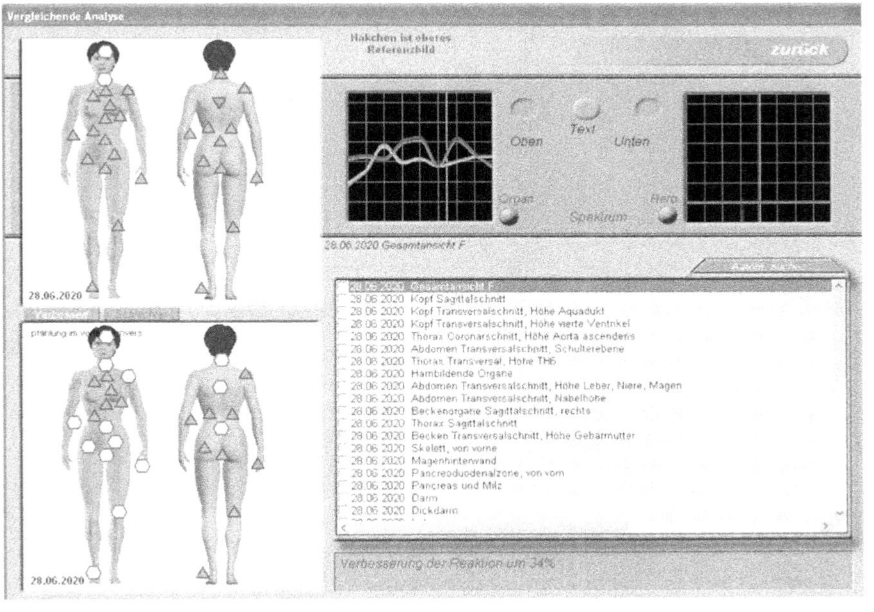

Abbildung: *Gesamtansicht: Patientin, 42 Jahre alt, energetische Störung am Rücken in Form einer dunkleren Markierung zwischen den Schulterblättern. Die Stelle entspricht dem Durchtrittspunkt des Pfahls. Die Patientin beschreibt eine motorische Unruhe im Oberkörper, ihre Familie wundere sich, dass sie immer ihre Schultern verrenke und mit dem Oberkörper regelrechte Abwehrbewegungen durchführe, wie wenn sie etwas loswerden oder von sich abschütteln wolle. Bei Invertierung von „Pfählung im Vorleben" verschwindet nicht nur die energetische Störung in der NLS-Analyse, sondern auch die jahrelange Symptomatik.*

Kasuistik:

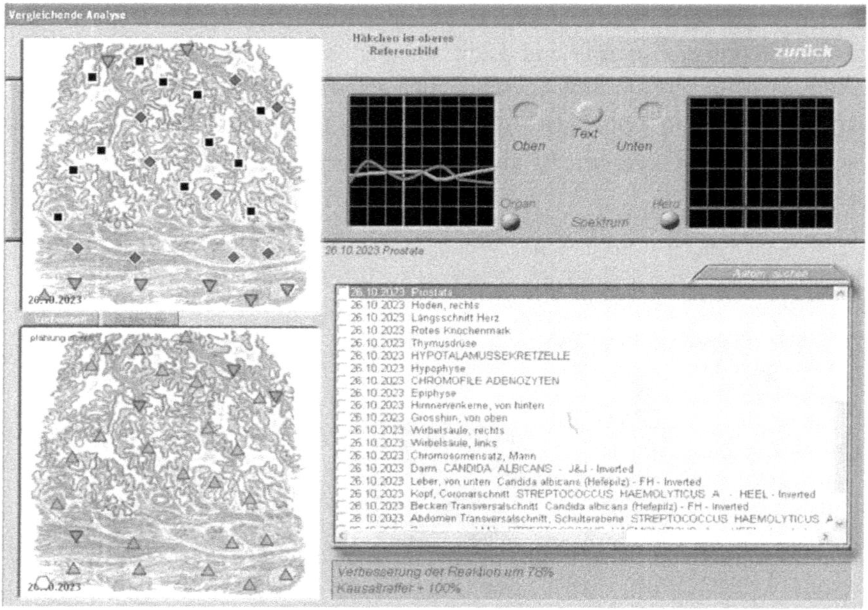

Abbildung: *Prostata bei einem 72-jährigen Patienten mit einer über Jahrzehnte bestehenden chronischen Prostatitis ohne erkennbare Ursache. Bei Testung auf „Pfählung" zeigt sich eine Verbesserung der Reaktion um 78%. Die Sache ist insofern delikat, als es sich hier um den ehemaligen Ordinarius einer Universitätsklinik für Innere Medizin handelt, der völlig verblüfft ist, als nach aurachirurgischer Behandlung die Prostatitis nach kurzer Zeit abklingt und nicht mehr erscheint. Als sein urologischer Ordinariuskollege erkennt, dass die Entzündung abgeklungen ist, ist die Verwunderung groß. Gleichwohl erzählt der Patient seinem Kollegen nichts von der geistigen Behandlung seiner Prostata.*

Pranger

Definition:

Der Pranger, Schandpfahl oder Kaak war ein Strafwerkzeug in Form einer Säule, eines Holzpfostens oder einer Plattform, an denen ein Bestrafter gefesselt und öffentlich vorgeführt wurde. Zunächst Folterwerkzeug und Stätte der Prügelstrafe (Stäupen), erlangten Pranger ab dem 13. Jahrhundert weite Verbreitung zur Vollstreckung von Ehrenstrafen. Der Pranger diente den Städten auch als äußeres Zeichen der Gerichtsbarkeit.

Zu den Prangerstrafen zählt auch das Kahlscheren von Schädeln, insbesondere bei Frauen, wenn sie des Ehebruchs beschuldigt wurden. Im von deutschen Truppen besetzten Frankreich wurden den Frauen zur Strafe die Haare geschoren, wenn sie sich mit deutschen Soldaten einließen.

Auch heute existiert der Pranger, allerdings in elektronischer Form als Bewertungsportale im Internet, in denen die Bewerteten den Bewertern in der Regel schutzlos ausgeliefert sind.

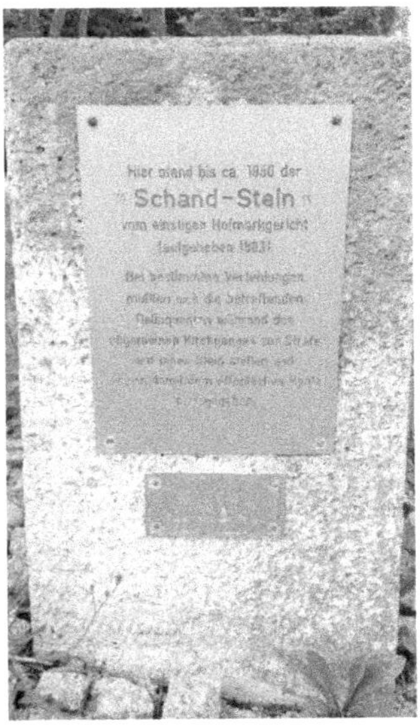

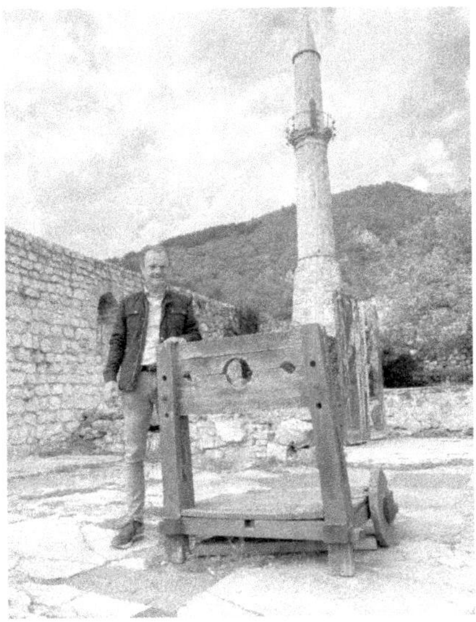

Abbildung: *Linkes Bild: Der „Schandstein" von Polling in Bayern, an dem zwar die Menschen nicht festgebunden waren, sich jedoch dem Spott der Menschen ausgesetzt sahen. Rechtes Bild: Pranger in Bosnien. Hier wurde der Betreffende mit dem Kopf und den Händen voraus in gebeugter Haltung an den Pranger gestellt.*

Symptome und Befunde:

Der Patient klagt über Angst vor vielen Menschen, über eigentümliche Beschwerden am Rücken, über einschlafende Hände oder Carpaltunnelsyndrom. Personen beschreiben z.B. im Rahmen einer Scheidung, dass der andere Ehepartner in der Öffentlichkeit schlecht über einen spricht. Lehrer-Bashing. Bewertungs-Apps im Internet sind moderne Pranger. Angst vor übler Nachrede, vor Spott, vor Missverständnissen, vor Mobbing, vor Demütigung, vor großen Menschenmengen. Grundlos erröten und sich schämen.

In der NLS-Analyse finden sich typischerweise energetische Störungen, insbesondere am Rücken in der Darstellung der Körperoberfläche.

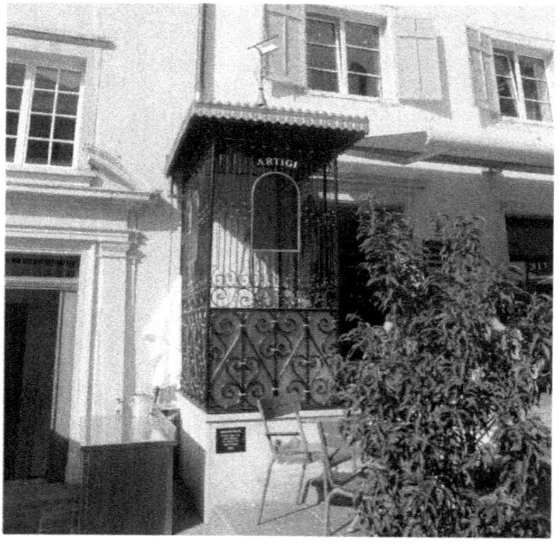

Abbildung: *Das „Artigi", der Pranger in Solothurn in der Schweiz, am Marktplatz direkt vor der großen Kirche. Hier wurden die Menschen „artig" gemacht. Eine Art Vogelkäfig, in der der vermeintliche Delinquent eingesperrt und dem Spott und den Beschimpfungen der Menschen ausgesetzt wurde. Der Weg dorthin führt durch das sog. „Barfussgässli".*

Diagnose:

Kinesiologische Testung auf „Pranger".

Therapie:

Metallene Halsschelle lösen durch Aufschweißen mit rotem Laser, Fesseln lösen durch Aufschweißen mit rotem Laser, vom Pranger befreien, indem der Patient mit einem großen Schritt nach vorne selbstbestimmt in die Freiheit tritt.

Kasuistik:

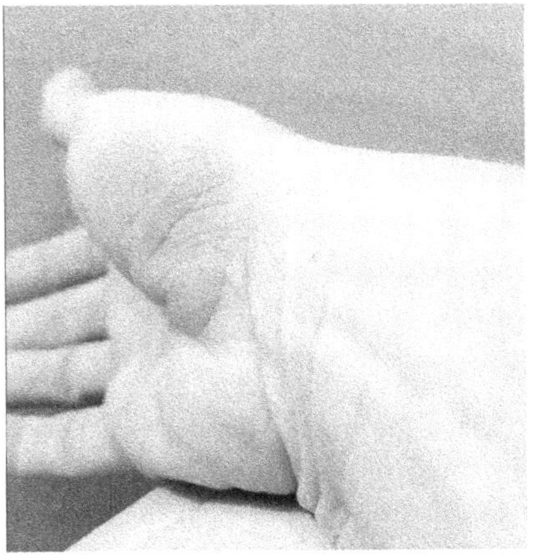

Abbildung: *Patienten einen Tag nach der aurachirurgischen Behandlung des karmischen Musters des Prangers. Einige Stunden nach der Auflösung kommt es zu einer Rötung im Bereich beider Hände im Sinne einer Revitalisierung, die über insgesamt 3 Tage anhält und danach wieder verschwindet.*

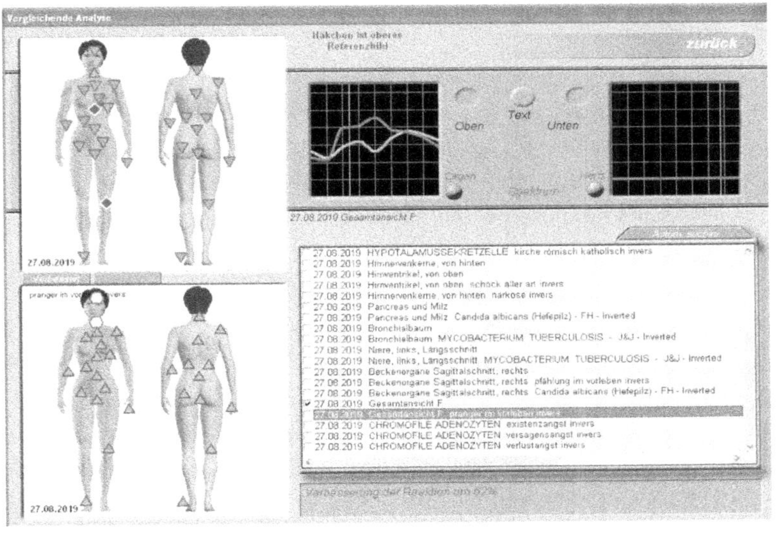

Abbildung: *Gesamtansicht: Energetische Störung, bei Invertierung von ‚Pranger im Vorleben" Verbesserung der Reaktion um 62%.*

Pressen

Definition:

Pressen war die im Talionsprinzip vorgesehene Bestrafung bei Aussageverweigerung vor Gericht. Die Person wurde in der Regel auf den Rücken gelegt und solange mit Gewichten beschwert, bis die Aussage oder das Geständnis herausgepresst wurde. In der Regel endete die Prozedur tödlich, da der Betroffene erstickte.

Die in vielen Sprachen heute noch gebräuchliche Ausdrucksweise „*erpressen*" hat ihren Ursprung in dieser Foltermethode.

Symptome und Befunde:

Der Patient klagt über ein unerklärliches Druckgefühl im Bereich der Brust oder des Bauches, oder auch auf der Rückseite, Bruxismus (Zähneknirschen), vor Liebe sich erdrückt fühlen. Nicht selten spielen Erpressungen auch im jetzigen Leben eine Rolle. Keinen Büstenhalter tolerieren. Unverträglichkeit, wenn sich jemand auf einen drauflegt oder wenn man von jemandem innig umarmt wird.

Diagnose:

Kinesiologische Testung auf „Pressen", auch die Position des Patienten entsprechend prüfen, d.h. „auf dem Rücken" oder „auf dem Bauch" liegend.

In der Aura des Patienten prüfen, von wo der Druck entsprechend am intensivsten empfunden wird.

Therapie:

Auflösen des Musters, indem man den Patienten in eine liegende Position begibt, entsprechend dem maximalen Druckgefühl entweder auf dem Bauch oder auf dem Rücken liegend. Gewichte entfernen, Patienten aufstehen lassen. Alternativ lassen sich die Gewichte auch im Stehen entfernen. Kinesiologisch nachtesten.

Kasuistik:

Das karmische Muster der Pressens spielte in der Zeit der sog. Corona-Pandemie eine große Rolle. Viele Menschen fühlten sich von den Obrigkeiten erpresst, unter Androhung des Existenzverlusts mussten sie sich impfen lassen. Der folgende Fall beschreibt eine 43-jährige Frau, die unter den empfundenen Erpressungen stark zu leiden hatte. Ihr Chef akzeptierte das Maskenattest nicht, das sie sich wegen ihres Asthma bronchiale von ihrem Hausarzt hatte ausstellen lassen. In der Arbeit habe sie fast keine Luft bekommen, habe immer wieder Erstickungsanfälle erlitten. Alle Versuche, ihren Chef doch noch umzustimmen, seien gescheitert. Sie habe schließlich ihre Arbeitsstelle gekündigt.

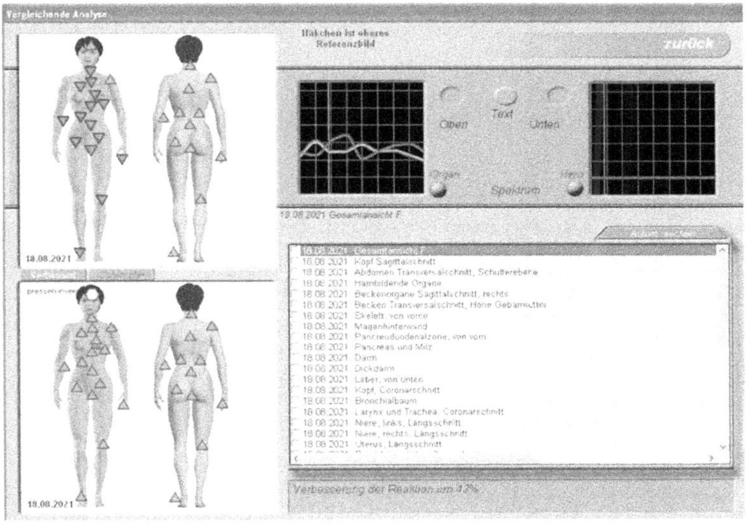

***Abbildung:** Gesamtansicht bei einer 42-jährigen Frau: Energetische Störung, bei Invertierung von „Pressen" Verbesserung der Reaktion um 43%.*

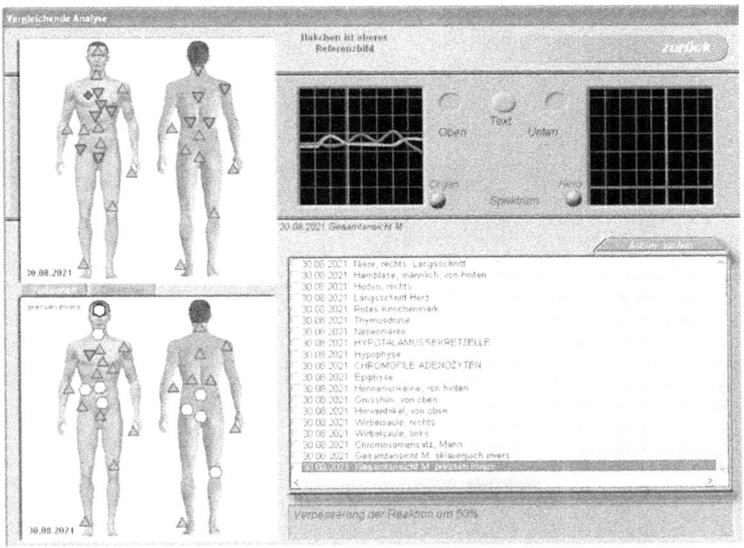

***Abbildung:** Gesamtansicht bei einem 57-jährigen Mann: Energetische Störung, bei Invertierung von „Pressen" Verbesserung der Reaktion um 50%.*

Rädern

Definition:

Nach dem Talionsprinzip war Rädern die Strafe für Mord, Straßenraub, Gatten- und Elternmord.

Dem Verurteilten wurden bei lebendigem Leib mit einem Rad oder schweren Gegenständen die Knochen zerschlagen. Anschließend wurde der Verurteilte durch das Rad geflochten und mit diesem dann an einer langen Stange aufgestellt. Da der Leib nach der Hinrichtung auf dem Rad verblieb und Tierfraß und Verfall überlassen wurde, hatte diese Form der Bestrafung, ähnlich der antiken Kreuzigung, eine sakrale Funktion über den Tod hinaus: Nach damaligem Glauben stand die unterbliebene Bestattung einer Auferstehung entgegen.

Nicht immer wurde die volle Grausamkeit des Räderns ausgeübt. Auch nach der Verurteilung zu dieser Strafe war es möglich und zu verschiedenen Zeiten und in einzelnen Gerichtsbezirken auch üblich, dass der Verurteilte dazu begnadigt wurde, dass er zunächst mittels einer schnell wirkenden Todesart hingerichtet wurde und das Rädern dann erst post mortem an seinem Körper vollstreckt wurde. In einigen Fällen wurde ein Delinquent auch direkt zu mehreren Hinrichtungsarten verurteilt. Der Bayerische Hiasl, bürgerlich Matthias Klostermayr, wurde 1771 als Bandenführer zum Tode verurteilt. Er wurde zunächst erdrosselt, sein Körper dann gerädert, enthauptet und schließlich gevierteilt und die Körperteile in vier Städten, in deren Gebiet er geraubt hatte, öffentlich aufgesteckt.

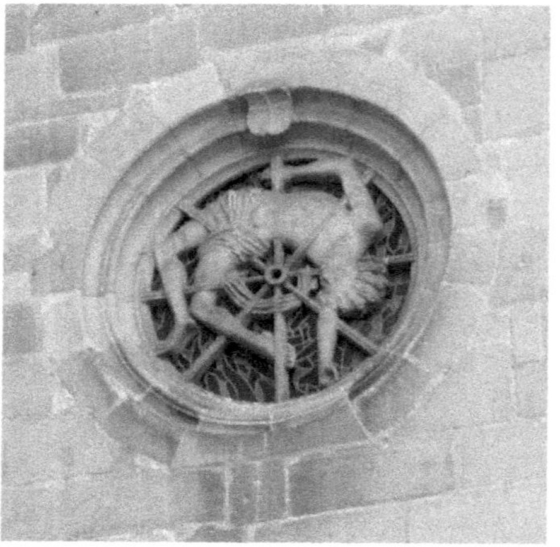

***Abbildung:** Der heilige Georg in einem Fenster der Tübinger Stiftskirche.*

Symptome und Befunde:

Der Patient ist karmisch haltlos, hat eine schlechte, nach vorne gebeugte Haltung und im übertragenen Sinn auch wenig Halt und Haltung im Leben. Er klagt über Knochenschmerzen, fühlt sich wie „gerädert“, wirkt für Außenstehende wie „gebrochen“.

Diagnose:

Kinesiologische Testung auf „Rädern“.

Therapie:

Der Aurachirurg nimmt den Patienten vom Rad und setzt dessen Gliedmaßen symbolisch wieder zusammen. Gelenke und Knochen an Füßen, Unterschenkel, Knie, Oberschenkel, Hand, Ellenbogen, Schulter werden zusammengesetzt, von hinten die Hüftknochen nach unten gedrückt. Der Aurachirurg baut den Patienten damit von unten nach oben wieder auf.

Der Aurachirurg richtet mit gefalteten und nach oben gerichteten Händen von hinten vom Becken der Wirbelsäule entlang nach oben den Patienten wieder auf, indem er paravertebral (links und rechts neben der Wirbelsäule) mit den Händen sanft in den Rücken des Patienten drückt.

Zum Schluss zieht der Aurachirurg mit der einen Hand oben an der HWS, mit der anderen am Becken des Patienten die Wirbelsäule virtuell auseinander und strafft sie damit.

Kinesiologische Nachtestung auf „Rädern“.

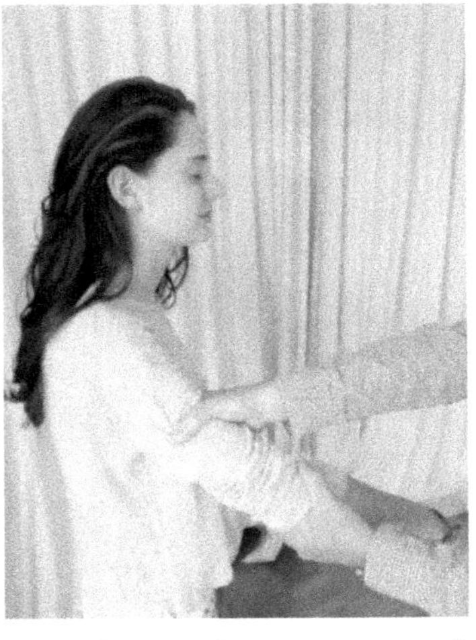

***Abbildung:** „Zusammensetzen“ der Gliedmaßen.*

Kasuistik:

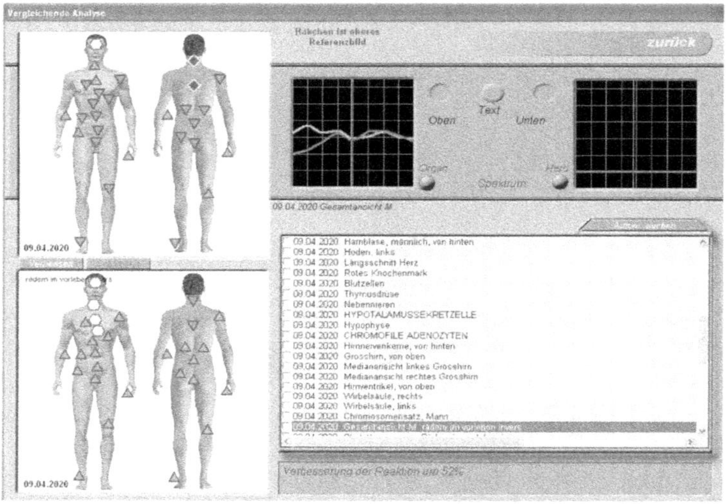

Abbildung: *Gesamtansicht: Energetische Störung, bei Invertierung von „Rädern im Vorleben“ Verbesserung der Reaktion um 52%.*

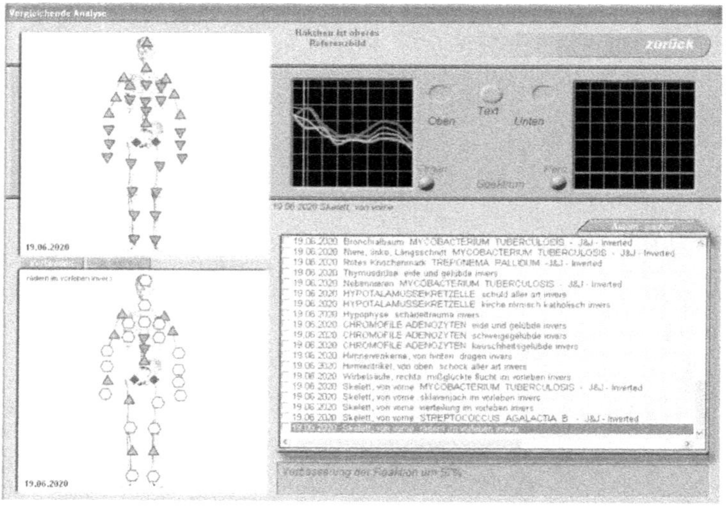

Abbildung: *Skelett: Energetische Störung, bei Invertierung von „Rädern im Vorleben“ Verbesserung der Reaktion um 57%.*

Rösten

Definition:

Rösten ist nach dem Talionsprinzip die Bestrafung bei Gotteslästerung. Die Person wird nicht direkt verbrannt, sondern in der Nähe eines Feuers der enormen Hitze ausgesetzt, was zum Rösten führt.

Symptome und Befunde:

Träume vom Verbrennen, dermatologische Erkrankungen, Feuermale, Ekel vor gerösteten Lebensmitteln, Hitzeallergie, Hitzeurtikaria, Meiden von Sauna.

In der NLS-Analyse finden sich klerikale Gelübde auf den chromophilen Acenozyten der Hypophyse und der Thymusdrüse: Ordensgelübde, Schweige-gelübde, Keuschheitsgelübde, Treuegelübde, Armutsgelübde, wobei typischerweise eines oder mehrere davon fehlen, weshalb die Person seinerzeit geröstet wurde.

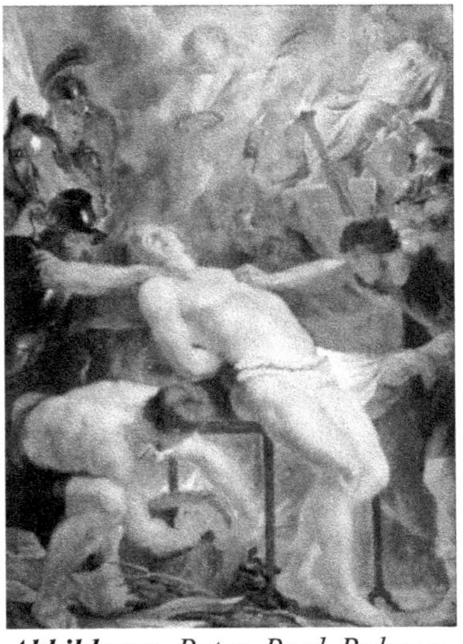

Abbildung: *Peter Paul Rubens: Martyrium des hl. Laurentius. Datierung um 1613/14.*

Diagnose:

Kinesiologische Testung auf „Rösten".

Therapie:

Bei positivem Befund wird der Patient nach Möglichkeit bei fließendem Wasser vom imaginierten Rost gezogen und in Sicherheit gebracht, kinesiologische Nachtestung.

Schädelhirntrauma

Definition:

Unter einem Schädel-Hirn-Trauma, kurz SHT, versteht man Verletzungen des Schädels mit Beteiligung des Gehirns. Schädel-Hirn-Traumata entstehen durch Gewalteinwirkungen auf den Schädel und sind eine häufige Verletzung bei Stürzen und Unfällen. Bei Verletzungen der Kopfregion kann man zwei verschiedene Ursachen der Schädigung unterscheiden:

- Direkte Schädigung der Hirnstrukturen durch die Gewalteinwirkung. Wird dabei die Hirnhaut verletzt, spricht man von einem offenen Schädel-Hirn-Trauma.
- Indirekte Schädigung des Hirns als Folge von Gewalteinwirkungen. Damit sind Blutungen (subdural, epidural, intra-zerebral) sowie Ödeme gemeint.

Entsprechende Informationen von Schädel-Hirn-Trauma können epigenetisch vererbt werden. Der Nachweis gelingt entweder durch kinesiologische Testung oder durch Messung über die NLS-Analyse.

Hinweis:

Schädelhirntrauma ist streng genommen kein karmisches Muster im aurachirurgischen Verständnis, denn es fehlt der Aspekt der Misshandlung, Folterung oder Hinrichtung. Ein Schädelhirntrauma kann die Folge einer karmisch relevanten Misshandlung sein, z.B. wenn jemand erschlagen oder gesteinigt wird. Es kann aber auch Folge eines Verkehrsunfalls sein, somit ein Unglück ohne Intention durch andere. Wir haben das Schädelhirntrauma trotzdem in die Liste der karmischen Muster mit aufgenommen, weil das Trauma als Störinformation epigenetisch vererbt werden und bei Nachkommen sogar Beschwerden auslösen kann.

Symptome und Befunde:

An Symptomen finden sich Schwindel, Kopfschmerzen, Ohrensausen, Übelkeit, Erbrechen, Träume von Schädel-Hirn-Trauma, familienhistorische Ereignisse

Diagnose:

Anamnese des Patienten, kinesiologische Testung auf „Schädelhirntrauma“

In der NLS-Analyse zeigt sich das Schädelhirntrauma am deutlichsten auf der Hypophyse, der Epiphyse, den Großhirnhemisphären und dem Hirnstamm, manchmal noch Jahre nach einem entsprechenden Ereignis. Im Prinzip sogar als informatorische Vererbung von einem Vorfahren oder aus einem früheren Seelenleben.

Therapie:

Schonung unmittelbar nach Schädelhirntrauma mit Bettruhe

Löschen der Störinformation direkt auf dem energetisch betroffenen Areal, insbesondere dem Hirnstamm.

Kasuistik:

Patient, 56 Jahre alt, stürzt während des Karatetrainings, weil er auf dem glitschigen Boden ausrutscht. Er schlägt mit dem Hinterkopf auf dem Hallenboden auf und erleidet ein Schädelhirntrauma. Keine Bewusstlosigkeit, danach leichte Übelkeit, kein Erbrechen, Kopfschmerzen. Der Befund hält 3 Tage lang an, dann ist der Ausgangszustand wieder erreicht. Die folgende Bilderserie zeigt den energetischen Verlauf über 4 Tage. Erkennbar ist dabei, wie sich die energetische Situation des Gehirns von Tag zu Tag graduell verbessert, bis am 4. Tag wieder ein energetischer Normalbefund erreicht ist.

Die Bilderfolge illustriert, wie sich der energetische Zustand des Gehirns von Tag zu Tag verbessert, bis der ursprüngliche Zustand wieder hergestellt ist.

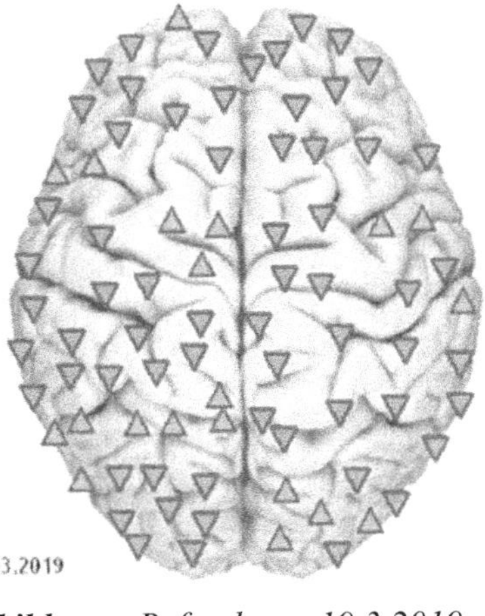

19.03.2019

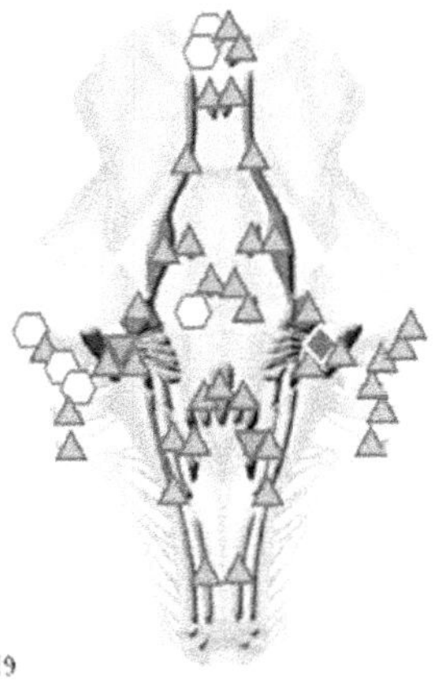

19.03.2019

Abbildung: *Befund am 19.3.2019 unmittelbar nach dem Sturz. Man erkennt zahlreiche dunkle Markierungen als Zeichen energetischer Störungen, links auf der Großhirnhemisphäre, rechts auf dem Hirnstamm. Sie sind Ausdruck der mechanischen Einschläge durch das Schädeltrauma.*

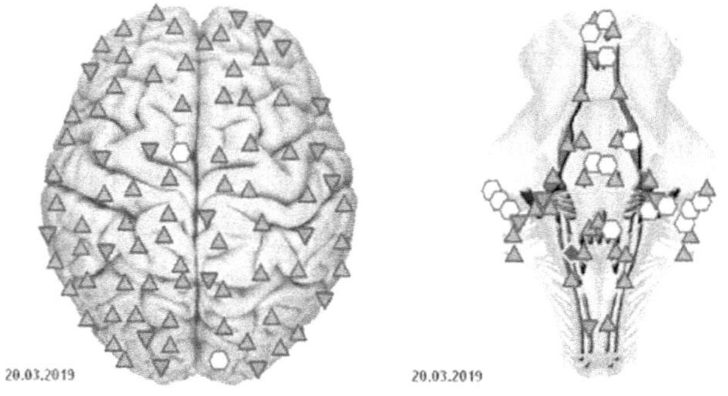

Abbildung: *Befund am 20.3.2019, ein Tag nach dem Sturz, die Reaktion verbessert sich um etwa 20% im Vergleich zum Vortag.*

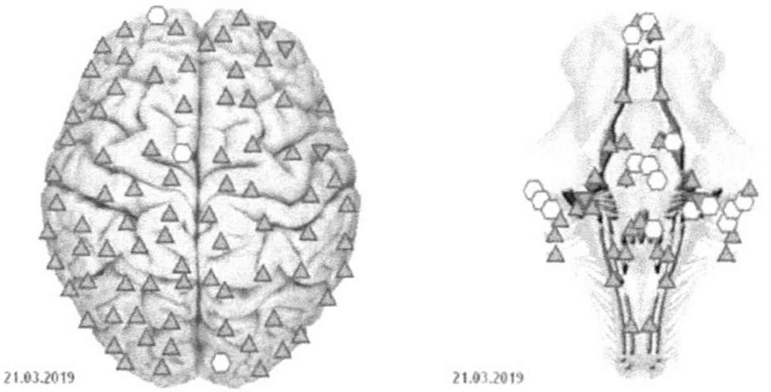

Abbildung: *Befund am 21.3.2019, zwei Tage nach dem Sturz, die Reaktion verbessert sich nochmals um etwa 20% im Vergleich zum Vortag.*

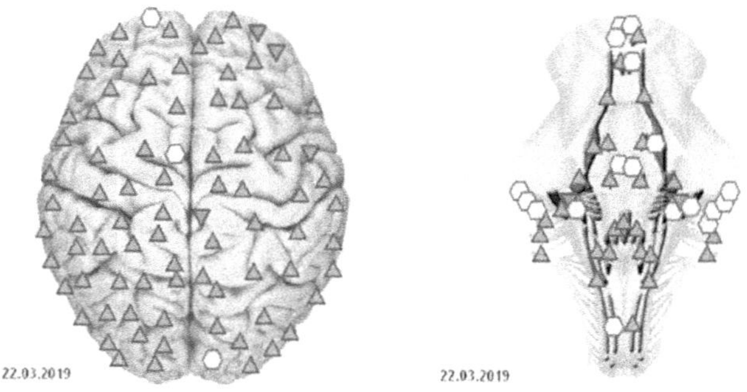

Abbildung: *Befund am 22.3.2019, drei Tage nach dem Sturz, keine weitere Veränderung mehr, der energetische Normalzustand ist wiederhergestellt.*

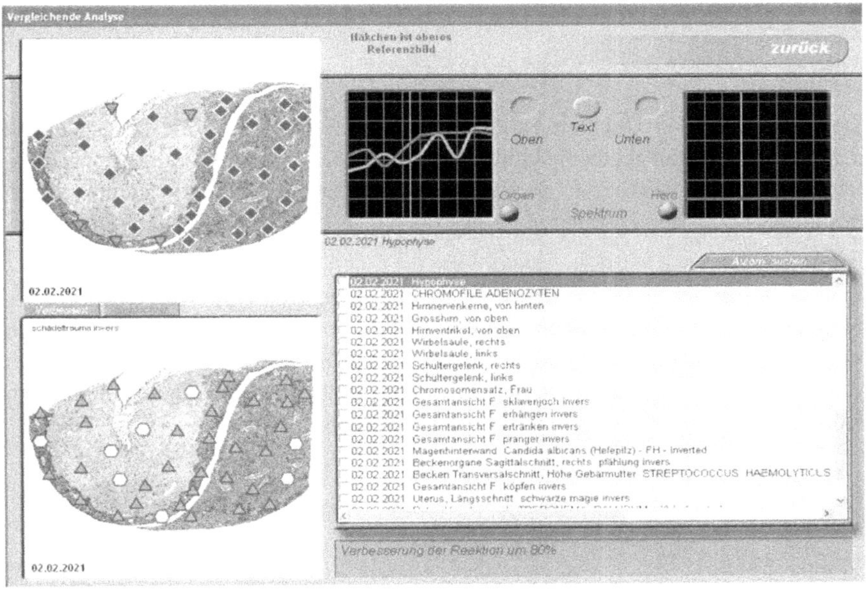

Abbildung: *Hypophyse: 13-jähriger Patient mit einer Hypophyseninsuffizienz durch energetische Störung des Hypophysengewebes als Zustand nach schwerem Schädelhirntrauma vor 5 Jahren, das Kind ist kleinwüchsig (Minderung der STH-Sekretion (Wachstumshormon) und leidet unter Konzentrationsstörungen, Müdigkeit, Lernschwierigkeiten in der Schule. Daraus resultiert eine affektive Störung mit depressiven Phasen, die sich mit Ausbrüchen von Wut und Zorn abwechseln. Es zeigt sich eine schwere energetische Störung der gesamten Hypophyse (sowohl Adenohypophyse im vorderen Bereich als auch der Neurohypophyse im hinteren Bereich), bei Invertierung von „Schädeltrauma" kommt es zu einer Verbesserung der Reaktion um 80%. Nach aurachirurgischer Behandlung mit Löschung der Störinformation des Schädelhirntraumas, des Schocks, nach Danken und Segnen der auslösenden Situation, der verantwortlichen Person, des Schädelhirntraumas und seiner selbst verbessert sich die Situation, das Kind wird konzentrierter und tut sich leichter in der Schule. Die Affektlage stabilisiert sich, auch kommt es zu einem Wachstumsschub.*

Scheiterhaufen

Definition:

Der Scheiterhaufen war laut Talionsprinzip die Strafe bei Gotteslästerung und anderen Verbrechen gegen die Gottheiten. Der Scheiterhaufen ist ein aufgeschichteter Haufen Scheithölzer, der zur Verbrennung eines Toten dient (Feuerbestattung) oder zur Hinrichtung eines oder mehrerer Menschen durch Verbrennen (Feuertod).

In diesen Bereich gehört auch das Brandmarken: Der Gefolterte wird festgebunden und mit einem glühend heißen Eisen gebrandmarkt. Die Eisen können verschieden Größen haben und an verschiedenen Stellen des Körpers angewandt werden. Auch in der Intensität des Drucks und der Dauer, die das Eisen auf dem Körper des Opfers verweilen, kann variiert werden.

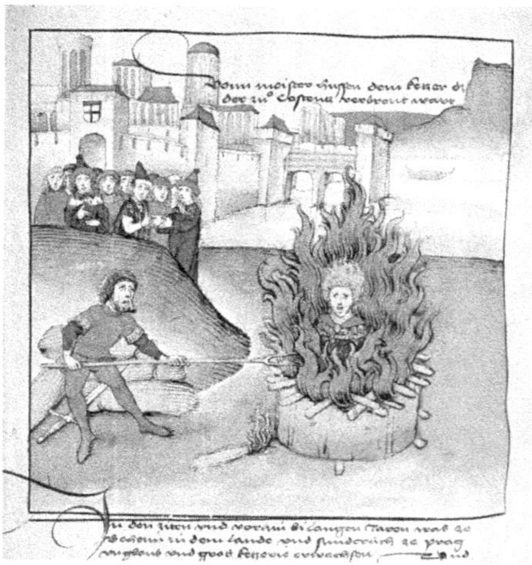

Abbildung: *Jan Hus (nach seinem wahrscheinlichen Geburtsort Husinec, Böhmen; * um 1370; † 1415 in Konstanz), auch Johann(es) Hus(s) genannt, war ein böhmischer christlicher Theologe, Prediger und Reformator.*

Symptome und Befunde:

Angst vor Feuer und vor Rauch. Chronisches Brennen der Haut, Hautrötungen. Vorfahren, die verbrannt sind, wiederkehrende Träume mit Verbrennungen als Inhalt. Es finden sich Hautveränderungen, die wie Brandwunden bzw. Brandmale imponieren, obwohl der Betroffene sich an den entsprechenden Stellen in diesem Leben nicht verbrannt hat. Angst vor heißen Eisen und glühenden Stäben, wiederkehrende Verbrennungsverletzungen. Naevus flammeus (Feuermal) der

Haut. Massives Schwitzen und Speichelfluss. Manchmal finden sich klerikale Gelübde in der NLS-Analyse auf der Hypophyse und der Thymusdrüse: Ordensgelübde, Schweigegelübde, Keuschheitsgelübde, Treuegelübde, Armuts-gelübde, wobei typischerweise eines oder mehrere davon fehlen, weshalb die Person auf dem Scheiterhaufen endete. Meiden von Sauna. Wunde, offene, scherzhafte, entzündete Fußsohlen (über das Feuer laufen). Hitzefolter.

Diagnose:

Kinesiologische Testung auf „Scheiterhaufen", „Brandmarken"

Therapie:

Das karmische Muster des Verbrennens wird über das Bild des Scheiterhaufens bearbeitet, auch wenn das nur ein symbolisches Bild ist, so funktioniert es auch bei allen Fällen der Brandmarkung oder sonstiger Verbrennungen. Der Patient steht am Scheiterhaufen, die Hände hinter dem Rücken gebunden, die Füße ebenso, unter Umständen auch der Körper. Die Auflösung geschieht idealerweise im Badezimmer oder in der Küche bei laufendem Wasser. Alternativ hält der Therapeut zwei Gläser in Hand, eines mit Wasser gefüllt, das andere leere, und füllt das Wasser einige Male von einem Glas ins andere, um das Feuer symbolisch zu löschen. Der Aurachirurg steht hinter dem Patienten, schneidet mit der Schere die Fesseln an Händen und Füßen sowie am Körper auf, nimmt die Schnüre ab, verwirft sie energetisch, auf Ansage tritt der Patient aktiv vom Scheiterhaufen herunter. Der Wasserhahn kann wieder abgedreht werden. Die betroffenen Areale werden aurachirurgisch virtuell gereinigt und gesalbt. Täter, Opfer und Tat werden in einem Dankes- und Segnungsritual energetisch gelöst.

Kinesiologische Nachtestung auf „Scheiterhaufen", „Brandmarken"

Kasuistik:

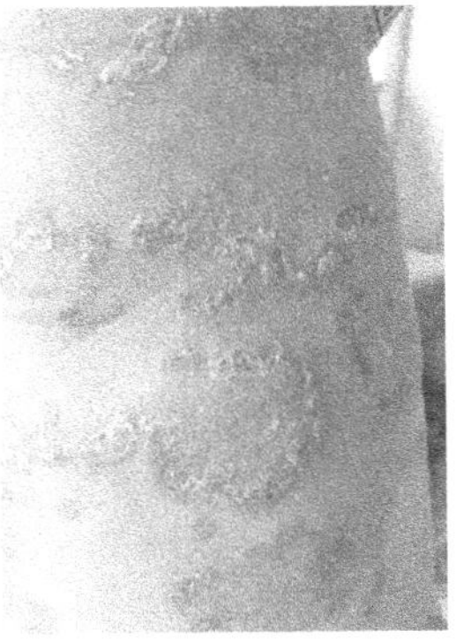

Abbildung: *Oberhaut einer 52-jährigen Patientin mit dem karmischen Muster des Scheiterhaufens, Diagnose eines Pemphigus vulgaris.*

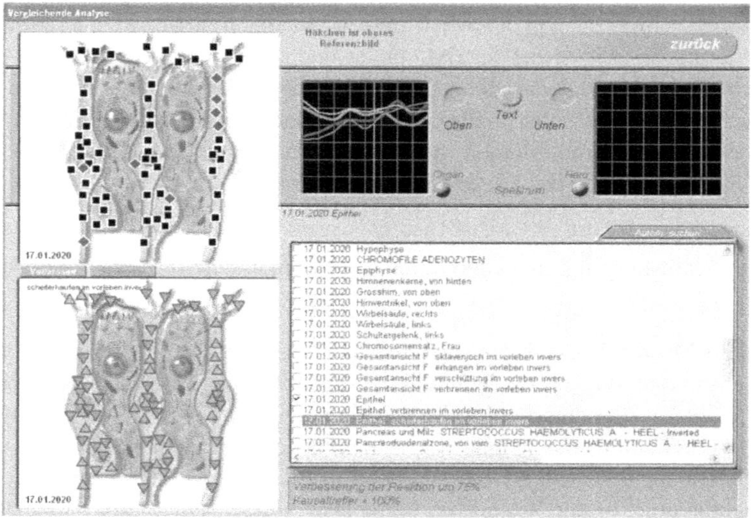

Abbildung: *Epidermis: Energetische Störung, bei Invertierung von „Scheiterhaufen im Vorleben“ Verbesserung der Reaktion um 75%.*

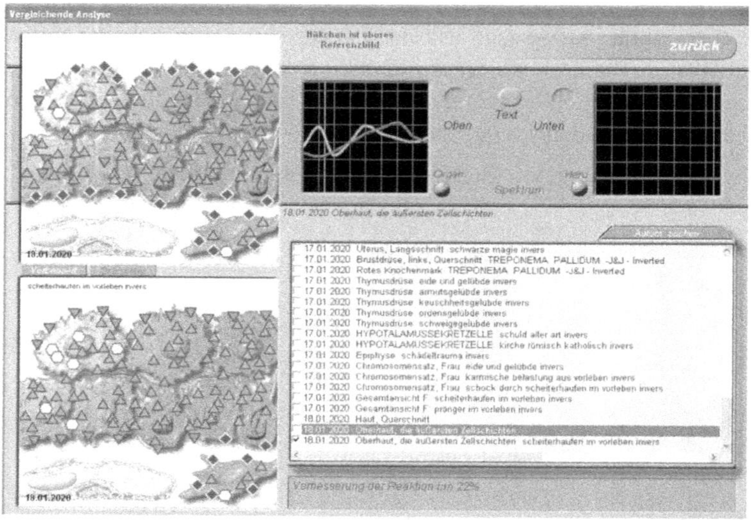

Abbildung: *Oberhaut: Energetische Störung perlschnurartige Störung auf der Außen- und Innenseite der Epidermis, d.h. der äußersten Hautschicht. Bei Invertierung von „Scheiterhaufen im Vorleben“ Verbesserung der Reaktion um 22%. Tatsächlich heilt der Pemphigus nach Auflösung des karmischen Musters.*

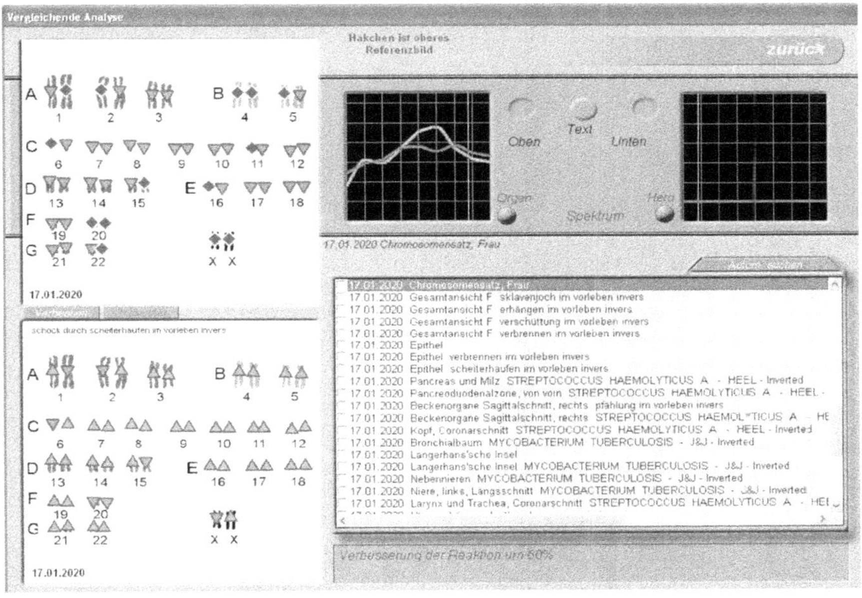

***Abbildung:** Chromosomensatz: Energetische Störung, bei Invertierung von „Schock durch Scheiterhaufen im Vorleben" Verbesserung der Reaktion um 60%.*

Kasuistik:

Patientin mit einem angeborenen Feuermal am rechten Arm.

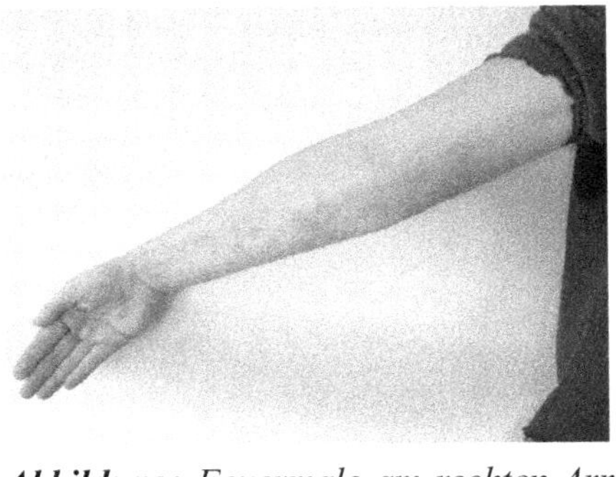

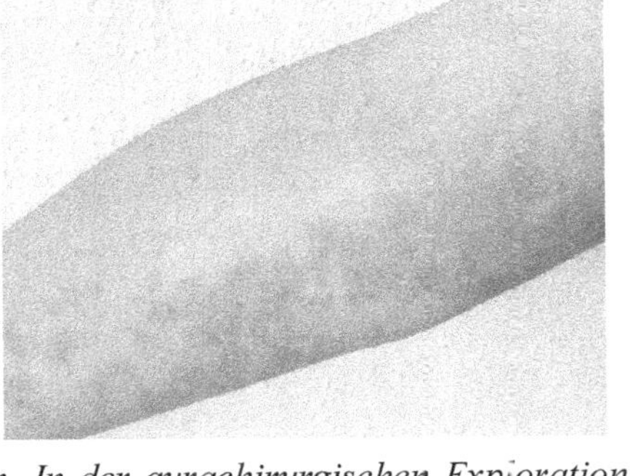

***Abbildung:** Feuermale am rechten Arm. In der aurachirurgischen Exploration ergibt sich eine Vererbung vom Großelternteil, der eine Verbrennung erlitten hatte.*

Schlagen, Steinigen, Auspeitschen, Bastonade

Definition:

Schlagen:

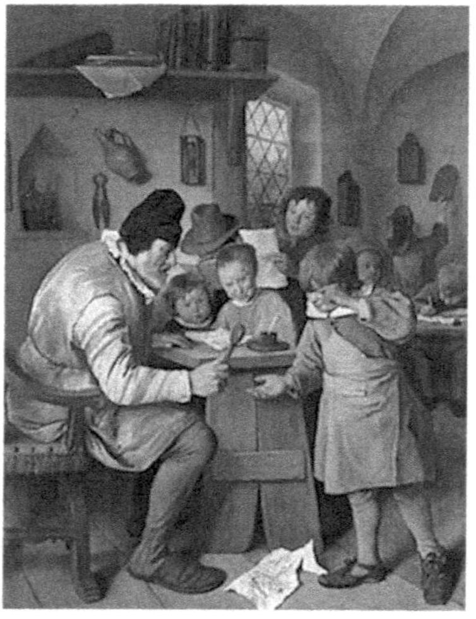

Abbildung: *Ein Dorfschulmeister bestraft einen Schüler. Gemälde von Jan Steen (niederländischer Maler, *1626; †1679)*

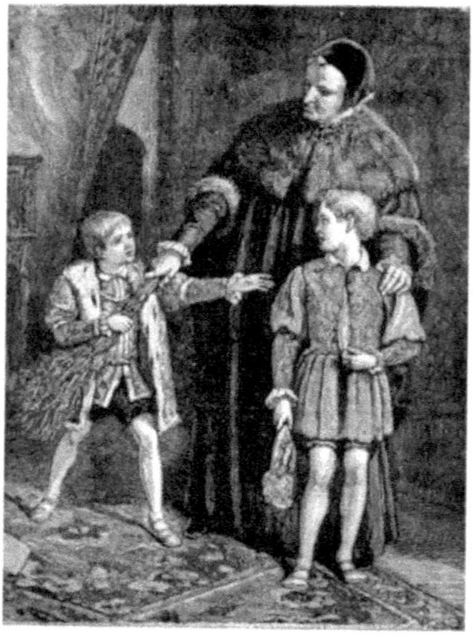

Abbildung: *Edward and Whipping Boy. Illustration von Walter S. Stacey*

Prügelknabe bezeichnete im Feudalismus einen Jungen niederen Ranges, der an Höfen anstelle des adeligen Nachwuchses bestraft wurde, wenn eine direkte Bestrafung der adeligen Kinder aufgrund des geringeren Ranges des Strafenden nicht zulässig war. Prügelknaben wuchsen oft zusammen mit dem adeligen Nachwuchs auf, wodurch eine soziale und emotionale Bindung entstand. So wirkte die körperliche Züchtigung des Prügelknaben als indirekte psychologische Strafe des adeligen Kindes.

Erschlagen:

Erschlagen bedeutet jemanden durch einen massiven Schlag, in der Regel auf den Kopf, zu töten. Das Schlagwerkzeug kann unterschiedlich sein, entweder stumpf z.B. in Form eines Hammers, oder spitz durch einen Säbel.

Steinigen:

Die Steinigung gehört zum karmischen Muster des Erschlagens. Sie ist eine jahrtausendealte Art der Hinrichtung. Sie wird von Menschengruppen ausgeführt, die die oft bis zur Hüfte oder unter die Brust eingegrabene Person durch Steinwürfe auf ihren Kopf und Oberkörper töten. Diese Praxis war im Altertum als gesellschaftliche Form der Rache verbreitet, die einer Gruppe die sofortige Tötung eines Opfers ermöglichte.

Auspeitschen:

Das Auspeitschen, auch Flagellation, Geißeln oder Geißelung (von lat. flagellum, „Geißel") ist das Zufügen extremer körperlicher Schmerzen durch Schläge mit einer Peitsche, einer Rute oder einem Rohrstock. Praktiziert wurde bzw. wird die Flagellation als Strafe in Erziehung und Rechtspflege eingesetzt.

Auspeitschen wird auch als religiöse Bußübung oder als Sexualpraktik verwendet, um sexuelle Lust zu erzeugen ((häufig in Verbindung mit Bußgelübde und Selbstkasteiungsgelübde). Die Vorliebe für sexuelle Flagellation wird Flagellantismus genannt und zählt zur sexuellen Spielart des BDSM. Die Anhänger dieser Sexualpraktik bezeichnet man auch als „Flagellanten", was jedoch zu Verwechslungen mit den religiösen Geißlern führen kann. Eine schwächere, weniger auf körperlichen Lustschmerz als auf sexuelle Dominanz und erotische Rollen- und Erziehungsspiele angelegte Form des Flagellantismus ist das sogenannte Spanking.

Selbstverletzendes Verhalten, also auch Flagellantentum, kann Ausdruck einer psychischen Störung sein, die behandlungsbedürftig ist. Umgekehrt: Kommt es immer wieder zu Selbstverletzungen bei psychiatrischen Patienten, so besteht der Verdacht auf eine karmische Belastung, die in der Folge aurachirurgisch behandelt werden sollte.

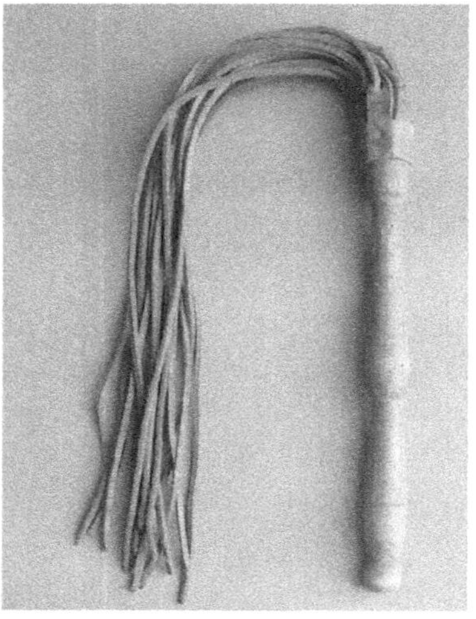

Abbildung: *Schlagen mit der Peitsche: In Deutschland bekannte Formen des Martinets sind die Klopfpeitsche und der Westfälische Siebenstriemer. Klopfpeitschen mit bis zu 12, in aller Regel aber 7 Riemen wurden in Deutschland noch bis in die 1970er Jahre hinein vermehrt auch für die Züchtigung von Kindern und Jugendlichen benutzt.*

Bastonade:

Bastonade oder früher Sohlenstreich, im arabischen Sprachraum Falaka, bezeichnet eine Züchtigungspraktik oder Foltermethode, bei der auf die bloßen Fußsohlen einer Person geschlagen wird. Der bei Verwendung von Rohrstock, Gerte oder anderen flexiblen Instrumenten von geringem Durchmesser von der betroffenen Person wahrgenommene Schmerzreiz wird zumeist als schneidend, stechend oder beißend, nachwirkend häufig als brennend beschrieben. Der ausgelöste Schmerz ist hierbei nicht auf die punktuelle Einwirkungsstelle auf den Fußbogen beschränkt, sondern strahlt akut in den gesamten Körper aus. Dieser Effekt entsteht, da der längsseitig unter der Fußsohle entlangführende Schienbeinnerv den Reiz unmittelbar in den zentralen Ischiasnerv weiterleitet und dieser von dort aus reflexartig in die übrigen Körperregionen ausstrahlt.

Die Schmerzsensibilität der Fußsohle nimmt hierbei im Gegensatz zu anderen Körperregionen bei sich wiederholenden Schlägen nicht ab. Es tritt durch die funktionelle Eigenart der Fußsohle (wie auch der Handfläche) als primäres Tastorgan hierbei weder ein Taubheitsgefühl noch eine Gewöhnung ein. Die Schmerzwahrnehmung nimmt mit steigender Anzahl der Hiebe durch zunehmende Aktivierung der Nozizeptoren bis zu deren maximaler Reizung vielmehr graduell zu. So kann nach wiederholten Schlageinwirkungen schon ein geringer

Berührungsreiz soweit verstärkt werden, dass er eine erhebliche Schmerzempfindung auslöst. Bei gleichbleibender Intensität der Schläge nimmt daher der empfundene Schmerz bis zu einem gewissen Grad stetig zu. Die während der Bastonade wahrgenommenen Schmerzen können jedoch abhängig von der subjektiven Schmerztoleranz und deren möglicher weiterer Verschiebung durch Gefühle von Angst und Ohnmacht als unterschiedlich intensiv bewertet werden.

In der Oper Die Zauberflöte wird die Bastonade in der 22. Szene erwähnt: „Nur siebenundsiebzig Sohlenstreich“.

Symptome und Befunde:

Der Patient klagt über lokale Schmerzen an unterschiedlichen Körperbereichen, auch als Burning Feet beschrieben. Nicht selten entwickeln sich an den beschriebenen Stellen im Lauf der Zeit organische Veränderungen, z.B. Entzündungen oder Tumoren unterschiedlicher Dignität. Es kommt zu funktionellen Durchblutungsstörungen und Verfärbungen der Extremitäten. Die Erythromelalgie ist eine anfallsweise auftretende neurovaskuläre Hautkrankheit, die nach Wärmeexposition zu schmerzhafter Rötung (Erythem) und Überwärmung der distalen Extremitäten führt.

Die Patienten beschreiben Träume von Schlägen, Steinigungen, Auspeitschungen, Bastonaden. Es findet sich eine Unerträglichkeit, entsprechende Szenen in Filmen zu sehen. Ziehende, stechende, brennende Schmerzen insbesondere am Rücken oder an den Füßen mit oder ohne entsprechende organische Auffälligkeiten oder pathologische Untersuchungsergebnisse. In manchen Fällen finden sich striemenartige rötliche Hautveränderungen, die seit Geburt vorhanden sein.

Diagnose:

Kinesiologische Testung auf „Schlagen“, „Erschlagen“, „Steinigen“, „Auspeitschen“, „Bastonade“.

Auslösen der Resonanz durch symbolische Wiederholung des Schlages an den entsprechend vom Patienten beschriebenen Körperstellen.

Therapie:

„Geistige Umkehrung“ und damit Löschung des energetischen Impulses durch aktives Entfernen des Schlaginstruments. Wiederaufrichten der Strukturen, z.B. der Schädelkalotte, mit Hilfe einer anatomischen Zange oder einer Tuchklemme, Pflege der verletzten Hautpartien u.v.m.

Danken und Segnen der Täter und Folterer, häufig den eigenen Vater.

Kinesiologische Nachtestung auf „Schlagen“, „Erschlagen“, „Steinigen“, „Auspeitschen“, „Bastonade“.

Schleifen

Definition:

Schleifen ist eine seltene Methode zur Folterung oder Tötung eines Menschen, Man bindet die Person mit den Händen oder Füßen an ein Pferd oder an ein Auto. Dem Pferd wurden die Sporen gegeben, das Auto wurde beschleunigt. Durch das Schleifen auf dem Asphalt oder dem Erdboden erleidet das Opfer unter Umständen tödliche Verletzungen.

Symptome und Befunde:

Schmerzen und Hautausschläge insbesondere im Rücken- und Brustbereich, häufig resistent gegenüber den herkömmlichen dermatologischen Therapien, häufig verbunden mit Träumen vom Schleifen, Schmerzen in den entzündeten Arealen u.v.m.

Diagnose:

Kinesiologische Testung auf „Schleifen“

Resonanz bei Annäherung an die betroffenen Hautareale. Der Patient beschreibt ein Brennen, Ziehen oder Drücken, sobald der Aurachirurg mit der Hand mit einigem Abstand virtuell auf die Haut des Patienten drückt.

Therapie:

Danken und Segnen des karmischen Musters des Schleifens, dem Verursacher des Schleifens, sich selbst. Geistiges Salben und Pflegen der betroffenen Hautareale.

Schock

Definition:

Schock ist streng genommen ein Symptom und keine Ursache, allerdings findet sich Schock auch als vererbbare Information bei vielen Patienten, weshalb es im Folgenden als eigenes karmisches Muster geführt wird. Das karmische Muster des Schocks findet sich häufig im Zusammenhang mit anderen karmischen Mustern, z.B. Schock durch Verschüttung, Schock durch Erhängung u.v.m.

Symptome und Befunde:

- Schlafstörungen
- Albträume
- Depression
- Wut und Zorn
- Verzweiflung
- Bluthochdruck, Tachykardie
- Sympathikotonie mit Schwitzen und eingeengtem Denken

Diagnose:

Kinesiologische Testung auf „Schock“

In der NLS-Analyse kann Schock regelmäßig in den Abbildungen der Hirnventrikel nachgewiesen werden. Je dunkler die Markierungen, desto gravierender die energetische Störung.

Es gilt die Ursache des Schocks herauszuarbeiten, ob der Schock in diesem Leben oder in einem Vorleben erworben wurde, im letzteren Fall von wem der Schock übernommen wurde (Vorfahren mütterlicherseits, Vorfahren väterlicherseits, eigene seelische Vorleben)

Therapie:

Danken und Segnen des Schocks, der Schockursache, dem Opfer, das den Schock erlitten hat, dem den Schock auslösenden Täter.

Alternativ Invertierung der Schockinformation auf dem Hirnventrikel.

Kasuistik:

Patientin, 29 Jahre alt, kommt wegen seit Kindheit bestehenden Schlafstörungen und Albträumen in die Behandlung. Es zeigt sich in der NLS-Analyse eine deutliche energetische Belastung des Hirnventrikels, ausgelöst durch einen Schock bei sexuellem Missbrauch der Großmutter mütterlicherseits. Obwohl in der Familie wenig darüber gesprochen wurde, war der Patientin dieser Tatbestand bekannt. Die Großmutter war am Ende des zweiten Weltkriegs auf der Flucht von Ostpreußen von russischen Soldaten vergewaltigt worden.

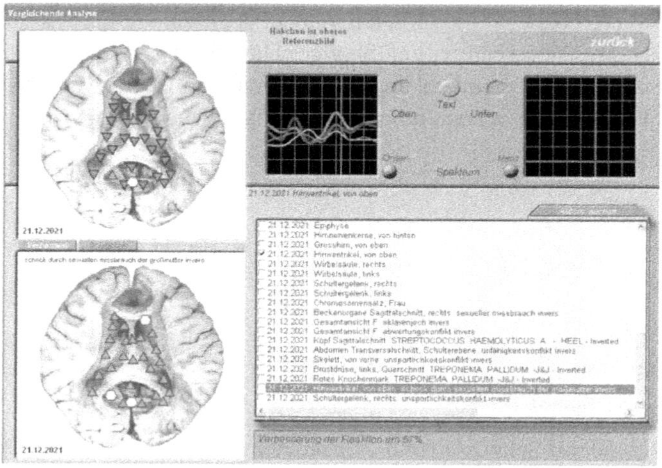

***Abbildung**: Hirnventrikel, bei Invertierung von „Schock durch sexuellen Missbrauch der Großmutter“ Verbesserung der Reaktion um 57%.*

Kasuistik:

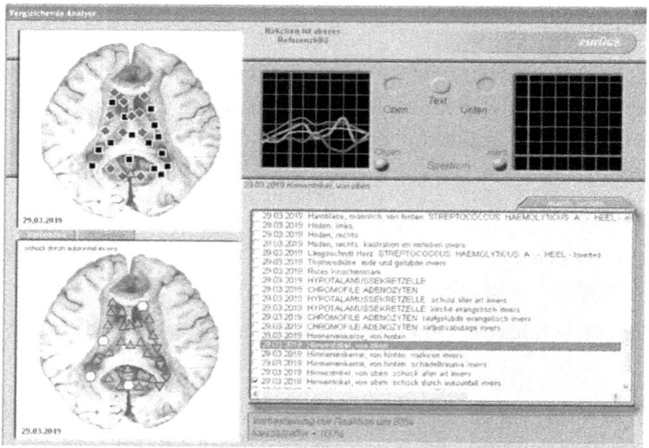

***Abbildung:** Hirnventrikel: Energetische Störung durch „Schock durch Autounfall“ in Höhe von 83% bei 32-jährigem Mann nach Autounfall und Schleudertrauma.*

Schwangerschaftstrauma

Definition:

Schwangerschaftstrauma ist ein Sammelbegriff für sämtliche Traumata, die das ungeborene Kind während der Schwangerschaft erlebt.

- Abtreibungsversuche
- Man fühlt sich als Kind nicht erwünscht, die Eltern sprechen offen darüber
- Intrauterine Belastung durch Alkohol, Drogen, Rauchen durch Konsum der schwangeren Mutter
- Streitigkeiten zwischen den Eltern
- Lebensbedrohung durch Krieg, Not oder Hunger
- Lärmbelästigungen
- Sexuelle Missbräuche der schwangeren Mutter

Symptome und Befunde:

Schlafstörungen mit Albträumen von erlittenen Schwangerschaftstraumata, z.B. durch Abtreibungsversuche, Geschlechtsverkehr mit einem Liebhaber während der Schwangerschaft oder sexueller Missbrauch während der Schwangerschaft, den das Ungeborene miterleben muss. Schläge oder Tritte gegen den Bauch der schwangeren Mutter, Streit zwischen den werdenden Eltern, Lärm während der Schwangerschaft. Bemerkungen über das noch ungeborene Kind, dass es nicht geplant gewesen oder nicht erwünscht sei.

Diagnose:

Kinesiologische Testung auf „Schwangerschaftstrauma“

Zu hinterfragen ist die eigene Geburt, ob es jenseits des Schwangerschaftstraumas auch noch ein Geburtstrauma gibt, das es aurachirurgisch zu bearbeiten gilt.

Therapie:

Danken und Segnen der betreffenden Verursacher, z.B. der Eltern

Danken und Segnen der eigenen Zeit im Mutterleib

Bei Bedarf Nachstellen der Geburt bei Diagnose eines Geburtstraumas

Kinesiologische Nachtestung auf „Schwangerschaftstrauma“

Schwarze Magie

Definition:

Magie (von altgr. μαγεία mageía ‚Zauberei', ‚Blendwerk'), abgeleitet vom altiranischen Mager, bezeichnet die Zuordnung von bestimmten Kräften an Gegenstände, Ereignisse oder Lebewesen, die diese normalerweise nicht besitzen. Durch Rituale, Verwünschungen, Beschwörungen (etwa mittels Zaubersprüchen), Gebete oder Invokationen versuchen Menschen Einfluss auf diese Mächte zu gewinnen, um sich vor ihnen zu schützen oder sich ihrer Unterstützung und ihres Schutzes zu versichern. Dazu sollen diese Kräfte wirksam auf die Umwelt übertragen werden, um sowohl das eigene als auch das Wollen, Handeln und Schicksal anderer Menschen willentlich zu beeinflussen, was nach naturwissenschaftlicher Betrachtungsweise irrational erscheint.

Die Verfluchungen und Verwünschungen finden sich auch häufig im Bereich des Nahen Ostens, Osteuropa, Palästina, und sind im Alten Testament erwähnt: *„Jehova hat die Völker auf Generationen verflucht"* (Moses 5), Schwerpunkt der Schwarzen Magie ist Schwarzafrika mit den bekannten Woodoo Festivals.

Schwarze Magie wird weltweit bis heute praktiziert, indem man einen Zettel mit dem Namen der betreffenden Person in eine Puppe einnäht, die Puppe mit Nägeln und Schrauben durchbohrt, Vorhängeschlösser anbringt, Drähte in Körperöffnungen einführt, Säckchen mit rostigem Eisen und Abfall in den Bauchraum einnäht u.v.m.

Dass Schwarze Magie durchaus auch ein verbreitetes Phänomen in unseren mitteleuropäischen Breiten ist, zeigt die Sprache. Es existieren hier entsprechende Redewendungen: *„Verdammt und zugenäht"*, *„Verflixt und zugenäht"*. Das bezieht sich auf die hier beschriebene Anwendung, den Bauchraum zu eröffnen, Unrat hineinzufüllen und wieder zuzunähen.

Energetisch betrachtet wurden Flüche und Verwünschungen ausgesprochen und durch symbolische Handlungen und unheilbringende Informationen entsprechende Bewusstseinsprogrammierungen an einem Surrogat in Form der Puppe in das morphische Feld eingespielt. Die Aufgabe des Aurachirurgen besteht nun darin, diese Informationen zu erkennen, aus dem morphischen Feld zu löschen und eine Neuprogrammierung des Bewusstseins vorzunehmen.

Das karmische Muster der Schwarzen Magie illustriert in eindrucksvoller Weise, wie sehr energetische Prinzipien die Materie steuern. Fremdenergien, und eben solche sind die der Schwarzen Magie, interferieren mit den Eigenenergien des Patienten und führen zu psychischen Symptomen, Verhaltensweisen und organischen Befunden. Blockaden des Sprechens, aber auch gedankliche Beeinflussungen sowie unter Umständen schwere Krankheiten sind die Folge. Wenn der Patient auf Grund der Beeinflussung durch Schwarze Magie nicht mehr in der Lage ist, Dinge zu sagen und dieses Nicht-Können als eine innere Blockade empfindet, dann neigt man als externe Beobachter im ersten Moment dazu, dieses Phänomen als einen mechanischen Vorgang zu interpretieren, indem sich Zunge und Kehlkopf quasi nicht mehr kontrahieren können, um eine Formulierung auszudrücken. Jedoch: Die Beeinflussung sitzt in Wirklichkeit eine Stufe tiefer, nämlich bereits auf der Ebene des geistigen Impulses, der notwendig ist, um die darauffolgende Mechanik überhaupt in Gang zu setzen. Besetzungen finden sich häufig zusätzlich auf Grund der Abgrenzungsschwäche bei Schwarzer Magie.

Symptome und Befunde:

Das Muster der Schwarzen Magie findet sich vor allem bei Frauen. Betroffene klagen über chronische Müdigkeit unklarer Genese, es finden sich häufig Krebserkrankungen in der Familie, bei Frauen schwerpunktmäßig im Unterbauch mit gynäkologischen Beschwerden. Bei Männern gibt es eine Analogie, die sich z.B. als Lebensuntüchtigkeit, Lustlosigkeit und berufliches Versagen äußert.

Viele Patienten berichten von hoher Intuition, „seherischen" Fähigkeiten, Begabungen in der Präkognition und in der Telekinesie. Dabei ist nicht das karmische Muster der Schwarzen Magie an sich für die Hellsichtigkeit verantwortlich, sondern die Schwarze Magie begrenzt vielmehr die Hellsichtigkeit. Manche Patienten schildern, dass sie immer für einige Wochen oder Monate hellsichtig seien, und diese Fähigkeit dann aus einem unbekannten Grund wieder zu verlieren. Patienten beschreiben, dass sie nichts auf die Reihe bringen würden und sich selbst dauernd im Wege stünden. Viele berichten über ihr Erleben, dass es in ihrem Leben eine Zeit lang gut laufe, dann käme es urplötzlich zu einem regelrechten Einbruch, z.B. durch die Beendigung einer Beziehung oder durch einen Unfall, mit einer wiederkehrenden existenziellen Bedrohung. Immer wieder müsse man mehr oder weniger von vorne anfangen, um dann nach einiger Zeit wieder einen solchen Einbruch hinzunehmen. Solche „Flüche" erstrecken sich bisweilen über Jahrzehnte auf das ganze Leben, ohne dass die Betreffende eine schlüssige Erklärung dafür finden kann. Manche Patientinnen beschreiben, dass sie sich regelrecht dabei beobachten können, wie sie in ihr eigenes Verderben laufen. Immer wieder würden sie dabei Sachen machen, von denen sie genau wüssten, dass dies nicht gut für sie sei, könnten das aber auf einer Art innerer Ohnmacht nicht verhindern. Es liege ein regelrechter Schleier oder Schatten über ihnen, der sie in ihrem täglichen Leben blockiere. Auch Profisportler/innen beschreiben derartige Erfahrungen, dass sie immer dann, wenn sie in einer guten sportlichen Verfassung seien und der Karrieresprung in der Sportlerkarriere anstünde, es aus unerfindlichen Gründen plötzlich zu einer Verletzung käme, die einen dann wieder um Monate zurückwerfe. Auch von übergroßer Nervosität vor den Wettkämpfen wird erzählt, was sie immer wieder von großen Erfolgen abhalte. Folgende Schilderung einer Patientin charakterisiert die Situation von Menschen mit Schwarzer Magie sehr gut: „Ich fühle mich blockiert, krumm und schief wie ein verwitterter Baum. Dessen Wurzeln sind gut versorgt und warten darauf, den Baum blühen und austreiben zu lassen."

Von Mitmenschen werden Personen mit Schwarzer Magie manchmal als schwierige und sprunghafte Charaktere beschrieben. Ist die Atmosphäre zu einem Zeitpunkt harmonisch und problemlos, kippt die Situation urplötzlich und es kommen wie aus dem Nichts provozierende und destruktive Äußerungen, die die vormalige Harmonie zerstören. Mitmenschen fühlen sich dadurch regelrecht vor den Kopf gestoßen und sind völlig ratlos, wie sie mit derlei Situationen umgehen sollen, zumal solche unerwarteten Ausbrüche mit großer Regelmäßigkeit geschehen. Fühlen sich Menschen mit Schwarzer Magie durchschaut, so reagieren sie vielfach durch konfrontierende oder gar aggressive Aktionen, die eine Freundschaft oder Beziehung schnell zu einem Ende bringen können. Manche Patienten schildern, dass sie sich selbst „nicht fühlen können", eine **dissoziative** Symptomatik, wie sie typischerweise auch bei Borderline-Störungen beschrieben sind.

Typischerweise finden sich in der NLS-Analyse energetische Belastungen von Drüsengewebe: Schilddrüse, Pankreas, Hoden, Eierstöcke, Thymus, aber auch rotes Knochenmark und chromophile Adenozyten der Hypophyse. Ebenso sind vielfach Uterus und Blase durch die eingeführten Drähte betroffen.

Viele Patienten mit Schwarzer Magie berichten über Rückführungstherapien, die sie in der Vergangenheit bereits gemacht hätten. Man habe zwar wohl erkannt, dass es eine Belastung der Schwarzen Magie gebe, jedoch habe man das Problem an sich im Rahmen der Rückführung nicht vollständig lösen können. Untersucht man solche Patienten, so stellt man fest, dass meistens immer noch erhebliche Reste von energetischen Belastungen in den Prädilektionsorganen vorhanden sind, die erst durch die im Folgenden beschriebene Therapie vollständig beseitigt werden können. Das liegt nach Ansicht des Autors zum einen daran, dass Rückführungen nicht „körperlich" arbeiten, sondern über Gespräche und sich somit im logisch-rationalen Bereich der Sprache bewegen, was im Prinzip nicht zu einer dauerhaften Lösung des zugrunde liegenden Problems führen kann. Denn erfolgreiche Loslösungen sind logisch-rational nicht erklärbar bzw. durch logisch-rationales Vorgehen kommt man vielfach nicht an den Kern des Problems. Zum anderen, und dieser Aspekt wiegt noch deutlich stärker, besteht die Gefahr einer Rückführung darin, dass sich die Situation häufig nicht verbessert, sondern unter Umständen sogar verschlechtert. Durch die Rückführung tritt der Patient in das morphische Feld der Schwarzen Magie ein und verstärkt damit seine Verbindung dazu eher als dass er sie abschwächt oder gar ablegt.

Es findet sich eine Vererbung der Schwarzen Magie meist in der mütterlichen Linie, d.h. von Großmutter zu Mutter zu Tochter, unter Umständen Generationen überspringend. Die Vererbung wird unterbrochen, sobald das Muster aurachirurgisch gelöscht wird, bevor die Person selbst Kinder bekommt.

Häufig sind Patientinnen mit dem Muster der Schwarzen Magie wegen der Jahre anhaltenden Beschwerden hysterektomiert (Hysterektomie ist die komplette operative Entfernung des Uterus, gegebenenfalls mit zusätzlicher Entfernung der Adnexe) oder ovarektomiert (als Ovarektomie bezeichnet man die in der Regel laparoskopisch erfolgende chirurgische Entfernung eines oder beider Eierstöcke). Wenn Uterus, Adnexen oder Ovarien operativ entfernt wurden, können die Beschwerden trotzdem persistieren, weil die Organe ohne karmische Auflösung energetisch noch vorhanden sind. Entsprechendes gilt auch für Phantom-schmerzen aller Art. Es gilt das Prinzip: Energie geht nicht verloren.

Diagnose:

Der Aurachirurg bewegt seine Hand mit gebeugten Fingern vom Mund, Hals, Brust und Bauch in der Aura des Patienten, einige Zentimeter entfernt vom Körper, einmal die Finger nach oben, das andere mal nach unten gerichtet, mit der Frage, ob dies durch den Patienten als Druck empfunden wird.

Therapie:

Wenn eine Resonanz vorhanden ist, deutet dies auf Vorhängeschlösser in den entsprechenden Bereichen hin, die seinerzeit in einer Sitzung der Schwarzen Magie angebracht wurden. Typischerweise finden sich mehrere Schlösser an verschiedenen Stellen des Körpers, die es der Reihe nach zu lösen gilt.

Das Schloss im Bereich des dritten Auges reduziert die Intuition.

Das Schloss am Mund führt zu Sprechblockade und Mutismus: Patienten beschreiben, dass sie etwas sagen wollen, aber es aus irgendeinem Grund nicht sagen können, dass sie nichts „herausbringen". Sie müssten immer alles „herunterschlucken". Psychische Konflikte bleiben unausgesprochen, was dann sich dann häufig im Sinne einer psychosomatischen Erkrankung somatisch äußert. Vielfach gäbe es Probleme mit dem Lebenspartner oder den Arbeitskollegen, weil diese einen als verschlossen und schwer zugänglich empfänden. Andere Patienten berichten über eine Divergenz zwischen dem intendierten und dem tatsächlich formulierten Inhalten, was regelmäßig zu Missverständnissen beim Gegenüber führe. Die Beschreibungen durch die Patienten ähneln sich dabei in verblüffender Weise. Stottern, Stammeln, Rumpeln oder eine skandierende Sprache sind weitere typische Symptome, ebenso Autismus, Zungen- oder Schlundkrämpfe. Das Nicht-Sprechen muss differentialdiagnostisch gegen ein Schweigegelübde abgegrenzt werden, was nichts mit Schwarzer Magie zu tun hat, sondern im Rahmen von karmischen Belastungen mit Eiden und Gelübden sich durch eine dunkle Verfärbung der chromophilen Adenozyten in der NLS-Analyse darstellt. Patienten berichten, dass sie nach einer zunächst fröhlichen Kindheit in der Pubertät dann eine eigentümliche Veränderung erlebt hätten, wo sie dann schweigsam und verschlossen wurden.

Das Schloss am Hals hat die Aufgabe, die Verfluchung mit Schwarzer Magie zu kaschieren, so dass der bzw. die Betreffende nichts davon bemerkt und somit der Fluch mit Schwarzer Magie nicht bewusst wird. Manche Patienten bemerken jedoch die Manipulation von außen sehr wohl: Bezeichnenderweise berichten sie vom „manipulativen“ Erziehungsstil ihrer Mutter, womit sie die an ihnen vorgenommene Manipulation im Anamnesegespräch von sich aus thematisieren. Vielfach haben die Patienten zwar eine Ahnung, dass etwas nicht stimmt, können es aber nicht identifizieren oder gar benennen.

Das Schloss am Thorax hat die Aufgabe, das Selbstbewusstsein und das Selbstwertgefühl des Betreffenden zu reduzieren. Schwierigkeiten in Beruf und Partnerschaft sind die Konsequenz, Prüfungsangst, Aufgeregtheit bei Wettkämpfen und großen Auftritten, vielfach mit der Konsequenz, dass diese nicht gut gelingen. Patienten beschreiben, dass sie immer das Gefühl hätten, nicht zur Familie dazuzugehören. Sie beschreiben sich selbst als freigiebig und großzügig: Sie könnten sehr gut geben, aber es bereite Mühe, für sich selbst Liebe, Erfolg, Wertschätzung oder Hilfe anzunehmen. Partnerschaften und Beziehungen erfahren vielfach ein traumatisches Ende, Macht und Ohnmacht sind dabei zentrale Themen. Patienten berichten über Angst vor Menschen: Man könne nie lange mit Menschen zusammen sein und habe schnell Fluchtgedanken. Es gebe Probleme in der Abgrenzung, um sich selbst zu sein, in der Umsetzung von Nähe oder Distanz, man passe sich zu stark dem Gegenüber an, um dadurch mögliche Konflikte zu vermeiden. Nicht selten besteht die Historie des sexuellen Missbrauchs, der dann in dem Gefühl kulminiert, „nicht da sein zu wollen“ oder „nicht da sein zu sollen“. Auf Grund der Abgrenzungsproblematik kommt es unter Umständen zu wiederkehrenden Besetzungen. Manche Patienten geben an, sich wie „eingeeist“ zu fühlen. Es besteht die Angst vor Verletzungen durch den Partner und großes Misstrauen zu Menschen. Patienten schildern ferner, nichts zu fühlen, ähnlich wie dies bei Borderline Störungen in der Psychiatrie bekannt ist. Dieses Nicht-Fühlen-Können hat bisweilen negative Auswirkungen auf die Resonanzbildung im Rahmen des aurachirurgischen Auflösungsprozesses, wenn Patienten tatsächlich die entsprechenden Aktionen des Aurachirurgen in der eigenen Aura nicht ausreichend wahrnehmen. Probleme in der Partnerschaft, insbesondere der körperlichen Nähe und der Intimität, aber auch Probleme in der aktiven Abgrenzung gegenüber Personen, mit denen man eigentlich nichts zu tun haben möchte. Die Abgrenzungsproblematik der Schwarzen Magie führt unter Umständen zu dermatologischen Erkrankungen wie Psoriasis oder Ichthyosis, womit die Patienten nach außen einen Panzer bilden und sich schützen.

Emotionale Selbstbeschränkung: Das Schloss am Bauch hat die Aufgabe, der betreffenden Person immer dann, wenn sie eine Situation als schön und angenehm empfindet, das Gefühl zu vermitteln, sie könne nie wissen, wie lange dieses Glück anhalte, und sie solle hier eher skeptisch bleiben und sich nicht zu früh freuen. Auch das Gefühl, dass einem etwas Schönes nicht zustehe, ist typisch. Über erreichte Erfolge kann man sich nicht adäquat und ausgelassen freuen. Manche Patienten berichten von einer „inneren Stimme“, die zu ihnen spricht und ihnen die angenehme Situation vermiest, was in bemerkenswerter Weise an die kommentierenden Stimmen im Rahmen einer schizophrenen Psychose erinnern. Gleichzeitig findet sich das Muster der Schwarzen Magie sehr häufig bei Patienten mit psychotischen Erkrankungen.

Die Schlüsselöffnungen der Schlösser können nach oben oder nach unten zeigen und müssen entsprechend differenziert geöffnet werden (Schlüsselbart steht nach oben bei nach oben geöffneter Schlüsselöffnung und umgekehrt). Auch müssen nicht an allen drei Stellen (Hals, Thorax und Bauch) Schlösser vorhanden sein, sondern es können mehrere Schlösser sein, an jeweils unterschiedlichen Lokalisationen, z.B. Hals und Bauch bei einem Patienten, bei einem anderen Thorax und Bauch, bei wieder einem anderen nur am Hals. Jedes Schloss muss auch separat getestet werden, was die Stellung des Schlüsselbarts betrifft, d.h., am Hals kann der Schlüsselbart nach oben stehen, am Bauch nach unten usw.

Hals, Thorax und Bauch behandeln:

Der Aurachirurg testet, ob ein Schloss angebracht ist, und, wenn ja, wie der Schlüssel im Schloss steckt, d.h. ob mit dem Bart nach oben oder nach unten. Dazu bildet der Aurachirurg einen virtuellen Schlüssel in der Aura mit Zeige- und Mittelfinger, einmal mit den Fingern nach oben und einmal nach unten zeigend, und bewegt diesen vor dem Hals des Patienten diskret nach oben und nach unten. Bei Resonanzbildung durch den Patienten ergibt sich damit die Aussage, wie der Schlüssel im Schloss steckt.

Der Aurachirurg nimmt einen realen Schlüssel und sperrt die einzelnen Schlösser im Bereich von Hals, Thorax und Bauch der Reihe nach in der Aura, d.h. unmittelbar vor dem Patientenkörper, auf.

Wenn der Schlüssel mit Bart nach unten eine Resonanz auslöst, dann das Schloss nach links aufsperren (Schlüssel nach links drehen), mehrere Drehungen mit einem Schlüssel durchführen.

Wenn Schlüssel mit Bart nach oben eine Resonanz auslöst, dann das Schloss nach rechts aufsperren (Schlüssel nach rechts drehen), mehrere Drehungen mit einem Schlüssel durchführen.

Der Aurachirurg entfernt das Schloss durch eine symbolische Bewegung und verwirft die Energie ins Universum. Häufig beschreiben die Patienten eindrucksvoll, wie sie das Aufsperren als Loslösung empfinden. Die Wunde mit Desinfektionsmittel auf einem Q-Tip reinigen und mit Pinzette durch mehrere virtuelle Klips in der Aura der Haut verschließen.

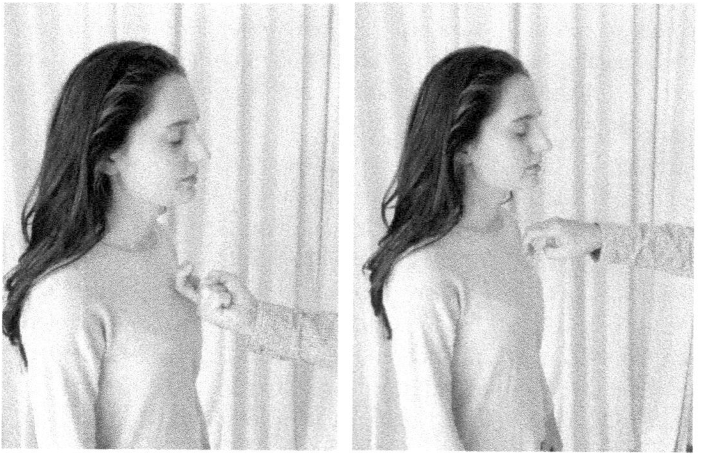

Abbildung: *Testung auf Schlösser im Brustraum.*

Manchmal finden sich zwei Schlösser an einer Stelle, manchmal sind nicht alle Schlösser vorhanden, das alles gilt es durch Ausprobieren in der Aura des Patienten zu erspüren.

Sobald das Schloss am Hals entfernt ist, offenbaren sich manchmal die Schlösser im Bereich von Thorax und Bauch erst im Nachhinein. Dies entspricht der Aufgabe des Schlosses am Hals, dass der Patient nicht spüren soll, dass er mit dem Fluch der Schwarzen Magie belastet ist. Ist das Schloss am Hals entfernt, entfällt dieser Effekt und der Patient spürt plötzlich die Schlösser an Brust und Bauch.

Wird das Schloss am Hals und im Bereich des Mundes gelöst, beginnen die Patienten tatsächlich in der Folge an, mehr zu kommunizieren. Manche werden gar etwas geschwätzig oder empfinden sich in den Tagen nach der Therapie als aggressiv, weil sie plötzlich Dinge formulieren, die sich früher nicht zu sagen getraut hätten. Meist lässt dieser Effekt in den folgenden Tagen dann etwas nach und die Patienten finden zurück zu einer ausgeglichenen Form der Kommunikation.

In seltenen Fällen findet sich ein Draht quer durch den Kopf von Ohr zu Ohr. Es gilt am virtuellen Draht zu ziehen und eine Resonanz auszulösen. Gelingt dies, wird der Draht entsprechend gezogen.

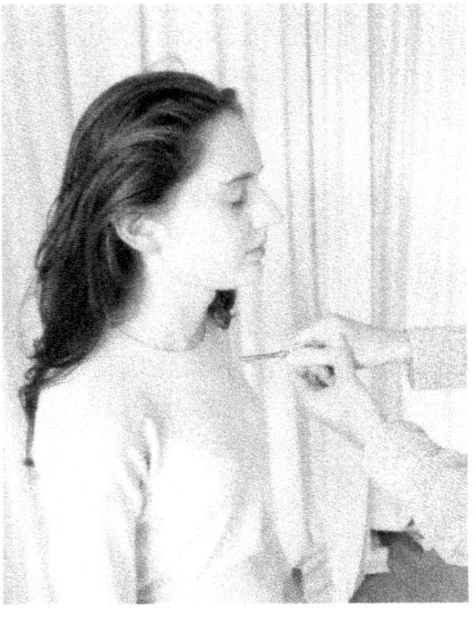

Abbildung: *Aufsperren der Schlösser mit einem Schlüssel.*

Bauchinnenraum behandeln:

Bauchinnenraum testen, indem der Aurachirurg einen Magneten in der Aura vor dem Bauch des Patienten abwechselnd und wiederholend von links nach rechts und von oben nach unten bewegt. Auf diese Weise findet er bei Resonanzbildung diejenigen Stellen im Bauch, wo der Puppe vielfach Säckchen aus Tierhaut mit rostigen Nägeln, Glasscherben oder Unrat eingenäht wurden, was aktuell beim Patienten regelmäßig zu Verdauungsproblemen führt.

Bei schulmedizinischen Bauchoperationen kommt es unter Umständen zu Problemen, wenn der Chirurg im Rahmen der Laparatomie (Bauchoperation) in Unwissenheit das „energetische“ Säckchen der Schwarzen Magie versehentlich aufschneidet und sich der Inhalt in den Bauchraum des Patienten entleert. Das äußert sich dann als OP-Komplikationen, postoperative Wundheilungsstörungen und lang anhaltende unklare intraabdominelle Beschwerden nach Operationen.

Patienten mit Schwarzer Magie des Bauchraums beschreiben das Gefühl des eröffneten Bauches (aufgeschnittener Bauch der Puppe) mit fortwährendem Verlust von Lebensenergie.

Patienten berichten von Verdauungsstörungen, Leistenbrüchen, Zwerchfellbrüchen, intraabdominellen Verklebungen und Verwachsungen, unter Umständen mit daraus resultierenden Darmverschlüssen (Bridenileus).

Operation in der Aura durchführen: Der Aurachirurg zieht sich zum eigenen Schutz Gummihandschuhe an. Mit dem Magneten die Stelle des Druckschmerzes suchen. Entsprechend mit dem Skalpell einen Schnitt setzen, die Wundränder jeweils mit Pinzette auseinanderziehen. Patientin ausatmen lassen, mit der durch einen Handschuh bedeckten Hand nach Vorankündigung und Aufforderung zur Entspannung tief in den Bauchraum hineingreifen und Säckchen herausnehmen. Mit dem Magneten nachtesten. Wenn die Resonanz verschwunden ist, Wunde wieder verschließen, indem die Wundränder mit der Pinzette zusammengeführt und mit einer Klippnaht verbunden werden. Damit ist auch die Aura entsprechend geschlossen.

Wenn das virtuelle Säckchen im Bauchraum schon beschädigt ist und Inhalte aus dem Säckchen vermutlich ausgetreten sind, führt der Aurachirurg eine „Säuberung“ des Bauchraums im Sinne einer „Lavage“ durch.

Immer wieder bemerkenswert ist zu sehen, wie sich das Selbstwertgefühl dieser Patienten in den Tagen und Wochen nach einer erfolgreichen aurachirurgischen Behandlung verändert. Veränderungen im beruflichen Leben im Sinne von mehr Erfolg und Anerkennung in der Arbeit werden von vielen Patienten berichtet. Ebenso Änderungen im Umgang mit dem Partner und größere partnerschaftliche Harmonie.

Unterleib behandeln:

Bei Frauen mit virtuellen Drähten im Unterleib kommt es typischerweise zu Menstruationsbeschwerden, Zysten, Myomen, Depression, Dyspareunie, prämenstruellem Syndrom PMS, Endometriose, Uterus- und Ovarialkarzinomen, Eileiterschwangerschaften, chronisch rezidivierender Adnexitis, Migräne, unerfülltem Kinderwunsch, Aborten, Papillomavireninfektion an der Cervix uteri, die durch die Schwarze Magie energetisch vorgeschädigt und geschwächt ist. Umgekehrt ist der Befall mit Papillomaviren das Signal, nach dem karmischen Muster der Schwarzen Magie zu suchen.

Die Patientin sitzt mit leicht gespreizten Beinen vor dem Aurachirurgen auf einem Stuhl. Der Aurachirurg hält einen virtuellen Draht mit der Pinzette, führt ihn auf Kniehöhe der Patientin vor und zurück und fragt die Patientin, ob sie etwas im Bauch spürt bzw. ob sie das Gefühl hat, dass irgendetwas festhängt („Der Puppe wurde symbolisch im Rahmen der Schwarzen Magie ein Stab in die Vagina eingeführt"). Viele Patienten beschreiben, dass sie diese Prozedur wie den Zug an einem Gummiband empfinden. Die Schmerzen können bis in die Schultern oder den Kieferbereich der Patientin hochziehen, was damit zu tun hat, dass die in die Puppe eingeführten Drähte bis in den Oberkörper reichen und oben aufspleissen. Entsprechend klagen solche Patientinnen häufig über Verspannungen im Nackenbereich und zwischen den Schulterblättern. Der Aurachirurg fragt, ob die Patientin Probleme mit Tampons und chronische Verdauungsprobleme hat. Wenn keine Probleme berichtet werden, dann ist der „Draht" unter Umständen auch nur sehr dünn und ohne Auswirkung auf das tägliche Leben. Manche Patienten beschreiben eine „Unruhe" im Unterleib, sobald am Draht gezogen wird. Viele Patientinnen schildern ein Ziehen im Bereich des Eierstocks und der Tuben, einseitig oder beidseitig. Andere schildern ein Ziehen direkt im Bereich des Uterus.

Der Aurachirurg zieht den Draht nicht mit Gewalt aus der Patientin heraus, sondern fragt, ob dieser nach Empfindung der Patientin irgendwo festhängt. Wenn der Aurachirurg gewaltsam zieht, besteht die Gefahr einer neuen Wunde in der Aura. Entsprechend aktuell alle Verhakungen lösen, sei es im Bereich der Schultern oder des Halses etc., indem der Aurachirurg mit einem Haken an verschiedenen Stellen Aufspleissungen des eingeführten Drahtes gerade biegt und den Draht dann vaginal entfernt. Haken aus der Vagina entfernen: Dazu schlägt der Aurachirurg den Anatomieatlas mit der entsprechenden Abbildung auf, legt ihn auf den Schoß der Patientin bei jetzt geschlossenen Beinen und prüft die energetischen Verhältnisse in diesem Bereich: Beginnend im Portiobereich des Uterus drückt er im Vaginalschlauch die Schleimhaut nach unten bis zu den Labien an verschiedenen Stellen und testet auf Resonanzbildung. Bei entsprechender Empfindung durch die Patientin biegt der Aurachirurg mit der Pinzette die Haken auf und entfernt den Draht. Der Draht kann auch über die Blase eingeführt worden sein, entsprechend gilt es die Blase zu testen, am anatomischen Modell oder über die Abbildung im Anatomieatlas. Reicht der Draht über die Ureteren (Harnleiter) von der Blase bis in das Nierenbecken, so kann dies zu Funktionsstörungen der Niere führen. Die Entfernung des Drahtes erfolgt nach Vorgabe durch die Patientin.

Als Zeichen einer erfolgreichen aurachirurgischen Therapie kommt es zu Symptomen, die von Patientinnen regelmäßig beschrieben werden: Die nächste

Menstruation kann heftiger sein, danach sollte sich die Situation normalisieren. Selbst bei bereits hysterektomierten (operative Entfernung des Uterus) Patientinnen kann es noch einige Male zu Blutungen kommen, was im Verständnis der Schulmedizin eine Unmöglichkeit darstellt. Bei nicht hysterektomierten postmenopausalen Patientinnen können die Menstruations-blutungen wieder ganz regulär einsetzen. Auch beschreiben Patientinnen, dass sie ihre weibliche Sexualität wieder ungehemmt bzw. mit Leib und Seele ausleben können. Viele Patientinnen, die wegen Menstruationsschmerzen seit Jahren ein Hormonpräparat einnehmen, können nach Durchführung der aurachirurgischen Operation die Pille absetzen, was im Hinblick auf die hormoninduzierten Komplikationen (Thrombosen, Tumorbildung) gerade im höheren Alter sinnvoll ist.

Auch bei Männern mit dem karmischen Muster der Schwarzen Magie kann die Resonanz ausgelöst werden. Die Behandlung geschieht in gleicher Weise wie bei Frauen. Die geschilderten Symptome sind Lebensangst und Lebensversagen. Sie beginnen eine Ausbildung, brechen diese nach kurzer Zeit wieder ab, bleiben berufslos, tun sich schwer, eine berufliche Existenz zu finden.

Kasuistik:

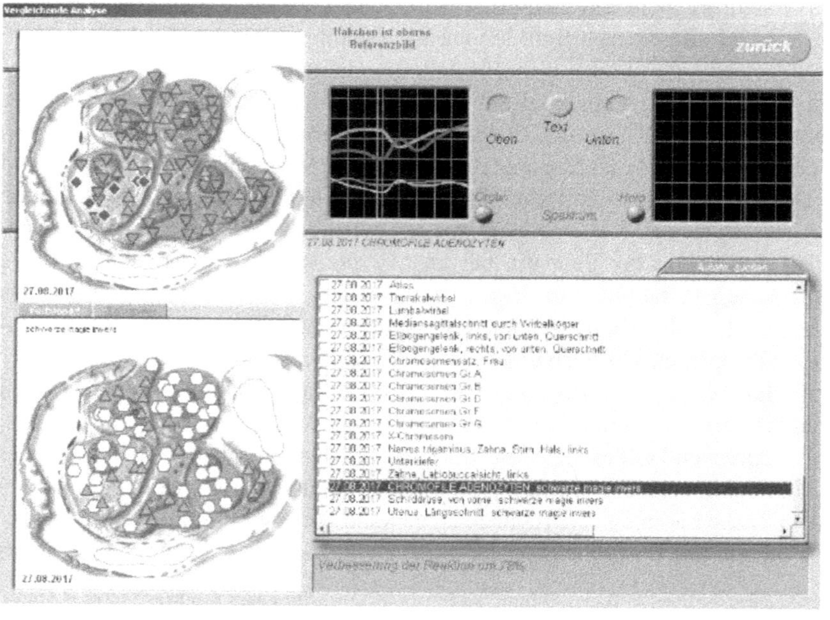

Abbildung: *Chromophile Adenozyten der Hypophyse: Energetische Störung, Verbesserung der Reaktion um 78% bei Invertierung der „Schwarzen Magie".*

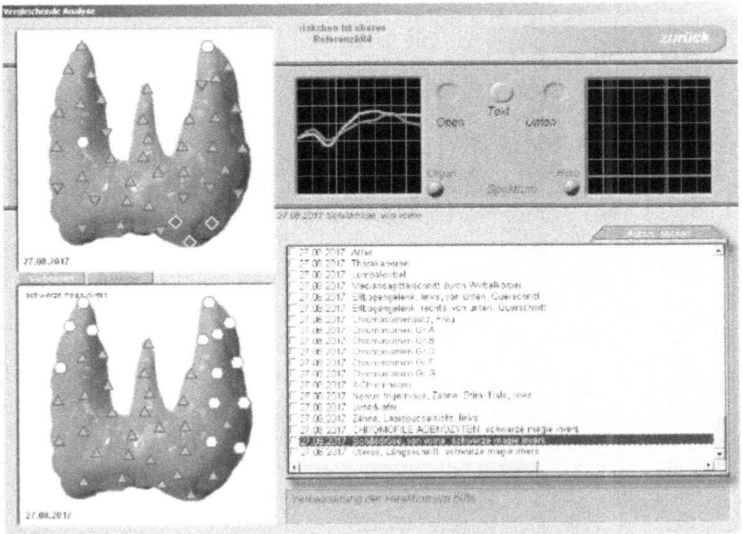

Abbildung: *Schilddrüse: Energetische Störung, Verbesserung der Reaktion um 50% bei Invertierung der „Schwarzen Magie“.*

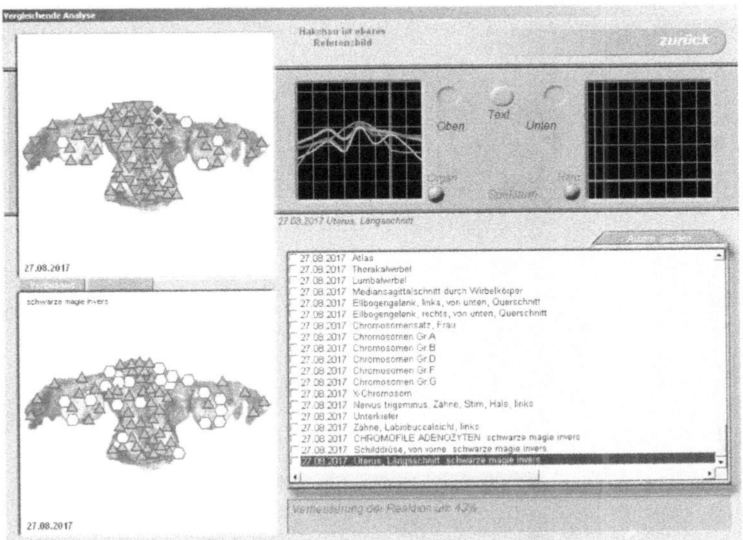

Abbildung: *Uterus: Energetische Störung, bei Invertierung von „Schwarze Magie“ zeigt sich eine Verbesserung der Reaktion um 43%.*

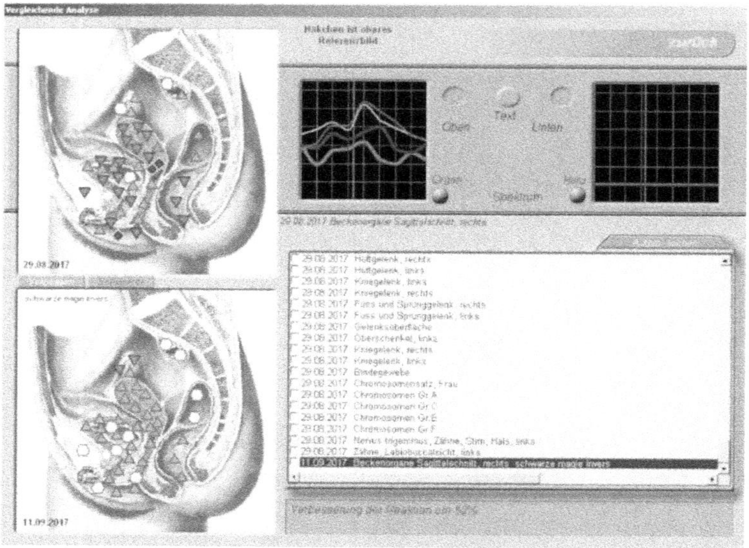

Abbildung: *Becken sagittal, energetische Störung, bei Invertierung von „Schwarzer Magie“ Verbesserung der Reaktion um 52%.*

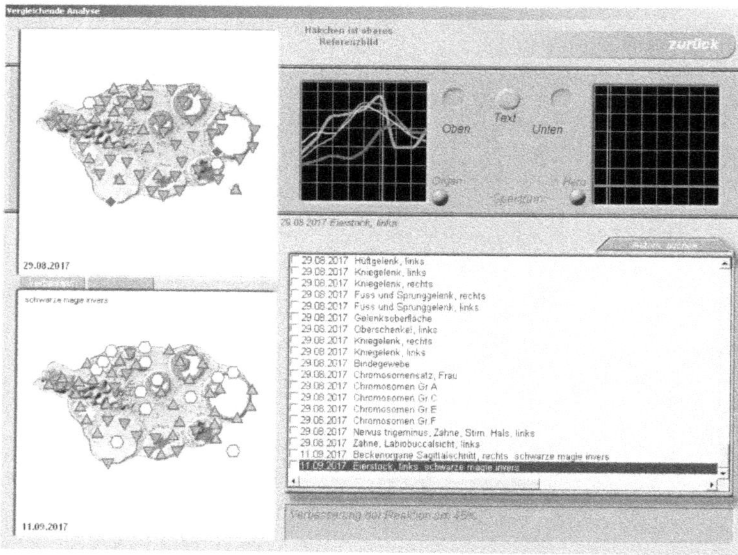

Abbildung: *Ovar links, energetische Störung, bei Invertierung von „Schwarzer Magie“ Verbesserung der Reaktion um 45%.*

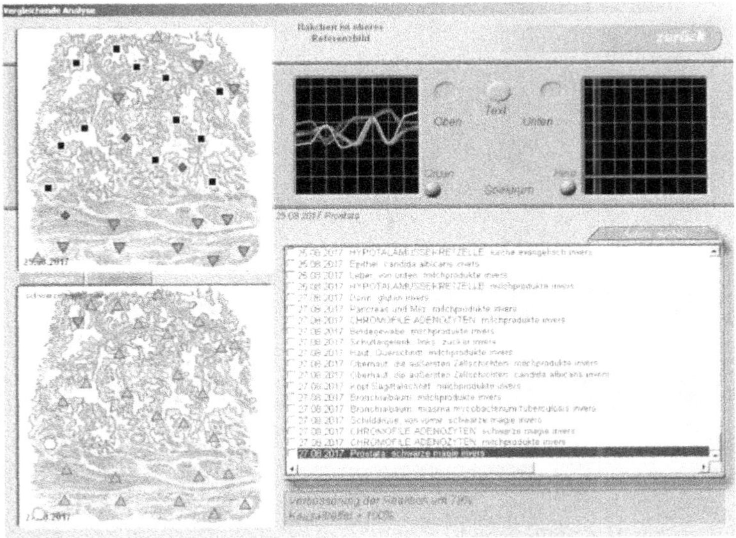

***Abbildung:** Prostata, energetische Störung, bei Invertierung von „Schwarzer Magie" mit einer Verbesserung der Reaktion um 79%.*

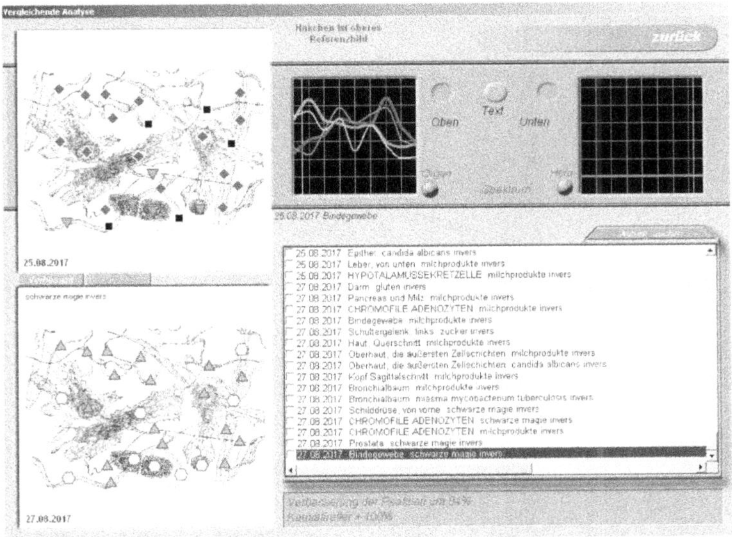

***Abbildung**: Bindegewebe: Energetische Belastung des Bindegewebes, bei Invertierung von „Schwarzer Magie" Verbesserung der Reaktion um 84%.*

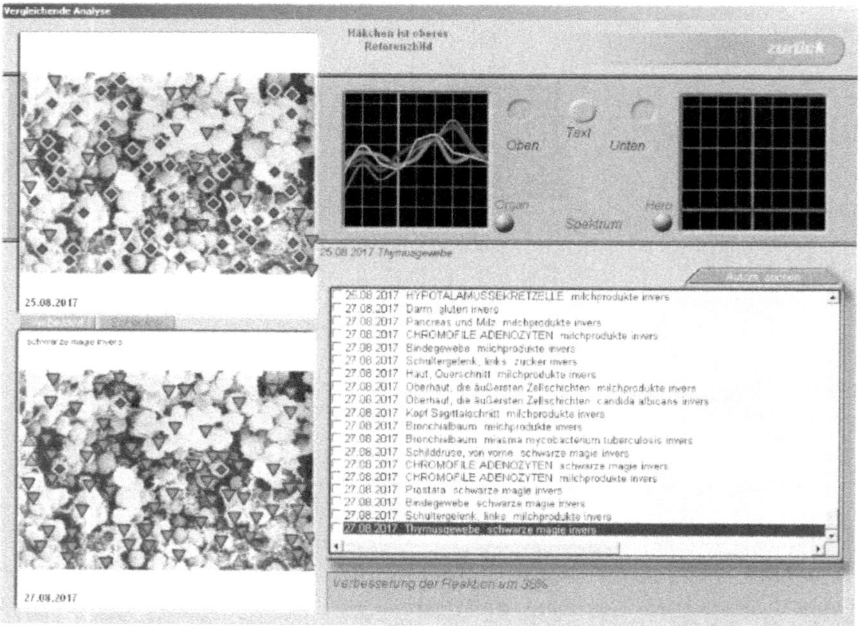

Abbildung: *Thymusgewebe: Energetische Belastung in der Thymusdrüse, bei Invertierung von „Schwarzer Magie“ Verbesserung der Reaktion um 38%.*

Schwedentrunk

Definition:

Der Schwedentrunk war eine während des Dreißigjährigen Krieges häufig angewandte Foltermethode, bei der dem Opfer Jauche oder Wasser, oft auch vermischt mit Urin, Kot und Schmutzwasser, über einen Eimer oder Trichter direkt in den Mund eingeflößt wurde.

Neben dem dadurch erregten Ekel und Abscheu sowie der Möglichkeit bakterieller Infektionen verursachte der Schwedentrunk Erstickungsängste sowie starke Magen- und Bauchschmerzen. Auch verätzte die Jauche die Speiseröhre des Opfers. Das regelmäßige Eindringen von Flüssigkeit und Feststoffen über die Luftröhre in die Lungen mit der Folge einer in der Regel tödlichen Lungenentzündung ist bei den Umständen solcher Folterungen stark anzunehmen. Die Qualen konnten dadurch verstärkt werden, dass der Bauch mit Brettern zusammengepresst wurde oder die Folterer auf dem Bauch des Opfers herumsprangen und -trampelten.

Symptome und Befunde:

Patienten berichten von Träumen, wie sie Fäkalien trinken müssen. Anfälle von unerklärlicher Übelkeit bei regulären organischen Verhältnissen in den gastroenterologischen Untersuchungen. Ekelanfälle, Angststörungen, immer in Verbindung mit Körperausscheidungen oder Fäkalien. Zu differenzieren vom karmischen Muster des Sexuellen Missbrauchs, der ähnlich Symptome auslösen kann.

Diagnose:

Kinesiologische Testung auf „Schwedentrunk“

Therapie:

Ein großes Glas reinen Mineralwasser trinken lassen, zunächst den Mund ausspülen und ausspucken, den Rest hinterschlucken. Alles im Bewusstsein, sich innerhalb reinzuwaschen.

Kinesiologische Nachtestung auf „Schwedentrunk“

Seelenabspaltung

Definition:

Abgespaltene Seelenanteile sind Teile der Seele, die zum Schutz abgespaltet wurden. Zu diesem Zeitpunkt gab es eine emotionale Überforderung und ein Schmerz war so groß, dass damit nicht umgegangen werden konnte, weshalb dieser Seelenanteil (unbewusst) abgespaltet wurde. Es handelt sich somit um einen verletzten Anteil, der nicht mehr integriert ist und uns "fehlt".

Das Konzept des Seelenverlustes kommt aus dem Schamanismus. Es beschreibt jedoch nichts anderes, als was heutzutage als "Trauma" (griechisch = Wunde) bezeichnet wird. Die Forschung zeigt, dass bei einem Trauma Sinneseindrücke einzeln bzw. fragmentiert und nicht als Ganzes abgespeichert werden. Die Emotionen sind vom kognitiven Verstehen getrennt oder eben abgespalten (= abgespaltene Seelenanteile).

Symptome und Befunde:

Menschen mit Seelenabspaltungen realisieren die Dinge unter Umständen gar nicht in der Deutlichkeit, wie es Außenstehenden bzw. Familienangehörigen auffällt. Es kommt zu eigentümlichen Persönlichkeitsveränderungen, keine Hinweise auf Demenz, aber durchaus mögliche Gedächtnislücken für belastende Phasen des Lebens. Dissoziative Störungen sind psychische Erkrankungen, die durch Gedächtnisverlust, Identitätsverwirrung und ein Gefühl der Losgelöstheit von sich selbst oder der Umgebung gekennzeichnet sind. Mögliche Formen:

- Dissoziative Amnesie (mit oder ohne Fugue, d.h. Flucht)
- Depersonalisation/Derealisation
- Dissoziative Identitätsstörung
- Dissoziative (konversions-)neurologische Symptome (z.B. motorische oder sensorische Ausfälle, dissoziative Anfälle)

Diagnose:

Kinesiologische Testung auf „Seelenabspaltung"

Therapie:

Danken und segnen den auslösenden Situationen, auch unter Einbeziehung der Angehörigen, die die seinerzeit auslösenden Umstände benennen und einordnen können.

Sepsis

Definition:

Die Sepsis ist ein lebensbedrohlicher Zustand, der entsteht, wenn die körpereigenen Abwehrreaktionen gegen eine Infektion die eigenen Gewebe und Organe schädigen. Sie ist eine der schwersten Komplikationen von Infektionskrankheiten, die durch Bakterien, Viren, Pilze oder Parasiten ausgelöst werden. Zu den häufigsten Infektionen einer Sepsis gehören Lungenentzündung, Magen-Darm-Entzündung und Entzündung im Bereich des Urogenitaltrakts, ferner auch Infektionen von Haut- und Weichteilgewebe, des zentralen Nervensystems und sogenannte katheterassoziierte Infektionen. Sepsis muss als Notfall behandelt werden.

Eine Sepsis bzw. eine septische Erkrankung entsteht, wenn die körpereigenen Abwehrsysteme eine Infektion und deren Folgen nicht mehr lokal begrenzen können. Es kommt zu einer überschießenden Abwehrreaktion des Körpers, die das eigene Gewebe und Organe schädigt. Wird die Sepsis nicht rechtzeitig erkannt und behandelt, kann dies zum Mehrfachorganversagen oder einem septischen Kreislaufschock führen und tödlich enden. Häufige Symptome sind Fieber, mentale Veränderungen, schwere, schnelle Atmung, hohe Herzfrequenz und schweres Krankheitsgefühl. Bei Neugeborenen, sehr alten Menschen und Menschen mit geschwächtem Immunsystem kann eine Sepsis jedoch auch ohne offensichtliche Zeichen einer Infektion vorliegen und auch die Körpertemperatur kann normal oder erniedrigt sein. Ein erhöhtes Risiko für Sepsis haben Früh- und Neugeborene, Menschen in höherem Alter und Menschen mit einem geschwächten Immunsystem auf Grund von chronischen Erkrankungen, Diabetes mellitus, Krebs oder AIDS.

Symptome und Befunde:

Erhöhe Neigung zu Impfkomplikationen und Blutvergiftungen (Sepsis). Sepsis in der Aurachirurgie deutet auf das karmische Muster der Kastration oder der Beschneidung hin. Hierbei handelt es sich nicht um eine notfallmäßig zu behandelnde Erkrankung, sondern vielmehr um eine epigenetisch vererbte Information von karmischen Belastungen aus Vorleben (frühere Seelenleben oder Vererbungen von Vorfahren). Derartige Informationen bezeichnet die Homöopathie als „Erbtoxine“. Die Information der Sepsis findet sich in der Aurachirurgie nicht selten bei Patienten mit schizophrenen Psychosen als energetische Störung auf den Chromosomen.

Diagnose:

Kinesiologische Testung auf „Sepsis“

Versuchen, den auslösenden Erreger zu identifizieren, z.B. Staphylococcus aureus, Clostridium tetani, Herpes simplex etc.

Therapie:

Die aurachirurgische Therapie besteht in der Auflösung des zugrunde liegenden karmischen Musters, z.B. Kastration oder Bescheidung, und in der virtuellen Injektion einer entsprechenden Gegeninformation zum Toxin für den gefundenen Erreger. Optional homöopathische Ausleitung der Erregerinformation oder auch mittels Medicodes.

Kinesiologische Nachtestung auf „Sepsis"

Kasuistik:

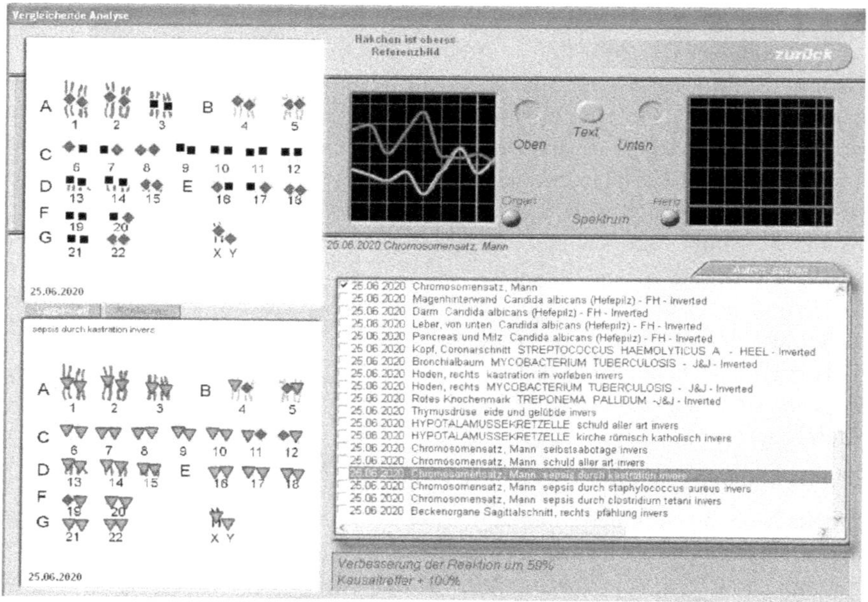

***Abbildung:** Chromosomen: Energetische Störung, bei Invertierung von „Sepsis durch Kastration" kommt es zu einer Verbesserung der Reaktion um 59%. Laut kinesiologischer Testung stammt die Information aus der vorletzten Seeleninkarnation.*

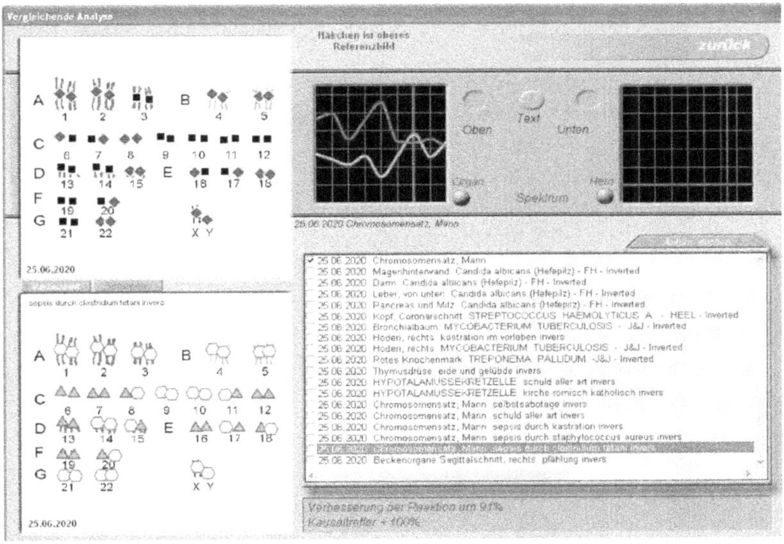

Abbildung: *Chromosomen: Bei Invertierung von „Sepsis durch Clostridium tetani" kommt es zu einer Verbesserung der Reaktion um 91%.*

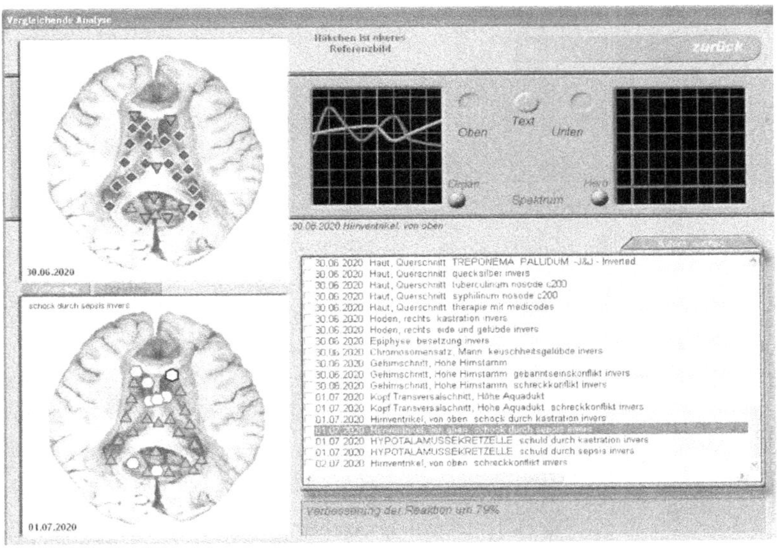

Abbildung: *Hirnventrikel: Energetische Störung, bei Invertierung von „Schock durch Sepsis" kommt es zu einer Verbesserung der Reaktion um 79%.*

Sexueller Missbrauch

Definition:

Sexueller Missbrauch bezeichnet sexuelle Handlungen mit Minderjährigen oder erwachsenen, besonders gefährdeten Personen (z. B. Kranke, Behinderte, Hilfsbedürftige, Gefangene, Patientinnen bzw. Patienten, die sich in Psychotherapie befinden), die generell oder unter bestimmten Umständen auch mit Einverständnis des Betroffenen als Vergehen oder Verbrechen strafbar sind.

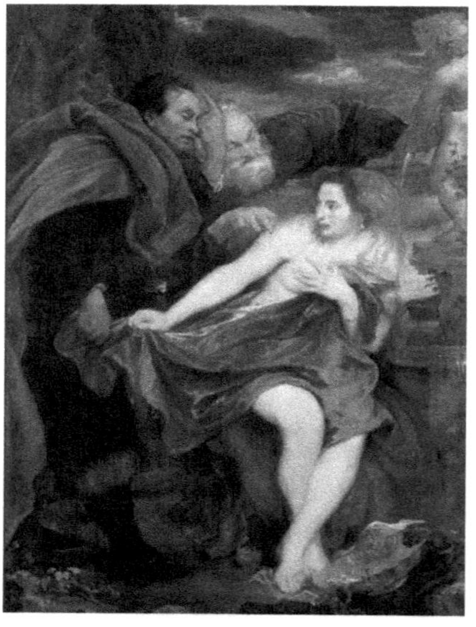

***Abbildung**: Anthonis van Dyck (1599 - 1641), Susanna und die beiden Alten.*

„Susanna und die beiden Alten" bezieht sich auf eine biblische Geschichte aus den Apokryphen des Alten Testaments (Buch Daniel), in der eine tugendhafte Frau namens Susanna beim Baden von zwei heimlich lauernden, lüsternen Richtern beobachtet und sexuell bedrängt wird; sie weigert sich, woraufhin sie von den Männern des Ehebruchs beschuldigt wird, bis der Prophet Daniel ihre Unschuld beweist. Das Motiv ist in der Kunstgeschichte sehr beliebt und wurde von zahlreichen Malern wie Rembrandt, Anthonis van Dyck, Albrecht Altdorfer und Artemisia Gentileschi in eindrucksvollen Werken dargestellt, die oft die Spannung zwischen Susannas Unschuld und der Gier der Alten thematisieren.

Sexuellen Missbrauch gibt es auch in der Partnerschaft bzw. in der Ehe, wenn sich ein Partner nicht mehr als gleichberechtigter Sexualpartner empfindet, sondern vielmehr als eine Art von „sexuellem Dienstleister“ missbraucht wird. Auch muss es sich bei sexuellen Missbräuchen nicht zwingend um vollzogene Vergewaltigungen handeln, sondern es reicht die Empfindung, missbraucht zu werden. Auch indirekte Psychotraumata sind möglich: Wenn ein Kind Augen- oder Ohrenzeuge eines sexuellen Missbrauchs zwischen den Eltern wird, oder ein Mensch Zeuge bei einer Vergewaltigung wird.

Sexueller Missbrauch findet sich in der Aurachirurgie sehr häufig, bei Männern wie bei Frauen, sowohl selbst in diesem Leben erlebt, als auch insbesondere durch epigenetische Vererbung von Vorfahren oder aus früheren eigenen Seelenleben. Die Vererbungslogik ist dabei meist die gleiche: Die Information wird aus der vorletzten Generation übernommen und taucht in der aktuellen Inkarnation wieder auf. Die Generation bzw. Inkarnation dazwischen wird dabei übersprungen.

Symptome und Befunde:

Der sexuelle Missbrauch wurde entweder in diesem Leben erlebt oder aus Vorleben vererbt. Hier gilt es kinesiologisch zu prüfen, woher die Information stammt: Von einem Vorfahren mütterlicherseits, von einem Vorfahren väterlicherseits oder aus einem früheren Seelenleben. In seltenen Fällen stammt die Information des sexuellen Missbrauchs aus mehreren Quellen, z.B. Vorfahren mütterlicherseits und auch frühere Seeleninkarnation. Wie bei karmischen Belastungen typisch, führt die Vererbung zu einer erhöhten Wahrscheinlichkeit, in diesem Leben erneut einen sexuellen Missbrauch zu erleben. Auch ist der emotionale Schock bei entsprechender Prädisposition durch Vererbung in der Regel viel größer.

Folgende Aspekte sind zu finden:

- Schuld, im NLS messbar auf dem Hypothalamus, daraus resultierende Selbstsabotage, im NLS messbar auf der Hypophyse. Das Opfer des Missbrauchs gerät in die Schuld, es verliert seine geistige Mitte, ohne Bewertung, ohne Schuldzuweisung im moralischen oder juristischen Sinn. Konsequenz: Schlafstörungen, Essstörungen, Übergewicht, hormonelle Störungen. Emotion der Scham mit Täterschutz.
- Schock durch sexuellen Missbrauch, im NLS messbar auf dem Hirnventrikel, erworben in diesem Leben oder vererbt aus einem Vorleben (eine oder mehrere der drei genannten möglichen Informationsquellen), nur mit angeschaltetem Licht schlafen können.
- Gelübde, erworben oder, viel häufig, vererbt aus einem Vorleben (eine oder mehrere der drei genannten möglichen Informationsquellen), insbesondere Keuschheitsgelübde, Rachegelübde, Schweigegelübde, Selbstkasteiungsgelübde, im NLS messbar auf den chromophilen Adenozyten der Hypophyse, der Thymusdrüse, den Keimdrüsen, der

Schilddrüse. Das Keuschheitsgelübde beschreibt eine innere Ablehnung gegen Sexualität, gegen eigene Partnerschaft oder Familiengründung, aber auch den Drang nach Reinheit und Klarheit des Denkens und des Handelns, wogegen durch den sexuellen Missbrauch verstoßen wurde. Das Schweigegelübde resultiert aus dem Wunsch, über den Missbrauch an sich nicht mehr sprechen zu wollen. Das Rachegelübde entspringt dem Wunsch nach Rache am sexuellen Peiniger. Das Selbstkasteiungsgelübde gipfelt in der Unterdrückung der Ausbildung von sekundären Geschlechtsmerkmalen, die Brustentwicklung bleibt aus, um sich nicht als sexuell attraktives Wesen nach außen zu zeigen. In manchen Fällen findet sich ein Bußgelübde, bei empfundener Schuld mit dem Drang, Buße für das Passierte zu tun. Es kommt mitunter zu selbstzerstörerischen Aktivitäten, Ritzen, Borderline Persönlichkeitsstörungen.

- Abwertungskonflikt des Hüftgelenks: Kongenitale Hüftdysplasie.
- Abwertungskonflikt des Fettgewebes in Kombination mit einem Existenzkonflikt: Lipödeme insbesondere im Hüftbereich.
- Brockenkonflikt des Darms: Morbus Crohn, Glutenunverträglichkeit, Laktoseintoleranz, Nahrungsmittelunverträglichkeit, Divertikel, Candida albicans im Darm, bakterielle Überwucherung, chronische Verstopfung.
- Weiblich sexueller Revierverlustkonflikt oder Frustrationskonflikt: Angina pectoris (ausgehend von den Koronarvenen), Irregularitäten der Herzmuskelkontraktilität, Tachykardie mit Absencen in der Heilungskrise (Scheintod, Verbindung zum karmischen Muster des Lebendig Begrabens), Lungenembolie. Die betroffene Person beschreibt, dass sie ihren Unterleib als kalt, leblos und als nicht mehr zu sich gehörig empfinde. Der sexuelle Missbrauch führt häufig zu einer Amenorrhoe, d.h. es finden keine Menstruationszyklen mehr statt. Erleidet die betreffende Person einen zweiten Revierverlustkonflikt, so rutscht sie in manchen Fällen in die sog. schizophrene Konstellation mit psychiatrischen Symptomen wie Wahn und Halluzinationen (siehe Lehrbuch Psychiatrie). Durch Eintritt in die Schizophrenie kommt es jedoch wieder zu Menstruationszyklen, die Person wird wieder reproduktionsfähig, worin der Sinn dieser Konstellation liegt. Sowohl der sexuelle Missbrauch als auch der Revierverlustkonflikt sind in der NLS-Analyse messbar (siehe folgende Abbildungen).
- Schreckangstkonflikt: Erkrankungen der Bronchien oder des Kehlkopfes
- Revierangstkonflikt: Erkrankungen der Bronchien oder des Kehlkopfes

- Sprachlosigkeitskonflikt: Erkrankungen der Bronchien oder des Kehlkopfes: Probleme in der Sexualität, Vergewaltigungen oder empfundene sexuelle Missbräuche, zwanghaftes Weinen nach dem Geschlechts-verkehr.
- Angst-Ekel-Konflikt: Ekel vor Sexualität, vor Männern, vor Sekreten, sich beim oder nach dem Geschlechtsverkehr übergeben müssen.
- Angst-im-Nacken-Konflikt, unter Umständen mit dem Ausgleich über eine Neuritis nervi optici (Sehnerventzündung) als mögliches Initialsymptom einer Multiplen Sklerose, Angst vor dem Vergewaltiger, Angst beim Spazierengehen in der Dunkelheit mit der Vorstellung, dass gleich jemand über einen herfällt. Angst vor Schlangen als Symbol des männlichen Genitales.
- Motorischer Konflikt mit motorischen Paresen, z.B. im Rahmen einer Multiplen Sklerose oder einer ALS, das Gefühl angesichts der Gefahr nicht weglaufen zu können (wie das Kaninchen vor der Schlange).
- Sensorischer Konflikt mit Sensibilitätsausfällen, z.B. im Rahmen einer Multiplen Sklerose, Reflexausfall, um das Empfinden herunterzufahren und das Leid nicht so spüren zu müssen.
- Schwarze Magie mit den dafür typischen Symptomen: Sprechblockaden, eingeschränktes Selbstwertgefühl und Selbstbewusstsein, Nähe-Distanz-Probleme zu Mitmenschen, Störungen im emotionalen Erleben mit selbstlimitierenden Impulsen, gynäkologische Beschwerden wie PMS, Menstruationsbeschwerden, Zysten, Myome, Endometriose, Aborte, unerfüllter Kinderwunsch. Die Schwarze Magie hängt mit dem sexuellen Missbrauch insofern zusammen, als die Frau mit dem karmischen Muster der Schwarzen Magie vielfach unter einer Nähe-Distanz-Problematik leidet und nicht realisiert, wenn ihr ein Mann zu nah kommt. Dieser wiederum versteht die körperliche Nähe als Einladung zum sexuellen Übergriff.
- Geschlechtlicher Konflikt mit organischen Erkrankungen im Bereich der Tuben oder der Uterusschleimhaut bei unerfüllter Sexualität wegen Keuschheitsgelübde durch sexuellen Missbrauch. Auch das Schweigegelübde kommt in diesem Zusammenhang häufig vor. Es führt zu einer Intensivierung des energetischen Geschehens, indem der Geschlechtliche Konflikt durch die betreffende Person nicht erkannt und gelöst werden kann, und sich in der Folge dann einen organischen Ausgleich sucht.

Diagnose:

Kinesiologische Testung auf sexuellen Missbrauch, Schuld, Selbstsabotage, Schock, Keuschheitsgelübde, Schweigegelübde, Rachegelübde und Selbstkasteiungsgelübde, Verdammungsgelübde sowie je nach Symptomatik der beschriebenen Konflikte. Suche nach Resonanz auf den Hirnrelais für die entsprechenden Konflikte, siehe Lehrbuch „BioProg – Biologische Programmierung“.

Therapie:

Dankes- und Segnungsritual für die verschiedenen Informationsquellen.

„Ich danke meinen Vorfahren mütterlicherseits, die Opfer oder Täter sexueller Übergriffe geworden sind und segne sie.“

„Ich danke den sexuellen Peinigern meiner Vorfahren mütterlicherseits, die Opfer sexueller Übergriffe geworden sind und segne sie.“

„Ich danke den sexuellen Missbräuchen meiner Vorfahren mütterlicherseits, die Opfer oder Täter sexueller Übergriffe geworden sind und segne sie.“

„Ich danke den sexuellen Missbräuchen in diesem Leben und segne sie.“

„Ich danke mir selbst und segne mich“

Kasuistik:

Patient, 37 Jahre alt, mit einer kongenitalen Hüftluxation auf die Welt gekommen, musste breit gewickelt werden müssen, was an eine Vererbung der Information des sexuellen Missbrauchs denken lässt. Seit Kindheit chronische Verstopfung, Angst beim Spaziergehen in der Dunkelheit.

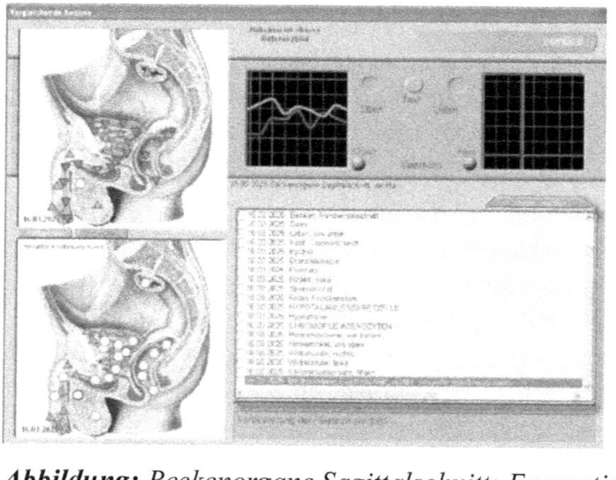

Abbildung: *Beckenorgane Sagittalschnitt: Energetische Störung, bei Invertierung von „Sexueller Missbrauch“ Verbesserung der Reaktion um 69%.*

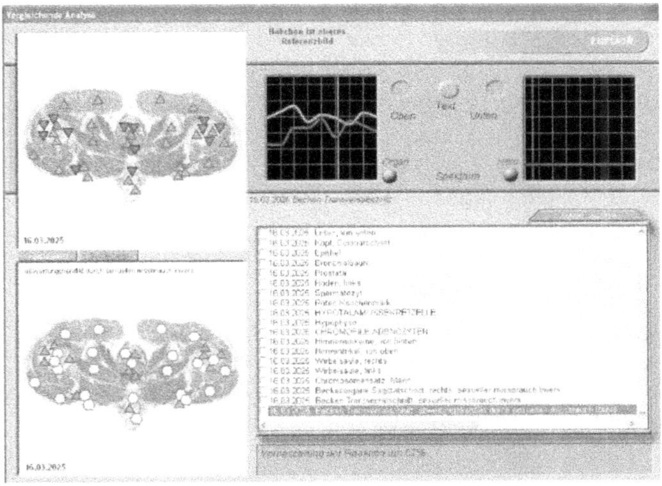

Abbildung: *Becken Transversalschnitt: Energetische Störung, bei Invertierung von „Abwertungskonflikt durch sexuellen Missbrauch“ Verbesserung der Reaktion um 62%. Dieser Befund ist typisch, es kommt zu einem schweren sexuellen Abwertungserlebnis, das sich in der NLS-Analyse insbesondere auf den Hüftgelenken und in der Beckenmuskulatur nachweisen lässt.*

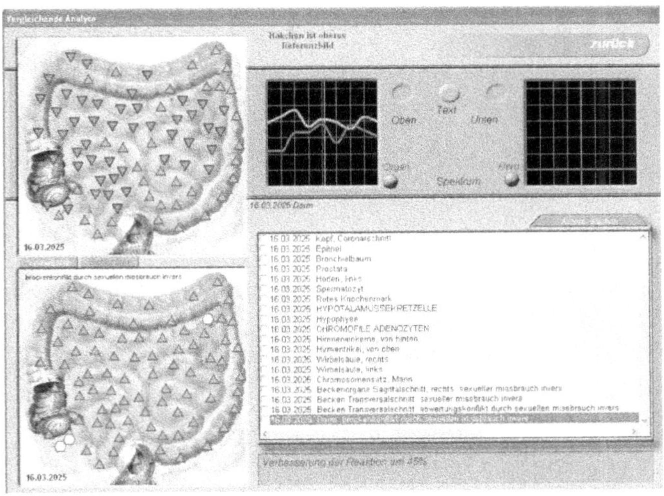

Abbildung: *Darm: Energetische Störung, bei Invertierung von „Brockenkonflikt durch sexuellen Missbrauch“ Verbesserung der Reaktion um 45%. Ein Brocken-*

konflikt ist ein nicht lösbar erscheinendes Problem, der die Darmpassage behindert. Es kommt entsprechend zu energetischen Störungen im Darm, zu einer Veränderung der Darmflora mit sekundärer Pilzbesiedelung mit Candida albicans. Durchfälle und Verstopfungen wechseln sich ab. Prüft man in der NLS-Analyse auf Candida albicans, so zeigt sich ebenfalls eine deutliche Verbesserung der Reaktion. Damit ist das Paradoxon erklärbar, dass Menschen vielfach sich sehr bewusst ernähren, kohlenhydratarm, ohne Medikation, und somit keine Disposition zur Entwicklung einer Candida Besiedelung im Darm haben, und trotzdem Candida Pilz nachweisbar ist.

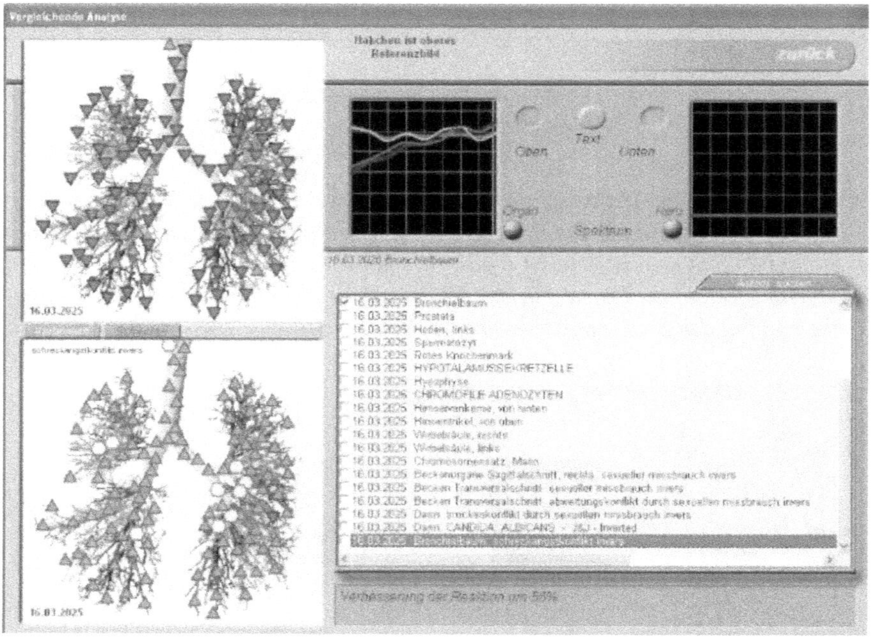

Abbildung: *Bronchialbaum: Energetische Störung, bei Invertierung von „Schreckangstkonflikt" Verbesserung der Reaktion um 56%. Schreckangstkonflikte finden sich typischerweise bei sexuellen Missbräuchen, siehe hierzu Beschreibungen in „BioProg".*

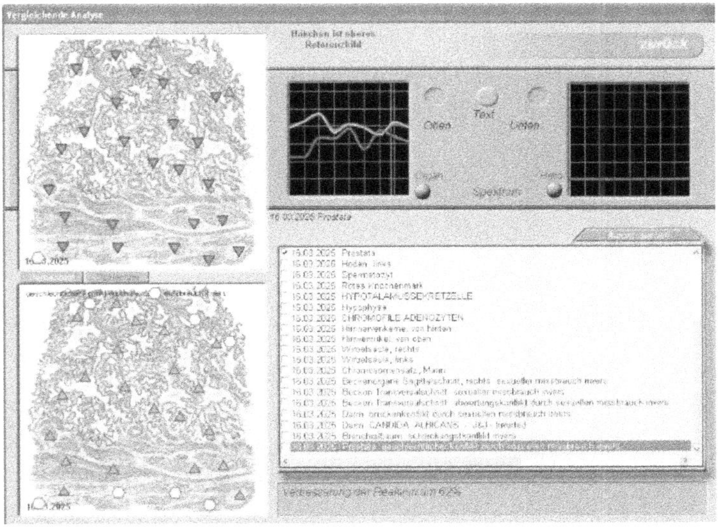

Abbildung: *Prostata: Energetische Störung, bei Invertierung von „Geschlechtlicher Konflikt durch sexuellen Missbrauch" Verbesserung der Reaktion um 62%.*

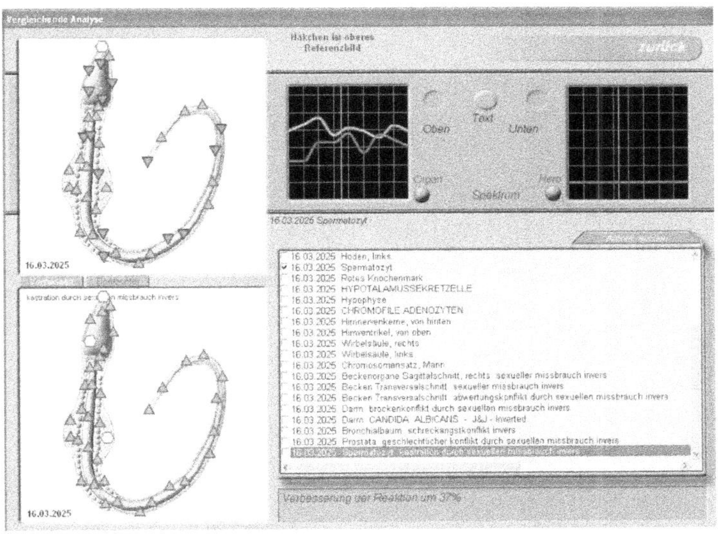

Abbildung: *Spermatozyt: Energetische Störung, bei Invertierung von „Kastration durch sexuellen Missbrauch" Verbesserung der Reaktion um 37%. Die Verbindung von „sexueller Missbrauch" und „Kastration" ist typisch.*

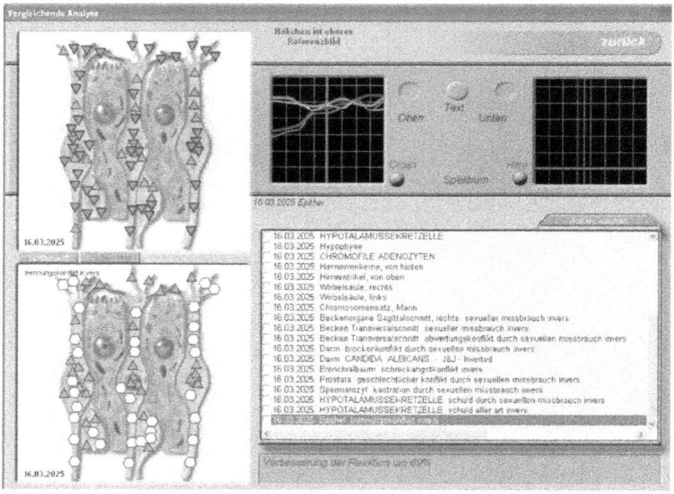

Abbildung: *Epithel: Energetische Störung, bei Invertierung von „Trennungskonflikt" Verbesserung der Reaktion um 69%. Der Betreffende will die Trennung vom sexuellen Peiniger.*

Kasuistik:

Patientin, 55 Jahre, Zustand nach sexuellem Missbrauch vor 20 Jahren, aktuell Lichen sclerosus genital.

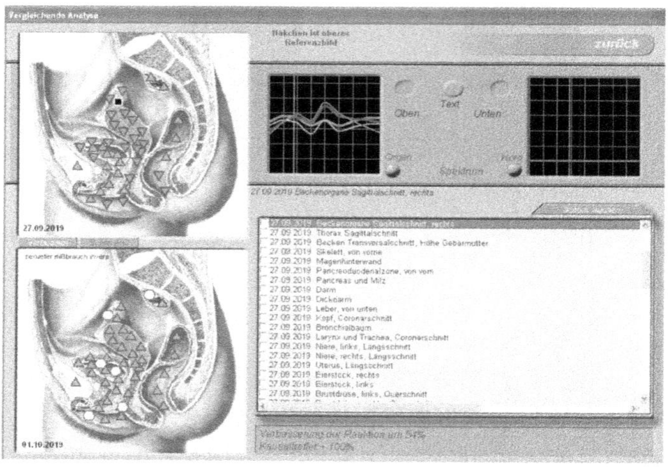

Abbildung: *Beckenorgane Sagittalschnitt: Energetische Störung, bei Invertierung von „Sexueller Missbrauch" Verbesserung der Reaktion um 54%.*

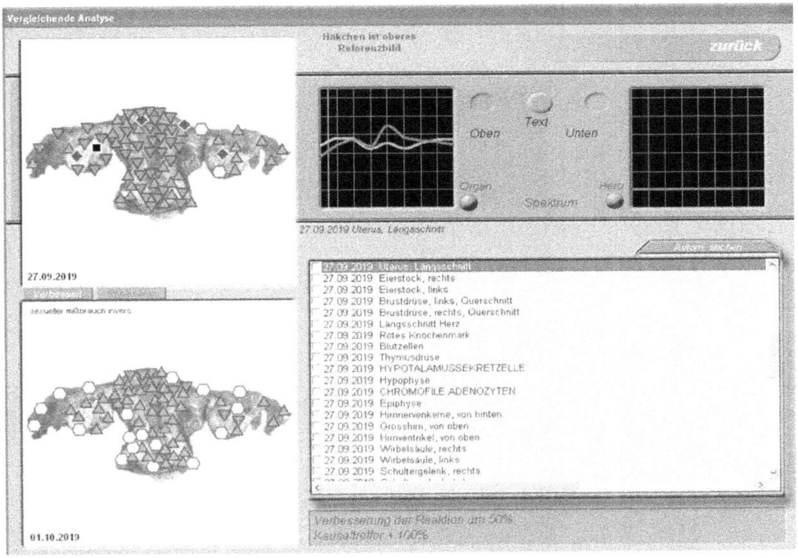

Abbildung: *Uterus: Energetische Störung, bei Invertierung von „Sexueller Missbrauch" Verbesserung der Reaktion um 50%.*

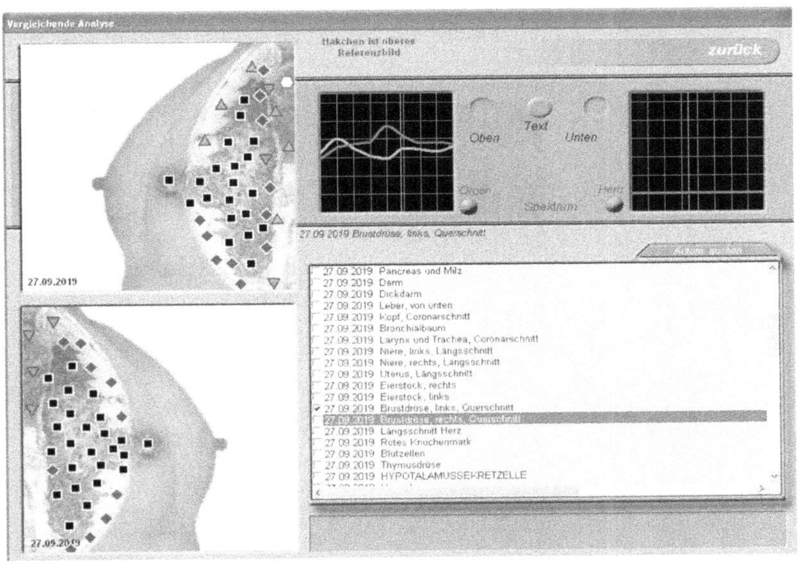

Abbildung: *Brustdrüsen, schwere energetische Störung auf beiden Seiten.*

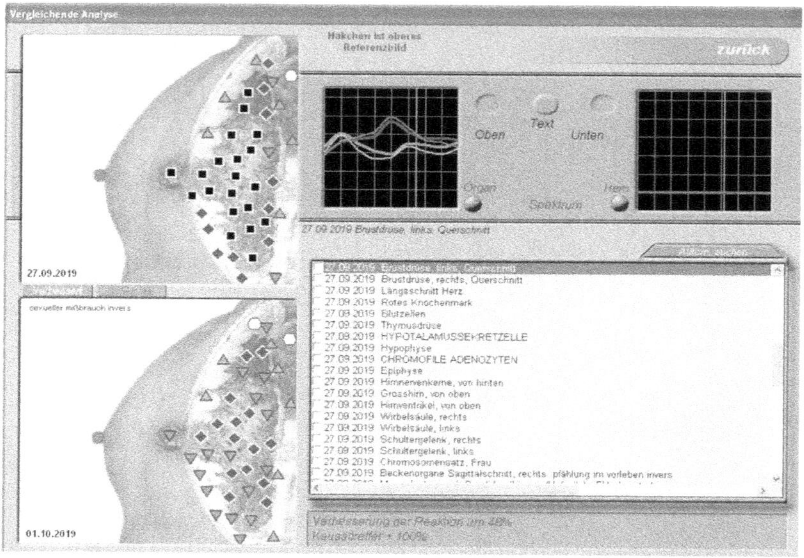

Abbildung: *Brustdrüse links: Energetische Störung, bei Invertierung von „Sexueller Missbrauch" Verbesserung der Reaktion um 48%.*

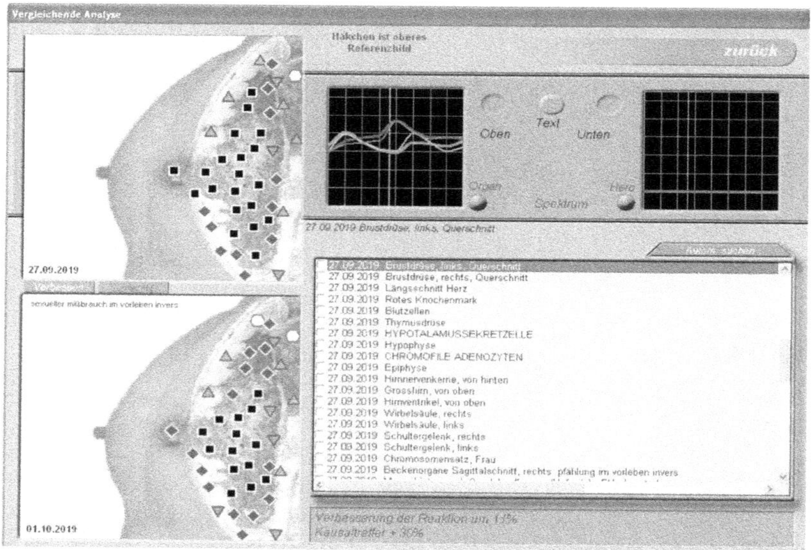

Abbildung: *Beckenorgane Sagittalschnitt: Gleiche Patientin, bei Invertierung von „Sexueller Missbrauch im Vorleben" Verbesserung der Reaktion um 11%.*

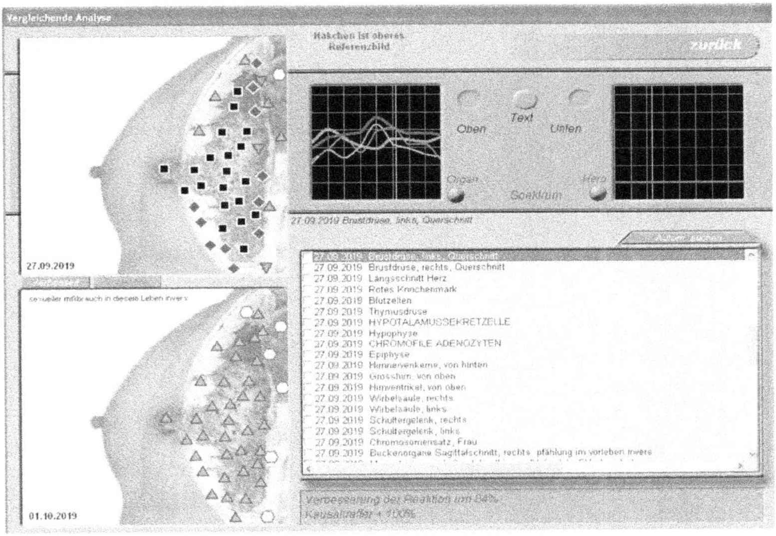

Abbildung: *Beckenorgane Sagittalschnitt: Gleiche Patientin, bei Invertierung von „Sexueller Missbrauch in diesem Leben" Verbesserung der Reaktion um 84%.*

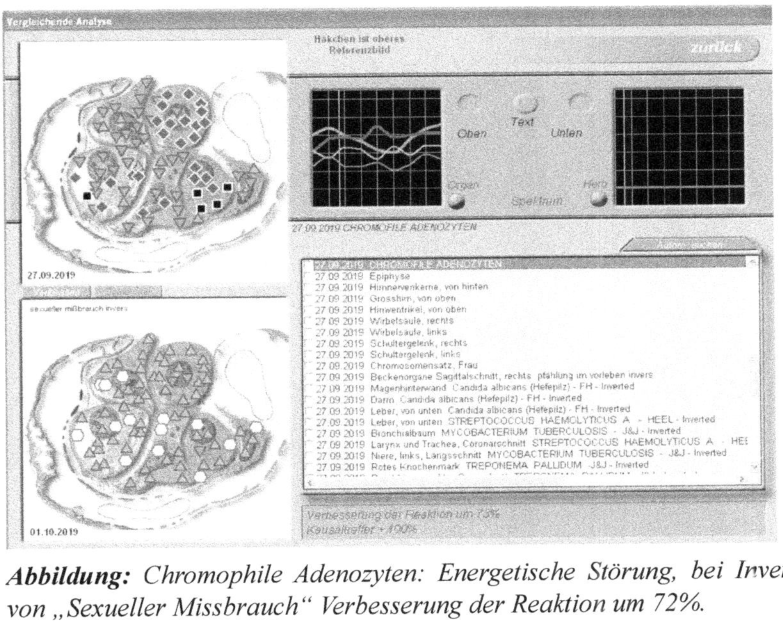

Abbildung: *Chromophile Adenozyten: Energetische Störung, bei Invertierung von „Sexueller Missbrauch" Verbesserung der Reaktion um 72%.*

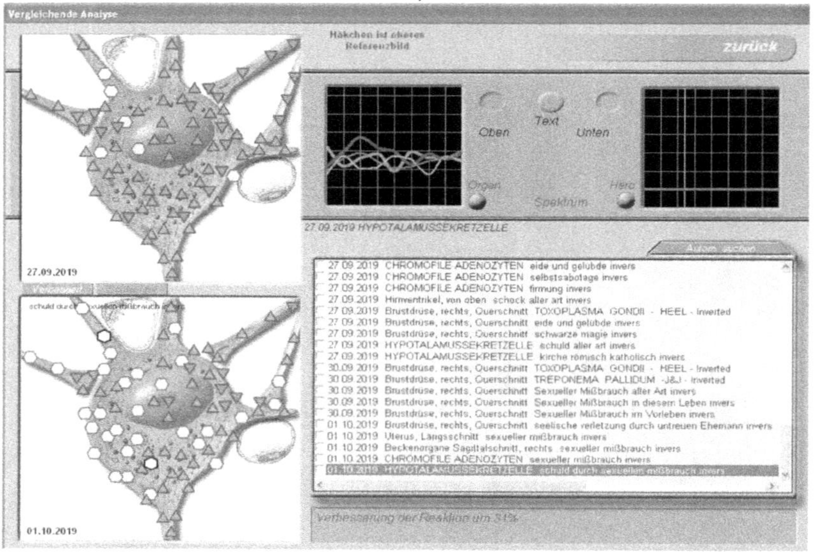

Abbildung: *Hypothalamus: Energetische Störung, bei Invertierung von „Schuld durch sexuellen Missbrauch" Verbesserung der Reaktion um 31%.*

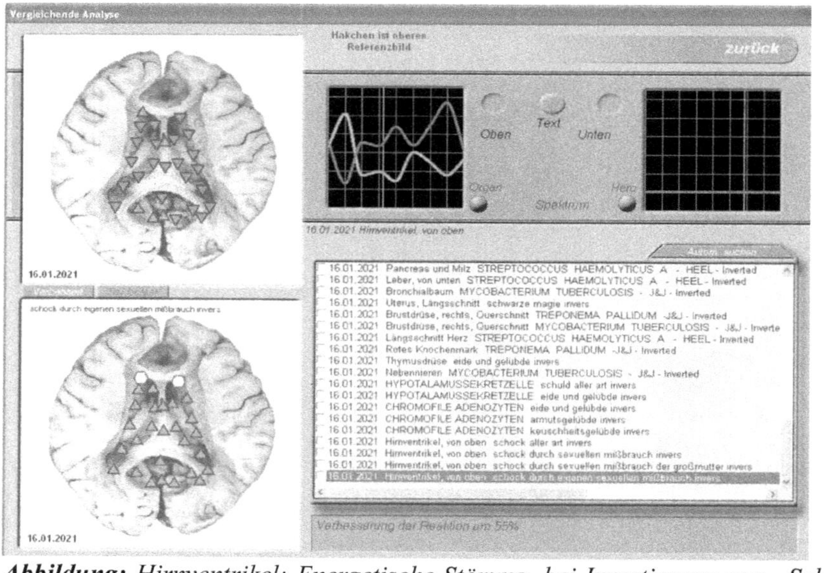

Abbildung: *Hirnventrikel: Energetische Störung, bei Invertierung von „Schock durch eigenen sexuellen Missbrauch" Verbesserung der Reaktion um 55%.*

Sklavenjoch

Definition:

Seit der Antike eingesetzte Methode, um Sklaven in einer Zwangshaltung zu demütigen. Das Joch liegt auf den Schultern, Hände und Fuße sind gefesselt. Vielfach wurden Sklaven kastriert.

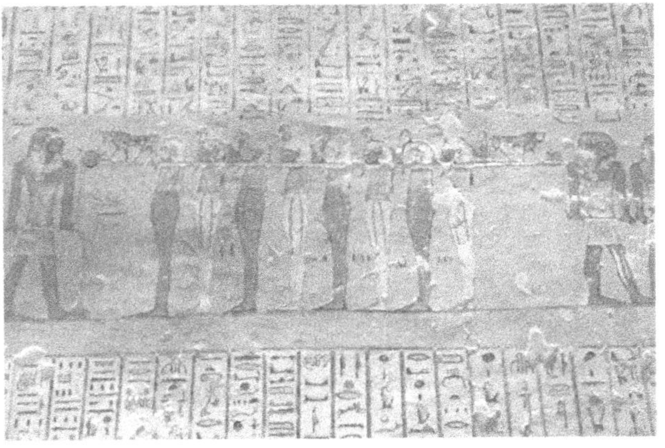

Abbildung: *Sklaventransport der Nubier in Ägypten, miteinander verbunden über ein langes Sklavenjoch, Foto aus dem Tal der Könige.*

Symptome und Befunde:

Nicht gesehen und beachtet werden, sich nicht zeigen wollen oder dürfen, Glaubenssätze wie „Ich bin nicht gut genug“ oder „Es ist nie genug gearbeitet“, Angst vor freier Rede bzw. Reden vor großen Menschenansammlungen, Schüchternheit in der Schulzeit, Lampenfieber, Erröten, Unsicherheit, Schweregefühl auf den Schultern und in den Extremitäten, schmerzhafte Verspannungen im Nacken, Kyphoskoliose mit Buckelbildung, sog. Witwenbuckel, Rundrücken, Hohlkreuz, Morbus Scheuermann, Druck auf Hüften, Knie und Füße mit arthrotischen Veränderungen, Ermüdungsbrüche (Abwertungskonflikt), Spannungskopfschmerz, Bruxismus (Zähneknirschen, Beißkonflikt), Trichterbrust, Stiernacken, kalte sowie einschlafende Hände und Füße durch die Fesseln, Hallux valgus (Standortkonflikt), Hammer- oder Krallenzehen, Krampfadern, Depression mit Neigung zu Suizidalität durch das Gefühl, nicht das tun zu können, was man eigentlich gerne tun würde (Wegekonflikt). Erleben sich nicht von der Stelle bewegen zu können (Ohnmächtigkeitskonflikt). Schlafstörungen insbesondere als Einschlafstörungen mit Unfähigkeit, sich zu entspannen. Pulssynchrones Strömungsgeräusch im Kopf bei Entspannung. Die Patienten fühlen sich häufig wie „geknechtet", sie stehen unter dem Joch in der Arbeit oder privat, sie schildern familiäre Konstellationen, in denen sie „wie Sklaven" leben, mit einem dominanten Vater oder einem Ehemann als „Sklaventreiber". Pflege von Angehörigen. Beruflicher Leistungsdruck, Motto: „Erst die Arbeit, dann das Vergnügen". Betroffene schildern, sie würden ihrer Arbeit nicht mehr „Herr" werden (der Herr als das Gegenteil zum Sklaven), Burnout, Perfektionismus, zwanghafte Pünktlichkeit, Arbeitswut, Vereinnahmung durch andere, Helfersyndrom, Angepasstheit, Folgsamkeit, Scham, Wahl bestimmter Berufe wie z.B. Buchhalter oder Steuerberater, Dienstleistungsgewerbe.

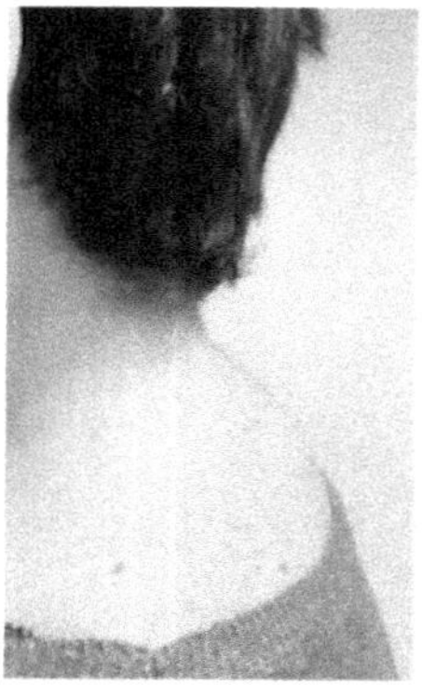

Abbildung: *Patientin mit dem karmischen Muster eines Sklavenjochs, imponierend als sog. „Witwenbuckel" mit Verkrümmung der Halswirbelsäule.*

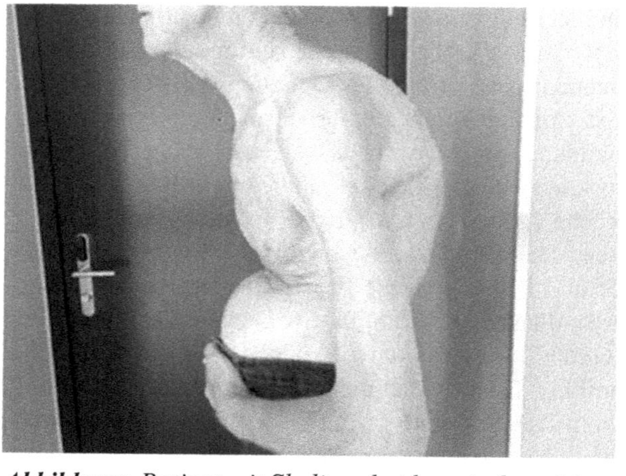

Abbildung: *Patient mit Skoliose bei karmischem Muster des Sklavenjochs.*

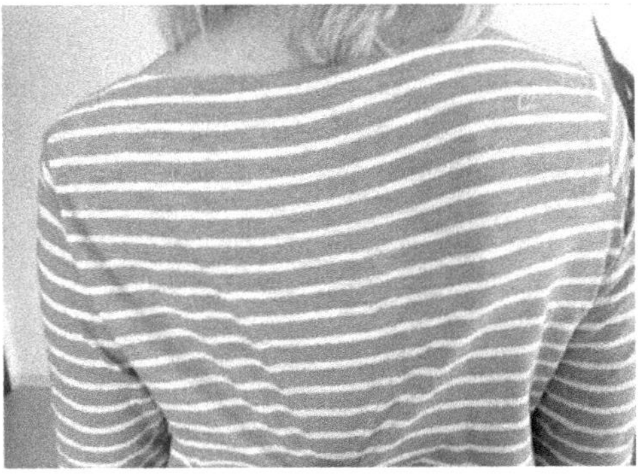

Abbildung: *Patientin mit einem karmischen Muster des Sklavenjochs und einem Schulterschiefstand.*

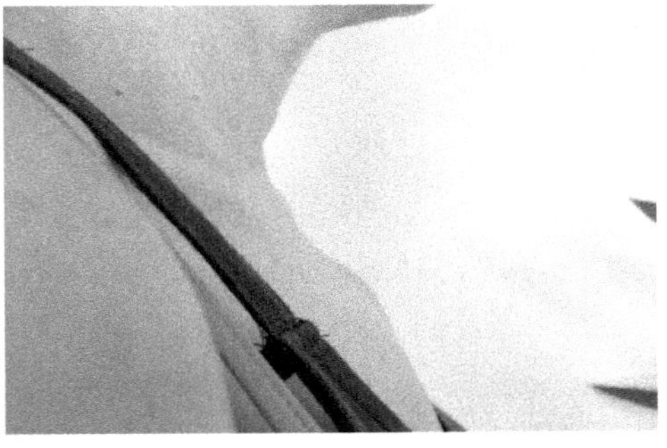

Abbildung: *Patientin mit einem karmischen Muster des Sklavenjochs und einer Eindellung im Bereich des oberen Brustbeins.*

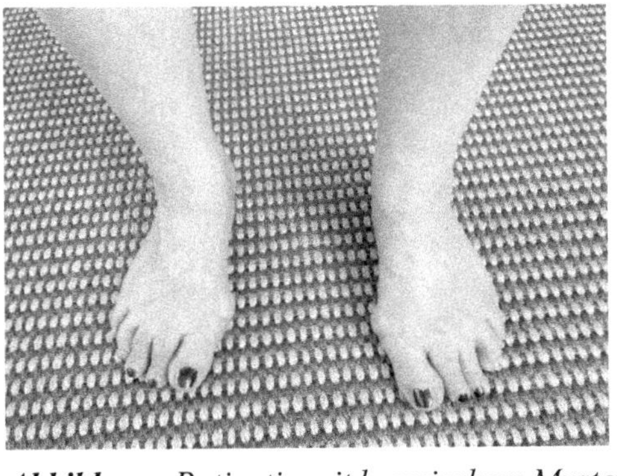

Abbildung: *Patientin mit karmischem Muster des Sklavenjochs und einem Hallux valgus beidseits bei Verlust des Fußgewölbes mit Senk- und Spreizfüßen.*

Diagnose:

Aurachirurg und Patient stehen sich gegenüber. Der Aurachirurg führt die virtuelle Stange umgreifend, von vorne und/oder von hinten in Richtung des Patientenhalses. Beide Richtungen werden getestet, je nachdem, von wo die Stange kommt. Bei Unklarheit kinesiologische Testung.

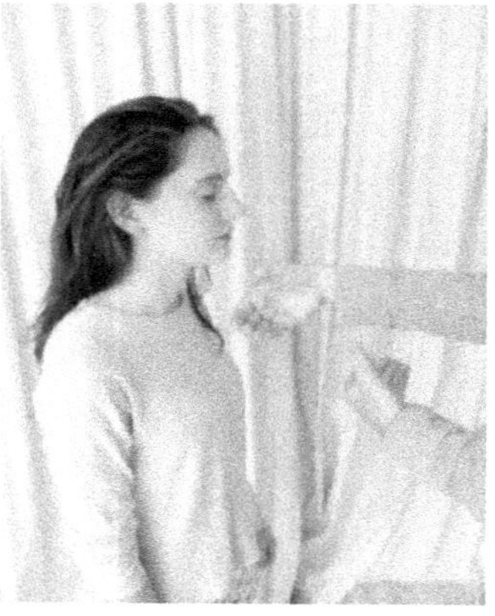

Abbildung: *Testung auf das karmische Muster des Sklavenjochs von vorne.*

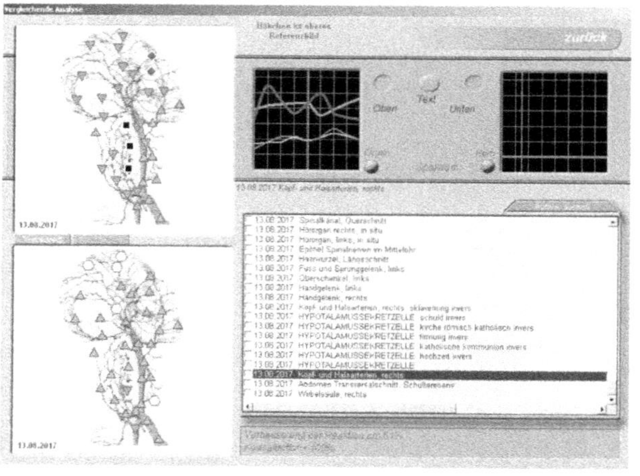

Abbildung: *Energetische Belastung im Bereich der Arteria vertebralis rechts mit intermittierendem Schwindel, außerdem Sehschwäche am rechten Auge bei einer 54 Jahre alten Patientin. Beide Symptome bessern sich nach aurachirurgischer Auflösung des karmischen Musters deutlich.*

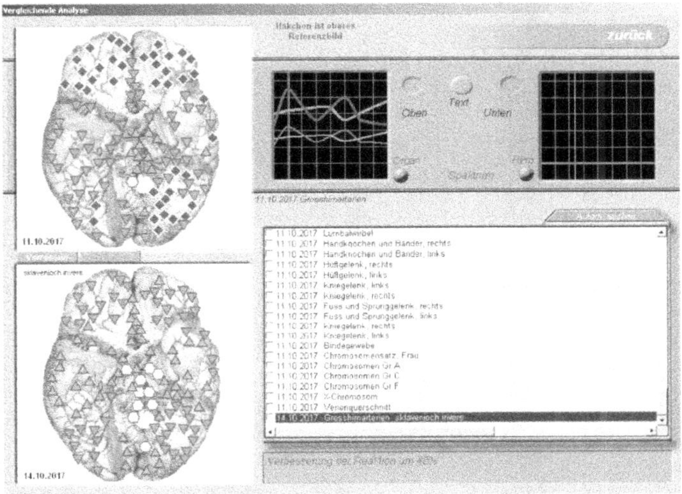

Abbildung: *Energetische Belastung im Bereich der basalen Hirnarterien auf beiden Seiten bei einer 76-jährigen Patientin, die über chronischen Schwindel klagt. Energetische Belastung durch das Sklavenjoch mit 48% deutlich.*

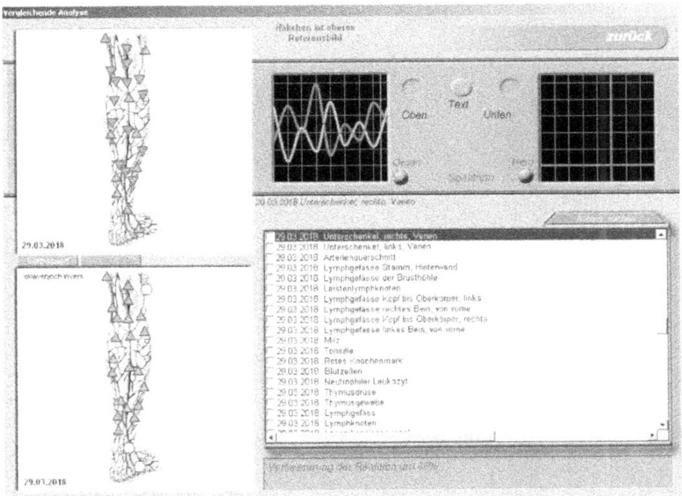

Abbildung: *Energetische Belastung im Bereich der Venen des rechten Unterschenkels bei Varikosis bei einer 54-jährigen Patientin. Deutliche Verbesserung der Reaktion um 49% bei Invertierung von „Sklavenjoch".*

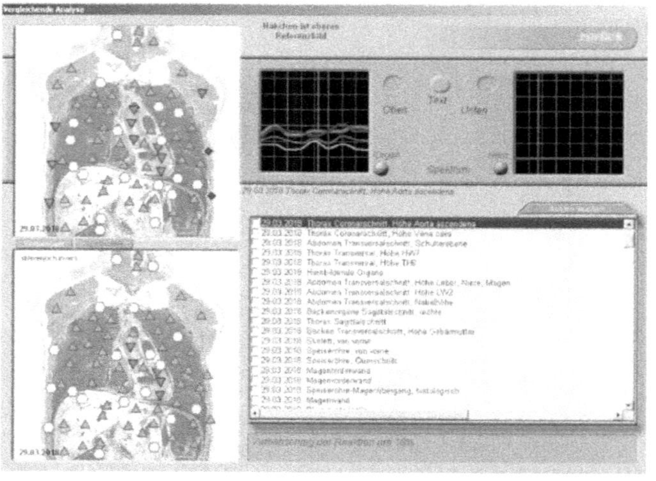

Abbildung: *Energetische Belastung im Bereich der Thoraxmuskulatur auf beiden Seiten linksbetont bei einer 54-jährigen Patientin, die über chronische Unbeweglichkeit und Druckgefühl auf dem Thorax klagt. Verbesserung der Reaktion um 18% bei Invertierung von „Sklavenjoch“.*

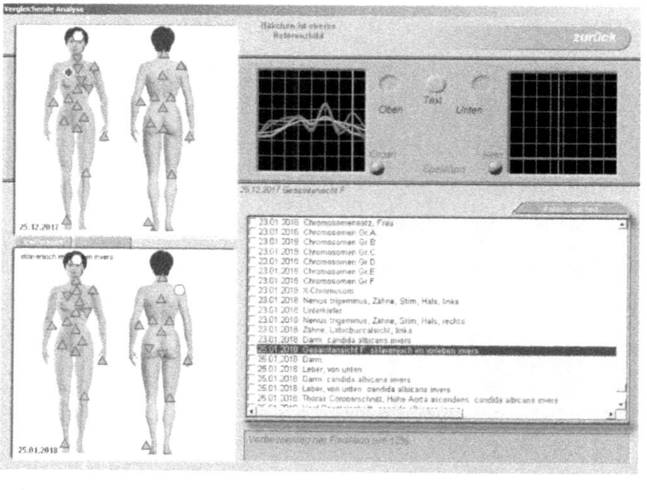

Abbildung: *Gesamtansicht: Energetische Belastung im Bereich der Brust bei einer 54-jährigen Patientin in Form einer braunen Markierung, die bei Invertierung verschwindet. Verbesserung der Reaktion um 18% bei Invertierung von „Sklavenjoch“.*

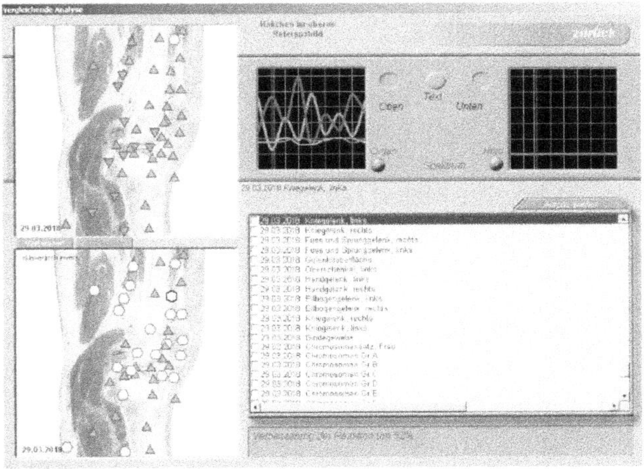

Abbildung: *Knie: Energetische Belastung im Bereich beider Knie bei einer 54-jährigen Patientin, die seit vielen Jahren unter erheblichen Knieproblemen leidet. Verbesserung der Reaktion um 18% bei Invertierung von „Sklavenjoch".*

Therapie:

Der Aurachirurg schlägt den Haltebolzen heraus, bei Druckempfindung vor dem Hals des Patienten liegt der Haltebolzen hinter dem Hals, ansonsten davor. Der Schlag sollte deutlich hörbar sein, damit das Körperbewusstsein des Patienten die Befreiungsaktion realisiert und akzeptiert.

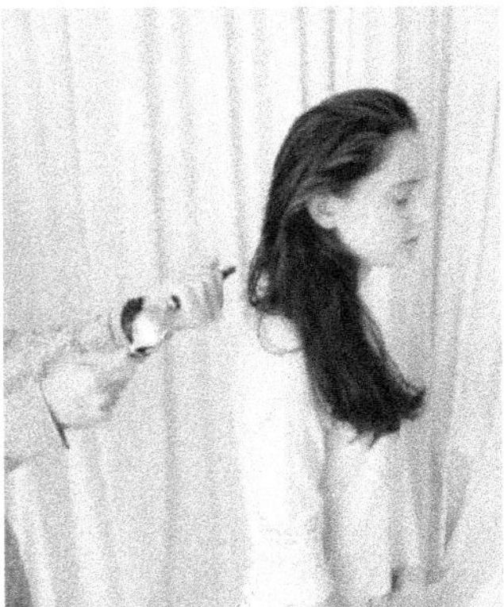

Abbildung: *Entfernung des Haltebolzens, der bei einem Sklavenjoch von vorne hinter dem Hals liegt, ansonsten davor.*

Der Patient befreiet sich vom Sklavenjoch selbst aktiv, indem er auf Ansage selbstbestimmt in die Freiheit tritt.

Wenn der Haltebolzen vorne liegt, hält der Aurachirurg von hinten das Joch an der imaginierten Stange fest und der Patient befreit sich mit einem großen Schritt nach vorne, und umgekehrt. In der aurachirurgischen Nachtestung muss die Resonanz nach Auflösung verschwunden sein, ansonsten wird die Prozedur wiederholt. Es bestehen unter Umständen mehrere Sklavenjoche in verschiedenen Inkarnationsstufen oder aus Vererbungen von Vorfahren, manchmal von vorne und von hinten.

Viele Patienten beschreiben nach Entfernung des Sklavenjochs ein Gefühl der Revitalisierung, die sich in Form eines Kribbelns bis in die Fingerspitzen erstreckt. In der Bibel steht: *„Denn du hast das Joch ihrer Last und die Rute ihrer Schulter und den Stecken ihres Treibers zerbrochen wie zur Zeit Midians" (Jesaja 9:4).*

Der Aurachirurg lässt den Patienten den Kopf nach links und rechts drehen, erkundigt sich nach Ungleichheiten. Wenn die Situation ungleich ist, dann besteht noch eine Druckstelle vom Joch auf der Schulter vorhanden. Mit der Pinzette fasst der Aurachirurg das Gewebe medial, zieht es nach lateral auf die Höhe der Schulter, durch Rechtsdrehung der Pinzette spannt er das Gewebe und verwirft die Energie. Auf der linken und der rechten Schulterseite des Patienten justiert und testet der Aurachirurg solange, bis die Beweglichkeit des Kopfes beim Patienten jeweils gleich gut ist.

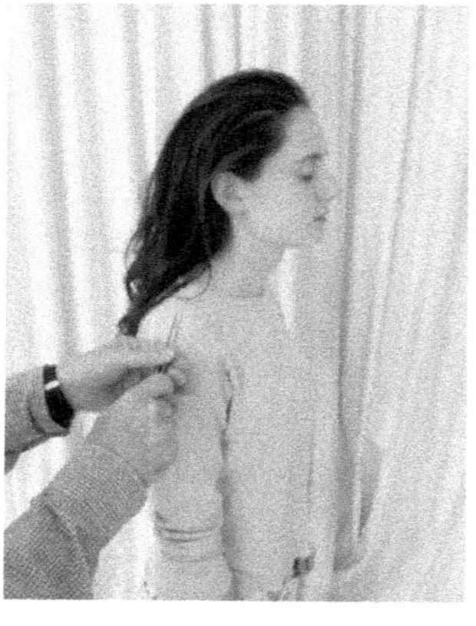

Abbildung: *Straffung des Gewebes im Schulterbereich, das durch den Druck des Sklavenjochs noch eingedrückt ist. Danach erneutes Drehen des Kopfes jeweils in Endstellung zur Überprüfung des aurachirurgischen Erfolgs.*

Der Aurachirurg testet das Schweregefühl in den Beinen des Patienten, indem der Patient die Beine wechselweise anhebt. Wenn der Patient ein Bein als schwerer oder beide als schwer empfindet, schneidet der Aurachirurg mit dem roten Laser oder mit der Schere die Fußfessel auf incl. der Verbindungskette, entfernt diese und verwirft die Energie symbolisch. Der Patient wird aufgefordert, einen Fuß auf die Ferse zu stellen und den Vorderfuß zu heben. Danach schneidet der Aurachirurg mit dem roten Laser unter dem Fuß des Patienten die energetische Verbindung zum Boden (Patient ist angekettet). Das erneute Heben der Beine erfolgt in der Regel viel höher und freier als zuvor, die Patienten empfinden das als enorme Erleichterung.

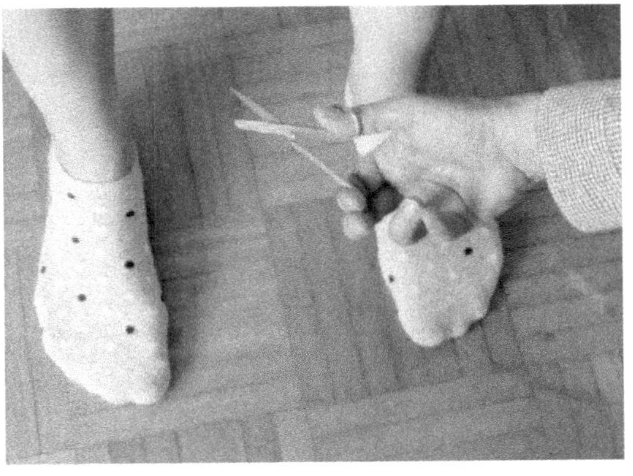

Abbildung: *Entfernung der Fußfesseln.*

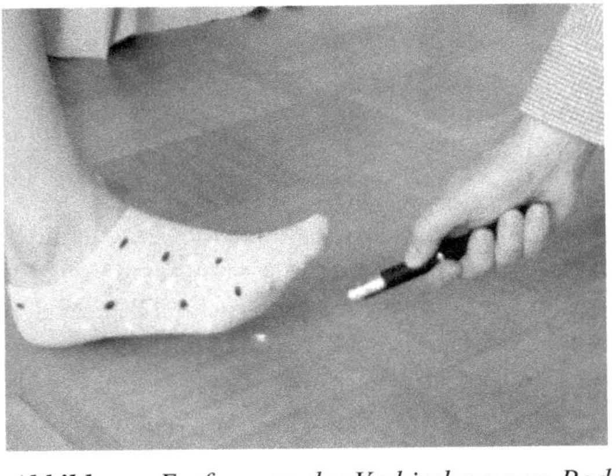

Abbildung: *Entfernung der Verbindung zum Boden.*

Handfesseln testen, indem der Patient die Arme überkreuzt nach vorne hält und versucht, die Arme auseinander zu bewegen. Dieses Gefühl soll er sich merken. Bei Widerstand zerschneidet der Aurachirurg die Fessel mit dem rotem Laser oder der Schere und verwirft die Energie. Danach wiederholt der Patient die Handbewegung, was in der Regel als deutlich einfacher und freier beschrieben wird.

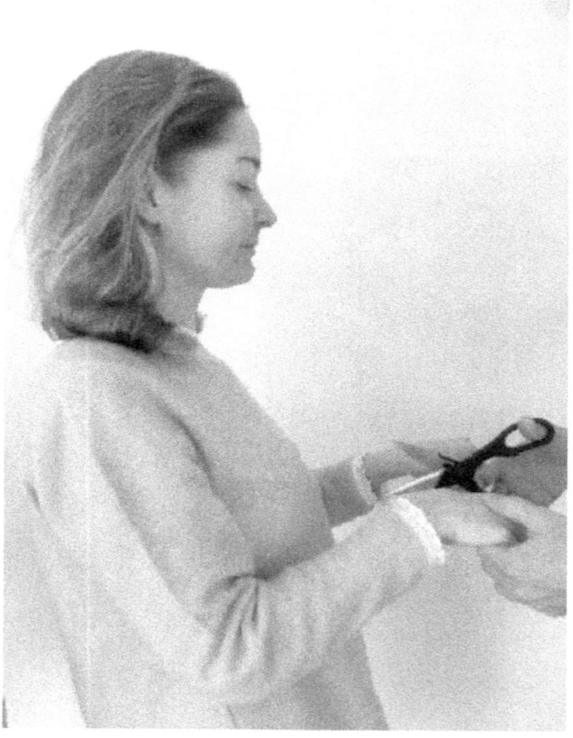

Abbildung: *Entfernung der Handfesseln.*

Häufig beschreiben die Patienten das Gefühl der einschießenden Wärme und der Kribbelparästhesien in Armen und Beinen, was als eine Entlastungssymptomatik interpretiert werden kann. Insbesondere das ziehende Druckgefühl in den Schultern verschwindet bei Entfernung der Handfesseln bzw. beim Abstreifen der Energie durch den Aurachirurgen.

Kasuistik:

10-jähriger Schweizer, leidet unter seinen emotionalen Symptomen wie Müdigkeit und Wut, der Vater ist Marokkaner, die Mutter kommt aus Italien.

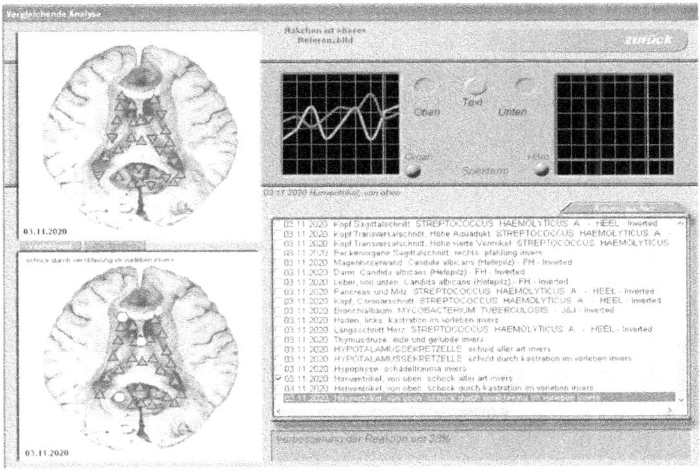

Abbildung: *Hirnventrikel: Energetische Störung, bei Invertierung von „Schock durch Versklavung im Vorleben" Verbesserung der Reaktion um 38%.*

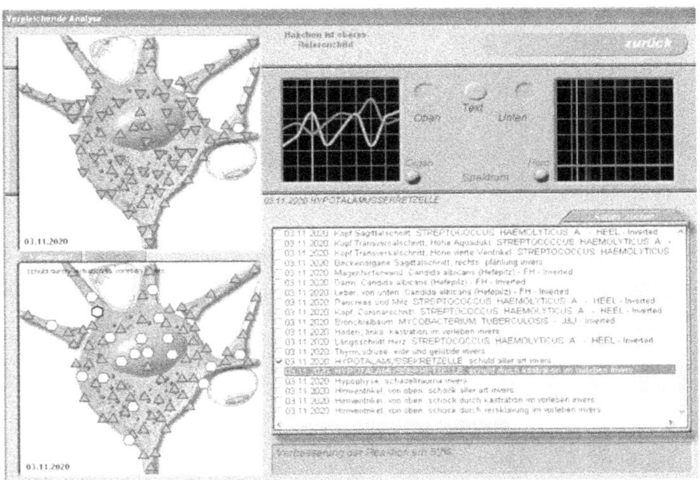

Abbildung: *Hypothalamus: Energetische Störung, bei Invertierung von „Schuld durch Versklavung im Vorleben" Verbesserung der Reaktion um 53%.*

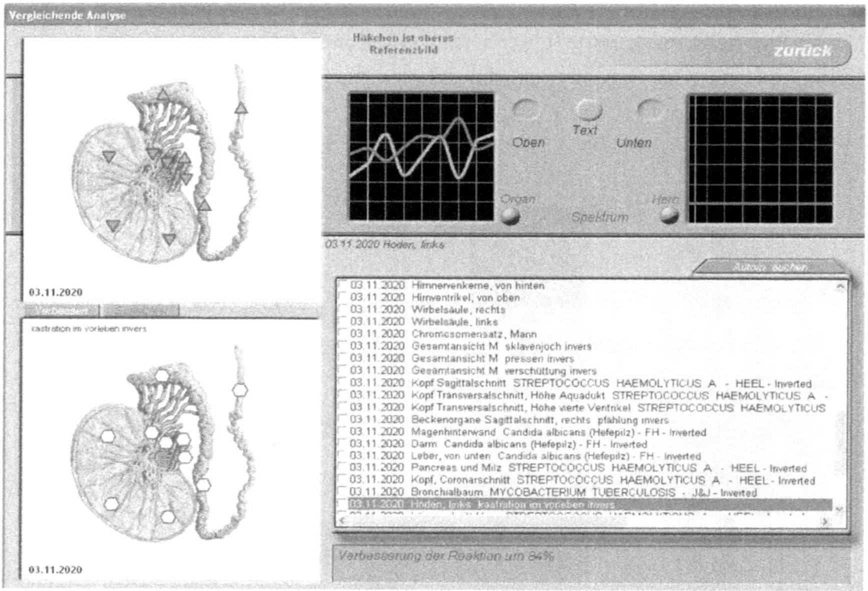

Abbildung: *Hoden rechts: Energetische Störung, bei Invertierung von „Kastration im Vorleben“ Verbesserung der Reaktion um 84%. Sklaven wurden in allen Zeiten häufig kastriert, um ihnen die Mannhaftigkeit zu nehmen, damit sie nicht revoltieren, sich gegen die Versklavung auflehnen oder gar die Frau ihres Besitzers verführen. Häufig dienten sie entsprechend als Eunuchen, z.B. am Hof des Sultans.*

Schlussbemerkung:

Die Auflösung des Sklavenjochs ist eine zentrale Tätigkeit in der Aurachirurgie. Das Sklavenjoch ist nicht nur das häufigste karmische Muster, sondern es belastet die Menschheit auch von jeher am meisten.

„So bestehet nun in der Freiheit, zu der uns Christus befreit hat, und lasset euch nicht wiederum in das knechtische Joch fangen.“

Luther Bibel, Galater 5

Spanischer Stiefel

Definition:

Ein Spanischer Stiefel, Schraubstiefel oder Beinschraube ist ein spät-mittelalterlich-frühneuzeitliches Folterinstrument, das bei der peinlichen („peinlich" stammt vom mittelhochdeutschen pīnlich; schmerzlich, Pein bereitend) ab Befragung eingesetzt wurde. Es diente dazu, Geständnisse zu erpressen, und gehörte somit zu den gebräuchlichen Mitteln der sogenannten Wahrheitsfindung.

Das Instrument wurde zuerst in Spanien angewendet, war seit dem 16. Jahrhundert aber beinahe in ganz Europa verbreitet, jedoch bei den Inquisitions- und Hexenprozessen von eher untergeordneter Bedeutung. Er diente dort wohl fast ausschließlich der Territion. Bis in die Mitte des 18. Jahrhunderts blieb der Spanische Stiefel in Europa noch in Verwendung. Preußen war der erste Staat, der dieses Folterinstrument abschaffte. Im Österreichischen und auch Bayerischen Dialekt hinterließ die Folter mit dem Schraubstiefel den Ausdruck jemandem die Wadln firerichten („jemanden die Waden nach vorne richten").

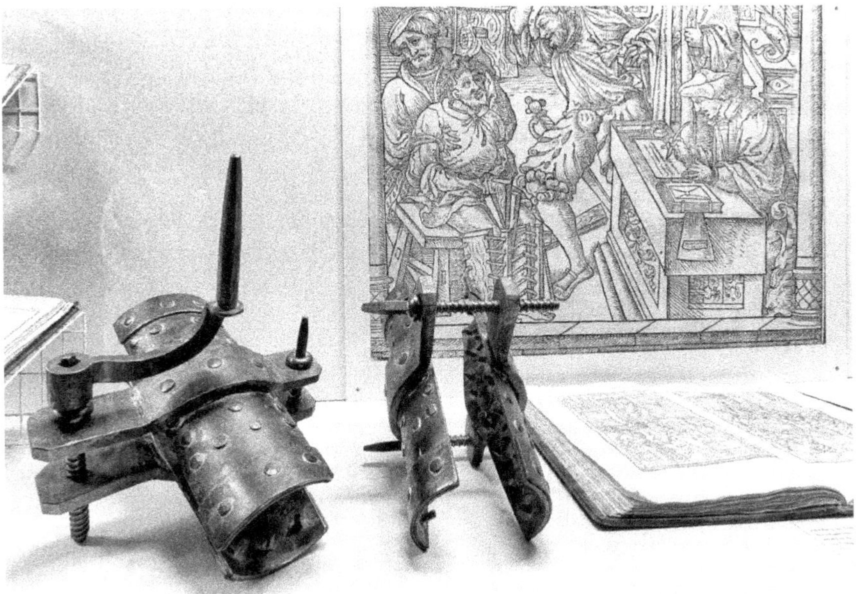

***Abbildung:** Spanischer Stiefel*

Symptome und Befunde:

- Gewebequetschungen des Unterschenkels
- Unverträglichkeit für hohe, enganliegende Stiefel wie z.B. Skistiefel, aber auch eng anliegende Hosen
- Faszination für Cowboy Stiefel oder hohe Stiefel
- Blutungen der Muskulatur des Unterschenkels
- Muskelkompressionssyndrom (Kompartmentsyndrom)
- Knochenbrüche des Unterschenkels
- Periostschmerzen der Unterschenkel
- Träume vom Spanischen Stiefel

Diagnose:

Kinesiologische Testung auf „Spanischer Stiefel"

Testung in der Aura: Der Aurachirurg drückt in der Aura des Unterschenkels des Patienten von allen Seiten mit der Handfläche und prüft, ob es an irgendeiner Stelle zu einer Resonanz kommt. Entweder berichtet der Patient von einem unangenehmen Druckgefühl oder von Reaktionen der Muskulatur mit Aufspreizen oder Flexion der Zehen. Der Aurachirurg dreht die Schraube des imaginierten Stiefels zunächst nach rechts, danach nach links, um herauszufinden, in welcher Richtung der Stiefel enger wird.

Therapie:

Je nach Befund dreht der Aurachirurg an der Schraube, um den Stiefel zu öffnen. Schließlich entfernt er die Schalen des Stiefels und verwirft sie energetisch.

Kinesiologische Nachtestung auf „Spanischer Stiefel"

Stillefolter

Definition:

Stillefolter geschieht durch die Camera silens. Camera silens bedeutet so viel wie „schweigender Raum“. Er ist schallisoliert und dunkel. Darin wird der Gefolterte eingesperrt und kann durch das völlige Fehlen von Sinneswahrnehmungen in den Wahnsinn getrieben. Es entstehen Halluzinationen und psychische Schäden. Schwer nachzuweisen, ob und wie intensiv damit gefoltert wurde. Für das Mittelalter eher unwahrscheinlich, da man kaum völlig schallisolierte Räume erschaffen konnte. In heutigen Zeiten dient die Camera silens zu Gehirnwäsche, Isolation, Deprivation, Floating. Der Begriff „Schweigefolter“ ist ein Synonym zu „Stillefolter“.

Symptome und Befunde:

Mögliche Symptome sind Klaustrophobie (Platzangst), Angst vor Alleinsein, Dunkelheit, Sterben und Tod, Angst vor Ruhe und Stille, Stilleempfindlichkeit, Gefühl des Verlassenseins bzw. des Mutterseelenalleinseins, Einsamkeit.

Das Kaspar-Hauser-Syndrom (auch psychosozialer Zwerg-wuchs oder deprivationsbedingter Minderwuchs genannt) bezeichnet eine schwere Entwicklungsstörung bei Kindern. Sie entsteht durch extremen Entzug von emotionaler Zuwendung, sozialem Kontakt und körperlicher Reize.

Diagnose:

Kinesiologische Testung auf „Stillefolter“

Therapie:

Die Kammer wird durch den Aurachirurgen aufgesperrt, die Türe geöffnet, der Patient tritt auf Ansage aktiv aus dem Raum hinaus in die Freiheit. Die Fesseln an Armen und Beinen werden entfernt.

Kinesiologische Nachtestung auf „Stillefolter“

Streckbank

Definition:

Die Streckbank (auch Folterbank) ist ein Folterinstrument. Sie gehörte zur peinlichen („peinlich“ stammt vom mittelhochdeutschen pīnlich; schmerzlich, Pein bereitend) Befragung und galt als ein Mittel zur „Wahrheitsfindung“ der Rechtsprechung. Die Streckbank war in Europa vom Mittelalter bis zum beginnenden 19. Jahrhundert im Gebrauch. In deutschsprachigen Gebieten war mit dem Begriff „Folter“ meistens die Folterbank gemeint.

Das auf einem langen Tisch liegende Folteropfer wurde an den Armen und Beinen gefesselt. An einem Ende wurde mit einem Handhebelrad das eine Seil, mit dem meistens die Arme in einer Schlinge gefesselt waren, langsam angezogen, so dass die Gelenke gedehnt oder die Knochen der Gepeinigten aus den Gelenken gelöst wurden. Das andere Ende hingegen, in dem die Beine an den Füßen gefesselt waren, blieb unbewegt, oder Teile der Bank konnten auseinandergekurbelt werden. Zum Teil wurden zugleich Feuer oder andere Werkzeuge wie glühende Zangen oder Kohlen eingesetzt. Ein ähnliches Instrument wie die Streckbank ist die Streckleiter.

Streckbänke wurden oft mit dem Folterinstrument Gespickter Hase („Stachelrolle“) ergänzt, die meistens in diese stationär eingebaut waren. Die mit Spitzen oder Dornen besetzten Rollen und Walzen, auf denen das Folteropfer hin- und hergezogen wurde, schlitzten dessen Rücken oder Brust auf. Teils gab es auch Streckbänke mit einer schweren oben liegenden Walze, die mit Stahlspitzen besetzt war, sowie Streckleitern, die zusätzlich mit einer mit spitzen Dornen besetzten Rolle ausgestattet waren.

Symptome und Befunde:

Der Patient klagt über Schmerzen im Bereich der Gelenke und beschreibt in vielen Fällen von Träumen über Folterungen auf der Streckbank. Er berichtet von einem Gefühl, dass seine Gelenke überstreckt und überdehnt seien, was bei herkömmlichen rheumatoiden Gelenkbeschwerden nicht der Fall ist.

Diagnose:

Testung in der Aura: Der Patient befindet sich in liegender Position, die Arme werden über den Kopf nach oben gestreckt. Der Aurachirurg zieht, am Kopfende des Patienten stehend, in der Aura virtuell an den Seilen, um den Patienten in die Länge zu strecken. Typischerweise führt das zu einer großen Unruhe beim Patienten, mit dem Gefühl, in die Länge gezogen zu werden.

Kinesiologische Testung auf „Streckbank“.

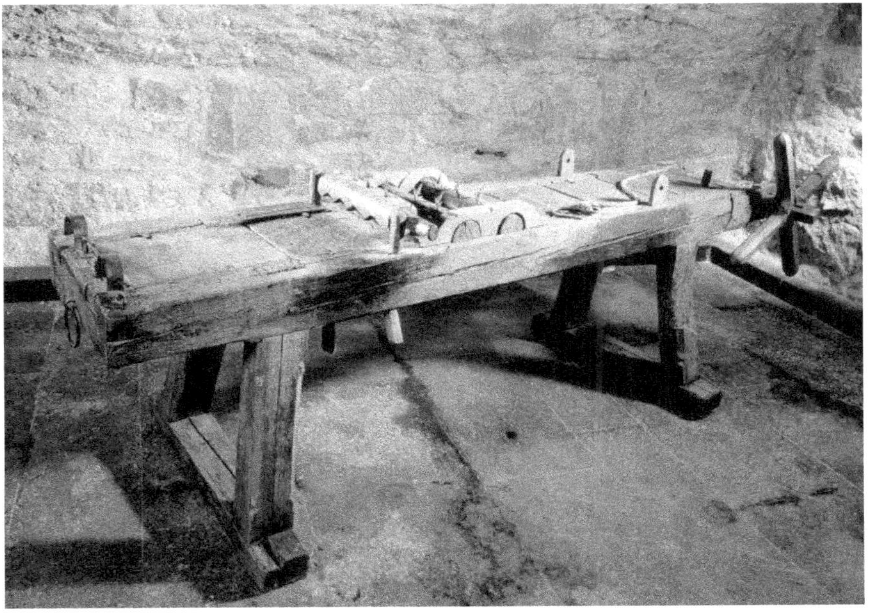

Abbildung: *Streckbank mit gespicktem Hasen*

Therapie:

Der Patient liegt auf einer Liege, der Aurachirurg macht in der Aura Drehbewegungen am Kopfende des Patienten, indem er das Streckbankgewinde zurückdreht, je nach Drehrichtung nimmt die Symptomatik zu oder ab, entsprechend befreiet der Aurachirurg den Patienten von der Streckbank.

Kinesiologische Nachtestung auf „Streckbank“.

Teeren und Federn

Definition:

Teeren und Federn ist eine Methode der Selbstjustiz. Vermeintliche oder tatsächliche Verbrecher wurden mit Teer überstrichen oder in Teer gewälzt, mit Federn beworfen und danach meist ausgesetzt. Das Teeren und Federn macht den Verurteilten bildlich vogelfrei. Beim verwendeten Teer handelt es sich nicht um das heute gebräuchliche Bitumen, das mit Gesteinskörnungen als Asphalt im Straßenbau eingesetzt wird, sondern um Holzteer. Dieser ist im unerhitzten Zustand zähflüssig; das Teeren führte beim Opfer also nicht zu Verbrennungen. Die verbreitete Redensart „Teeren und Federn" ist in metaphorischer Weise als Drohung gebräuchlich, jemanden zur Strafe zu quälen und auf Dauer bloßzustellen. Das Teeren und Federn war vor allem in den USA des späten 18. und frühen 19. Jahrhunderts verbreitet.

Symptome und Befunde:

Abneigung gegen Federvieh und Federn, gegen den Geruch von Teer, gegen Teerarbeiten.

Diagnose:

Kinesiologische Testung auf „Teeren und Federn"

Therapie:

Der Aurachirurg wischt symbolisch den Teer von der Körperoberfläche des Patienten und reinigt ihn. Den Teer und die Federn verwirft er energetisch.

Kinesiologische Nachtestung auf „Teeren und Federn"

Verätzung

Definition:

Bei Säureattentaten gegen Personen handelt es sich um eine schwere Körperverletzung, bei der dem Opfer Säure auf den Körper geschüttet wird, meist ins Gesicht. Die Verätzungen erzeugen flächige Vernarbungen, oft Erblindungen und führen bei mangelnder medizinischer Versorgung häufig zum Tod. Überlebende Opfer können lebenslang unter den Schmerzen und den Entstellungen leiden. Depressionen und erhöhte Suizidalität sind statistisch erwiesen.

Eine Sonderform ist das Säurebad, in das Menschen geworfen wurden, um sie dort vollständig aufzulösen.

Symptome und Befunde:

Träume vom Säureattentaten, von Auflösung in einem Säurebad.

Dermatologische Erkrankungen mit Narbenbildungen wie nach einem Säureattentat, d.h. Bilder von Verätzungen der Haut.

Diagnose:

Kinesiologische Testung auf „Säureattentat“.

Therapie:

Bei positivem Befund wird der Patient nach Möglichkeit bei fließendem Wasser von der Säure virtuell abgewaschen, geistige Salbung der Haut.

Danken und Segnen des Attentäters

Verdursten

Definition:

Das Verdursten bezeichnet den Tod durch mangelnde Aufnahme von Trinkwasser. Der Tod tritt in der Regel durch Herzstillstand infolge von Nierenversagen ein. Ohne Wasser kommt es bei normalen Umgebungstemperaturen bei einem gesunden Menschen nach etwa drei bis vier Tagen zum Verdursten.

Symptome und Befunde:

Menschen mit dem karmischen Muster des Verdurstens

Diagnose:

Das karmische Muster des Verdurstens ist eng assoziiert mit anderen karmischen Mustern, z.B. die Kreuzigung (bei der die Menschen typischerweise verdurstet und am Herzkreislaufversagen verstorben sind) oder die Missglückte Flucht (bei der die Menschen auf der Flucht nicht genügend zu essen und zu trinken gefunden haben und an Unterernährung und Austrocknung verstorben sind).

Ein häufiger Konflikt in diesem Leben ist entsprechend der Existenzkonflikt und der Flüchtlingskonflikt, der bei den Betroffenen kinesiologisch geprüft werden sollte. Beide Konflikte haben ihr Hirnrelais im Stammhirn, der Ausgleich erfolgt über die Nierensammelrohre mit Retention von Flüssigkeit, aber auch von harnpflichtigen Substanzen. Auch die Harnsäure wird im Rahmen dieses Notfallprogramms zurückgehalten, was in der Folge zu Gichtanfällen führen kann.

Kinesiologische Testung auf „Verdursten"

Kinesiologische Testung auf die möglicherweise assoziierten karmischen Muster wie Kreuzigung, Missglückte Flucht, Sklavenjoch

Kinesiologische Testung auf Existenzkonflikt und Flüchtlingskonflikt

Kinesiologische Testung auf Schuld, Eide, Gelübde, z.B. auch Armutsgelübde

Therapie:

Danken und Segnen der Vorfahren und früheren Seeleninkarnationen, die unter Durst zu leiden hatten oder tatsächlich verdurstet sind.

Umprogrammierung des resonanten Hirnrelais am Hirnstamm für Existenzkonflikt und/ oder Flüchtlingskonflikt

Auflösen etwaiger assoziierter karmischer Muster

Löschen von Schuld, Eiden, Gelübden

Kasuistik:

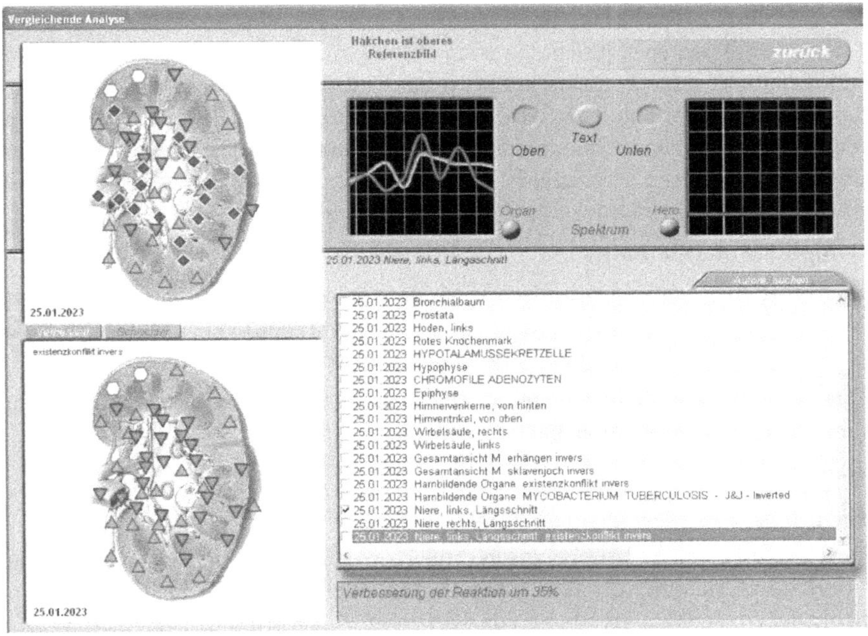

Abbildung: *Niere links Längsschnitt: Deutliche energetische Belastung der Nierensammelrohre. Bei Invertierung von „Existenzkonflikt" Verbesserung der Reaktion um 35%. Der Patient berichtet, sein Großvater sei als Jude im Konzentrationslager gewesen und habe dort schweren Mangel an Nahrung und Flüssigkeit erlitten. Er selbst träume immer wieder von der Lagerhaft seiner Großvaters, leide seit Jahrzehnten unter Ängsten des Verhungerns und Verdurstens, habe deshalb wohl auch Übergewicht und vermehrte Flüssigkeitseinlagerungen in Form von Ödem im Gewebe.*

Vergasung

Definition:

Gaskammern waren Einrichtungen in Tötungsanstalten, Konzentrations- und Vernichtungslagern, in denen während der Zeit des Nationalsozialismus Menschen durch Kohlenstoffmonoxid oder Cyanwasserstoff (Blausäure) ermordet wurden. Das Kohlenstoffmonoxid wurde direkt aus Gasflaschen eingeleitet oder durch Kfz-Motoren produziert, deren Abgase eingeleitet wurden. Für die Vergiftung mit Blausäure wurde Zyklon B verwendet.

Symptome und Befunde:

Im Vergleich zu anderen karmischen Mustern selten, was wohl daran liegt, dass Vergasungen nur in einem beschränkten Zeitraum stattfanden und nicht, wie andere karmische Muster, über Jahrhunderte hinweg.

Der Patient beschreibt das Symptom der Enge, Klaustrophobie, Erstickung, dazu die Angst vor Sauerstoffmangel und schlechter Luft.

Diagnose:

Kinesiologische Testung auf „Vergasung“

Bei Interesse kann kinesiologisch eruiert werden, aus welcher Quelle die Information stammt, ob aus früheren Seelenleben, wenn ja, aus welchem Seelenleben, oder als Vererbung von Vorfahren.

Therapie:

Der Aurachirurg öffnet symbolisch die Tür der Gaskammer, der Patient tritt auf Ansage aus der Gaskammer heraus. Es wird ein Fenster im Raum geöffnet, an das der Patient, um frische Luft zu atmen.

Kasuistik:

Patient, 63 Jahre, kommt wegen eines neu diagnostizierten Prostatakarzinoms und möchte wissen, ob er durch etwaige karmische Themen belastet ist. Seit Jahrzehnten leidet er unter Klaustrophobie, Kurzatmigkeit bei unauffälliger pulmonaler Funktion in der internistischen Lungenfunktionsprüfung, unruhige Träume über enge Räume.

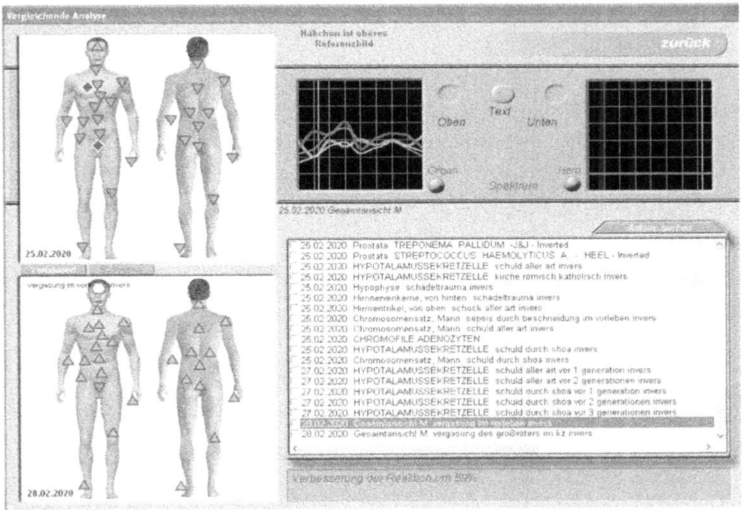

Abbildung: *Gesamtansicht: Deutliche energetische Belastung der Körpervorder- und Rückseite. Bei Invertierung von „Vergasung im Vorleben" Verbesserung der Reaktion um 59%. Der Patient berichtet, sein Großvater sei als Jude im Konzentrationslager ums Leben gekommen.*

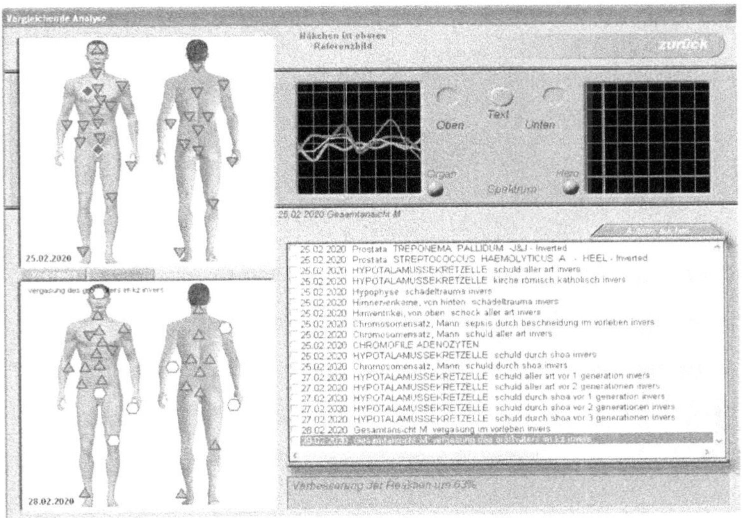

Abbildung: *Gesamtansicht: Energetische Störung, bei Invertierung von „Vergasung des Großvaters" Verbesserung der Reaktion um 63%.*

Vergiftung

Definition:

Als Vergiftung (von „Gift“) oder Intoxikation werden bei Lebewesen jene Schäden bezeichnet, die durch Aufnahme einer jeweiligen Mindestmenge von verschiedensten Substanzen (u. a. Toxine, aber auch Medikamente oder psychotrope Substanzen wie Ethanol und Nicotin sowie sogenannte Gefahrstoffe) verursacht werden.

Das Krankheitsbild wird Toxikose genannt. Vergiftungen mit mehreren Stoffen bezeichnet man als Poly- oder Mischintoxikationen.

Symptome und Befunde:

Variable Symptome in Abhängigkeit vom Gift

Diagnose:

Kinesiologische Testung auf „Vergiftung“, Abfrage des spezifischen Gifts

Therapie:

Injektion eines Gegengifts aurachirurgisch in die Kubitalvene mittels einer Spritze

Kasuistik:

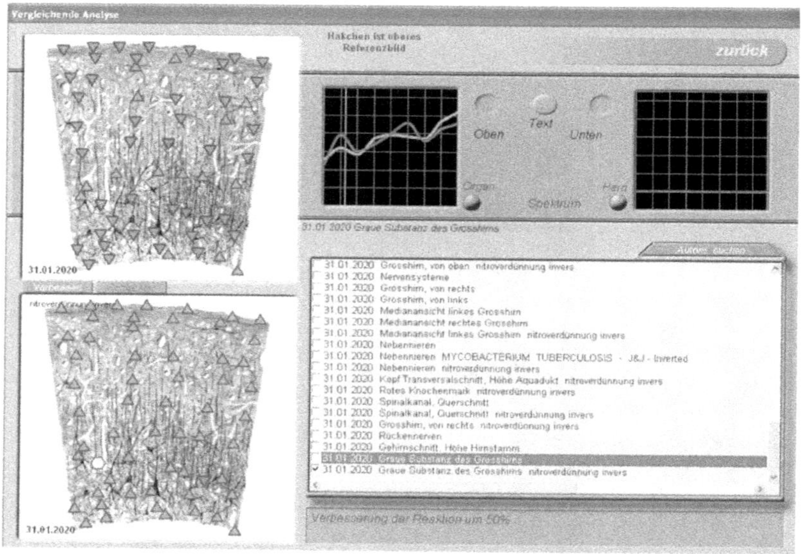

Abbildung: *Graue Substanz des Großhirns: Energetische Störung, bei Invertierung von „Nitroverdünnung“ Verbesserung der Reaktion um 50%.*

Verhungern

Definition:

Das karmische Muster des Verhungerns ist nicht selten, was angesichts der zwei Weltkriege und der damit verbundenen Mangelernährung und Hungers-nöte nicht verwundert.

Durch den Nahrungsmangel stellt sich der Stoffwechsel im Verlauf mehrerer Tage auf Katabolismus um. Der Grundumsatz wird gesenkt und der Stoffwechsel verlangsamt sich. Der Körper muss bei Nahrungsentzug die notwendige Energie zum Erhalt wichtiger Körperfunktionen aus seinen Energiespeichern gewinnen. Zur Deckung des Energiebedarfs wird auf Energievorräte in Form von Kohlenhydraten (z. B. Glykogen), Proteinen (z. B. Muskulatur) und später auch Fetten (z. B. subkutanes Fettgewebe) zurück-gegriffen. Der Blutzuckerspiegel sinkt auf etwa 80 mg/dl, die Glukagonwerte steigen an, der Insulinspiegel fällt ab. Je nach Zusammensetzung der Nahrung bei einer verminderten Nahrungsaufnahme kann ein Mangel an essentiellen Aminosäuren, Lipiden, Vitaminen und Spurenelementen auftreten.

Symptome und Befunde:

Das karmische Muster des Verhungerns führt typischerweise zu Übergewicht, Hypercholesterinämie, Hyperlipidämie, Fettleber, Heißhungerattacken, Arteriosklerose, sekundär leaky gut Syndrom durch Darmfehlbesiedelungen mit Candida albicans, allesamt als Konsequenzen aus dem unterbewussten Empfinden, es könnte wieder eine Hungerzeit kommen und man müsse für schlechte Zeiten vorsorgen.

Diagnose:

Träume vom Verhungern, vielfach Hunger als Familienthema, z.B. die große Hungersnot in Holland am Ende des zweiten Weltkriegs, die Information des Verhungerns vererbt sich in die Enkelgeneration und kann heutzutage bei den 50-jährigen Holländern in Form von Übergewicht, Hypercholesterinämie und Fettlebern diagnostiziert werden.

Unter Umständen entsteht durch das karmische Muster des Verhungerns ein Verhungerungskonflikt, Mangelkonflikt, Existenzkonflikt der Leber. Das entsprechende Hirnrelais liegt im Stammhirn, der Ausgleich erfolgt über das Leberparenchym.

In der NLS-Analyse kann die Störinformation des Verhungerns am besten auf den Langerhans'schen Inselzellen der Bauchspeicheldrüse nachgewiesen werden, somit auf der Organstruktur, die für die Produktion und die Ausschüttung des anabolen Hormons Insulin verantwortlich sind.

Kinesiologische Testung auf „Verhungern“

Kinesiologische Testung auf „Verhungerungskonflikt“

Kinesiologische Testung auf „Tuberkulose“ (nicht selten erkrankten die hungernden Menschen an einer Tuberkulose, sog. Schwindsucht, die dann schließlich zum Tod führte)

Therapie:

Danken und Segnen den Vorfahren oder früheren Seeleninkarnationen, die unter Durst zu leiden hatten oder tatsächlich verhungert sind.

Umprogrammierung des resonanten Hirnrelais der Leber am Hirnstamm für Verhungerungskonflikt, Mangelkonflikt, Existenzkonflikt

Auflösen etwaiger assoziierter karmischer Muster, z.B. Sklavenjoch

Löschen von Schuld, Eiden, Gelübden

Ausleiten des Miasmas der Tuberkulose, sofern vorhanden

Kasuistik:

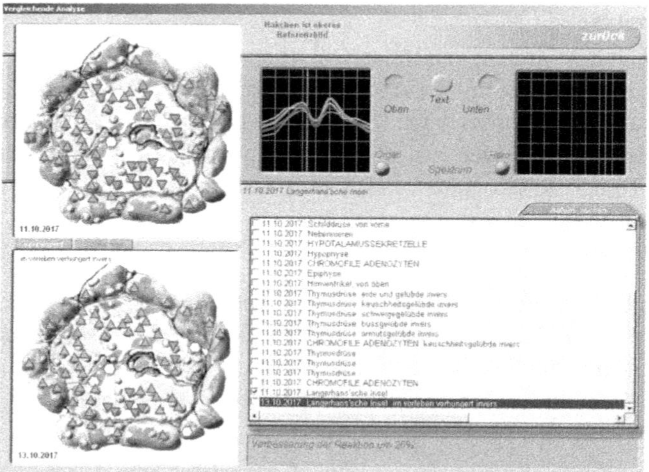

Abbildung: *Langerhans'sche Inselzellen, der Produktionsort des Insulins: Bei Invertierung von „Im Vorleben verhungert“ Verbesserung der Reaktion um 26%. Der Patient berichtet, sein Großvater mütterlicherseits sei als Soldat der Deutschen Wehrmacht im Krieg in Russland im Einsatz gewesen, gefangen genommen und in einen Gulag verschleppt worden. Dort habe er mehrere Jahre zubringen müssen, bevor er nach dem Krieg wieder völlig ausgezehrt in die Heimat als sog. Spätrückkehrer zurückkehren konnte.*

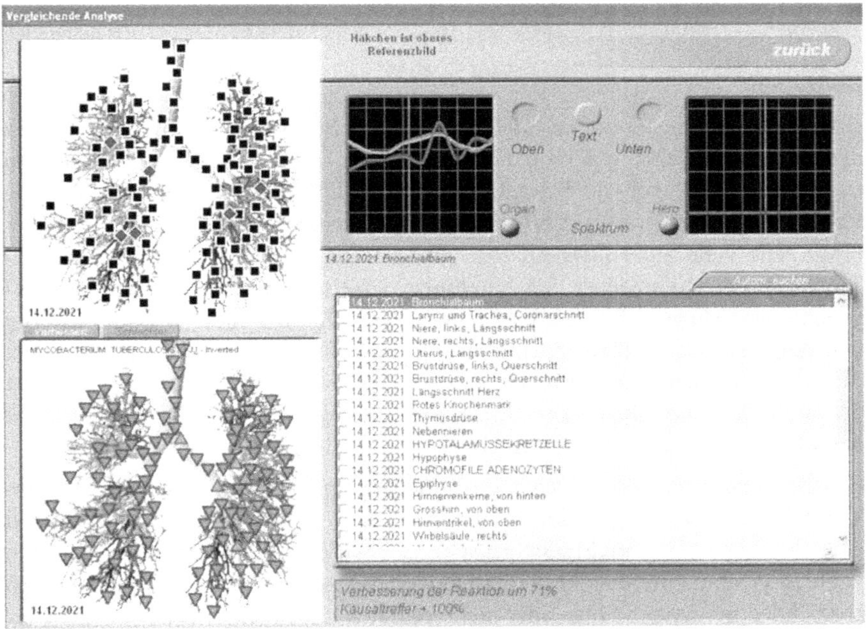

Abbildung: *Bronchialbaum: Deutliche energetische Belastung der Bronchien. Bei Invertierung von „Mycobacterium tuberculosis" Verbesserung der Reaktion um 71%. Wie bereits beschrieben, findet sich bei Menschen mit dem karmischen Muster des Verhungerns häufig die Tuberkulose als auszehrende Krankheit. Die entsprechende Information kann an die Nachfolgegenerationen informatorisch weitervererbt werden und zu Schwächen im Bronchial- und Lungengewebe führen. Die Frage stellt sich nach der Rolle der Tuberkuloseinfektion beim Vorfahren: Denn die Tuberkulose ist auch dort nicht als Primärfaktor zu sehen, sondern als Sekundäraspekt, die Konsequenz der energetischen Vorschädigung. Ja, die Tuberkulose ist gar ein hilfreicher Mediator im Geschehen, zumindest im Prinzip. Die Aufgabe besteht in der Reorganisation des energetischen geschädigten Lungengewebes mit Hilfe der Mykobakterien, mit Wiederherstellung der ursprünglichen organischen Verhältnisse. Wenn jedoch die Heilungsphase auf Grund fehlender Möglichkeit zur Regeneration hängen bleibt, weil z.B. die Versorgungssituation, Mangelernährung und die klimatischen Verhältnisse wie z.B. durch Kälte etc. weiterhin prekär sind, kommt der Prozess der Heilung nicht zur Ruhe und der Organismus verstirbt unter Umständen an der Auszehrung. Die Auszehrung wäre somit nicht der Tuberkuloseinfektion zuzuschreiben, sondern der allgemeinen energetischen Minderversorgung auf Grund der Lebensumstände.*

Verlorener Mehrling

Definition:

Das karmische Muster des verlorenen Mehrlings findet sich häufig, bei Patienten beiderlei Geschlechts. Während die Häufigkeit von Mehrlingsschwangerschaften nach der Hellin-Regel 1:85 beträgt, diejenige für Drillinge $1:85^2$ (1:7225) und die für Vierlinge $1:85^3$ (etwa 1:600000), gibt es keine Aussagen hinsichtlich der Frage, wie viele Schwangerschaften zunächst als Mehrlingsschwangerschaften angelegt wurden, von denen dann ein Embryo in einem sehr frühen Stadium abgegangen ist. Manche Frauen berichten von Zwischenblutungen während der Schwangerschaft, häufig in einem sehr frühen Stadium, so dass die Frauen zu dem Zeitpunkt vielfach noch gar nichts von ihrer Schwangerschaft wussten. Auch ist die Hellin-Regel heutzutage nicht mehr gültig angesichts der Hormontherapien und in vitro-Fertilisationen in den Kinderwunschkliniken.

Es ist zu unterscheiden zwischen einem abgegangenen Mehrling und einem inkorporierten Mehrling. Als foetus in foeto (lateinisch besser fetus in fetu), auch inclusio fetalis (lateinisch „der Einschluss des Fötus") oder eingedeutscht die fetale Inklusion, wird eine Form der Doppelfehlbildung (Siamesischer Mehrling) bezeichnet, bei der ein Fötus oder mehrere Föten in den anderen einverleibt werden. Das karmische Muster bezieht sich im erweiterten Sinne auch auf nicht geborene (abgetrieben oder durch Abort abgegangen) oder verstorbene Geschwister.

Symptome und Befunde:

Es finden sich

- Träume vom ungeborenen Geschwister, Einsamkeit, Trauer, Gefühl des Verlassenseins, Angst allein im Leben zu stehen, nicht gut allein sein können, nur im Team arbeitsfähig sein, Schwierigkeit berufliche Themen und Projekte trotz guten Starts erfolgreich umzusetzen, sich nicht als Ganzes, sich unvollständig und nicht verstanden fühlen. Für das virtuelle Geschwister den Tisch mit decken, beim Essen immer etwas für den anderen übriglassen, man isst für zwei, man macht alles zweimal, man kauft für zwei (Kaufrausch). Sich zu jemanden hingezogen fühlen, Wunsch nach Heirat, um die Verbindung zu legalisieren bzw. zu verewigen.
- Schlafwandeln auf der Suche nach dem Mehrling, Probleme beim Teilen, auch in der Schule im Mathematikunterricht, Schlafen in Löffelchenstellung, Suche nach körperlicher Nähe und Harmonie.
- Identitätskonflikt mit organischem Ausgleich über Hämorrhoiden.
- „Angemaßte Schuld": Warum bin ich übriggeblieben? Ich will ins Jenseits, man hat sich nicht ordnungsgemäß verabschiedet. In der NLS-

Analyse Schuld auf dem Hypothalamus, Selbstsabotage, Treuegelübde (Treue gegenüber dem Mehrling), Verdammungsgelübde (Gefühl, nicht glücklich werden zu dürfen, geistige Abhängigkeit), Schlafstörungen.

- Eigenenergetische Besetzung, in der NLS-Analyse auf der Epiphyse messbar, als sog. Elemental eine gedankliche Besetzung, mit der man sich Tag und Nacht auseinandersetzt: Warum bin ich übriggeblieben? Warum hat es der andere nicht geschafft? Fremdenergetische Besetzung mit dem Empfinden, dass einen jemand hält oder anfasst.
- Suchkonflikt mit Auswärtsschielen und/ oder Weitsichtigkeit.
- Verlustkonflikt mit Symptomen am Hoden oder den Eierstöcken.
- Erwartungskonflikt mit Astigmatismus.
- Schreckangstkonflikt, Revierangstkonflikt, Sprachlosigkeitskonflikt mit Symptomen an Kehlkopf und Bronchien mit organischem Ausgleich über Asthma bronchiale oder tiefe und kratzige Stimme.
- Trennungskonflikt mit Hautproblemen wie z.B. Neurodermitis, Allergien, Trennung aus der "ozeanischen Ekstase". Trigeminusneuralgie als Ausdruck eines Trennungskonflikts, die sensorische Leistung wird reduziert, um das Fehlen der Liebkosung nicht mehr spüren zu müssen.
- Existenz-, Mangel- und Verhungerungskonflikt mit doppelter Nahrungsmenge (Essen für zwei), Übergewicht und Fettleber, Hypercholesterinämie, Kauf- und Konsumrausch, Sammlerneigung, Messie-Syndrom.
- Neigung zur Promiskuität mit häufig schnellem Ende der Liebe, der Partner wird quasi als Ersatz für den verlorenen Mehrling genutzt, was dann aber nicht zum erwarteten Erfolg führt, weshalb die Beziehung dann abrupt wieder beendet wird. Empfindung einer Dreierbeziehung, in der der virtuelle Zwilling noch zusätzlich mit anwesend ist (etwas steht zwischen den Partnern). Interesse für Gruppensex (Erleben der „ozeanischen Ekstase“). Wiederkehrende Todesfälle bei Partnern.
- Darmstörungen mit Leaky gut Syndrom durch Brockenkonflikt des Darmes bzgl. Verlust des Mehrlings.
- Zusammenhaltskonflikt mit dem Gefühl, der Zusammenhalt in der Familie sei nicht groß genug. Der körperliche Ausgleich geschieht über eine Verdickung des Blutes mit Thromboseneigung. Je größer die Sehnsucht nach engen Bindungen, umso dicker wird das Blut.
- Geschlechtlicher Konflikt mit Tendenz zur Geschlechtsumwandlung oder Homosexualität, wenn Zwilling seinerzeit gegengeschlechtlich war.

Diagnose:

Kinesiologische Testung auf „Verlorener Mehrling".

„Mehrling" beschreibt eine Mehrlingsschwangerschaft und ist damit ein übergeordneter Begriff für „Zwilling", „Drilling", „Vierling" usw. Es empfiehlt sich, die kinesiologische Testung mit dem Überbegriff „Verlorener Mehrling" zu starten und erst bei positivem Befund dann in die Details zu gehen und herauszufinden, ob es sich um einen „Verlorenen Zwilling", „Verlorenen Drilling" oder gar „Verlorenen Vierling" handelt. Alle Varianten sind denkbar: Ein Kind kommt allein auf die Welt und hat zu Beginn der Schwangerschaft ein oder mehrere Geschwister verloren, die zunächst angelegt waren. Oder ein Kind kommt zusammen mit seinem Zwilling auf die Welt, beide haben aber den Drilling verloren, der zu Beginn der Schwangerschaft angelegt war. Nicht beide lebendgeborenen Geschwister tragen zwingend die Information des verlorenen Drillings in sich, in der Regel trägt eines der beiden, wenn überhaupt, diese Information.

Therapie:

Das Ziel der Therapie liegt in der Ablösung vom verlorenen Mehrling und einer Rückkehr in die Selbstbestimmtheit für das lebendgeborene Geschwister. Sie besteht in einem gesprochenen Verabschiedungsritual mit den verschiedenen Aspekten: Aufgabe gut erfüllt, schöne gemeinsame Zeit, Trennung, Danken und Segnen. Ablösungsritual: Patient und dessen verloren gegangener Mehrling stehen in der Vorstellung im Mutterleib einander gegenüber. Der Patient spricht sein Geschwister an: *„Mein liebes ungeborenes Geschwister, an dieser Stelle trennen sich nun unsere Wege. Du gehst in die geistige Welt, ich bleibe hier auf der Erde. Irgendwann werden wir uns wiedersehen und dann werde ich Dir erzählen. Ich danke für die schöne gemeinsame Zeit, Du warst für mich ein guter Kamerad. Ich wünsche Dir alles Gute und ich segne Dich. Gleichzeitig danke ich mir selbst und segne mich."*

Danach treten beide auf Ansage des Aurachirurgen jeweils einen großen Schritt nach hinten in die Freiheit und der Mehrling entschwindet.

Kinesiologische Nachtestung auf „Verlorener Mehrling".

Kasuistik:

Patient, 18 Jahre alt, meldet sich für eine Fernanalyse an mit folgender Symptombeschreibung: Das Gefühl von innerer Leere, Antriebslosigkeit, starke Müdigkeit, keine Freude empfinden können, Selbstverletzungen durch Ritzen der Haut, Angst vor vielen Menschen, schweigsam, Ekel vor Kaugeräuschen oder wenn sich jemand kratzt, Suizid Gedanken, angespannt und ängstlich sein.

In der NLS-Analyse findet sich eine energetische Störung auf dem Hypothalamus durch die Information des verlorenen Zwillings, auf dem Hirnventrikel durch die Information des Schocks und des Verlustkonflikts, auf dem Hoden durch den Verlustkonflikt, auf den Bronchien durch den Sprachlosigkeitskonflikt (Schweigsamkeit), im Gehirn durch den Angst-Ekel-Konflikt (Misophonie: Ekel vor Kaugeräuschen oder wenn sich jemand kratzt).

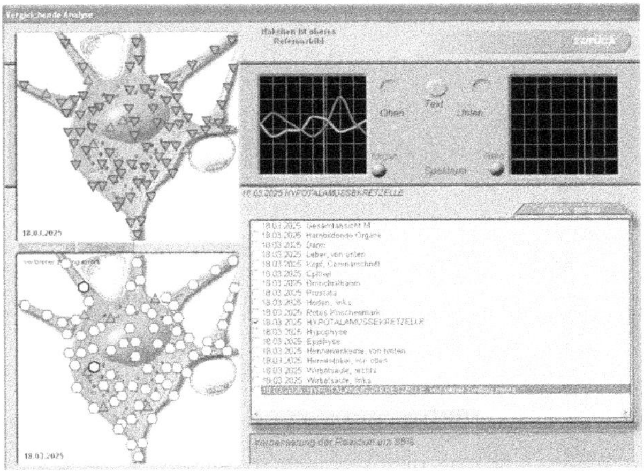

Abbildung: *Hypothalamus: Energetische Störung, bei Invertierung von „Verlorener Zwilling“ Verbesserung der Reaktion um 85%.*

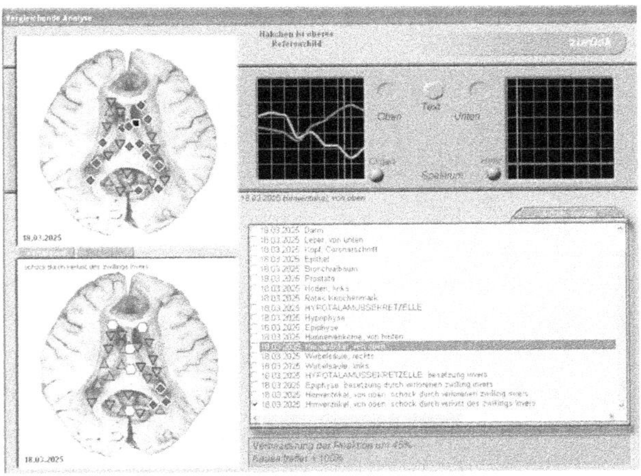

Abbildung: *Hirnventrikel: Energetische Störung, bei Invertierung von „Schock durch Verlust des Zwillings“ Verbesserung der Reaktion um 45%.*

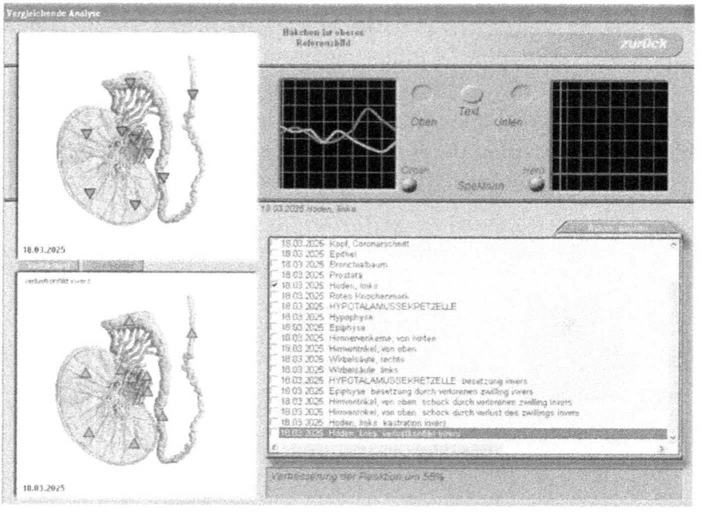

Abbildung: *Hoden: Energetische Störung, bei Invertierung von „Verlustkonflikt" Verbesserung der Reaktion um 45%.*

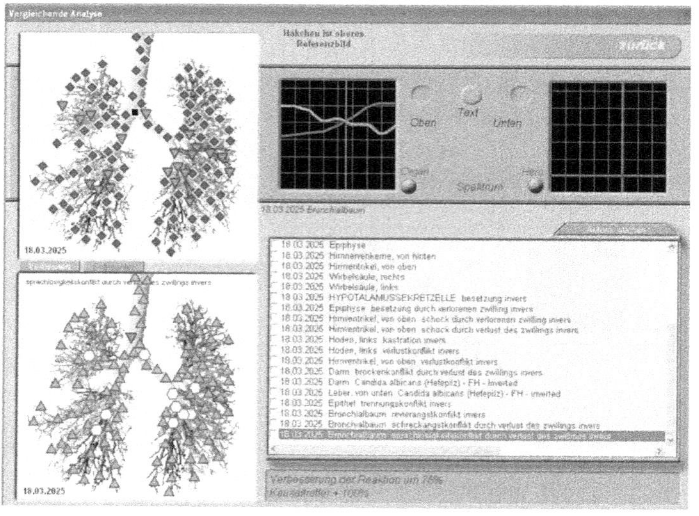

Abbildung: *Bronchialbaum: Energetische Störung, bei Invertierung von „Sprachlosigkeitskonflikt" Verbesserung der Reaktion um 78%. Nicht selten finden sich auch die anderen bronchialassoziierten Konflikte wie Schreckangstkonflikt und Revierangstkonflikt. Es ist der Schreck ob des verlorenen gegangenen Geschwisters, aber auch die Angst um das gemeinsame familiäre Revier.*

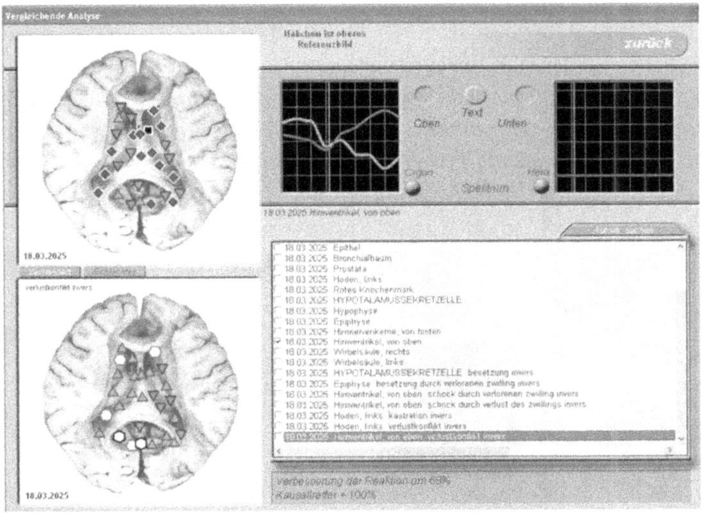

Abbildung: *Hirnventrikel: Energetische Störung, bei Invertierung von „Verlustkonflikt“ Verbesserung der Reaktion um 68%.*

Exkurs: Warum kommt es zu Mehrlingsschwangerschaften?

Hier gibt es verschiedene Hypothesen:

- Die Natur ist großzügig und verschwenderisch, die Anlage einer Mehrlingsschwangerschaft erhöht die Wahrscheinlichkeit, dass zumindest ein Teil der Frucht es schafft, lebend geboren zu werden.
- Die steigende Menge an Hormonen im Wasser und in den Lebensmitteln vergrößert die Wahrscheinlichkeit für Mehrlingsschwangerschaften.
- Ein Embryo allein hat sich nicht getraut zu inkarnieren, er hat sich deshalb einen seelenverwandten Kollegen gesucht, um mit diesem gemeinsam zu inkarnieren.

Das führt dann zur nächsten, ebenfalls spirituellen, Frage: Warum geht dann der eine Mehrling wieder ab? Auch hier gibt es Mutmaßungen: Der zweite ist eine sehr junge Seele, die quasi nur mal das irdische Dasein schnuppern möchte, sich aber dann gleich wieder verabschiedet.

Eine weitere Frage schließt sich an: Was findet sich bei siamesischen Zwillingen? Die Antwort darauf ist natürlich auch nur hypothetisch. In den vergangenen Jahrhunderten wurden Geschwister, die sich dauernd stritten, zusammengebunden einen steilen Hang hintergeworfen, nicht selten mit Todesfolge. In diesem Leben kommen diese beiden Geschwister somit als zusammengewachsene siamesische Zwillinge zur Welt, wohl mit dem Auftrag, sich diesmal zu vertragen.

Kasuistik:

Patientin, 63 Jahre alt, meldet sich für eine Fernanalyse an mit folgender Symptombeschreibung: *„Fühle mich nicht so gut. Weiß sehr oft nicht, was nur gefällt oder Freude machen könnte. Einsamkeit. Keine Freunde. Fühle mich immer wieder abgelehnt und ausgegrenzt. Oft wirr und Konzentrations-schwierigkeiten. Hochsensibel auf alles. Hohes Cholesterin angeboren. Zu dickes Blut.“*

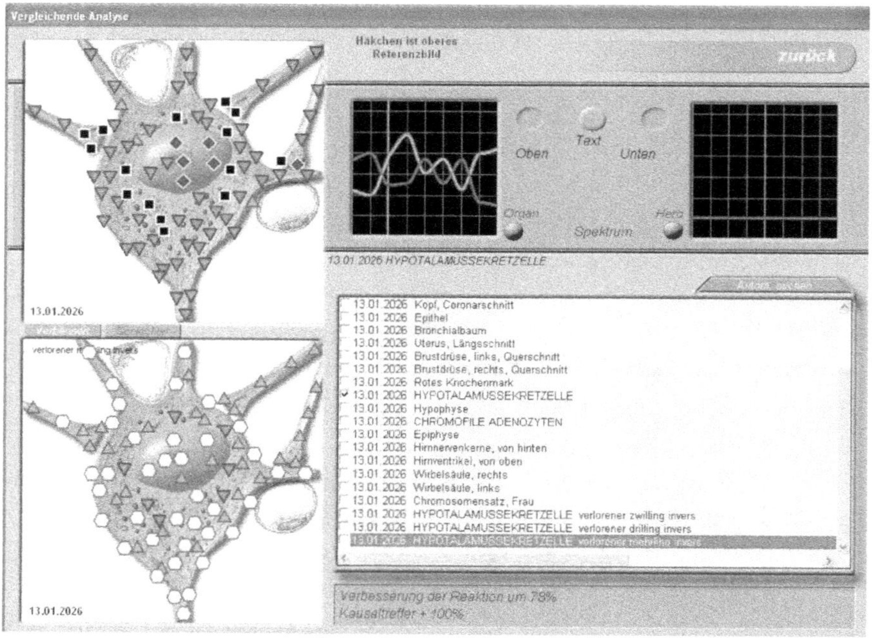

Abbildung: *Hypothalamus: Energetische Störung, bei Invertierung von „Verlorener Mehrling“ Verbesserung der Reaktion um 78%. Ganz offensichtlich besteht eine erhebliche Belastung, die für alle von der Patientin beschriebenen Symptome direkt oder indirekt verantwortlich sind. Die nächste Frage, die es zu stellen gilt: Handelt es sich bei der Mehrlingssituation um einen verlorenen Zwilling, verlorenen Drilling oder gar noch mehr.*

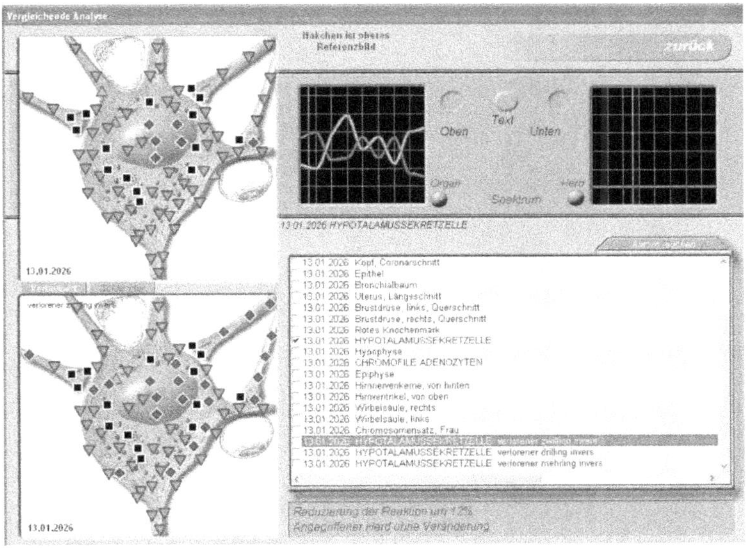

Abbildung: *Hypothalamus: Bei Invertierung von „Verlorener Zwilling" Reduzierung der Reaktion um 12%. Somit scheidet diese Hypothese aus.*

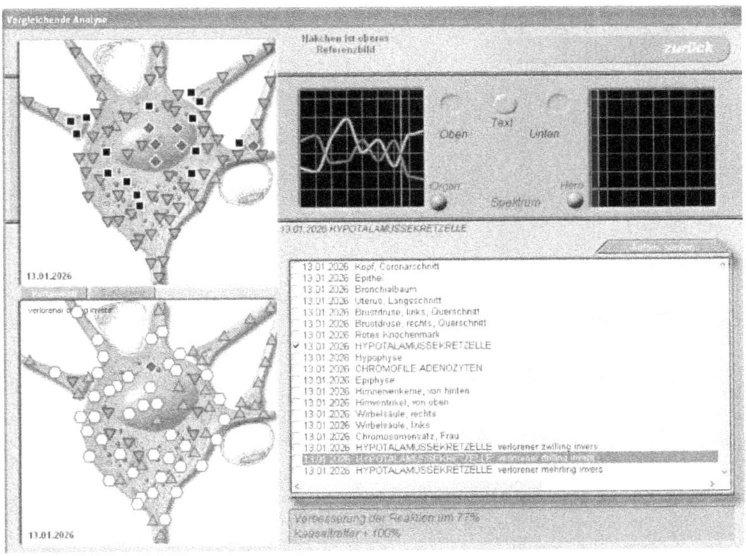

Abbildung: *Hypothalamus: Bei Invertierung von „Verlorener Drilling" Verbesserung der Reaktion um 77%. Damit ist die Hypothese zutreffend.*

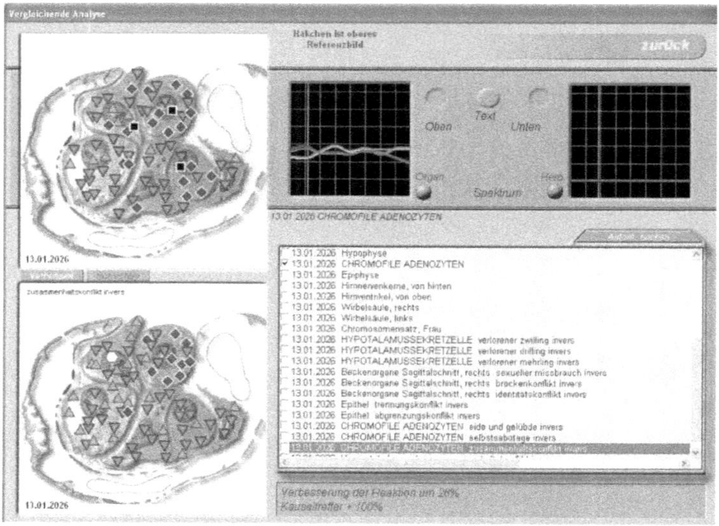

Abbildung: *Chromophile Adenozyten: Energetische Störung, bei Invertierung von „Zusammenhaltskonflikt" Verbesserung der Reaktion um 26%. Dieser Konflikt ist für das dicke Blut und eine eventuelle Thromboseneigung verantwortlich.*

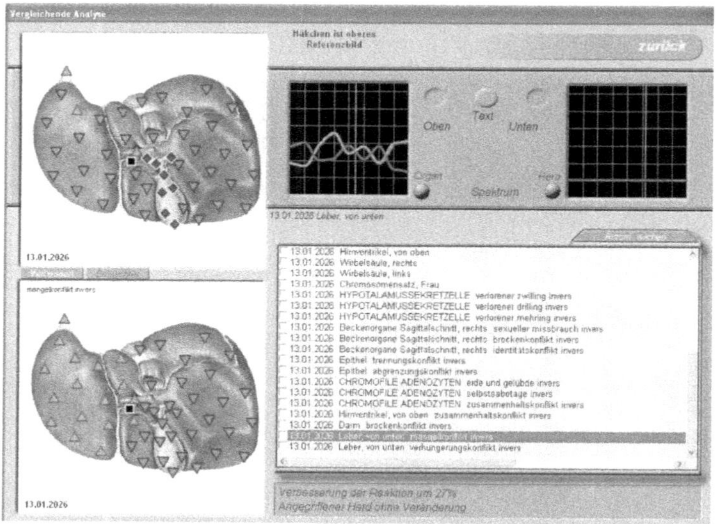

Abbildung: *Leber: Energetische Störung, bei Invertierung von „Mangelkonflikt" Verbesserung der Reaktion um 27%. Der Mangelkonflikt beschreibt den Mangel an Zuneigung bzw. Mangel an Freunden und sozialen Kontakten.*

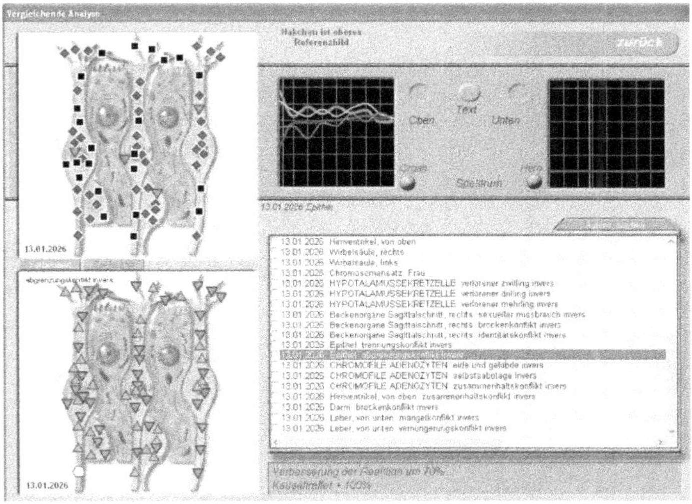

***Abbildung:** Epithel: Energetische Störung, bei Invertierung von „Abgrenzungskonflikt" Verbesserung der Reaktion um 70%. Der Abgrenzungskonflikt resultiert aus der von der Patientin beschriebenen Ablehnung und Ausgrenzung durch andere.*

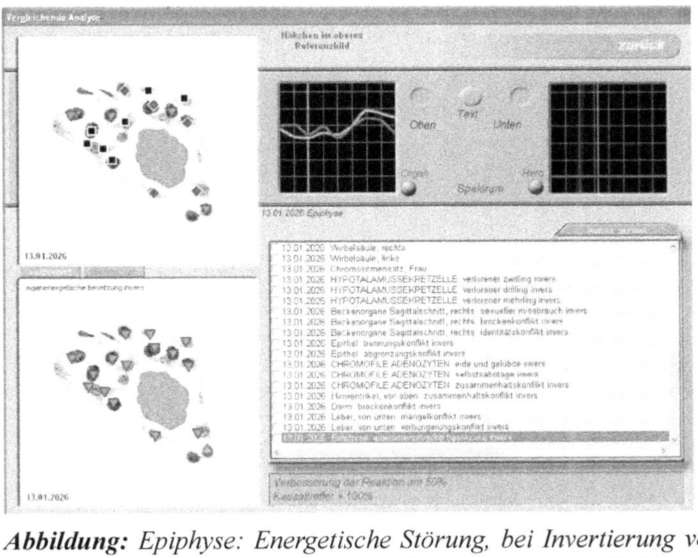

***Abbildung:** Epiphyse: Energetische Störung, bei Invertierung von „Eigenenergetische Besetzung" Verbesserung der Reaktion um 59%. Es ist die Frage: „Warum bin ich übriggeblieben? Warum hat es der andere nicht geschafft?"*

Kasuistik:

Patientin, 22 Jahre alt, seit Jahren Hautausschläge der Wangen, dermatologisch ohne therapeutischen Erfolg. In der aurachirurgischen Untersuchung zeigt sich das karmische Muster des verlorenen Mehrlings mit einem Trennungskonflikt.

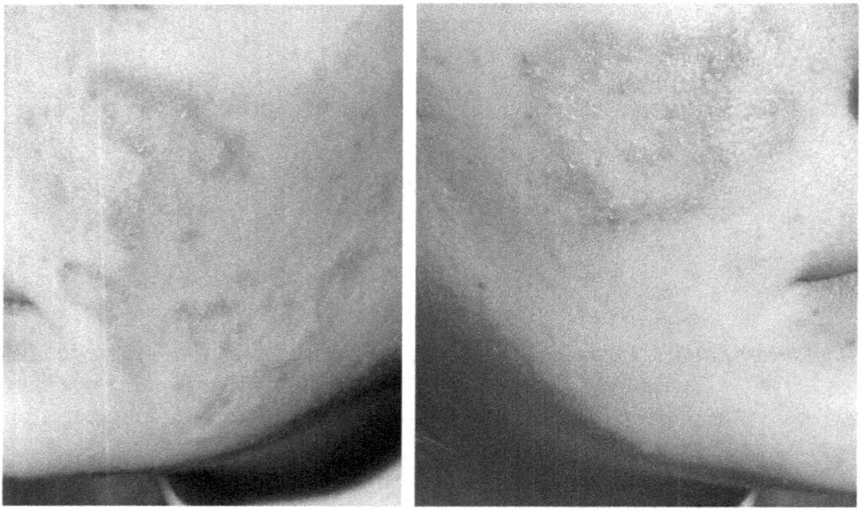

Abbildung: *Entzündungen der Wangen beidseits durch Trennungskonflikt.*

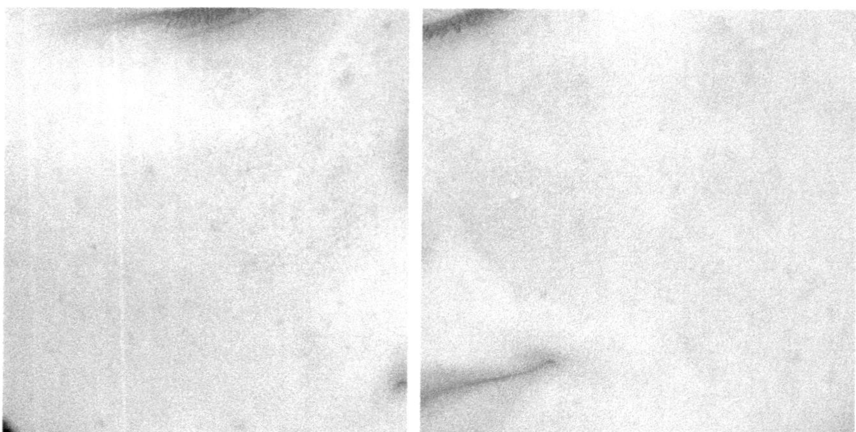

Abbildung: *6 Wochen nach aurachirurgischer Löschung der Störinformationen.*

Verschüttung

Definition:

Verschüttung im Geröll durch Erdbeben oder Bombeneinschlag. Die gleiche Symptomatik zeigt sich bei Einsperrung in engen Räumen, Kisten, Schubladen, stehengebliebenen Aufzügen.

Verschüttung hat keine so gravierende energetische Potenz wie das karmische Muster des „Lebendig Begrabens“, denn es handelt sich nicht um eine gezielte Tötungsmethode. Auch fehlt das Keuschheitsgelübde oder der Herzstich. Eine Verbindung zum karmischen Muster des Erfrierens ist jedoch möglich, denn die Verschütteten sind nicht selten an Unterkühlung verstorben.

Symptome und Befunde:

Betroffene klagen über Platzangst, insbesondere im Zusammenhang mit Höhlen und engen Erdlöchern. Angst vor Dunkelheit und Einsamkeit. Kinder wollen nicht mit Decken zugedeckt werden. Angst vor Erdbeben, vor hohen Gebäuden, vor Städten. Faszination für Felsformationen und Felsbrocken. Die Frau toleriert es nicht, wenn der Partner beim Liebesakt auf ihr liegt.

Diagnose:

Kinesiologische Testung auf „Verschüttung“.

Resonanz in der Aura auf virtuelle Druckbewegungen in Richtung Brust- und Schulterbereich durch den Aurachirurgen. In der NLS-Analyse sichtbar als energetische Störung auf Bindegewebe und Körperoberfläche durch die Störinformation der „Verschüttung“ und als „Schock“ auf dem Hirnventrikel.

Therapie:

Der Aurachirurg drückt mit der Hand von verschiedenen Seiten in der Aura des Patienten. Je nachdem, von welcher Seite der Druck stärker verspürt wird, zeigt die Prüfung an, auf welcher Körperseite der Patient verschüttet war, d.h. von vorne, von hinten, von links, von rechts, von oben oder von unten. Der Aurachirurg gräbt den Patienten virtuell auf der Seite aus, auf der die Resonanz am intensivsten verspürt wird.

Der Patient verschränkt die Arme vor der Brust, der Aurachirurg umgreift den Patienten von hinten an den Ellenbogen, geht mit ihm zusammen aktiv einen Schritt in Richtung der intensivsten Resonanz, mit dem Hinweis: „Ich trete hinaus in einen beschützten Raum.“

Das karmische Muster der Verschüttung hinterlässt in den Patienten vielfach schwerste Schocksymptome, die im Rahmen der Auflösungsprozedur teilweise heftig in Erscheinung treten. Diese äußern sich als Zittern, Beben, Kollabieren,

Schwitzen. Entsprechend ist die Information des Schocks abzufragen und gezielt zu löschen, z.B. durch Invertierung der Schockinformation auf dem resonanten Hirnventrikel am Anatomieatlas.

Kinesiologische Nachtestung auf „Verschüttung" und „Schock".

Kasuistik:

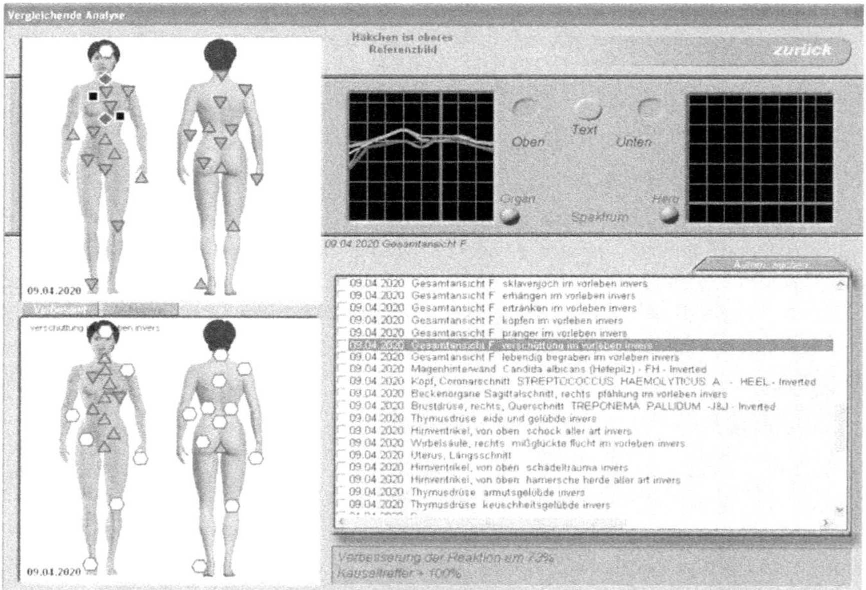

***Abbildung:** Gesamtansicht bei einer 45-jährigen Frau, die das karmische Muster der Verschüttung von ihrem Großvater mütterlicherseits übernommen hat. Der Großvater war im zweiten Weltkrieg im Schützengraben verschüttet worden. Die Patientin schildert von jahrelangen Schlafstörungen, Platzangst, Angst vor Dunkelheit, Albträume eingesperrt zu sein.*

Kasuistik:

Patient, 55 Jahre, erleidet seit Jahren Panikattacken, wenn er mit dem Fahrrad durch Städte fährt, während Touren in der freien Natur kein Problem darstellen. Hintergrund ist das karmische Muster der Verschüttung, übernommen vom Großvater väterlicherseits, der als Soldat im ersten Weltkrieg tatsächlich im Schützengraben verschüttet war. Die Panikattacke entsteht durch den bedrohlichen Eindruck der Gebäude, die nach Ansicht des Patienten über ihm zusammenzufallen drohen.

Vierteilung

Definition:

Die Hinrichtung erfolgte durch Zerren und Auseinanderreißen der Arme und Beine des Verurteilten, so dass drei der Gliedmaßen vom Rumpf abgetrennt wurden. Aufgrund des dann fehlenden Widerstandes verblieb die letzte Extremität am Körper; der Delinquent wurde in die vier Teile zerrissen.

Nach dem Talionsprinzip war Vierteilung die Strafe für Hochverrat und Anschläge auf die Königliche Familie, d.h. die schlimmsten Verbrechen. Insbesondere im Mittelalter und der frühen Neuzeit kam zur offensichtlichen Abschreckung auch ein religiöser Gedanke. Laut damaliger Lehre war zur Wiederauferstehung ein unversehrter Körper notwendig. Durch die Vierteilung sollte dem Hinzurichtenden auch eine Wiederauferstehung verwehrt werden.

Symptome und Befunde:

Der Patient leidet unter Kältesymptomen und Energielosigkeit an Armen und Beinen, wobei sich die Kälte nicht nur auf die Hand, sondern auf die ganze Extremität ausdehnt. Dazu kommen Gelenkschmerzen in Armen und Beinen mit dem Gefühl, dass Arme und Beine nicht zu einem gehören bzw. nicht korrekt angewachsen seien. Träume von Vierteilungen, Schwächegefühl bis hin zu Lähmungen in Armen und Beinen. Habituelle Schulterluxationen. Gefühl der seelischen Zerrissenheit, so fühlen sich z.B. Frauen zwischen Karriere und Familie zerrissen und verwenden dieses Wort der „Zerrissenheit“. Im Deutschen kennen wir die Formulierung: „Ich kann mich nicht zerteilen“ oder „Es zerreißt mich gleich“.

Diagnose:

Kinesiologische Testung auf „Vierteilung“

Arme ausbreiten, Beine breitstellen. Der Aurachirurg zieht an virtuellen Seilen, an denen die Menschen gevierteilt wurden, nach außen und erzeugt Resonanz.

Therapie:

Arme und Beine des Patienten wieder ansetzen und entsprechend in der Aura vernähen: Gefäße, Nerven, Knochen, Sehnen, Bänder und Muskeln geistig verbinden, Hautnaht setzen.

Kinesiologische Nachtestung auf „Vierteilung“

Kasuistik:

Patient, 62 Jahre alt, seit Jahrzehnten chronische Schmerzen in den großen Gelenken, insbesondere Hüfte, Kniegelenke, Schultern und Ellenbogen. In bisherigen orthopädischen und radiologischen Untersuchungen zeigen sich nur unauffällige Befunde. Der Patient gibt an, immer wieder unter Albträumen zu leiden mit dem Bild, in Stücke gerissen zu werden.

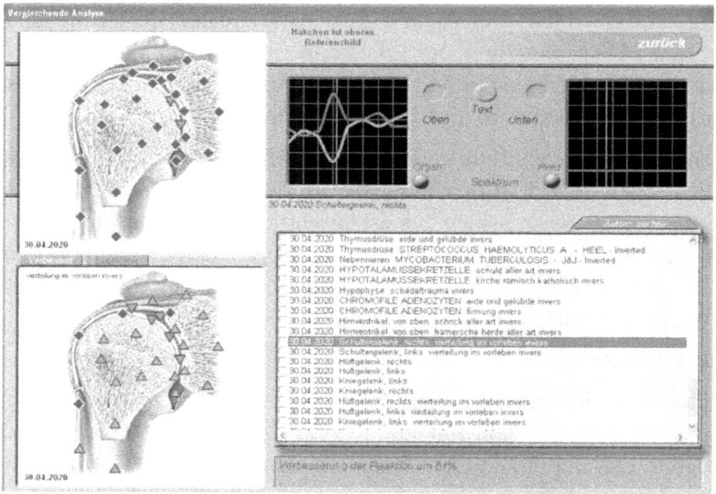

***Abbildung:** Schultergelenk rechts: Energetische Störung, bei Invertierung von „Vierteilung im Vorleben" zeigt sich eine Verbesserung der Reaktion um 61%.*

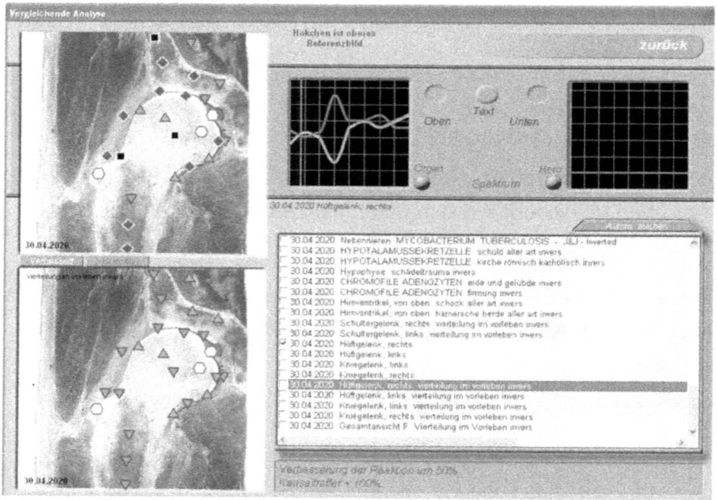

***Abbildung:** Hüftgelenk rechts: Energetische Störung, bei Invertierung von „Vierteilung im Vorleben" zeigt sich eine Verbesserung der Reaktion um 50%.*

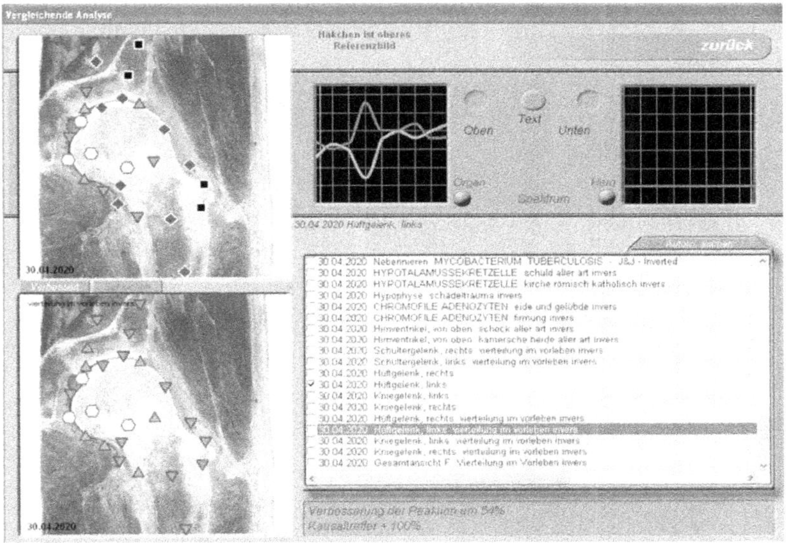

Abbildung: *Hüftgelenk links: Energetische Störung, bei Invertierung von „Vierteilung im Vorleben“ zeigt sich eine Verbesserung der Reaktion um 54%.*

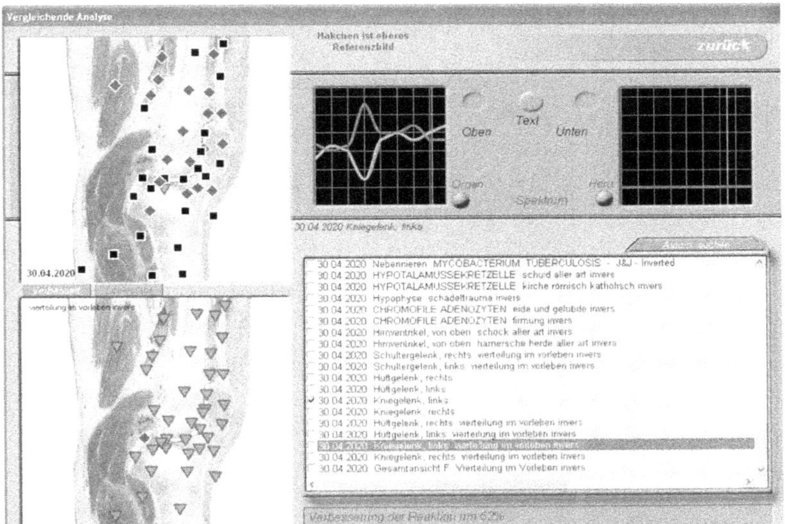

Abbildung: *Kniegelenk links: Energetische Störung, bei Invertierung von „Vierteilung im Vorleben“ zeigt sich eine Verbesserung der Reaktion um 62%.*

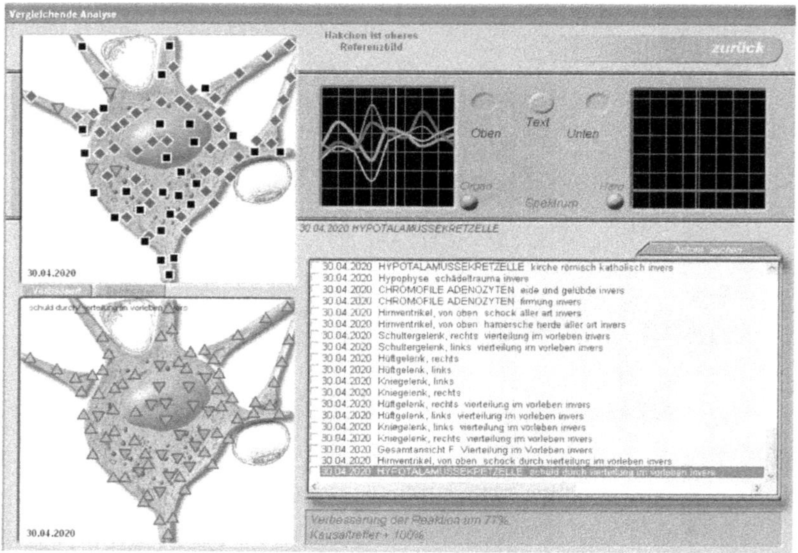

Abbildung: *Hypothalamus: Energetische Störung, bei Invertierung von „Schuld durch Vierteilung im Vorleben" Verbesserung der Reaktion um 77%.*

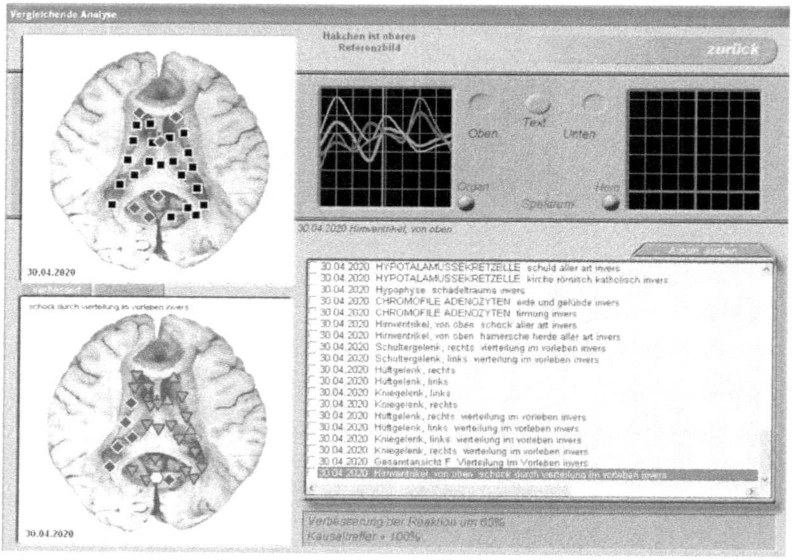

Abbildung: *Hirnventrikel: Energetische Störung, bei Invertierung von „Schock durch Vierteilung im Vorleben" Verbesserung der Reaktion um 63%.*

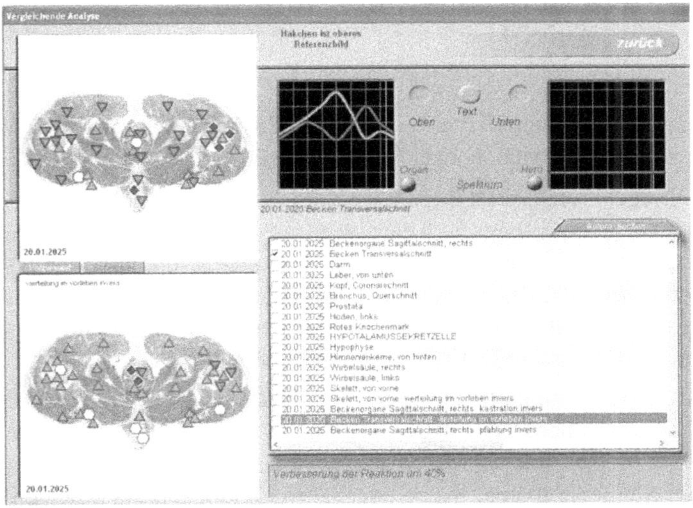

Abbildung: *Becken Transversalschnitt: Energetische Störung, bei Invertierung von „Vierteilung im Vorleben" Verbesserung der Reaktion um 40%.*

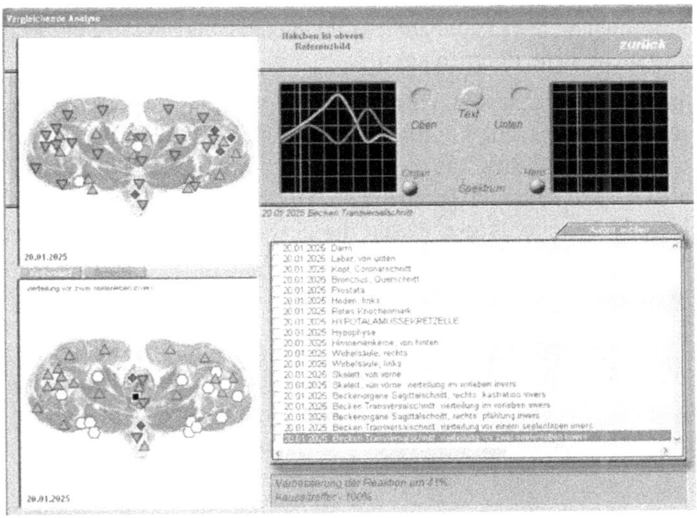

Abbildung: *Becken Transversalschnitt: Bei Invertierung von „Vierteilung vor zwei Seelenleben" Verbesserung der Reaktion um 41%. Somit handelt es sich um die zutreffende Fragestellung, die Vierteilung stammt aus der vorletzten Seeleninkarnation, entsprechend der Vererbungslogik wie an anderer Stelle beschrieben.*

Zersägen, Zerstückeln, Amputation

Definition:

Das Zersägen war eine mittelalterliche Methode zur Tötung, indem man Menschen in der Regel der Länge nach in zwei Teile sägte.

In China war das Lingchi (chinesisch língchí, in etwa „Schleichender Tod"-wortwörtlich: „Schlechtbehandlung langsam") eine grausame Tötungsmethode. Dabei handelt es sich um eine spezielle Form des Zu-Tode-Folterns, die in China bis 1905 gesetzlich praktiziert wurde. Im Roman „Die Sandelholzstrafe" von Literaturnobelpreisträger Mo Yan stellt diese Hinrichtungsart ein zentrales literarisches Thema dar, indem der Delinquent in 500 Teile zerstückelt wird.

Das Abhacken ist eine Verstümmelungsfolter, die häufig auch gegen Frauen angewandt wird und vor allem die Hände oder Finger des Opfers betrifft. Sie unterscheidet sich vom Abschneiden durch die Wahl des Werkzeugs. Während beim Abschneiden Messer, Scheren, Sägen oder Klingen zum Einsatz kommen, ist das Abhacken die schnellere Variante.

Die Amputation ist eine verbreitete Bestrafungsmethode als sog. Spiegelstrafe. Das ausführende Organ wird amputiert: Dem Dieb wird die Hand abgeschlagen, damit er damit nicht mehr stehlen kann. Dem geflüchteten Sklaven wird ein Fuß abgetrennt, damit er nicht mehr flüchten kann.

Amputationen ohne Bestrafungsaspekt, z.B. in Folge von schweren Verletzungen im Krieg oder auch in Friedenszeiten durch einen Arbeitsunfall, oder Sägewerkunfälle, können ebenso karmische Spuren hinterlassen, die sich in Folgegenerationen weitervererben. Es kann entsprechend zu Missbildungen kommen, z.B. inkomplett angelegte Beine oder Arme, die an die einstigen Amputationen oder Verstümmelungen erinnern.

Symptome und Befunde:

Der Patient klagt über die Symptomatik der kalten Hände oder der kalten Füße und das Gefühl, die Gliedmaßen würden nicht zu ihm gehören, Schwächegefühl bis zu Lähmungserscheinungen ohne erkennbaren organischen Hintergrund. Phantomschmerzen. Fehlende Organanlagen bei Nachkommen.

Diagnose:

Kinesiologische Testung auf „Zersägen", „Zerstückeln", „Lingchi", „Amputation" oder „Gliedmaßen abschlagen"

Der Aurachirurg bildet mit seiner Hand eine virtuelle Säge und sägt imaginativ in den vom Patienten angegebenen energetisch armen Bereichen, quer oder längs der

Körperachse. Im Fall einer positiven Resonanz spürt der Patient ein unangenehmes Gefühl an der betroffenen Stelle.

Therapie:

Der Aurachirurg setzt das fehlende Körperteil in der Aura des Patienten energetisch wieder an und näht es fest, zuerst die Blutgefäße, dann Muskeln und Sehnen, am Ende die Haut. Alternativ setzt er zersägte Teile wieder zusammen. Bei Amputation alternativ auch symbolische Beerdigung der Gliedmaße.

Kinesiologische Nachtestung auf „Zersägen", „Zerstückeln", „Lingchi", „Amputation" oder „Gliedmaßen abschlagen".

Kasuistik:

Ehemaliger Metzgermeister, der den Anblick der zerteilten Tiere im Schlachthof nicht mehr ertragen konnte, unter Albträumen litt, schließlich den Beruf aufgeben musste und auf Gartenpfleger umgelernte. Seitdem geht es ihm besser, allerdings träumt er immer noch von den getöteten und zerstückelten Tieren.

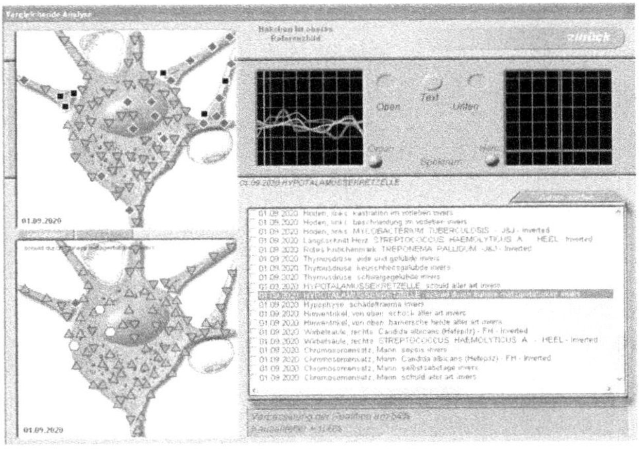

Abbildung: *Hypothalamus, energetische Störung, bei Invertierung von „Schuld durch frühere Metzgertätigkeit" verbessert sich die Reaktion um 54%. Ganz offensichtlich hat der Metzger während seiner jahrelangen Tätigkeit ein schweres indirektes Psychotrauma erlitten und ist in die Schuld abgeglitten. Denkbar wäre auch, dass der Patient das Thema des „Zerteilens" schon als karmische Muster in sich trug, als er sich entschloss, den Metzgerberuf zu ergreifen. Trotz der Umschulung und den Wechsel in einen neuen Beruf ohne Tiertötungen ist die Schuld noch weiterhin nachweisbar. Durch Danken und Segnen der früheren Metzgertätigkeit und der von ihm getöteten und zerteilten Tiere kann die Schuld schließlich aurachirurgisch aufgelöst werden.*

Ziegenlecken

Definition:

Im Dreißigjährigen Krieg wurden Personen an Händen und Füßen fixiert, sodass sie sich nicht mehr rühren und sich vor allem nicht selbst befreien konnten. Ihre nackten Füße wurden mit feuchtem Salz eingeschmiert. So wurden die Opfer zu einem Leckstein für die Tiere. Durch die Zunge wurde ein Kitzelreiz ausgelöst, der zu einem Lachanfall und schließlich auch zu Lungen- und Muskelschmerzen führte. Über die Zeit wurde die Haut an der Fußsohle abgetragen. Die so entstandenen Wunden reagierten dadurch umso schmerzvoller auf das weiter aufgetragene Salz.

Symptome und Befunde:

Ausgeprägtes Empfinden von Kitzeln im Bereich der Fußsohle bei Berührung. Die Fußsohle darf nicht berührt werden, Betroffene träumen davon, abgeleckt zu werden. Schmerzen an der Fußsohle, Probleme bei engem Schuhwerk, Unfähigkeit längere Wegstrecken zu gehen. Es finden sich wunde, offene, scherzhafte, entzündete Fußsohlen.

Diagnose:

Kinesiologische Testung auf „Ziegenlecken"

Der Aurachirurg bewegt seine Hand in der Aura der Fußsohle, was vom Patienten als unangenehm beschrieben wird, unter Umständen sogar einen erheblichen Kitzelreiz oder eine Hautirritation auslöst.

Therapie:

Aurachirurgisches Abwaschen des Fußes mit virtueller Entfernung des Salzes

Danken und Segnen der Ziegen, der Folterer, sich selbst

Kinesiologische Nachtestung auf „Ziegenlecken"

Kasuistik:

Patientin, 52 Jahre alt, klagt seit Jahren über unerträgliche Kitzelempfindung bei der Fußkosmetik, eine Fußkosmetik ist nicht möglich. Bei kinesiologischer Testung auf „Ziegenlecken" erleidet die Patientin eine regelrechte Panikattacke. Sie ist kaum zu beruhigen, auch als der Aurachirurg mit der Hand in die Nähe der Fußflächen kommt. Die Füße werden in eine Wanne mit lauwarmem Wasser getaucht, abgewaschen und schließlich abgetrocknet.

Zungenspaltung, Zunge abschneiden

Definition:

Zungenspaltung sowie das Abschneiden von Lippen oder der Zunge waren Bestrafungen bei Lügen.

Im Byzantinischen Reich war die Zungenspaltung eine Strafe, die an einem Kaiser nach dessen Sturz angewandt wurde, damit dieser nach der Verstümmelung nicht erneut regieren konnte. Alternativ wurde dessen Nase gespalten oder eine Erblindung herbeigeführt.

Ausgehend von der Modern-Primitive-Bewegung wurde die Zungenspaltung ab den 1990er Jahren im westlichen Kulturraum als Körpermodifikation durchgeführt.

In diese Rubrik gehört auch das Abschneiden von Lippen. Die Folter durch das Abschneiden der Lippen hatte einerseits eine entsetzliche Entstellung des Gesichts zur Folge und verhinderte andererseits die Kommunikation mit anderen Gefangenen. Häufig ging diese Strafe mit dem Herausschneiden der Zunge, dem Ziehen von Zähnen oder anderen oralen Foltermethoden einher; mit der Zeit bildeten sich an den verwundeten und vernarbten Gesichtspartien Scheinlippen, die aus durch Flüssigkeitsansammlungen geschwollenem Narbengewebe bestanden. Aufgrund dieser Entstellung war der Betroffene nicht mehr in der Lage, richtig zu essen. Hinzu kam ein verminderter Speichelfluss, der in Verbindung mit der mangelnden Nahrungsaufnahme zu einem starken Gewichtsverlust führte, so dass die Folteropfer immer mehr einer skelettartigen Gestalt ähnelten.

Symptome und Befunde:

Tiefe Furchenbildung in der Mitte der Zunge, Empfindlichkeit und Brennen der Zunge, insbesondere im Bereich der Zungenspitze

Diagnose:

Kinesiologische Testung auf „Zungenspaltung“ oder „Zunge abschneiden“ oder „Lippen abschneiden“ oder „Zähne ziehen“

Therapie:

Aurachirurgisches Zusammennähen der Zungenteile ja nach Resonanzempfinden

Kasuistik:

Patientin, 63 Jahre, tiefe Furche in der Zungenmitte seit Jahrzehnten

Die Patientin beschreibt, wie oft sie als Kind gelogen habe, man habe damals zu viel von ihr abverlangt und sie habe sich durch Lügen aus der Belastung befreit. Am Ende glaubte sie noch ihre eigenen Lügengeschichten.

Beschwerden: Brennen der Zunge, insbesondere der Zungenspitze, Wundgefühl

In der kinesiologischen Testung auf „Zungenspaltung" positiver Befund, ebenso in der Testung am Anatomieatlas und unmittelbar in der Zungenaura

Therapie: Vernähen der Zungenteile in der Plica direkt an der Zunge

Kontrolle: Resonanz ist verschwunden

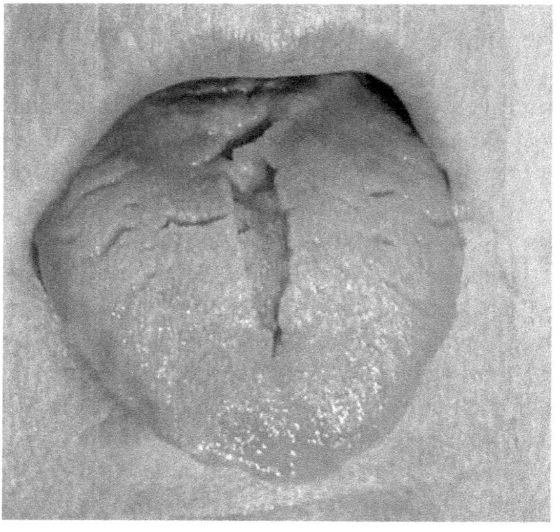

Abbildung: *Karmisches Muster der Zungenspaltung*

Zwangsfolter

Definition:

Stundenlanges Verharren in Zwangspositionen wie z.B. Stehfolter, Sitzfolter, Kniefolter, häufig mit Einsatz von spitzen oder scharfen Gegenständen, Schlafentzug mit Zwang zum Wachbleiben. Zwangslaufen, Laufen bis zum Umfallen: Die Gefolterten müssen dabei zusätzlich Rucksäcke mit Steinen tragen. Des Weiteren spielt die Beschaffenheit des Bodens eine wichtige Rolle, ob man einen Schotterweg entlanglaufen, durch einen Sumpf waten oder über zerstoßenes Glas oder gar über glühende Kohlen laufen muss. Auch Zwangsarbeiten gehört in diese Rubrik, wie es z.B. die Gefangenen im Zweiten Weltkrieg leisten mussten.

Symptome und Befunde:

Schmerzen im Muskuloskelettalbereich, insbesondere in den Knien (z.B. durch erzwungenes stundenlanges Knien, auch als Disziplinierungsmaßname von Schülern in der Klosterschule). Unter Umständen entsteht ein Gehorsamkeitskonflikt mit einer Kniegelenksarthrose.

Diagnose:

Kinesiologische Testung auf „Zwangsfolter“

Therapie:

Aufstehen, sich aus der Folterzone aktiv wegbewegen, alles abschütteln und sich frei bewegen

Danken und Segnen der Folterer, z.B. der Lehrer oder der Präfekt in der Klosterschule, den Folterknechten und sich selbst

Kinesiologische Nachtestung auf „Zwangsfolter“

Kasuistik:

Der Präfekt in einer Klosterschule führt disziplinarische Maßnahmen durch: Ein unfolgsamer Schüler wird damit beauftragt, einen schweren Rucksack vom Kloster zum nächsten Bahnhof zu tragen, der einige Kilometer entfernt liegt und über einen steilen Berg führt. Ob angekommen, wartet bereits der Präfekt auf den Schüler, nimmt ihm den Rucksack ab und entleert vor den Augen des Schüler die darin enthaltenen Steine.

Miasmatische Muster

Die folgende Liste zeigt Beispiele von Erregerinformationen, die in der NLS-Analyse typischerweise an entsprechenden Stellen gefunden werden. Ausgehend vom schulmedizinischen Wissen, an welchen Organsystemen sich eine Infektionskrankheit manifestiert (Organotropie) und welche Symptome sie dort verursacht, kann der Aurachirurg einen entsprechenden Verdacht formulieren und diesen dann unmittelbar über NLS-Analyse im Vegetotest austesten. Letztlich ist es die Erfahrung des Therapeuten, um zu wissen, an welchen anatomischen Stellen informatorische Störungen und daraus resultierende Belastungen am besten zu finden bzw. nachzuweisen sind.

- Mycobacterium tuberculosis: Befall an Schädelbasis, Hypophyse, Haut, Niere, Nebenniere, Blase, Hoden und weiteren Organen. Patienten mit dem Miasma der Tuberkulose beschreiben, dass sie kein hohes Fieber entwickeln, vielfach über Wochen hüstelnd in einem schlechten Allgemeinzustand im Bett liegen, mit livide gefärbten roten Backen. Laut klassischer Homöopathie hat die miasmatische Belastung mit Tuberkulose folgende Eigenschaften: Allergien aller Art, chronische Kopfschmerzen und Migräne, auch mit Schwindel und Übelkeit, kommen in bestimmten Abständen immer wieder, ausgelöst durch Wetterwechsel, durch geistige Überanstrengung oder durch Verdauungsbeschwerden, auch durch den Geruch von Kaffee. Kopfschmerzen über dem rechten Auge, die bis zum Hinterkopf ziehen. Die Augenlider sind morgens beim Aufwachen geschwollen; häufig bilden sich Gerstenkörner, vorwiegend am rechten Auge. Bindehautentzündungen mit brennenden und stechenden Schmerzen, Blinzeln, Rötung und Lichtscheu. Neigung zu Ohrenentzündungen, aus den Ohren fließt chronisch ein schmerzloser Ausfluss. Sausende Geräusche im Ohr oder das Gefühl eines Fremdkörpers. Neigung zu Nasenbluten und zu kleinen Furunkeln der Nase mit grünlichem Eiter. Chronischer Schnupfen und Heuschnupfen. Die Mandeln sind vergrößert mit Neigung zu Mandelentzündungen und Lymphknotenschwellungen, feste Speisen können nur schwer geschluckt werden. Heiserkeit mit rauer Stimme und/oder Stimmlosigkeit sowie Schwellungen, Ödeme oder Geschwüre im Kehlkopf. Kinder werden mit überzähligen Zähnen geboren oder die Zähne stehen zu eng und zeigen eine Fehlstellung. Informatorische Belastungen durch Mycobacterium tuberculosis werden typischerweise über viele Generationen weitervererbt. Schlanke elegante Gestalt, Beine länger als Oberkörper. Neigung zu Gewichtsstörungen, d.h. Magerkeit oder Übergewicht, Träume über das Verhungern, Angst vor Verhungern, Tendenz zur Bevorratung von Lebensmitteln, Schlafwandeln.

- Treponema pallidum: Bei allen Tumoren zu finden, Selbstzerstörungsprogramm, in der NLS-Analyse am besten nachweisbar im Roten Knochenmark, Chromosomen, Genitalbereich, lokoregional am Ort der Erkrankung. Typischerweise zeigen sich Zustände von großer Schwäche mit nur wenigen Symptomen. Es besteht eine familiäre syphilitische Belastung, die als Informationsmuster epigenetisch vererbt wird. Laut klassischer Homöopathie sind typische Symptome: Fehlbildungen, Zwergwuchs, Haarausfall, Abmagerung. Charakterliche Störungen und kriminelle Tendenzen. Rechenschwäche. Furchtbare Verzweiflung. Krankhafte Furcht vor Ansteckung, Zwänge, vor allem Waschzwang. Gedächtnisschwäche. Tiefsitzende zermalmende Kopfschmerzen oder in einer geraden Linie verlaufend. Langsam zunehmende Lähmungen und Halbseitenlähmungen. Augenentzündungen, Sehstörungen und Ptosis. Nächtliche Augenschmerzen. Osteolyse der Gesichtsknochen. Karies und Fehlstellungen der Zähne. Chronisch vergrößerte und entzündete Mandeln. Speichelfluss besonders nachts. Chronisches Asthma, schlimmer im Sommer. Verlangen nach Alkohol, familiärer Alkoholismus. Abneigung gegen Fleisch. Jahrelange hartnäckige Verstopfung. Analfissur, Analprolaps. Starker Ausfluss. Stechende Herzschmerzen. Bluthochdruck. Rheumatische wandernde Schmerzen, besonders der Schulter. Exostosen und Knochenschmerzen besonders nachts, in den Schienbeinen, in den Röhrenknochen. Erysipel. Rezidivierende Abszesse mit grünlichem Eiter. Schmerzlose Geschwüre. Matte rote kupferfarbige Hautausschläge, werden bei Kälte blau. Schlaflosigkeit, besonders bei alten Menschen, Furcht vor der Nacht. Alle Beschwerden verschlimmern sich nachts, von Sonnenuntergang bis Sonnenaufgang. Von Geburt an nur eine Niere. Zu kleines Herz. Verformung innerer Organe. Ungleich große Lungenflügel. Zu wenig Zehen oder Finger. Taubheit, Blindheit. Pergamentartige Haut, angeborene weiße Flecken. Einbuchtung am Ohrläppchen.
- Neisseria gonorrhoeae: Knieprobleme mit entsprechender Lokalisation in der NLS-Analyse nachweisbar. Laut klassischer Homöopathie hat die miasmatische Belastung mit Gonorrhoe folgende Eigenschaften: Personen mit sykotischer Belastung in der Familienanamnese. Sehr leidenschaftliche Menschen mit Neigung zu extremen Gemütszuständen, zu Aggressivität und Grausamkeit. Große Empfindlichkeit, Neigung zu Depressionen, Konzentrations- und Gedächtnisschwäche. Zittern. Große Hast, Eile und Ungeduld, die Zeit scheint zu langsam zu vergehen, Furcht vor Unglück, fühlt sich beobachtet. Wahnideen und Paranoia. Säuglinge mit Analekzem, Aftervorfall bei Kindern, Impfschäden. Kauen an den Finger- und Fußnägeln, Bettnässen. Blasse kleine zurückgebliebene Kinder. Schlaflage in Knie-Brust-Stellung. Schnupfen und Nebenhöhlenentzündung mit Geruchs- und Geschmacksverlust. Apthen der Mundschleimhaut. Akne im Gesicht. Asthma und schmerzhafter trockener

Husten, schlimmer nachts, besser am Meer. Husten besser beim Liegen auf dem Gesicht. Allgemeine Erkältungsneigung, reichlich scharfe Absonderungen. Kopfschmerzen besonders in Hinterkopf und Stirn bis in die Augen mit Bandgefühl. Brennende Magenschmerzen, morgendliche Übelkeit, Schwangerschaftserbrechen. Schwieriger Stuhlgang, muss sich zurücklehnen um Stuhl abzusetzen. Afterjucken mit nässender Absonderung. Hitze und Brennen der Wirbelsäule, diese empfindlich und wie wund. Rheumatische Beschwerden schlimmer durch feuchte Kälte, Gonarthritis. Deformation der Finger- und Handgelenke. Schmerzen erscheinen plötzlich und verschwinden ebenso plötzlich wieder. Heiße Hände, Handflächen, Fingerspitzen. Heiße Füße, muss sie entblößen. Schmerzhaft empfindliche Fußsohlen. Wassersucht und Ödeme. Akute und chronisch Entzündungen des Urogenitaltraktes: Vaginitis, Urethritis, Zystitis, Prostatitis, Folgen von unterdrückter Gonorrhoe. Sterilität. Nierenkoliken. Kondylome. Menstruationsstörungen und Ausfluss. Verlangen nach Stimulantien, Süßigkeiten, Eis, Bier und Salz. Verschlimmerung der Beschwerden morgens, sie sind schlimmer von Sonnenaufgang bis zum Sonnenuntergang (im Gegensatz dazu die Nosode Syphilinum: Schlimmer von Sonnenuntergang bis Sonnenaufgang). Große Empfindlichkeit gegenüber Kälte und Luftzug, erkältet sich leicht. Starke Sekretproduktion. Vergrößerte Organe. Lymphstau. Ebenmäßiges Gesicht. Fleischiger Hals und Nacken. Ruhige Augen. Knollige Nase. Gut ausgeprägte Ohren mit Ohrläppchenbildung. Rundliche untersetze Gestalt. Kompakte Muskulatur. Überzählige Zähne, Zehen, Finger oder Nieren.

- Brucella abortus: Fehlgeburten mit familiärer Häufung, in der NLS-Analyse im Bereich von Uterus und Eileiter, als miasmatische Belastung vererbbar mit generationenübergreifender Familienanamnese.
- Staphylococcus aureus: Sepsis, in der NLS-Analyse an vielen Organen.
- Streptokokken: Entzündungen aller Art, in der NLS-Analyse im Darm und im Bindegewebe nachweisbar, Nieren, Nebennieren, Beckenorgane, Hals, Tonsillen, Kehlkopf, Schilddrüse, Nasennebenhöhlen.
- Corynebacterium diphteriae: Übermäßiges Schwitzen, Schluckbeschwerden, in der NLS-Analyse häufig im Bereich der Bronchien.
- Toxoplasma gondii: Befall der Augen, des Gehirns und des Herzens. In der NLS-Analyse entsprechende Nachweisbarkeit in diesen Organen. In der Anamnese beschreiben die Patienten, dass sie gerne Dinge „vor sich herschieben“, Suizidalität.
- Lamblien: In der NLS-Analyse im Darm und im Pankreas sichtbar.

- Shigellen: In der NLS-Analyse im Darm, verursacht durch z.B. eine Lebensmittelvergiftung, insbesondere durch Fisch, die anamnestisch erfragt werden kann.
- Malaria: In der NLS-Analyse in den immunologischen Stammzellen, Hirnstamm, rotes Knochenmark, Hypophyse, Leber sichtbar.
- Epstein-Barr-Virus: Infektiöse Mononukleose, in der NLS-Analyse Belastungen an den Tonsillen und Lymphknoten, Krebserkrankungen (z.B. Burkitt-Lymphom), Depressionen bei Befall des Hirns (in der NLS-Analyse auf entsprechenden Hirnstrukturen nachweisbar).

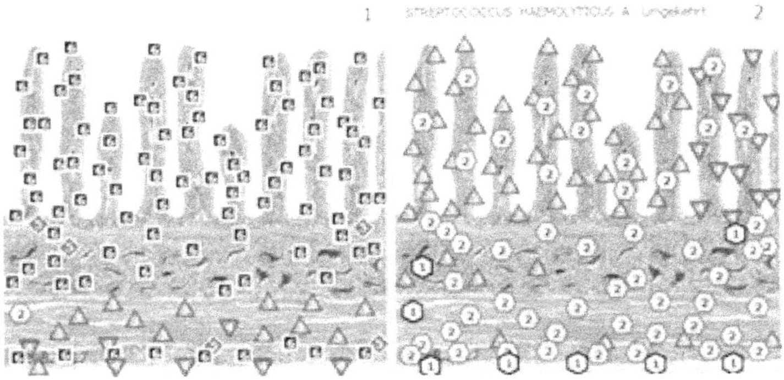

Abbildung: *Dünndarmzotten: Miasma Streptococcus haemolyticus mit Belastung der Dünndarmzotten, Besserung um 55% bei Invertierung in der NLS-Analyse.*

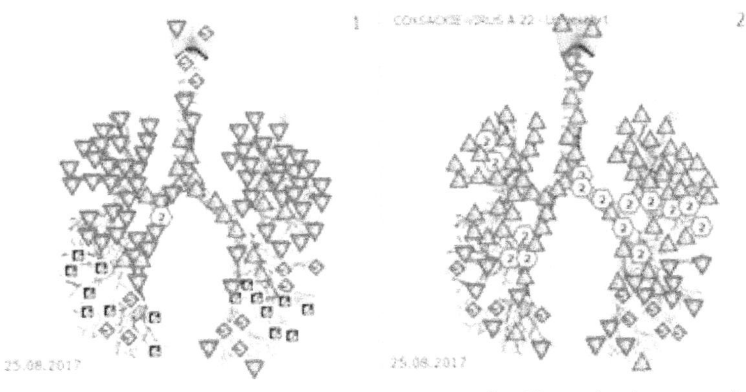

Abbildung: *Bronchialbaum: Miasma Coxsackie Virus A mit energetischer Belastung, Besserung um 88% bei Invertierung in der NLS-Analyse.*

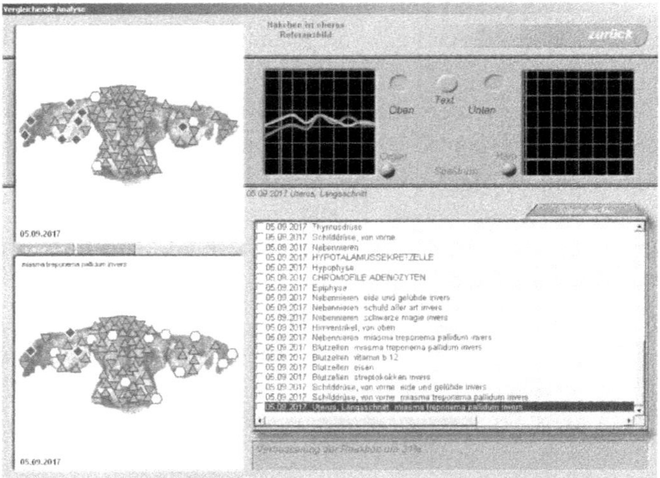

Abbildung: *Uterus und Ovarien: Miasma Treponema pallidum mit energetischer Belastung der Ovarien, Besserung um 31% bei Invertierung in der NLS-Analyse. Typischerweise zeigt sich die miasmatische Belastung mit Treponema pallidum im Bereich der Sexualorgane sowie im roten Knochenmark. Besteht somit der Verdacht auf eine entsprechende Belastung, sollte der Aurachirurg in der NLS-Analyse in den entsprechenden Strukturen suchen.*

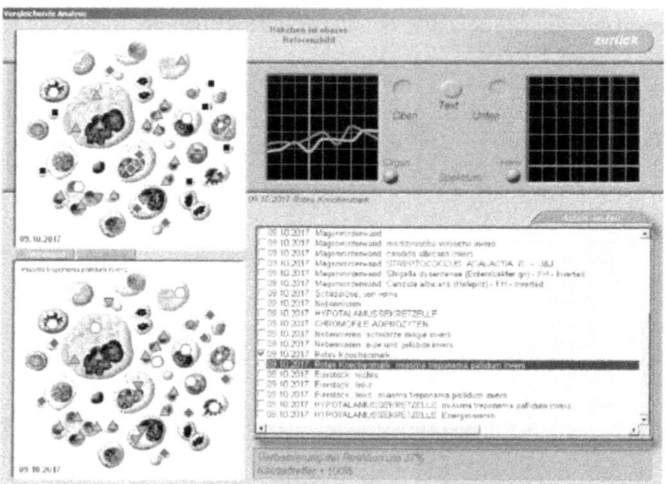

Abbildung: *Miasma Treponema pallidum mit energetischer Belastung des roten Knochenmarks, Besserung um 37% bei Invertierung in der NLS-Analyse.*

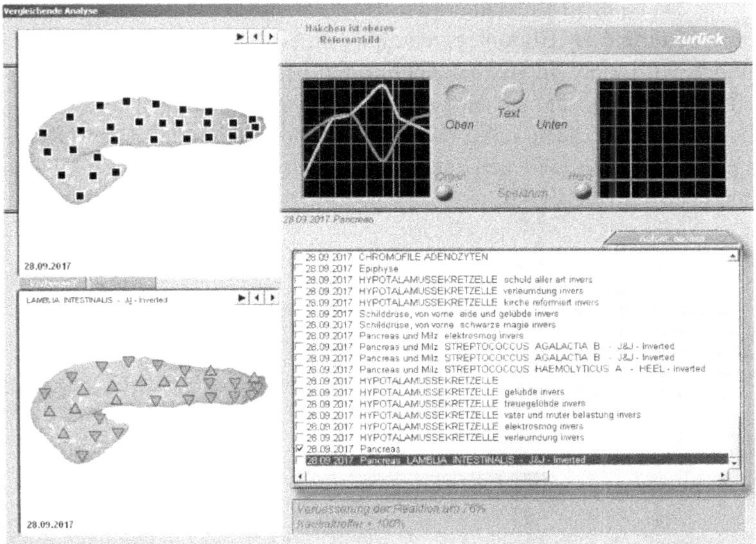

Abbildung: *Pankreas: Lamblien mit energetischer Belastung, Verbesserung der Reaktion um 76% bei Invertierung von „Lamblia intestinalis“.*

Kasuistik: Malaria

3-jähriges Kind, männlich, mit regelmäßig wiederkehrenden Fieberattacken seit 1 Jahr, die jeweils für einige Tag anhalten und dann wieder für Wochen oder gar Monate verschwinden. Die Fieberattacken führen zu einer erheblichen Reduzierung des Allgemeinzustands mit Durchfall, Abgeschlagenheit, epileptischen Krampfanfällen mit starrem Blick und fehlender Ansprechbarkeit und Apathie. Keine tonisch-klonischen Krämpfe in der Anamnese. Zahlreiche Untersuchungen an der Kinderklinik verliefen bislang ohne Ergebnis, mehrere EEG-Ableitungen konnten keine epilepsietypischen Entladungsmuster zeigen. Anmerkung: Das ist jedoch bei Fieberanfällen auch nicht zu erwarten, zumal es sich um sog. symptomatische Anfälle handelt und nicht etwa um ein generalisiertes Anfallsleiden im Sinne einer Pyknolepsie oder einer Grand-Mal-Epilepsie. Auch wurde bei jedem Fieberanfall eine bakterielle Fokussuche im Bereich des Darms, der Nebenhöhlen, Zähne und Lungen durchgeführt, zahlreiche Blutkulturen, Stuhluntersuchungen, allesamt mit unauffälligem Befund. Letztlich besteht bislang völlig Unklarheit über das Zustandekommen dieser schweren Fieberattacken.

Interpretation durch die Aurachirurgie: Zum Zeitpunkt der Untersuchung des Kindes besteht keine Fiebersymptomatik, der letzte Fieberschub liegt 3 Wochen zurück. Der wiederkehrende Charakter der Fieberattacken erinnert an eine Malaria, wenngleich das Kind sich bislang nie in einem Risikogebiet aufgehalten hat. Auch wäre im Rahmen der Blutuntersuchungen eine Malariaerkrankung aufgefallen. Dennoch wird eine NLS-Untersuchung auf Malaria auf Verdacht durchgeführt, und tatsächlich zeigt sich eine deutliche Belastung in der Bioresonanzmessung. Das legt den Verdacht nahe, dass ein Vorfahre des Kindes eine Malariainfektion durchgemacht hat und sich das Miasma als Information auf den kleinen Patienten epigenetisch vererbt hat.

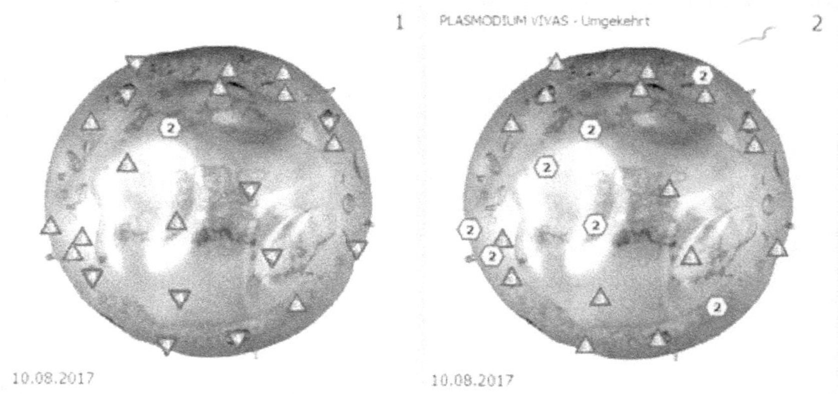

***Abbildung:** SCI Stammzelle, Verbesserung um 50% bei Invertierung von Plasmodium vivas.*

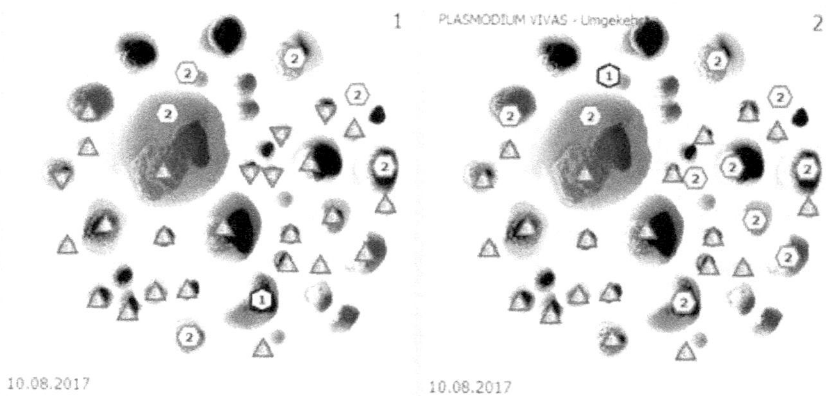

***Abbildung:** Rotes Knochenmark: Verbesserung um 29% bei Invertierung von Plasmodium vivas.*

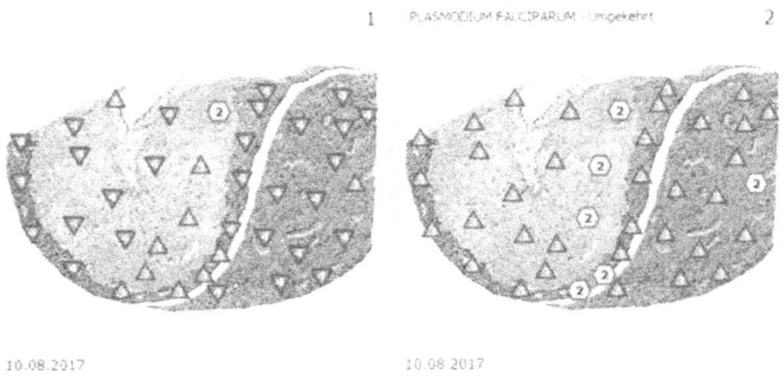

Abbildung: *Hypophyse: Verbesserung um 68% bei Invertierung von Plasmodium falciparum.*

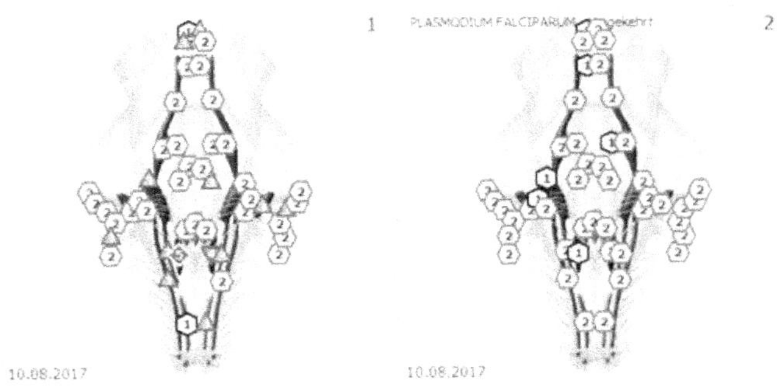

Abbildung: *Hirnstamm, Hirnnervenkerne: Verbesserung um 55% bei Invertierung von Plasmodium falciparum.*

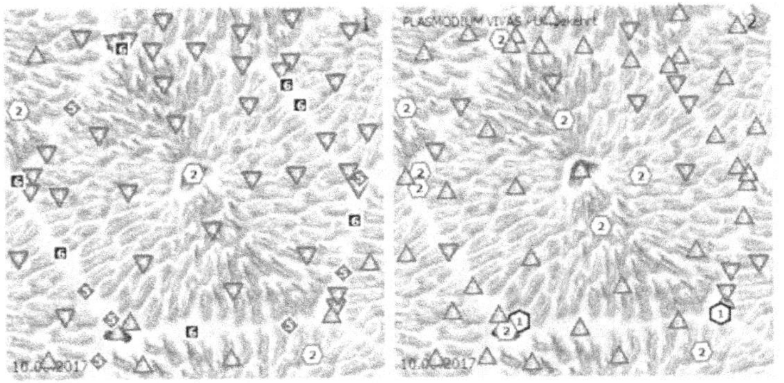

Abbildung: *Leber: 62% Verbesserung bei Invertierung von Plasmodium vivas.*

Miasmatische Belastung nach Organsystemen:

- Nieren: Streptococcus haemolyticus, Corynebacterium diphteriae, Mycobacterium tuberculosis
- Nebenniere: Streptococcus haemolyticus, Mycobacterium tuberculosis, Schweinepest, Fleckfieber, Tularämie, Mumps, Masern
- Hoden: Mumps, Masern, Streptococcus haemolyticus
- Harnblase und Prostata: Streptococcus haemolyticus, Trichomonaden, Neisseria gonorrhoae, Lymphogranuloma inguinale, Bilharziose, Toxoplasma gondii, Schweinerotlauf, Treponema pallidum, Mycoplasmen, Chlamydien, Mycobacterium tuberculosis, Gonokokken
- Uterus: Streptococcus haemolyticus, Trichomonaden, Gonokokken, Lymphogranuloma inguinale, Bilharziose, Toxoplasmose, Schweinerotlauf, Mykosen, Brucella abortus
- Haut: Masern (Morbilli), Röteln (Rubeola), Windpocken (Varizellen), Fleckfieber, Krätze (Scabies)
- Mamma: Treponema pallidum, Bacterium lactis aerogenes, Streptokokken der verschiedenen Stämme, Staphylococcus aureus
- Lunge: Masern, Pneumokokken, Bordetella pertussis, Haemophilus influencae, Mykoplasmen, Klebsiellen, Ascaris lumbricoides, Mycobacterium tuberculosis, Legionellen
- Hirn: Ornithose, Lues, Meningokokken, Tbc, Tollwut, Schweinepest, Typhus, Tetanus, Pockenimpfstoff, Borreliose, FSME, Virusencephalitis, Wolhynisches Fieber, Vakzinetoxin, Poliomyelitis, Toxoplasmose, Clostridien, Malaria, Bilharziose, Opisthorchis felineus
- Arterien: Malaria, Wolhynisches Fieber, Tularämie, Treponema pallidum, Streptokokken
- Venen: Chlamydien, Staphylokokken, Treponema pallidum, Malaria tropica, Streptokokken
- Knochenmark: Staphylocuccus aureus, Streptokokken versch. Stämme, Toxoplasma gondii, Treponema pallidum, Masern, Mumps, Röteln u.v.m.
- Nasennebenhöhlen: Bacteroides, Corynebacterium, Peptostreptococcus, Aerobacter, Pasteurellose, Parotitis, Proteus mirabilis, Acidophilus, Pyocyaneus, Subtilis, Bacillinum
- Dickdarm und Dünndarm: Amöben, Typhus, Paratyphus, Shiga-Kruse, Cholera, Clostridium difficile, Salmonella typhi, Salmonella paratyphi,

Taenia, Oxyuren, Legionellen, Shigellen, Streptokokken verschiedener Typen, Viren wie z.B. Noroviren u.a.

- Bindewege: Streptokokken, Staphylokokken, Pseudomonas, Clostridien
- Leber und Pankreas: Epstein-Barr, Virushepatitis, Leptospirose Morbus Weil, Trichinosis, Clonorchiasis
- Gallenblase: Salmonellen, Ascaris lumbricoides, Amöben, Typhus, Paratyphus, Shiga-Kruse, Cholera, Clostridium botulinum, Taenia, Oxyuren, Legionellen, Trichinosis, Clonorchiasis, Staphylococcus aureus
- Herzkrankgefäße: Diphterie, Malaria, Lues, Leptospiren, Streptokokken der verschiedenen Typen
- Herzmuskel: Borrelien, Diphterie, Picornaviren, Streptokokken
- Peritoneum: Herpes zoster, Herpes simplex, Varizellen, Schweinerotlauf
- Magen: Candida albicans, Streptococcus haemolyticus, Proteus mirabilis, Escherichia coli, Helicobacter pylori, Viren, Protozoen
- Vagina : Trichomonaden, Gardnerella vaginalis, Herpes, Chlamydien, Candida albicans, Streptokokken, Gonorrhoe, HIV

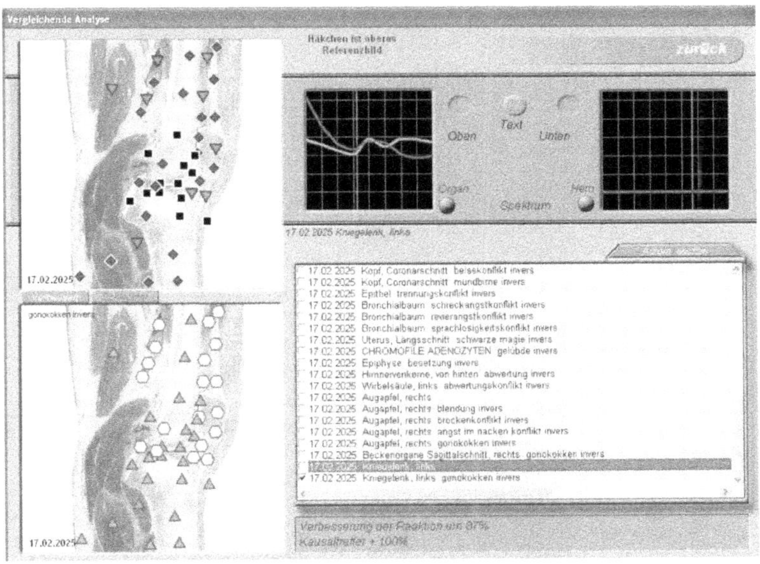

***Abbildung:** Kniegelenk links, Patient mit jahrelangen Kniebeschwerden, energetische Störung, bei Invertierung von „Gonokokken" verbessert sich die Reaktion um 87%.*

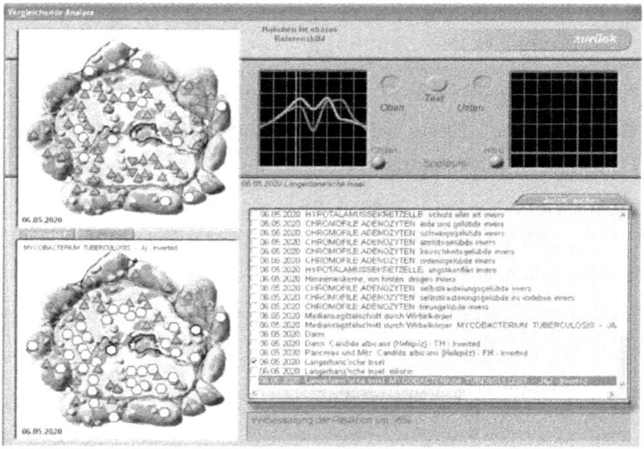

Abbildung: *Langerhans'sche Zellen, energetische Störung durch das Miasma der Tuberkulose in Höhe von 36%. Es handelt sich um einen Mann, der nach Jahrzehnten zu rauchen aufgehört und anschließend 30 kg Gewicht zugenommen hat. Nach langläufiger Meinung resultiert die Gewichtszunahme durch vermehrtes Essen als orale Ersatzbefriedigung.*

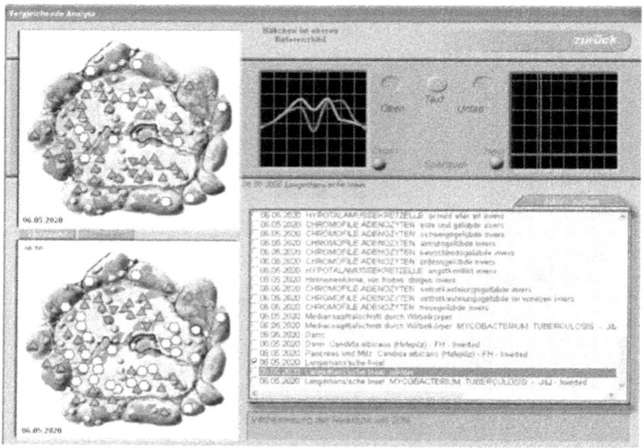

Abbildung: *Langerhans'sche Zellen, bei Eingabe von „Nikotin" verbessert sich die Reaktion um 20%. Das bedeutet: Nikotin hat eine „protektive" Wirkung in Bezug auf die Störinformation des tuberkulösen Miasmas, es reduziert die energetische Belastung durch das Miasma. Das Übergewicht entsteht somit nicht durch eine orale Ersatzbefriedigung, sondern ist ein energetisches Phänomen auf den Beta-Zellen.*

Konflikte

Biologischer Konflikt

Der deutsche Internist Dr. med. Ryke Geerd Hamer beschreibt etwa 80 Konflikte, die als sog. biologische Konflikte wirken.

Nicht jeder Konflikt ist ein biologischer Konflikt. Ein biologischer Konflikt ist gekennzeichnet durch folgende Aspekte: Es kommt zu einem schweren, hochakuten, dramatischen und isolativen (der Betroffene kann sich zum Zeitpunkt des Konflikteinschlags mit niemand austauschen) Konfliktschock, der einen auf dem falschen Fuß erwischt. Letzteres beschreibt, dass man eine andere Erwartung an die Geschehnisse hat als was einem dann real passiert. Ein biologischer Konflikt schlägt mit einer solchen Wucht im Gehirn ein, dass er auf organischer Ebene ausgeglichen werden muss, sonst würde er unter Umständen nicht überlebt. Es kommt zu einer Veränderung in drei Ebenen, eine **Trias aus Gehirn, Psyche und Organ**.

- **Erster Teil der Trias**: Im CCT (Computertomographie des Schädels) können schießscheibenartige Veränderungen im Gehirn nachgewiesen werden. Es existiert eine implizite Ordnung: Je nach Konfliktinhalt geschieht die Konfliktverarbeitung an einem entsprechend speziell vorgesehenen Hirnrelais, ein neuronales Zentrum an einer bestimmten Stelle im Gehirn. Es kommt zu einem sog. "Hamer'schen Herd", der sich als energetische Störung auch in der NLS-Analyse im Gehirn nachweisen lassen (siehe Abbildungen in „Informed – Lehrbuch der Informationsmedizin").
- **Zweiter Teil der Trias**: Der Konflikt fungiert als Initiator bzw. als energetischer Impulsgeber einer zunächst funktionellen oder schließlich organischen Veränderung, die in der gleichen Sekunde startet, in der der Konflikt im Gehirn einschlägt. Der organische Ausgleich benötigt keine Latenz, sondern erfolgt in der Sekunde des Konflikteinschlags am Gehirn. Dieser physiologische Ablauf stellt die Grundlage einer jeden Krankheit dar, die in der Regel immer bis zur Restitutio ad integrum, d.h. bis zur Wiederherstellung des ursprünglichen Zustandes durchlaufen wird.
- **Dritter Teil der Trias**: Der Konfliktschock führt zu einer psychischen Symptomatik, im Kern handelt es sich um eine Emotion, so wie es die

TCM auch beschreibt. Der Begriff „Psychischer Konflikt“ ist somit falsch, ebenso wie der Begriff der „psychosomatischen Medizin“. Denn psychische und somatische Symptome sind die Konsequenzen zugrunde liegender Konflikte und damit einhergehender energetischer Störungen, stehen somit auf der gleichen Stufe und bedingen nicht einander. So kommt es bei Revierverlustkonflikten zu psychischen Symptomen wie z.B. depressiven Störungen mit Antriebsverlust und Affektstörung. Typische Symptome sind Trauer, Scham, Aggression, Wut, Zorn, Verzweiflung, Rückzug, Resignation u.v.m.

Dispositionen zur Konfliktentstehung

Konflikte entstehen durch Erlebnisse in diesem Leben, werden aber durch karmische und/oder miasmatische Muster determiniert. Sie sind somit in vielen Fällen das Resultat aus den vorbestehenden informatorischen Dispositionen, sobald der Mensch auf Grund der sozialen Umstände in eine konflikthafte Situation gerät.

Das Charakteristikum karmischer Muster ist es, dass sie den Betroffenen immer wieder in die gleichen Situationen bringen und damit immer wieder einen erneuten Konflikt provozieren. Menschen, die z.B. das karmische Muster des Sklavenjochs in sich tragen, erleiden immer wieder Abwertungskonflikte durch ihre Umgebung. Das Bild des Sklavenjochs lässt die entsprechende Person in ihrem Verhalten nach außen devot und sklavisch wirken, wodurch die Person die Abwertung durch ihre Mitmenschen geradezu provoziert. Das Gleiche gilt für Menschen mit dem karmischen Muster des Prangers. Nach außen wirken solche Menschen wie die geborenen Opfer und werden durch ihre Mitmenschen laufend erniedrigt und somit abgewertet.

Ähnliches kennt man von miasmatischen Belastungen: Das miasmatische Muster der Syphilis beim Kind mit dem dadurch ausgelösten verminderten Risikoempfinden, wie es für das Miasma der Syphilis charakteristisch ist, induziert einen sog. Schreckkonflikt durch immer wieder kehrende Unfälle. Oder die miasmatische Belastung durch die Tuberkulose führt zu einer energetischen Störung der Nieren: Kommt es zu einem Existenzangstkonflikt, der sich typischerweise auf den Sammelrohren der Nieren organisch ausgleicht, so wird die energetische Störung durch den Konflikt entsprechend viel heftiger durchschlagen, wenn zusätzlich die miasmatische Belastung durch die Tuberkulose vorhanden ist. Die Reihenfolge kann aber auch umgekehrt sein: Nicht zuerst das Miasma der Tuberkulose und dann der Konflikt, sondern die Tuberkulose als Folge des Konflikts. Hamer betont, dass die Tuberkulose Ausdruck des ontogenetischen Prinzips der

Mikroben sei, wonach entodermale und alt-mesodermale organische Strukturen durch Tuberkulosebakterien abgebaut werden, mit den dafür typischen Symptomen wie subfebrile Temperaturen und Nachtschweiß. Tuberkulosebakterien sind somit als symbiotische Organismen in der Heilungsphase von z.B. Verhungerungs- oder Existenzkonflikten der Leber oder bei Existenz- oder Flüchtlingskonflikten der Nieren zu verstehen und keinesfalls als sinnlose, in jedem Fall krankmachende und vernichtungswürdige Mikroorganismen.

Intensivierung des emotionalen Erlebens

Karmische und miasmatische Programmierungen disponieren nicht nur Konflikte, sondern führen zu einem stärkeren emotionalen Erleben, sobald es zu einem Konflikt gekommen ist. So erleidet ein Mensch mit dem karmischen Muster des Sklavenjochs oder des Prangers nicht nur häufiger eine Abwertung durch seine Mitmenschen, sondern empfindet diese auch als deutlich erniedrigender als jemand, der in dieser Sicht karmisch unbelastet ist. Die Situation einer Beleidigung oder einer Abwertung wird entsprechend von verschiedenen Menschen ganz unterschiedlich verarbeitet: Karmisch Unbelastete „schlagen" zurück und lassen sich Erniedrigungen nicht bieten, karmisch Belastete ergeben sich ihrem Schicksal und zerbrechen unter Umständen daran.

Ein Mensch mit dem karmischen Muster des Sklavenjochs geht eher in die Passivität, ein Mensch mit dem karmischen Muster der Schuld und sexuellen Missbrauch entwickelt Scham mit prosozialem Verhalten. Ein Mensch mit dem karmischen Muster des verlorenen Mehrlings oder des Geburtstraumas resigniert und zieht sich zurück. Ein Mensch mit dem karmischen Muster der Kastration oder mit einem Rachegelübde geht in den Angriff, setzt sich vehement zur Wehr und kämpft um sein Revier. Kommt es zu einem Streit mit dem Nachbarn, so entsteht ein Revierärgerkonflikt mit der Emotion von Wut und Zorn, was durch das karmische Muster der Kastration energetisch verstärkt wird, während sich jemand mit dem Sklavenjoch eher zurückzieht und dem anderen das Feld überlässt. Das Selbstkasteiungsgelübde führt zu diszipliniertem und geradlinigem Verhalten mit strengen und wenig empathischen Emotionen. Das miasmatische Muster der Syphilis disponiert zu eigen- oder gar fremdaggressiven bis hin zu zerstörerischen Impulsen, das miasmatische Muster der Tuberkulose führt zu Negativität und destruktivem Verhalten. Der Mensch mit einem Schweigegelübde schluckt seine Emotionen gar herunter, erkennt die Botschaft hinter dem Konflikt nicht und gleicht alles über den Körper aus.

Somit wird klar: Nicht jeder Mensch reagiert bei einem Konflikt emotional in der gleichen Weise, sondern die Unterschiede sind evident, verursacht durch die etwaige karmischen und/oder miasmatischen Belastungen und deren jeweiliger Ausprägung.

Sinnhaftigkeit

Die körperlichen Veränderungen tragen eine Sinnhaftigkeit in sich: Hamer spricht hier von den sog. Sinnvollen Biologischen Sonderprogrammen SBS. Die körperliche Veränderung ist ein Gegenregulativ gegen das, was im Organismus den Konflikt ausgelöst hat.

Beispiel: Der Mensch erleidet einen Trennungskonflikt, in der konfliktaktiven Phase des Trennungskonflikts kommt es zu einer Funktionseinschränkung der Epidermis mit einer Reduzierung der Oberflächensensibilität und einer für das menschliche Auge kaum sichtbaren Zellreduktion, letztlich mit dem Ziel, dadurch den Leidensdruck hinsichtlich der Trennung nicht mehr in der Deutlichkeit spüren zu müssen. Dort, wo der Mensch gestreichelt und liebkost wird, nämlich im Bereich der Haut, wird die Empfindung reduziert. Die Reaktion des Hautorgans beschreibt somit keine fehlerhafte Reaktion oder gar ein Versagen der Natur, sondern erfüllt im Gegenteil eine lebensrettende Aufgabe, die Reduktion des lebensbedrohlichen Ereignisses, an dem der Organismus sonst unter Umständen zu versterben droht.

Konfliktverarbeitung

Der Ablauf der Konfliktverarbeitung erfolgt immer nach dem gleichen Prinzip und in zwei Phasen, der Krankheitsphase und der Reparatur- bzw. Heilungsphase:

- Ruhephase (Eutonie): Der Mensch befindet sich in seinem regulären täglichen Biorhythmus, es besteht ein Wechsel zwischen Sympathikotonie (Anspannung) während des Tages und Vagotonie (Entspannung und Schlaf) während der Nacht.
- Konflikteinschlag.
- Konfliktaktive Phase: Reaktion des Körpers auf den erfolgten Konflikt mit einer dauerhaften Sympathikotonie: Schneller Puls, erhöhter Blutdruck, erweiterte Pupillen (Mydriasis), Zwangsdenken, man dreht sich geistig nur noch um das Problem und eine mögliche Problemlosung (Besetzung auf der Epiphyse), Kaltschweißigkeit, kalte feuchte Hände, Mydriasis, Unruhe, Fahrigkeit u.v.m. Auf dem entsprechenden Hirnrelais zeigt sich der Hamer`sche Herd in Form von konzentrischen Kreisen.

- Konfliktlösung: Der Konflikt kann gelöst werden, z.B. indem sich die belastende Situation verändert oder indem eine Alternative gefunden werden kann.
- Heilungsphase A: Es besteht eine Vagotonie, d.h. der Mensch wird müde und fühlt sich erschlagen, erlebt einen Heilungsschlaf. Der Puls ist langsam, der Blutdruck reguliert sich auf normale Werte, Miosis, das Zwangsdenken wird beendet. Es ist die Phase der Exsudation, indem das beschädigte Areal schwillt, es kommt zu Ödemen, nicht nur auf den betroffenen Organen, sondern auch im Hirnrelais.
- Heilungskrise: Es kommt zu einem Anstieg der Körpertemperatur, eine kurze Phase der Katharsis, die darüber entscheidet, ob der Patient die Krankheit überlebt oder daran zugrunde geht. Bei Infektionskrankheiten findet sich diese Phase typischerweise drei Tage nach Beginn der Heilungsphase. Hamer beschreibt diese Phase der Katharsis als epileptoide bzw. epileptische Krise, zumal es in dieser kurzen Phase häufig zu epileptischen sympathikotonen Krampfanfällen kommt, bei Kindern bekannt als Fieberkrämpfe. In der Heilungskrise erlebt der Patient nochmals den gesamten Konfliktverlauf geistig im Zeitraffer. Dieses innerliche Durchleben, um daraus die entsprechenden Schlüsse für die Zukunft zu ziehen und zu lernen ist wohl der Sinn der Heilungskrise.
- Heilungsphase B: Die Heilungskrise ist überstanden, das Fieber verschwindet, es kommt zur Rückbildung unter Vagotonie mit großer Erschöpfung. Es ist die von ihm so benannte „Pinkelphase“, in der sich der Körper der eingelagerten Flüssigkeit entledigt. Das gilt auch für das Hirnödem innerhalb des Hamer’schen Herdes, der sich zurückbildet. Unter Umständen bleiben am Ende Narben, die in der MRT-Untersuchung als dauerhafte weiße Flecken zu erkennen sind.
- Eutonie: Restitutio ad integrum, alles wieder wie gehabt.

Bei einer Krankheit kommt es typischerweise zu einer Restitutio ad integrum, d.h. zu einer vollständigen Heilung und Wiederherstellung der ursprünglichen Verhältnisse, sobald der Konfliktauslöser eliminiert wird. Geschieht dies nicht bzw. wird die Ruhephase nicht mehr erreicht, so hat das typischerweise zwei Ursachen: Die Krankheitsphase bleibt bestehen und wird chronisch, beispielsweise weil der auslösende Konflikt persistiert oder immer wieder aufs Neue einschlägt, oder die Heilungsphase bleibt „hängen“ und löst sich nicht vollständig, weil Umstände vorhanden sind, die eine vollständige Lösung erschweren. Je nach Aspekt, ob sich der Patient in einer nicht gelösten Krankheitsphase oder einer hängen gebliebenen Heilungsphase befindet, kann anhand der charakteristischen

Zustände der jeweiligen Phase beurteilt werden: Die Konfliktphase zeichnet sich durch Sympathikotonie (Blutdruckerhöhung, kalte Extremitäten, Erregtheit, Schlaflosigkeit, eingeengtes Denken) aus, die Heilungsphase durch warme Extremitäten, Vagotonie und ausgeprägte Müdigkeit. Die körperlichen Beschwerden sind typischerweise Ausdruck der Heilungsphase, während in der konfliktaktiven Phase „nur" allgemeine vegetative Beschwerden vorherrschen: In dieser Phase ist der Organismus noch im Kampfmodus, er muss schauen, wie er sich aus der konfliktiven Situation rettet und nicht daran zugrunde geht.

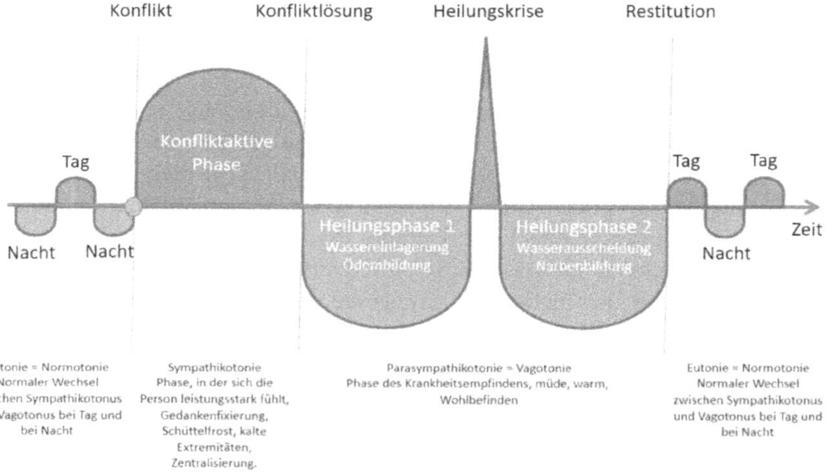

Abbildung: *Phasen der Konfliktverarbeitung: Der Mensch befindet sich in der Eutonie, d.h. in einem entspannten Zustand mit Wechsel zwischen Tag und Nacht, zwischen Sympathikotonus und Vagotonus. Kommt es zu einem unerwarteten Konfliktschock, so löst das ein „Sinnvolles Biologisches Sonderprogramm (SBS)" aus. Es folgt eine Dauer-Sympathikotonie mit Konfliktaktivität, die „konfliktaktive Phase". Schließlich kommt es zur Konfliktlösung, an die sich die Heilungsphase anschließt. Die Heilungsphase unterteilt sich in Heilungsphase A und B. Dazwischen liegt die „Heilungskrise", in der es zu epileptischen Anfällen mit Fieberkrämpfen kommen kann. Wird alles überstanden, stellt sich nach Beendigung der Heilungsphase B wieder Eutonie ein. Je ausgeprägter die energetische Vorbelastung durch karmische und miasmatische Muster, umso höher sind die in der Graphik angezeigten Kurvenamplituden und desto länger ist der Verlauf in der Zeitachse.*

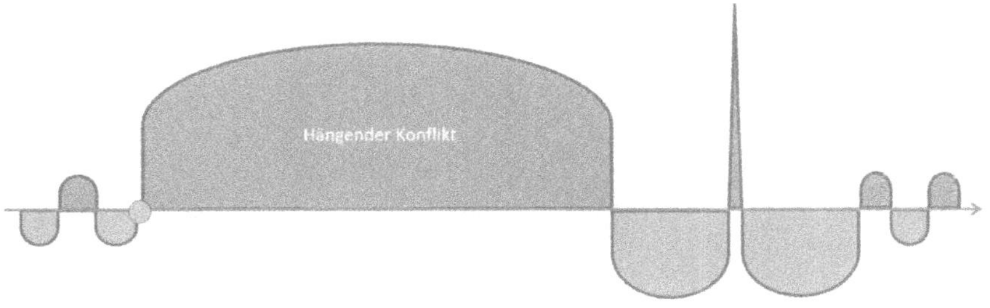

Abbildung: *Hängender Konflikt: Chronifiziert der Konflikt in der konfliktaktiven Pha-se, so sprechen wir von einem „hängenden Konflikt". Das führt zu einer Persistenz der mit der Konfliktaktivität verbundenen Symptome, was wiederum die Gefahr erhöht, dass der Organismus die Belastung nicht aushält und verstirbt. Insbesondere die kardialen Belastungen durch Tachykardie und Blutdruckerhöhung, wie sie in den konfliktaktiven Phasen typisch sind, haben entsprechende Wirkungen.*

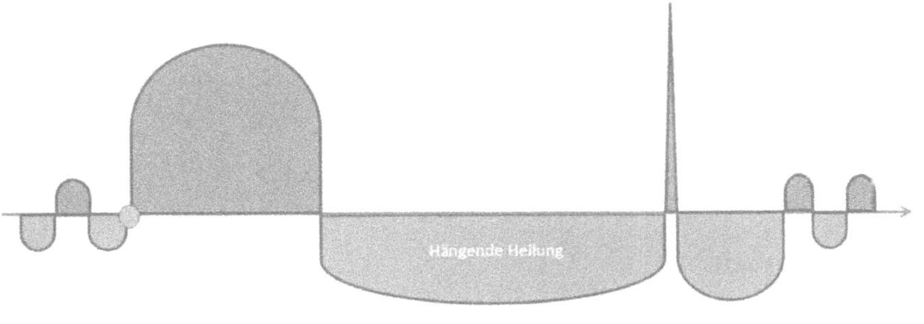

Abbildung: *Hängende Heilung in Heilungsphase A: Es kommt zu vermehrter und anhaltender Ödematisierung. Es kommt zu Flüssigkeitseinlagerung im Hamer'schen Herd, der Patient leidet auf Grund des erhöhten intrakraniellen Drucks unter Kopfschmerzen. Auch das peripher ausgleichende Organsystem zeigt Tendenzen zur Vergrößerung auf Grund vermehrter Flüssigkeitseinlagerung. Generell hält der gesamte Organismus zu viel Flüssigkeit, die Füße schwellen an, die Hände werden dick und können nicht mehr wie gewohnt zur Faust geballt werden. Unter den Augen bilden sich dicke Polster, das ganze Gesicht wirkt etwas aufgedunsen.*

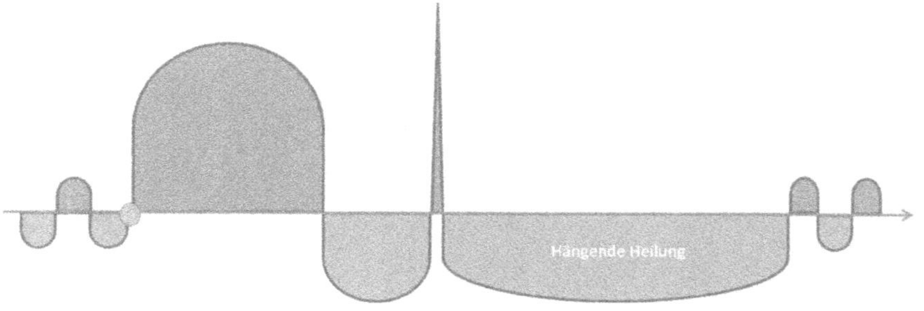

Abbildung: *Hängende Heilung in Heilungsphase B: Es kommt zu vermehrten und verlängerten Ödemausschwemmungen.*

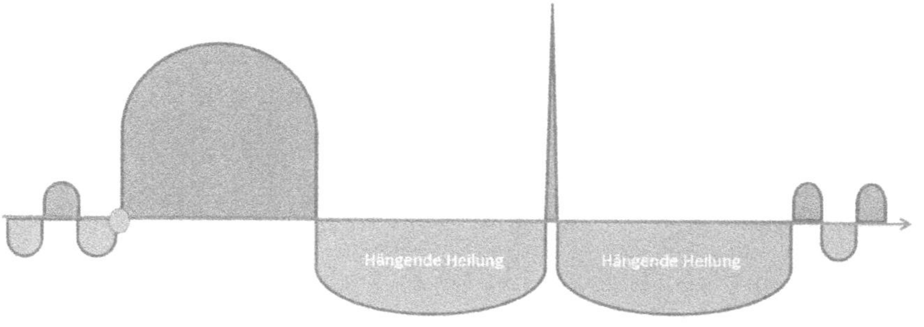

Abbildung: *Hängende Heilung in Heilungsphase A und B*

Schwangerschaft

Die Schwangerschaft ist ab dem 3. Schwangerschaftsmonat typischerweise eine Zeit ohne Konfliktverarbeitung. Konflikte, die ab diesem Zeitpunkt einschlagen, werden auf Halde gelegt zur Verarbeitung nach der Geburt. Die werdende Mutter kann sehr wohl Konflikte erleiden, sie durchläuft diese aber nicht während der Schwangerschaft zum Schutz des Ungeborenen. Der ganze Organismus schaltet auf Vagotonie, um in einem möglichst entspannten Zustand bis zur Geburt durchzuhalten. Das ist dann nicht selten der Grund für die postpartalen Psychosen, wo gleiche mehrere auf Halde gelegte Konflikte gleichzeitig verarbeitet werden und in die schizophrene Konstellation führen.

Meditation

Kann oder soll man das Konfliktgeschehen durch Meditation begleiten? Aus Sicht der biologischen Konfliktverarbeitung bringt die Meditation den Menschen in eine tiefe Entspannungsphase, der Betroffene kann durch die Meditation unter Umständen seinen Konflikt lösen, wechselt dann in die Heilungsphase und entwickelt die für die Heilungsphase typischen Krankheitssymptome. Das muss keineswegs problematisch sein, sofern die Heilungsphase regulär durchlaufen und ohne Komplikationen beendet wird.

Funktion der Emotion

Auch die Emotion als dritter Teil der beschriebenen Trias erfüllt eine sinnhafte Aufgabe. Dieser Gedanke ist neu, denn bisher wurde die Emotion „nur" als ein Symptom verstanden, ohne dabei die Frage zu stellen, ob diese nicht auch eine sinnvolle Zielsetzung verfolgt. Emotion oder Gemütsbewegung bezeichnet eine psychophysische Bewegtheit, die durch die bewusste oder unbewusste Wahrnehmung eines Ereignisses oder einer Situation ausgelöst wird. Entscheidend ist somit die Verbindung aus Psyche und Physis. Im Gegensatz zum „Gefühl" beschreibt die Emotion eine deutlich wahrnehmbare physische Veränderung von Muskulatur, Herzschlag, Atmung usw., die mit Messungen neurophysiologischer Parameter nachweisbar sind.

Der Ursprung des Wortes „Emotion" kommt aus dem Latein: „E" heißt „aus, heraus", „movere" heißt „bewegen". Emotion beschreibt damit die Erschütterung durch das Geschehen, gleichzeitig aber auch die Bewegung aus dem Geschehen. Die Emotion ist verantwortlich für das motorische Verhalten des Betroffenen, um sich entweder aus der Gefahrenzone wegzubewegen, sich zurückzuziehen oder in der Gefahrenzone zu verbleiben und um seine Position zu kämpfen.

Eine Emotion

- ist verhaltenssteuernd bzw. antriebssteuernd
- variiert in der Ausprägung mit der Bedeutsamkeit der Situation,
- besteht in einer spezifischen körperlichen Aktivierung, die der Situationsanpassung dient,
- ist messbar vor allem im limbischen System,
- wird spürbar vor allem als Muskelaktivität,
- ist beurteilbar in der Ausschüttung unterschiedlicher Neurotransmitter (Serotonin, Adrenalin, Oxytocin usw.),
- kann bewusst wahrgenommen werden und, im Unterschied zum Affekt, beeinflusst werden.

Was passiert, wenn man durch entsprechende Therapien die Emotion löscht? Die Antwort lautet: Der Betroffene erleidet unter Umständen einen Nachteil. Emotionen sind ein Teil der Trias von biologischen Konflikten, sie beschreiben den psychischen Aspekt, der neben den anderen Aspekten der Trias stets zu finden ist. Wird die Emotion aus dem Organismus gelöscht, so fehlt die entsprechende psychomotorische Reaktion, so kann der Konflikt unter Umständen nicht verarbeitet werden, so kommt es zu keiner Konfliktlösung und damit auch zu keiner Beendigung des Konfliktgeschehens. Der Betroffene verharrt dann in einer dauerkonfliktaktiven Phase, die sich durch Sympathikotonie (Blutdruckerhöhung, kalte Extremitäten, Erregtheit, Schlaflosigkeit, eingeengtes Denken) kennzeichnet. Insofern eine Dauerbelastung für den Organismus, der unter Umständen nicht ausgehalten werden kann und zu bleibenden Schäden oder gar zum Tod führt.

Aus diesem Grund bin ich gegen das therapeutische Löschen von Emotionen, denn die Emotion besitzt eine Sinnhaftigkeit zum Schutz des Organismus. Ist ein Mensch beispielsweise beim Snowboarden schwer verunfallt, so trägt er künftig die für ihn belastende Emotion in sich, die sich aus dem Schock durch Unfall ergibt. Man könnte nun argumentieren, diese belastende Emotion gehöre gelöscht, auf der anderen Seite muss man sie jedoch auch als eine Art von Schutzprinzip akzeptieren, das verhindert, dass sich der Betreffende erneute auf ein Snowboard stellt und erneut verunfallt.

Trägt man eine belastende Emotion in sich, so gilt es vielmehr zu fragen, welche kausalen Störinformationen dahinterstehen, im vorliegenden Beispiel Unfall, Schock, Schuld, Abwertungskonflikt. Das Ziel ist es, die karmischen, miasmatischen und konfliktiven Belastungen als Verursacher der Emotion zu identifizieren und informatorisch aus dem Organismus zu löschen. Gelingt dies, verschwindet die belastende Emotion von selbst.

Liste der Konflikte:

(Erläuterungen aller Konflikte finden Sie im Lehrbuch „Informed“)

Abgrenzungskonflikt	Anspannungskonflikt
Abhängigkeitskonflikt	Berührungskonflikt
Abwertungskonflikt	Beschmutzungskonflikt
Alarmbereitschaftskonflikt	Besudelungskonflikt
Anerkennungskonflikt	Brockenkonflikt
Angriffskonflikt	Denkkonflikt
Angstkonflikt	Differenzierungskonflikt
Angst-Ekel-Konflikt	Ekelkonflikt
Angst-im-Nacken-Konflikt	Entgleisungskonflikt

Entstellungskonflikt	Schluckkonflikt
Erwartungskonflikt	Schreckkonflikt
Existenzkonflikt	Schreckangstkonflikt
Fallkonflikt	Schuldkonflikt
Flüchtlingskonflikt	Schwangerschaftskonflikt
Flüssigkeitskonflikt	Sehkonflikt
Frontalangstkonflikt	Sensorischer Konflikt
Frustrationskonflikt	Sorgekonflikt
Gebanntseinskonflikt	Sprachlosigkeitskonflikt
Gehorsamkeitskonflikt	Standortkonflikt
Geschlechtlicher Konflikt	Stinkekonflikt
Gleichgewichtskonflikt	Sträubekonflikt
Hörbrockenkonflikt	Streitkonflikt
Hörkonflikt	Suchkonflikt
Identitätskonflikt	Todesangstkonflikt
Integritätskonflikt	Todeskonflikt
Klotz-am-Bein-Konflikt	Trennungskonflikt
Kontrollverlustkonflikt	Überforderungskonflikt
Machtlosigkeitskonflikt	Übervorteilungskonflikt
Mangelkonflikt	Unfähigkeitskonflikt
Motorischer Konflikt	Unsportlichkeitskonflikt
Nestkonflikt	Verhungerungskonflikt
Ohnmächtigkeitskonflikt	Verlustkonflikt
Partnerkonflikt	Vertrauenskonflikt
Revierangstkonflikt	Wegekonflikt
Revierärgerkonflikt	Widerstandskonflikt
Reviermarkierungskonflikt	Witterungskonflikt
Revierverlustkonflikt	Zugehörigkeitskonflikt
Riechkonflikt	Zusammenhaltskonflikt

Hirnrelais

Im Folgenden finden sich die Darstellungen der Hirnrelais, der jeweils dazugehörigen Organstrukturen und der entsprechenden Konflikte. Wie in „Informed - Lehrbuch der Informationsmedizin“ beschrieben, gibt es drei Keimblätter, resultierend aus den embryologischen Entwicklungen. Hamer unterscheidet zwischen ektodermalen, neu-mesodermalen, alt-mesodermalen und entodermalen Hirnrelais. Nicht nur die jeweils adressierten Organstrukturen sind unterschiedlich und den jeweiligen embryologischen Keimblättern streng zugeordnet, sondern auch der Inhalt des jeweiligen Konflikts ist spezifisch. Ektodermale, neu-mesodermale und alt-mesodermale Hirnrelais sind auf Grund der Kreuzung der neuronalen Bahnen seitenverkehrt repräsentiert, d.h. die rechte Gehirnhälfte projiziert in die linke Körperhälfte und umgekehrt. Nur bei den entodermalen Hirnrelais gibt es keine neuronale Kreuzung, denn die im Stammhirn lokalisierten Hirnnerven verlaufen ungekreuzt, die abgebildete Gehirnhälfte und Körperhälfte sind somit seitenidentisch. Zu beachten ist auch, dass sich die folgende Darstellung von der in der Schulmedizin üblichen Darstellung unterscheidet: Die Schnittfläche wird nicht von unten, sondern von oben angeschaut, entsprechend liegt die rechte Hirnhälfte rechts und umgekehrt.

Während die Hirnrelais im Alt-Mesoderm und Neu-Mesoderm bilateral gleiche Konfliktinhalte und auch entsprechend korrespondierende Organstrukturen beschreiben, gibt es bei Entoderm und Ektoderm links bzw. rechts Unterschiede. So findet sich rechtshirnig das Hirnrelais für Herzkranzarterien und Samenbläschen, während an der korrespondierenden Stelle linkshirnig das Hirnrelais für Herzkranzvenen und Gebärmuttermund liegt. Auf beiden Hirnrelais wird der gleiche Konfliktinhalt verarbeitet, nämlich der Revierverlustkonflikt. Dennoch ergeben sich unterschiedliche Konsequenzen in der Heilungskrise: Bei Betroffenheit des Hirnrelais rechtshirnig kommt es sechs Wochen nach Konfliktlösung in vielen Fällen zum Herzinfarkt, linkshirnig dagegen zu Lungenembolien. Analog verhält es sich im Entoderm: Während rechtshirnig im Stammhirn das Hirnrelais für die Bauchspeicheldrüse liegt, findet sich an der korrespondierenden Stelle linkshirnig das Hirnrelais für den Dickdarm. In beiden Fällen handelt es sich bei den Konfliktinhalten um sog. Brockenkonflikte, wenngleich mit verschiedenen Inhalten, wie im Folgenden zu studieren.

Bei revierbezogenen Hirnrelais gibt es eine Besonderheit: Bei Männern erfolgt der Einschlag eher rechtshirnig, Frauen eher linkshirnig, im Fall der Rechtshändigkeit. Bei Linkshändigkeit verhält es sich umgekehrt. Ist eine Hirnhälfte bereits durch einen Konflikt belegt, manifestiert sich ein Zweitkonflikt auf der anderen Hirnhälfte. Es kommt dann zu einer sog. Konstellation (siehe „Informed“).

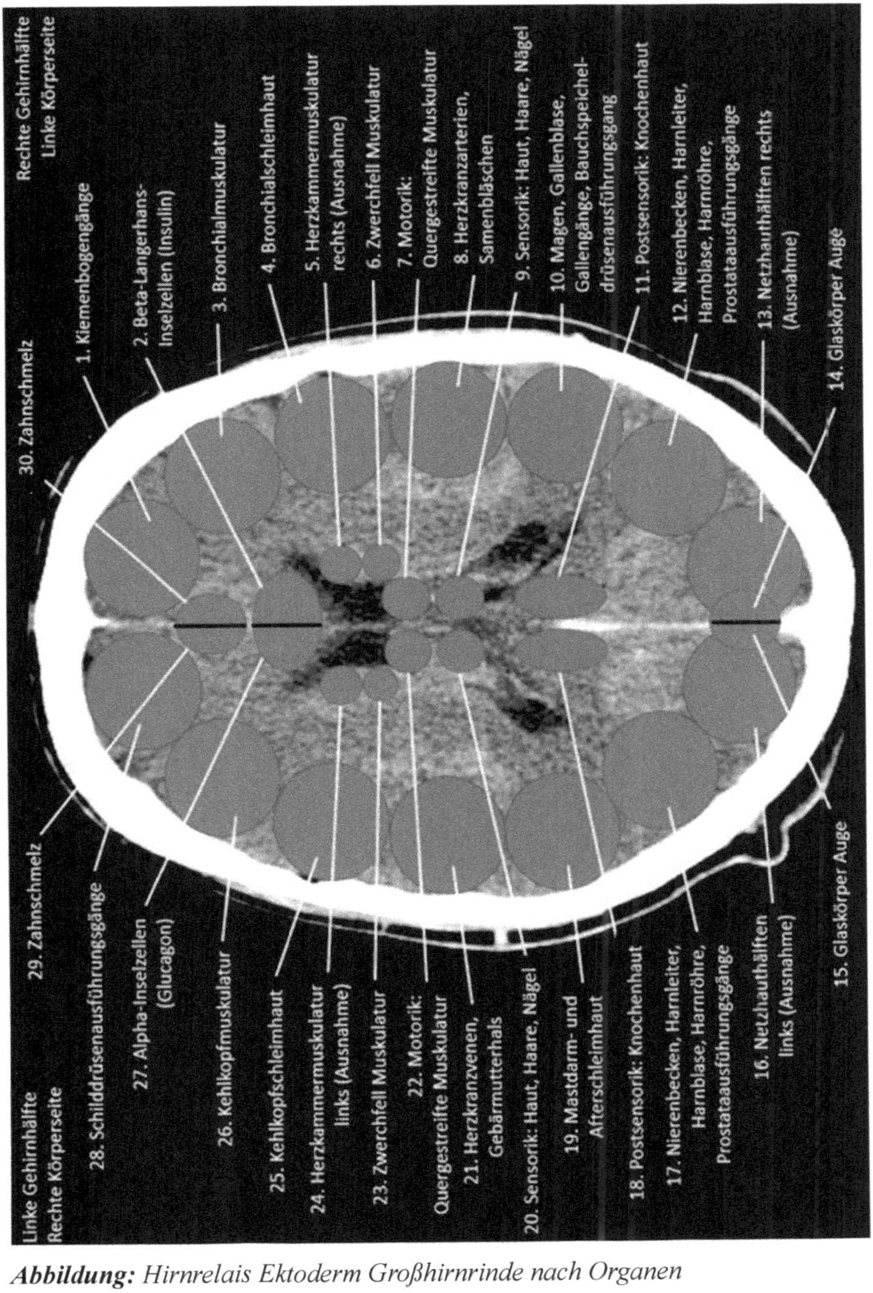

Abbildung: *Hirnrelais Ektoderm Großhirnrinde nach Organen*

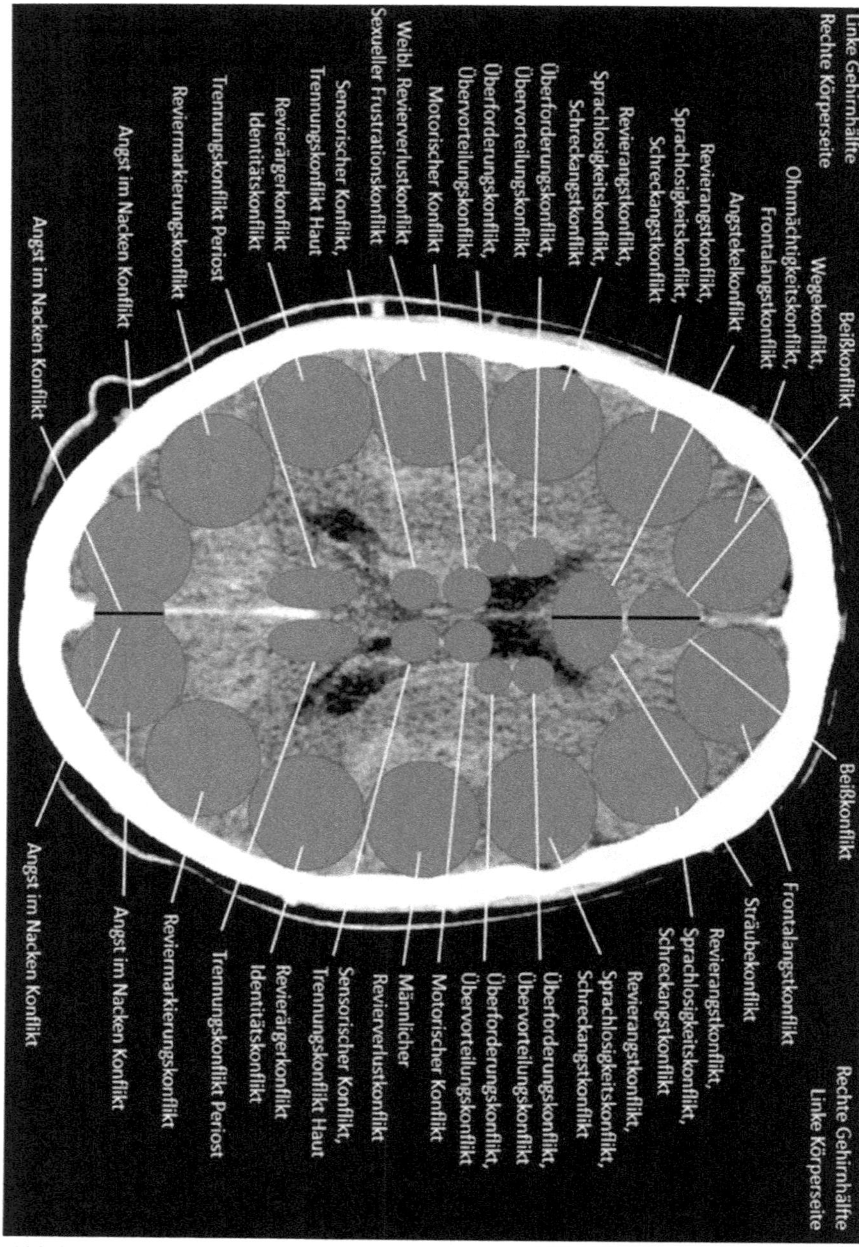

Abbildung: *Hirnrelais Ektoderm Großhirnrinde nach Konflikten*

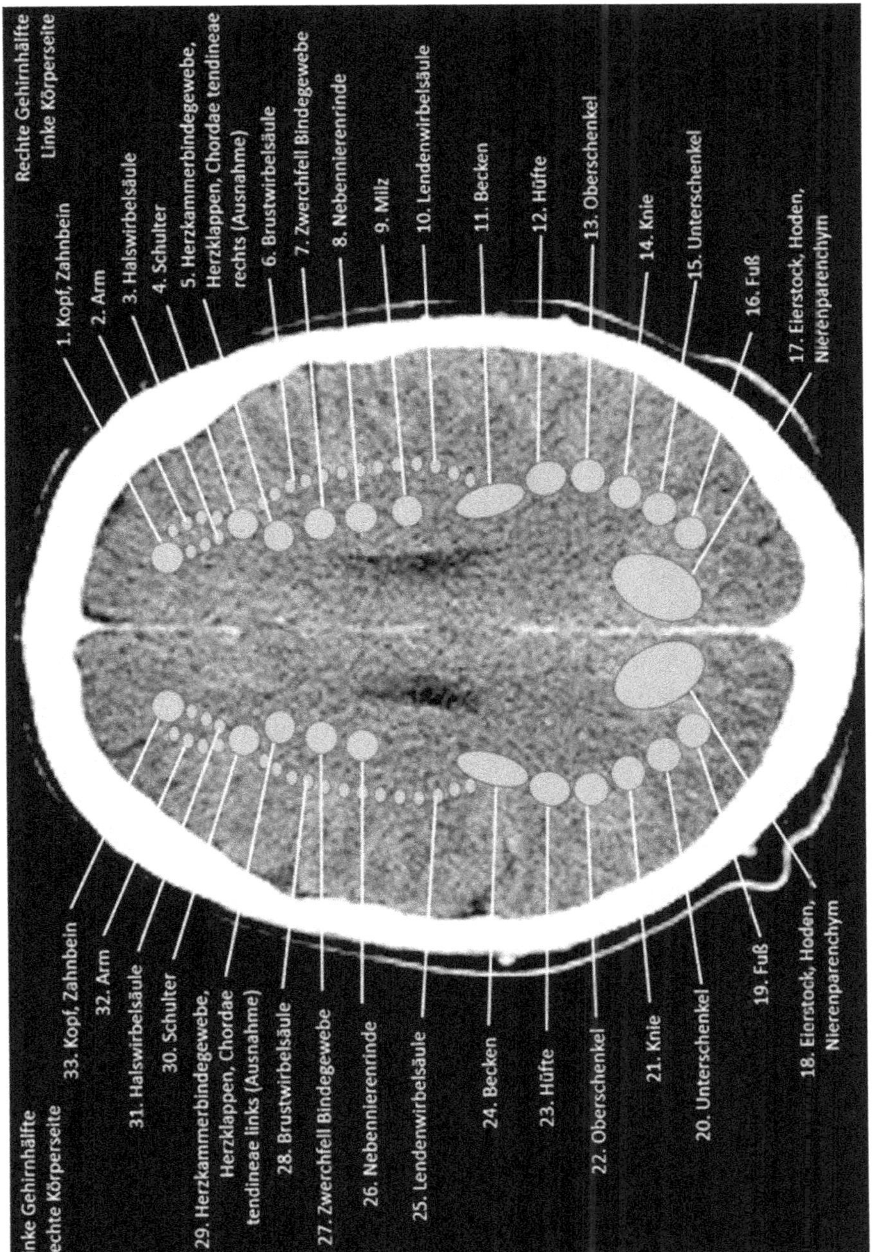

Abbildung: *Hirnrelais Neu-Mesoderm Großhirnmarklager nach Organen*

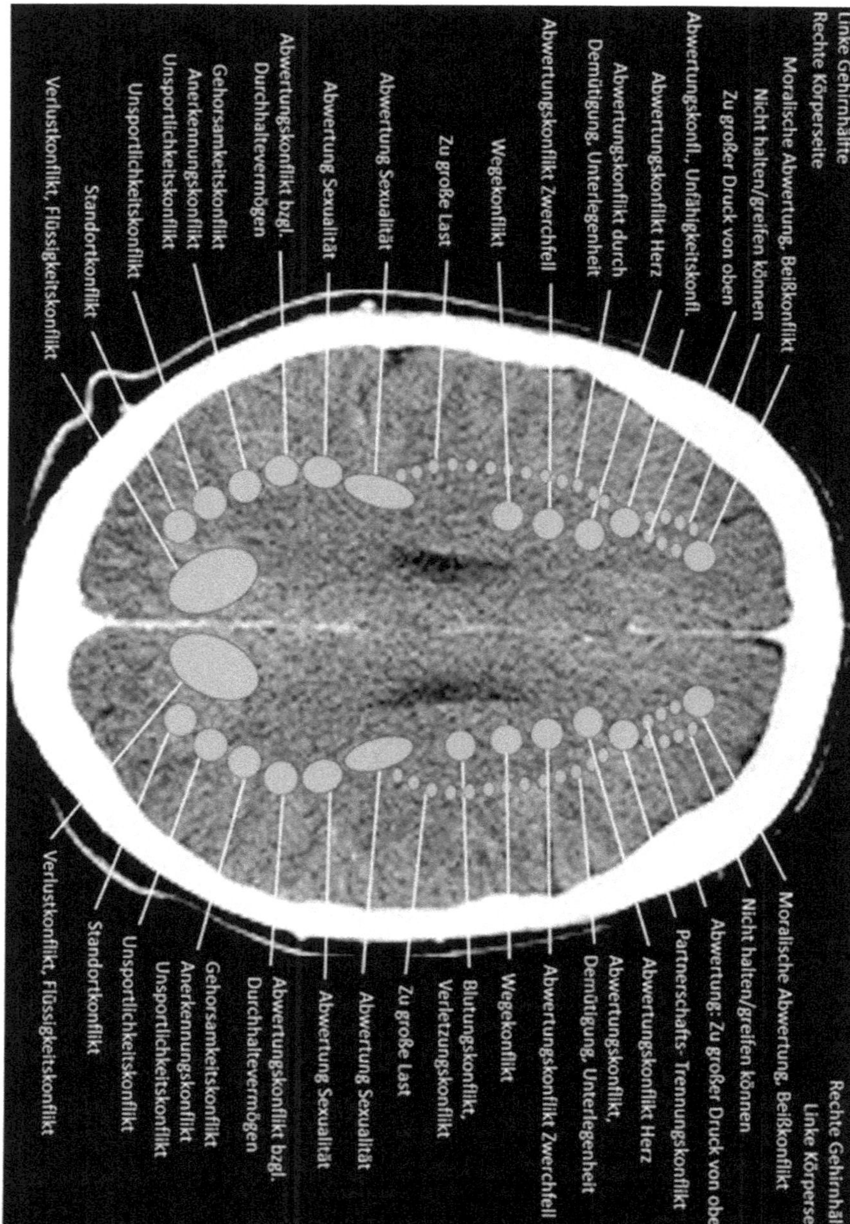

Abbildung: *Hirnrelais Neu-Mesoderm Großhirnmarklager nach Konflikten*

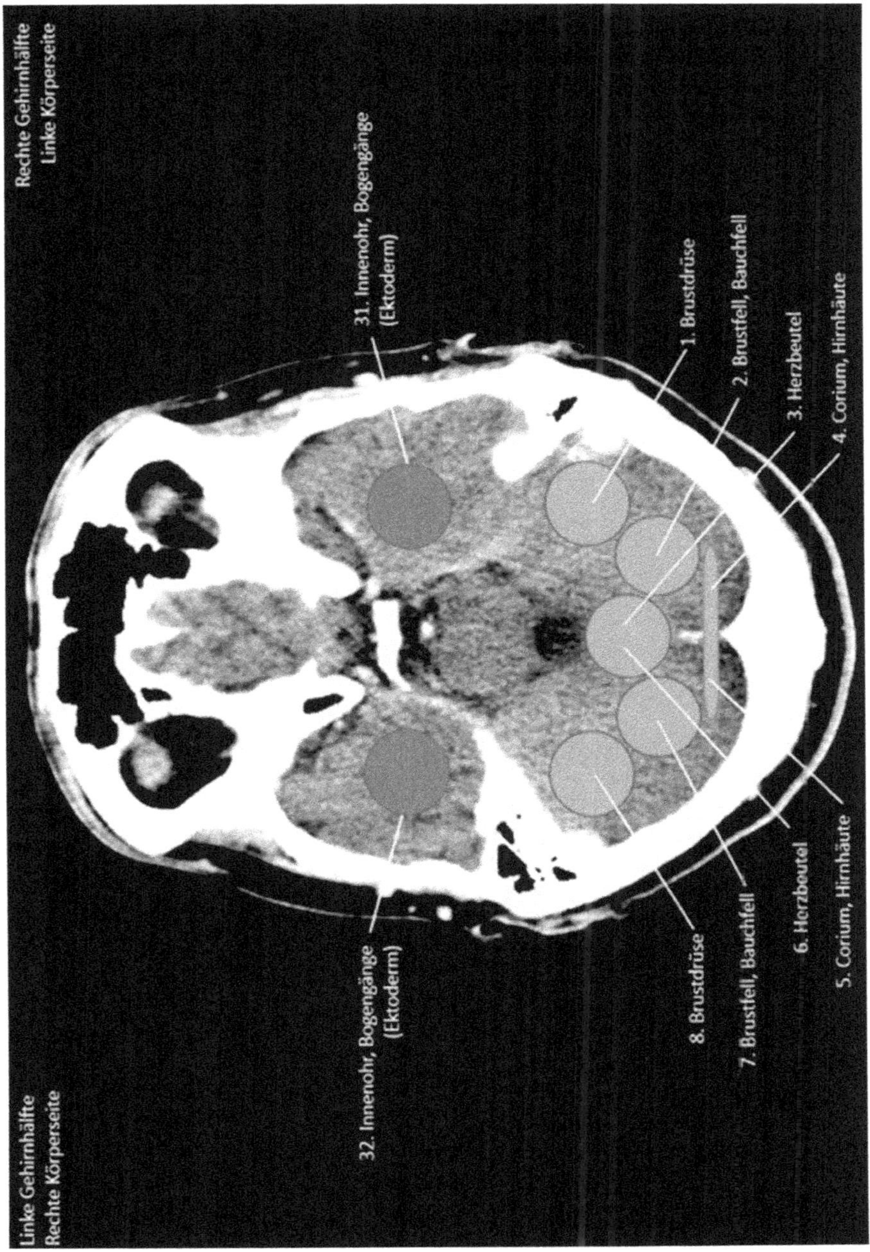

Abbildung: *Hirnrelais Alt-Mesoderm Kleinhirn nach Organen*

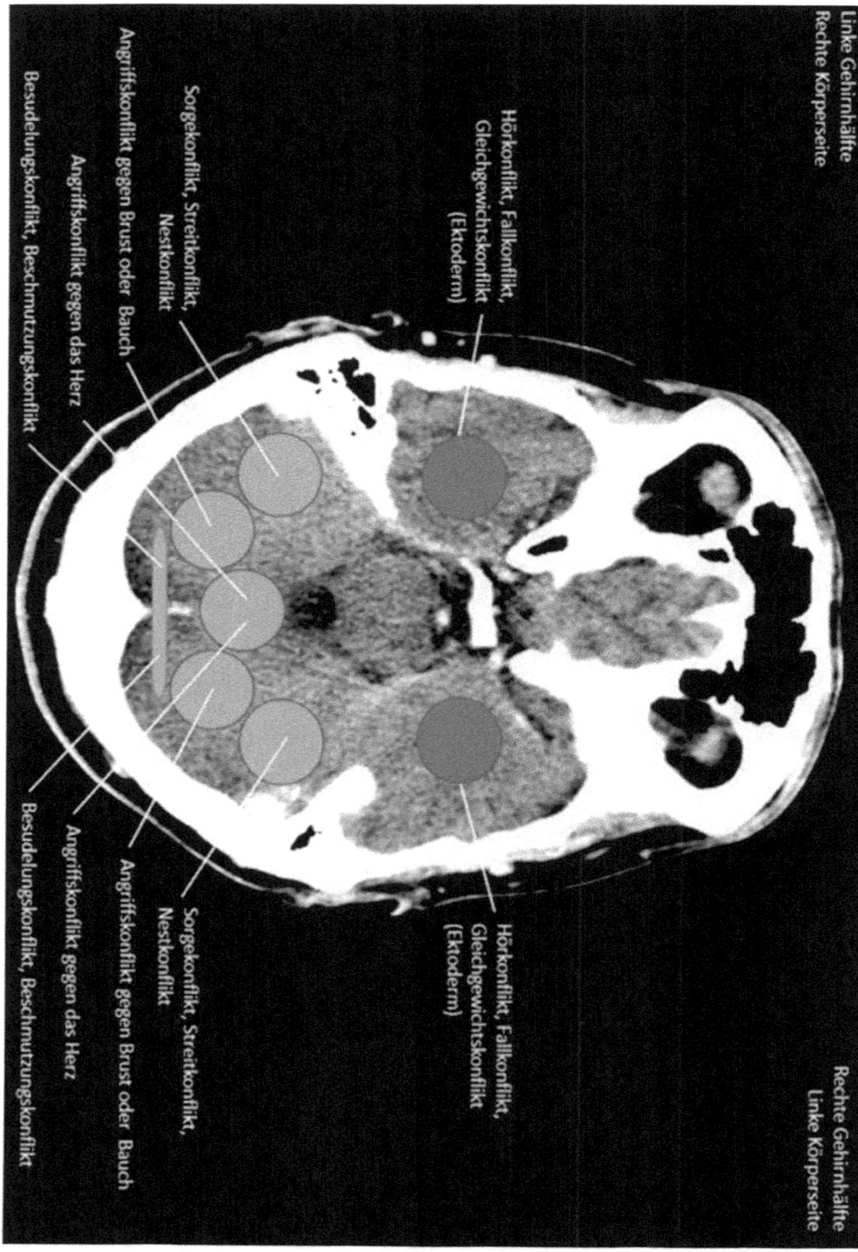

Abbildung: *Hirnrelais Alt-Mesoderm Kleinhirn nach Konflikten*

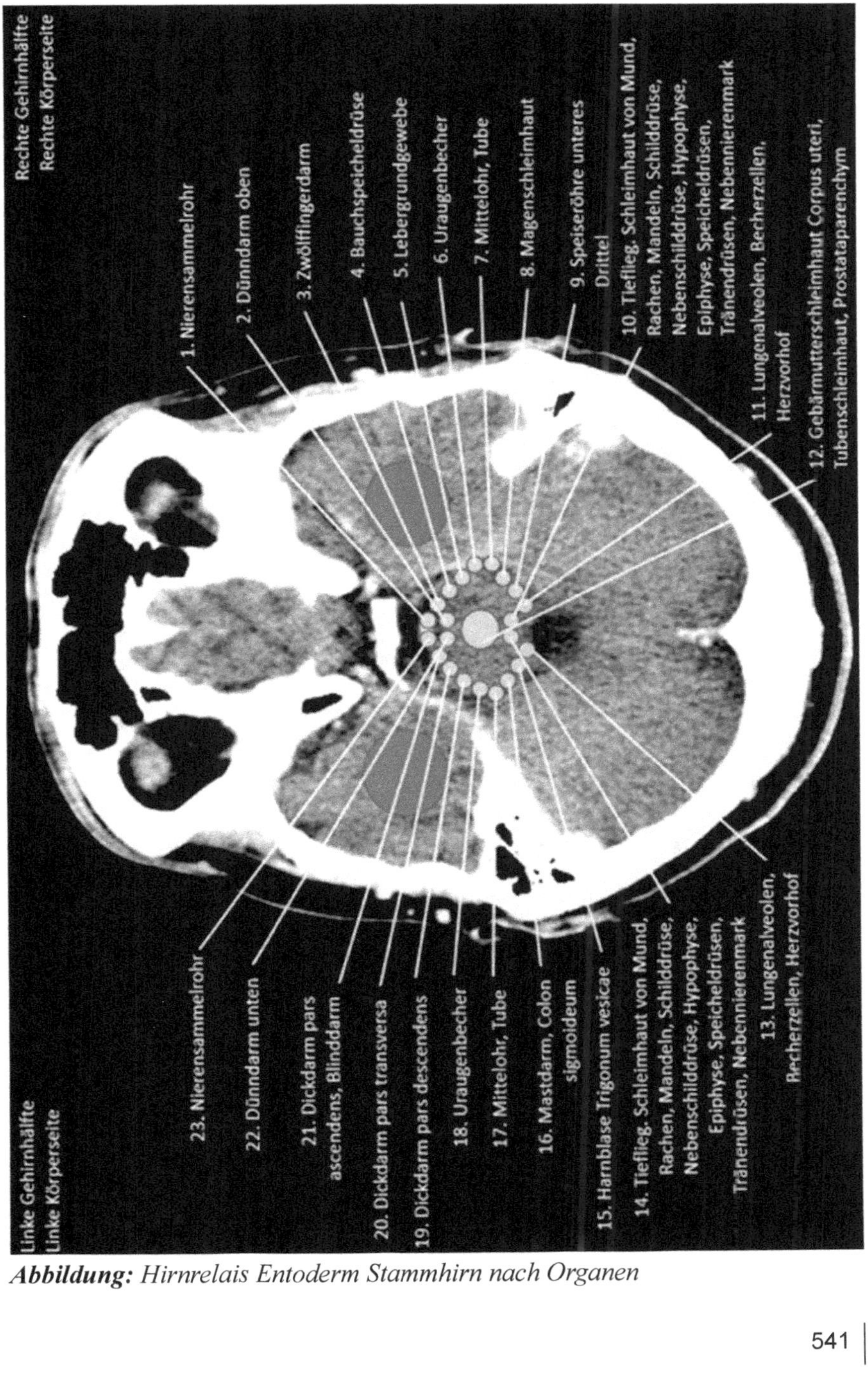

Abbildung: *Hirnrelais Entoderm Stammhirn nach Organen*

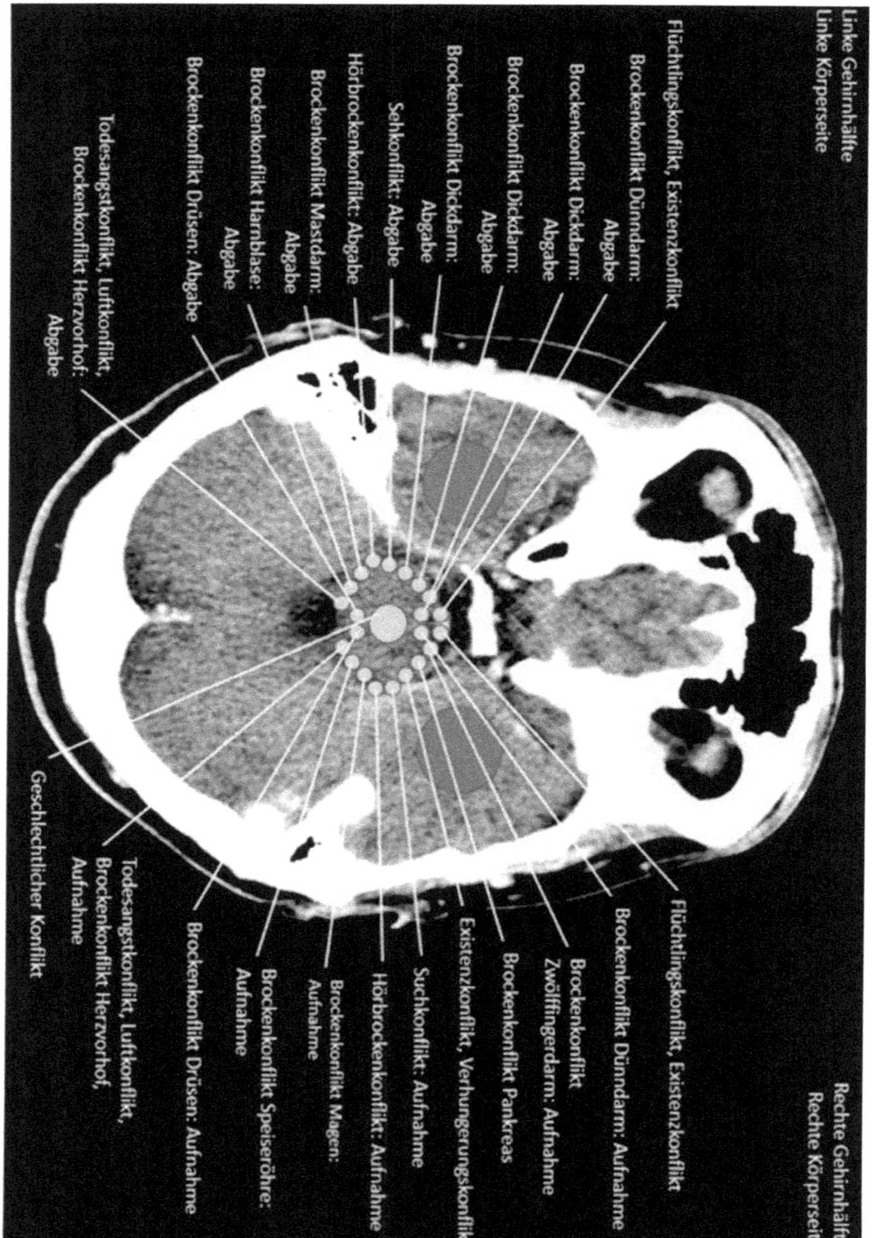

Abbildung: *Hirnrelais Entoderm Stammhirn nach Konflikten*

Biologische Programmierung

Die biologische Programmierung beschreibt die aurachirurgische Operation am Hirnrelais, um Störinformationen durch Konflikte im Gehirn zu löschen.

Die folgenden Abbildungen zeigen exemplarisch den Ablauf einer biologischen Programmierung. Der 63-jährige Patient stellt sich vor wegen einer seit Geburt bestehenden schweren Kyphoskoliose, ausgelöst durch das karmische Muster des Sklavenjochs, das er vom Großvater väterlicherseits geerbt hat. Entsprechende Zusammenhänge können durch kinesiologische Testung eruiert werden. Der Patient erleidet einen schweren Selbstwerteinbruch und einen massiven Abwertungskonflikt in der Arbeit, was als Konsequenz aus der zugrunde liegenden karmischen Belastung zu interpretieren ist. Entsprechend wird der Patient im Laufe seines Lebens immer wieder Opfer von Mobbingattacken und Abwertungen. In der Folge kommt es zu zwei missglückten Suizidversuchen.

Der Inhalt des Abwertungskonflikts ist das emotionale Empfinden, die Last des Lebens nicht mehr tragen zu können. Hamer beschreibt die Gedankenfixierung in der konfliktaktiven Phase, in der sich der Betroffene Tag und Nacht mit der Frage beschäftigt, wie er aus seinem Dilemma herausfindet und die Sache lebend übersteht. Diese Gedankenfixierung entspricht einer eigenenergetischen Besetzung (Elemental), die in der aurachirurgischen Untersuchung in solchen Fällen regelmäßig diagnostiziert werden kann.

Typisch sind die Schilderungen, die Patienten mit dem karmischen Muster des Sklavenjochs beschreiben: Sie haben immer das Gefühl, dass etwas Belastendes auf den Schultern liegt, was von oben auf die Brust und auf die Stimmung drückt, Burn Out und Depressionen sind die Folge. Durch Fesselungen im Bereich der Hände und der Füße kommt es zu kalten Extremitäten mit dem Gefühl der Leblosigkeit. Das Sprechen vor großen Menschenmengen wird als sehr belastend empfunden, viele der Patienten können auch gar nicht vor größeren Menschenmengen sprechen oder sich gar in Menschenansammlungen aufhalten. Lampenfieber und erklärliches Erröten sind weitere Symptome, ebenso wie die Eigenheit, bei Veranstaltungen immer nur am Rand zu sitzen, mit der Wand im Rücken. Steht jemand hinter ihnen, löst das ein Unwohlsein bis hin zu Panikattacken aus.

In der aurachirurgischen Sitzung wird zunächst das karmische Muster des Sklavenjochs gelöscht. Als nächstes erfolgt die Löschung der Störinformationen in den Hirnrelais der Wirbelsäule, wie im Folgenden dargestellt.

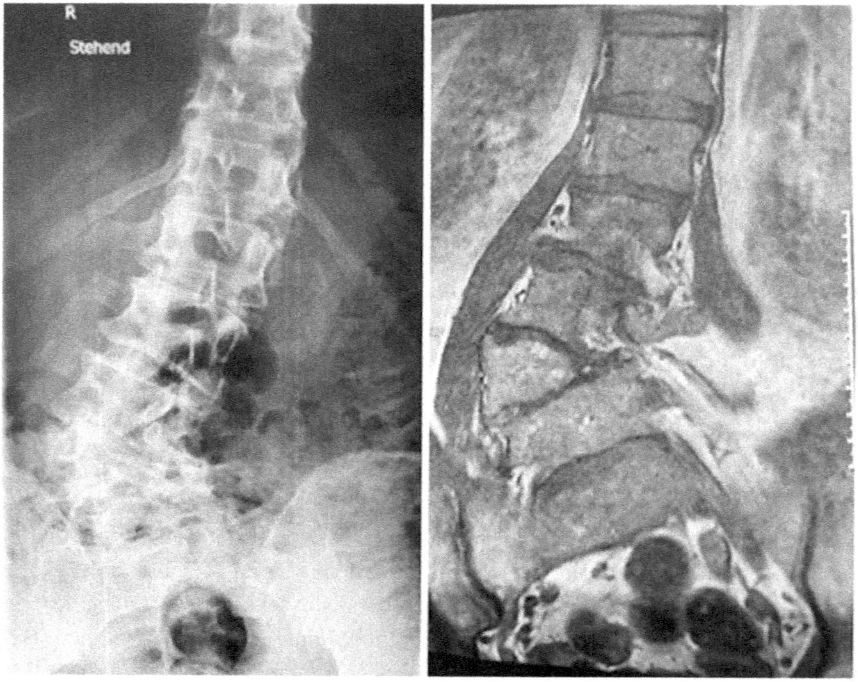

Abbildung: *Patient, 58 Jahre alt, schwere Kyphoskoliose im LWS-Bereich seit der Geburt, Rückenschmerzen und HWS-Beschwerden. In der aurachirurgischen Diagnostik zeigt sich das karmische Muster des Sklavenjochs in einer besonders schweren Ausprägung, was aurachirurgisch erfolgreich entfernt wird.*

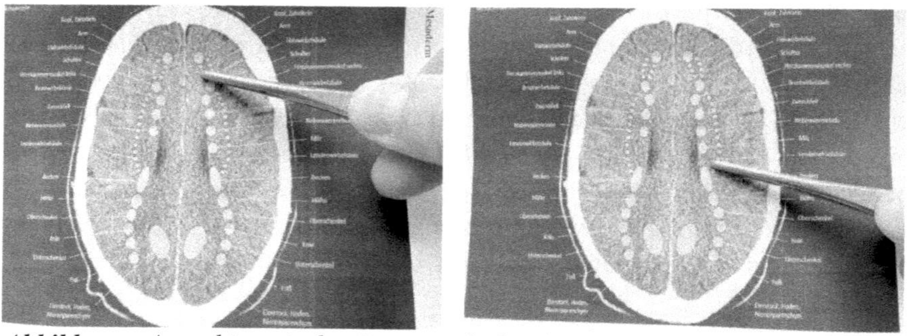

Abbildung: *Aurachirurgische Diagnostik durch Suche nach resonanten Hirnrelais: Im Bereich der Hirnrelais für HWS, LWS und Becken zeigen sich Resonanzen in Form von diskreten Empfindungen im Kopf als Ausdruck der vorliegenden energetischen Störung in diesen Arealen.*

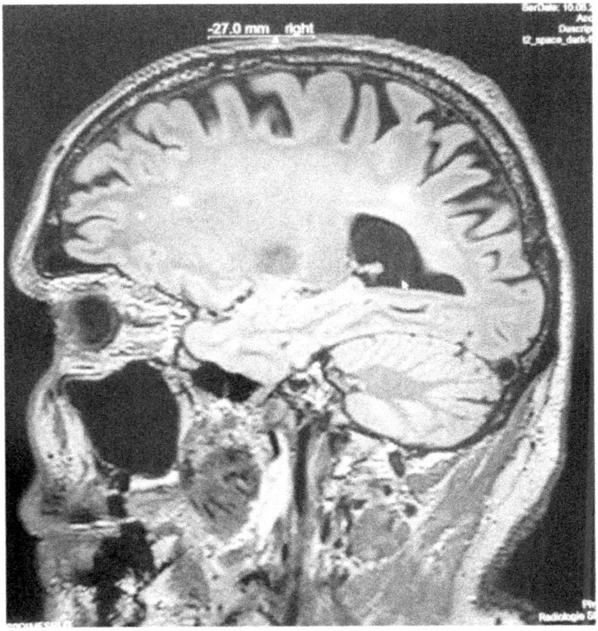

Abbildung: *MRT des Schädels: Zu sehen sind einige helle Markierungen, sog. Hyperintensitäten, entsprechend den Lokalisationen der Hirnrelais für HWS, LWS und Becken im Großhirnmarklager. In der Klinik vermutet man eine Multiple Sklerose, führt die Standarddiagnostik für MS durch, findet aber keine Hinweise für diese Erkrankung. In Wirklichkeit handelt es sich um alte Hamer'sche Herde, die inzwischen gliomatös umgebaut sind.*

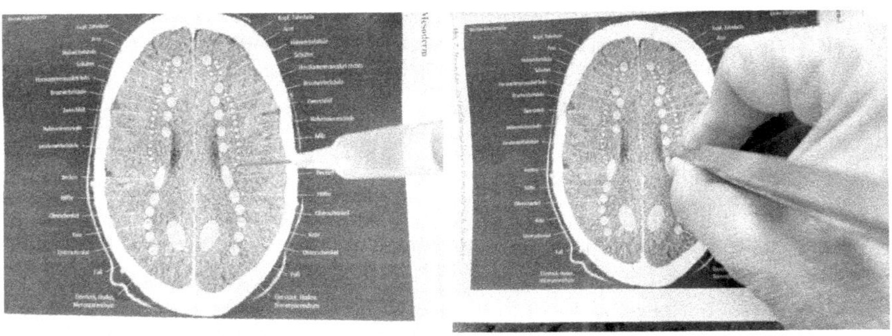

Abbildung: *Aurachirurgische Umprogrammierung der resonanten Hirnrelais durch Injektion der invertierten Konfliktinformation und Harmonisierung mittels 432-Hz Stimmgabel.*

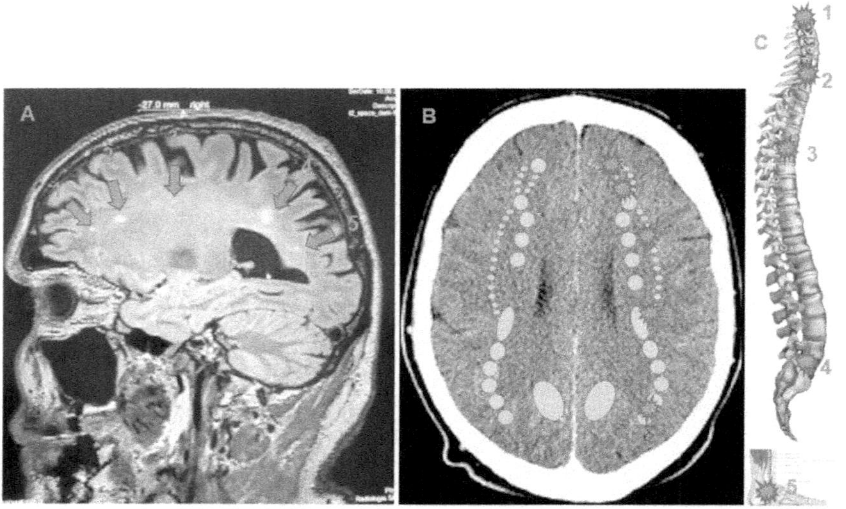

Abbildung: *MRT des Schädels links (Bild A), in der Mitte die Darstellung der Hirnrelais des Großhirnmarklager im CCT (kraniale Computertomographie) (Bild B), rechts die Darstellung der Wirbelsäule und des Fußes (Bild C). Bei Kenntnis der Konfliktlehre nach Hamer wird die Sache eindeutig: Es handelt sich bei den hellen Herden im MRT um alte gliomatöse Narben früherer Abwertungskonflikte, die durch das karmische Muster des Sklavenjochs determiniert sind. Angezeigt sind hier numerisch die Signalintensitäten im MRT im Verhältnis zu den entsprechenden Einschlägen in den Hirnrelais im CCT und zu den organischen Ausgleichen im Muskuloskelettalsystem.*

Zuletzt folgt noch der Segnungsprozess: „Ich sage Ja zu meiner Vergangenheit, lasse sie dankbar los und segne sie“. Es werden alle Personen und Situationen gesegnet, die an der Abwertung beteiligt waren, unter Umständen auch frühere Seeleninkarnationen oder kinesiologisch getestete Vorfahren, die als Ausgangspunkt entsprechender karmischer Belastungen oder Konflikte identifiziert werden können. Somit sind alle drei Ebenen innerhalb der beschriebenen Trias abgedeckt, Psyche, Gehirn und Organ. Die Psyche durch den Segnungsprozess und die energetische Lösung aller belastenden geistigen Verbindungen zu Personen und Situationen, das Gehirn durch die Umprogrammierung des entsprechenden Hirnrelais durch Invertierung der jeweiligen Konfliktinformation und das periphere Organ durch die aurachirurgische Operation. Schließlich wird der Organismus dem Selbstheilungsprozess überlassen. Dies führt zu keinem Abbruch oder einer Verzögerung der Heilungsphase, sondern deren Intensität wird abgemildert, was hinsichtlich der möglichen Komplikationen in der Heilungskrise von Bedeutung ist. Auch wird die Wahrscheinlichkeit eines Rezidivs reduziert.

Interaktionen von Informationen

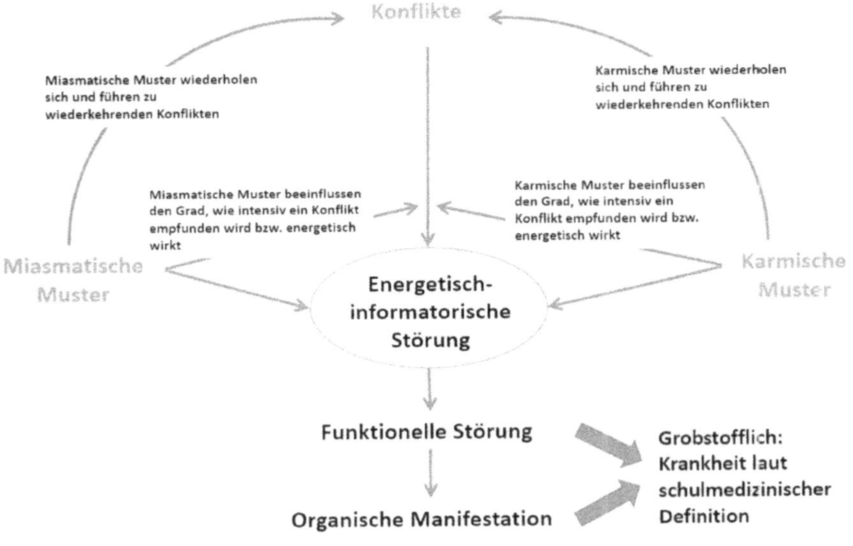

Abbildung: *Krankheit aus informatorischer Sicht: Konflikte, karmische sowie miasmatische Muster führen zu einer energetischen Belastung. Sobald diese eine „kritische Masse" erreicht, kommt es zum organischen Ausgleich. Dabei handelt es sich um eine funktionelle Einschränkung oder gar um eine organisch-strukturelle Veränderung. Sowohl karmische als auch miasmatische Muster triggern bestimmte Konflikte, deren Intensität je nach Ausprägung entsprechender Muster individuell unterschiedlich stark empfunden wird. Typischerweise gibt es keine feste Korrelation zwischen Aktion und Reaktion: Eine Person kann einen Abwertungskonflikt erleiden, weil sie sich durch jemand herabgewürdigt und gedemütigt fühlt, obwohl die Herabwürdigung von anderen als vermeintlich gar nicht so dramatisch eingeschätzt wird. Entscheidend ist das subjektive Empfinden des Betroffenen. Je stärker die energetisch-informatorische Vorbelastung durch karmische und/oder miasmatische Muster, umso deutlicher kommt dieser divergierende Effekt zum Vorschein bzw. umso heftiger wirken Konflikte.*

Charakter, Schicksal, Krankheiten

Vererbung:
- Information des Armutsgelübdes
- Information der Schuld und Selbstsabotage

Charaktereigenschaften und Schicksal:
- Armut, man kommt nicht zu Geld
- Das Geld kommt nicht zu einem
- Das Geld zerrinnt zwischen den Fingern
- Projekte misslingen
- Man tut unvernünftige Dinge, sabotiert sich
- „Pechvogel", Emotion der Minderwertigkeit

Konflikte:
- Abwertungskonflikt
- Revierärgerkonflikt
- Reviermarkierungskonflikt

Organische Krankheiten:
- Gelenke, Knochen, Wirbelsäule
- Magen, Gallenblase
- Harnblase, Nierenbecken

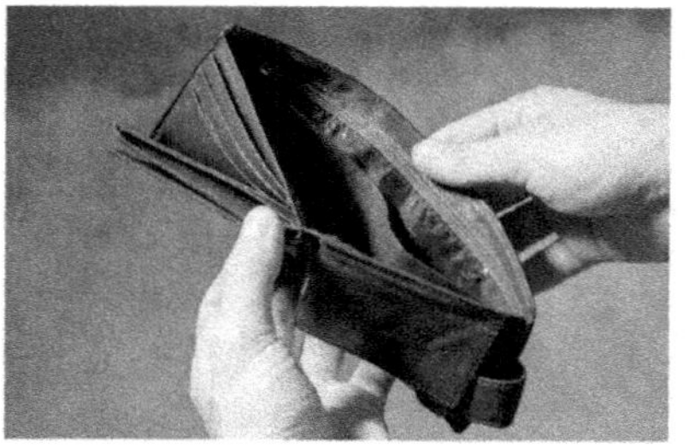

Abbildung: *Charakter, Schicksal und Krankheit aus informatorischer Sicht: Der Mensch kommt unter Umständen mit gewissen Störinformationen auf die Welt, im vorliegenden Fall mit einem Armutsgelübde und der Information von Schuld und Selbstsabotage. Diese Informationen verursachen charakterliche Eigenschaften und schicksalhafte Verläufe: Der Mensch bleibt arm, er kommt nur schwer an Geld bzw. das Geld kommt nicht zu ihm. Oder das Geld zerrinnt ihm immer wieder zwischen den Fingern. Die Selbstsabotage verursacht das wiederkehrende Erleben, dass Projekte zunächst verheißungsvoll beginnen, am Ende dann aber immer wieder aus unerklärlichen Gründen scheitern. Der Mensch mit Schuld und Selbstsabotage fühlt Scham, fühlt sich schuldig, tut unvernünftige Dinge, läuft als Pechvogel durch die Welt und leidet unter seinen Minderwertigkeitsgefühlen. Es entstehen Glaubenssätze wie z.B.: Ich schaffe es nie nach oben, aus mir wird sowieso nichts, alle schauen auf mich herunter u.v.m. Daraus entwickeln sich unter Umständen konsekutiv Konflikte: Abwertungskonflikte, Revierärgerkonflikte, Reviermarkierungskonflikte. Diese wiederum gleichen sich organisch aus und führen im Rahmen der beschriebenen Trias auch zu emotionalen Reaktionen. Organische Veränderungen bzw. Krankheiten ergeben sich aus den Konflikten: Abwertungskonflikte führen zu Veränderungen im Bereich Gelenke, Knochen, Sehnen, Knorpel. Revierärgerkonflikte gleichen sich an der Magenschleimhaut und in der Gallenblase aus: Magenschleimhautentzündung, Magenulcus, Gallensteine. Reviermarkierungskonflikte gleichen sich im Bereich des Nierenbeckens und der Harnblase aus, es kommt unter Umständen zu Nierenbeckensteinen, Harnblasenentzündungen u.v.m.*

Aurachirurgische Operationen

Krankheiten als Bilder: Krankheiten ergeben ein bestimmtes Bild. Mit Hilfe dieses Bildes kann der Aurachirurg mit der Krankheit imaginativ in Beziehung treten. Die Kommunikation erfolgt dabei nicht rational verbal, sondern intuitiv-emotional, auch unter Verwendung der beschriebenen Bewusstseinstechniken. Im Folgenden werden einzelne Krankheitsbilder entsprechend der Schulmedizin einzelnen Fachrichtungen zugewiesen und entsprechende aurachirurgische Maßnahmen präsentiert. Die dargestellten Prinzipien erheben keinen Anspruch auf Vollständigkeit. Stattdessen handelt es sich um therapeutische Konzepte, die im Sinne der energetisch-informatorischen Interpretation laufend verfeinert werden sollten. In der Aurachirurgie existiert keine „Richtlinienmedizin", bei der definierte Krankheitsentitäten nach fest vorgegebenen Schemata zu behandeln sind. Stattdessen soll an zahlreichen Beispielen vermittelt werden, wie Diagnosen gestellt werden, welche energetisch-informatorischen Möglichkeiten der Annäherung existieren und ob Krankheiten bzw. Störungen durch aurachirurgische Operationen zu behandeln sind.

Auslöser von Krankheiten: Jede Krankheit stellt in der Regel ein multikausales Geschehen dar. Neben einer epigenetisch vererbten Disposition (karmisch und/oder miasmatisch) kommt es zu einem Konflikt, der sich körperlich ausgleicht und die Erkrankung zum Ausbruch bringt. Im Umkehrschluss lässt sich sagen: Eine karmische bzw. miasmatische Belastung reicht häufig nicht aus, um eine Krankheit auszulösen, es braucht einen konkreten konfliktiven Anlass. Auf der anderen Seite reicht aber auch ein Konflikt allein häufig nicht aus, um eine Krankheit auszulösen, es braucht zusätzlich die beschriebene karmische und/oder miasmatische Disposition.

Biomechanische Prinzip der Aurachirurgie: Generell gilt die Regel, dass alles, was in der Schulmedizin operativ behandelt wird, auch in der Aurachirurgie operativ versorgt werden kann. Das „Biomechanische Prinzip der Aurachirurgie" besagt, dass der Aurachirurg stets überlegen sollte, ob bei der zu therapierenden Krankheit biomechanische Vorgänge beteiligt sind, z.B. die Straffung von Sehnen, Verbindung bzw. Fixierung von Strukturen. Biomechanische Vorgänge sind konkret und lassen sich durch den Aurachirurg besser imaginieren als nicht-biomechanische: Eine bessere Imaginierbarkeit führt zu einer größeren geistigen Energie und damit auch zu einer größeren Wirkung bzw. Heilungserfolg. Ein gutes Beispiel liefert hier auch die Behandlung der Migräne mit Triptanen (siehe später), die zu einer Verengung der cerebralen Gefäße führen, was eine biomechanische Wirkung beschreibt. Und so kommt es unter Triptanen, die in der Aura injiziert werden, zu einer Verringerung der Schmerzsymptomatik, die deutlich über der von virtuell applizierten Analgetika liegt, bei denen ein biomechanischer Aspekt fehlt. Es gibt viele weitere Krankheitsbilder, insbesondere im Bereich der Inneren Medizin oder der Neurologie, die in der Schulmedizin konservativ behandelt werden, in der Aurachirurgie aber auf Grund des biomechanischen Prinzips einer virtuellen Operation zugänglich sind. Insofern ist der Begriff der „Aurachirurgie" durchaus sinnvoll und mit Bedacht gewählt, denn er beschreibt angesichts des biomechanischen Prinzips den Schlüssel zum Erfolg.

Operationen in der Aura: Aurachirurgische Operationen erfolgen grundsätzlich im feinstofflichen Körper (Aura) des Patienten, d.h. ohne Berührung des somatischen Patientenkörpers, mit oder ohne Verwendung eines Anatomieatlas, eines anatomischen Organmodells oder eines Meridianmodells im Sinne eines energetischen Surrogats. Die Operation bzw. die Akupunktur am anatomischen Surrogat bietet den Vorteil, dass der Aurachirurg sehr viel präziser und bewusster die Aufmerksamkeit auf einzelne Strukturen richten kann, insbesondere wenn es sich um komplexe Organstrukturen wie z.B. ein Kniegelenk handelt, wo der Aurachirurg bei Operation am Patienten von außen entsprechend keine inneren Strukturen erkennen kann. Arbeitet der Aurachirurg hingegen an einem Anatomieatlas oder an einem anatomischen Modell eines Kniegelenks, so sind sämtliche Vorgaben wie bei einer realen Operation vorhanden und können entsprechend wirkungsvoll behandelt werden. Je fokussierter die Aufmerksamkeit, desto höher die dabei entstehende Energie: „Die Energie folgt der Aufmerksamkeit." Dazu bedarf es einer exakten Vorabplanung eines Operationskonzepts: Welche anatomischen Strukturen sind zu berücksichtigen? Was ist das Ziel der Operation? Gibt es unter Umständen verschiedene operative Wege, um an dieses Ziel zu gelangen? Welche biomechanischen Aspekte sind zu berücksichtigen? Welche anatomischen Strukturen sind beschädigt und müssen entsprechend repariert werden? Gibt es Strukturen, die wieder verbunden werden müssen oder gibt es Strukturen, die entfernt werden sollten? Wie sind die Innervation, die Blutversorgung und die Lymphversorgung der zu operierenden Areale? Welche Fallstricke gibt es und mit welchen Gefahren oder Komplikationen ist zu rechnen, die vorab berücksichtigt und entsprechend vermieden werden sollen? Je klarer und einfacher das Operationskonzept, je tiefer das Wissen um strukturelle und funktionelle anatomische Verhältnisse, je eindeutiger die Kenntnis ob etwaiger Gefahren und Komplikationen, desto größer die geistige Energie, die der Aurachirurg auf das entsprechende Areal richten kann und desto größer der zu erwartende Operationserfolg.

Bewusstseinsebene: Aurachirurgische Operationen stehen im Bewusstsein eine Stufe über z.B. Akupunkturbehandlungen der TCM, zumal Akupunkturbehandlungen energetisch ungerichtete Verfahren sind, die ganz allgemein in energetische Regelkreise Einfluss nehmen, ohne spezifische Intentionalität oder Informationsaustausch mit dem Zielorganismus. Aurachirurgische Operationen beschreiben dagegen energetisch strukturierte Verfahren und erfüllen damit den Sachverhalt der gezielten Informationsübertragung zur Heilung des Organismus. Energetische Verfahren eignen sich insbesondere bei Entzündungen zur Ableitung von Energien oder bei Schwächezuständen zur Aufladung mit Energien. Hier stehen entsprechende Bewusstseinstechniken zur Verfügung, wie sie im Kapitel „Energiesteuerung" im Rahmen der Zyklenlehre beschrieben wurden. Informatorische Verfahren im Sinne von aurachirurgischen Eingriffen finden ihren Einsatz bei regenerativen Operationsverfahren, z.B. beim Aufbau von Knochen- oder Knorpelsubstanzen, sowie bei operativen Gewebsentfernungen, z.B. von Gallensteinen. Doch wie sieht nun aurachirurgische Arbeit im Sinne einer emotionalintuitiven Vorgehensweise konkret aus? Emotional-intuitives Arbeiten ist Denken und Arbeiten über Bilder. Der Aurachirurg imaginiert Gebilde und Funktionen (emotional-intuitiv), anstatt morphologische Strukturen geistig zu zerlegen und in Details zu bewerten (logisch-rational). Am Beispiel einer Sehne lässt sich das gut erläutern: Logisch rational bedeutet, die chemisch-physikalische Struktur der Sehne zu evaluieren, das kollagene Bindegewebe in seinen strukturellen Eigenschaften, histologischen Qualitäten und anatomischen Funktionen, die am Kollagenmetabolismus beteiligten Enzyme wie z.B. die Kollagensynthetase oder die Kollagenase zu finden, um dann durch Injektion eines pharmakologischen Mittels oder durch grobstoffliche Manipulationen entsprechende Strukturen morphologisch zu verändern. Im Gegensatz dazu arbeitet die emotional-intuitive Ebene der Aurachirurgie anders: Der Aurachirurg denkt an ein starkes verbindendes, ziehendes und elastisches Gebilde, z.B. eine dicke Gummischnur. Um diese energetische Imagination zu optimieren, ordnet er sie dem chinesischen Element Holz zu, wo Sehnen entsprechend als Organstrukturen klassifiziert sind. Dazu denkt er an die für das Holzelement typischen Eigenschaften: Die „grüne Farbe", den „sauren Geschmack", die „Emotionalität von Wut und Zorn", er positioniert seine „Zunge in Holzstellung", nimmt den „Stand des Holzes" ein, formiert die „Holzhand" usw. Jenseits dieser energetischen Imaginations- und Verstärkungsverfahren gilt es im Rahmen der informatorischen Prinzipien neue Verbindungswege zu finden, d.h. beispielsweise zusätzliche "Gummiverbindungen" zu ziehen an Stellen, an denen ansonsten keine Sehnenverbindungen existieren.

Resonanz: Kommt es zu keiner Resonanzbildung, so stehen zur Realisierung entsprechende Bewusstseinstechniken zur Verfügung, wie sie im Kapitel „Energiesteuerung" beschrieben wurden. Dabei wird nicht der Patient an sich energetisch adressiert, sondern dessen Organe und Gewebe, und diese wiederum in ihrer jeweiligen energetischen Individualität nach den Prinzipien der TCM. Stellt sich dann schließlich eine Resonanz ein, dann ist die Indikation zur aurachirurgischen Behandlung gegeben. Viele, aber keineswegs alle Patienten spüren, wenn an ihnen eine aurachirurgische Operation vorgenommen wird. So berichten manche Patienten während der Behandlung in der Aura, wie sie spüren, dass ihre Wirbelsäule aufgerichtet wird, sobald der Aurachirurg eine sog. Strickleiter in der Aura anbringt (siehe im Kapitel Bandscheibenvorfall). Die Wirkung einer aurachirurgischen Therapie setzt somit instantan ein. Die Behandlung erfolgt intuitiv in vollkommener Resonanz mit dem Universum und dem jeweiligen Heilprinzip: Auflösen, Nachfüllen, Absaugen, Unterstützen, Stärken, Heilen – jede Maßnahme erfordert ihr spezifisches chirurgisches Instrument.

Therapieerfolg: Aurachirurgische Eingriffe können vorab hinsichtlich des zu erwartenden Erfolgs mittels kinesiologischer Tests bewertet werden, was die therapeutische Arbeit im Rahmen der Diagnosestellung präzisiert und eine posttherapeutische Erfolgsmessung zulässt. Der Therapieerfolg bemisst sich ausdrücklich nicht an der morphologischen Befundänderung, sondern ausschließlich an der Verbesserung des klinischen Befindens. Selbst wenn z.B. im Rahmen einer aurachirurgischen Gallensteinoperation in der postoperativen Sonographie noch Gallensteine nachweisbar sind und damit die Operation nach schulmedizinischem Verständnis als erfolglos zu bewerten ist, so kann es sich aurachirurgisch durchaus um eine erfolgreiche Therapie handeln, sofern die Gallensteine ihre energetische Potenz verloren haben und damit keine klinische Symptomatik mehr verursachen. Diese Denkweise ist einem Schulmediziner zunächst völlig fremd, zeigt aber, dass nicht Morphologien, sondern Energien für vitale Prozesse entscheidend sind. Das Gleiche gilt für die Tumorbehandlung: Auch wenn aurachirurgische Maßnahmen unter Umständen adjuvant im Rahmen einer schulmedizinischen Chemotherapie angewendet werden, so besteht das Ziel einer solchen Therapie nicht in der Reduktion der Tumormasse unter Inkaufnahme von unerwünschten Nebenwirkungen, sondern stets in einer nach Möglichkeit friedlichen Koexistenz zwischen Tumor und Wirtsorganismus mit der Absicht, für den Patienten ein möglichst langfristiges Überleben bei guter Lebensqualität zu erreichen. Für den aurachirurgischen Therapieerfolg ist es entscheidend, dass der Patient die Verbesserung seiner Symptomatik noch während der Behandlungssitzung erfährt, denn dies ist beweisend für die erfolgreiche Umprogrammierung in seinem Bewusstsein. Anders formuliert: Erst die erfolgreiche Umprogrammierung im Bewusstsein des Patienten erlaubt es, eine aurachirurgische Therapie als beendet zu erklären. Ist keine eindeutige Verbesserung zu erkennen, so wird auch der Behandlungserfolg nicht von Dauer sein, denn die Umprogrammierung im Bewusstsein des Patienten geschieht entweder sofort oder gar nicht. So bietet der negative Befund in der kinesiologischen Testung nach Auflösung von karmischen Mustern den Beweis für eine erfolgreiche Umprogrammierung. Objektiv ist der Unterschied unmittelbar erkennbar: Ein Patient, der nach Auflösung eines karmischen Musters einen negativen kinesiologischen Testbefund aufweist, kippt nicht mehr, sondern steht in sich gefestigt und geradezu unerschütterlich fest verankert auf dem Boden. Eine Situation, die nicht nur den Patienten verblüfft, da sie sich vom Charakter her grundlegend von der ursprünglichen Situation unterscheidet und nicht etwa nur als „leicht verbesserte Stabilität im Vergleich zum Ausgangsbefund" abgetan werden kann. Ebenso verhält es sich mit z.B. aurachirurgischen Therapien des Bewegungsapparats: Hier sollte der Patient immer wieder in der laufenden Sitzung durch den Aurachirurg aufgefordert werden, aufzustehen, herumzugehen, sich nach vorne zu beugen, in die Knie zu gehen etc., um zu überprüfen, ob sich der gewünschte Behandlungserfolg bereits eingestellt hat. Auch hier ist im Fall einer erfolgreichen Behandlung der Unterschied zum Ausgangsbefund klar und deutlich verifizierbar. Die aurachirurgische Behandlung sollte grundsätzlich so lange fortgesetzt werden, bis eine Besserung der Symptomatik subjektiv und objektiv erkennbar ist. Ist keine Besserung vorhanden, so ist dies in vielen Fällen weniger ein Hinweis, dass der Patient auf die aurachirurgische Behandlung nicht reagiert, als vielmehr, dass der Aurachirurg den Auslöser des Problems noch nicht identifiziert oder adäquat therapiert hat. Statt an dieser Stelle die Therapie abzubrechen, sollte der Aurachirurg entsprechend überlegen, welche Kausalitäten noch in Frage kommen, und weiter nach einer geeigneten energetisch-informatorischen Lösung suchen. Für den Schulmediziner ist dies eine gänzlich unorthodoxe Überlegung: Auf Grund seiner Erfahrungen rechnet er nicht mit unmittelbaren Heilungserfolgen, sondern bestenfalls mit einer erfolgreichen Therapie, die sich im Lauf der Zeit einstellt, beispielsweise in Folge einer eingeleiteten Medikation oder einer durchgeführten Operation. Dass es dagegen auf Grund nur einer einzigen Behandlungssitzung zu einem unmittelbaren und so durchgreifenden Erfolg kommt, ist in der Schulmedizin eher unüblich.

Behandlungsdauer: Üblicherweise dauert eine aurachirurgische Behandlung eine Stunde. Die Aufmerksamkeit der Patienten lässt in dieser Zeit kontinuierlich nach, so dass sie keine klare Aussage mehr abgeben können, ob sie im Rahmen der Resonanzbildung etwas spüren. In vielen Fällen meinen die Patienten eine Empfindung zu haben, was in der Realität aber nicht zutrifft. Auch hier gilt das Prinzip des Tipping point, wie dies bereits bei der Auflösung der karmischen Muster beschrieben wurde. Wurden im Rahmen der einstündigen Behandlung ausreichend energetisch-informatorische Impulse durch den Aurachirurgen gesetzt, so wirkt dieser Impuls über die eigentlich Behandlungsdauer noch nach und erstreckt sich im weiteren Verlauf auf den ganzen Körper, um die Selbstheilung im Körper des Patienten zu aktivieren.

Orthopädie

Hüftgelenksarthrose

Definition:

Die Hüftgelenksarthrose, auch Coxarthrose, ist eine degenerative Erkrankung des Hüftgelenks, insbesondere im hohen Alter, der ein Verschleiß der Knorpeloberfläche von Hüftpfanne (Acetabulum) und Hüftkopf (Caput femoris) zu Grunde liegt. Sie ist die häufigste Form der Arthrose beim Menschen.

Symptome und Befunde:

Schmerzen mit Ausstrahlung in die Leiste, Funktionseinschränkung

Diagnose:

Karmisch: Missglückte Flucht, Sklavenjoch, Pressen, Pranger, sexueller Missbrauch. Insbesondere das karmische Muster der Missglückten Flucht führt zu einem Beckenschiefstand, zu einer Dauerspannung im entsprechenden M. iliopsoas mit Zug am Hüftgelenk, was über Jahre zu Hüftgelenksarthrose führen kann.

Konfliktiv: Abwertungskonflikt des Hüftgelenks. Etwas nicht erdulden oder durchstehen können. Häufig als sexueller Abwertungskonflikt, z.B. als kongenitale Hüftdysplasie oder Hüftsubluxation mit der Notwendigkeit, das Kind breit zu wickeln. Nicht voll im Leben stehen, weil der Vater unbekannt ist. Gefühl der Entwurzelung, z.B. als ehemaliger Bürger der DDR in Westdeutschland oder als Migrant, mit dem Gefühl, nicht als gleichberechtigt oder vollwertig wahrgenommen zu werden. Rechts Partnerseite, links Mutter-Kind-Seite bei Rechtshändigkeit, ansonsten umgekehrt.

Therapie:

Karmisch: Die zuvor identifizierten karmischen Muster aurachirurgisch auflösen. Nachbearbeiten der Strukturen, z.B. Testung auf Resonanz am M. iliopsoas, M. psoas, M. iliacus mit entsprechender aurachirurgischer Akupunkturbehandlung

Am Hirnrelais: Umprogrammierung des resonanten Hirnrelais für die entsprechenden Abwertungskonflikte im Großhirnmarklager

Am Hüftgelenk: Gelenkflächen glätten, Hyperostosen und Osteophyten abtragen, Knorpelsubstanz imaginieren und auf die Gelenkflächen im Acetabulum (Hüftpfanne) und am Femurkopf (Hüftkopf) auftragen, mit grünem Laser Knorpel härten, „Gelenkschmiere“ in den Artikulationsspalt spritzen, Stabilisierungsbänder in der Aura der Gelenkkapsel installieren.

Bandscheibenvorfall

Definition:

Ein Bandscheibenvorfall tritt häufig bei Patienten im mittleren Lebensalter auf. Dabei sind die Bandscheiben zwischen dem 4. und 5. Lendenwirbel bzw. dem 5. Lendenwirbel und dem Kreuzbein am häufigsten betroffen, gefolgt von Bandscheibenvorfällen der Halswirbelsäule, ganz selten treten sie im Bereich der Brustwirbelsäule auf.

Bei mechanischer Irritation von Nervenwurzeln im Bereich der unteren Lendenwirbelsäule tritt zumeist ein plötzlicher, ins Bein einschießender Schmerz auf, der mit Gefühlsstörungen bzw. Lähmungserscheinungen einhergehen kann. Bei ungünstiger Lage des Vorfalles kann es zu einer Blasen-/Mastdarm-Funktionsstörung kommen, die sich in einer Inkontinenz zeigt. Diese besondere Form (Cauda-Syndrom) ist ein absoluter Notfall und geht meist mit einem beidseitigen Beinschmerz, Gefühlsstörungen an der Innenseite beider Oberschenkel und einer Schließmuskelschwäche sowie einer Blasenentleerungsstörung einher und bedarf einer sofortigen stationären Einweisung und, nach entsprechender Diagnostik, einer operativen Therapie. Bandscheibenvorfälle der Halswirbelsäule können zur Schmerzausstrahlung in die Arme führen und ebenso Gefühlsstörungen und Lähmungen hervorrufen.

In der karmischen Betrachtung besteht ein Zusammenhang mit Sklavenjoch und/ oder missglückte Flucht, Schuld und Selbstsabotage.

Symptome und Befunde:

Es finden sich Schmerzen, Funktionseinschränkungen der Beweglichkeit.

Häufig findet sich zusätzlich eine Skoliose. Unter einer Skoliose versteht man eine Seitenabweichung der Wirbelsäule von der Längsachse mit Rotation (Verdrehung) der Wirbel um die Längsachse und Torsion der Wirbelkörper – begleitet von strukturellen Verformungen der Wirbelkörper. Dies kann nicht mehr durch Einsatz der Muskulatur aufgerichtet werden. Die Wirbelsäule bildet dabei in der Regel mehrere, einander gegenläufige Bögen, die sich kompensieren, um das Körpergleichgewicht aufrechtzuerhalten (S-Form). Eine Skoliose kann bei allen Wirbeltieren einschließlich Fischen vorkommen. Die Skoliose beim Menschen wurde erstmals schon in der Antike vom griechischen Arzt Hippokrates beschrieben und behandelt.

Der Cobb-Winkel (nach John Robert Cobb) dient als Maß für die Beurteilung der Skoliose.

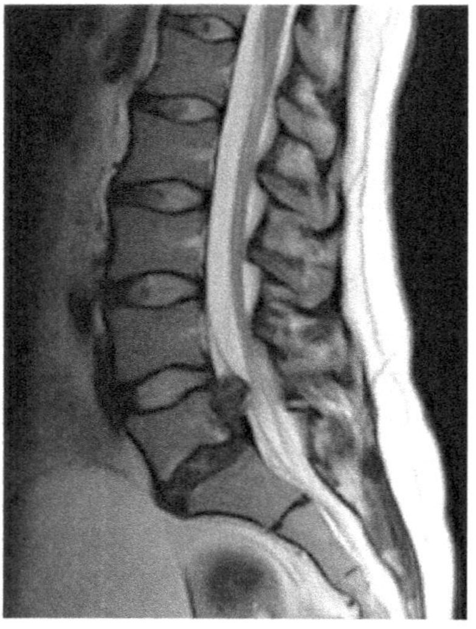

***Abbildung:** Radiologischer Befund eines Bandscheibenvorfalls mit Spinalkanalstenose*

Diagnose:

Karmisch: Missglückte Flucht, Sklavenjoch, Pressen, Pranger, Schuld, Selbstsabotage, Sexueller Missbrauch, Kastration, Beschneidung, Selbstkasteiungsgelübde

Konfliktiv: Abwertungskonflikt der Wirbelsäule, entsprechend der Lokalisation mit unterschiedlichem Konfliktinhalt. Am häufigsten ist der lumbale Bandscheibenvorfall, der dazugehörige Konfliktinhalt lautet: „Die Last des Lebens nicht mehr tragen können". Die Sinnhaftigkeit des Bandscheibenvorfalls: Der Mensch muss sich aus dem Rennen nehmen und schonen, insbesondere wenn er auf Grund seiner karmischen Disposition bewusst nicht zu dieser Entscheidung bereit ist. Der Bandscheibenvorfall ist somit das Gegenregulativ durch das Unterbewusstsein. Wenn jemand das karmische Muster der Kastration oder der Beschneidung oder ein Selbstkasteiungsgelübde in sich trägt, so gilt der beschriebene Aspekt insbesondere.

Therapie:

Der Aurachirurg definiert zusammen mit dem Patienten einen Referenzbefund, der als Grundlage für die Therapieerfolgskontrolle dient. Der Patient gibt z.B. an, in welcher Position die Schmerzen auftreten und wohin diese strahlen, insbesondere in welchen Positionen sich etwaige radikuläre Symptome auslösen lassen. Nach Abschluss der aurachirurgischen Behandlung soll dieser Befund nach Möglichkeit deutlich verbessert oder gar verschwunden sein. Oder anders formuliert: Erst die erhebliche Verbesserung oder gar das Verschwinden der initialen Symptomatik noch innerhalb der laufenden Therapiesitzung kann als aurachirurgischer Therapieerfolg gewertet werden.

Der Patient sitzt dem Aurachirurgen gegenüber und hält ein Wirbelsäulenmodell in der Hand. Alternativ kann auch mit der Wirbelsäulenabbildung im Anatomieatlas gearbeitet werden.

Der Aurachirurg hebelt mit der Präpariersonde von dorsal in die Zwischenwirbelräume am Wirbelsäulenmodell, drückt auf die Bandscheibe, sowohl medial als auch lateral. Dabei fragt er während der Prüfprozedur den Patienten nach Schmerzen oder Missempfindungen, Übelkeit oder Schmerzen, die unter Umständen bis in das Bein ziehen. Zur Resonanzoptimierung wendet der Aurachirurg unter Umständen wiederum entsprechende Bewusstseinstechniken an: Zielelement „Wasser“, Startelement „Wasser“.

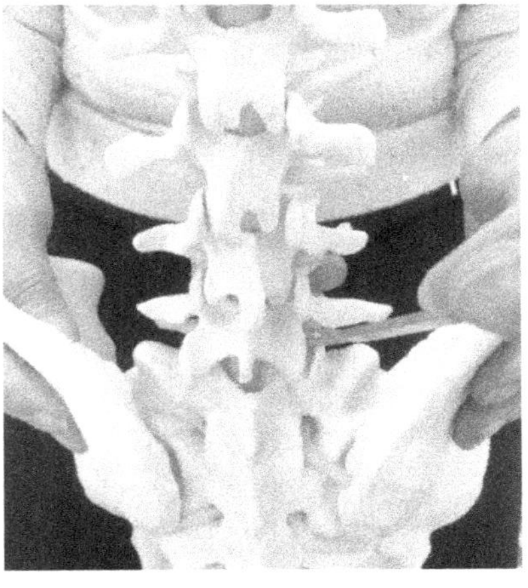

***Abbildung:** Suche nach Resonanz bei Punktion in die Facettengelenke.*

Bei positiver Resonanzbildung setzt der Aurachirurg Bohrlöcher in die Wirbelkörper, je zwei Wirbelsegmente cranial (oberhalb) und caudal (unterhalb) von der schmerzhaften Stelle, pro Wirbel zwei Löcher, jeweils links und rechts vom Dornfortsatz in den Arcus vertebrae (Wirbelbogen), virtuell mit einem realen Bohrer bzw. der Präpariernadel in der Aura. Wichtig: Auch das Os sacrum soll in die Strickleiter eingeschlossen werden, d.h., es sollten im oberen Bereich des Os sacrum ebenfalls Bohrlöcher gesetzt werden, insbesondere bei klinischem Befund L5/S1.

Der Aurachirurg dreht in jedes Bohrloch (in der Abbildung markierte Punkte) eine virtuelle Schraube ein, verdrahtet diese und dreht dann die Schrauben im Uhrzeigersinn zwei bis drei Umdrehungen zu. Die Drähte (in der Abbildung markierte Linien) sollen dabei nicht schräg, sondern nur als Strickleiter im Sinne eines Kräfteparallelogramms mit Längs- und Querverläufen angeordnet werden. Vielfach beschreibt der Patient noch während der Behandlung, dass er die Aufrichtung seiner Wirbelsäule spüren kann.

Der Aurachirurg hebelt erneut in die Zwischenwirbelräume am Wirbelsäulenmodell, es dürfen keine Missempfindungen oder Schmerzen mehr vorhanden sein. Im Fall, dass solche doch noch existieren, dreht der Aurachirurg entsprechend die Schrauben an den vom Patienten als schmerzhaft oder kribbelnd empfundenen Stellen weiter zu oder an anderen Stellen wahlweise auch wieder auf, d.h. es wird gemäß der fortlaufenden Rückmeldung durch den Patienten nachjustiert.

Der Aurachirurg lässt den Patienten während der Behandlung immer wieder einmal aufstehen, herumgehen und sich nach vorne beugen, um zu untersuchen, ob die Schrauben noch weiter angezogen werden müssen. Insbesondere der initiale Ausgangsbefund sollte verschwunden oder deutlich gebessert sein, um die Behandlung als Erfolg werten zu können.

Häufig beschreiben Patienten, dass der Schmerz und die subjektive Gefühl der Bewegungseinschränkung während der aurachirurgischen Behandlung zu wandern beginnt, z.B. von L4/L5 nach oben zu L2/L3, d.h. an Stellen, wo der Aurachirurg bislang noch keine Schrauben eingesetzt und verdrahtet hat. Entsprechend holt der Aurachirurg dies nach, entweder am Wirbelsäulenmodell, indem sich der Patient wieder setzt, oder gleich am stehenden Patienten, indem der Aurachirurg im angegebenen Bereich virtuell Schrauben eindreht und mit Drähten verbindet.

Energetische Knochenaufweichung durch Hemmungszyklus, Zielelement „Wasser", Startelement „Holz": Umformung und Neuaufbau wird dadurch möglich.

EDTA in den Spinalkanal injizieren, 1 Minute wirken lassen, wieder abziehen, Prozedur mehrmals wiederholen: EDTA ist als organische Säure ein sechszähniger Chelator vieler Metalle. Es kommt als Kalziumpuffer zum Einsatz und wird als „Knochenweichmacher" in der Aurachirurgie verwendet. Chelat DMPS oder DMSA für Cadmium, Quecksilber, Blei, Zink, Chelat Desferal für Aluminium bei Schwermetallbelastungen und bei Tumoren.

Hyperostosen und Osteophyten mit dem Skalpell nach Möglichkeit anhand eines Röntgenbildes in der Aura des Patienten abtragen. Dazu kann der Aurachirurg auch eine Pausekopie auf Papier vornehmen und die Osteophyten direkt aus dem Papier herausschneiden. Vorsicht: Nicht virtuell ins Rückenmark schneiden.

Intrakartilaginäre (in den Knorpel) Injektion von imaginierter Knorpelsubstanz in die Bandscheibe, um die dort vorhandenen und im MRT als Dehydratationen imponierenden Substanzdefizite zu eliminieren und um Knorpelsubstanz aufzubauen. Knorpel härten mit dem grünen Laser.

Intraartikuläre und periartikuläre Ozoninjektion bei Arthrose in die Facettengelenke der Wirbelkörper sowie in die Bandscheiben (intradiskale Injektion). Zusätzlich Injektion von Procain in die Gelenke.

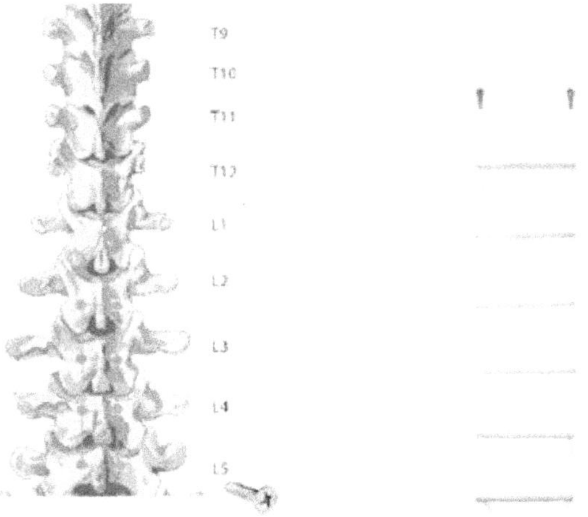

Abbildung: *Feinstoffliches Strickleitersystem mit Kräfteparallelogramm.*

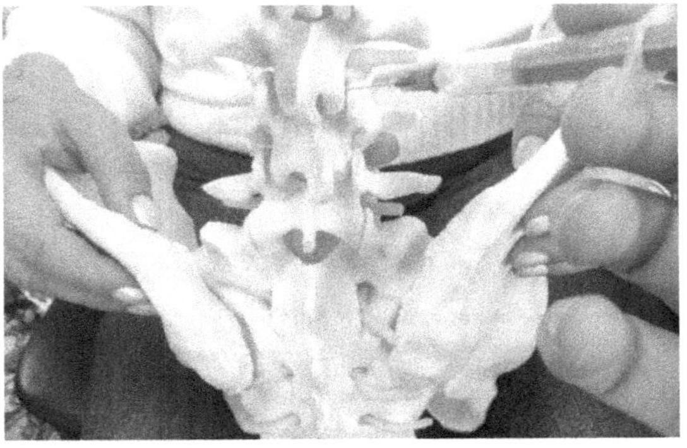

Abbildung: *Aurachirurgische Injektion in die Facettengelenke.*

Kasuistik:

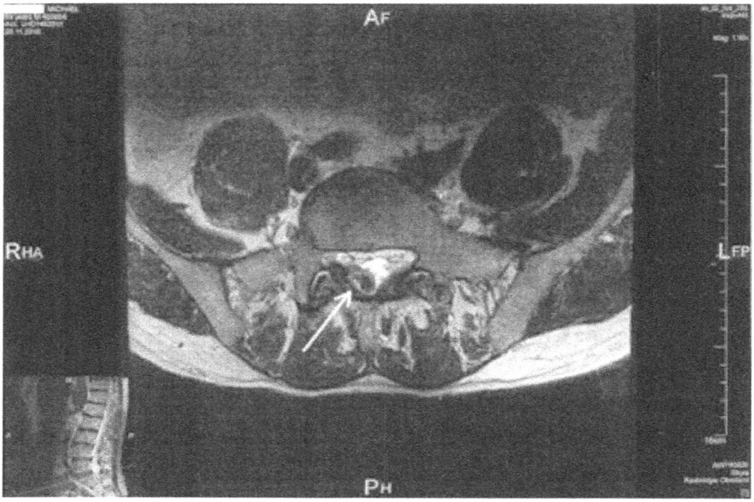

Abbildung: *72-jähriger Patient, zystischer Tumor rechts auf Höhe L5/S1 von 4*1,5 cm Größe, mit Einblutung, als Auslöser der Synovialzyste findet sich eine Facettengelenksarthrose mit einer chronischen Entzündung bei Skoliose, welche die Austrittsstelle des Spinalnerven komprimiert. Die Zyste ist durch den Pfeil markiert, links unten Darstellung des MRT-Schnitt-Niveaus L5/S1.*

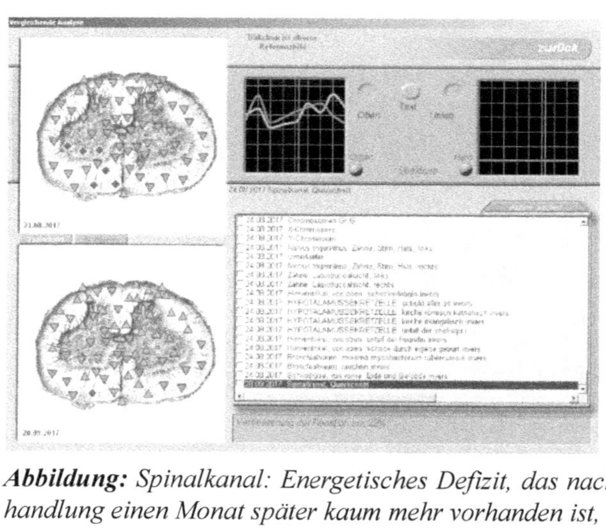

Abbildung: *Spinalkanal: Energetisches Defizit, das nach aurachirurgischer Behandlung einen Monat später kaum mehr vorhanden ist, Verbesserung um 32%.*

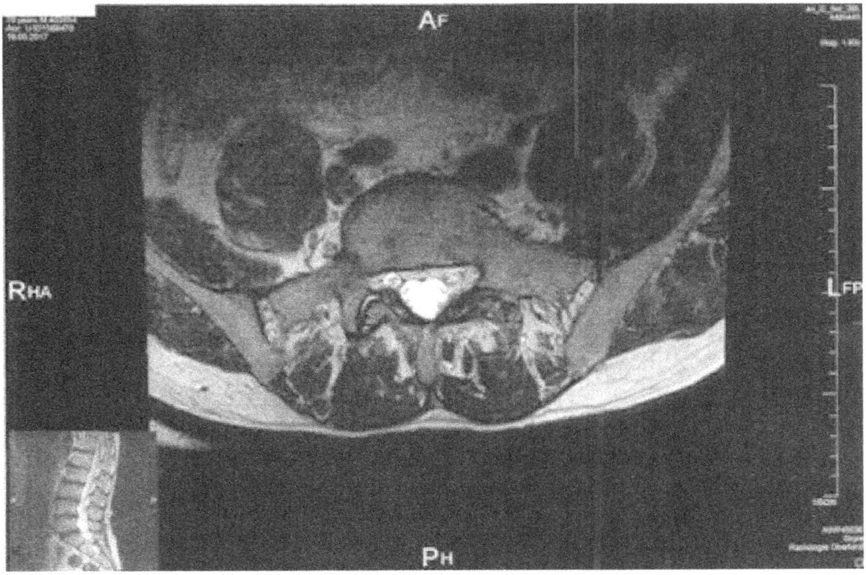

Abbildung: *Erneute MRT -Untersuchung 10 Monate nach aurachirurgischer Operation mit Entfernung der Zyste durch das Skalpell direkt am Surrogat des mitgebrachten MRT-Bildes. Die Zyste war exzidiert, das zystenbildende Gewebe mittels rotem Laser koaguliert worden. Die Zyste ist auf dem vorliegenden Bild vollständig verschwunden, das mit Kontrastmittel weiß gefärbte Rückenmark ist wieder voll entfaltet (im Vorbefund war es bereits zur Hälfte komprimiert). Alle beschriebenen Maßnahmen zur Stabilisierung der Wirbelsäule mittels energetischer Strickleiter wurden seinerzeit durchgeführt. Das karmische Muster der Missglückten Flucht, was für die Skoliose verantwortlich war, konnte erfolgreich gelöscht werden. Der Patient hat aktuell keine Beschwerden mehr. Die Abbildung zeigt: Die aurachirurgische Behandlung ändert die Störinformation in der Feinstofflichkeit, was zu einer unmittelbaren Verbesserung der Symptomatik führen kann. In vielen Fällen, so auch im vorliegenden Fall, zieht die Grobstofflichkeit nach. In diesem Sinne eine Entmaterialisierung der vormals bestehenden Zyste, was umso bemerkenswerter ist, als nach schulmedizinischer Lehre bekannt ist, dass diese Zysten von allein nicht verschwinden. Insofern fragt der Radiologe den Patienten, wo er sich die Zyste denn hätte operieren lassen: Als dieser ihm antwortet, er habe sich die Zyste aurachirurgisch operieren lassen, winkt der Radiologe nur ab.*

Schultergelenksarthrose

Definition:

Als Omarthrose (Schultergelenksarthrose) wird ein Gelenksverschleiß im Schultergelenk bezeichnet. Bei dieser Arthroseart kommt es zu einem Abrieb von Knorpel im Oberarmkopf und/oder in der Schultergelenkspfanne.

Analog zu der im Folgenden beschriebenen Therapie der Schultergelenksarthrose verhält sich die aurachirurgische Behandlung des sog. Impingements und der Frozen shoulder. Unter einem Impingement versteht man in der Orthopädie die schmerzhafte Einklemmung von Weichteilen (Sehnen, Kapselanteile) innerhalb eines Gelenkspaltes. Sie führt zur Einschränkung der Gelenkbeweglichkeit und wird in der Regel durch degenerative Veränderungen ausgelöst. Das Schultergelenk (subakromiales Impingement) ist dabei das von einem Impingement am häufigsten betroffene Gelenk. Als Frozen Shoulder (Syn: Periarthritis humeroscapularis, schmerzhafte Schultersteife und Duplay-Syndrom, auch Bizepssyndrom) bezeichnet man eine weitgehende, schmerzbedingte Aufhebung der Beweglichkeit des Schultergelenks. Einer „schmerzhaften Schultersteife" können verschiedene Ursachen zugrunde liegen, der Begriff beschreibt lediglich die klinische Tatsache der schmerzbedingten Aufhebung der Beweglichkeit. Im Gegensatz zur Blockierung besteht diese in allen drei möglichen Bewegungsebenen.

Symptome und Befunde:

Schmerzen und Bewegungseinschränkung

Diagnose:

Kinesiologische Testung auf karmische und konfliktive Auslöser

Karmisch: Sklavenjoch, Pressen, Pranger, Schuld, Selbstsabotage

Konfliktiv: Abwertungskonflikt der Schulter, wobei hier nach der betroffenen Seite und der Händigkeit zu differenzieren ist. Rechtshänder projizieren Abwertungskonflikte und Unfähigkeitskonflikte in die rechte Schulter, Partnerschaftskonflikte und Trennungskonflikte in die linke Schulter. Bei Linkshändern sind die Seitenverhältnisse umgekehrt.

Therapie:

Auflösung der zuvor getesteten karmischen Muster

Umprogrammierung am resonanten Hirnrelais der Schulter je nach Seite

Aurachirurgische Operation:

Ligamentbehandlung:

Ziel ist die Stabilisierung des Schultergelenks mit Straffung der Bandstrukturen. Das Schultergelenk hat in Relation zur Beanspruchung gesehen einen sehr schwach ausgebildeten Bandapparat. Eine Führung durch Bänder ist daher nicht gegeben. Die Bänder des Schultergelenks sind:

- Ligamentum coracohumerale.
- Ligamentum coracoglenoidale.
- Ligamenta glenohumeralia.

Die Ligamente verstärken kranial und ventral die dünne Gelenkkapsel. Eine traumatische Schulterluxation erfolgt meist nach vorne unten.

Gelenkbehandlung:

Articulatio acromioclavicularis: Der Aurachirurg setzt Bohrlöcher von oben in der Aura von Acromion und in Clavicula bei sitzendem Patienten, dreht zwei Schrauben ein und verdrahtet sie. Diese Maßnahme wird üblicherweise direkt am Patienten durchgeführt und nicht an einem Anatomieatlas, zumal die für den Therapieerfolg erforderliche Dreidimensionalität in der bildlichen Darstellung nicht vorhanden ist. Alternativ kann der Aurachirurg das Manöver aber auch an einem anatomischen Schultermodell durchführen.

Claviculapositionierung nach vorne: Von vorne an den Patienten herantretend dreht der Aurachirurg mit einer Pinzette die Schraube im Acromion nach rechts: Dieses Manöver zieht die Clavicula nach vorne, weil das Acromion räumlich vor dem lateralen Ende der Clavicula liegt.

Claviculapositionierung nach hinten: Von hinten an den Patienten herantretend dreht der Aurachirurg mit einer Pinzette die Schraube nach rechts: Dieses Manöver zieht die Clavicula nach hinten, weil das Acromion räumlich vor dem lateralen Ende der Clavicula liegt.

Articulatio sternoclavicularis: Der Aurachirurg setzt Bohrlöcher am medialen Ende der Clavicula und am Sternum, verdrahtet sie und zieht die Schrauben rechtsdrehend zu.

Gelenkflächen glätten, Hyperostosen und Osteophyten abtragen, Knorpelsubstanz imaginieren und über die Spritze auf die Gelenkflächen auftragen, mit grünem Laser Knorpel härten, „Gelenkschmiere“ in den Artikulationsspalt spritzen.

Bursabehandlung:

Die Bursa subtendinea musculi subscapularis vermindert unter der Sehne des M. subscapularis liegend die zwischen Sehne und Scapula auftretende Reibung. Durch eine ovale Öffnung kommuniziert sie mit der Gelenkhöhle.

Die Bursa subcoracoidea ist ein unterhalb des Processus coracoideus gelegener Reserveraum des Gelenkes. Sie kommuniziert ebenfalls mit der Gelenkhöhle.

Die Bursa subacromialis und die Bursa subdeltoidea werden auch als subakromiales Nebengelenk bezeichnet. Diese Bezeichnung ist aus anatomischer Sicht jedoch nicht korrekt, da es hier keine knorpelüberzogenen Gelenkflächen gibt und somit nicht die Voraussetzungen eines Gelenks erfüllt sind. Durch die beiden Schleimbeutel ist bei der Abduktion des Armes die Verschieblichkeit des Tuberculum majus des Humerus unter das Akromion gewährleistet.

Muskel- und Sehnenbehandlung:

Der Aurachirurg löst das Caput breve des M. biceps brachii am Humeruskopf, injiziert „Schmiermittel“ in der Aura. Aurachirurgische Triggerpunktakupunktur der resonanten Areale, insbesondere im Bereich der Muskel-Sehnen-Übergänge.

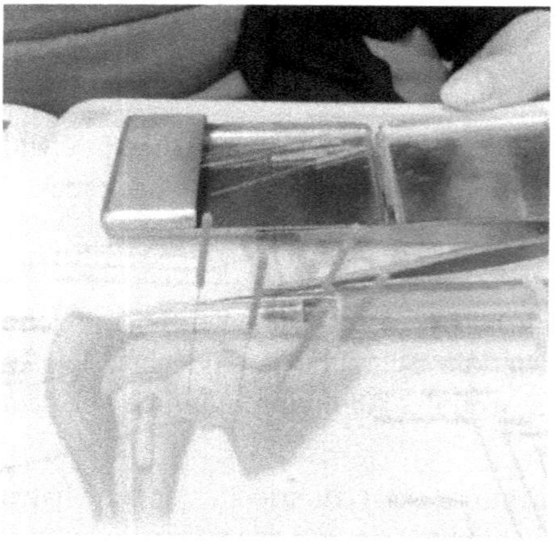

***Abbildung**: Omarthrose rechts mit Resonanz bei Punktion in den M. pectoralis maior, anschließende Triggerpunktbehandlung in der Aura bis zum Verschwinden der Resonanz.*

Ausleiten von Mykoplasmen und Chlamydien.

Liposomales Vitamin D in Kombination mit Vitamin K2 in der Aura injizieren.

Energetisch: Zielelement „Wasser“, Startelement „Metall“ zur Aktivierung des „Ernährungszyklus“.

Kasuistik:

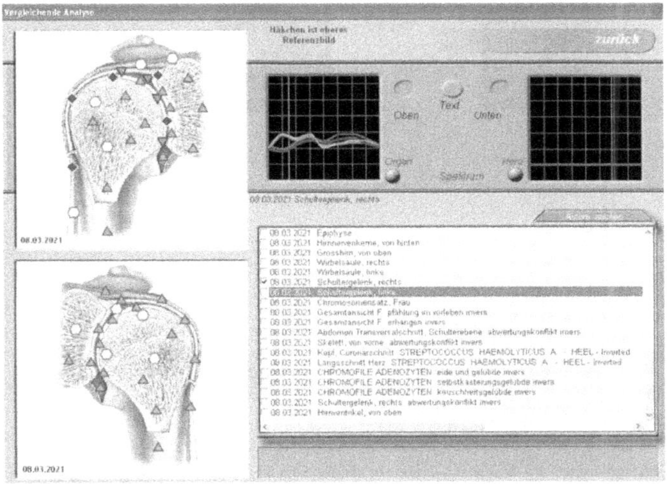

Abbildung: *Spinalkanal: Energetisches Defizit, das nach aurachirurgischer Behandlung einen Monat später kaum mehr vorhanden ist, Verbesserung um 32%.*

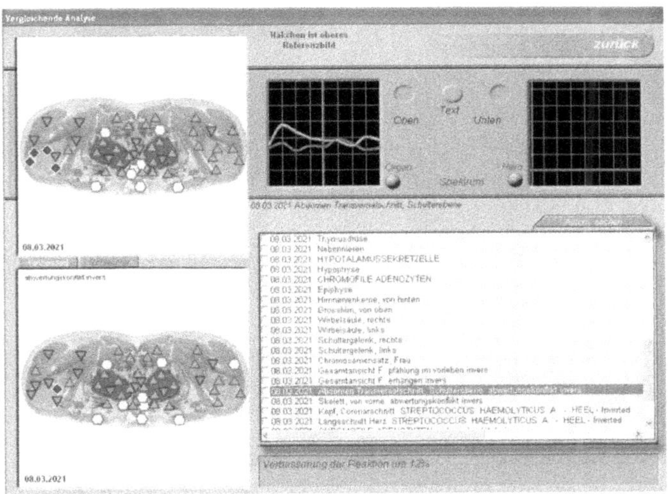

Abbildung: *Spinalkanal: Energetisches Defizit, das nach aurachirurgischer Behandlung einen Monat später kaum mehr vorhanden ist, Verbesserung um 32%.*

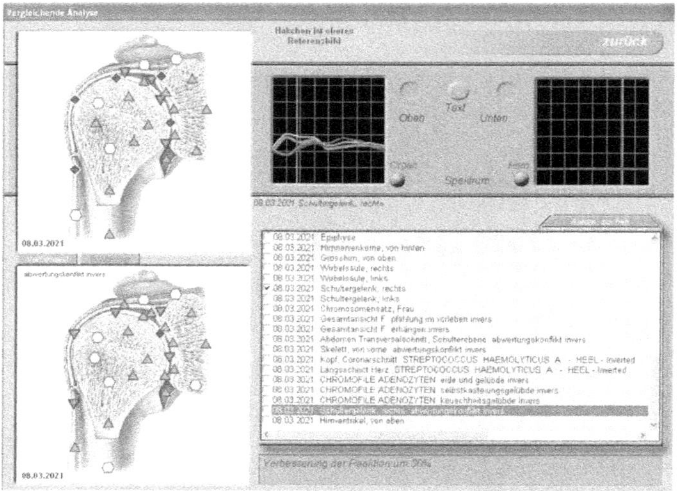

Abbildung: *Spinalkanal: Energetisches Defizit, das nach aurachirurgischer Behandlung einen Monat später kaum mehr vorhanden ist, Verbesserung um 32%.*

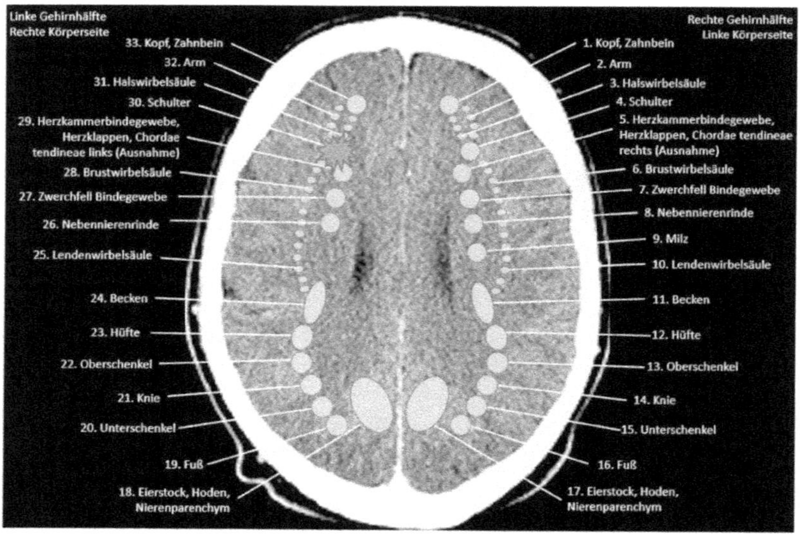

Abbildung: *Hirnrelais der rechten Schulter linkshirnig: Es zeigt sich an der markierten Stelle eine Resonanz als Hinweis auf eine vorliegende energetische Störung durch einen Abwertungskonflikt, der in der Folge aurachirurgisch herausprogrammiert wird.*

Bicepssehnenruptur

Definition:

Bizepssehnenriss ist der Oberbegriff für den Riss (Ruptur) mindestens einer Sehne des zweiköpfigen Armbeugermuskels (M. biceps brachii). Es wird zwischen proximaler Bizepssehnenruptur (im Schulterbereich) und der distalen Ruptur (im Ellenbogenbereich) unterschieden.

Der M. biceps brachii weist beim Menschen im Schulterbereich zwei Köpfe auf, daher der lateinische Name biceps (zweiköpfig):

- Caput longum, dessen Sehne vom Tuberculum supraglenoidale – oberhalb des eigentlichen Schultergelenks – durch den Sulcus intertubercularis verläuft. Der lange Kopf ist der primäre Unterarm-Supinator.
- Caput breve, dessen Sehne vom Processus coracoideus (Rabenschnabelfortsatz) des Schulterblatts ihren Ursprung hat. Der kurze Kopf wirkt in erster Linie als Ellenbogen-Beuger.

Quergestreifte Muskulatur entstammt entwicklungsgeschichtlich dem Neu-Mesoderm, Details entnehmen Sie bitte dem Buch „Informed – Lehrbuch der Informationsmedizin“. Die Ruptur ist Ausdruck eines Abwertungskonflikts der Muskulatur, häufig eines sog. Unsportlichkeitskonflikts. Ein Unsportlichkeitskonflikt ist gekennzeichnet durch übersteigerte Leistungsbereitschaft und zu großen sportlichen Ehrgeiz, der über die körperlichen Möglichkeiten geht. Dabei finden sich im Hintergrund häufig typische karmische Belastungen wie z.B. Sklavenjoch, Selbstkasteiungsgelübde, Kastration, Beschneidung. Der Unsportlichkeitskonflikt führt in der konfliktaktiven Phase zu einer Zellreduktion und Unterfunktion, quasi als sinnvoller Schutzmechanismus gegen Überlastung. Die durch den Unsportlichkeitskonflikt entstehende energetische Störung führt zur Ruptur.

Symptome und Befunde:

- Akuter Schmerz
- Peitschenknallartiges Geräusch
- Functio laesa (Funktionseinschränkung), Beugung und Supination im Ellbogengelenk nicht mehr durchführbar
- Tastbare Delle im Rupturbereich des Sehnenverlaufs, in die sich Blut ergießt und ein Hämatom bildet
- Muskelbauch verschiebt sich im Seitenvergleich in Richtung des intakten Muskels und wandert vom Rupturbereich weg

Diagnose:

Die Resonanzsuche gestaltet sich unter Umständen schwierig, zumal in dem Bereich der Ruptur typischerweise keine Resonanz zu finden ist, sehr wohl aber proximal (oberhalb) und distal (unterhalb) der Rupturstelle. Die Resonanz wird am besten mit einer Präpariersonde durch Druck im entsprechenden Areal ermittelt, indem der Aurachirurg die Präpariersonde in regelmäßigen Bewegungen entlang der Sehne im Anatomieatlas nach oben und nach unten fährt. Zusätzlich zieht der Aurachirurg zur Resonanzprüfung mit der Pinzette am Bicepsmuskel von distal nach proximal (bei proximaler Bizepssehnenruptur) bzw. von proximal nach distal (bei distaler Bizepssehnenruptur) und zurück und fragt den Patienten, ob er dies spürt. Wenn der Patient keine Resonanz bei Druck mit der Präpariersonde zeigt, sehr wohl aber beim Zugmanöver mit der Pinzette, dann ist dies ein Hinweis darauf, dass die Resonanz durch Druck nur deshalb nicht zustande kommt, weil der Aurachirurg im Bereich der Ruptur prüft, wo durch den zurückgezogenen Muskelbauch typischerweise kein Sehnengewebe zu finden ist.

Kinesiologische Testung auf „Abwertungskonflikt", „Unsportlichkeitskonflikt"

Suche nach Resonanz auf dem entsprechenden Hirnrelais im Großhirnmarklager

Suche nach etwaigen disponierenden karmischen Mustern

Therapie:

Löschung von etwaigen disponierenden karmischen Mustern

Bei Resonanz auf dem Hirnrelais des M. biceps der entsprechenden Seite im Großhirnmarklager aurachirurgische Umprogrammierung des kinesiologisch getesteten Abwertungskonflikts.

Aurachirurgische Operation: Bei Resonanz verbindet der Aurachirurg die einzelnen Faserbündel des Bicepsmuskels mit dem noch intakten Sehnenende: Bei proximaler Bizepssehnenruptur zieht der Aurachirurg die Faserbündel von distal nach proximal, bei distaler Bizepssehnenruptur zieht der Aurachirurg die Faserbündel von proximal nach distal. Die verbundene Rupturstelle mit rotem Laser verschweißen, zur Harmonisierung Stimmgabel aufsetzen.

Häufig finden sich noch zusätzliche Bewegungseinschränkungen, verursacht durch die längere Immobilisation mit Fascienverklebungen im Bereich der Schulterblattmuskulatur. Hier kann der Aurachirurg mit Hilfe einer zahnärztlichen Sonde die Muskelpartien unterminieren, etwas anheben und voneinander lösen. Gelenkflüssigkeit einspritzen, Stimmgabel aufsetzen.

Danken und Segnen der beteiligten Kausalitäten, Personen, Situationen

Kinesiologische Nachtestung

Tennisellenbogen

Definition:

Die Epicondylitis lateralis humeri bezeichnet eine Insertionstendopathie der am Epicondylus lateralis humeri entspringenden Unterarmextensoren. Meist ist dabei die Insertionsstelle der Sehne des M. extensor carpi radialis brevis betroffen.

Betroffen sind zumeist Männer und Frauen mittleren Alters (35-50 Jahre).

Ursächlich für eine Epicondylitis lateralis humeri sind durch mechanische Überbeanspruchung hervorgerufene Mikroläsionen, in seltenen Fällen auch traumatisch bedingte Makroläsionen bis hin zur Ruptur der Sehnenansätze, die einen entzündlichen Prozess induzieren. Durch die hohe Beanspruchung der Extensorenmuskulatur im Tennissport hat sich die synonyme Bezeichnung des Tennisellenbogens etabliert.

Die Epicondylitis lateralis humeri äußert sich vornehmlich durch Schmerzen des lateralen Ellbogens bei Streckbewegungen des Unterarms. Zudem besteht eine Druckdolenz des Epicondylus lateralis bei ggf. geringgradiger Schwellung des betroffenen Areals. In seltenen Fällen finden sich zudem Sensibilitätsstörungen.

Der Ellenbogen entstammt wie alle muskuloskelettalen Strukturen entwicklungsgeschichtlich dem Neu-Mesoderm, Details entnehmen Sie bitte dem Buch „Informed – Lehrbuch der Informationsmedizin“. Der Tennisellenbogen ist Ausdruck eines Abwertungskonflikts, häufig eines sog. Unsportlichkeitskonflikts. Ein Unsportlichkeitskonflikt ist gekennzeichnet durch übersteigerte Leistungsbereitschaft und zu großen sportlichen Ehrgeiz, der über die körperlichen Möglichkeiten geht. Dabei finden sich im Hintergrund häufig typische karmische Belastungen wie z.B. Sklavenjoch, Selbstkasteiungsgelübde, Kastration, Beschneidung. Der Unsportlichkeitskonflikt führt in der konfliktaktiven Phase zu einer Zellreduktion und Unterfunktion mit Immobilisation, quasi als sinnvoller Schutzmechanismus gegen Überlastung. Die Symptome entstehen typischerweise erst nach Konfliktlösung in der Heilungsphase durch die schmerzhafte Entzündung und Schwellung. Ein Tennisellenbogen kann aber auch jenseits der sportlichen Überlastung passieren: Das Gefühl, jemanden nicht abwehren oder schlagen zu können (entsprechend der Yang-Polarität der TCM). Es gelten hier die bekannten Regeln der Seitenzuordnung: Rechtshänder haben auf der rechten Körperseite die Partnerseite, auf der linken die Mutter-Kind-Seite.

Symptome und Befunde:

Charakteristische Schmerzen sind durch verschiedene Bewegungen provozierbar. Diese umfassen die Drehung des Unterarmes, die Streckung des Handgelenkes ohne und gegen einen vom Untersucher ausgeübten Widerstand, die Streckung des Mittelfingers gegen einen vom Untersucher ausgeübten Widerstand.

Diagnose:

Die Diagnostik beruht auf der Anamnese, dem Sichtbefund und der Funktionsprüfung nebst Palpation des betroffenen Armes.

Suche nach Resonanz am Hirnrelais für den Ellenbogen entsprechend der betroffenen Seite.

Therapie:

Löschung von etwaigen disponierenden karmischen Mustern, Löschung des etwaigen Abwertungskonflikts.

Aurachirurgische Operation: Triggerpunkt der Muskeln und der Muskel-Sehnenübergänge mit Präpariernadel am Anatomieatlas sondieren, mit Akupunkturnadeln triggern, mit Stimmgabel heilen, Sehnenverläufe befreien, indem der Aurachirurg diese mit dem Spekulum unterminiert und aus der Umgebung löst, Gelenkflüssigkeit in die Sehnenverläufe injizieren, Hände auflegen.

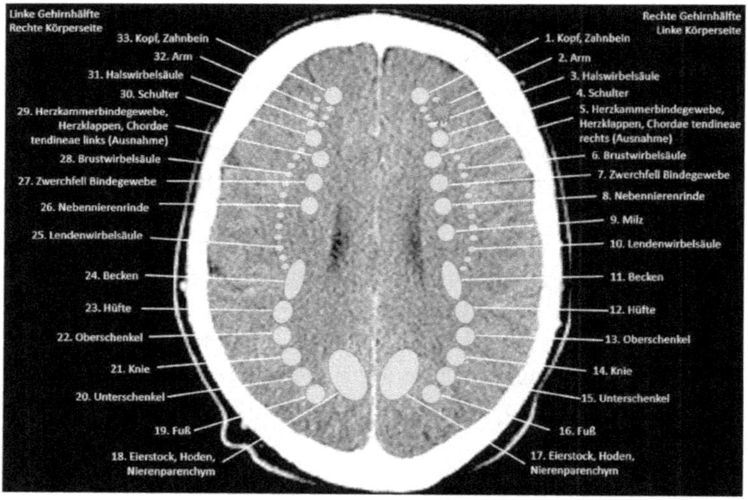

***Abbildung**: Hirnrelais des linken Ellenbogens rechtshirnig: Es zeigt sich an der markierten Stelle eine Resonanz als Hinweis auf eine energetische Störung durch einen Abwertungskonflikt, der in der Folge herausprogrammiert wird.*

Danken und Segnen der beteiligten Kausalitäten, Personen, Situationen

Kinesiologische Nachtestung

Golferellenbogen

Definition:

Epicondylitis medialis humeri

Symptome und Befunde:

Die Überbeanspruchung der Beugemuskeln des Unterarmes ist ein wesentlich selteneres Krankheitsbild im Vergleich zum Tennisellenbogen. Schmerzen bestehen im Verlauf der Beugemuskeln, hin zum ellenseitigen Ellenbogengelenk. Die Kraftausübung kann erheblich eingeschränkt sein und es findet sich ein Druckschmerz über dem Ansatz der Beugemuskeln.

Der Ellenbogen entstammt wie alle muskuloskelettalen Strukturen entwicklungsgeschichtlich dem Neu-Mesoderm, Details entnehmen Sie bitte dem Buch „Informed – Lehrbuch der Informationsmedizin“. Der Golferellenbogen ist Ausdruck eines Abwertungskonflikts, häufig eines sog. Unsportlichkeitskonflikts. Ein Unsportlichkeitskonflikt ist gekennzeichnet durch übersteigerte Leistungsbereitschaft und zu großen sportlichen Ehrgeiz, der über die körperlichen Möglichkeiten geht. Dabei finden sich im Hintergrund häufig typische karmische Belastungen wie z.B. Sklavenjoch, Selbstkasteiungsgelübde, Kastration, Beschneidung. Der Unsportlichkeitskonflikt führt in der konfliktaktiven Phase zu einer Zellreduktion und Unterfunktion mit Immobilisation, quasi als sinnvoller Schutzmechanismus gegen Überlastung. Die Symptome entstehen typischerweise erst nach Konfliktlösung in der Heilungsphase durch die schmerzhafte Entzündung und Schwellung. Ein Golferellenbogen kann aber auch jenseits der sportlichen Überlastung passieren: Das Gefühl, jemanden nicht umarmen oder festhalten zu können (entsprechend der Yin-Polarität der TCM). Es gelten hier die bekannten Regeln der Seitenzuordnung: Rechtshänder haben auf der rechten Körperseite die Partnerseite, auf der linken die Mutter-Kind-Seite.

Diagnose:

Die Diagnostik beruht auf der Anamnese, dem Sichtbefund und der Funktionsprüfung nebst Palpation des betroffenen Armes.

Suche nach Resonanz am Hirnrelais für den Ellenbogen entsprechend der betroffenen Seite.

Therapie:

Löschung von etwaigen disponierenden karmischen Mustern, Löschung des etwaigen Abwertungskonflikts.

Bei Resonanz auf dem Hirnrelais des Ellenbogens der entsprechenden Seite im Großhirnmarklager aurachirurgische Umprogrammierung des kinesiologisch getesteten Abwertungskonflikts.

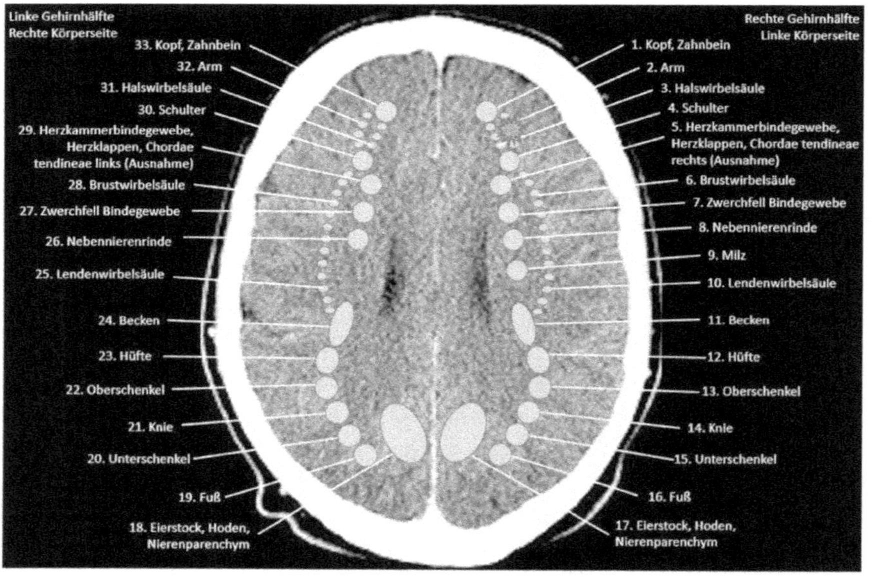

Abbildung: *Hirnrelais des linken Ellenbogens rechtshirnig: Es zeigt sich an der markierten Stelle eine Resonanz als Hinweis auf eine vorliegende energetische Störung durch einen Abwertungskonflikt, der in der Folge aurachirurgisch herausprogrammiert wird.*

Aurachirurgische Operation: Triggerpunkt der Muskeln und der Muskel-Sehnenübergänge mit Präpariernadel am Anatomieatlas sondieren, mit Akupunkturnadeln triggern, mit Stimmgabel heilen, Sehnen befreien, indem der Aurachirurg diese mit dem Spekulum unterminiert und aus der Umgebung löst, Gelenkflüssigkeit in die Sehnenverläufe injizieren.

Danken und Segnen der beteiligten Kausalitäten, Personen, Situationen

Kinesiologische Nachtestung

Handwurzelknochenarthrose

Definition:

Arthrose zwischen Kahnbein (os scaphoideum) und großem Vieleckbein (os trapezium).

Arthrose zwischen Dreieckbein (os triquetrum) und Erbsenbein (os pisiforme).

Aus konfliktiver Sicht: Abwertungskonflikt mit dem Gefühl, die Hand nicht mehr voll belasten zu können, z.B. nach Fraktur eines Handwurzelknochens oder durch Stauchung. Ungeschicklichkeit, emotionales Erleben etwas nicht richtig gemacht oder nicht richtig angepackt zu haben, Handlungsunfähigkeit, Probleme in der Handhabung. Bei Rechtshändigkeit rechts Partnerseite, links Mutter-Kind-Seite, ansonsten umgekehrt.

Disponierende karmische Muster: Sklavenjoch, Missglückte Flucht, Pressen, Pranger, Kreuzigung, Vierteilung, Streckbank, Fesselung, Eide und Gelübde, insbesondere Schuldgelübde, Verdammungsgelübde, Obrigkeitsgelübde, Schweigegelübde.

Symptome und Befunde:

Schwellung, Schmerzen, Überwärmung durch etwaige Entzündung

Therapie:

Löschung von disponierenden karmischen Mustern, Löschung des etwaigen Abwertungskonflikts

Bei Resonanz auf dem Hirnrelais der Hand der entsprechenden Seite im Großhirnmarklager aurachirurgische Umprogrammierung des kinesiologisch getesteten Abwertungskonflikts.

Aurachirurgische Operation: Testung auf Resonanz an den Handwurzelknochen. Bei positivem Befund Handwurzelknochen mit der Präpariersonde voneinander lösen. In jeden Handwurzelknochen mit der spitzen chirurgischen Sonde virtuell ein Loch bohren, jeweils eine Schraube mit der Pinzette rechtsdrehend einsetzen und fixieren, elastische Drähte spannen, Schrauben alle der Reihe nach zudrehen und das Konstrukt auf Spannung bringen. Stimmgabel aufsetzen.

Nachtestung auf Resonanz, bis verschwunden

Danken und Segnen der beteiligten Kausalitäten, Personen, Situationen

Kinesiologische Nachtestung

Dupuytren Kontraktur

Definition:

Das Krankheitsbild findet sich gehäuft bei Menschen nordeuropäischer Abstammung und befällt Männer doppelt so häufig wie Frauen. Der Altersgipfel liegt zwischen 40 und 60 Jahren, jedoch können auch jüngere Menschen erkranken. Die Dupuytren'sche Kontraktur wird zu einem hohen Anteil vererbt. Lebererkrankungen, Diabetes mellitus und Herzerkrankungen stehen nach schulmedizinischer Meinung im Zusammenhang, wenngleich die eigene Erfahrung zeigt, dass die Kontraktur eher die somatische Manifestation eines geistigen Themas mit Armuts- und Treuegelübde repräsentiert. Karmisch gesehen die Unfähigkeit des Loslassens und des Vergebens, häufig nachweisbar als Armutsgelübde- und Treuegelübde in der NLS-Analyse, unter Umständen in Kombination mit einem Morbus Ledderhose (Fibromatose der Plantaraponeurose mit sich überkreuzenden Zehen). Die Finger und Zehen ziehen sich zusammen, weil sie durch das Armuts- und/oder Treuegelübde symbolisch etwas nicht hergeben wollen.

Konfliktiver Hintergrund: Ungeschicklichkeit, emotionales Erleben etwas nicht richtig gemacht oder nicht richtig angepackt zu haben, Handlungsunfähigkeit, Probleme in der Handhabung, etwas oder jemanden nicht halten können.

Symptome und Befunde:

Löschung von etwaigen disponierenden karmischen Mustern, insbesondere die beschriebenen Gelübde.

Bei Resonanz auf dem Hirnrelais der Hand der entsprechenden Seite im Großhirnmarklager aurachirurgische Umprogrammierung des kinesiologisch getesteten Abwertungskonflikts.

Aurachirurgische Operation: Schmerzlose Strang- und Knotenbildung der Palmaraponeurose mit und ohne Hauteinziehungen in der Hohlhand und den Fingerbeugeseiten, manchmal mit Jucken, leichtem Brennen und Ziehen einhergehend. Im fortgeschrittenen Stadium können die Finger bis zum vollständigen Einschlag in die Hohlhand gebeugt sein.

Therapie:

Dehnung oder Exzision der Palmaraponeurose, Freischneiden der Fingergefäße und Fingernerven. Gelenklockerung mit Spreizung und Lockerung der Bandstrukturen, weil durch Kontrakturen verfestigt.

Danken und Segnen der beteiligten Kausalitäten, Personen, Situationen

Kinesiologische Nachtestung

Fingergelenksarthrose

Definition:

Arthrosen der Fingerendgelenke, sog. Heberden-Arthrosen.

Arthrosen der Fingermittelgelenke, sog. Bouchard-Arthrosen.

Mit PCP oder ohne.

Symptome und Befunde:

Aus konfliktiver Sicht: Abwertungskonflikt mit dem Gefühl, die Finger nicht mehr voll belasten zu können, z.B. nach Fraktur eines Handwurzelknochens oder durch Stauchung. Ungeschicklichkeit, emotionales Erleben etwas nicht richtig gemacht oder nicht richtig angepackt zu haben, Handlungsunfähigkeit, Probleme in der Handhabung. Bei Rechtshändigkeit rechts Partnerseite, links Mutter-Kind-Seite, ansonsten umgekehrt.

Disponierende karmische Muster: Sklavenjoch, Missglückte Flucht, Pressen, Pranger, Kreuzigung, Vierteilung, Streckbank, Fesselung, Eide und Gelübde, insbesondere Schuldgelübde, Verdammungsgelübde, Obrigkeitsgelübde, Schweigegelübde.

Diagnose:

Klinisches Erscheinungsbild

Testung auf karmische Muster und Konflikte

Resonanzsuche auf dem Hirnrelais der Finger am Surrogat des Großhirnmarklagers

Therapie:

Bearbeitung entweder am Skelett, weil dort beide Seiten behandelt werden können, oder im Anatomieatlas, wo allerdings immer nur die rechte Hand dargestellt ist.

Aurachirurgische Operation: Suche nach Resonanz, mit Präpariernadel in den Interdigitalspalt stechen, Behandlung je nach Rückmeldung durch den Patienten, Patient beschreibt das Gefühl der Auffüllung des Gelenkspalts, Verkalkungen im Interdigitalspalt lösen, Gelenkflüssigkeit und Knorpelsubstanz energetisch in den Interdigitalspalt spritzen, mit grünem Laser Knorpelsubstanz härten, Gelenk passiv durchbewegen.

Suche nach miasmatischen Belastungen in der NLS-Analyse mit Behandlung: Yersinien, Chlamydien, Mykoplasmen, Epstein Barr Virus, Streptokokken.

Auflösung etwaiger karmischer Muster

Auflösung etwaiger Eide und Gelübde

Löschen von etwaigen Konflikten nach Resonanzbefund

Danken und Segnen der beteiligten Kausalitäten, Personen, Situationen

Kinesiologische Nachtestung

Kasuistik:

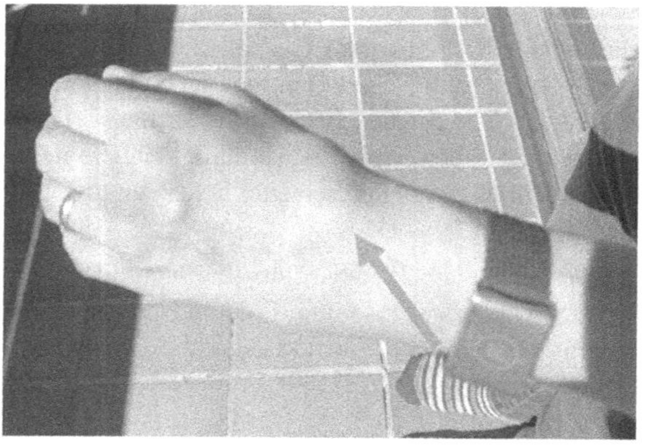

Abbildung: *Patientin mit PCP, Arthritis im Handgelenk und in den Fingern, Arthrosen laut Röntgenbild, karmisches Muster der Kreuzigung in der aurachirurgischen Untersuchung, Schweigegelübde.*

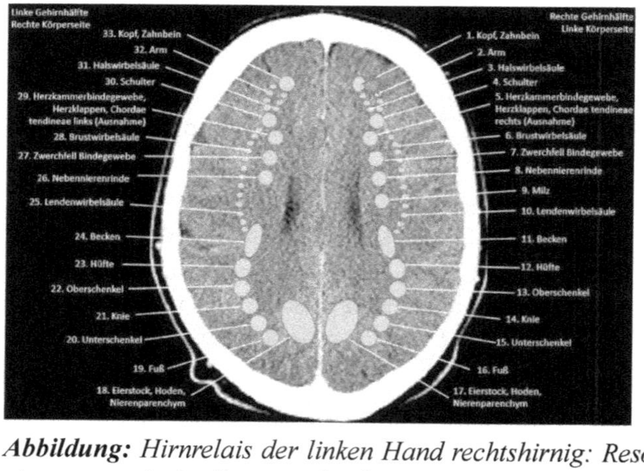

Abbildung: *Hirnrelais der linken Hand rechtshirnig: Resonanz als Hinweis auf eine energetische Störung durch einen Abwertungskonflikt, der in der Folge aurachirurgisch herausprogrammiert wird.*

Tendovaginitis stenosans

Definition:

Schnellender Finger, Springfinger, Schnappfinger

Häufigste Sehnenscheidenerkrankung. Sie kann alle Finger betreffen, auch mehrere Finger gleichzeitig. Zu Beginn werden Steifigkeit, ein Knirschen oder Schmerzen in der Hohlhand verspürt (Tendinitis crepitans). Später kommt es zum „Haken“ des Fingers, der oft nicht mehr ohne Hilfe gestreckt werden kann.

Die Ursache liegt in einem Sehnenknoten der gegen Widerstand oder nicht mehr durch ein Ringband der Sehnenscheide gleitet.

Symptome und Befunde:

Typischerweise findet sich eine Überladung mit Flüssigkeit des Organismus z.B. durch Milzschwäche (laut TCM das Organ, das für die Flüssigkeitsverteilung im Organismus zuständig ist, ausgelöst z.B. durch ein Darmstörung, oder durch genuine Milzthemen wie z.B. Bereinigungskonflikt siehe „BioProg“)

Häufig finden sich auch Darmstörungen mit sekundärer Ödemeinlagerung, auch in den Führungsschienen der Sehnenverläufe

Diagnose:

Klinische Diagnose

Therapie:

Auflösung etwaiger karmischer Muster

Auflösung etwaiger Eide und Gelübde

Löschen von etwaigen Abwertungskonflikten nach Resonanzbefund

Aurachirurgische Operation: Mit Präpariersonde im Interdigitalspalt nach Resonanz suchen, Behandlung je nach Rückmeldung durch den Patienten. Erweiterung des Ringbandes durch Unterminierung mit dünner Sonde. Gelenkflüssigkeit und Knorpelsubstanz energetisch einspritzen, Patient beschreibt häufig das Gefühl der „Auffüllung“. Finger passiv durchbewegen, danach aktive Bewegungen testen. Rückmeldung durch den Patienten testen, bei weiter bestehender Symptomatik Behandlung fortsetzen.

Nach miasmatischen Belastungen z.B. durch Streptokokken suchen. Aber auch nach Milzschwäche durch Darmstörungen mit Ödembildungen in den Sehnenscheiden. Entsprechende Therapie durchführen.

Danken und Segnen der beteiligten Kausalitäten, Personen, Situationen

Kinesiologische Nachtestung

Ganglion, Überbein

Definition:

Ein Ganglion, im Volksmund auch Überbein genannt, geht meistens von einem Gelenk, seltener auch von einer Sehnenscheide aus. Es können theoretisch alle Gelenke der Finger, der Handwurzel und des Handgelenkes betroffen sein.

Symptome und Befunde:

Typischerweise enthalten Ganglien Gelenkflüssigkeit. Diese ist nicht wässrig, sondern zäh, dickflüssig, klebrig und wasserklar. Diese „Gelenkschmiere" legt sich zwischen die Gelenkknorpel, ernährt den wenig durchbluteten Knorpel, verhindert, dass das Gelenk austrocknet, und fängt Druck- und Scherkräfte auf.

Bei Rheumatikern ist diese Gelenkflüssigkeit in ihrer Zusammensetzung krankhaft verändert.

Häufige Lokalisationen von Gelenk-Ganglien:

- Fingerendgelenke – sog. Schleimzysten oder Mucoidzysten.
- Mittelgelenke der Finger.
- Handwurzelgelenke.

Häufige Lokalisationen von Sehnenscheiden-Ganglien:

- Ringbandganglien, ausgehend von den Sehnenscheiden der Beugesehnen der Finger.
- Hygrome der Strecksehnen, meist am Handrücken. Die Hygrome können auch innerhalb der Sehnen liegen.

Die Ursache des Gelenk-Ganglions ist häufig eine Arthrose. Durch den beständigen Reiz veränderter oder abgenutzter Gelenke wird vermehrt „Gelenkschmiere" (Synovialflüssigkeit) gebildet, so dass diese die Gelenkkapsel überdehnt und schließlich nach außen vorwölbt. Ein typisches Beispiel stellt die Schleimzyste (Mucoidzyste) an den Fingerendgelenken bei Heberden Arthrose dar.

Es scheinen weder Erbanlagen, Sport oder Beruf ausschlaggebend zu sein.

Eine Sonderstellung der Ganglien nimmt die Mucoidzyste (Schleimzyste, Dorsalzyste) an den Endgelenken ein. Die Ursache liegt in der Arthrose des Fingerendgelenkes (Heberden Arthrose) begründet. Ungünstig, oft am Nagelrand gelegen ist sie schwierig und oft nur unter Verlust der bedeckenden Haut zu entfernen. Ein Verschluss der Gelenkkapsel ist meist nur unzureichend, und wenn, dann nur mit viel Erfahrung möglich. In nicht seltenen Fällen ist eine Hauttransplantation vom Handgelenk oder aus der Leiste nötig. Die Rezidivrate liegt bei der Mucoidzyste am höchsten, gleichwohl ist die Entfernung anzustreben, um einen drohenden Gelenkinfekt bei Eröffnung nach außen abzuwenden.

Aus konfliktiver Sicht: Abwertungskonflikt mit dem Gefühl, die Hand nicht mehr voll belasten zu können, z.B. nach Fraktur eines Handwurzelknochens oder durch Stauchung. Ungeschicklichkeit, emotionales Erleben etwas nicht richtig gemacht oder nicht richtig angepackt zu haben, Handlungsunfähigkeit, Probleme in der Handhabung. Bei Rechtshändigkeit rechts Partnerseite, links Mutter-Kind-Seite, ansonsten umgekehrt.

Disponierende karmische Muster: Sklavenjoch, Missglückte Flucht, Pressen, Pranger, Kreuzigung, Vierteilung, Streckbank, Fesselung, Eide und Gelübde, insbesondere Schuldgelübde, Verdammungsgelübde, Obrigkeitsgelübde, Schweigegelübde.

Diagnose:

Klinische Diagnose durch Sichtung

Kinesiologische Testung von karmischen und konfliktiven Dispositionsfaktoren

Therapie:

Auflösung etwaiger karmischer Muster

Auflösung etwaiger Eide und Gelübde

Löschen von etwaigen Abwertungskonflikten nach Resonanzbefund

Aurachirurgische Operation: Ganglion virtuell mit Skalpell eröffnen, überschüssige Gelenkflüssigkeit mit Spritze abziehen, sekretorisches Gewebe entfernen, mit rotem Laser sekretorisches Gewebe veröden, Gelenk passiv durchbewegen.

Kinesiologische Nachtestung

Kniegelenksarthrose

Definition:

Mit Kniegelenksarthrose oder Gonarthrose bezeichnet man einen vorzeitigen Verschleiß der knorpeligen Gelenkflächen des Kniegelenkes.

Symptome und Befunde:

Konfliktiv: Drei Konflikt kommen in Frage:

- Unsportlichkeitskonflikt: Überlastung der körperlichen Voraussetzungen bei übergroßem sportlichen Ehrgeiz, insbesondere bei Kastration und Selbstkasteiungsgelübde mit dem daraus resultierenden übersteigerten Ehrgeiz, aber auch bei Sklavenjoch oder missglückter Flucht kann ein Knie leicht überbelastet werden, weil es durch das karmische Muster energetisch angeschlagen ist, in der Regel verstärkt durch ein Schweigegelübde. Tritt auch auf bei Menschen, die sich über ihre Leistungsfähigkeit in den Beinen definieren, z.B. Fußballer, Läufer, Radfahrer.
- Anerkennungskonflikt: Fehlende Anerkennung mit nicht befriedigten Ehrgeiz privat oder beruflich z.B. bei karmischer Disposition durch die Kastration, Sklavenjoch, Pranger u.a.
- Gehorsamkeitskonflikt: Gehorsamkeitsprobleme bereits in der Jugend, z.B. in Verbindung mit Religion: Vor jemanden oder in die der Kirche knien, angesichts einer Belastung geht der Betroffene förmlich in die Knie. Verletzter Stolz, gebrochenes Selbstwertgefühl.

Prinzip: Knochenentkalkung in der konfliktaktiven Phase, um den Organismus zu immobilisieren und zu schonen, Wiederaufbau von Knochensubstanz in der Heilungsphase, letztlich mit dem Ziel einer Verstärkung der knöchernen Strukturen (sog. Luxusgruppe)

Karmische Muster: Sklavenjoch, Missglückte Flucht, Pressen, Pranger, Streckbank, Vierteilung, Erschießen, Kastration, Beschneidung, Selbstkasteiungsgelübde, sexueller Missbrauch, Bußgelübde. Bei Kastration und Beschneidung besteht eine Tendenz zur körperlichen Überforderung mit resultierenden Verletzungen wegen zu großen Ehrgeizes bei präpotentem Charakter, bei Selbstkasteiungsgelübde kommt es zu einer körperlichen Verausgabung mit entsprechender Überforderung der organischen Strukturen.

Miasmatische Muster: Gonorrhoe

Diagnose:

Kinesiologische Testung der in Frage kommenden Kausalfaktoren

Therapie:

Resonanzoptimierung: Zielelement „Wasser“, Startelement „Wasser“.

Behandlung von etwaigen karmischen, miasmatischen und konfliktiven Ursachen

Selten findet sich das Miasma der Gonorrhoe (Tripper), daraus noch vorhandene morphische Felder lassen sich durch Medicodes (QR-Code-Programmierung) entsprechend antagonisieren. Weitere mögliche Erreger sind Yersien, Chlamydien, Mykoplasmen u.a.

Aurachirurgische Operation: Am Anatomieatlas als Surrogat mit der Abbildung des Kniegelenks: Debridement (als Debridement bezeichnet man die Sanierung des Wundbettes durch Entfernung nekrotischer und fibrinöser Beläge. Es dient der Herstellung eines physiologischen Wundmilieus zur Förderung der Heilung und Prophylaxe einer Wundinfektion): Ausräumen, ausspülen, absaugen von überschüssigen Inhalten im Kniegelenksspalt. Kniegelenksflächen mit Skalpell oberflächlich abtragen, Knorpelaufbau durch Imagination von Knorpelsubstanz in der Spritze mit Injektion auf die Gelenkflächen, „Gelenkschmiere“ einspritzen, mit grünem Laser aushärten, mit Stimmgabel harmonieren.

Neusetzen der beiden Kollateralbänder (Ligamentum collaterale mediale und laterale): Am Anfangs- und Endpunkt entsprechender anatomischen Vorgabe mit der spitzen chirurgischen Sonde ein Bohrloch setzen, mit der Pinzette eine Schraube andrehen, beide Punkte jeweils mit einem elastischen Draht verbinden, Schrauben zudrehen und die Konstruktion auf Zug bringen.

Gleiches Prinzip bei den Kreuzbändern: Am Anfangs- und Endpunkt entsprechender anatomischen Vorgabe mit der spitzen chirurgischen Sonde ein Bohrloch setzen, mit der Pinzette eine Schraube andrehen, beide Punkte jeweils mit einem elastischen Draht verbinden, Schrauben zudrehen und die Konstruktion auf Zug bringen.

Energetische Behandlung: Knorpelaufbau durch Bewusstseinssteuerung über den Ernährungszyklus: Startelement des Aurachirurgen: „Metall“, um das Zielelement des Patienten „Wasser“ zu nähren. Der Aurachirurg leitet die Energie mit der Präpariersonde in den Knochen-Knorpelbereich des Kniegelenks.

Kinesiologische Nachtestung

Kasuistik:

Ein Mann, 55 Jahre alt, kommt in die Behandlung wegen einer seit vielen Jahren bestehenden Gonarthrose (Kniegelenksarthrose) beidseits, die während des vergangenen Jahres zunehmend Beschwerden verursachte. Darüber hinaus leidet er unter dem Gefühl, seiner Lebenssituation nicht mehr gewachsen zu sein, neben den Schmerzen in den Knien verspüre er eine zunehmende körperliche Last und Druck auf den Schultern, was seiner Meinung nach wohl mit dem zunehmenden Alter zusammenhänge. Auch habe er nach dem Aufstehen in der Früh immer Rückenschmerzen, die manchmal den ganzen Tag hindurch bestehen bleiben, insbesondere die Halswirbelsäule bereite Probleme.

Symptome und Befunde: Gonarthrose beidseits, Coxarthrose beidseits, Skoliose, Beckenschiefstand. Wie im Folgenden noch näher beschrieben werden wird, handelt es sich hier um eine Reihe unterschiedlicher karmischer Muster, die in Kombination zu der vom Patienten geschilderten Symptomatik führen.

Der Aurachirurg stellt folgende Diagnose: Karmisches Muster der missglückten Flucht mit funktionellem Beckenschiefstand, Fehlstellung in den Kniegelenken mit konsekutiver Gonarthrose und beginnender Coxarthrose (Hüftgelenksarthrose), karmisches Muster des Sklavenjochs mit schmerzhafter Einschränkung der Kopfbeweglichkeit und Schmerzen an der Halswirbelsäule, karmisches Muster der Schuld mit Rückenschmerzen im Lumbalbereich.

Im Sinne der Kybernetik geht es in der Therapie darum, die karmischen Muster als dem morphologischen Ergebnis vorgelagerte Prinzipien zu erkennen, um sie durch die im Folgenden geschilderten aurachirurgischen Strategien entsprechend aufzulösen. Würde sich der Aurachirurg nur auf die organischen Befunde in Form von Gonarthrose, Coxarthrose, Skoliose, Halswirbelsäulendysfunktion etc. konzentrieren, diese als gegeben hinnehmen, ohne deren Zustandekommen im Weiteren zu hinterfragen, und sie dann konservativ mit Physiotherapie oder auch operativ behandeln, so blieben die die Beschwerden verursachenden karmischen Muster davon unberührt, würden persistieren und weiterhin entsprechende Probleme bereiten.

Nach den beschriebenen Verfahren und Methoden operiert der Aurachirurg die entsprechenden Organstrukturen aurachirurgisch, fixiert die Wirbelsäule und die Gelenke, reformiert Gelenkstrukturen, regeneriert Knorpelgewebe, injiziert Gelenkflüssigkeit u.v.m., was in der Folge zu erheblichen Symptomlinderungen und in vielen Fällen sogar zu einer nachhaltigen Heilung führt. All diese Maßnahmen repräsentieren geistige Verfahren im Sinne des übergeordneten Geist-Materie-Konzepts.

Die Kniegelenksoperation wird im Folgenden dargestellt:

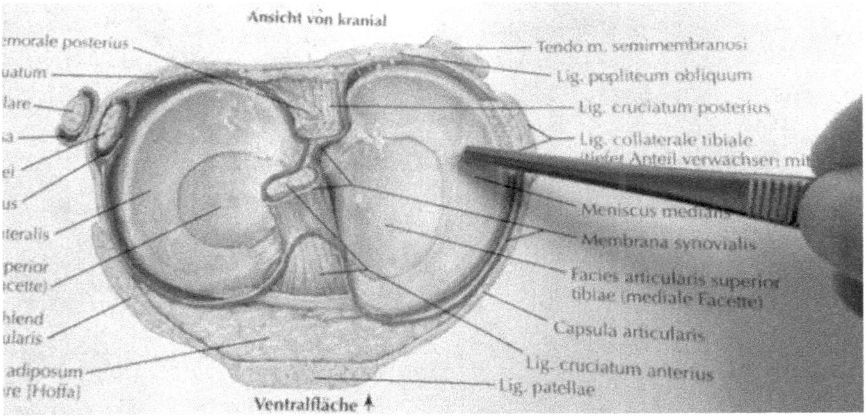

Abbildung: *Aufsicht von oben auf das Kniegelenk, Druck mit der Pinzette auf den Meniscus medialis verursacht eine deutliche Resonanz. Mit einem Skalpell werden alte Knorpelreste und freie „Gelenkmäuse" abgeschabt, im hinteren Bereich des Gelenks aufgehäuft und als Störinformation mit einer leeren Spritze aufzogen und anschließend energetisch verworfen.*

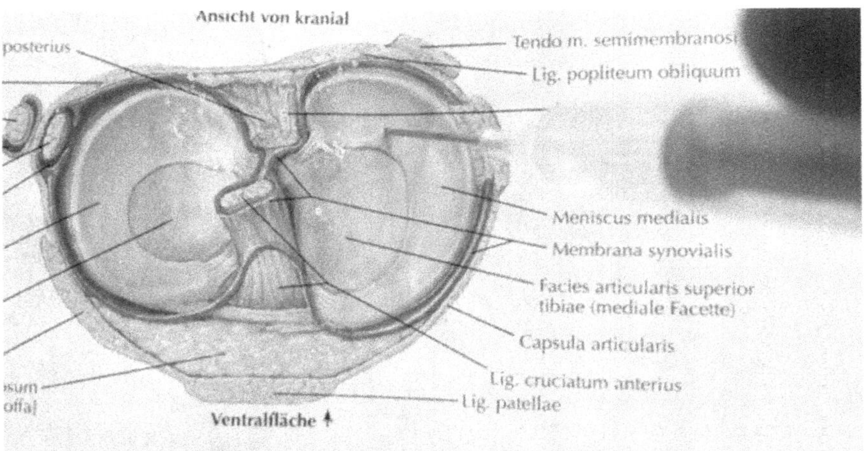

Abbildung: *Aufsicht von oben auf das Kniegelenk, Injektion von frischem Knorpelmaterial, durch den Aurachirurgen imaginiert und als Information in die Spritze aufgezogen, wird entsprechend auf die Gelenkfläche verteilt.*

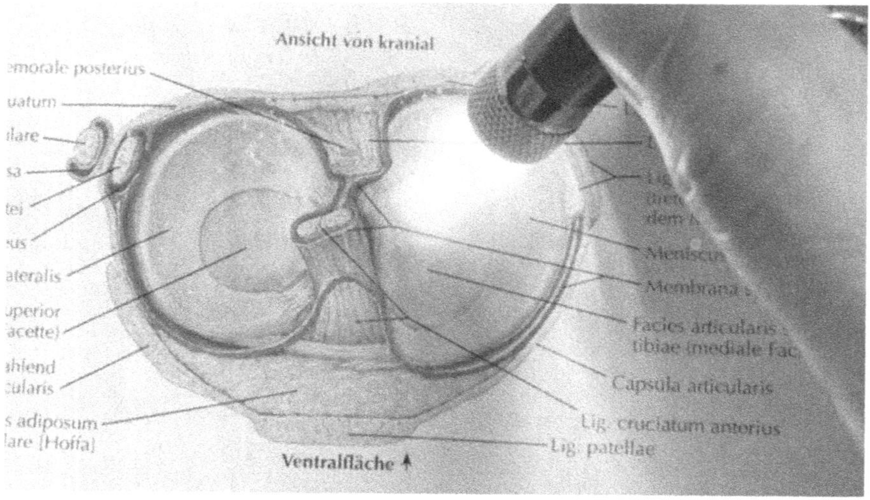

Abbildung: *Aufsicht von oben auf das Kniegelenk, Fixierung bzw. Aushärtung des frischen Knorpels mit einem grünen LED-Licht. Nicht die Lichtquelle ist entscheidend, sondern der geistige Hintergrund bzw. die durch den Aurachirurgen dabei intendierte Zielsetzung: Wachsen und Aushärten, symbolisiert durch das grüne Licht.*

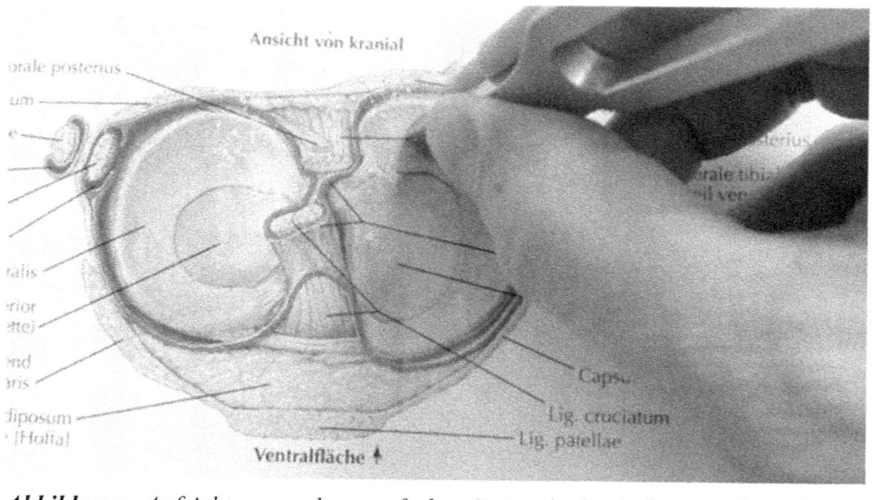

Abbildung: *Aufsicht von oben auf das Kniegelenk, Aufsetzen der 432 Hz Stimmgabel zur Harmonisierung der Strukturen. Zusätzlich wird noch Gleitmittel mit der Spritze injiziert, Gelenkflüssigkeit.*

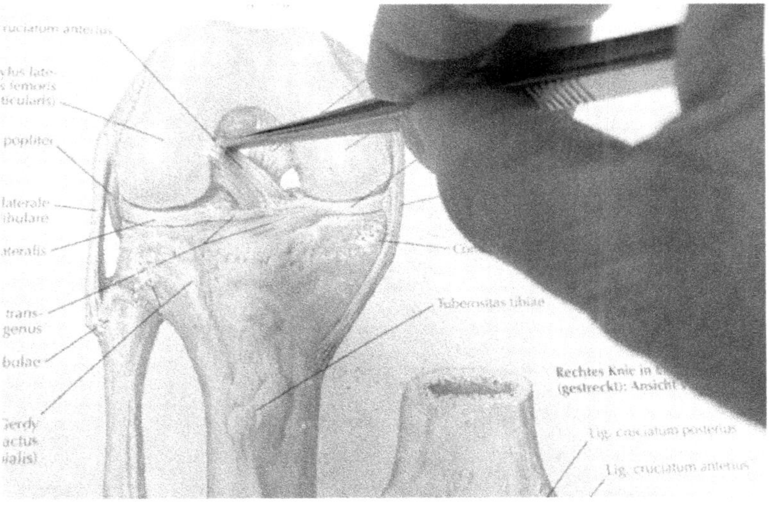

Abbildung: *Kniegelenkansicht von vorne: Mit einer spitzen chirurgischen Sonde werden Löcher gebohrt, in diesem Fall in den Oberschenkelknochen, wo der obere Teil des vorderen Kreuzbandes seinen Ursprung hat. Mit der Pinzette werden an den gebohrten Löchern Schrauben eingedreht, elastische Drähte gespannt und mit den Schrauben durch Eindrehen fixiert.*

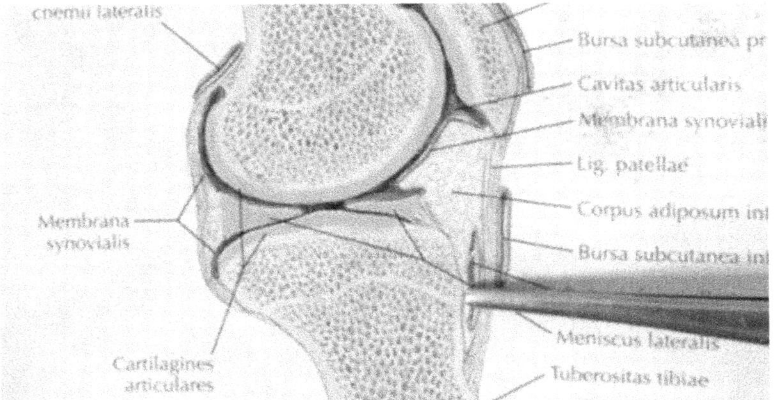

Abbildung: *Suche nach Resonanz auf den Schleimbeuteln, die auf der Abbildung zu sehen sind. Sobald eine Bursa durch Resonanz bei der Untersuchung in Resonanz geht, wird Gleitmittel eingespritzt und die Stimmgabel aufgesetzt.*

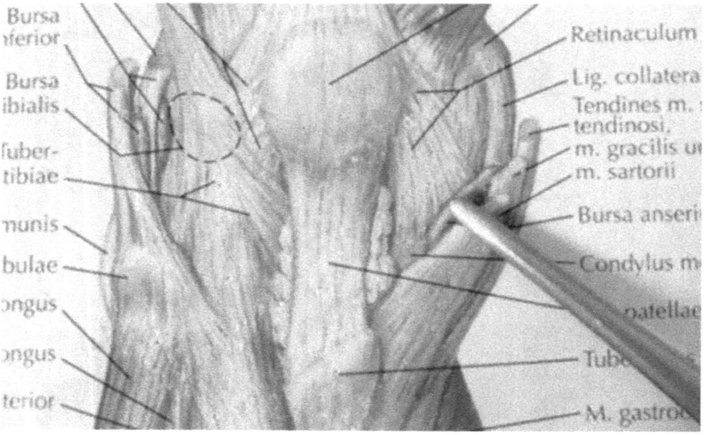

Abbildung: *Das gleiche geschieht mit den Schleimbeuteln zwischen den Sehnen der Muskeln, die das Kniegelenk von außen umschließen. Findet sich Resonanz, so wird auch hier durch Aufsetzen der Stimmgabel behandelt, unter Umständen sogar mit Einsatz von Akupunkturnadeln, um tief in die Strukturen zu kommen.*

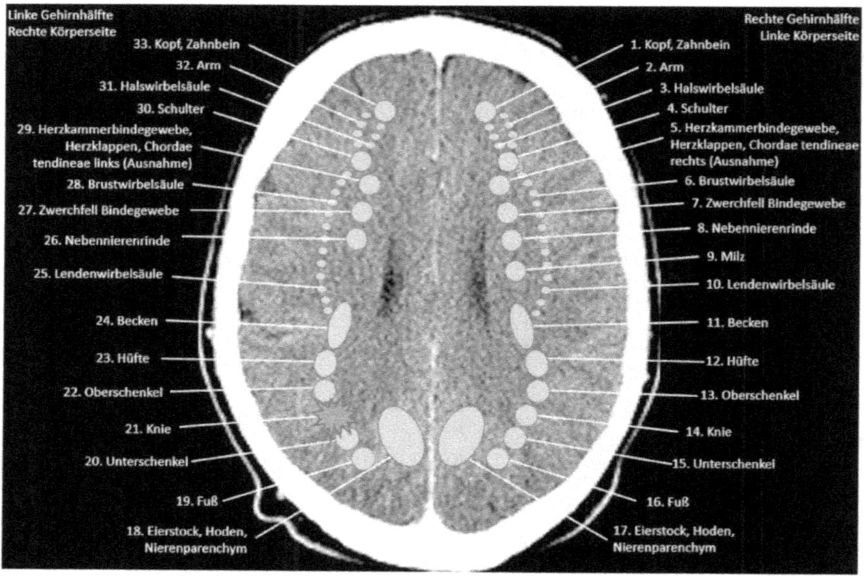

Abbildung: *Hirnrelais des rechten Kniegelenks linkshirnig im Großhirnmarklager: Resonanz als Hinweis auf eine energetische Störung durch einen Abwertungskonflikt, der in der Folge herausprogrammiert wird.*

Kasuistik:

Patientin, 47 Jahre alt, aus dem arabischen Raum muslimischen Glaubens, kommt in die Behandlung wegen einer Kniegelenksarthrose. Sie will sich im Rahmen der Behandlung aus Schamgefühl nicht entkleiden, was im Rahmen der aurachirurgischen Intervention jedoch kein Problem darstellt, da geistige Heilung auch ohne Ausziehen funktioniert und somit gegenüber der konventionellen Operation in diesem Punkt einen großen Vorteil darstellt. Erst nach Aktivierung des Elements „Wasser“ durch den Aurachirurg kommt es zu einer Resonanzbildung im Kniegelenksbereich und die Operation kann wie beschrieben durchgeführt werden.

Kasuistik:

Patient, 64 Jahre alt, ehemaliger Manager eines großen Pharmaunternehmens, kommt in die aurachirurgische Praxis wegen einer seit vielen Jahren bestehenden Kniegelenksarthrose. Die schulmedizinischen Untersuchungen hätten ergeben, dass das Gelenk durch eine Prothese ersetzt werden sollte, weil die arthrotischen Abnützungserscheinungen weit fortgeschritten sind. Allerdings ist der Patient dazu nicht bereit, sondern möchte lieber in Kürze eine Fernreise nach Peru antreten, um die Ruinen von Machu Picchu zu erklimmen. Dazu benötige er ordentlich funktionierende Kniegelenke.

Nach Auflösung des karmischen Musters der missglückten Flucht sowie nach aurachirurgischer Behandlung des Kniegelenks am Anatomieatlas nach den beschriebenen Prinzipien zeigt sich eine deutliche Besserung der Schmerzsymptomatik sowie eine höhere Stabilität im Knie noch während der laufenden Behandlungssitzung. Der Patient verlässt erfreut die Praxis.

Zwei Monate später stellt er sich erneut vor und berichtet begeistert von seiner Tour durch Peru. Die Ruinen von Machu Picchu habe er gut bewältigt, mit einem Stock habe er zusätzlich die Schläge auf das Knie beim Abwärtsgehen der Stufen abgefangen. Nach einiger Zeit habe er den Stock allerdings nicht mehr benötigt und ihn irgendwo stehen gelassen. Ein großer Erfolg der aurachirurgischen Therapie, weshalb sich der Patient entschließt, keine Prothesenoperation durchführen zu lassen.

Kasuistik:

Patient, 20 Jahre, rechtshändig, homosexuell, rezidivierende Kniegelenkseinblutungen im rechten Knie, bereits zweimal erfolglos operiert, mehrfach wurden bereits blutige Kniegelenksergüsse punktiert. Aufgetreten seien die Beschwerden, nachdem er einen neuen Partner kennen gelernt habe.

In der aurachirurgischen Untersuchung ergibt sich der folgende Zusammenhang: Der Kniegelenkserguss auf der Partnerseite (rechtes Knie bei Rechtshändigkeit) ist Ausdruck der Heilungsphase eines sexuellen Abwertungskonflikts. Hintergrund ist das karmische Muster des sexuellen Missbrauchs, auslöst durch den vorherigen Partner, der den Patienten seinerzeit sexuell erheblich unter Druck gesetzt hatte. Durch die neue Partnerschaft, die als sehr erfüllend empfunden wird, geht der vorbestehende sexuelle Abwertungskonflikt in Lösung, die Kniegelenksentzündung mit Ergussbildung ist Ausdruck der laufenden Heilungsphase.

Konkret geht es um den sexuellen Anerkennungskonflikt bzw. einen Gehorsamkeitskonflikt. Der Patient beschreibt, wie sehr ihn sein vorheriger Partner teilweise sexuell gedemütigt habe, er habe vor ihm auf die Knie gehen müssen, obwohl er das nicht wollte. Die Situation habe ihm emotional erheblich zugesetzt, es sei ihm auf rationaler Ebene völlig klar gewesen, dass diese Partnerschaft keine Aussicht für die Zukunft habe. Und doch sei es ihm erst nach längerer Zeit gelungen, sich von den dominanten Verhaltensweisen seines Partners zu befreien und die Partnerschaft zu beenden.

Die folgenden Abbildungen illustrieren die Situation eindrucksvoll.

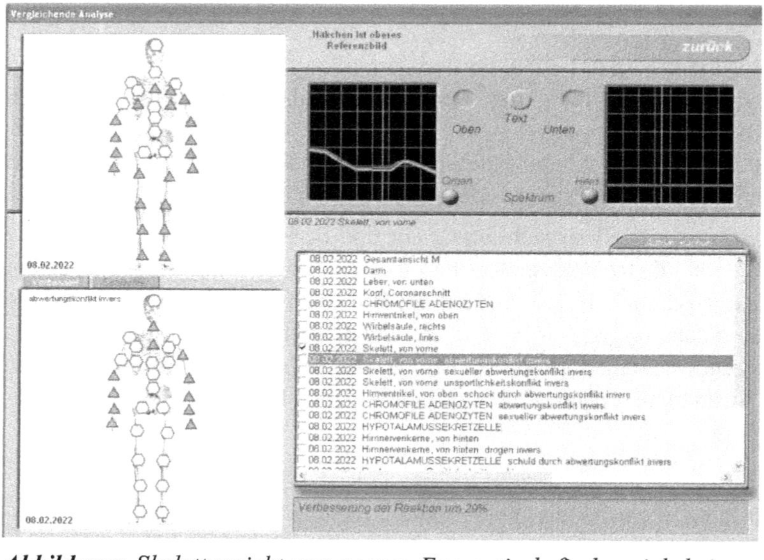

Abbildung: *Skelettansicht von vorne: Energetisch finden sich keine auffälligen Störungen, bei Invertierung von „Abwertungskonflikt" zeigt sich jedoch eine Verbesserung der Reaktion um 29%, insbesondere in den Beinen bzw. auch in den Kniegelenken.*

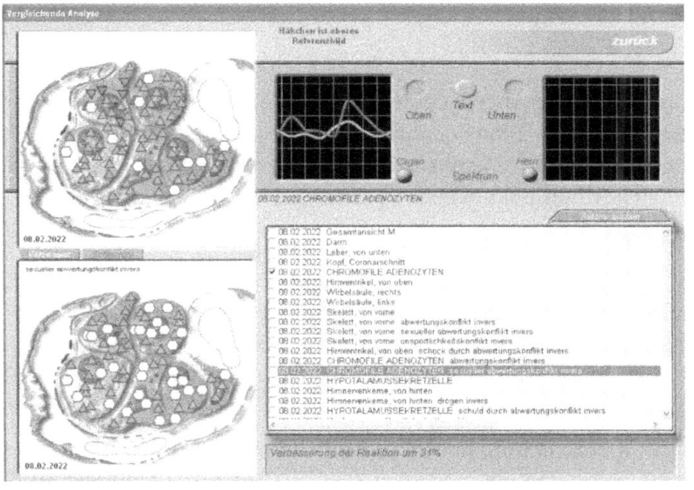

Abbildung: *Chromophile Adenozyten der Hypophyse: Geringe energetische Störung, bei Invertierung von „Sexueller Abwertungskonflikt" zeigt sich eine Verbesserung der Reaktion um 31%.*

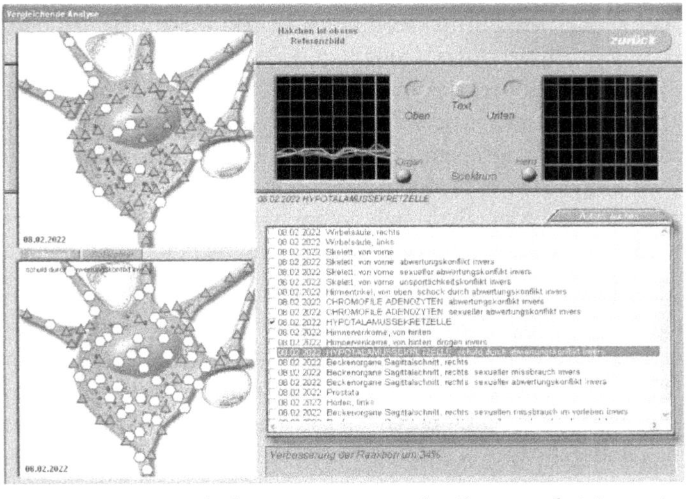

Abbildung: *Hypothalamus: Energetische Störung, bei Invertierung von „Schuld durch sexuellen Abwertungskonflikt" zeigt sich eine Verbesserung der Reaktion um 34%. Ganz offensichtlich hat der Patient durch die Vorkommnisse seine geistige Mitte verloren, durch die Symptomatik des Knies versucht er diese wieder zu erlangen.*

Hallux valgus

Definition:

Die Valgusstellung im Großzehengrundgelenk (Articulatio metatarsophalangea) ist Ausdruck einer gestörten Biomechanik des Fußes, typischerweise durch Verlust des Fußgewölbes mit Herabsinken der Strukturen. Ihr liegt eine Abweichung des ersten Mittelfußknochens zu Grunde.

Symptome und Befunde:

Der Hallux valgus erfüllt im Sinne der Konfliktlehre keine sinnvolle Aufgabe, sondern ist vielmehr Konsequenz eines abgesenkten und nicht trainierten Fußgewölbes z.B. in Folge eines karmischen Sklavenjochs. Durch Auflösung des karmischen Musters und durch konsequentes Fußtraining lässt sich die Situation entsprechend wieder verbessern.

Dennoch gibt es auch hier sehr wohl konfliktive und karmische Hintergründe, die immer wieder bei den Patienten mit entsprechendem Seitenbezug gefunden werden können.

Konfliktiv: Abwertungskonflikt des Fußes: Jemanden oder eine Situation nicht ausstehen können. Nicht laufen, springen, treten, tanzen, bremsen können. Jemanden nicht wegtreten können. Man kommt nicht vorwärts im Leben bzw. *man tritt auf der Stelle.* Standortkonflikt, seinen Standpunkt nicht vertreten oder zu heftig vertreten. Sich nicht verwurzelt fühlen, z.B. bei Migranten oder deren Abkömmlingen, die im Land geboren sind. Etwas auf die Beine stellen wollen/ nicht können/ nicht dürfen. Unsportlichkeitskonflikt: Abwertung des Körpers durch Überforderung bei zu großem Ehrgeiz in sportlichen Aktivitäten (insbesondere bei karmischer Belastung durch Kastration oder Beschneidung oder bei Selbstkasteiungsgelübde). Man fühlt sich emotional steckengeblieben oder festgefahren, man bekommt im übertragenen Sinn den Fuß nicht auf den Boden.

Karmische Muster: Sklavenjoch, Missglückte Flucht, Pressen, Pranger, Kastration, Beschneidung, Vierteilung, Fesselung, Rache-, Schweige- und Selbstkasteiungsgelübde. Bei Kastration und Beschneidung besteht eine Tendenz zur körperlichen Überforderung mit resultierenden Verletzungen wegen zu großen Ehrgeizes bei präpotentem Charakter, bei Selbstkasteiungsgelübde kommt es zu einer körperlichen Verausgabung mit entsprechender Überforderung der organischen Strukturen.

Diagnose:

Blickdiagnose

Kinesiologische Testung auf in Frage kommende Konflikte und karmische Muster

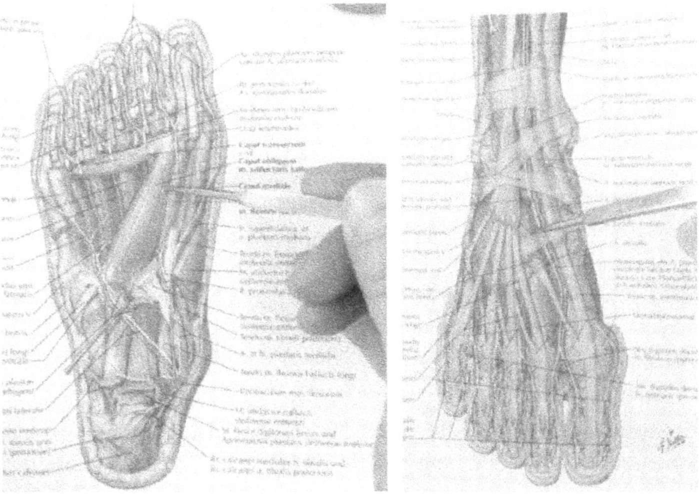

***Abbildung**: Aurachirurgische Resonanzsuche an den Muskeln*

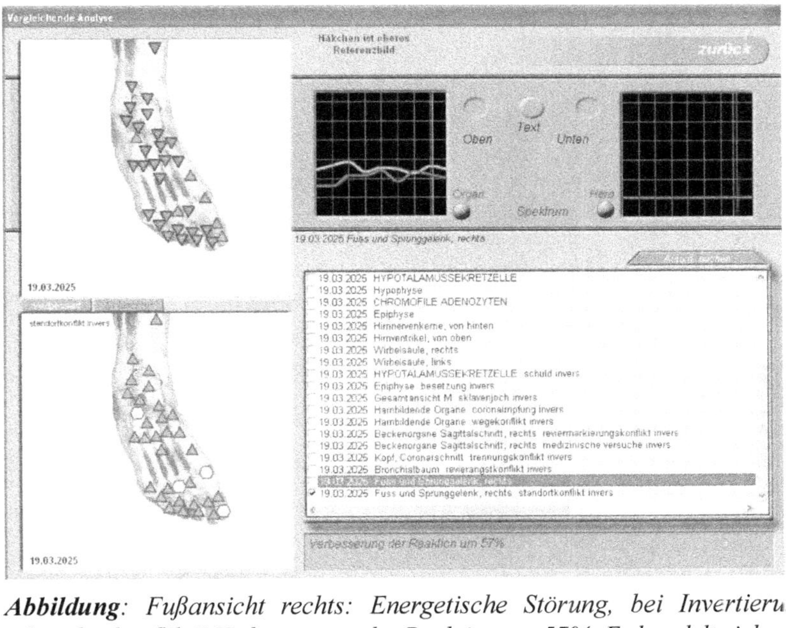

***Abbildung**: Fußansicht rechts: Energetische Störung, bei Invertierung von „Standortkonflikt“ Verbesserung der Reaktion um 57%. Es handelt sich um einen 47-jährigen rechtshändigen Mann, der in der Firma Probleme mit seinem Vorgesetzten hat, und dem gegenüber er seine Position in der Firma stärken will.*

Therapie:

Auflösung etwaiger karmischer und konfliktiver Grundbelastungen

Die aurachirurgische Therapie des Hallux valgus zeigt, nach welch praktischen biomechanischen Gesichtspunkten der Aurachirurg zu Werke geht: Es werden im Anatomieatlas alle Muskeln durch virtuelle Akupunkturbehandlungen entspannt, die an der Großzehe in die falsche Richtung ziehen und dadurch zur Fehlstellung und Subluxation im Zehengrundgelenk beitragen (Caput transversum und Caput obliquum musculi adductoris hallucis, M. extensor hallucis longus, M. flexor hallucis im lateralen Teil). Auf der anderen Seite werden alle Muskeln und Bänder virtuell tonisiert und gestrafft, die zu einer Reposition der Großzehe an die physiologische Ausgangssituation beitragen (M. flexor hallucis brevis im medialen Teil, M. abductor hallucis).

Die genannten Prozeduren führen zu einem Nachlassen der Daueradduktion der Großzehe und damit zu einem Rückgang der Subluxation, gleichzeitig zu einer Reposition der Großzehe in die physiologische Ausgangssituation. Empfehlenswert ist die aurachirurgische Installation von virtuellen Drähten in das Fußgewölbe, was zu einer Aufrichtung führt.

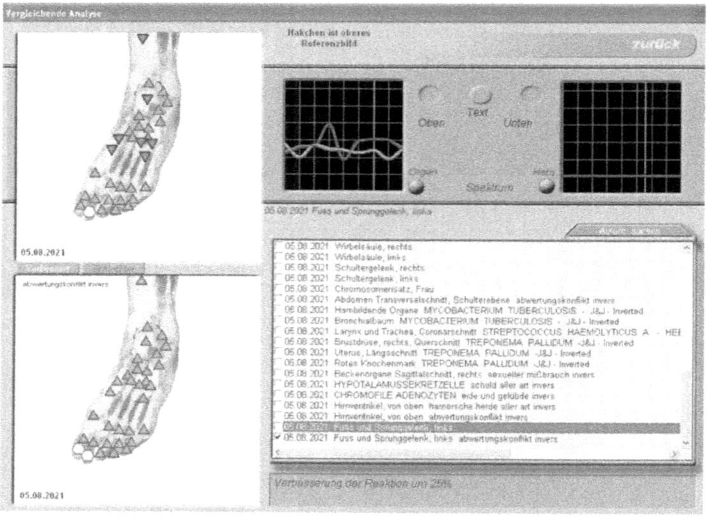

***Abbildung**: Fußansicht links: Energetische Störung, bei Invertierung von „Abwertungskonflikt" Verbesserung der Reaktion um 25%. Es handelt sich um eine linkshändige 63-jährige Steuerberaterin mit mehreren Spontanfrakturen der Mittelfußknochen links auf Grund der Coronaauflagen im Jahr 2021 mit den damit verbundenen Arbeiten im linken Fuß (Partnerseite) entsprechend reagiert.*

Innere Medizin

Schilddrüsenerkrankungen

Definition:

Die häufigste Schilddrüsenerkrankung ist die degenerative euthyreote (normale Schilddrüsenhormonspiegel im Blut) bis hypothyreote (geringe Schilddrüsenhormonspiegel im Blut) Struma durch chronisch degenerativen Umbau. Ein Jodmangel kann, muss aber nicht vorliegen. Im mittleren Alter fängt das Organ an zu wachsen, entwickelt Zysten mit Einblutungen, die als prall gefüllte Knoten imponieren und sich von Zeit zu Zeit in die Umgebung entleeren. Durch Resorption von Zysteninhalten kommt es typischerweise zur lymphatischen Drainage und schmerzhaften Lymphknoten-Schwellungen im Bereich des Halses oder der Axilla, was von den Patienten als unangenehm und besorgniserregend empfunden wird. Typischerweise bleiben die Patienten selbst bei äußerlich bereits deutlich erkennbaren Organvergrößerungen lange Zeit euthyreot. In der Schulmedizin werden im Schilddrüsengewebe gebildete Zysten je nach Beschwerden von Zeit zu Zeit punktiert und die Zysteninhalte abgesaugt. Bei immer wieder auftretenden Beschwerden werden die Patienten schließlich strumektomiert und rutschen damit automatisch in die Hypothyreose. Die Patienten müssen dann lebenslang Schilddrüsenhormone zu sich nehmen.

Symptome und Befunde:

Aus aurachirurgischer Sicht gibt es bei degenerativer Struma typische Dispositionsfaktoren:

Konfliktiv: Ohnmächtigkeitskonflikt: Bezieht sich auf die eigene Aktivität, typischerweise als wiederkehrender Konflikt. Es handelt sich um eine weiblich-passive Reaktion auf eine herannahende Gefahr. Die Betroffenen erkennen den Handlungsbedarf, sind aber nicht in der Lage, adäquat auf die Bedrohung oder Veränderung zu reagieren. Es gelingt nicht, den eigenen Weg zu gehen. Folgende Sprichwörter sind bekannt: „*Mir sind die Hände gebunden, ich kann nichts tun*". Oder: „*Man müsste doch dringend etwas tun, und keiner tut etwas!*"

Der Ohnmächtigkeitskonflikt bezieht sich auch auf das Sprechen, man fühlt sich ohnmächtig etwas auszusprechen bzw. zu sagen, was mit Schweigegelübden oder der Halssymptomatik des karmischen Musters der Schwarzen Magie korreliert. Verbindung mit dem karmischen Muster des Sklavenjochs.

Karmische: Sklavenjoch, Erhängen, Köpfen, Medizinische Versuche, Schwarze Magie, Eide und Gelübde, Geburts-trauma, verlorener Mehrling

Miasmatische: Streptokokken

Diagnose:

Kinesiologische Testung der in Frage kommenden Dispositionsfaktoren

Therapie:

Auflösung etwaiger karmischer und konfliktiver Grundbelastungen

Aurachirurgische Operation: Ziel der aurachirurgischen Intervention besteht in der Entfernung von Zysteninhalten, Ausschabung und Laserung von zystogenem Gewebe, Stimmgabelanwendung, heilende Wirkung auf das umgebende noch gesunde Schilddrüsengewebe, um etwaige Rezidive zu verhindern.

Kasuistik:

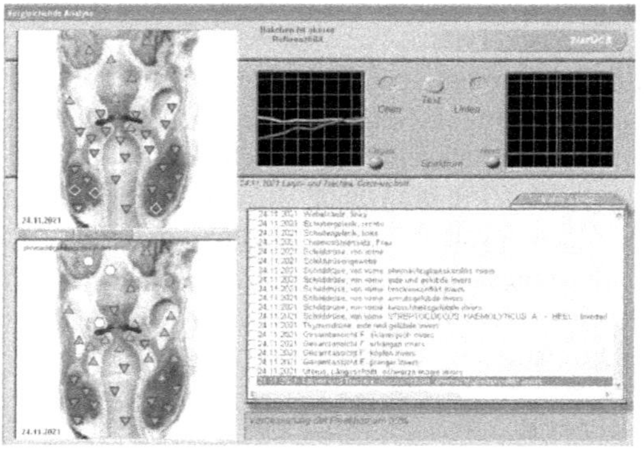

***Abbildung**: Kehlkopf und Luftröhre: Energetische Störung, bei Invertierung von „Ohnmächtigkeitskonflikt" Verbesserung der Reaktion um 33%.*

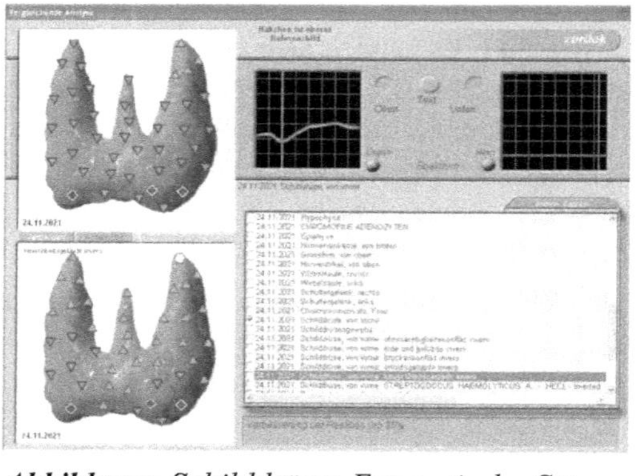

***Abbildung**: Schilddrüse: Energetische Störung, bei Invertierung von „Keuschheitsgelübde" Verbesserung der Reaktion um 25%. Menschen mit Keuschheitsgelübde geraten durch das Gelübde in die Passivität.*

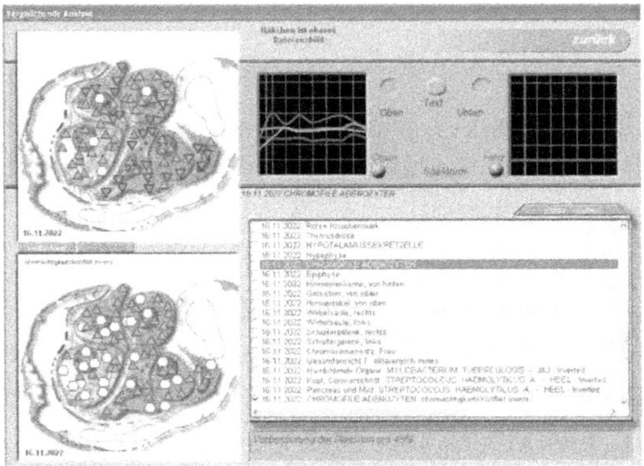

***Abbildung**: Chromophile Adenozyten der Hypophyse: Energetische Störung, bei Invertierung von „Ohnmächtigkeitskonflikt“ Verbesserung der Reaktion um 48%.*

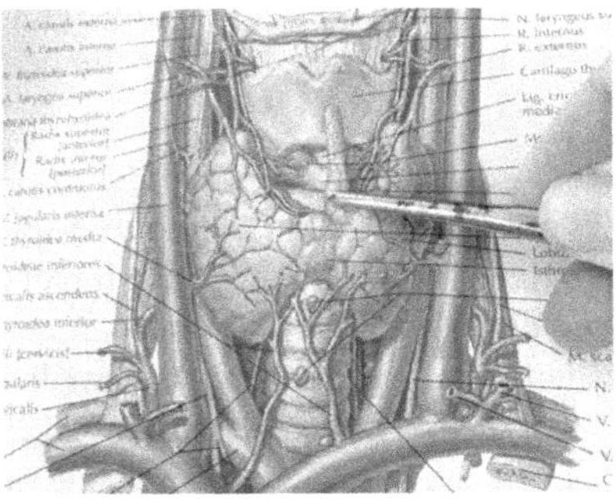

***Abbildung**: Resonanzsuche an der Schilddrüse: Bei Resonanz aurachirurgische Operation wie oben beschrieben.*

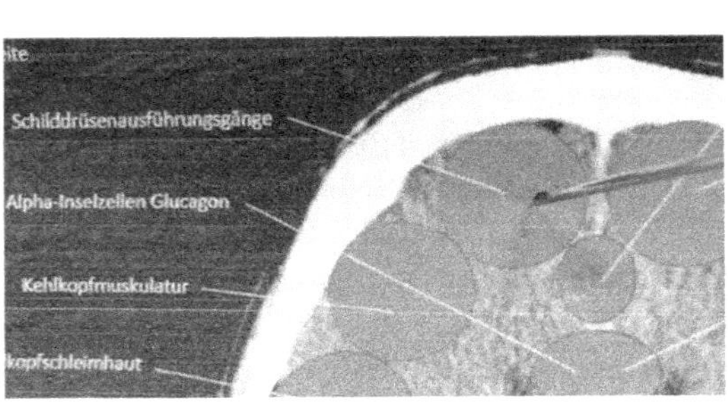

***Abbildung**: Resonanzsuche am Hirnrelais der Schilddrüsenausführungsgänge: Bei Resonanz biologische Umprogrammierung des Ohnmächtigkeitskonflikts, für Details studieren Sie bitte „BioProg – Biologische Programmierung“*

Herzerkrankungen

Resonanzsteuerung:

„Herz“ gehört zum Element „Feuer“: Der Aurachirurg versucht im gleichen Element durch Anwendung von Bewusstseinstechniken die Resonanz und damit die Qualität der Energieübertragung zu verbessern.

Therapiebeispiele:

Zustand nach Reanimation mit Elektrokonversion: Schmerzhafte Resonanz in den Papillarmuskeln, Papillarmuskeln im Anatomieatlas sondieren und im Sinne der Triggerpunktbehandlung akupunktieren.

Herzrhythmusstörungen durch Irritation von N. vagus und Truncus sympathicus: Im Verlauf entlang des Halses auf Resonanz untersuchen, z.B. bei karmischem Muster des Erhängens, Köpfens, Erwürgens, Garrotte energetisch belastet, was zu Herzrhythmusstörungen führen kann. Harmonisierung mit Stimmgabel.

Herzrhythmusstörungen bei Vorhofflimmern mit Tachyarrhythmia absoluta: Brockenkonflikt des Herzvorhofes mit dem Empfinden, dass die beruflichen Projekte nicht rund laufen, dass es im Privatem stockt.

Kardiomyopathie: Veränderung der Kammermuskulatur durch Überforderungskonflikt oder Übervorteilungskonflikt: Übervorteilungskonflikt durch Betrug, man fühlt sich von anderen hintergangen oder übervorteilt, man wurde hinters Licht geführt. Überforderungskonflikt: Man ist durch die Umstände oder in der Arbeit überfordert. Nicht die objektive Anstrengung ist das Problem, sondern das emotionale Empfinden, den Anforderungen nicht gewachsen zu sein, typischerweise assoziiert mit dem karmischen Muster des Sklavenjochs oder anderen abwertenden karmischen Mustern, insbesondere das Muster des Pressens oder des Prangers. Auch die Schwarze Magie mit dem Aspekt von Lebensangst und Lebensversagen kann eine Rolle spielen. Aurachirurgische Behandlung durch Umprogrammierung der entsprechenden Hirnrelais.

Herzklappenerkrankungen: Abwertungskonflikt des Herzens: Abwertung als Mädchen, wenn man ein Bub hätte werden sollen oder gar nicht erwünscht war (z.B. Aortenklappenfehlbildung). Bei Vorhofseptumdefekt häufig ungeklärte familiäre Herkunft oder ungeklärte Familienverhältnisse. Partner- bzw. Mutter-Kindseite unterscheiden. Aurachirurgische Behandlung durch Umprogrammierung der entsprechenden Hirnrelais. Aurachirurgische Operation der Herzklappen: Ersatz einer defekten Herzklappe durch Injektion von virtuellem Klappengewebe wie bei einem 3-D Drucker. Schlitze zwischen den Klappenanteilen mit Skalpell nachschneiden, grüner Laser, Stimmgabel.

Koronare Herzerkrankung: Revierverlustkonflikte (siehe „BioProg“)

Kasuistik:

Patientin, 61 Jahre alt, Rechtshänderin, erleidet einen Herzinfarkt, ohne Risikofaktoren, kein Rauchen, kein arterieller Hypertonus, kurz nach dem Tod der Mutter, die sie jahrelang gepflegt hatte.

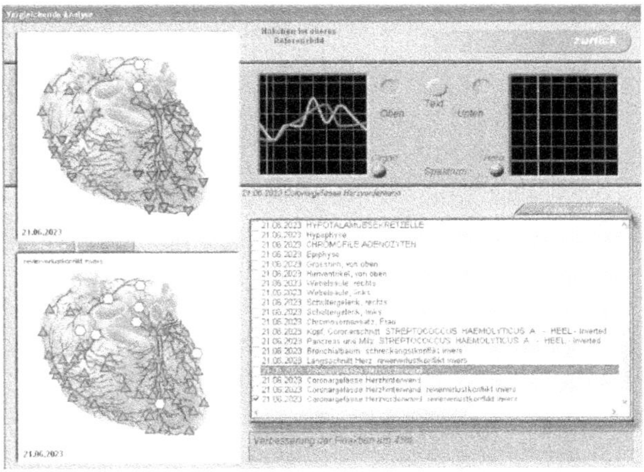

***Abbildung:** Koronargefäße Herzvorderwand: Energetische Störung, bei Testung auf „Revierverlustkonflikt" Verbesserung der Reaktion um 45%. Neben der Löschung des Konflikts Möglichkeit der aurachirurgischen Operation an den Herzkranzgefäßen.*

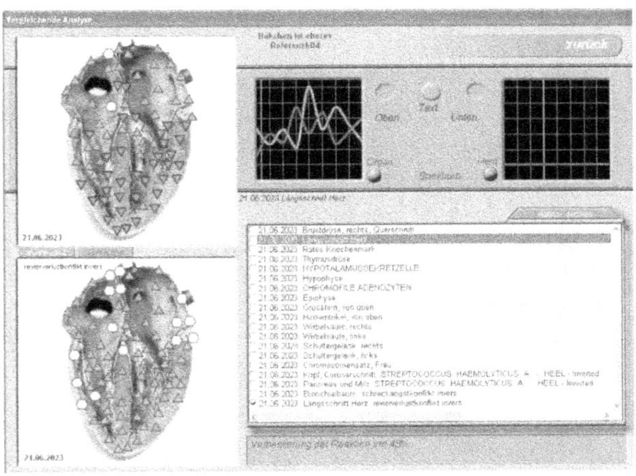

***Abbildung:** Längsschnitt Herz: Energetische Störung, bei Testung auf „Revierverlustkonflikt" Verbesserung der Reaktion um 48%.*

Lungenfibrose

Definition:

Die Lungenfibrose ist eine chronische Erkrankung der Lunge mit dem Leitbefund einer fortschreitenden Fibrose des Lungengewebes. Sie entsteht durch chronische Entzündungsvorgänge des Interstitiums, die zu einem bindegewebigen Umbau des Lungengewebes führen, bei dem die alveolären Membranen mitbetroffen sind.

Symptome und Befunde:

Konfliktiv: Todesangstkonflikt, Luftkonflikt

Konfliktinhalt: Todesangst, Angst vor dem Tod, Angst vor dem Sterben, Panikattacken (beachte Zusammenhang mit dem karmischen Muster des Erhängens), Angst keine Luft mehr zu bekommen, Angst ersticken zu müssen, Schlaflosigkeit mit Einschlafstörungen bei Einengung auf die Todesangst

Karmisch: Medizinische Versuche mit virtueller Trachealkanüle, Erstechen, Erschießen, Ausweiden, Verschüttung, Lebendig begraben, Vergasung, Erhängen

Miasmatisch: Masern, Pneumokokken, Bordetella pertussis, Haemophilus influencae, Mykoplasmen, Klebsiellen, Ascaris lumbricoides, Mycobacterium tuberculosis, Legionellen

Diagnose:

Kinesiologische Testung auf die in Frage kommenden Störinformationen

Therapie:

Löschen der Störinformationen am Hirnrelais der Lunge im Stammhirn

Kasuistik:

82-jährige Patientin, kommt aus Schlesien, erlebte als junge Frau die Angriffe durch die russische Rote Armee, fast jeden Tag musste die Familie mit zwei kleinen Kindern in den Luftschutzbunker, wo die Frau Angst hatte, getötet oder von den Soldaten vergewaltigt zu werden. Jahrelang habe sie in Todesangst zugebracht. Fünf Jahre nach Kriegsende bekommt sie eine chronisch progrediente Lungenfibrose als morphologischer Ausgleich zum erlittenen Todesangstkonflikt.

Asthma bronchiale

Definition:

Das Asthma bronchiale ist eine chronische, entzündliche Erkrankung der Atemwege, die durch bronchiale Hyperreaktivität und eine variable Atemwegsobstruktion gekennzeichnet ist. Typischerweise verbunden mit allergischen Erkrankungen der Haut, z.B. auch in Form von rauen Händen.

Symptome und Befunde:

Konfliktiv: Schreckangstkonflikt, Sprachlosigkeitskonflikt, Revierangstkonflikt.

Konfliktinhalt:

- Schreckangstkonflikt: Man erschreckt sich wegen einer plötzlichen Gefahr oder wegen Lärm und leidet unter der Angst, dass diese Situation erneut eintreten könnte. Im Gegensatz zum Schreckkonflikt ist die Situation durch das einmalige Vorkommnis nicht abgeschlossen.
- Sprachlosigkeitskonflikt: Man kann nicht laut genug sprechen oder schreien (Lehrer, Trainer), es versagt einem die Stimme oder die Stimmlage erhöht sich. Vor Angst kann man gar nicht mehr sprechen oder schreiben (kennt jeder bei Träumen mit hohem Schreckangstinhalt), man wird vor Angst starr und stumm, man kann sich gar nicht mehr rühren, es bleiben einem die Worte im Halse stecken. Im schlimmsten Fall kommt es zu einer Ohnmacht.
- Revierangstkonflikt: Der Revierangstkonflikt beschreibt den Umstand, dass eine Person Angst um das eigene Revier hat, ohne dass es bislang zu einem Reviermarkierungsproblem, einem Revierärger oder gar einem Revierverlust gekommen ist. Insofern repräsentiert der Revierangstkonflikt die leichteste Ausprägung des Revierkonflikts. Man hat Angst, sein Revier wie z.B. Partner oder Arbeitsplatz oder seine Stellung im Revier wie z.B. Position oder Rang zu verlieren, eventuell ist noch gar nichts passiert, aber man riecht die Angst. Der Revierangstkonflikt ist die männlich-aktive Reaktion auf Bedrohung des Reviers. Der Schreckangstkonflikt ist die weiblich-passive Reaktion, d.h. das Männchen reagiert mit Angriff, das Weibchen mit passivem Erschrecken.

Karmisch: Medizinische Versuche mit Trachealkanüle, karmische Muster des Halses wie Erhängen, Köpfen, Garrotte, Ertränken mit Stein um den Hals gebunden, Kastration, Schwarze Magie im Halsbereich mit Sprechstörungen wie Stottern, Stammeln, Rumpeln und Sprechblockaden, verlorener Mehrling, Geburtstrauma

Miasmatisch: Streptokokken, Tuberkulose, Candida albicans

Diagnose:

Kinesiologische Testung auf die in Frage kommenden Störinformationen

Resonanzsteuerung: Die Lunge gehört zum Element „Metall“: Der Aurachirurg versucht im gleichen Element durch Anwendung von elementspezifischen Bewusstseinstechniken die Resonanz und damit die Qualität der Energieübertragung zu verbessern.

Therapie:

Auflösung der positiv getesteten karmischen und miasmatischen Muster

Umprogrammierung der resonanten Bronchialhirnrelais für die positiv getesteten Konflikte

Ausleiten des Miasmas der Tuberkulose.

Kinesiologische Nachtestung der zuvor positiv getesteten und behandelten Störinformationen

Kasuistik:

54-jähriger Patient, Rechtshänder, Nichtraucher, mit einem frisch diagnostizierten Bronchialkarzinom. Das Karzinom hat sich im zeitlichen Zusammenhang mit der ausgeprägten Angst um den Arbeitsplatz entwickelt, nachdem es in der Firma, wo der Mann beschäftigt ist, zu einer umfassenden Reorganisation gekommen ist. Der Patient beschreibt, wie sehr er als Kind unter der Arbeitslosigkeit seines Vaters gelitten habe, dem ein ähnliches Schicksal widerfahren sei. In der aurachirurgischen Untersuchung zeigt sich eine deutliche Resonanz im Bereich des ektodermalen Hirnrelais des Bronchialsystems in der Großhirnrinde, die durch Invertierung des kinesiologisch identifizierten Revierangstkonflikts entfernt werden kann. Interessant sind die Befunde der NLS-Analyse: Am Bronchialbaum findet sich eine schwere energetische Störung, bei Invertierung von „Revierangstkonflikt“ zeigt sich eine Verbesserung der Reaktion um 46%. Dieser Revierangstkonflikt ist die unmittelbare Konsequenz des emotionalen Empfinden bzgl. des drohenden Arbeitsplatzverlustes und einer anschließenden Arbeitslosigkeit. Weitere energetische Belastungen lassen sich identifizieren und auch therapieren: Bei Invertierung von „Mycobacterium tuberculosis“ zeigt sich eine Verbesserung der Reaktion um 65%, entsprechend erfolgt eine homöopathische Ausleitung dieses Miasmas. Bei Invertierung von „Treponema pallidum“ zeigt sich eine Verbesserung der Reaktion um 41%. Damit besteht auch noch eine epigenetisch vererbte Schwäche durch das Miasma der Syphilis, was als Dispositionsfaktor für Tumorerkrankungen anzusehen ist.

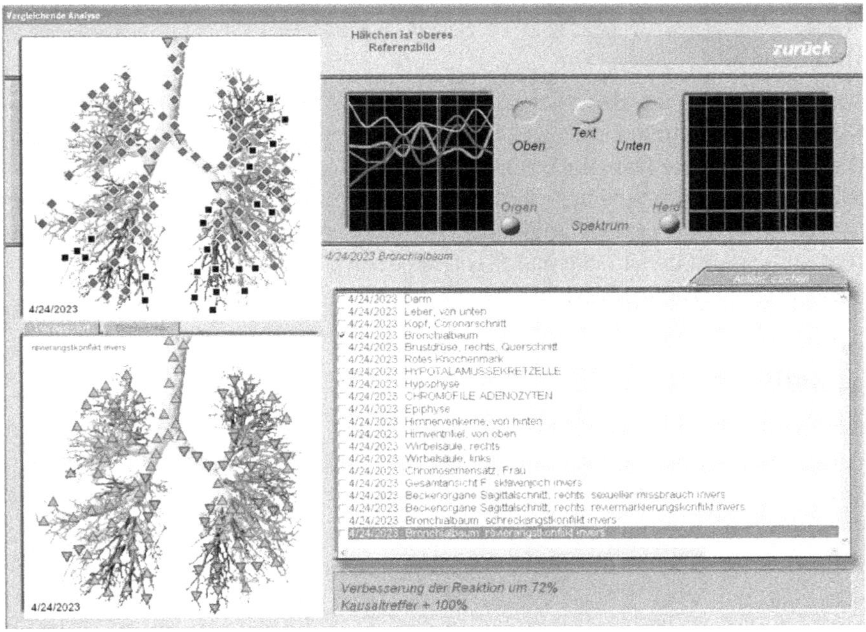

***Abbildung**: Bronchialbaum: Energetische Belastung, bei Invertierung von „Revierangstkonflikt" kommt es zu einer Verbesserung der Reaktion um 72 % bei einer Kausaltrefferquote von 100%. Die Kausaltrefferquote von 100% besagt, dass 100% der zuvor dunkel markierten Positionen in der Zweitanalyse (Bild unten) verschwunden sind.*

Magenerkrankungen

Definition:

Aus entwicklungsgeschichtlicher Sicht ist der Magen ein aus verschiedenen Keimblättern zusammengesetztes Organ, zum einen aus Ektoderm (unteres Drittel des Magens, kleine Kurvatur), zum anderen aus Entoderm (obere zwei Drittel des Magens, große Kurvatur). Entsprechend finden sich als Auslöser der Magenschleimhautveränderungen der Revierärgerkonflikt und Identitätskonflikt (Ektoderm) oder der Brockenkonflikt (Entoderm).

Symptome und Befunde:

Gastritis obere 2/3 des Magens, große Kurvatur

Konfliktiv: Brockenkonflikt

Konfliktinhalt: Etwas nicht aufnehmen oder verdauen können, man hat Auseinandersetzungen mit einer Person oder einer Situation. Redewendungen: *Etwas liegt einem schwer im Magen, etwas dreht einem den Magen um, man hat einen Stein im Magen*

Karmisch: Schock, Medizinische Versuche mit virtueller Magensonde, Ausweiden

Miasmatisch: Candida albicans, Streptococcus haemolyticus, Proteus mirabilis, Escherichia coli, Helicobacter pylori, Viren, Protozoen

Gastritis unteres 1/3 des Magens, kleine Kurvatur

Konfliktiv: Revierärgerkonflikt, Identitätskonflikt

Konfliktinhalt: Ärger ums Revier, z.B. Nachbarschaftskonflikt. Man ist sauer (wie der Magensaft), man entwickelt Wut und Ärger, es vergeht einem der Appetit, man hat keinen Hunger, man will nicht mit den beteiligten Personen an einem Tisch sitzen und essen. Sprichwort: *„Etwas schlägt einem auf den Magen“*. Nicht wissen, wo man herkommt oder wo man hingehört, z.B. bei unklaren Familienverhältnissen (Stiefeltern, bei den Großeltern aufgewachsen) oder bei Ursprungsfamilien mit unterschiedlichen kulturellen Hintergründen (Vater Türke, Mutter Deutsche) oder bei Differenzen zwischen der Ursprungsfamilie und der Familie, in die man hineingeheiratet hat. Keinen Halt finden, entsprechend dem emotionalen Empfinden mit dem Beckenboden die inneren Organe wie Blase und Uterus nicht mehr halten zu können. Nicht wissen, welche Entscheidung man treffen, welchen Lebenspartner man wählen oder welchem beruflichen Partner man sich anschließen soll. Es kommt zu einer Entzündung und Sensibilitätssteigerung der Magenschleimhaut, in der Folge zu einem Substanzdefekt im Sinne eines Zellminus in der konfliktaktiven Phase, wie es bei ektodermalem Gewebe typisch ist. Sodbrennen und Reflux sind die Folge, ebenso morgendliche Übelkeit mit Erbrechen, unter Umständen mit Blut, Fieber, Schüttelfrost, Blutungen, Meläna. Es entwickeln sich über die Zeit unter Umständen Ulcera, die die ganze Magenwand durchsetzen, die glatte Muskulatur zerstören, wodurch die Muskelspannung nachlässt, Gewebsdefekte entstehen und sich der Magen vergrößert und nach unten hängt (Gastroptose). Die Steigerung der Sensibilität führt zu einem stärkeren Empfinden hinsichtlich der Frage, was der Organismus aufnehmen und verdauen bzw. was er unter Umständen auch wieder durch Erbrechen zurückweisen und auswerfen soll.

Erkrankungen: Gastritis, Sodbrennen, Übersäuerung, azetonämisches Erbrechen, Reflux, Refluxoesophagitis, Mallory Weiß Syndrom, Plattenepithelkarzinom, Magenulcus (Magengeschwür, Magenulcuskarzinom), Magenwanddurchbruch, Gastroptose, Gastroparese, gastroduodenaler Prolaps, Pylorusstenose, Verdauungsstörung durch irreguläre Verdauungssekretausschüttung. Hinweis: Magengeschwüre finden sich nur in ektodermalen Strukturen des Magens, da sie die ektodermale Reaktionsform der konfliktaktiven Phase eines Revierärgerkonflikts mit Zellminus repräsentieren. Entsprechend zeigen sich in den entodermalen Anteilen des Magens im Bereich der großen Kurvatur keine Magenulcera.

Karmisch: Kastration (besonders starker Bezug zu Revierkonflikten), Beschneidung, Schock, Medizinische Versuche mit virtueller Magensonde, Schwarze Magie, Ausweiden

Miasmatisch: Candida albicans, Streptococcus haemolyticus, Proteus mirabilis, Escherichia coli, Helicobacter pylori, Viren, Protozoen. Die Hypothese, Helicobacter pylori sei der Auslöser von Magenulcera, muss angesichts der von Hamer formulierten Postulate infrage gestellt werden. Vielmehr ist der Auslöser von Magenulcera der Revierärgerkonflikt, die Magenulcerationen werden durch Mikroorganismen wie Helicobacter pylori bereinigt.

Diagnose:

Kinesiologische Testung auf die in Frage kommenden karmischen, miasmatischen und konfliktiven Themen

Resonanzsteuerung: Der Magen gehört zum Element „Erde“: Der Aurachirurg versucht im gleichen Element durch Anwendung von elementspezifischen Bewusstseinstechniken die Resonanz und damit die Qualität der Energieübertragung zu verbessern.

Therapie:

Aurachirurgische Behandlung aller gefundenen karmischen, miasmatischen und konfliktiven Belastungen

Erbrechen: Zustand nach massivem Erbrechen im Rahmen eines schweren Migräneanfalls, tagelang danach drückende Schmerzen im Bereich der Magengegend, teilweise verbunden mit Übelkeit und kolikartig an- und abschwellender Symptomatik. Aurachirurgische Behandlung der muskulären Magenwand, weniger der Magenschleimhaut. Bei Punktion der Magenwand im Bereich des Pylorus, terminaler Magen, Beginn des Duodenums in der Aura bzw. am Anatomieatlas Angabe von Magenschmerzen und Übelkeit durch den Patienten. Interpretation des Befundes als eine Art von Muskelkater in der Magenwand als Folge des exzessiven Erbrechens. Behandlung durch Akupunkturnadeln im Sinne einer Triggerpunkttherapie, Stimmgabel. Besserung unmittelbar während der Behandlung sowie die Tage danach.

Gastritis, Magenschleimhautentzündung: Stimmgabel auf Magenschleimhaut.

Ulcus gastri: Magenmodell mit Vorder- und Rückwand, Ulcus entfernen und vernähen, mit Laser Ulcera verschließen.

Adipositas permagna (extremes Übergewicht mit einem BMI über 40 kg/m^2): Früher wurden aurachirurgische Magenbänder gesetzt, wovon der Autor inzwischen abrät. Denn Magenbänder können auch als rein geistige Konstrukte die gleichen Probleme verursachen wie reale Magenbänder. Auch eine Magenverkleinerungsoperation in der Aura erscheint nicht opportun. Viel sinnvoller ist es, die Problematik an der Wurzel zu packen oder die entsprechenden Störinformationen zu löschen.

Hiatushernie: Aurachirurgische Therapie wie bei einer schulmedizinischen Operation: Symbolisch im Anatomieatlas die Speiseröhre nach unten ziehen, Magen um die Speiseröhre herum fixieren, z.B. vernähen oder verkleben (Gastropexie), Zwerchfellbruch mit Laser zusammenziehen und verschweißen.

Kinesiologische Nachtestung auf die in Frage kommenden karmischen, miasmatischen und konfliktiven Themen

Kasuistik:

Patientin, 42 Jahre alt, Rechtshänderin, kommt in die Behandlung wegen chronischer Magenschmerzen, für die in der vor drei Wochen durchgeführten Gastroskopie kein organisches Korrelat gefunden werden kann. In der aurachirurgischen Sitzung zeigt sich ein Revierärgerkonflikt, ausgelöst durch Streitigkeiten mit dem Nachbarn, der während der warmen Sommermonate Tag und Nacht im Garten sitzt, laute Musik hört und den Rauch seines Grills zum Nachbarn ziehen lässt. Allein wenn der Patient in seinen Garten geht und nur den Geruch in der Nase verspürt, beginnt sich sein Magen zusammenzuziehen. Immer wieder nehme er es sich vor, den Nachbarn anzusprechen und mit ihm die Sache zu regeln, aber wenn er ihn nur sehe, schnüre es ihm regelrecht die Kehle zusammen und er bringe kein

Wort heraus. In der weiteren Exploration findet sich noch das karmische Muster der Schwarzen Magie, mit einer deutlichen Resonanz im Bereich des Halses und der Brust. Hier sind die Symptome immer sehr einheitlich und charakteristisch, wie im Lehrbuch der Aurachirurgie nachgelesen werden kann. Die Schwarze Magie im Bereich des Halses beschreibt die Sprechblockaden, die auch in diesem Fall das große Problem sind: Die Blockade zu sprechen, sobald der Nachbar gegenübersteht. Die Schwarze Magie im Bereich der Brust beschreibt Probleme im Selbstwertgefühl, Selbstbewusstsein, aber auch in der adäquaten Nähe-Distanz-Einstellung gegenüber dem anderen. Entweder komme man dem Gegenüber zu nah oder stehe zu weit von ihm entfernt, die Distanz sei immer im Empfinden falsch, es handelt sich um ein Abgrenzungsproblem. Dieser Umstand wird durch den Begriff des Revierärgerkonflikts sehr gut symbolisiert: Die Abgrenzungsproblematik der Schwarzen Magie führt zu einem Revierärger, der sich im Sinne des Revierärgerkonflikts über die Magenschleimhaut ausgleicht.

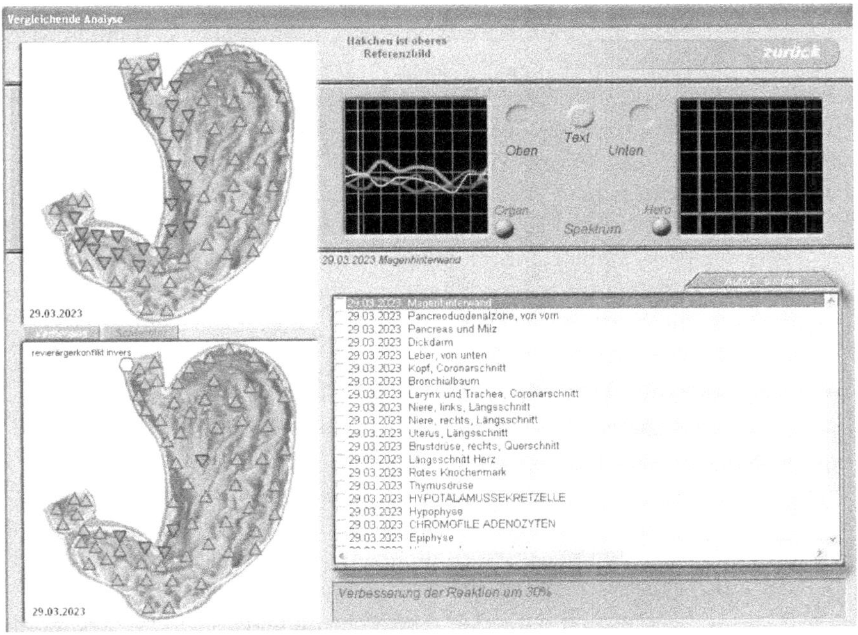

Abbildung: *Magenhinterwand: Energetische Störung ausschließlich in der kleinen Kurvatur (Ektoderm), bei Testung auf „Revierärgerkonflikt" Verbesserung der Reaktion um 30%.*

Lebererkrankungen

Definition:

Aus entwicklungsgeschichtlicher Sicht ist die Leber ein aus verschiedenen Keimblättern zusammengesetztes Organ, aus Entoderm (Leberparenchym), aus Ektoderm (intrahepatische Gallengänge) und aus Mesoderm (Bindegewebe, Lymphgewebe, Arterien, Venen). Entsprechend finden sich unterschiedliche Konflikte: Brockenkonflikt (Leberparenchym), Revierärgerkonflikt (intrahepatische Gallengänge), Abwertungskonflikt (Bindegewebe, Lymphgewebe, Arterien, Venen).

Symptome und Befunde:

Konfliktiv: Verhungerungskonflikt, Mangelkonflikt, Existenzkonflikt

Konfliktinhalt: Existenzkonflikt im Sinne eines Fehlens der bedingungslosen Geborgenheit, zu hohe existentielle Belastungen durch zuviel Verantwortung oder durch zu hohe laufende Kosten, Verlust eines sicheren Rückzugsortes, nicht wissen wo man sich mit seinen Problemen hinwenden soll, fehlende Wohlfühloase, mangelnde Versorgung, fehlende Betreuung durch die Mutter, Empfindung einer lieblosen Welt, Kindheitserlebnisse oder vererbte Informationen bezüglich der Themen Hunger, Verhungern, Mangel, Existenz. Häufig findet sich in der Familienanamnese oder bei kinesiologischer Testung früherer Seeleninkarnationen Hunger und Existenzkämpfe z.B. in Kriegszeiten. Bei Köchen findet sich nicht selten dieser Konfliktinhalt, der Berufswunsch als vermeintliche Sicherstellung bzw. Vermeidung des Verhungerns. In der konfliktaktiven Phase Zellplus mit dem Ziel der Steigerung der metabolischen Leistung, die in der Heilungsphase wieder auf Normalmaß zurückgesetzt wird.

Erkrankungen: Adenokarzinom, Leberentzündung (Hepatitis), Fettleber (Einlagerung von Fett in die Leberzellen als Depot für drohende Hungerzeiten), Hypercholesterinämie, Xanthome, Xanthelasmen, Leberabszess, Leberkoma, Leberversagen, Leberzirrhose, Leberzyste, Hämosiderose, Hämochromatose, Schlafstörungen (nach TCM ist die Leberschwäche die häufigste Ursache von Schlafstörungen, wobei die Menschen zwischen 1 und 3 Uhr morgens aufwachen, weil die Leber nach Organuhr in dieser Zeit ihr energetisches Maximum hat. Danach quälen sich die Menschen im Halbschlaf bis morgens um ca. 5 Uhr im Bett, bis sie dann wieder vollständig einschlafen können, Emotion von Wut und Zorn, Sprichwort: „*Es ist einem die Laus über die Leber gelaufen*"). Entgiftungsschwäche mit daraus resultierenden neurologischen Krankheiten, z.B. Parkinson Syndrom.

Karmisch: Medizinische Versuche mit Vergiftung, Ausweiden, Verhungern im Vorleben oder in einer früheren Seeleninkarnation typischerweise in Verbindung mit der missglückten Flucht und dem Erfrieren, Besetzung, sexueller Missbrauch, Armutsgelübde, Selbstkasteiungsgelübde, Schuldgelübde

Miasmatisch: Die Information der Tuberkulose kann typischerweise gefunden werden, nach Hamer die für entodermale und alt-mesodermale Strukturen zuständige Keimbesiedelung, um bestehende organische Veränderungen abzuräumen bzw. verkäsend abzubauen. Epstein-Barr, Virushepatitis A, B, C, Hepatitis, Leptospirose Morbus Weil, Trichinosis

Diagnose:

Kinesiologische Testung auf die in Frage kommenden karmischen, miasmatischen und konfliktiven Themen

Resonanzsteuerung: Die Leber gehört zum Element „Holz": Der Aurachirurg versucht im gleichen Element durch Anwendung von elementspezifischen Bewusstseinstechniken die Resonanz und damit die Qualität der Energieübertragung zu verbessern.

Therapie:

Aurachirurgische Behandlung aller gefundenen karmischen, miasmatischen und konfliktiven Belastungen

Kasuistik:

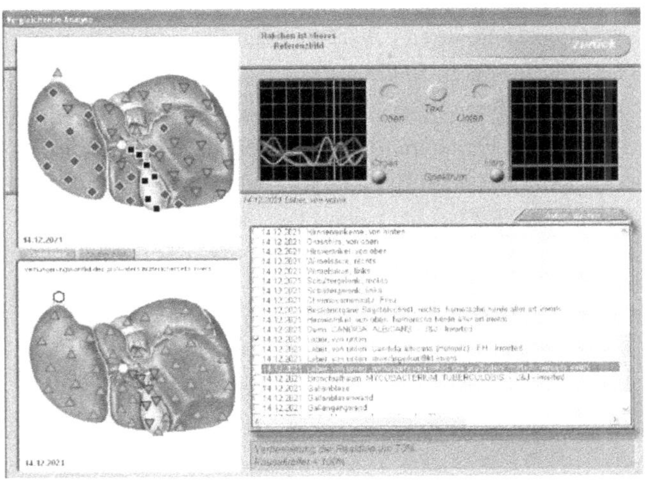

Abbildung: *Leberparenchyms eines 50-jährigen Mannes mit Fettleber, der gesund lebt, sich gesund ernährt und kaum Alkohol trinkt: Deutliche energetische Störung, bei Invertierung von „Verhungerungskonflikt des Großvaters mütterlicherseits" Verbesserung der Reaktion um 70%.*

Gallenblasenerkrankungen

Definition:

Erkrankungen der Gallenblase wie Gallenblasenentzündung oder Gallensteine lassen sich aurachirurgisch gut behandeln.

Symptome und Befunde:

Konfliktiv: Revierärgerkonflikt, Identitätskonflikt

Konfliktinhalt: Ärger ums Revier, z.B. Nachbarschaftskonflikt, wenn der Nachbar in der Doppelhaushälfte im Sommer dauernd grillt und laut Musik hört, was der Betroffene dann immer auf seiner Terrasse mithören und riechen muss. Der Revierärgerkonflikt führt zu einer Affektion der Gallenblase, die über den Gallenblasenmeridian bis zum Kopf hochreicht und zu Migräne führt. Umgangssprachlich: „*Da könnte ich Gift und Galle spucken*“. Nicht wissen, wo man herkommt oder wo man hingehört, z.B. bei unklaren Familienverhältnissen (Steifeltern, bei den Großeltern aufgewachsen) oder bei Ursprungsfamilien mit unterschiedlichen kulturellen Hintergründen (Vater Türke, Mutter Deutsche) oder bei Differenzen zwischen der Ursprungsfamilie und der Familie, in die man hineingeheiratet hat. Keinen Halt finden, entsprechend dem emotionalen Empfinden mit dem Beckenboden die inneren Organe wie Blase und Uterus nicht mehr halten zu können. Nicht wissen, welche Entscheidung man treffen, welchen Lebenspartner man wählen oder welchem beruflichen Partner man sich anschließen soll. Sinnhaftigkeit: Zellminus in der konfliktaktiven Phase mit dem Ziel, mehr Gallenflüssigkeit sezernieren zu können.

Karmisch: Medizinische Versuche, Kastration (der Revierärger entsteht durch die vorlaute und rechthaberische Charaktereigenschaft bei diesem karmischen Muster, somit besonders starker Bezug zu Revierkonflikten), Beschneidung (hier gilt das gleiche wie bei der Kastration)

Miasmatisch: Syphilis als Tumordispositiv, Salmonellen, Ascaris lumbricoides, Amöben, Typhus, Paratyphus, Shiga-Kruse, Cholera, Botulismus, Gärtner, Morgan, Taenia, Oxyuren, Legionellen, Trichinosis, Clonorchiasis, Staphylococcus aureus

Diagnose:

Kinesiologische Testung auf die in Frage kommenden karmischen, miasmatischen und konfliktiven Themen

Resonanzsteuerung: „Gallenblase“ gehört zum Element „Holz“: Der Aurachirurg versucht im gleichen Element durch Anwendung von elementspezifischen Bewusstseinstechniken die Resonanz und damit die Qualität der Energieübertragung zu verbessern.

Therapie:

Aurachirurgische Behandlung aller positiv getesteten Störinformationen

Aurachirurgische Operation: Der Patient sitzt dem Aurachirurgen gegenüber auf dem Stuhl, hält mit beiden Händen den Anatomieatlas mit der Ansicht von Leber und Gallenblase auf dem Schoß. Der Aurachirurg drückt auf die Leber und die Gallenblase sowie auf den Gallengang im Anatomieatlas und fragt den Patienten, ob er das spürt. Der Patient beschreibt einen Druck, manchmal gar Übelkeit. Alternativ kann der Aurachirurg auch direkt in der Aura des Patienten arbeiten, indem er in unmittelbarer Nähe des Körpers über der Gallenblase in der Aura die Hand auf und ab bewegt. Kommt es zu einer Resonanz, besteht die Indikation zu einer Gallenblasen- bzw. Gallengangsoperation: Ductus cysticus abklemmen, mit Wattetupfer Desinfektionsmittel Operationsbereich desinfizieren, mit Skalpell die Gallenblase längs aufschneiden und Wundränder mit der Pinzette auseinanderziehen, die Steine und den Gries in Richtung des Gallenblasenkopfes mit einer Kürette zusammentragen und mit Spritze abziehen, Gallenblase säubern und klippen, Wundränder mit rotem Laser verschweißen, Ductus-cysticus-Klemme entfernen. Erneute Testung: Auf die Leber und Gallenblase drücken und Patienten fragen, ob er das spürt. Operation, bis Resonanz vollständig verschwunden.

Im Gegensatz zur Schulmedizin kann die Gallenblase in der Aurachirurgie organerhaltend operiert werden. In der Schulmedizin wäre dieses Verfahren nicht möglich, weil das Gallenblasengewebe für eine solche Maßnahme nicht ausreichend stabil ist und sich entsprechend entzünden und zu einer lebensbedrohlichen Peritonitis führen würde. Der Vorteil der organerhaltenden Operation ist offensichtlich: Die Reservoirfunktion für die Galle bleibt erhalten, der Patient kann auch größere Portionen Essen zu sich nehmen und muss nicht wie im anderen Fall die Nahrung auf viele kleine Portionen über den Tag hinweg verteilen. Auch leidet der Patient nicht unter Verdauungsproblemen und Durchfällen, wie sie bei gallenblasenoperierten Patienten typisch sind.

Diabetes mellitus

Definition:

Diabetes mellitus ist eine Stoffwechselerkrankung, die auf Insulinresistenz oder Insulinmangel beruht und durch einen chronisch erhöhten Blutzuckerspiegel gekennzeichnet ist. Sie ist mit einem deutlich erhöhten Risiko für schwere Begleit- und Folgeerkrankungen verbunden.

Das Vorstadium eines Diabetes mellitus bezeichnet man als Prädiabetes.

Als Betazellen werden die insulinproduzierenden Zellen in den Langerhans-Inseln des Pankreas bezeichnet. Die Betazellen machen ca. 80% der Zellmasse der Langerhans-Inseln aus. Die aktuelle Diabetes-Forschung in der Schulmedizin konzentriert sich auf die Aktivierung sog. prämaturer Beta-Zellen. Dabei handelt es sich um bereits im Pankreas angelegte, aber noch nicht voll funktionstüchtige Beta-Zellen, die bislang noch nicht zerstört wurden und sich bei entsprechender Reifung zu voll funktionstüchtigen Insulinproduzenten ausbilden können.

Symptome und Befunde:

Konfliktiv: Sträubekonflikt

Konfliktinhalt: Man sträubt sich gegen eine Lebenssituation, gegen die berufliche Stelle, gegen den Wohnort. Der Sträubekonflikt beschreibt die männliche aktive Reaktionsweise in Abgrenzung zum Angst-Ekel-Konflikt als weibliche Reaktionsweise.

Karmisch: Erfrieren, auch im Kontext mit anderen karmischen Mustern, die das Erfrieren in sich tragen, wie z.B. Lebendig begraben oder Verschüttung (der Zucker dient als Brennmaterial zum Aufwärmen), Sklavenjoch, Schock, Schuld, Selbstsabotage, Verhungern im Vorleben, Elektrischer Stuhl

Miasmatisch: Mycobacterium tuberculosis, Syphilis

Diagnose:

Kinesiologische Testung auf die in Frage kommenden karmischen, miasmatischen und konfliktiven Themen

Resonanzsteuerung: „Pankreas“ gehört zum Element „Erde“: Der Aurachirurg versucht im gleichen Element durch Anwendung von elementspezifischen Bewusstseinstechniken die Resonanz und damit die Qualität der Energieübertragung zu verbessern.

Therapie:

Suche nach elektromagnetischen Belastungen der Langerhans'schen Inselzellen als Produktionsorte von Insulin, z.B. durch Elektrosmog, sichtbar in den NLS-

Analysen. Bei vorhandener Belastung entsprechend kategorische Reduktion von Elektrosmog. In diesen Zusammenhang auch Suche nach karmischen Belastungen durch den elektrischen Stuhl, siehe Beschreibung im Kapitel der karmischen Muster.

Gute Erfahrungen bestehen mit der aurachirurgischen Dehnung der Papilla Vateri mit dem Ziel, den Rückstau von Galle zu reduzieren. Die Arbeitshypothese lautet: Die Gallenflüssigkeit ist mit Gallengries durchsetzt und entsprechend zäh, der Durchtritt über den Ductus choledochus durch die Papilla Vateri ins Duodenum ist entsprechend eingeschränkt. Der Rückstau von Gallenflüssigkeit führt konsekutiv auch zum Rückstau von Pankreassekret, zu einer Aufdehnung des Pankreasparenchyms und damit zu einer Schädigung der Insulinproduzierenden Langerhans'schen Inseln.

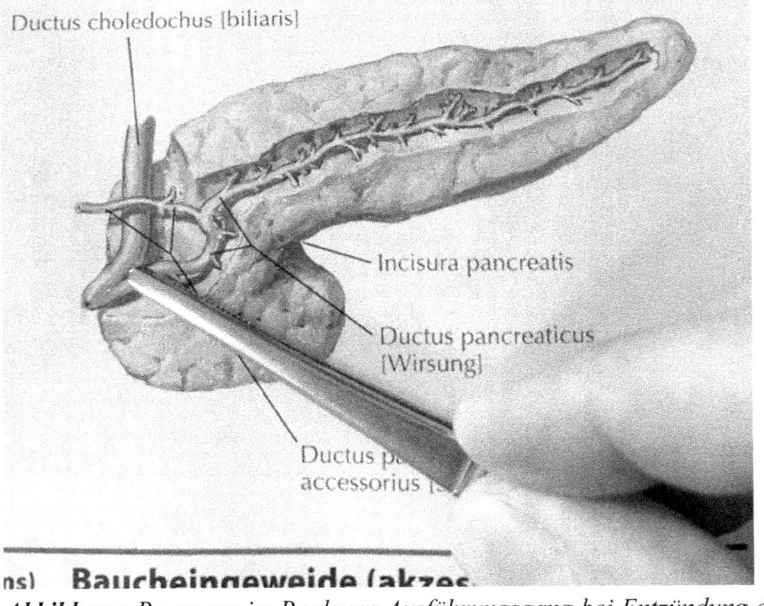

Abbildung: *Resonanz im Pankreas Ausführungsgang bei Entzündung des Gangsystems durch Revierärgerkonflikt bei Nachbarschaftsstreit. In der laborchemischen Untersuchung Erhöhung der Pankreas-Lipase in Höhe von 100 U/l (Referenzwert 30-60 U/l). Es folgt die aurachirurgische Operation mit virtueller Weitung des Gangsystems. Zusätzlich Injektion der invertierten Information von Revierärgerkonflikt in das Gangsystem und in das entsprechende Hirnrelais und Segnung. Die Entzündung bildet sich in der Folge schnell zurück. Der Revierärgerkonflikt wird endgültig gelöst, indem der Patient umzieht.*

Kasuistik:

Das folgende Beispiel beschreibt die energetisch-informatorische Störung bei Untergewicht. Wie in der NLS-Analyse zu sehen, besteht eine energetische Störung der Langerhans'schen Inselzellen, im Vegetotest nachweisbar als eine Störung durch das Miasma von Mycobacterium tuberculosis mit einer Verbesserung des energetischen Befundes um 43% auf den Langerhans'schen Inselzellen. In einem weiteren Vegetotest zeigt sich bei Zugabe von Nikotin eine Verbesserung des energetischen Befundes der Langerhans'schen Inselzellen um 26%. Das bedeutet, dass Nikotin in der Lage ist, die energetische Störung auf den Langerhans'schen Inselzellen, die durch das Miasma von Mycobacterium tuberculosis verursacht ist, mehr als zu kompensieren. Eine energetische Belastung auf den chromophilen Adenozyten oder der Thymusdrüse im Sinne eines Selbstkasteiungsgelübdes als mögliche Ursache des Untergewichts kann nicht nachgewiesen werden.

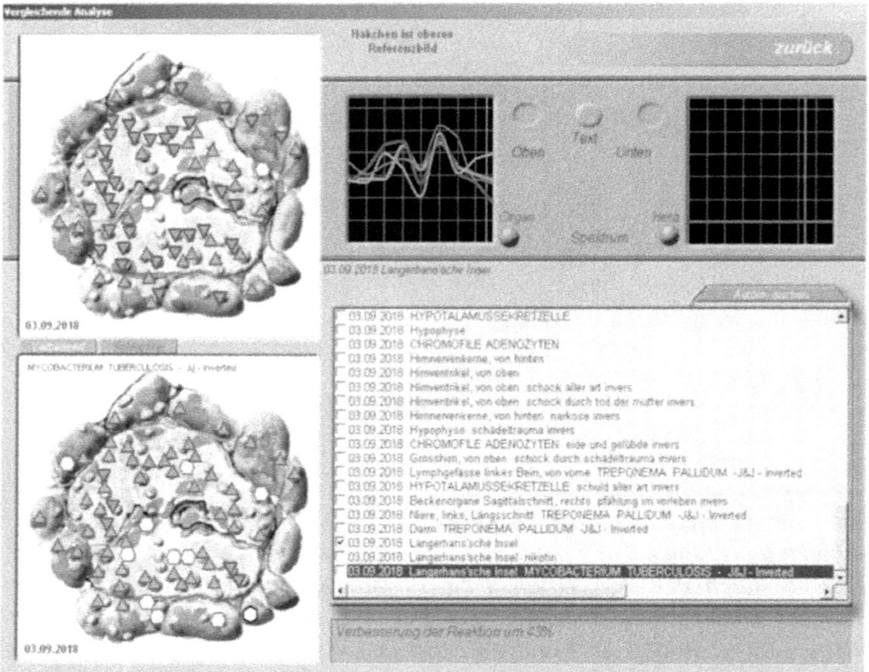

***Abbildung**: Langerhanssche Inselzellen: Energetische Störung, bei Invertierung von „Mycobacterium tuberculosis" Verbesserung der Reaktion um 43%.*

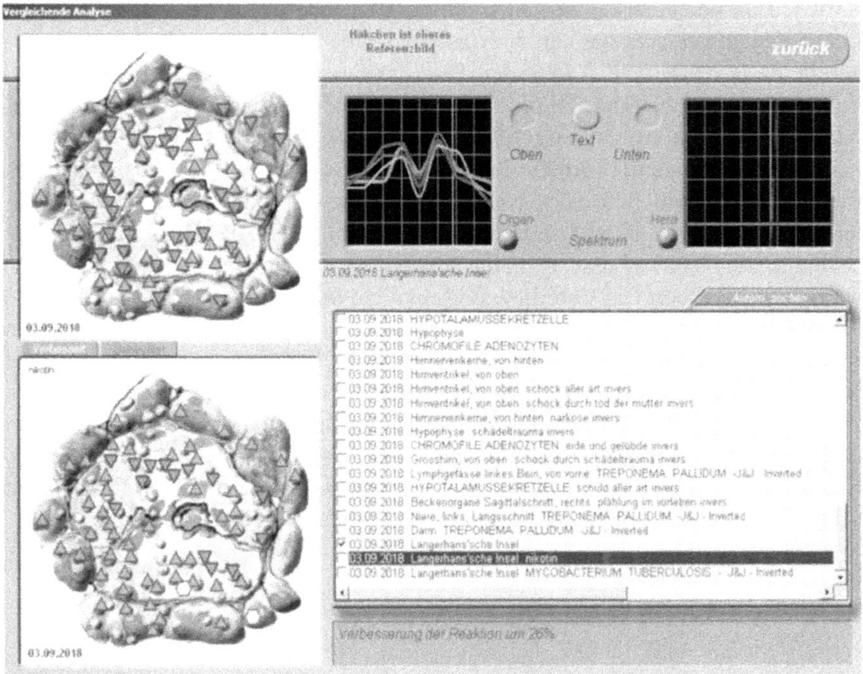

***Abbildung**: Langerhans'sche Inselzellen: Bei Eingabe von „Mycobacterium tuberculosis" Verbesserung der Reaktion um 26%. Hier wird also nicht auf die Inversinformation getestet, sondern die Frage gestellt: Was passiert, wenn man die Information des Nikotins dazugibt? Die Tatsache, dass sich die Reaktion verbessert, zeigt, dass Nikotin einen energetisch positiven Effekt auf die Betazellen hat.*

Bewertung: Nikotin wirkt als Kompensationsmechanismus bei einer bestehenden energetischen Störung auf den Langerhans'schen Inselzellen durch das Miasma von Mycobacterium tuberculosis. Es ist bekannt, dass Menschen, die zu rauchen aufhören, in kurzer Zeit häufig an Gewicht zulegen. Dabei wurde bislang immer argumentiert, das liege an einer Art von oraler Ersatzbefriedigung, indem die Zigaretten durch Nahrungsmittel ersetzt würden. Das ist aber zu kurz gedacht: Vielmehr reduzieren Zigaretten tatsächlich das Hungergefühl, allerdings über die energetisch-informatorische Beeinflussung der Langerhans'schen Inselzellen als Produktionsort von Insulin, wie dies mit Hilfe der NLS-Analyse eindrucksvoll nachgewiesen werden kann. Die zugrunde liegende Information der Auszehrung durch die Tuberkulose auf den Langerhans'schen Inselzellen bewirkt, dass das Unterbewusstsein zu Nahrungsaufnahme aufruft. Der Mensch ist in einem

Vorleben an der tuberkulösen Auszehrung zugrunde gegangen und verhungert. Entsprechend versucht das Unterbewusstsein, eine erneute Auszehrung von vornherein zu verhindern, was in vielen Fälle tendenziell zu einem mitunter erheblichen Übergewicht führt. Der Versuch, das Gewicht willentlich zu reduzieren, wird, wie bereits früher ausgeführt, unmittelbar durch das Unterbewusstsein konterkariert, zumal die vermeintliche Gefahr einer erneuten Auszehrung besteht. Raucht die Person, führt dies zu einer Verbesserung der energetisch-informatorischen Situation auf den Langerhans'schen Insel-zellen, das Hungergefühl lässt nach und das Unterbewusstsein kann „überlistet" werden. Selbst wenn die Person wenig isst, rebelliert das Unterbewusstsein nicht mehr, was dann in vielen Fällen in einem erheblichen Untergewicht resultiert. Zusätzlich muss in diesem Zusammenhang immer auch an ein mögliches Selbstkasteiungsgelübde gedacht werden, das es in der NLS-Analyse auf den entsprechenden Drüsenstrukturen (Thymusdrüse und chromophile Adenozyten) zu suchen gilt. Im vorliegenden Fall kann jedoch nichts gefunden werden, was beweist, dass allein schon die energetische Störung auf den Langerhans'schen Inselzellen in Kombination mit dem Nikotinabusus ausreicht, um das Untergewicht aufrecht zu erhalten.

Bluthochdruck

Definition:

Nach WHO-Kriterien spricht man von einer arteriellen Hypertonie, wenn dauerhaft und situationsunabhängig ein systolischer Blutdruck höher als 140 mm Hg oder ein diastolischer Blutdruck größer als 90 mm Hg vorliegt.

Symptome und Befunde:

Differentialdiagnostik arterielle Hypertonie:

- Konfliktaktive Phase eines **jeden** Konflikts mit Sympathikotonie, insbesondere bei rezidivierenden oder hängenden Konflikten
- Anspannungskonflikt Gefäßmuskulatur: Neu-Mesoderm, in der rezidivierenden Heilungskrise bei hängender Heilungsphase kommt es zu einer Daueranspannung der glatten Gefäßmuskulatur in den Arterien mit einem arteriellen Hypertonus, der als essentieller Hypertonus beschrieben ist.
- Flüssigkeitskonflikt Nierenparenchym: Neu-Mesoderm, es kommt zu einem Zelluntergang im Bereich der Glomeruli und zu einer Reduktion der Filtrationsleistung mit Retention harnpflichtiger Substanzen. Um die Ausscheidung dieser Substanzen zu steigern, kommt es zu einem kompensatorischen arteriellen Hypertonus, bis sich neues Nierengewebe soweit etabliert hat, dass es wieder zu einer regulären Filtrationsleistung gekommen ist. Das geschieht durch Zystenbildung der Nebennierenrinde, die sich innerhalb von einigen Monaten ausbildet und sekretionsfähiges Nierengewebe produziert. Kommt es zu einem hängenden Konflikt, chronifiziert sich der Zustand des arteriellen Hypertonus.
- Existenzkonflikt und/oder Flüchtlingskonflikt Nierensammelrohre: Entoderm, in der konfliktaktiven Phase zeigt sich eine vermehrte Rückresorption von Flüssigkeit, es kommt zu einer Hyperhydratation mit vermehrt Flüssigkeit in den Arterien und daraus resultierend zu einem arteriellen Hypertonus. Zusätzlich finden sich Wasssereinlagerungen mit Gewichtszunahme durch Hyperhydratation des Gewebes. Bei Menschen, die regelmäßig zu wenig trinken, kommt es zu einem arteriellen Hypertonus, wenn das Unterbewusstsein die Minderversorgung mit Wasser als Existenzkonflikt interpretiert. Typischerweise ist der diastolische RR-Wert erhöht durch Zunahme des intravasalen Volumens, nicht so sehr der systolische Wert. Tagsüber ist die Situation verstärkt, weil es sich um einen konfliktaktiven Prozess in der Sympathikotonie handelt, der durch die Sympathikotonie währen des Tages verstärkt wird. Nachts zeigt der

Blutdruck hingegen häufig Normalwerte. Sobald schulmedizinisch Diuretika als Therapie verordnet werden, kommt es zu keiner Verbesserung der Situation, zumal der Existenzkonflikt durch die Diurese intensiviert wird bzw. den Wasserverlust auf Grund der Diurese durch verstärkte Konfliktaktivität und damit Rückresorption konterkariert.

- Abwertungskonflikt Nierenarterie: Neu-Mesoderm, in der Heilungsphase kommt es zu arteriosklerotischen Veränderungen der Nierenarterie, bei rezidivierenden Konflikten führt dies zu einer Nierenarterienstenose. Die Osmorezeptoren der Nieren registrieren einen vermeintlich zu niedrigen Blutdruck und erhöhen die Sollwerte, es resultiert ein Hypertonus.
- Wegekonflikt Nebennierenrinde: Neu-Mesoderm, in der Heilungsphase kommt es zu einem Hypercortisolismus bei Cushing Syndrom und resultierendem arteriellen Hypertonus durch sympathikotone Wirkung von Cortisol. Beim Conn-Syndrom kommt es zu einem Hyperaldosteronismus mit einer verstärkten Rückresorption von Natrium aus Ausscheidung von Kalium mit Hypernatriämie und Hypokaliämie, das Natrium bindet Flüssigkeit und erhöht die intravasale Flüssigkeitsmenge mit Ausbildung eines arteriellen Hypertonus. Durch die Hypokaliämie entsteht eine Muskelschwäche.
- Ohnmächtigkeitskonflikt der Schilddrüse (ektodermaler Anteil der Schilddrüse, entsprechend den embryologisch angelegten Schilddrüsenausführungsgänge): Hyperthyreose mit Steigerung des Metabolismus, Unruhe, Nervosität, Erregung und Hyperaktivität, Schlafstörungen, Wärmeintoleranz mit erhöhter Schweißneigung, Arrhythmien, z.B. Vorhofflimmern und Sinustachykardien, arterielle Hypertonie, hohe RR-Amplitude, feinschlägiger Tremor, Gewichtsverlust mit großem Appetit, Muskelschwäche, erhöhte Stuhlfrequenz bis hin zum Durchfall, Menstruationsstörungen, Alopezie
- Brockenkonflikt Nebennierenmark: Entoderm, in der konfliktaktiven Phase entwickelt sich ein Tumor mit vermehrter Produktion von Adrenalin und Noradrenalin, es kommt zu Zittern, Schwitzen, Tachykardie, Hyperglykämie und zu einer Vasokonstriktion mit konsekutivem arteriellen Hypertonus, insbesondere bei hängender Konfliktaktivität.
- Brockenkonflikt Schilddrüse: Entoderm, in der konfliktaktiven Phase bildet sich ein autonomes Adenom oder gar ein Adenokarzinom mit vermehrter Sekretion von Schilddrüsenhormonen T3 und T4, eine Hyperthyreose. Diese führt zu einer Aktivierung des Stoffwechsels und zu ei-

nem konsekutiven arteriellen Hypertonus, was bei hängender Konfliktaktivität besonders deutlich in Erscheinung tritt.

- Überforderungskonflikt und/oder Übervorteilungskonflikt Herzmuskel: Ektoderm, wiederkehrender Konflikt des linken Herzens mit konsekutiver Blutdruckerhöhung durch Hyperaktivität im Sinne einer hängenden Heilungsphase oder als rezidivierenden Konflikt mit immer wieder kehrenden hängenden Heilungsphasen.

Therapie:

Die Therapie richtet sich nach dem in der kinesiologischen Testung identifizierten Konflikt. Die aurachirurgische Löschung erfolgt am entsprechenden Hirnrelais.

Die Thrombendarteriektomie kann bei segmentalen oder längerstreckigen Gefäßverschlüssen eingesetzt werden. Für die Prognose ist die Länge des Verschlusses und die Ausschälbarkeit des Intimazylinders wichtig: Abklemmen des Gefäßes proximal und distal des Verschlusses, Eröffnen mit dem Skalpell, Auskratzen des Gefäßinhalts, Abtragen des Endothels und der Intima, Absaugen des Blutthrombus und der Gewebsstrukturen mit der Spritze, Verschließen des Gefäßes mit einer Gefäßnaht, Klemmen entfernen.

Kasuistik:

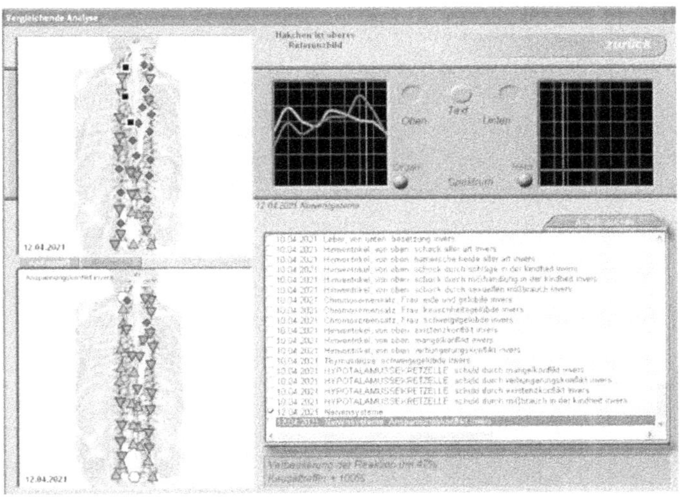

Abbildung: *Sympathikus Grenzstrang: Energetische Störung, bei Invertierung von „Anspannungskonflikt“ Verbesserung der Reaktion um 47%. Der Sympathikus erhöht den Gefäßtonus, was zu einer chronischen Vasokonstriktion und entsprechend zu einem erhöhten arteriellen Blutdruck führt.*

Morbus Crohn

Definition:

Morbus Crohn gehört zur Gruppe der chronisch-entzündlichen Darmerkrankungen. Es handelt sich um eine chronisch-granulomatöse Entzündung, die im gesamten Verdauungstrakt von der Mundhöhle bis zum After auftreten kann. Bevorzugt befallen sind der untere Dünndarm (terminales Ileum) und der Dickdarm (Colon), seltener die Speiseröhre (Ösophagus) und der Mund. Charakterisierend für Morbus Crohn ist der diskontinuierliche, segmentale Befall (sog. skip lesions) der Darmschleimhaut, es können also gleichzeitig mehrere Darmabschnitte erkrankt sein, die durch gesunde Abschnitte voneinander getrennt sind.

Symptome und Befunde:

Konfliktiv: Brockenkonflikt

Konfliktinhalt: Etwas nicht verdauen können, aus einer Sache keinen Nutzen bzw. keinen Gewinn ziehen können, man geht leer aus oder es geht nichts vorwärts. Im weitesten Sinn hat es auch mit Verhungerungsängsten zu tun. Unverdaulicher Ärger oder Trauma.

Karmisch: Schwarze Magie mit intraabdomineller Resonanzbildung und Neigung zu Volvulus, sexueller Missbrauch, Verhungern, Schock, Schuld, Eide und Gelübde, insbesondere die Trias aus Schweigegelübde, Rachegelübde und Keuschheitsgelübde. Bei Anorexie oder Bulimie typischerweise auch Selbstkasteiungsgelübde mit der karmischen Belastung des sexuellen Missbrauchs, was dann in Konsequenz zum Morbus Crohn führt. Interessanterweise kommt es hier zu Symptomüberschneidungen: Die Schwarze Magie mit den für dieses karmische Muster typischen intraabdominellen Beschwerden und die durch den sexuellen Brockenkonflikt ausgelösten Darmsymptome wie beim Morbus Crohn, was auf den Zusammenhang zwischen sexuellem Missbrauch und dem karmischen Muster der Schwarzen Magie hindeutet. Die vier typischen karmischen Muster des Halses (Erhängen, Köpfen, Garrotte, Sklavenjoch) können zu einer energetischen Irritation von Nervus vagus und Truncus sympathicus führen, was eine Reizdarmproblematik nach sich zieht.

Miasmatisch: Typhus, Paratyphus, Salmonellen, Viren, Streptokokken verschiedener Typen, Clostridien, Klebsiellen, Shigellen, Candida albicans

Diagnose:

Kinesiologische Testung auf die in Frage kommenden karmischen, miasmatischen und konfliktiven Themen

Resonanzsteuerung: Der Dünndarm gehört zum Element „Feuer", der Dickdarm zum Element „Metall": Der Aurachirurg versucht im gleichen Element durch Anwendung von elementspezifischen Bewusstseinstechniken die Resonanz und damit die Qualität der Energieübertragung zu verbessern.

Therapie:

Aurachirurgische Behandlung von Fisteln: Suche nach Resonanz am Anatomieatlas mit der Abbildung des Darms, nicht selten findet sich bei Fisteln oder Entzündungen eine entsprechende Rückmeldung durch den Patienten. Aurachirurgische Operation mit virtueller Exzision, roter Laser zur Koagulation, Stimmgabel zur Harmonisierung.

Appendicitis

Definition:

Der Appendix ist der am Blinddarm hängende Wurmfortsatz und darf nicht mit dem Blinddarm an sich verwechselt werden. Nach neuen Erkenntnissen der Mikrobiomforschung bildet der Appendix kein rudimentäres und überflüssiges Organ, das bedenkenlos entfernt werden kann, sondern es erfüllt eine wichtige Funktion in der Steuerung des Mikrobioms und in der Entwicklung einer immunologischen Kompetenz.

Symptome und Befunde:

Konfliktiv: Brockenkonflikt

Konfliktinhalt: Etwas nicht verdauen können, aus einer Sache keinen Nutzen bzw. keinen Gewinn ziehen können, man geht leer aus oder es geht nichts vorwärts. Im weitesten Sinn hat es auch mit Verhungerungsängsten zu tun. Unverdaulicher Ärger oder Trauma.

Diagnose:

Resonanzsteuerung: Der Appendix gehört zum Dickdarm und damit zum Element „Metall“: Der Aurachirurg versucht im gleichen Element durch Anwendung von elementspezifischen Bewusstseinstechniken die Resonanz und damit die Qualität der Energieübertragung zu verbessern.

Therapie:

Im Anatomieatlas mit Präpariersonde auf das Bild des Appendixabgangs drücken, bei Resonanz mit Skalpell eröffnen, Schnittränder mit der Pinzette auseinanderziehen, Areal mit Desinfektionsmittel reinigen, mit rotem Laser bearbeiten (antibakterielle Wirkung), Operationsränder zusammenziehen, virtuell zunähen und mit rotem Laser koagulieren und verschließen, Stimmgabel aufsetzen, auf Resonanz nachtesten.

Wurde der Appendix bereits schulmedizinisch vorbehandelt, z.B. im Rahmen einer systemischen Antibiose mit aktuellen Hinweisen auf noch verbliebene Bakteriennester, oder im Rahmen einer Appendektomie mit aktuellen Hinweisen auf noch verbliebene Bakteriennester in der Operationsnaht, dann ist eine aurachirurgische OP-Indikation gegeben: Blinddarm auf Resonanz mit der Präpariersonde am Appendixbild im Anatomieatlas prüfen, Naht virtuell öffnen, Spritze mit Kochsalz aufziehen und Wunde spülen, Wundbereich mit grünem Laser reinigen, neu vernähen, Wunde mit rotem Laser fixieren, Bakterien homöopathisch ausleiten. Verwachsungen des Appendix lösen, Lymphknoten und Lymphbahnen auf Resonanz testen und bei Bedarf beruhigen und wieder verbinden.

Neurologie

Schleudertrauma

Definition:

Als Schleudertrauma (engl. whiplash injury, Peitschenschlagtrauma) werden Krankheitssymptome (Kopf- und Nackenschmerzen, Schwindel, Sprachstörungen, Gangunsicherheit und viele weitere) bezeichnet, die im Allgemeinen innerhalb von 0 bis 72 Stunden nach einer Beschleunigung und Über-streckung des Kopfes, meist während eines Autounfalles, typischerweise eines Heckaufpralls – ohne direkte Schädigung von Schädel, Gehirn, Rückenmark und Halswirbelsäule – auftreten. Es ist die häufigste Komplikation nach Autounfällen und eine gefürchtete Ursache chronischer Störungen, wobei bis heute der Grund für diese Chronifizierung, die bei einigen Verunfallten auftritt umstritten ist.

Symptome und Befunde:

Kopfschmerzen, Nackenschmerzen, insbesondere im Bereich der Schädelbasis, Übelkeit, Erbrechen, Sehstörungen, karmische Schuld als Unfallursache möglich

Diagnose:

Ergibt sich aus der Anamnese. Es stellt sich die Frage, warum ein Mensch einen Unfall erleidet: War er davor bereits im Zustand der Schuld, Selbstsabotage, hat er als verstärkendes Momentum ein karmisches Muster des Erhängens oder Köpfens in sich?

Kinesiologische Testung auf „Schleudertrauma", „Schuld", „Selbstsabotage"

Therapie:

Bei Bedarf Behandlung karmischer Grundthemen

Therapie der HWS mit Triggerpunktakupunktur in der Aura an den Muskelsehnenübergänge der autochthonen Halsmuskulatur sowie der am Hals ansetzenden Muskeln wie z.B. den M. trapezius. Entscheidend ist, dass durch die aurachirurgische Arbeit im Gegensatz zur Physiotherapie oder auch Osteopathie Regionen, Muskeln und Muskelsehnenansätze erreicht und behandelt werden können, die sich erst durch die anatomischen Detaildarstellungen von versteckten, tiefliegenden Muskelpartien zeigen.

Energetische Strickleiter bei Resonanz durch Heben in den Intervertebralräumen, Straffen von Bändern, Suche nach Resonanz von Bandscheiben, bei Bedarf Therapie mit Knorpelinjektion. Lasern von Aneurysmen der A. vertebralis im Fall einer positiven Resonanz.

Kasuistik:

Der folgende Fall beschreibt einen 28-jährigen Mann, der vor einem halben Jahr einen leichten Auffahrunfall erlitten hat, jedoch seitdem persistierende Beschwerden in Form eines Schleudertraumas hat, ohne Tendenz zur Besserung. Er klagt über motorische Schwäche der Extremitäten. Schulmedizinische Untersuchungen ergeben keine pathologischen organischen Befunde. Inzwischen wir dem jungen Mann unterstellt, sich seine Beschwerden nur einzubilden.

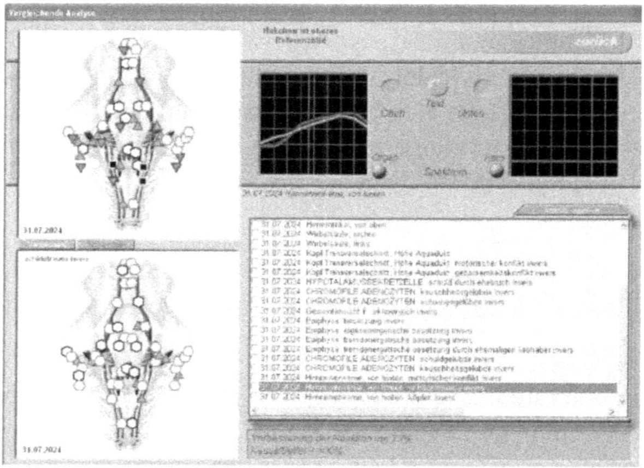

Abbildung: *Stammhirn: „Schleudertrauma“ als Störinformation mit 73%.*

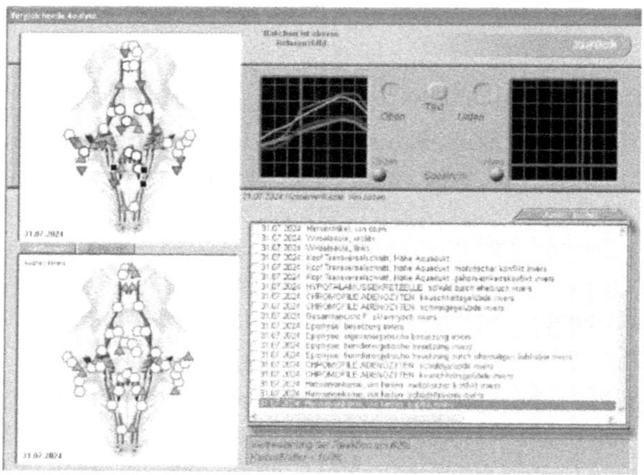

Abbildung: *Stammhirn: „Köpfen“ als Störinformation mit 62%. Offensichtlich besteht hier ein karmisches Thema, das sich manifestiert hat.*

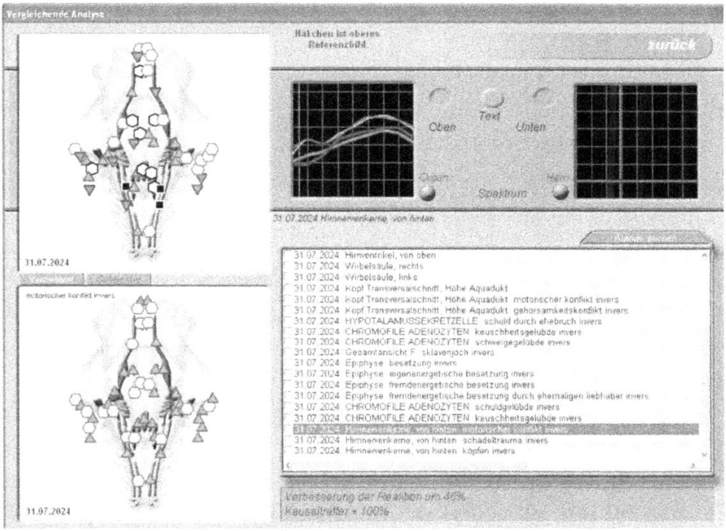

Abbildung: *Stammhirn: Motorischer Konflikt mit 46%, was die motorische Schwäche der Extremitäten erklärt.*

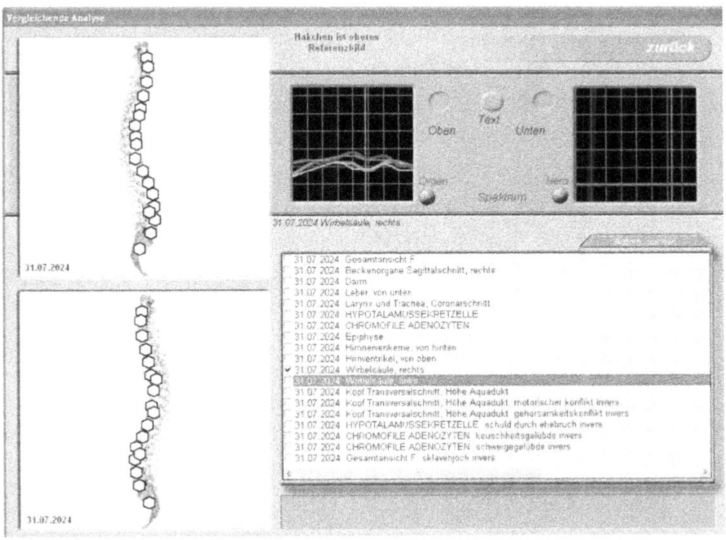

Abbildung: *Wirbelsäule beidseits: Eine sog. „energetische Starre", die bei großer Immobilität gefunden werden kann. Wie auch bei post-mortem-Analysen findet sich eine völlige Einheitlichkeit der Markierungen, ein „avitaler" Befund.*

Parkinson-Syndrom

Definition:

Das Parkinson-Syndrom ist eine chronische, neurologische Erkrankung, die durch funktionelle oder organische Veränderungen im extrapyramidalmotorischen System (EPMS) ausgelöst wird.

Das Parkinson-Syndrom ist fast ausschließlich eine Erkrankung im höheren Lebensalter. Betroffen sind ca. 1% der über 60-jährigen. Männer und Frauen sind gleich stark betroffen, wobei eine leichte Erhöhung bei Männern zu verzeichnen ist. In Deutschland schätzt man die Zahl der Parkinson-Kranken auf insgesamt 250.000 bis 400.000. Das entspricht 0,3-0,5% der Bevölkerung.

Das Parkinson-Syndrom entsteht durch degenerative Veränderungen im extrapyramidalmotorischen System (EPMS). Betroffen sind vor allem die Basalganglien. Dort kommt es zu einem progredienten Untergang von melaninhaltigen Neuronen in der Substantia nigra, die den Neurotransmitter Dopamin synthetisieren und auf die cholinergen Neurone des Striatums hemmend einwirken. Erste Krankheitszeichen fallen erst auf, wenn ca. 55–60% dieser dopaminergen Zellen abgestorben sind. Der Dopaminmangel in den Basalganglien zieht einen relativen Acetylcholinüberschuss nach sich. Auch die Konzentration anderer Neurotransmitter, z.B. Serotonin und Noradrenalin, kann verändert sein. Der aus dem Gleichgewicht geratene Transmitterhaushalt führt dann zu vielseitigen neurologischen Störungen, die vor allem die Motorik (hypokinetisch-hypertone Bewegungsstörung), daneben aber auch psychische, sensorische und vegetative Funktionen betreffen.

Die Hypothese lautet: Wenn die Produktion von Dopamin in der Substantia nigra die kritische Schwelle von 20% unterschreitet, dann kommt es zu parkinsontypischen Symptomen, der sog. Parkinson-Trias aus Rigor, Tremor und Akinese. Entsprechend ist es eine Frage des Alters, denn je älter der Mensch wird, desto schwächer sind die Sekretionsleistungen der Drüsen, so auch der Substantia nigra. In der Praxis sieht man aber insbesondere Drüsenschädigungen, zum einen durch Toxine wie z.B. Streptotoxine bei schlechter Mundhygiene und chronischen Entzündungsprozessen, aber auch andere Toxine. Entsprechend sind Entzündungsherde zu suchen und zu sanieren im Gastrointestinalbereich, im Urogenitalbereich, im HNO-Bereich, im Zahnbereich.

Befunde:

- Akinese bzw. Bradykinese.
- Rigor.
- Tremor.

- Störung der Körperhaltung.
- Posturale Instabilität (Standunsicherheit).
- Störung der Mimik (Maskengesicht, Hypomimie).
- Vermehrte Talgsekretion (Salbengesicht).
- Konzentrationsstörungen.
- Depressionen.
- Demenz.
- Dysästhesien (sensible Missempfindungen).
- Mikrographie (kleine Schrift).
- Mikrophonie (leises Sprechen).
- Pseudohypersalivation (vermehrter Speichel), bedingt durch Schluckstörungen.

Die Mischung dieser Symptome führt zum typischen klinischen Bild des sich wie gefesselt bewegenden, nach vorne gebeugten Patienten, der sich nur in kleinen Trippelschritten fortbewegen kann und dabei eine erhöhte Fallneigung zeigt. Das Gesicht wirkt maskenhaft und unbeteiligt. An den Händen lässt sich oft der für das Parkinson-Syndrom typische Pillendreher-Tremor beobachten.

Bei Patienten mit idiopathischem Parkinson-Syndrom lassen sich häufig Riechstörungen feststellen. In über 80% der Fälle ergibt ein Riechtest pathologische Ergebnisse, rund die Hälfte der Patienten leidet unter einer Anosmie, was durch Streptotoxinbelastung erklärbar wäre.

Es stellt sich die Frage nach der Herkunft der Erreger: Erreger siedeln sich in energetisch geschädigten Arealen an, energetisch gesundes Gewebe bietet keine Angriffsfläche. Insofern ist stets nach den geistigen Auslösern der energetischen Schädigungen im jeweiligen Gewebe zu suchen:

- Brockenkonflikt im Darm
- Reviermarkierungskonflikt der Harnblase, unter Umständen getriggert durch virtuelle Harnblasenkatheter bei karmischem Muster der Medizinischen Versuche
- Brockenkonflikt der Nasennebenhöhlen, unter Umständen getriggert durch virtuelle Nasentamponaden bei karmischem Muster der Medizinischen Versuche, oder getriggert durch karmische Muster, die den Hals-Nasen-Rachenraum energetisch schwächen wie z.B. das Erhängen, Köpfen, Erwürgen, Erdrosseln, Garrotte

- Abwertungskonflikt des Zahnhalteapparates mit Karies, Peridentalabszessen u.v.m., unter Umständen in Kombination mit dem karmischen Muster Mundbirne, Sklavenjoch, Pressen, Pranger

Konfliktiv: Kinesiologische Testung auf die in Frage kommenden Konflikte des Nervensystems: Schreckkonflikt, motorischer Konflikt, Gebanntseinskonflikt, Kontrollverlustkonflikt. Ein motorischer Konflikt kann weit zurückreichen, z.B. wenn der Betroffene mit einer Nabelschnurumschlingung bei karmischem Muster des Erhängens auf die Welt gekommen ist, und das Festhängen an der Nabelschnur mit dem Ziehen durch den Geburtshelfer ein schweres Trauma beim Neugeborenen gesetzt hat. Oder ein Schreckkonflikt durch Verlust eines Mehrlings. Aber auch Schreckkonflikte oder Gebanntseinskonflikte, die ein Mensch als Kind oder Erwachsener in Kriegszeiten erlebt, durch Tötungen von Menschen, Kriegserlebnisse, Hinrichtungen, Gräueltaten. Kontrollverlustkonflikt kommt bei zwanghaften Charakteren vor: Der Wunsch, alles kontrollieren und bestimmen zu wollen oder der Eindruck, die Kontrolle verloren zu haben.

Karmisch: Erhängen, Köpfen, Sklavenjoch, Rädern, Missglückte Flucht. Aber auch weit zurückreichende Themen wie z.B. verlorener Mehrling, Geburtstrauma. Schuld, Eide und Gelübde, Selbstsabotage.

Miasmatisch: Streptokokken, Streptotoxinbelastung

Suche nach Resonanz auf den motorischen Bahnen, insbesondere auf den motorischen Hirnrelais. Interessanterweise finden sich auf der Substantia nigra keine Resonanzen, zumindest nach bisherigen Erfahrungen, während auf den motorischen Bahnen bzw. im motorischen Hirnrelais häufig Resonanzen rückgemeldet werden.

Diagnose:

Kinesiologische Testung der in Frage kommenden Störinformationen

Therapie:

Zahnsanierung, Sanierung chronisch entzündlicher Herde im Bereich des GI-Trakts und urogenital (sichtbar in der NLS-Analyse). Es existieren zahlreiche Fallbeschreibungen, in denen Parkinsonpatienten durch entsprechende Sanierungsmaßnahmen wieder asymptomatisch wurden, sobald die chronische Belastung durch entzündliche Herde entfernt werden konnte. Die Idee ist, den Sekretionswert wieder über die Marke von 20% zu erhöhen (siehe Beschreibung oben).

Aurachirurgische Behandlung etwaiger karmischer Muster, insbesondere Rädern, Sklavenjoch und missglückte Flucht. Patienten mit einer nach vorne gebeugten Haltung, die sich nur schlurfend fortbewegen und von daher für einen Beobachter wie „gebrochen" wirken, profitieren häufig deutlich, wenn die entsprechenden karmischen Muster behandelt werden.

Nimmt der Aurachirurg das Sklavenjoch ab, verbessert sich die Standfestigkeit und insbesondere auch die Beweglichkeit der zuvor akinetischen Extremitäten durch Entfernung der Fuß- und Handfesseln. Die Neurologie spricht im Zusammenhang mit der Akinese von „Gebundenheit" im Sinne eines gebundenen Ganges oder auch gebundenen Standes. Diese Gebundenheit trägt die Situation der „Fesselung" quasi bereits im Namen, weshalb es naheliegt, die Fesseln mit Hilfe der Schere aufzuschneiden. So banal dieser therapeutische Ansatz zunächst wirkt, so nachhaltig wirkungsvoll erweist er sich in vielen Fällen für den Patienten. Der für Parkinson-Patienten so typische kleinschrittige Gang ist dann verbessert, die Akinese in den Armen lässt nach, die Arme beginnen beim Gang wieder mitzuschwingen.

Bei Parkinson-Patienten mit einseitiger Fallneigung, z.B. auch OPCA-Patienten und Shy-Drager-Syndrome, ist die Fallrichtung in der Regel identisch mit der instabilen Seite bei der aurachirurgischen des karmischen Musters der missglückten Flucht. Wird dieses Muster behandelt, reduziert sich auch die Fallneigung auf die entsprechende Seite.

Auflösen von Schuld, Eiden und Gelübden, Selbstsabotage. Besteht ein Schweigegelübde, so wirken die Parkinsonmedikamente nicht.

Injektionsbehandlung von Dopamin in der Aura direkt in die Substantia nigra im Anatomieatlas oder die geistige Implantation von neuem Gewebe in die Substantia nigra führt zu keiner erkennbaren Veränderung, was darauf hindeutet, dass es entscheidend darauf ankommt, die Störinformationen als Kausalfaktoren zu eliminieren anstatt Therapieversuche auf symptomatischer Ebene durchzuführen.

Injektion von Invertierungsinformationen zu den identifizierten Konflikten in die motorischen Hirnrelais, Harmonisierung mit der Stimmgabel, bis die Resonanz nicht mehr nachweisbar ist. Behandlung der anderen oben erwähnten Konflikte an den entsprechenden Hirnrelais, sofern dort Resonanzen zu finden sind.

Kasuistik:

62-jähriger Patient, leidet seit drei Jahren unter einem progredienten akinetisch-rigiden Parkinson-Syndrom, geringer Pillendrehertremor in der linken Hand, kleinschrittiger Gang, Pro- und Retropulsion, Schlafstörungen seit fünf Jahren, depressive Grundstimmung, Verdauungsbeschwerden in Form von Obstipation. Patient erhält bislang keine Parkinsonmedikation. Nach Durchführung der aurachirurgischen Maßnahmen zur Auflösung des Karmischen Musters des Räderns verbessert sich der klinische Befund unmittelbar, indem die Kleinschrittigkeit des Gangbildes deutlich zurückgeht und der Patient mit erkennbar größeren Schritten überraschend locker den Gang auf- und abmarschiert. Nach weiteren zwei Wochen hat sich der Befund noch weiter verbessert, indem die zuvor an den Körper in deutlich pronierter Haltung gebundenen Arme beim Gehen mitbewegt werden. Bei der neurologischen Untersuchung findet sich nach wie vor der linksseitige diskrete Parkinsontremor, axiale Akinese, psychischer Befund und Schlafstörungen deutlich verbessert. Patient beschreibt, dass er auf Grund seines so deutlich verbesserten Gangbildes Probleme mit seinen Sprunggelenken habe, die nach der langen Phase der Kleinschrittigkeit aktuell geradezu überlastet seien. Schlafstörungen deutlich verbessert, Patient berichtet, er habe jetzt einige Nächte zum ersten mal seit Jahren wieder durchgeschlafen.

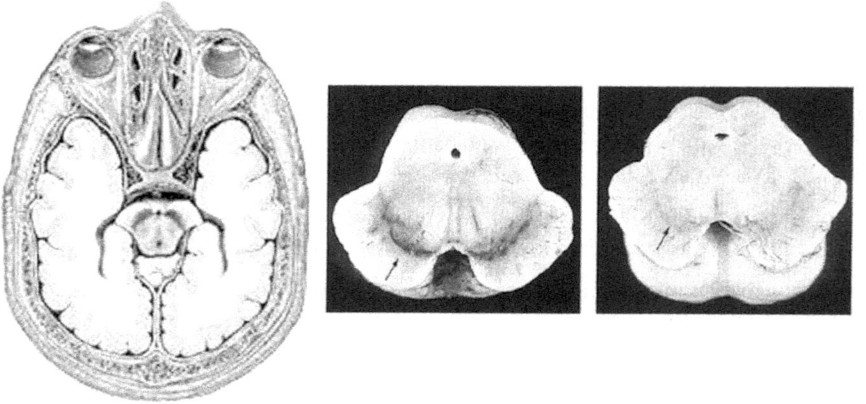

Abbildung: *Das linke Bild zeigt den Querschnitt des Gehirns auf Stammhirnebene, die dunklen Markierungen zeigen die Substantia nigra, die Dunkelfärbung rührt vom Melaningehalt der Dopamin-produzierenden Zellen. Das mittlere Bild zeigt eine gesunde Substantia nigra mit dunkel gefärbten Zellstrukturen, das rechte Bild eine kranke Substantia nigra, die nur noch wenig Melanin trägt und stark entfärbt wirkt.*

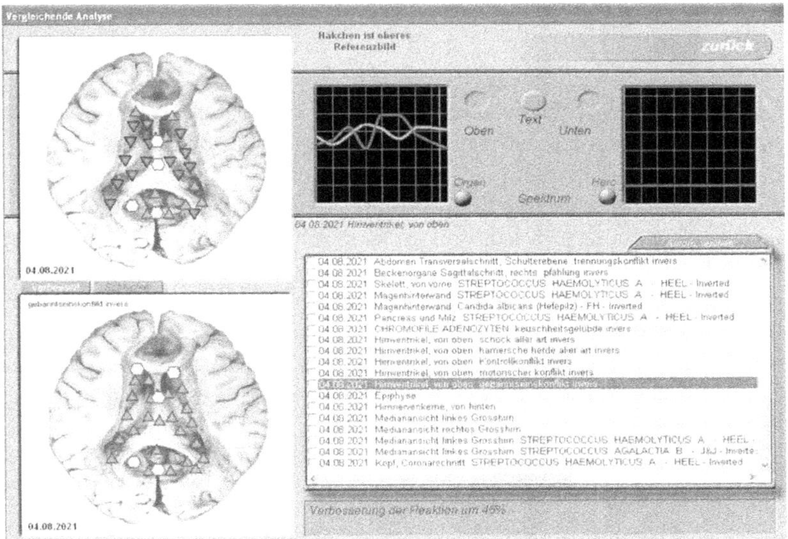

***Abbildung:** Hirnventrikel: Energetische Störung, bei Invertierung von „Gebanntseinskonflikt“ Verbesserung der Reaktion um 46%.*

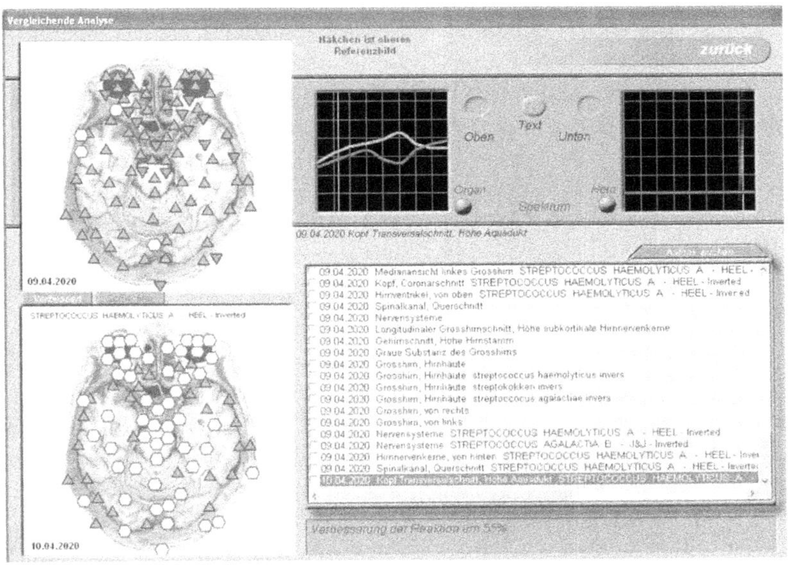

***Abbildung:** Kopf Transversalschnitt: Energetische Störung, insbesondere auch im Bereich der Substantia nigra, ausgelöst durch Streptococcus haemolyticus mit 55%.*

Migräne

Definition:

Die Migräne ist eine neurologische Erkrankung, unter der rund 10% der Bevölkerung leiden. Sie tritt bei Frauen etwa dreimal so häufig auf wie bei Männern und hat ein vielgestaltiges Krankheitsbild. Dieses ist bei Erwachsenen typischerweise gekennzeichnet durch einen periodisch wiederkehrenden, anfallartigen, pulsierenden und halbseitigen Kopfschmerz, der von zusätzlichen Symptomen wie Übelkeit, Erbrechen, Lichtempfindlichkeit (Photophobie) oder Geräuschempfindlichkeit (Phonophobie) begleitet sein kann. Bei manchen Patienten geht einem Migräneanfall eine Migräneaura voraus, während der insbesondere optische oder sensible Wahrnehmungsstörungen auftreten. Es sind aber auch motorische Störungen möglich. Die Diagnose wird nach Ausschluss anderer Erkrankungen als Ursachen üblicherweise mit Hilfe einer Anamnese gestellt.

Symptome und Befunde:

Die Hypothese der Schmerzentstehung ist laut Schulmedizin wie folgt: Vasodilatation der zerebralen Gefäße, Erhöhung der Gefäßpermeabilität, Austritt von Entzündungsmediatoren aus den Gefäßen, perivaskuläre Entzündung, Schmerz. Zum Zeitpunkt des Migräneanfalls besteht eine gastrointestinale Resorptionsstörung, weshalb die Bioverfügbarkeit von oralen Analgetika eingeschränkt ist. Durch die zusätzliche Gabe von Antiemetika kann die Resorptionsstörung geringgradig verbessert werden. Vielfach erbrechen Patienten aber sämtliche Medikamente angesichts der im Migräneanfall bestehenden Übelkeit. Entsprechend empfiehlt die Schulmedizin, die oralen Analgetika in Kombination mit Antiemetika bereits vor der akuten Kopfschmerzphase zu geben, in der die Übelkeit und das Erbrechen noch nicht so ausgeprägt sind. Die Resorptionsstörung bestätigt die Hypothese der TCM, dass es sich um einen Prozess handelt, in dem nicht nur der gastrointestinale Bereich, sondern insbesondere auch Leber und Gallenblase involviert sind.

Nach der Logik der TCM folgt die Schmerzausstrahlung dem Verlauf des Gallenblasenmeridians, der sich am seitlichen Schädel und in den Stirnbereich projiziert, was von den Migränepatienten als die typischen Prädilektionsstellen angegeben werden. Nach diesem Konzept arbeitet auch die Aura-chirurgie: Ziel ist es herauszufinden, durch welche Faktoren der Gallenblasenmeridian energetisch gestört wird und zu Migräne führt. Zahlreiche Auslöser sind hier denkbar bzw. können auch kombiniert auftreten: Überlastung des gastrointestinalen Systems bei zu fettreicher Ernährung, Störung des Mikrobioms im Darm, Gallensteine, karmisches Muster der medizinischen Versuche, Irritation des Meridians durch eine ISG-Störung bei karmischem Muster der Missglückten Flucht u.v.m. Der Gallenblasenmeridian besitzt einen „inneren“ Ast, der direkt in das ISG läuft, was bedeutet, dass eine Subluxation im ISG zu einer energetischen Störung im Gallenblasenmeridian und konsekutiv dann auch zu einer Projektion in den Kopf mit Migräne führen kann. Entsprechend sollte der Aurachirurg bei jedem Patienten mit Migräne das karmische Muster der missglückten Flucht prüfen und bei Bedarf auflösen. Findet sich mit der chirurgischen Sonde eine Resonanz bei der Prüfung am ISG anhand eines energetischen Surrogats (Wirbelsäulenmodell), so gilt es, das ISG durch eine energetische Strickleiter zu stabilisieren, bis die Resonanz verschwindet.

Aus konfliktiver Sicht handelt es sich um einen Revierverlustkonflikt der Hirngefäße mit Seitenbezug, d.h. Partnerseite bzw. Mutter-Kind-Seite. Der Migräneschmerz ist Ausdruck der Heilungskrise mit krampfartigen und damit sehr schmerzhaften Vasokonstriktionen. Aber auch Revierärgerkonflikte mit Ausgleich über die Gallensysteme und daraus resultierenden Resorptionsstörungen im Darm kommen als auslösende Störinformationen in Frage.

Konfliktiv: Revierverlustkonflikt

Karmisch: Erhängen, Köpfen, Sklavenjoch, schwarze Magie, medizinische Versuche, sexueller Missbrauch, verlorener Mehrling

Miasmatisch: Streptokokken

Diagnose:

Suche nach den Kausalfaktoren, z.B. Gallenmeridiansystem, etwaige assoziierte Revierärgerkonflikte oder Identitätskonflikte, aber auch Konflikte der Hirnarterien in Form von Revierverlustkonflikten, jeweils prüfbar durch Testung auf Resonanz in den entsprechenden Hirnrelais sowie durch kinesiologische Testung.

Therapie:

Bei Resonanz auf den Hirnrelais für Revierverlustkonflikt (Hirnarterien) und Revierärgerkonflikt (Revierärgerkonflikt gleichen sich über die Gallengänge und die Gallenblase aus) aurachirurgische Injektion der Invertierungsinformation.

Schwarze Magie als karmisches Muster behandeln: SM im Unterleib steht über die Nervi splanchnici pelvici S2-S4 entlang des N. pudendus in Verbindung mit den parasympathischen Kerngebieten im Hirnstamm (N. vagus, N. glossopharyngeus, N. facialis, N. oculomotorius). Unterleib fungiert häufig als Trigger, z.B. durch ein Uterusmyom. Suche nach Blasenentzündung (z.B. karmisches Muster der medizinischen Versuche). In diesem Sinne besteht eine neurologische Unten-Oben-Koppelung, entsprechend findet sich die menstruationsabhängige

Migräne. Häufige Kombination aus Schwarzer Magie, Kinderlosigkeit und Migräne.

Untersuchung von Leber und Galle, Suche nach Gallensteinen, bei Bedarf aurachirurgische Gallenblasenoperation, Leberbehandlung.

Schwermetallbelastungen suchen und behandeln.

Testung des ISG als mögliche Irritationsquelle des Gallenblasenmeridians, z.B. bei missglückter Flucht.

Suche nach miasmatischen Belastungen, z.B. Ancylostoma duodenale mit energetischer Belastung der Leber, bei Nachweis in der NLS-Analyse entsprechende Ausleitungsbehandlung.

Multiple Sklerose

Definition:

Die Multiple Sklerose ist als heterogener Formenkreis entzündlich-demyelinisierender Erkrankungen des zentralen Nervensystems nach der Epilepsie die zweithäufigste neurologische Erkrankung jüngerer Erwachsener. Sie gilt in der Schulmedizin als Chamäleon der Medizin, weil es so zahlreiche klinische Erscheinungsformen und unterschiedliche Symptome gibt, die scheinbar nicht in einer logischen Verbindung zueinanderstehen. Betrachtet man das Erkrankungsbild jedoch aus der informatorischen Perspektive, so ergeben sich klare Kausalitäten.

Symptome und Befunde:

Die Multiple Sklerose ist aus aurachirurgische Sicht die Konsequenz einer informatorischen Störung durch das karmische Muster des sexuellen Missbrauchs, seltener in diesem Leben selbst erlebt, viel häufig aus Vorleben vererbt (Vorfahren bzw. frühere Seeleninkarnationen). Nicht immer handelt es sich dabei um eine Vergewaltigung, sondern viel häufiger um empfundene Missbräuche, auch in der ehelichen Partnerschaft.

Als Erstmanifestation der Multiplen Sklerose findet sich häufig die Neuritis nervi optici (Sehnervenentzündung), ausgelöst durch den Angst-im-Nacken-Konflikt. Betroffene schildern ihre immer wiederkehrendes Empfinden, wenn sie bei Dämmerung oder in der Dunkelheit einen Spaziergang, dass sie dann die Angst überkomme, gleich könne sie jemand von hinten überfallen und vergewaltigen. Das Ziel dieses biologischen Programms ist eine Gegenregulation durch Minderung der Sehleistung, um die Gefährdung durch den Vergewaltiger auszublenden und damit die Angst zu reduzieren.

Als nächstes Symptom kommt es zu sensorischen Ausfällen, indem die Empfindung der Haut reduziert wird, um den Leidensdruck zu reduzieren, z.B. will man die Trennung bzw. die Reduktion der Empfindung des Angefasstwerdens auf Grund eines erlittenen sexuellen Missbrauchs. Der sensorische Konflikt sucht sich in manchen Fällen den körperlichen Ausgleich über den N. trigeminus im Sinne einer Trigeminusneuralgie, was als hängende Heilung zu interpretieren ist. Als Korrelat finden sich Entzündungsherde des Gehirns im Bereich der Hamer'schen Herde an den sensorischen Bahnen.

Die nächste Stufe ist die motorische Parese als Ausdruck eines Schreckkonflikts oder eines Gebanntseinskonflikts auf Grund des sexuellen Missbrauchs. Die Arme und Beine sind in ihrer Bewegung eingeschränkt. Dabei handelt es sich um einen biologischen Totstellreflex, bei dem der Organismus hofft, dass der Vergewaltiger von einem ablässt. Als Korrelat finden sich Entzündungsherde des Gehirns im Bereich der Hamer'schen Herde an den motorischen Bahnen.

Entzündungsherde im Kleinhirn deuten auf Angriffskonflikte hin, Entzündungsherde im Großhirnmarklager auf Abwertungskonflikte, entsprechende Resonanzen können aurachirurgisch in den jeweiligen Hirnarealen ausgelöst und durch Umprogrammierung reduziert werden.

Zusätzlich finden sich bei Multipler Sklerose Darmstörungen durch Brockenkonflikte des Darms, z.B. Brockenkonflikt durch sexuellen Missbrauch. Der Brockenkonflikt beschreibt den geistig belastenden Brocken, den der Darm abgeben will. Als Folge kommt es unter Umständen zu Verdauungsstörungen, Obstipation abwechseln mit Diarrhoe (der Darm versucht dadurch den belastenden Brocken auszuscheiden), sekundären Darmfehlbesiedelungen auf Grund der energetischen Störungen durch Candida albicans, leaky gut Syndrom, Fehlresorptionen der Darmschleimhaut mit Belastung der Leber durch irregulär resorbierte Stoffwechselprodukte. Die daraus resultierenden Leberschwächezeichen beschreibt die TCM: Müdigkeit, Schlafstörungen, Sehstörungen, Lichtempfindlichkeit, Emotion von Wut und Zorn. Im ausgeprägten Fall kommt es gar zu einer Entzündung der Darmschleimhaut wie z.B. bei Morbus Crohn, Colitis ulcerosa als nächste Eskalationsstufe, um durch den Entzündungsprozess den geistigen Brocken loszuwerden.

Häufig findet sich das karmische Muster des Sklavenjochs, Sklavenjoch und sexueller Missbrauch hängen eng zusammen. Das entspricht auch den Schilderungen der Patienten mit Multipler Sklerose, die das Gefühl beschreiben, allen dienen zu müssen und schlecht behandelt zu werden. Das Sklavenjoch korreliert wiederum mit Abwertungskonflikten, im Zusammenhang mit der Multiplen Sklerose sexuelle Abwertungskonflikte, die typischerweise über das Hüftgelenk oder das Becken ausgeglichen werden.

Kinesiologische Testung auf

- Sexueller Missbrauch
- Sklavenjoch
- Schuld
- Keuschheitsgelübde, Schweigegelübde, Rachegelübde (die drei typischerweise mit sexuellem Missbrauch assoziierten Gelübde)
- Selbstsabotage
- Konflikte, die durch das karmische Muster des sexuellen Missbrauchs ausgelöst werden können, wie Abwertungskonflikt des Hüftgelenks, Revierverlustkonflikt, Reviermarkierungskonflikt, Angriffskonflikt, sen-

sorischer Konflikt, motorischer Konflikt, Angst-im-Nacken-Konflikt, Brockenkonflikt des Darms usw.

- Miasma der Syphilis, Treponema pallidum als Störinformation

Diagnose:

Kinesiologische Testung der in Frage kommenden Störinformationen

Therapie:

Löschen aller zuvor durch Testung positiv befundener Störinformationen

Kinesiologische Nachtestung auf alle aufgelösten Störinformationen

Kasuistik:

Patientin, 52 Jahre, seit 20 Jahren langsam progrediente Multiple Sklerose mit einer Paraparese der Beine, Ataxie, geringe sensible Defizite im Bereich der Hände und der Füße, bisher keine Neuritis nervi optici (häufiges Initialsymptom der MS, Angst-im-Nacken-Konflikt: Man will den sexuellen Missbrauch nicht sehen). Sehr wohl beschreibt die Patientin jedoch eine sensible Beteiligung zum Beginn der Krankheit in Form eines positiven Lhermitte-Zeichens (bei der Kopfbeugung kommt es vom Nacken ausgehend zu Parästhesien in den Armen) und eine Parahypästhesie vom Bauchnabel abwärts.

Die Patientin berichtet, wie sie als Kind immer Angst vor Übergriffen gehabt habe, auch in Träumen sei sie immer vor einer imaginären Gefahr weggelaufen, ohne benennen zu können, worum es sich genau handelte.

In der kinesiologischen Testung zeigt sich ein Schreckkonflikt (wird durch die motorische Paraparese der Beine ausgeglichen, die anderen in Frage kommenden Konflikte Gebanntseinskonflikt, Gehorsamkeitskonflikt und motorischer Konflikt werden ebenfalls getestet, sind jedoch beide negativ), Trennungskonflikt (wird ausgeglichen durch eine Hypästhesie der Hände und Füße, wobei anamnestisch die Krankheit zunächst mit einer Hypästhesie vom Bauchnabel abwärts begonnen habe, kurz nach der Trennung von ihrem damaligen Freund, was eine sehr schwierige Beziehung gewesen sei, zu interpretieren als der Versuch, sich für den sexuellen Missbrauch im Bereich des Unterleibs unempfänglich zu machen), Schock, Schuld, Keuschheitsgelübde, Schweigegelübde, Rachegelübde, Angst im Nackenkonflikt, sexueller Missbrauch übernommen von der Großmutter mütterlicherseits.

Entsprechende Befunde werden auch in der NLS-Analyse bestätigt.

Darüber hinaus findet sich das karmische Muster des Sklavenjochs, was bei MS auch ganz häufig gefunden werden kann, mit der typischen Beschreibung, man sei immer nur für die anderen dienend tätig und habe viel zu wenig Zeit und Raum für sich selbst. In der aurachirurgischen Exploration zeigt sich eine deutliche Resonanz im Bereich der motorischen und der sensorischen Bahnen in der ektodermalen Ansicht, aber auch Resonanzen auf dem Rückenmark.

Dies entspricht wiederum dem radiologischen Befund, bei dem im MRT Demyelinisierungsherde im Großhirnmarklager, im Stammhirn und im Rückenmark zu sehen sind. Die Patientin berichtet, dass einmal auch Entzündungsherde im Kleinhirn vorgekommen seien, seitdem leide sie unter der Ataxie, die somit nicht nur eine sensible, sondern auch eine cerebelläre Ataxie ist.

Der dazu korrelierende Konflikt ist ein Angriffskonflikt, während die Suche nach anderen cerebellären Konflikten wie z.B. Beschmutzungskonflikt, Besudelungskonflikt etc. allesamt negativ ausfallen. Die Patientin beschreibt, wie sehr sie damals von Mitarbeitern ihrer Firma wegen zahlreicher krankheitsbedingter Fehltage angegriffen worden sei.

Alle karmischen Muster werden aurachirurgisch gelöscht, die Auflösungsurkunde für Eide und Gelübde unterschrieben, der Schreckkonflikt, der Angriffskonflikt und der Trennungskonflikt am entsprechenden Hirnrelais invertiert bzw. das Hirnrelais umprogrammiert, die belastenden Situationen und die Großmutter mütterlicherseits und ihr sexueller Peiniger in einem Segnungsritual gesegnet.

Schließlich erfolgt noch die Ausleitung des syphilitischen Miasmas, das in der NLS-Analyse auf dem Rückenmark noch in ausgeprägter Weise gefunden werden kann, mittels medicode. Das syphilitische Miasma findet sich häufig bei autoimmunologischen Erkrankungen, zu denen die MS gehört.

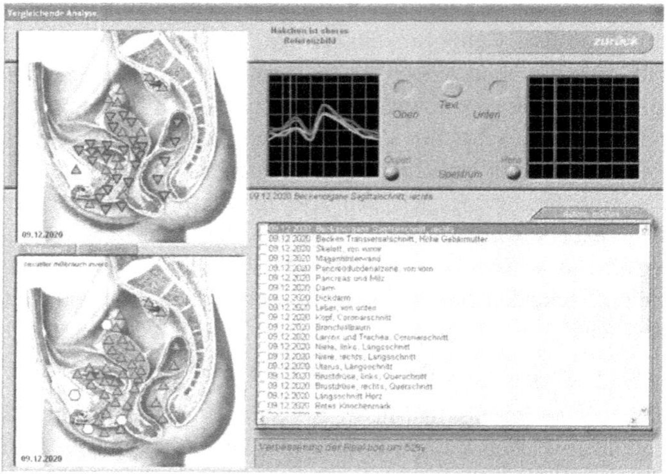

Abbildung: *Beckenorgane: Nachweis des „Sexuellen Missbrauchs“*

Trigeminusneuralgie

Definition:

Die Trigeminusneuralgie ist eine Form des Gesichtsschmerzes. Es handelt sich um einen äußerst schmerzhaften Reizungszustand des fünften Hirnnerven, des N. trigeminus.

Aus aurachirurgischer Sicht handelt es sich um einen Trennungskonflikt, der über den Nervus trigeminus projiziert. Die Resonanz findet sich in der Großhirnrindenansicht im Bereich der sensorischen Hirnrelais. Die Trigeminusneuralgie folgt der Seitenlogik: Rechtshänder haben rechts die Partnerseite, links die Mutter-Kind-Seite. Nachdem die Mehrheit der Menschen Rechtshänder sind (90%), und die Partnerthemen (eigener Partner, Beruf) häufiger sind als die Mutter-Kind-Themen ist es nicht verwunderlich, dass die rechte Körperseite mit ca. 65% häufiger betroffen ist.

Symptome und Befunde:

Beim N. trigeminus handelt es sich um einen gemischten Nerv mit sensorischen und motorischen Anteilen. Frauen sind von Störungen des N. trigeminus doppelt so häufig betroffen wie Männer. Eine Trigeminusneuralgie kann in jedem Lebensalter auftreten, wobei der Häufigkeitsgipfel zwischen 70 und 80 Jahren liegt. Schmerzen sind Ausdruck der Heilungsphase in Ruhe, auslösbar durch Kälte und durch Luftzug. Je nach Betroffenheit der drei Trigeminusäste Nervus ophtalmicus, Nervus maxillaris und Nervus mandibularis sind die geistigen Inhalte verschieden. Der Nervus ophtalmicus steht für das emotionale Erleben, nicht gesehen oder nicht beachtet zu werden. Der Nervus maxillaris steht für das emotionale Erleben des Riechens, etwas nicht riechen zu können, unangenehm zu riechen, von anderen nicht gerochen oder nicht beschnuppert zu werden. Der Nervus mandibularis steht für das emotionale Erleben des Schmeckens, des Mundes und der Zunge, nicht geküsst, nicht beleckt zu werden. In der konfliktaktiven Phase kommt es zu einer in der Regel unbemerkten Hyposensibilität mit dem Ziel, das Trennungserleben nicht mehr so deutlich wahrzunehmen, manchmal finden sich auch Hauttrockenheit im Bereich der entsprechend innervierten Areale. Nach Konfliktlösung kommt es in der Heilungsphase zu Heilungskrisen mit massiven Schmerzattacken, Spasmen der Gesichtsmuskulatur, Hautrötung und Augentränen, was von den Patienten und Angehörigen als höchst belastend empfunden und als Ausdruck der Erkrankung interpretiert wird. Hier gilt es die betreffenden Personen zu beruhigen und sie über den Inhalt der Schmerzattacken als Zeichen der Heilungskrise aufzuklären. Die aurachirurgische Therapie besteht in der Suche nach Resonanz in den einzelnen Trigeminusästen, im Kernareal des N. trigeminus des Stammhirns, im Gesichtsbereich des Gyrus postcentralis laut sensorischem Homunculus und entsprechende Invertierung des Trennungs-konflikts durch aurachirurgische Umprogrammierung. Segnungen entsprechend den gefundenen Belastungsstrukturen: Schienen und Prägungen eruieren, Vererbungen von Trennungskonflikten, Belastungen durch z.B. Treuegelübde gegenüber Vorfahren, Vorfälle während der Schwangerschaft, Fragen nach Anerkennung und Liebe, Blamagen mit dem karmischen Muster des Prangers, was aurachirurgisch entsprechend zu lösen ist u.v.m.

Diagnose:

Kinesiologische Testung auf „Trennungskonflikt“

Suche nach Resonanz auf dem sensorischen Hirnrelais in der Ansicht der Großhirnrinde, Repräsentation kontralateral (linke Hirnhälfte versorgt die rechte Körperseite und umgekehrt, d.h. die Nervenbahnen kreuzen)

Suche nach karmischen Mustern: Keuschheitsgelübde, Schweigegelübde, Rachegelübde, Treuegelübde, Missglückte Flucht als Sinnbild des Trennungskonflikts mit Trennung von Heimat, Familie, Gewohnheiten und Sprache.

Suche nach Eiden, Gelübden, Schuld, Selbstsabotage

Therapie:

Umprogrammierung am Hirnrelais (sensorisches Hirnrelais) oder am Gyrus postcentralis an der resonanten Stelle mit Invertierung der Störinformation des Trennungskonflikts, Harmonisierung mit 432 Hz Stimmgabel

Suche nach Resonanz am N. trigeminus, Harmonisierung mit 432 Hz Stimmgabel

Löschung von Eiden, Gelübden, Schuld, Selbstsabotage

Kinesiologische Nachtestung auf „Trennungskonflikt“

Kasuistik:

Patient, 63 Jahre alt, Rechtshänder, wird von seiner Lebensgefährtin, der Mutter der gemeinsamen zwei Kinder, überraschend verlassen. Zwei Wochen später beginnt die rechte Gesichtshälfte zu schmerzen, entsprechend der Partnerseite. Es wird die Diagnose einer Trigeminusneuralgie gestellt. Betroffen ist insbesondere der N. mandibularis und der N. maxillaris, das Versorgungsareal des N. ophtalmicus ist ohne Schmerzsymptomatik. Es ist der emotionale Wunsch nach Liebkosung und nach dem Küssen, der hier körperlich ausgeglichen wird. In der aurachirurgischen Untersuchung zeigt sich eine Resonanz bei Testung direkt im Bereich des Kernareals des sensorischen Teils des N. trigeminus sowie entlang der Nervenverläufe von N. mandibularis und N. maxillaris. Auch der Gyrus postcentralis entsprechend der Repräsentation des Gesichts laut Homunculus kann in Resonanz gebracht werden. Mittels aurachirurgischer Umprogrammierung gelingt es, die Resonanz zum Verschwinden zu bringen. In der Suche nach karmischen Mustern finden sich ein Treuegelübde und ein Schweigegelübde, das erste als Ausdruck der tiefen emotionalen Verbundenheit zu seiner ehemaligen Partnerin, das zweite als Auslöser für die organische Symptomatik, zumal der Patient auf Grund des Schweigegelübdes nicht in der Lage ist, den Konflikt auf geistige Weise zu lösen. Beide Konflikte werden aurachirurgisch gelöscht und die Partnerin gesegnet. Als weiterer Aspekt ergibt sich noch die Tatsache, dass sich die Eltern des Patienten ebenfalls getrennt haben, als dieser noch im jugendlichen Alter war. Insofern wiederholt sich das Psychotrauma auf diese Weise. Entsprechend werden auch die Eltern gesegnet und energetisch somit gelöst. Nach der Sitzung fühlt sich der Patient sehr erleichtert, die Trigeminusneuralgie verschwindet prompt und nachhaltig.

Kasuistik:

Patientin, 60 Jahre alt, vor 6 Monaten verwitwet, jetzt neuerdings Trigeminusneuralgie rechts bei Rechtshändigkeit.

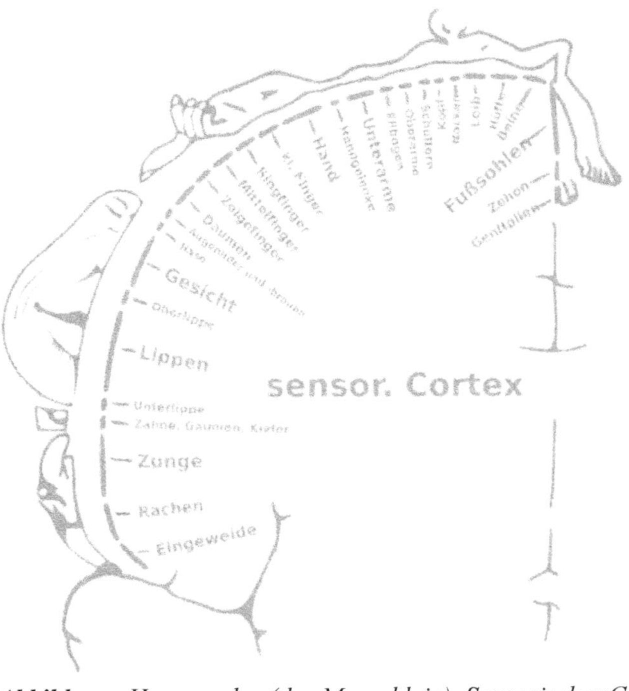

Abbildung: *Homunculus (das Menschlein), Sensorischer Cortex, Repräsentation des Gesichts und damit auch des Versorgungsgebietes des N. trigeminus seitlich.*

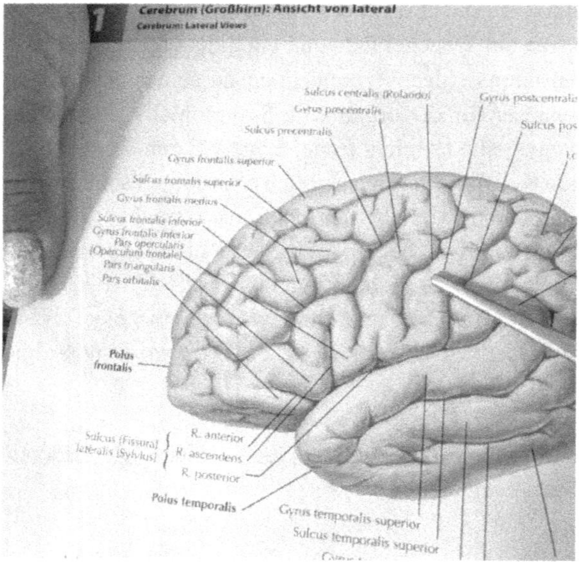

Abbildung: *Resonanz im Bereich des Gyrus postcentralis an der Repräsentationsstelle des Gesichts laut sensorischem Homunculus.*

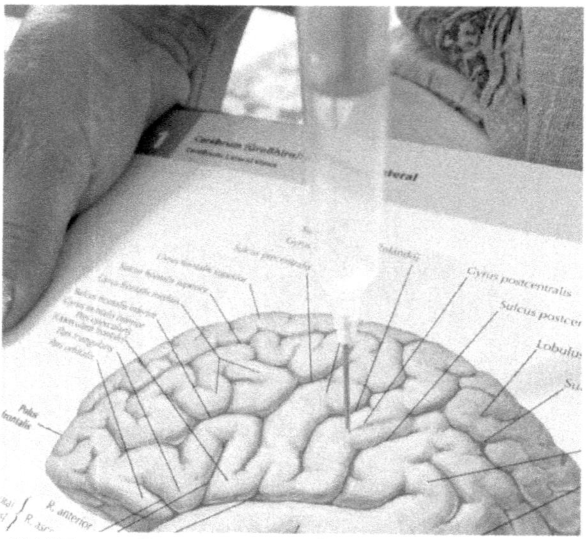

***Abbildung**: Gyrus postcentralis (sensorischer Cortex): Injektion der invertierten Störinformation in den resonanten Bereich.*

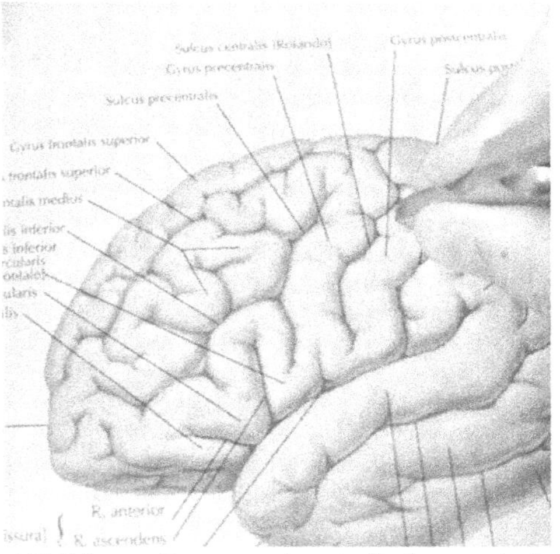

Abbildung: *Gyrus postcentralis (sensorischer Cortex): Aufsetzen der Stimmgabel bis zum Verschwinden der Resonanz in der Nachtestung.*

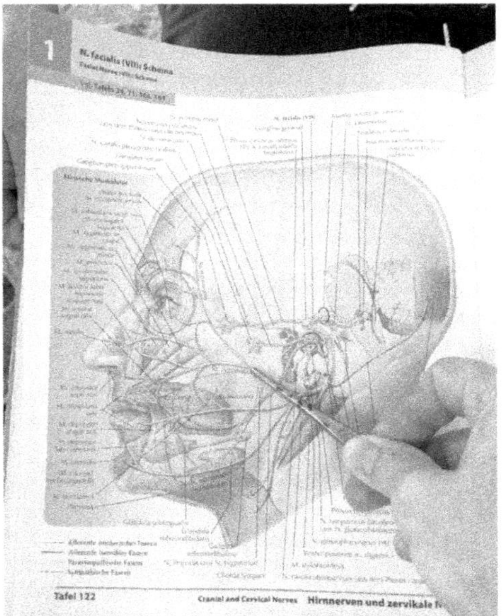

Abbildung: *N. trigeminus geht im Bereich des N. maxillaris in Resonanz. Es folgt die energetische Harmonisierung des resonanten peripheren Nerven, bis die Resonanz verschwindet.*

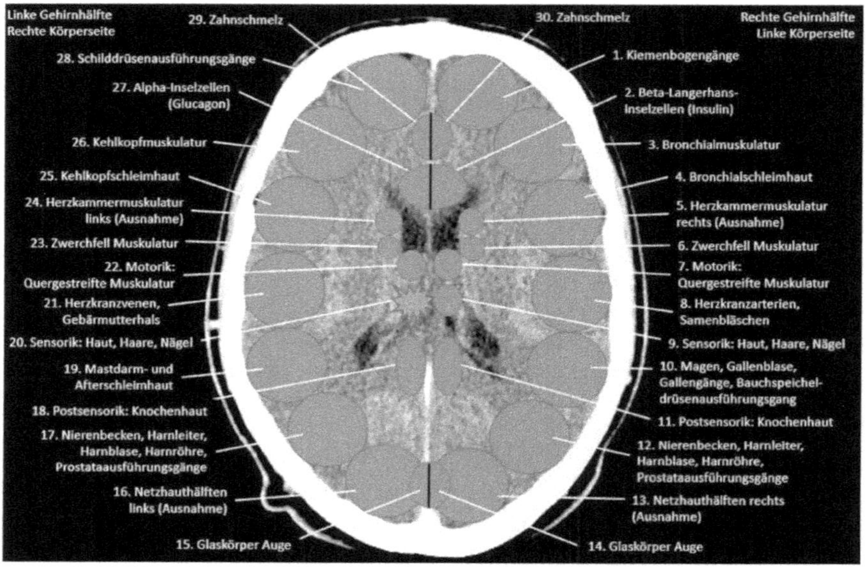

Abbildung: *Injektion der invertierten Störinformation am linkshirnigen sensorischen Hirnrelais, Harmonisierung mit Stimmgabel. Aurachirurgischer Segnungsprozess mit Auflösung der ebenfalls nachweisbaren Belastungen durch Schuld, Eide und Gelübde. In der Folge verschwindet die Trigeminusneuralgie.*

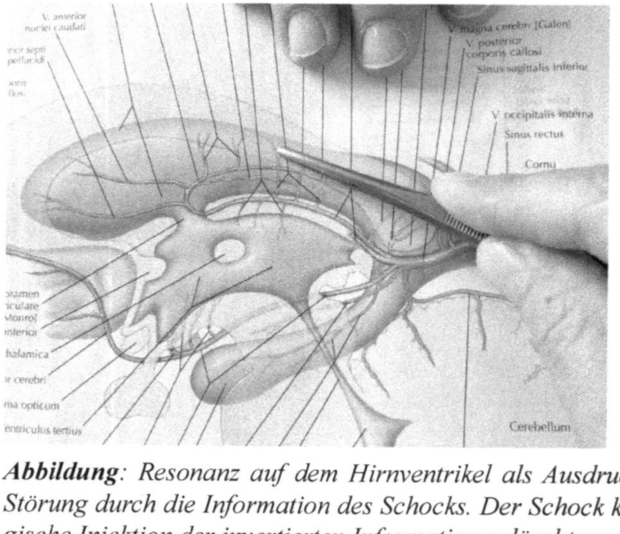

Abbildung: *Resonanz auf dem Hirnventrikel als Ausdruck einer energetischen Störung durch die Information des Schocks. Der Schock kann durch aurachirurgische Injektion der invertierten Information gelöscht werden.*

Facialisparese

Definition:

Bei der peripheren Fazialisparese handelt es sich um eine Lähmung im Versorgungsgebiet des Nervus facialis (Fazialisparese). Diese kann durch eine Läsion bzw. eine Durchtrennung des Nervus facialis in seinen Kerngebieten (nukleär) oder im peripheren Nervenverlauf entstehen.

Symptome und Befunde:

Aus geistiger Sicht ist die Facialisparese ausgelöst durch einen motorischen Konflikt mit dem Inhalt, sich blamiert und lächerlich gemacht zu haben, *das Gesicht verloren zu haben.* Das wird von den Patienten auch immer wieder so beschrieben. In vielen Fällen findet sich das karmische Muster des Prangers. In der konfliktaktiven Phase kommt es zu einer Funktionseinschränkung im Sinne einer Gesichtslähmung, mit dem Ziel, nach außen hin keine Regung zu zeigen und ein Pokergesicht aufzusetzen, in der Heilungsphase entstehen Zucken und Krämpfe der Gesichtsmuskulatur, z.B. als Flackern des Augenlids bis hin zu einem Hemispasmus facialis, typischerweise als wiederkehrende Heilungskrisen innerhalb der Heilungsphase.

Es gibt eine Zuordnung nach Seitigkeit, der Rechtshänder hat auf der rechten Gesichtshälfte die Partnerseite (Partner, Beruf), auf der linken die Mutter-Kind-Seite.

Durch den Ausfall des Nervs kommt es zur Schwäche bis zur vollständigen Lähmung der mimischen Muskulatur mit typischer Symptomatik ipsilateral zur Läsion - d.h. auf derselben Seite:

- Unvollständiger Lidschluss (Bell-Phänomen), Brauenptosis
- Herabhängender Mundwinkel
- Verstrichene Nasolabialfalte
- Erschlafftes Platysma

Im Gegensatz zur zentralen Fazialisparese sind bei der peripheren Fazialisparese auch die Stirnmuskeln mitbetroffen. Das Stirnrunzeln ist folglich erschwert oder nicht mehr möglich. Die Stirn erscheint glatt und faltenlos bzw. faltenarm.

Diagnose:

Kinesiologische Testung auf „Motorischer Konflikt“

Suche nach etwaigen karmischen Mustern wie z.B. Pranger, Sklavenjoch, Eiden und Gelübden, Schuld, Selbstsabotage, eigenenergetische Besetzung

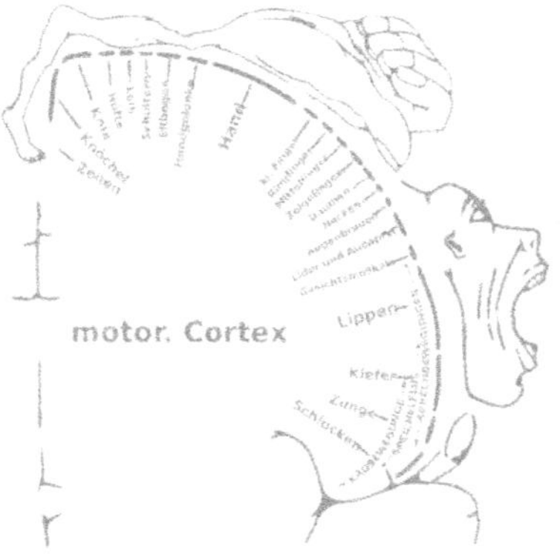

***Abbildung**: Homunculus des motorischen Cortex: Resonanz auf dem Gyrus praecentralis im Bereich des Repräsentationsareals des Gesichts.*

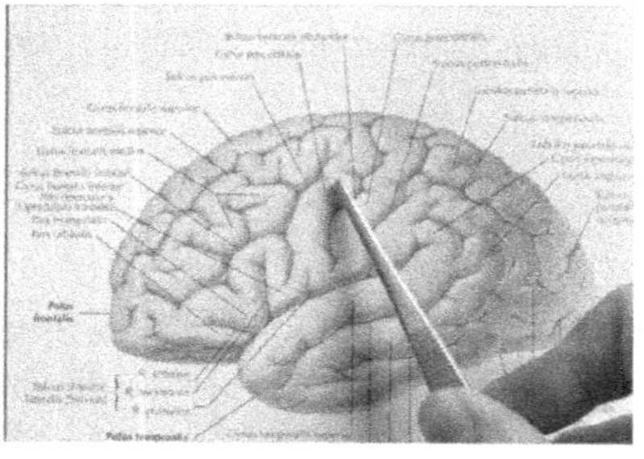

***Abbildung**: Resonanz auf dem Gyrus praecentralis im Bereich des Repräsentationsareals des Gesichts nach anatomischem Homunculus.*

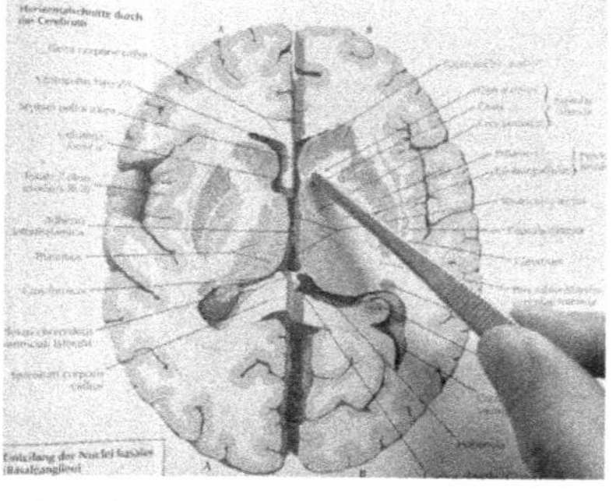

***Abbildung**: Resonanz auf dem Crus anterius der Capsula interna, wo die motorischen Bahnen vom Gyrus praecentralis zum Hirnstamm ziehen.*

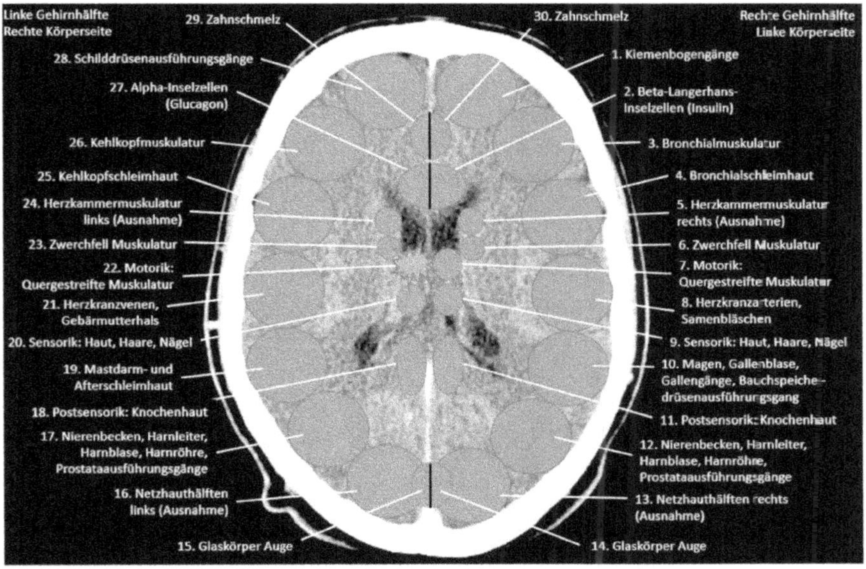

***Abbildung**: Resonanz auf dem motorischen Hirnrelais linkshirnig bei Facialisparese rechts.*

Therapie:

Resonanzsuche am Anatomieatlas an den entsprechenden motorischen Arealen.

Aurachirurgische Injektion von Inversinformation bzgl. Motorischer Konflikt.

Aurachirurgische Auflösung des karmischen Musters des Prangers, sofern vorhanden.

Suche nach Eiden und Gelübden, insbesondere nach Schweigegelübde, Schuld, Selbstsabotage, eigenenergetische Besetzung. All diese Störinformationen werden an den entsprechenden Arealen im Gehirn aurachirurgisch herausprogrammiert (Schuld am Hypothalamus, Selbstsabotage auf der Hypophyse, Eide und Gelübde auf der Hypophyse oder der Thymusdrüse, eigenenergetische Besetzung auf der Epiphyse) oder mittels Urkunde sowie durch Danken und Segnen gelöscht.

Kasuistik:

Patientin, 54 Jahre alt und rechtshändig, erleidet einen schweren psychischen Dämpfer und verliert ihr Gesicht, als ihr Sohn heiratet, die Mutter nicht zur Hochzeit einlädt, um ihr dann Wochen später mitzuteilen, dass er nicht nur verheiratet sei, sondern auch noch den Nachnamen seiner Frau angenommen habe. Daraufhin erleidet die Patientin eine Facialisparese auf der linken Mutter-

Kind-Seite. In der aurachirurgischen Untersuchung zeigt sich eine deutliche Resonanz im Bereich des Kerngebietes des N. facialis incl. des Verlaufs des N. facialis im Gesicht, aber auch in den motorischen Bahnen und im Gyrus praecentralis im Bereich des Gesichts lautet Homunculus. Die Information des motorischen Konflikts wird invertiert und das Hirnrelais entsprechend umprogrammiert, in der Folge verschwindet die Facialisparese. Zusätzlich werden Sohn und Schwiegertochter gesegnet, woraufhin auch die zuvor in der NLS-Analyse messbare Schuld sowie das Keuschheits-, Treue- und Schweigegelübde verschwinden. Das Keuschheitsgelübde war letztlich der energetische Auslöser für den sprichwörtlichen Gesichtsverlust, weil die Verhaltensweise grundsätzlich den moralischen Ansprüchen des Keuschheitsgelübdes zuwiderlief. Schweigegelübde und Treuegelübde wirkten als energetische Verstärker.

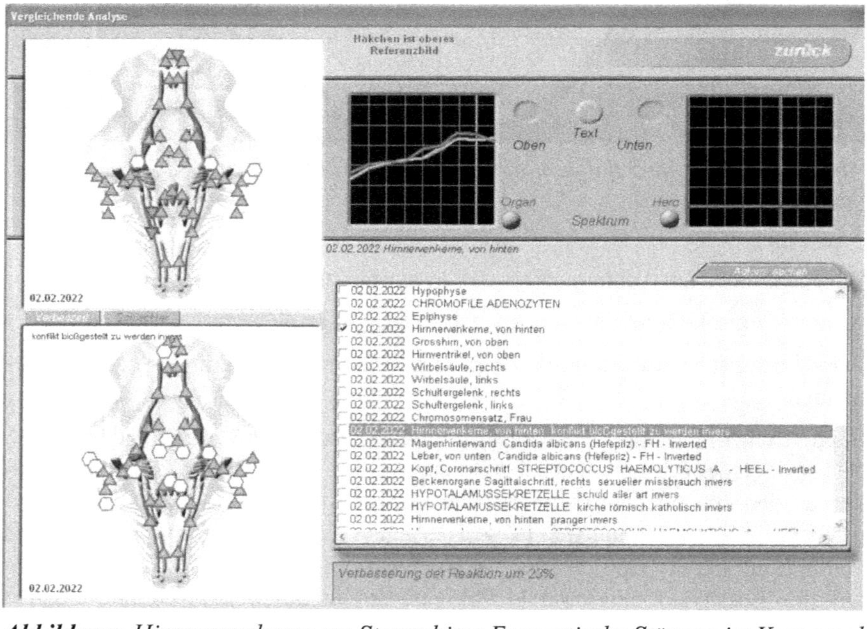

***Abbildung**: Hirnnervenkerne am Stammhirn: Energetische Störung im Kernareal des Nervus facialis, bei Invertierung von „Konflikt bloßgestellt zu werden" Verbesserung der Reaktion um 23%, das entsprechende Areal hellt deutlich auf. Typischerweise findet sich der Aspekt der Bloßstellung häufig in Verbindung mit dem karmischen Muster des Prangers, so auch in diesem Fall. Die Facialisparese ist der „sinnvolle" organische Ausgleich, um nach außen emotional nicht betroffen zu wirken bzw. sich seine Betroffenheit nicht anmerken zu lassen.*

Carpaltunnelsyndrom

Definition:

Das Carpaltunnelsyndrom CTS ist ein Engpasssyndrom (Nervenkompressionssyndrom) des Nervus medianus im Bereich der Handwurzel.

Der Nervus medianus wird unterhalb des Ligamentum carpi transversum abgedrückt. Die Ursachen für diese mechanische Kompression sind vielfältig und können zu einer akuten (z.B. Trauma) oder chronisch progredienten Kompression führen (z.B. Ablagerungen bei Stoffwechselerkrankungen): Überanstrengung der Hand, Trauma, Frakturen im Bereich des Handgelenks, Hämatom, Ödem, Tendosynovitis, Arthritis, Diabetes mellitus (mit diabetischer Neuropathie), Akromegalie, Hypothyreose, Amyloidose, Myositis, Tumoren (Fibrom, Lipom), Gewichtszunahme, Adipositas, Schwangerschaft (Schwangerschaftsödeme), nach langjähriger Hämodialyse.

Eine konstitutionell bedingte Enge des Carpaltunnels wirkt begünstigend auf das Auftreten des Syndroms. Es tritt in 30-40% der Fälle bilateral auf. Frauen sind relativ häufiger betroffen.

Symptome und Befunde:

Die betroffenen Patienten klagen über Schmerzen und Parästhesien im Versorgungsgebiet des Nervus medianus. Zu Beginn der Symptome besteht dabei häufig ein Zusammenhang mit mechanischer Belastung der Hand, wobei die dominante Hand häufiger betroffen ist. Relativ typisch sind auch zur Nacht eintretende Schmerzen im Bereich der Hand und des Unterarms („Brachialgia nocturna"), die durch Schüttelbewegungen der Hand schnell wieder besser werden.

Nach längerem Bestehen kommt es zur Atrophie der Daumenballenmuskeln (Thenarmuskulatur) und zu einer Schwäche beim Zugreifen. Da gleichzeitig das Tastgefühl herabgesetzt ist, kann aus dem Carpaltunnelsyndrom eine als einschränkend empfundene Behinderung resultieren.

Aus energetisch-informatorischer Sicht ist das CTS eine typische Komplikation bei Flüssigkeitsstau im Organismus.

Konfliktiv: Die Ödemneigung kann unterschiedliche Ursachen haben: Nierenschwäche durch Existenzkonflikt oder Flüchtlingskonflikt, Milzschwäche durch Blutungskonflikt oder Verletzungskonflikt, Darmstörung durch Brockenkonflikt mit sekundärer Darmdysbiose.

Karmisch: Sklavenjoch, Fesselung, Kastration, Beschneidung

Diagnostik:

Erste diagnostische Hinweise auf ein Carpaltunnelsyndrom können klinische Zeichen bzw. einfache Funktionstests liefern. Dazu zählen z.B.:

- Hoffmann-Tinel-Zeichen: Als Hoffmann-Tinel-Zeichen bezeichnet man Parästhesien, die bei der Perkussion eines geschädigten Nerven in dessen Versorgungsgebiet auftreten.
- Phalen-Test: Durch eine ca. einminütige maximale Flexion (umgekehrter Phalen-Test: Extension) des Handgelenks kommt es aufgrund der Kompression des Nervus medianus zu Parästhesien im distalen Versorgungsgebiet des sogenannten „Mittelarmnervs".
- Karpalkompressionstest: Durch lokale Kompression in der Mitte der distalen Unterarmbeugeseite kommt es zu Schmerzen entlang des Mittelarmnervs.

Kinesiologische Testung der in Frage kommenden Störinformationen.

Therapie:

Behandlung karmischer und konfliktiver Ursachen

Auf karmische Fesseln kinesiologisch testen und diese bei Bedarf entfernen, bei allen anderen karmischen Mustern, die mit Handfesselungen einhergehen wie z.B. Ertränken, Erhängen, Sklavenjoch, Pranger, Pressen.

Handbinnenbereich in der Aura sondieren, auf Resonanzbildung testen in Form von Schmerzen in den Mm. lumbricales, Triggerpunkte akupunktieren. Häufig finden sich dort positive Resonanzbefunde auf Grund der lange bestehenden Fehlinnervationen im Rahmen der Grunderkrankung.

Retinaculum flexorum mit zahnärztlicher Sonde virtuell am Anatomieatlas unterminieren und anheben. Gelenkflüssigkeit in die Sehnenverläufe unterhalb des Retinaculum flexorum injizieren, Stimmgabel aufsetzen.

Wenn zusätzlich eine Sehnenscheidenerkrankung (Tendosynovitis) vorliegt, ist es erforderlich, die verdickten Beläge von den Sehnen mit Hilfe des Skalpells zu entfernen (Tendosynovektomie). Die sonographische Untersuchung zeigt den Befund, der im Rahmen der aurachirurgischen Intervention als Bild verwendet werden kann.

In seltenen Fällen können auch eine Fettgewebsgeschwulst, ein Nerventumor oder ein Überbein (Ganglion) im Karpalkanal die Ursache der Beschwerden sein. Auch die gilt es aurachirurgisch zu behandeln, wobei nach Möglichkeit an einem sonographischen Befundbild gearbeitet werden sollte, das den Tumor entsprechend zeigt.

Wichtig zu prüfen ist im Rahmen der NLS-Analyse die Frage nach einer Darmstörung z.B. durch Candida albicans oder andere Erreger, die zu einer Milzschwäche und daraus resultierend zu Flüssigkeitseinlagerungen im Carpaltunnel führen kann. Auch Streptokokken können direkt eine Milzschwäche mit Ödembildungen verursachen. Die Milz ist in der TCM zuständig für die Verteilung der Flüssigkeiten im Körper, entsprechend führt die energetische Milzschwäche zu Flüssigkeitseinlagerungen in Händen und Füßen, was nicht selten zu entsprechenden Nervenkompressionssyndromen bewirkt. Typischerweise finden sich auch immer wiederkehrende Gewichtsschwankungen durch unterschiedliche Intensität an Flüssigkeitseinlagerungen im Körperbindegewebe. Zur Verifizierung Druckschmerzhaftigkeit des MI 6 Akupunkturpunktes prüfen. Erst eine Sanierung der energetischen Milzstörung wird das CTS dauerhaft lösen können.

Es kann auch eine genuine konfliktive Störung der Milz vorliegen: Blutungskonflikt, Verletzungskonflikt, siehe hierzu im Buch „BioProg“.

Erfolgskontrolle: Am Ende der Behandlung Durchtesten der beschriebenen klinischen Funktionstests: Hoffmann-Tinel-Zeichen, Phalen-Test, Karpalkompressionstest. Sind diese Tests negativ bzw. im Vergleich zu vorher deutlich verbessert, kann die Behandlung als erfolgreich abgeschlossen werden.

Kinesiologische Nachtestung der zuvor positiven getesteten konfliktiven und karmischen Ursachen.

Schlafstörungen

Definition:

Der Begriff Schlafstörung (Synonym Agrypnie sowie Insomnie und Hyposomnie) bezeichnet unterschiedlich verursachte Beeinträchtigungen des Schlafes.

Die dramatische Zunahme von Schlafstörungen in der deutschen Bevölkerung hat zwischenzeitlich dazu geführt, dass 50% aller Bürger über Schlafstörungen klagen und 20% nur noch mit Einsatz von Medikamenten schlafen können.

Symptome und Befunde:

Tachykardien, Unruhezuständen, elektrische Entladungen kurz nach dem Einschlafen, Schwindelattacken, Albträume

Ursachen können äußere Faktoren, Verhaltensfaktoren wie z.B. eine problematische Schlafhygiene oder auch organische Faktoren sein. Wichtig sind aber karmische bzw. energetische Faktoren:

- Karmisches Muster des Lebendig Begrabens: Betroffene haben Angst vor dem Einschlafen, dass dann jemand ins Schlafzimmer kommt und sie beerdigt. Der Schlaf als der kleine Bruder des Todes.
- Karmisches Muster der Verschüttung: Gleiche Problematik wie oben
- Verlorener Mehrling: Führt zu unruhigen und quälenden Träumen durch den Verlust des Zwillings/ Drillings/ Mehrlings. Es kommt zu Schlafwandeln.
- Brockenkonflikt des Darmes mit sekundärer Besiedelung durch Candida albicans, daraus resultierender Mikrobiomschädigung, Fehlresorption durch Leaky gut, energetische Leberschwäche, was zu Schlafstörungen führt mit Aufwachen zwischen 1 und 3 Uhr morgens, danach unruhiger Schlaf bis in die Morgenstunden. Zu den typischen Lebersymptomen zählen nach TCM: Müdigkeit, Schlafstörungen, Sehstörungen, Lichtempfindlichkeit, braune Flecken auf der Haut, unausgeglichene Emotionalität mit Wut und Zorn. Bei deutlicher energetischer Leberschwächung können die Stoffwechselprodukte nicht mehr metabolisiert werden, es kommt zu Einlagerung von Stoffwechselprodukten in Muskeln, Haut, Sehnen und Bänder, Muskelschmerzen, Gelenkschmerzen, chronic fatigue syndrome, Fibromyalgie, rheumatische Beschwerden.
- Genuine Leberschwäche durch Konfliktbelastungen wie z.B. Existenzkonflikt, Verhungerungskonflikt, Mangelkonflikt

- Schuld, die als energetische Schwäche im Hypothalamus zu einer Störung der circadianen Rhythmik und damit zu erheblichen Schlafstörungen führen kann. Der Nucleus dorsomedialis hypothalami ist ein Kerngebiet des Hypothalamus, das eine wichtige Rolle bei der Regulation des zirkadianen Rhythmus und der Körpertemperatur spielt. Es kommt zu Schlafstörungen.
- Energetische Schwäche des Hirnstamms durch Drogen, Narkosen, Schädelhirntrauma
- Sexueller Missbrauch: Schlafen nur mit Licht möglich.
- Belastung durch Elektrosmog durch WLAN, DECT, Handys, unter Umständen verstärkt durch das karmische Muster des Elektrischen Stuhls, führen zu nächtlichen Tachykardien, Unruhezuständen, vielfach sogar über elektrische Entladungen kurz nach dem Einschlafen, Schwindelattacken
- Belastung durch Lärm: Auch Lärmbelästigungen während der Nacht sind inzwischen ein großes Thema: Geothermieanlagen, bei denen die Wasserpumpen massive Vibrationen über die Rohre in die Häuser leiten und die Gebäude in Schwingung versetzen, was zu einem unangenehmen Körperschall führt. Oder Wärmepumpen, die während der Nacht brummen und die Menschen nicht schlafen lassen. Oder Windräder, die einen erheblichen Infraschall produzieren, der sich über Kilometer ausbreiten kann.
- Bakterielle Toxinbelastungen, z.B. Streptokokkentoxine bei karmischer Belastung der medizinischen Versuche, Erhängen, Köpfen, Erwürgen u.v.m.

Diagnose:

Kinesiologische Testung der in Frage kommenden Störinformationen.

Therapie:

Konsequente Reduzierung von Drahtlossystemen am Arbeitsplatz wie auch zuhause, Abschalten von WLAN zuhause während der Nacht, Abschirmung der eigenen Wohnung gegenüber WLAN-Strahlungen, die von außen aus Nachbarwohnungen kommen. Untersuchung der Leber und des Darms mit Löschung etwaiger Konflikte und Darmsanierung bzgl. Candida albicans

Störfelder im HNO-Bereich behandeln, z.B. Streptokokken durch karmisches Muster der medizinischen Versuche.

Auf alle oben beschriebenen möglichen karmischen und konfliktiven Kausalitäten kinesiologisch testen und entsprechende therapeutische Maßnahmen durchführen.

Dermatologie

Haarausfall

Definition:

Der Haarausfall hat aus geistiger Sicht verschiedene Hintergründe und spiegelt diese sehr deutlich nach außen.

Symptome und Befunde:

Alopecia areata (kreisrunder Haarausfall), Alopecia totalis (vollständiger Haarausfall)

Konfliktiv: Trennungskonflikt, in der NLS-Analyse direkt auf den Haarfollikeln nachweisbar.

Karmisch: Gelübde, insbesondere das Keuschheitsgelübde, Ordensgelübde, Bußgelübde, Schweigegelübde, Armutsgelübde, Treuegelübde, aber auch Schuld, Schock, Pranger (Frauen, die des Ehebruchs bezichtigt wurden oder die sich mit Soldaten des Kriegsgegners einließen, scherte man die Köpfe, um sie damit bloßzustellen), Vergiften

Miasmatisch: Syphilis durch den Erreger Treponema pallidum, was in der NLS-Analyse direkt auf den Haarfollikeln nachgewiesen werden kann. Das Miasma der Syphilis findet sich gehäuft bei Leistungssportlern, was auch die bei Leistungssportlern häufig zu findende Haarlosigkeit erklärt.

Die bei Schwangerschaften beschriebene Alopezie entsteht unter aurachirurgischen Gesichtspunkten durch den Verstoß gegen das Keuschheitsgelübde, welches keine Schwangerschaft vorsieht. Alopecia areata als symbolisierte Mönchstonsur. Bei der Weihe von Klerikern schneidet der Bischof an fünf Stellen Haarbüschel ab als Zeichen des Verzichts auf Eitelkeit. Auffallend ist die scharfe Begrenzung der kreisförmigen Läsion, für die ansonsten keine schlüssige Erklärung gefunden werden kann. Insbesondere die scheinbar völlig zufällige Verteilungsmuster der Areale, die über den ganzen Kopf verteilt vom Haarausfall betroffen sind, sind letztlich weder mit einer infektiösen noch mit einer autoimmunologischen Ursache erklärbar. Aus geistiger Sicht der Aurachirurgie ist das Phänomen jedoch gut erklärbar.

Diagnose:

Kinesiologische Testung der in Frage kommenden Störinformationen.

Therapie:

Inverse Programmierung durch Ausleitung des Miasmas der Syphilis z.B. mittels medicodes, etwaiger Selbstzerstörungsprogramme, Vergiftungen.

Auflösen von karmischen Belastungen Schuld, Eide und Gelübde, Pranger, Vergiften

Behandlung der Schwarzen Magie, sofern entsprechende Resonanzen auftauchen. Vielfach ist die Resonanzbildung bei bestehendem Schweigegelübde, das sich bei Patienten mit Alopecia areata findet, schwierig.

Kasuistik:

36-jährige Patientin mit einer akut auftretenden Alopecia areata, die sie psychisch schwer belastet. An mehreren Stellen finden sich kreisrunde Herde mit vollständigem Haarausfall, nach außen hin klar abgegrenzt gegenüber gesundem Haarboden. Das Areal selbst ist nicht entzündet oder gerötet, sondern gleich gefärbt wie die gesunde Umgebung. Aufgetreten ist es nach der Trennung von ihrem langjährigen Freund. Neben einem Trennungskonflikt findet sich ein Schweigegelübde, ein Keuschheitsgelübde, Schuld, Selbstsabotage, Schock sowie das Miasma der Syphilis. Nach aurachirurgischer Behandlung durch inverse Programmierung des Trennungskonflikts, nach Auflösung der karmischen Muster und nach Löschung des Miasmas der Syphilis kommt es innerhalb von zwei Wochen zu einer Rückbildung der Alopezie.

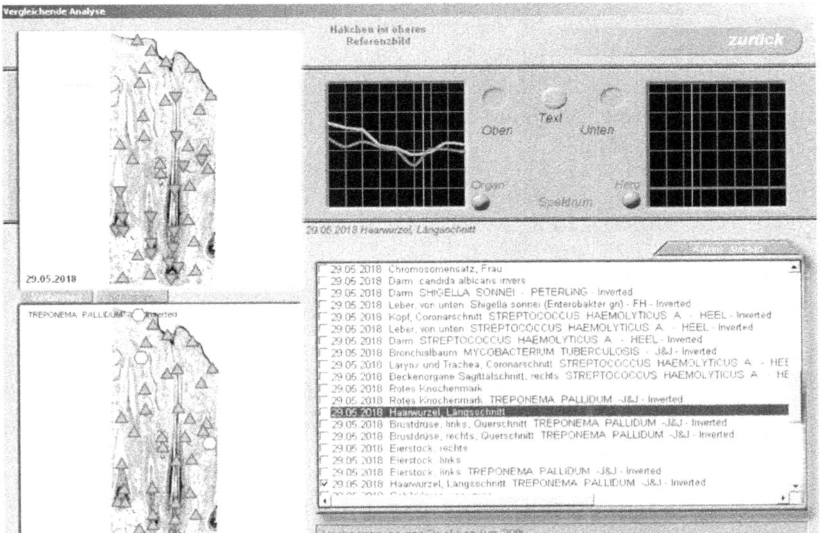

Abbildung: *Haarwurzel: Energetische Störung, bei Invertierung von „Treponema pallidum" als Verursacher des Miasmas der Syphilis Verbesserung der Reaktion um 39%.*

Varikosis

Definition:

Varikosis, auch bekannt als Krampfaderleiden, bezeichnet sackartige, erweiterte und geschlängelte oberflächliche Venen, meist in den unteren Extremitäten.

Symptome und Befunde:

Diese Erkrankung kann sowohl kosmetische Probleme verursachen als auch Beschwerden hervorrufen, und in einigen Fällen können schwere Hautschädigungen auftreten.

Konflikt: Abwertungskonflikt, speziell ein Klotz-am-Bein-Konflikt

Konfliktinhalt: Man empfindet sich als überflüssig, typisch bei Letztgeborenen in Großfamilien. Einschränkung oder Verlust der persönlichen Freiheit, man trägt Altlasten bzw. unnötigen Ballast mit sich. Gefühl, dass man nicht mehr umkehren kann. Man empfindet die Familie als schwer und belastend, typischerweise als emotionales Empfinden bei alten Menschen bzw. bei deren Angehörigen, die die zu betreuenden Eltern als belastend oder als bevormundend erachten. Partnerseite oder Mutter-Kind-Seite beachten.

Karmische Muster: Sklavenjoch, Pranger, Pressen, somit alle karmischen Muster mit schwerem Abwertungscharakter, Fesselung, Pranger, Gelübde, insbesondere Keuschheitsgelübde und Ordensgelübde, somit Gelübde, die den Aspekt der Unansehnlichkeit in sich tragen, Missglückte Flucht als Sinnbild des Trennungskonflikts mit Trennung von Heimat, Familie, Gewohnheiten und Sprache. Elektrischer Stuhl.

Miasmatische Muster: Streptokokken, Chlamydien, Staphylokokken, Treponema pallidum, Malaria tropica, Coronaimpfung mit Spikeproteinen

Diagnose:

Kinesiologische Testung in Frage kommender Störinformationen

Resonanzsteuerung: Die Gefäße gehören zum Element „Feuer“: Der Aurachirurg versucht im gleichen Element durch Anwendung von elementspezifischen Bewusstseinstechniken die Resonanz und damit die Qualität der Energieübertragung zu verbessern.

Therapie:

Aurachirurgische Behandlung aller kinesiologisch positiv getesteten karmischen, miasmatischen und konfliktiven Belastungen

Aurachirurgische Operation: Installation von virtuellen Venenklappen entlang der Beinvenen, mit der Pinzette einsetzen, mit dem roten Laser verschweißen, mit der Stimmgabel harmonisieren.

Kasuistik:

Patientin, 73 Jahre, RH, seit dem 8. Lebensjahr auf der linken Seite Varikosis, somit auf der Mutter-Kind-Seite, auf der rechten Seite keine Auffälligkeiten. In der kinesiologischen Testung ergibt sich ein Abwertungskonflikt im Sinne eines Klotz-am-Bein-Konflikts. Die Patientin berichtet, dass sie das siebte von insgesamt neun Kindern ist, und dass das achte Kind acht Jahre nach ihr geboren worden sei. Nachdem die Mutter angesichts der vielen Arbeit so überfordert war, habe sie die Aufgabe erhalten, sich um die um acht Jahre jüngere Schwester zu kümmern. Wie eine Mutter habe sie seinerzeit für sie gesorgt. Danach habe sich die Varikosis auf der Mutter-Kind-Seite gebildet. Dieser Befund ist insofern interessant, als Geschwister eigentlich als Partner empfunden werden und sich die somatischen Ausgleiche bei entsprechenden Konflikten typischerweise auf der Partnerseite bilden. Nicht so in diesem Fall: Hier empfindet sich die Patientin als Muttersatz, und entsprechend kommt es auf der Mutter-Kind-Seite zur Symptomatik, weil die jüngere Schwester als Klotz am Bein empfunden wird. In der aurachirurgischen Exploration zeigt sich eine Resonanz auf den neu-mesodermalen Ansichten des Großhirnmarklagers im Bereich der Unter- und Oberschenkel, wo die Information erfolgreich herausprogrammiert werden kann. Obwohl die Situation so lange zurückliegt, findet sich der Konflikt immer noch auf den entsprechenden Hirnstrukturen. Und die Patientin erzählt auch, dass sie bis zum heutigen Tag ein Verantwortungsgefühl für die jüngere Schwester empfinde, und dass die jüngere Schwester sie bis heute als eine Art Mutter sehe. In einem Segnungsritual wird die leibliche Mutter der Patientin und die um acht Jahre jüngere Schwester energetisch gelöst.

Kasuistik:

Patient, 52 Jahre alt, RH, leidet unter einer Varikosis des rechten Beines. Er ist der Letztgeborene bei fünf Kindern, wobei er sich immer als Klotz am Bein in der Kindheit empfunden habe. Wohl sei er nicht geplant gewesen, und er habe gegenüber seiner Mutter geäußert, dass er sich wie das fünfte Rad am Wagen empfinde, das eigentlich überflüssig sei. Zwar habe die Mutter ihm immer versichert, dass dem nicht so sei, und dass sie sich über jedes ihrer Kinder gleich freue, aber letztlich habe sich dieser Glaubenssatz in ihm festgesetzt. Der Glaubenssatz war somit die Folge des zugrunde liegenden Klotz-am-Bein-Konflikts.

Neurodermitis

Definition:

Die Neurodermitis ist eine chronisch-rezidivierende Hauterkrankung, die zum Formenkreis der atopischen Krankheiten gehört.

Symptome und Befunde:

Häufig verbunden im Rahmen der Atopie sind Allergien der Bronchien, Asthma bronchiale, chronisch-rezidivierende Bronchitiden.

***Konfliktiv*:** Trennungskonflikt, Abgrenzungskonflikt, bei nicht-exanthematischem Befund Partnerseite bzw. Mutter-Kind-Seite differenzieren.

Die Haut ist nach TCM der Spiegel von Darm und Lunge, insofern ist auch nach weiteren Konflikten zu suchen wie Brockenkonflikt des Darms, Todesangstkonflikt der Lunge, Schreckangstkonflikt, Revierangstkonflikt oder Sprachlosigkeitskonflikt der Bronchien.

***Karmisch*:** Verlorener Mehrling, Schwarze Magie u.v.m.

Diagnose:

Kinesiologische Testung der in Frage kommenden Störinformationen

Therapie:

Behandlung von Darm und Bronchien

Ablösung des verlorenen Mehrlings bei Bedarf

Aurachirurgische Operation am resonanten sensorischen Hirnrelais der Großhirnrinde, Danken und Segnen der auslösenden Person bzw. Situation

Kasuistik:

Patient, 52 Jahre, RH, leidet seit Jahren unter trockener Haut mit Ausschlägen und Entzündungen im Bereich des Halses und im Nacken, somit an den Prädilektionsstellen für Neurodermitis. Die Prüfung auf Trennungskonflikt bzw. Abgrenzungskonflikt der Haut in der NLS-Analyse und in der kinesiologischen Testung ergibt einen unauffälligen Befund. Aus der TCM wissen wir, dass die Haut der Spiegel von Darm und Lunge/Bronchien ist. Die NLS-Analyse zeigt einen unauffälligen Befund im Bereich von Magen und Darm, sehr wohl aber eine deutliche energetische Störung der Bronchien durch einen Sprachlosigkeitskonflikt bei zugrunde liegendem Schweigegelübde. Eindrucksvoll ist der Testbefund der Haut auf Sprachlosigkeitskonflikt: Hier ergibt sich ein Wert von sage und schreibe 87%, was zeigt, dass Neurodermitis letztlich durch ein Schweigegelübde ausgelöst werden kann, mit dem energetischen Umweg über die Bronchien mit Sprachlosigkeitskonflikt.

Furunkel

Definition:

Das Furunkel ist die eitrige Entzündung eines Haarfollikels und des ihn umgebenden subkutanen Gewebes - meist hervorgerufen durch eine Infektion mit Staphylococcus aureus. Das Furunkel ist eine Form des Abszesses, es kann an jeder behaarten Stelle der Haut auftreten. Furunkel sind rote, derbe und schmerzhafte Knoten, die aufgrund einer zentralen Nekrose einschmelzen. Der Eiter des Furunkels wird dabei nach außen abgestoßen. Das Furunkel heilt unter Narbenbildung ab.

Aus Sicht der Aurachirurgie sind nicht die Staphylokokken das primäre Problem bzw. der Verursacher des Furunkels, sondern die energetische Störung durch einen Beschmutzungskonflikt, Besudelungskonflikt, Angriffskonflikt oder Entstellungskonflikt. Der Konflikt schlägt auf dem entsprechenden Hirnrelais im Kleinhirn ein, von wo die neuronale Verbindung zur Lederhaut (Dermis) verläuft. Dort erfolgt der Ausgleich, mit einer Zellvermehrung und Funktionssteigerung, die Staphylokokken setzen sich obendrauf und sind für die Bereinigung der gestörten Stelle verantwortlich: Sie zersetzen die krankhaften Hautstrukturen durch die von ihnen gebildeten Staphylotoxine, räumen das nekrotische Zellmaterial unter Eiterbildung ab, und führen zur Abheilung des Prozesses. Insofern ein fundamental anderes Verständnis in der Pathophysiologie des Furunkels als in der Schulmedizin.

Symptome und Befunde:

Eiterbildung, Schmerzen, Funktionseinschränkung, Narbenbildung

Konfliktiv: „Beschmutzungskonflikt", „Besudelungskonflikt", „Angriffskonflikt", „Entstellungskonflikt". Für die genauen Beschreibungen dieser Konflikte lesen Sie bitte in „Informed" oder „BioProg". Typischerweise finden sich nicht alle genannten Konflikte, sondern nur ein einziger davon. Es existiert ein Seitenbezug: Rechtshänder projizierten diese Konflikte auf die rechte Partnerseite oder die linke Mutter-Kind-Seite. Bei Linkshändigkeit sind die Verhältnisse umgekehrt. Ist nur eine Körperseite vom Furunkel betroffen, so ist hier kinesiologisch weiter zu testen, in der Frage, wer oder welche Situation hinter der Störung steht.

Karmisch: Sexueller Missbrauch

Testung auf Resonanz am Hirnrelais des Kleinhirns

Diagnose:

Resonanzsteuerung: Die Haut gehören zum Element „Metall": Der Aurachirurg versucht im gleichen Element durch Anwendung von elementspezifischen Bewusstseinstechniken die Resonanz und damit die Qualität der Energieübertragung zu verbessern.

Therapie:

Aurachirurgische Operation am resonanten Hirnrelais des Kleinhirns

Danken und Segnen der auslösenden Person bzw. Situation

Danken und Segnen seiner selbst

Kasuistik: Patient, 54 Jahre, kommt in die Praxis wegen einer Furunkulose. Seit 2 Jahren habe er immer wieder Furunkel und kleine Abszesse, insbesondere im Bereich der Oberschenkel und am Gesäß, aber auch in den Achseln und inguinal. Trotz häufigen Duschens und bewusster Hygiene mit häufigem Händewaschen werde die Situation nicht besser. Er sei bei der Hautärztin gewesen, die habe ihm ein Antibiotikum verschrieben, das auch geholfen habe, jedoch kamen die Furunkel nach zwei Wochen wieder. Die mikrobiologische Untersuchung des Abszessinhalts habe einen Staphylococcus aureus offenbart. Die Hauterkrankung sei sehr unangenehm, bisweilen sehr schmerzhaft, bis die Abszesse sich häufig erst nach mehreren Wochen spontan entleeren. Die Frage ist nun, ob auf aurachirurgische Weise geholfen werden könne. Inzwischen wurden 5 Antibiotikabehandlungen durchgeführt, mit dem immer gleichen Resultat.

In der aurachirurgischen Untersuchung ergebt sich ein Beschmutzungskonflikt. Der Patient gibt an, die Abszesse und Furunkel seit Beginn seiner Tätigkeit als Arzt in der psychiatrischen Klinik zu haben. Die Zustände seien dort sehr belastend, auch sehr unappetitlich, es stinke fürchterlich nach Zigarettenrauch, die Patienten würden von Früh bis Spät rauchen, die Luft sehr mehr grau-blau als klar. Die Visiten fänden im Fernsehzimmer der Station statt, man sitze dort auf den Sesseln, wo auch die Patienten abends beim Fernsehen sitzen. Immer wieder passiere es, dass die Sessel nass seine, weil am Abend zuvor ein Patient wohl hineinuriniert hätte.

Nach Löschung des Beschmutzungskonflikt aus dem resonanten Hirnrelais und nach einem umfangreichen Dankes- und Segnungsritual verringern sich die Abszesse und Furunkel. Vollständig beseitigt ist das Problem erst, als der Patient die Stelle in ein anderes Fachgebiet wechselt.

Herpes simplex

Definition:

Aus aurachirurgischer Sicht handelt es sich beim Herpes simplex um einen Trennungskonflikt der Haut.

Symptome und Befunde:

Konfliktinhalt: Unter der Trennung leiden mit dem Empfinden, nicht mehr an der betroffenen Stelle geküsst und gestreichelt zu werden.

Hauteindellung mit Ulceration im Sinne eines Zellminus mit Spannungsgefühl und Hypästhesie in der konfliktaktiven Phase mit dem Ziel, die Trennung weniger deutlich spüren zu müssen, insbesondere an den küssenden und liebkosenden Lippen, Zellplus in der konfliktgelösten Heilungsphase mit Bläschenbildung und Entzündung, Juckreiz als Zeichen der Heilungskrise innerhalb der Heilungsphase, schließlich narbenfreie Abheilung mit Restitutio ad integrum, die Viren haben die Aufgabe, die organischen Schäden abzuräumen.

Konfliktiv: Trennungskonflikt

Karmisch: Eide und Gelübde, insbesondere Schweigegelübde, Keuschheitsgelübde

Kinesiologische Testung der in Frage kommenden Störinformationen

Therapie:

Aurachirurgische Operation am resonanten sensorischen Hirnrelais der Großhirnrinde

Danken und Segnen der auslösenden Person bzw. Situation

Danken und Segnen seiner selbst

Diagnose:

Kinesiologische Nachtestung auf Störinformationen.

Kasuistik:

Patientin, 58 Jahre alt, Rechtshänderin, wird von ihrem Freund verlassen, mit dem sie zwei Kinder hat. Danach erleidet sie eine Herpes simplex Infektion der rechten Wange. Ausdruck eines Trennungskonflikts, die Sinnhaftigkeit besteht darin, die Trennung nicht mehr in der Deutlichkeit spüren zu müssen durch Reduktion der Sensibilität in der konfliktaktiven Phase. Nicht mehr auf die Wange geküsst zu werden, nicht mehr an der Wange gestreichelt zu werden, bei Rechtshändigkeit repräsentiert die rechte Wanger die Partnerseite. Jahrelange hatte sie ihren Partner zur Ehe gedrängt, ohne Erfolg. Kurz nach der Trennung heiratet der Mann eine andere Frau.

In der aurachirurgischen Untersuchung zeigen sich zahlreiche Blasen, somit Ausdruck des Zellplus in der Heilungsphase. Die Effloreszenzen sind während der Ausleitungstherapie mit dem medicode aufgetreten. Somit Ausdruck einer Reaktivierung des geistigen Geschehens, im Sinne der Homöopathie eine Erstverschlimmerung.

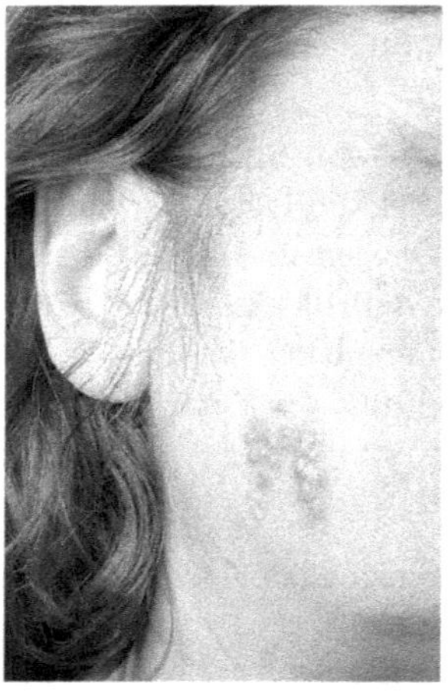

Abbildung: *Rechte Wange: Effloreszenzen der Herpes simplex Infektion.*

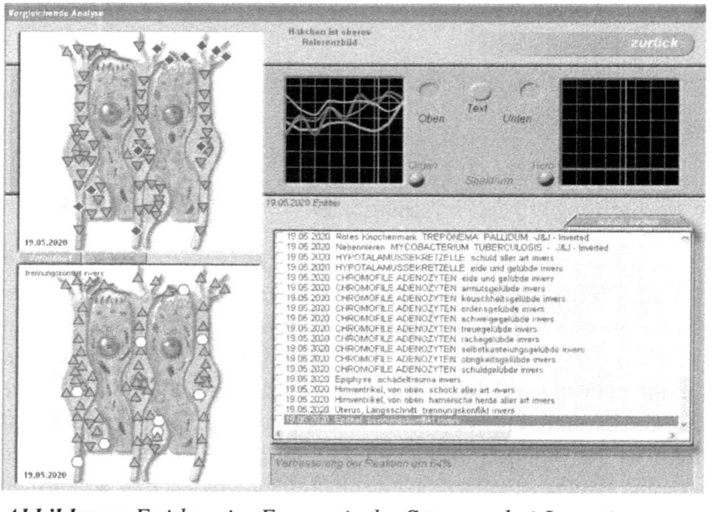

Abbildung: *Epidermis: Energetische Störung, bei Invertierung von „Trennungskonflikt" Verbesserung der Reaktion um 64%.*

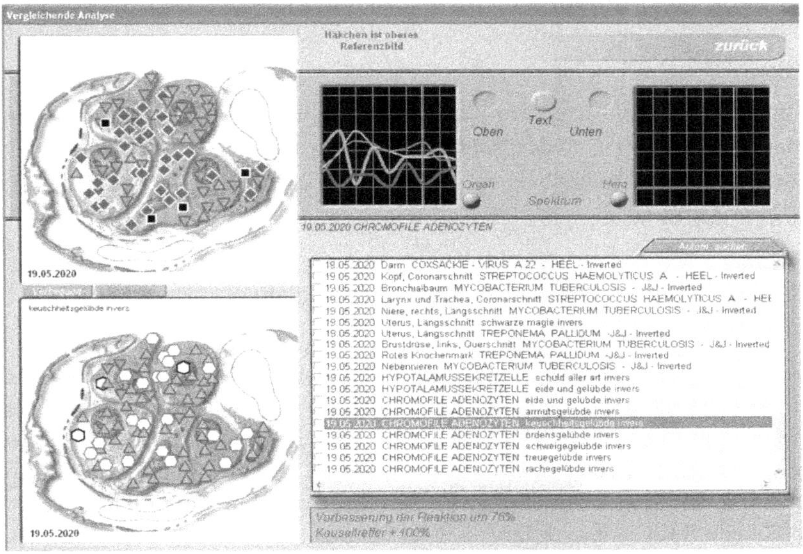

Abbildung: *Chromophile Adenozyten der Hypophyse: Bei Invertierung von „Keuschheitsgelübde" Verbesserung der Reaktion um 76%.*

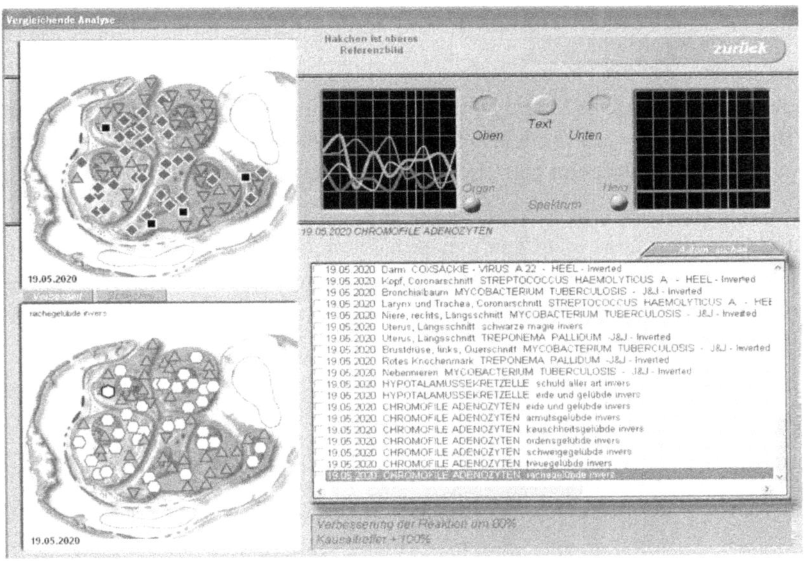

Abbildung: *Chromophile Adenozyten der Hypophyse: Bei Invertierung von „Rachegelübde" Verbesserung der Reaktion um 80%.*

Nagelerkrankung

Definition:

Atrophische Nägel sind degenerative Veränderungen an einem oder mehreren Nägeln, die durch Störungen des Nagelbetts, der Nagelplatte oder der Umgebung des Nagels verursacht werden.

Symptome und Befunde:

Diese Veränderungen können punktförmige oder quer verlaufende Läsionen oder längsrinnenartige Veränderungen im Nagelwachstum hervorrufen.

Konfliktiv: Trennungskonflikt

Konfliktinhalt: Trennung haben wollen oder nicht wollen (Trennungskonflikt geht somit in beiden Richtungen und muss kinesiologisch separat geprüft werden), der Kontakt reißt ab zu einem geliebten Menschen oder Tier, man fühlt sich im Stich gelassen. Unter Umständen auch eine Trennung im übertragenen Sinne, indem man sich von der Umgebung oder von seiner Umwelt abgetrennt fühlt, man hat das Gefühl, die Entwicklungen um einen herum nicht zu sehen bzw. zu erkennen, unter Umständen auch Gefahren nicht zu erkennen, nach der Berentung bzw. Pensionierung den Anschluss verloren haben.

Karmisch: Schwarze Magie, verlorener Mehrling und andere

Miasmatisch: Psora (Skabies, Krätze)

Kinesiologische Testung der in Frage kommenden Störinformationen

Insbesondere die Schwarze Magie hat im Hinblick auf den Trennungskonflikt eine große Bedeutung: Es sind die Nähe-Distanz-Probleme mit Resonanzempfinden im Brustbereich bei aurachirurgischer Untersuchung, siehe Kapitel „Schwarze Magie“.

Resonanzsteuerung: Die Nägel gehören zum Element „Metall“: Der Aurachirurg versucht im gleichen Element durch Anwendung von elementspezifischen Bewusstseinstechniken die Resonanz und damit die Qualität der Energieübertragung zu verbessern.

Diagnose:

Kinesiologische Nachtestung auf Störinformationen.

Therapie:

Aurachirurgische Operation am sensorischen Hirnrelais der Großhirnrinde

Danken und Segnen der auslösenden Person bzw. Situation

Danken und Segnen seiner selbst

Kasuistik:

Patientin, 72 Jahre, Steuerberaterin, Rechtshänderin, leidet unter ihren unschönen Fingernägeln, die jedoch nur links zu finden sind, rechts sind sie gesund. Seit etwa zwei Jahren seien die Nägel der linken Hand rillig, brüchig, spröde, trocken, und brechen dauernd ab. Der Hautarzt habe für dieses Phänomen keine Erklärung, insbesondere könne er sich keinen Reim darauf machen, warum das Problem nur linksseitig vorhanden sei. In der aurachirurgischen Untersuchung zeigt sich ein Trennungskonflikt der Mutter-Kind-Seite, die Patientin kann auch gleich schildern, wo das Problem liegt: Es handelt sich um die erwachsene Tochter, die vor zwei Jahren den Kontakt zur Familie abgebrochen hat. Danach sei das Problem mit den Nägeln losgegangen.

In der kinesiologischen Testung ergibt sich, dass die Patientin nicht unter der Trennung leidet, sondern die Trennung von der Tochter wünscht. Das erklärt sich die Patientin wie folgt: Die Tochter sei schon als Kind sehr schwierig gewesen, habe die Familie immer an die Mutter der Patientin erinnert, die vom Charakter ebenfalls sehr unangenehm gewesen sei. Die Exploration am sensorischen Hirnrelais zeigt eine deutliche Resonanz der rechten Seite, entsprechend der Kreuzung auf die linke Körperseite, es folgt die aurachirurgische Umprogrammierung durch Invertierung des Trennungskonflikts bis zum Verschwinden der Resonanz.

Die Tochter wird in einem Segnungsritual energetisch gelöst. In der kinesiologischen Nachtestung zeigt sich schließlich ein unauffälliger Befund.

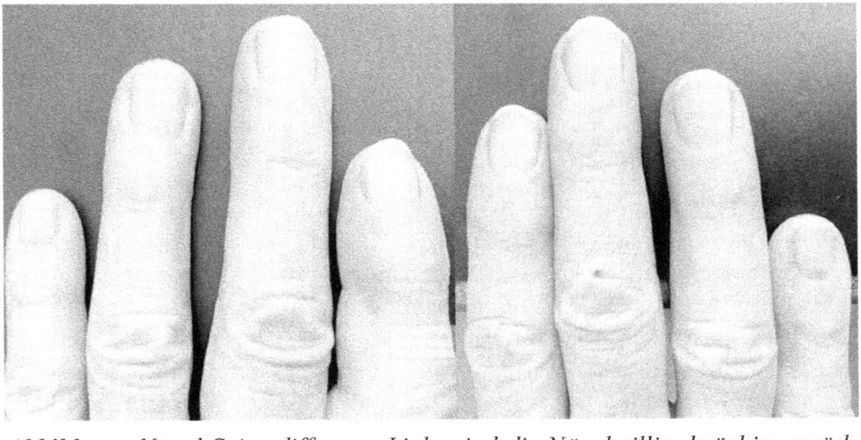

***Abbildung:** Nägel Seitendifferenz: Links sind die Nägel rillig, brüchig, spröde, trocken, und brechen dauernd ab (siehe kleiner Finger rechts bzw. links). Der kleine Finger steht insbesondere für den emotionalen Aspekt.*

Ophtalmologie

Pterygium

Definition:

Ein Pterygium ist eine gutartige Neubildung am Auge, bei der es zu einem dreieckförmigen Vorwachsen von gefäßhaltigem Bindegewebe der Konjunktiva auf die Kornea kommt. Meist befindet es sich im nasalen Augenwinkel. Das Pterygium zählt zu den degenerativen konjunktivalen Veränderungen.

Symptome und Befunde:

Zunächst verursacht das langsam wachsende Pterygium oft milde Symptome wie ein Fremdkörpergefühl, Rötungen und Augenreizungen, die aufgrund einer Tränenfilminstabilität entstehen.

Durch das Vorwachsen des Pterygiums in die optische Achse tritt eine Visusminderung auf. Die Zugwirkung auf die Hornhaut führt zudem im weiteren Verlauf zu einem irregulären Hornhautastigmatismus. Zusätzlich kann die Bulbusmotilität gestört werden, wodurch es zu Doppelbildern kommt.

Karmisch: Schwarze Magie

Konfliktiv: Trennungskonflikt

Insbesondere die Schwarze Magie hat im Hinblick auf den Trennungskonflikt eine große Bedeutung: Es sind die Nähe-Distanz-Probleme mit Resonanzempfinden im Brustbereich bei aurachirurgischer Untersuchung, siehe Kapitel „Schwarze Magie“.

Diagnose:

Kinesiologische Testung der in Frage kommenden Störinformationen

Therapie:

Biologische Programmierung am Hirnrelais, das die Augenbindehaut. Repräsentiert. Dort zeigt sich eine Resonanz bei Druck mit einer Pinzette. Durch Injektion der invertierten kausalen Information (Trennungskonflikt) und durch Behandlung mittels 432 Hz Stimmgabel verändert sich die Situation, die Resonanz kann in der Nachkontrolle nicht mehr ausgelöst werden. Zu den Details der biologischen Programmierung von Hirnrelais durch aurachirurgische Techniken lesen Sie bitte im Lehrbuch „BioProg – Biologische Programmierung“.

Danken und Segnen der zuvor durch kinesiologische Testung herausgearbeiteten Personen und Situationen.

Kasuistik:

35-jährige alleinerziehende Apothekerin, die seit einem Jahr unter einem progredienten Pterygium auf dem linken Auge leidet, somit die Mutter-Kind-Seite. Als Pterygium bezeichnet man ein sogenanntes Flügelfell, ein Einwachsen von Gewebe auf die Bindehaut. Ausgehend von dieser kann sich das Pterygium bis auf die Hornhaut im Auge ausbreiten und zu einer Einschränkung der Sehfähigkeit führen. Die Patientin ist Rechtshänderin und hat bislang keine Gesichtsfelddefizite.

In der aurachirurgischen Exploration zeigt sich ein Trennungskonflikt in Bezug auf die Mutter, von der sich die Patientin zurückgezogen hat, weil die Mutter sich laufend in die Erziehung des Kindes einmischte.

Es findet sich eine Resonanz im Bereich des Gyrus postcentralis laut Homunculus im Gesichts-Augenareal, entsprechend dem Ende der sensorischen Bahn, die durch den Trennungskonflikt betroffen ist.

Durch Invertierung der verursachenden Information „Trennungskonflikt“ kann das Hirnrelais erfolgreich umprogrammiert und die Resonanz zum Verschwinden gebracht werden. Die Mutter wird in einem Segnungsritual energetisch gelöst. In den folgenden Monaten bildet sich das Pterygium stetig zurück.

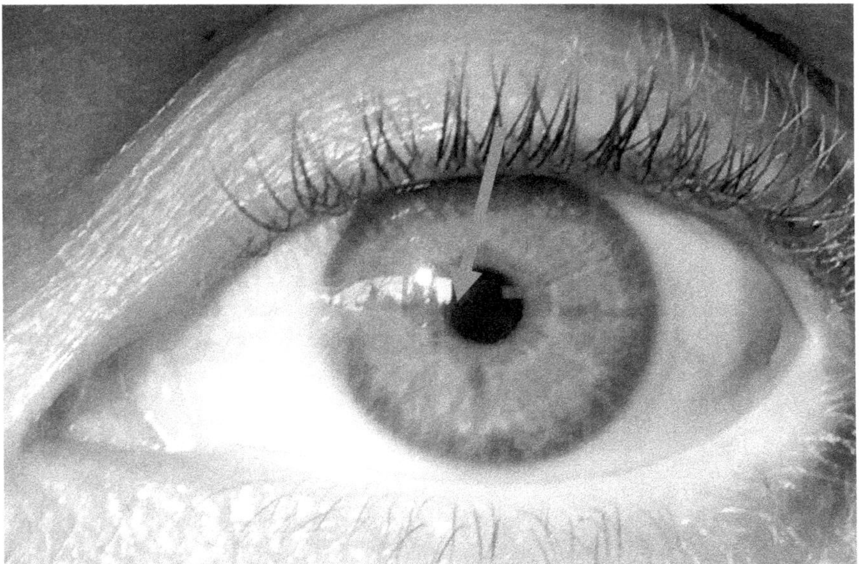

Abbildung: *Bindehaut linkes Auge: Pterygium, von medial sich ausbreitend, das bereits an den Rand der Pupille reicht. Die schulmedizinische Therapie besteht in*

der operativen Entfernung des Pterygiums. Dabei wird die Bindehautwucherung reseziert und der entstandene Defekt mittels autologer Bindehauttransplantation gedeckt. Eine weitere Therapieoption ist die Radiotherapie mit Betastrahlung. Beide Optionen werden durch die Patientin abgelehnt. Stattdessen entscheidet sie sich für eine geistige Behandlung durch Aurachirurgie. Diese Entscheidung ist mutig, denn es ist bekannt, dass das Pterygium typischerweise eine Progressionstendenz aufweist, und wenn die Pupille überwuchert wird, es zu erheblichen Seheinschränkungen kommt. Auf der anderen Seite sind die schulmedizinischen Therapien nicht komplikationslos, auch sie können auf Grund destruierender Effekte an der Bindehaut zu Einschränkungen des Sehvermögens führen.

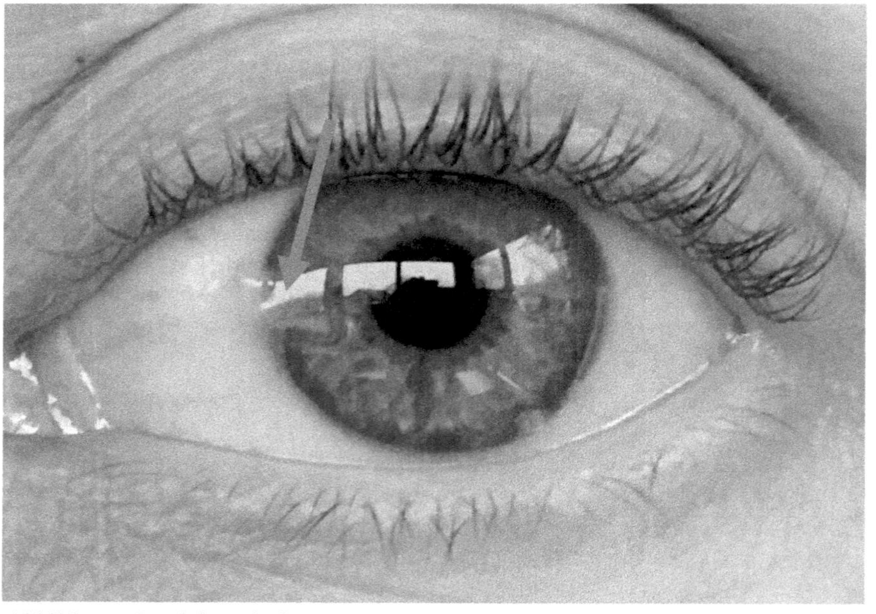

***Abbildung:** Bindehaut linkes Auge: Sechs Monate später hat sich das Pterygium bereits bis zum Limbus am Außenrand der Iris zurückgebildet. Das Sehvermögen ist vollständig erhalten geblieben, die Patientin ist überglücklich.*

Makuladegeneration

Definition:

Unter dem Begriff „Makuladegeneration" wird eine Gruppe von Erkrankungen der Netzhaut des Auges zusammengefasst, die die Macula lutea („Gelber Fleck") betreffen. Bestandteil dieses Areals ist der „Punkt des schärfsten Sehens" (Fovea centralis), dessen unterschiedliche Zellen einem allmählichen Funk-tionsverlust erliegen, was mit dem Nachlassen der zentralen Sehschärfe (Visus) in vielen Fällen zu hochgradiger Sehbehinderung und Blindheit führen kann.

Die weitaus häufigste Form ist die senile oder altersbedingte Makuladegeneration (AMD). Durch die geänderte Altersstruktur hat der Anteil der davon betroffenen Menschen deutlich zugenommen. Die AMD ist in den Industriestaaten Hauptursache der Erblindung bei über Fünfzigjährigen. Sie verursacht 32% der Neuerblindungen, gefolgt von Glaukom und diabetischer Retinopathie mit je 16%. Weltweit sind 25 bis 30 Millionen Menschen davon betroffen, ca. 500.000 Neuerkrankungen kommen jährlich dazu. In Deutschland leiden an einer Form der Makuladegeneration schätzungsweise zwei Millionen, in Österreich ca. 125.000 Menschen.

Deutlich seltener sind angeborene und juvenile Formen der Makuladegeneration.

Symptome und Befunde:

Konfliktiv: Angst-im-Nacken-Konflikt

Konfliktinhalt: Angst vor einer unsichtbaren Bedrohung, die im Gegensatz zum Frontalangstkonflikt von hinten kommt, die nicht im Voraus erkannt werden kann, sondern völlig überraschend über einen herfällt: Angst vor dem Vergewaltiger, dem Räuber, dem Finanzamt, dem Chef, dem Vorgesetzten, dem Konkurrenten, dem Lehrer, einer Krankenhauseinweisung, einer Impfpflicht u.v.m. Das Ziel besteht darin, das Gesichtsfeld einzuschränken, um die Bedrohungen von außen nicht so deutlich erkennen zu müssen.

Karmisch: Blendung, angstinduzierende karmische Muster, somit eine Vielzahl an Möglichkeiten, insbesondere sexueller Missbrauch, selbst erlebt oder vererbt von Vorfahren oder stammend aus früheren Seelenleben

Miasmatisch: Keimbelastungen, die die Nierenenergetik einschränken und dadurch die Emotion der Angst auslösen, z.B. Candida albicans im Darm oder Streptokokkenbelastung im HNO-Bereich

Unterscheidung: Trockene Makuladegeneration im Sinne eines hängenden Angst-im-Nacken-Konflikts mit negativen Zukunftserwartungen, geringer Selbstach-tung, Schuld, Schande und Scham, z.B. bei Keuschheitsgelübde und Schweige-gelübde, feuchte Makuladegeneration im Sinne eines SBS der Aderhaut durch einwandernde Aderhautgefäße in die Netzhaut, um für verloren gegangene Netzhautzellen Ersatz zu liefern)

Diagnose:

Kinesiologische Testung in Frage kommender Störinformationen.

Resonanzsteuerung: Das Auge gehört zum Element „Holz“: Der Aurachirurg versucht im gleichen Element durch Anwendung von elementspezifischen Bewusstseinstechniken die Resonanz und damit die Qualität der Energieübertragung zu verbessern.

Therapie:

Aurachirurgische Operation: Sondierung, Weiten und Freimachen der Arteria centralis retinae innerhalb des Sehnervs mit der chirurgischen Sonde. Tonbildung „e“ zur Bewusstseinsverstärkung.

Suche nach energetischen Störungen der Leber, entweder durch direkte Leberaffektion oder sekundär im Rahmen einer Darmstörung.

Kasuistik:

Patientin, 63 Jahre, Rechtshänderin, leidet seit mehreren Jahren unter einer Makuladegeneration. Schon zweimal habe sie eine TGA erlitten. Die transiente globale Amnesie, kurz TGA, ist eine akut einsetzende, vorübergehende Störung der Gedächtnisfunktionen, die sich innerhalb von maximal 24 Stunden wieder zurückbildet. In der aurachirurgischen Exploration zeigt sich ein Angst-im-Nacken-Konflikt als Ursache für die Makuladegeneration, die Angst im Nacken wiederum ist bedingt durch das karmische Muster des Köpfens, das sich ebenfalls in der aurachirurgischen Untersuchung ergibt. Sowohl kinesiologisch getestet als auch in der direkten Untersuchung der Aura ergeben sich entsprechend positive Befunde. Das Muster des Köpfens ist verantwortlich für das Empfinden, dass die energetische Verbindung zwischen Kopf und Rumpf als fehlerhaft empfunden wird, Menschen fühlen sich dumm, vergesslich, können sich nicht konzentrieren. Manche verlieren gar das Gedächtnis oder erleiden Stürze, mit (Synkopen) oder ohne Drop attacks Bewusstseinsverlust. Das karmische Muster des Köpfens wird aurachirurgisch behandelt, der Angst-im-Nacken-Konflikt aurachirurgisch auf den entsprechenden resonanten Hirnrelais herausprogrammiert.

Grauer Star

Definition:

Bei der Katarakt handelt es sich um eine Trübung der Augenlinse. Die Katarakt gehört zur Gruppe der Stare. Die häufigste Form der Katarakt ist die Cataracta senilis, die im fortgeschrittenen Alter auftritt und auf einer Verlangsamung des Stoffwechsels innerhalb der Linse beruht.

Symptome und Befunde:

Aus informatorischer Sicht handelt es sich beim Grauen Star um den morphologischen Ausgleich eines optischen Trennungskonflikts. Die Trennung haben wollen oder unter der Trennung leiden. Stirbt ein geliebter Angehöriger, verwitwet ein Ehepartner, so stellt sich nicht selten einige Monate später eine Linsentrübung ein.

Konfliktiv: Visueller Trennungskonflikt

Konfliktinhalt: Einen Seheindruck ausblenden, um das emotionale Leiden zu verringern, die Trennung haben wollen oder unter der Trennung leiden, Partnerseite bzw. Mutter-Kind-Seite beachten.

Diagnose:

Kinesiologische Testung in Frage kommender Störinformationen

Resonanzsteuerung: Das Auge gehört zum Element „Holz“: Der Aurachirurg versucht im gleichen Element durch Anwendung von elementspezifischen Bewusstseinstechniken die Resonanz und damit die Qualität der Energieübertragung zu verbessern.

Therapie:

Suche nach Resonanz am Hirnrelais für sensorische Konflikte/ Trennungskonflikte. Dort ist die Störinformation durch Invertierung herauszuprogrammieren.

Aurachirurgische Operation: Ersetzen der Linse in der Aura. Dabei bleibt die Linsenkapsel stehen, das Linseninnere wird mit einem Skalpell exzidiert, mit dem roten Laser zerkleinert, mit der Spritze abgezogen, neues Linsengewebe injiziert, mit dem grünen Laser gehärtet und strukturiert, die Stimmgabe sorgt für eine Entspannung des Befundes.

Grüner Star

Definition:

Das Glaukom, auch Grüner Star genannt, bezeichnet eine Reihe von Augenerkrankungen unterschiedlicher Ursache, die einen Verlust von Nervenfasern zur Folge haben. Bei fortgeschrittenem Krankheitsverlauf macht sich dies an der Austrittsstelle des Sehnervs als zunehmende Aushöhlung (Exkavation) oder Abblassung und Atrophie des Sehnervenkopfes (Papille) bemerkbar. Infolgedessen entstehen charakteristische Gesichtsfeldausfälle (Skotome), die im Extremfall zu einer Erblindung des betroffenen Auges führen können. Ein erhöhter Augeninnendruck stellt einen wichtigen Risikofaktor für ein Glaukom dar. Gleichwohl haben fast 40% aller Glaukom-Patienten einen normalen Augeninnendruck (Normaldruckglaukom), sind jedoch sehr empfindlich gegenüber Blutdruckschwankungen, was eine interdisziplinäre, zwischen Augenärzten und Internisten abgestimmte Behandlung erforderlich macht.

Symptome und Befunde:

Konfliktiv: Angst-im-Nacken-Konflikt

Konfliktinhalt: Angst vor einer unsichtbaren Bedrohung, die im Gegensatz zum Frontalangstkonflikt von hinten kommt, die nicht im Voraus erkannt werden kann, sondern völlig überraschend über einen herfällt: Angst vor dem Vergewaltiger, dem Räuber, dem Finanzamt, dem Chef, dem Vorgesetzten, dem Konkurrenten, dem Lehrer, einer Krankenhauseinweisung, einer Impfpflicht u.v.m. Das Ziel besteht darin, das Gesichtsfeld einzuschränken, um die Bedrohungen von außen nicht so deutlich erkennen zu müssen.

Karmisch: Blendung, angstinduzierende karmische Muster, somit eine Vielzahl an Möglichkeiten, insbesondere sexueller Missbrauch, selbst erlebt oder vererbt von Vorfahren oder stammend aus früheren Seelenleben

Miasmatisch: Keimbelastungen, die die Nierenenergetik einschränken und dadurch die Emotion der Angst auslösen

Diagnose:

Kinesiologische Testung in Frage kommender Störinformationen

Therapie:

Suche nach dem karmischen Muster der Blendung im Vorleben, siehe Kasuistik im Kapitel der karmischen Muster. Aurachirurgische Operation: Abflusswinkel im Trabekelwerk und im Schlemm'schen Kanal in der Aura des Anatomieatlas mit rotem Licht lasern.

HNO

Sinusitis

Definition:

Sinusitis ist eine Entzündung der Nasennebenhöhlen, häufig kombiniert mit einer allergischen Rhinitis. Die allergische Rhinitis (auch genannt Rhinitis allergica oder allergischer Schnupfen, speziell für pollenbedingte allergische Rhinitis Heuschnupfen, Heufieber oder Pollinose bzw. Pollinosis von lat. pollen = feines Mehl) ist eine allergisch bedingte Entzündung der Nasenschleimhaut (Rhinitis). Diese wird oft von weiteren Erkrankungen der Atemwege begleitet (Komorbidität) wie Entzündungen der Nasennebenhöhlen (Sinusitis) und Asthma.

Die Erkrankung beginnt meistens im frühen Kindesalter und führt jahrzehntelang zur Beeinträchtigung der Lebensqualität. Die gesundheitlichen Auswirkungen betreffen das Sozialleben, die schulische Leistungsfähigkeit und die Arbeitsproduktivität. Je nach Quelle wird der Anteil an kranken Kindern und Jugendlichen zwischen 15 und über 30 Prozent beziffert. Im Erwachsenenalter spielen zudem Kreuzallergien eine große Rolle.

Symptome und Befunde:

Patient klagt über Verstopfungen der Nase, Druckgefühl im Stirnbereich mit Kopfschmerzen, belegte Ohren, Druckgefühl in den medialen Augenbereichen.

Betroffen sind in der Regel alle Nebenhöhlen (Sinus maxillaris, Ethmoidalzellen, Sinus petrosus, Sinus frontalis, Sinus cavernosus) sowie die Eustachische Röhre, die Verbindung zwischen dem Mittelohrraum und dem Nasopharynx, d.h dem Rachenraum zur Nase.

Konfliktiv: Brockenkonflikt der Nasennebenhöhlen

Karmisch: Medizinische Versuche mit Nasentamponaden, Erhängen, Köpfen, Erdrosseln, Garrotte, somit karmische Muster, die energetische Störungen im Hals-Nasen-Rachen-Raum verursachen können.

Miasmatisch: Streptococcus haemolyticus, Staphylococcus aureus u.v.m.

Diagnose:

Kinesiologische Testung der in Frage kommenden Störinformationen

Zum Ausschluss des karmischen Musters der Medizinischen Versuche zieht der Aurachirurg mit einer Pinzette an den virtuellen Nasentamponaden und prüft, ob der Patient dabei in Resonanz geht.

Resonanzsteuerung: Die Nase und die Nasennebenhöhlen gehören zum Element „Metall“: Der Aurachirurg versucht im gleichen Element durch Anwendung von elementspezifischen Bewusstseinstechniken die Resonanz und damit die Qualität der Energieübertragung zu verbessern.

Therapie:

Karmisches Muster der medizinischen Versuche mit Nasensonden untersuchen und bei Bedarf behandeln, siehe hierzu im Kapitel „Medizinische Versuche“.

An der Abbildung im Anatomieatlas virtuelle Weitung der Verbindungsgänge der einzelnen Nasennebenhöhlen zur Nase mit einer chirurgischen Sonde: Sinus maxillaris, Ethmoidalzellen, Sinus petrosus, Sinus frontalis, Sinus cavernosus. Tonbildung „e“ zur Bewusstseinsverstärkung.

Inhalte der Nebenhöhlen mit Spritze abziehen und energetisch verwerfen.

Bestrahlung der Nasennebenhöhlen mit dem roten Laser

Stimmgabel aufsetzen

Tonsillitis

Definition:

Als Tonsillitis bezeichnet man eine Entzündung der Tonsillen. Dabei handelt es sich um eine Entzündung der paarig angelegten Gaumenmandeln (Tonsillae palatinae) im Bereich der Mundbögen oder der unpaarig angelegten Rachenmandel (Tonsilla pharyngea) im Nasenrachenraum.

Die Tonsillitis ist eine Infektionskrankheit. Die akute Form wird in den allermeisten Fällen durch Viren (z.B. Adenoviren), selten durch Bakterien ausgelöst. Die chronisch rezidivierende Form ist dagegen vorwiegend bakteriell bedingt. Typische bakterielle Erreger sind: Beta-hämolysierende Streptokokken (v.a. Streptococcus pyogenes), außerdem Staphylokokken, Pneumokokken, Haemophilus influencae, Moraxella catarrhalis oder Neisseria gonorrhoeae. Viele dieser Keime gehören zur residenten Mund-flora. Die Infektion wird jedoch meist durch neue Serotypen der Erreger ausgelöst, gegen die keine Immunität besteht. Bei chronischer Tonsillitis liegt meist eine Mischinfektion mit anaeroben und aeroben Erregern vor.

Symptome und Befunde:

Typische Symptome sind geschwollene, gerötete Gaumenmandeln, Schluckbeschwerden (Verengung des Isthmus faucium), Schleimhautulzerationen, Eiter- bzw. Fibrinbelag ("Stippchen"), foetor ex ore (Mundgeruch) sowie Lymphknotenschwellung. Bei schwererem Verlauf können weitere Symptome hinzu kommen wie Fieber, Kopfschmerzen, Abgeschlagenheit und scarlatiniformes Exanthem (Scharlach).

Diagnose:

Kinesiologische Testung der in Frage kommenden Störinformationen

Resonanzsteuerung: Die Tonsillen gehören zum Element „Erde“: Der Aurachirurg versucht im gleichen Element durch Anwendung von elementspezifischen Bewusstseinstechniken die Resonanz und damit die Qualität der Energieübertragung zu verbessern.

Therapie:

Karmisches Muster des Erhängens oder anderer Muster, die den Hals betreffen, bei Bedarf auflösen. Die Aurachirurgie geht davon aus, dass das karmische Muster die Anfälligkeit zur Entwicklung einer Tonsillitis steigert, und dass die Erreger, die die Mandeln infizieren und deren Entzündung verursachen, letztlich nur die durch die karmischen Muster ausgelöste energetische Störung nutzen, ohne an sich in letzter Konsequenz kausal zu sein.

Virtuelle Operation am Anatomieatlas oder direkt in der Aura des Patienten im Bereich der Mund- Rachenhöhle. Skalpell am oberen seitlichen Hals ansetzen, Schnitt durchführen, mit der Schere die Mandeln herausschneiden, Wunde mit rotem Laser verschweissen und mit Klammern verschließen. Operation auf beiden Seiten durchführen. Die Rachenmandel wird am einfachsten über eine Abbildung im Anatomieatlas entfernt.

Kasuistik:

Patientin, 36 Jahre alt, chronische Tonsillitis mit Schluckbeschwerden und rezidivierenden akuten und äußerst schmerzhaften Entzündungen beider Tonsillen mit Fieber und schwerem Krankheitsgefühl. Zustand nach wiederholter schulmedizinischer, antibiotischer Therapie nach Antibiogramm, die stets nur zu einer passageren Verbesserung führte, bis dann nach wenigen Wochen die Entzündung und die damit verbundenen Beschwerden erneut auftauchten. Zu einer regulären Operation habe sich die Patientin bislang nicht entscheiden können, weil sie Angst vor dem Krankenhaus habe. Nach Durchführung der aurachirurgischen Tonsillektomie beidseits deutliche Verbesserung des Befundes, keine Schluckstörungen, keine Schmerzen. Die aurachirurgische Interpretation dieses Befundes verhält sich wie folgt: Der Arzt setzt durch die feinstoffliche Operation eine Information, der Körper in Form der Tonsillen folgt dem nach, was durch die Feinstofflichkeit vorgegeben wird. Die grobstofflichen Tonsillen besitzen ihre Struktur und Eigenschaft nicht von sich heraus, sondern werden somit im Sinne der Resonanz prozessgesteuert durch die Feinstofflichkeit beeinflusst. Eine feinstoffliche Veränderung führt zu einer grobstofflichen Neuausrichtung, vorhandene Organe können auf diese Weise gar verschwinden oder auch nachwachsen. Letztlich verändert die Aurachirurgie die Informationsmatrix des operierten Organs, sei es im Sinne eines Ab- oder auch eines Aufbaus.

Urologie

Prostatahyperplasie

Definition:

Die benigne Prostatahyperplasie ist eine mit Vergrößerung des Organs einhergehende Hyperplasie der Prostata (Vorsteherdrüse), die vorwiegend ältere Männer betrifft. Die Hyperplasie per se verursacht keine Symptome. Nur durch Einengung der Harnröhre oder einen ventilartigen Verschluss des Blasenausgangs (Mittellappenadenom) entstehen Symptome:

- Pollakisurie (Blasenentleerungsstörung).
- Nykturie (nächtlicher Harndrang).
- Abschwächung des Harnstrahls.
- Imperativer Harndrang (nicht unterdrückbarer Harndrang), Urge-Inkontinenz.

Symptome und Befunde:

Konfliktiv: Geschlechtlicher Konflikt

Konfliktinhalt: Probleme in Bezug auf die Fortpflanzung, Zweifel an der Männlichkeit oder der Erektionsfähigkeit, Enttäuschung über die geringe Größe des Gliedes. Männer mit diesem Konflikt haben emotionale Belastungen hinsichtlich ihrer Sexualität, sie haben das Gefühl, die Aufgaben des Mannes nicht ausreichend erfüllen zu können. Dazu gehört es, die Frau zufriedenzustellen und Kinder zu versorgen, was unmöglich wird, wenn diese zu diesem Zeitpunkt ausgezogen sind und ein eigenes Leben führen oder die Familie durch Scheidung getrennt wurde und die Kinder bei der Mutter aufwachsen oder im Ausland leben. Die Lebensaufgabe entfällt, die Familie zu finanzieren und den Kindern die richtigen Impulse für das Leben mitzugeben. Alternativ bestehen berufliche Probleme: Männer haben das emotionale Empfinden, in ihrer Führungsrolle innerhalb der Firma zu versagen bzw. den Anforderungen nicht ausreichend gerecht zu werden. Durch kinesiologische Testung lässt sich zwischen geschlechtlichem Konflikt beruflich und privat differenzieren. Zu einem geschlechtlichen Konflikt kann es auch kommen, wenn der Mann weibliche Aufgaben übernehmen muss, beispielsweise weil seine Ehefrau verstorben ist und er mit der Pflege der Eltern beschäftigt ist. Oder wenn er keinen männlichen Nachkommen hat, der z.B. den landwirtschaftlichen Hof übernehmen kann.

Karmisch: Eide und Gelübde, Schwarze Magie, Pfählung, Kastration, Beschneidung, Sexueller Missbrauch, Schuld

Miasmatisch: Mykoplasmen, Chlamydien, Mycobacterium tuberculosis, Streptococcus haemolyticus, Trichomonaden, Neisseria gonorrhoae, Lymphogranuloma inguinale, Bilharziose, Toxoplasma gondii, Schweinerotlauf

Diagnosen:

Kinesiologische Testung der in Frage kommenden Störinformationen

Resonanztestung am Hirnrelais für Geschlechtlichen Konflikt

Resonanztestung auf der Prostata im Anatomieatlas

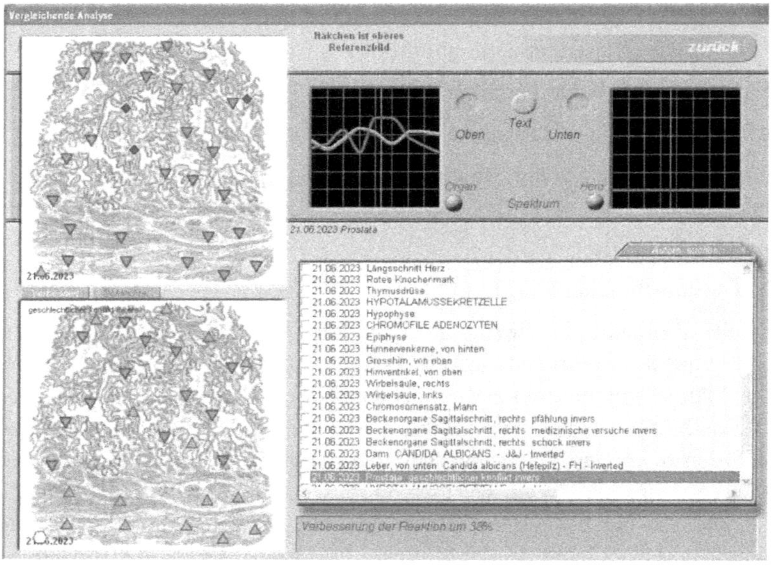

Abbildung: *Prostataparenchym: Energetische Störung, bei Testung auf „Geschlechtlicher Konflikt" Verbesserung der Reaktion um 38%.*

Therapie:

Aurachirurgische Operation durch Abschaben von resonantem Prostataparenchym an der Abbildung im Anatomieatlas, Drüsengewebe mit rotem Laser koagulieren, Durchtritt der Harnröhre durch die Prostata mit Sonde erweitern.

Sepsis durch Beschneidung prüfen und umprogrammieren, Ausleitung des Miasmas von Staphylococcus aureus, Clostridium tetani, Schuld, Eide und Gelübde behandeln, XMRV Retrovirus häufig vorhanden, Mykoplasmen, Chlamydien, Chelat in die Prostata spritzen gegen Schwermetalle.

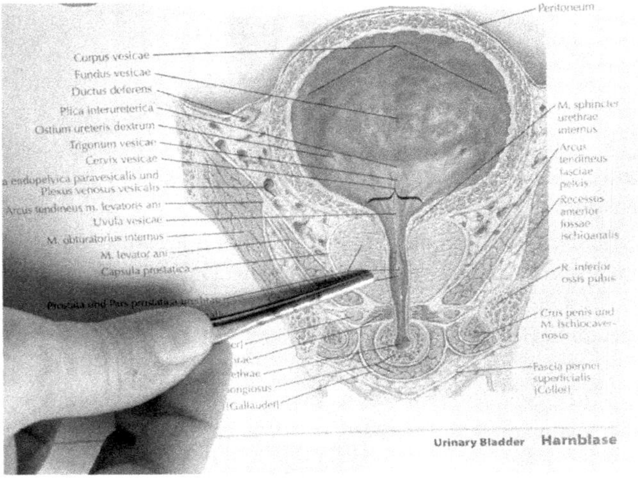

Abbildung: *Prostataparenchym: Durchführung einer aurachirurgischen Operation mit Abschaben von Prostatagewebe mittels Skalpells am resonanten Bereich.*

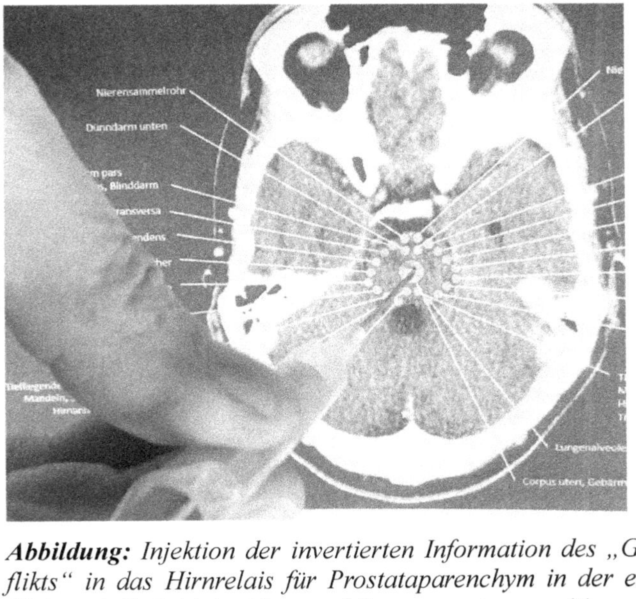

Abbildung: *Injektion der invertierten Information des „Geschlechtlichen Konflikts" in das Hirnrelais für Prostataparenchym in der entodermalen Ansicht. Während die Initialprüfung auf Resonanz einen positiven Befund ergibt, ist das resonante Empfinden bei Druck auf das Hirnrelais nach der Umprogrammierung verschwunden.*

Kasuistik:

Patient, männlich. 72 Jahre alt, Prostataprobleme seit mehreren Jahren mit Nykturie, nächtlichem Toilettengang fast jede Stunde, daraus resultierende Schlaflosigkeit mit Unruhe und allgemeiner Abgeschlagenheit. Deutliche Verminderung des Harnstrahls mit Pollakisurie, d.h. wiederholende Toilettengänge mit geringer Entleerungsmenge und gleichzeitig bestehendem Gefühl der nicht vollständigen Blasenentleerung. Auf die Frage, ob der Patient gerne singe, wird die Frage vehement verneint: Die Deutlichkeit der Verneinung legt den Verdacht nahe, dass hier eine entsprechende belastende Verbindung bestehen könnte. Es finden sich deutliche Hinweise auf karmische Belastungen im Bereich der Genitalien und der Prostata. Die probatorische Auflösung durch Eingabe von „Kastration im Vorleben invers“ in der nichtlinearen Systemanalyse zeigt eine Verbesserung der karmischen Belastung um 75%. Erfolgreiche Resonanzbildung durch Druck mit der Anatomiesonde auf den Ductus deferens. Aurachirurgische Therapie durch Ansetzen der Hoden und Verbindung des Ductus deferens im Anatomieatlas. Danach deutliche Besserung des klinischen Befundes: Patient kann seit diesem Eingriff wieder ohne Nykturie bzw. den imperativen Harndrang durchschlafen, auch wenn er am Abend etwas mehr getrunken hat. Der Harnstrahl habe seitdem auch wieder deutlich an Stärke zugenommen.

Nierensteine (Nephrolithiasis)

Definition:

Nierensteine oder Nephrolithen sind kristalline Ablagerungen (Harnsteine) des Nierenbeckenkelchsystems. Mit dem Eintritt in den Harnleiter werden sie zu Harnleitersteinen und können eine Kolik auslösen. Umgangssprachlich werden die Begriffe Nierenstein und Harnleiterstein oft synonym gebraucht. Eine Ansammlung vieler kleiner Nierensteine wird auch Nierengrieß genannt.

Symptome und Befunde:

Konfliktiv: Reviermarkierungskonflikt

Konfliktinhalt: Sich oder sein Revier nicht abgrenzen können, nicht wissen, wo sein Platz ist, sein Revier z.B. in Form einer Kanzlei oder Praxis an einen Nachfolger übergeben und seine neue Position noch nicht kennen, nicht wissen, wie man sich entscheiden soll, sich nicht trauen eine Entscheidung zu treffen, eine Entscheidung nicht allein treffen wollen/ können/ dürfen. Eifersucht gegenüber Mitmenschen.

Karmisch: Pfählung, Medizinische Versuche mit energetischem Harnblasenkatheter, Schwarze Magie, Kastration, Beschneidung. Die Kastration steht mit der typischen Charakterstruktur der Rechthaberei und der Besserwisserei geradezu idealtypisch für den Reviermarkierungskonflikt. Schwarze Magie: Die Nähe-Distanzproblematik beim karmischen Muster der Schwarzen Magie kann eine Rolle spielen: Der Mensch hat Schwierigkeiten, die richtige Distanz zu seinem Gegenüber einzustellen und kann damit seine Reviergrenzen nicht eindeutig genug markieren (Resonanz im Brustbereich als Zeichen der Schwäche von Selbstwertgefühl und Selbstbewusstsein).

Miasmatisch: Mykoplasmen, Chlamydien, Mycobacterium tuberculosis, Streptococcus haemolyticus, Trichomonaden, Neisseria gonorrhoae, Lymphogranuloma inguinale, Bilharziose, Toxoplasma gondii, Schweinerotlauf

Diagnose:

Kinesiologische Testung der in Frage kommenden Störinformationen

Resonanztestung am Hirnrelais für Reviermarkierungskonflikt

Resonanztestung im Bereich des Nierenbeckens im Anatomieatlas

Resonanzsteuerung: Die Niere gehört zum Element „Wasser“: Der Aurachirurg versucht im gleichen Element durch Anwendung von elementspezifischen Bewusstseinstechniken die Resonanz und damit die Qualität der Energieübertragung zu verbessern.

Therapie:

Löschung aller positiv getesteten Störinformationen

Aurachirurgische Operation: Bei Nierensteinen im Nierenbecken Ausräumen der Steine, Absaugen der Konkremente mit Spritze und Verschließen des Operationssitus.

Bei Nierengries in den Tubuli mit Ablagerung von Nierensteinkristallen gestaltet sich die Therapie schwieriger, zumal die Kristalle fein über das Nierengewebe verteilt und entsprechend keiner aurachirurgischen Operation zugänglich sind wie bei einem isolierten Nierenstein im Nierenbecken. Entsprechend versucht der Aurachirurg, per Bewusstseinstechniken zusätzlich energetisch zu arbeiten.

Ziel ist die energetische Überladung der Nierensteinkristalle mit Hilfe des Kontrollzyklus über die in der Aura des Nierenparenchyms platzierte Präpariersonde. Steine gehören entweder zum Element „Erde", wenn es sich um nicht verkalkte Steine handelt, oder zum Element „Metall", wenn das Erdalkalimetall „Calcium" in den Steinen enthalten ist. Entsprechend aktiviert der Aurachirurg mittels Bewusstseinstechniken sein Element „Holz" („Holz" zerstört „Erde") oder sein Element „Feuer" („Feuer" zerstört „Metall") laut Kontrollzyklus (Zerstörungszyklus im Kyusho Jitsu) und berührt dabei mit dem im Folgenden beschriebenen Finger (Zeigefinger oder Mittelfinger) die Abbildung der Niere im Anatomieatlas. Dieses Verfahren entspricht der in der Schulmedizin etablierten extra-korporalen Stoßwellenlithotripsie, kurz ESWL.

Harnblasenentzündung (Zystitis)

Definition:

Eine Zystitis ist eine Entzündung der Harnblase. Sie kann mit einer Entzündung der Harnröhre (Urethritis) vergesellschaftet sein. Am häufigsten sind Frauen von einer Zystitis betroffen, da ihre Harnröhre kürzer ist und die anatomischen Verhältnisse eine Keimbesiedelung der Blase begünstigen.

Eine Zystitis entsteht in der Regel als aszendierende Infektion über die Harnröhre, d.h., der Zystitis geht eine Urethritis voran. In den meisten Fällen können gram-negative Bakterien (z.B. Escherichia coli) als Auslöser identifiziert werden. Weitere mögliche Erreger sind: Mykoplasmen (z.B. Mycoplasma genitalium, Ureaplasma urealyticum), Chlamydien, Hefepilze, Viren.

Neben einer Infektion durch Krankheitserreger kann eine Zystitis auch durch chemische Reize, z.B. Toxine wie Cyclophosphamid, oder mechanische Einflüsse ausgelöst werden.

Aus geistiger Sicht kann es aber auch eine andere Ursache geben: Frauen werden häufiger Opfer von Reviermarkierungskonflikten.

Symptome und Befunde:

Konfliktiv: Reviermarkierungskonflikt

Konfliktinhalt: Sich oder sein Revier nicht abgrenzen können, nicht wissen, wo sein Platz ist, sein Revier z.B. in Form einer Kanzlei oder Praxis an einen Nachfolger übergeben und seine neue Position noch nicht kennen, nicht wissen, wie man sich entscheiden soll, sich nicht trauen eine Entscheidung zu treffen, eine Entscheidung nicht allein treffen wollen/ können/ dürfen. Eifersucht gegenüber Mitmenschen.

Karmisch: Pfählung, Medizinische Versuche mit energetischem Harnblasenkatheter, Schwarze Magie, Kastration, Beschneidung. Die Kastration steht mit der typischen Charakterstruktur der Rechthaberei und der Besserwisserei geradezu idealtypisch für den Reviermarkierungskonflikt. Schwarze Magie: Die Nähe-Distanzproblematik beim karmischen Muster der Schwarzen Magie kann eine Rolle spielen: Der Mensch hat Schwierigkeiten, die richtige Distanz zu seinem Gegenüber einzustellen und kann damit seine Reviergrenzen nicht eindeutig genug markieren (Resonanz im Brustbereich als Zeichen der Schwäche von Selbstwertgefühl und Selbstbewusstsein).

Miasmatisch: Mykoplasmen, Chlamydien, Mycobacterium tuberculosis, Streptococcus haemolyticus, Trichomonaden, Neisseria gonorrhoae, Lymphogranuloma inguinale, Bilharziose, Toxoplasma gondii, Schweinerotlauf

Diagnose:

Kinesiologische Testung der in Frage kommenden Störinformationen

Resonanztestung am Hirnrelais für Reviermarkierungskonflikt

Resonanztestung auf der Harnblase im Anatomieatlas

Resonanzsteuerung: Die Harnblase gehört zum Element „Wasser“: Der Aurachirurg versucht im gleichen Element durch Anwendung von elementspezifischen Bewusstseinstechniken die Resonanz und damit die Qualität der Energieübertragung zu verbessern.

Therapie:

Löschung aller positiv getesteten Störinformationen

Aurachirurgische Operation:

Operative Entfernung einer Harnröhrenstriktur bei entsprechendem Befund mit positiver Resonanz durch Aufdehnen mittels Pinzette am Anatomieatlas, bis Resonanz verschwunden ist.

Operative Entfernung von Harnblasensteinen bei entsprechendem Befund. Bei positiver Resonanz in der Harnblase (Abbildung im Anatomieatlas) Steine mit einem Skalpell an einer Stelle der Harnblase zusammenschaben und mit einer leeren Spritze abziehen. Sofern Resonanz weiter besteht, Steine mit einem Löffel „zertrümmern“: Der Aurachirurg schlägt mit einem normalen Löffel auf die Harnblase mit klopfenden Bewegungen, danach Wiederholung der vorherigen Prozedur. Am Ende sollte die Resonanz in der Nachtestung verschwunden sein.

Kasuistik:

48-jährige Patientin, verheiratet, seit Jahren chronisch rezidivierende Blaseninfektionen im fast monatlichen Rhythmus, schulmedizinisch ohne Befund, Zustand nach multiplen antibiotischen Therapien, jedoch ohne Nachhaltigkeit. Bei Prüfung auf karmische Muster der medizinischen Versuche zeigt sich eine deutliche Resonanz in der Prüfung des Blasenkatheters. Bis ein Jahr nach Auflösung des karmischen Musters kam es zu keiner erneuten Infektion.

Psychiatrie

Eine besondere Reaktion findet sich bei den Emotionen in der sog. Konstellation, was sich klinisch als Psychose äußert. Eine Konstellation beschreibt die Kombination aus mehreren Konflikten, die gleichzeitig in konfliktaktiver Phase am Wirken sind. Schlägt der erste Konflikt ein, so kommt es zu einem körperlichen Ausgleich und zu einer psychischen Symptomatik in der Form einer Emotion. Erfolgt ein weiterer Konflikteinschlag, zu einem Zeitpunkt, wo sich der Erstkonflikt noch in der konfliktaktiven Phase befindet, entsteht theoretisch ein zusätzlicher körperlicher Ausgleich, der zu einer physischen Überforderung des Organismus mit unter Umständen fatalen Konsequenzen führen kann. Hier schaltet der Organismus nun um: Es entsteht kein zusätzlicher körperlicher Ausgleich, sondern der körperliche Aspekt des Erstkonflikts tritt in den Hintergrund und der psychische Aspekt verstärkt sich.

Die Konstellation ist ein Schutzmechanismus, der einen sog. „Übersinn“ in sich trägt. Die doppelte körperliche Belastung durch zwei Konflikte könnte den Organismus überlasten oder gar töten. Durch die Konstellation ist der Organismus hinsichtlich der körperlichen Belastung nicht mehr überfordert bzw. sogar geschützt, die doppelte psychische Symptomatik führt in die Schizophrenie.

Ob manisch, depressiv, bipolar, kataton (katatone Schizophrenie), paranoid, halluzinatorisch (paranoid-halluzinatorische Schizophrenie), antriebsgemindert (Schizophrenia simplex) u.v.m., jede Erscheinungsform der entsprechenden Psychose ist Ausdruck der doppelten Emotion und symbolisiert aus biologischer Sicht eine sinnvolle Lösung. Betroffen ist davon, wie bereits bei der Definition des Begriffs „Emotion“ nicht nur der Affekt, sondern auch der psychomotorische Antrieb.

Wie an anderer Stelle beschrieben, steuert die Emotion das Verhalten in der Konfliktverarbeitung: Der depressive Patient nimmt sich vollständig aus dem Geschehen und zieht sich damit in einen sicheren Bereich zurück. Der manische Patient geht in den Angriff über, er versucht durch Überaktivität eine Lösung für sein Dilemma zu finden. Der paranoide Patient geht in die Angst und erleidet einen Verfolgungswahn, verfügt damit aber über ein wirksames Frühwarnsystem, um sich damit nach Möglichkeit zu schützen. Der katatone Patient verharrt und friert förmlich ein, bewegt sich nicht mehr und reagiert in dieser Weise mit einem Totstellreflex, in der Hoffnung, dass der Angreifer auf diese Weise von ihm ablässt.

Man sieht: Alle Reaktionen tragen eine nachvollziehbare Sinnhaftigkeit in sich, auch wenn entsprechend Betroffene für den Außenstehenden zunächst nichts anderes zu sein scheinen als „Verrückte“, die nicht mehr zurechnungsfähig sind.

Im Buch „Perspektivenwechsel - Psychiatrische Erkrankungen aus Sicht der Informationsmedizin“, das in 2026 erscheinen wird, werden Behandlungsmöglichkeiten bei psychiatrischen Erkrankungen vorgestellt. Sowohl Persönlichkeitsstörungen, neurotische, Belastungs- und somatoforme Störungen sowie Schizophrenien und affektive Störungen können mit aurachirurgischen Techniken sehr wirkungsvoll behandelt werden.

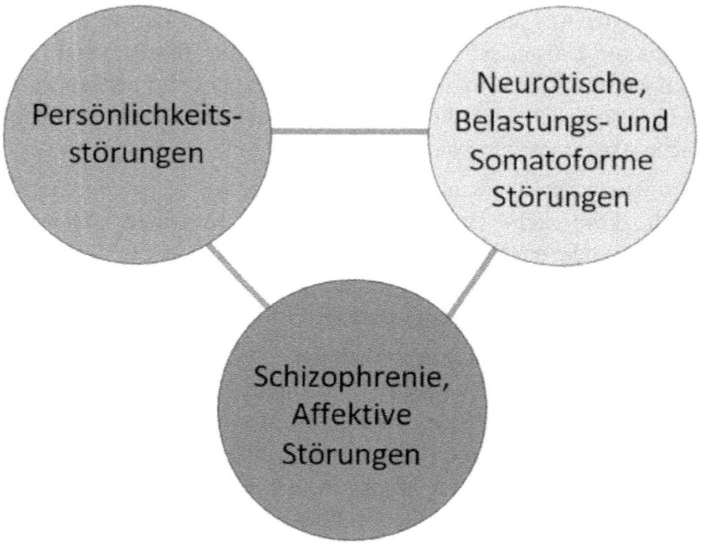

Schlusswort

„*Alles, was wir sind, ist das Ergebnis dessen, was wir gedacht haben.*“ Dieser Satz von Buddha aus dem Jahr 623 v. Chr. beschreibt prägnant, was die Aurachirurgie zu leisten imstande ist. Nach energetisch-informatorischer Sichtweise ist Krankheit das Resultat aus den karmischen, miasmatischen und konfliktiven Störinformationen, die zu körperlichen Ausgleichen führen.

Willigis Jäger schreibt dazu: „*Das alte Paradigma lautete: Wir sind menschliche Wesen, die eine spirituelle Erfahrung machen. Das neue Paradigma sagt: Wir sind spirituelle Wesen, die eine menschliche Erfahrung machen.*“[1] Den Menschen von den belastenden Informationen zu befreien und ihm damit ein selbstbestimmtes glückliches Leben zu ermöglichen, ist das erklärte Ziel der Aurachirurgie: „*Geschwister, ihr seid zur Freiheit berufen! Doch gebraucht eure Freiheit nicht als Vorwand, um die Wünsche eurer selbstsüchtigen Natur zu befriedigen, sondern dient einander in Liebe*“ (Galater 5,13).

Sobald der Aurachirurg seine Aufmerksamkeit mit der hierfür notwendigen Energie und unter Anwendung der hier vorgestellten Methoden auf einen Heilungsprozess lenkt, wird dieser im Patienten energetisch-informatorisch initiiert. Aus der feinstofflichen Veränderung wird dann über die Zeit eine Veränderung in der Grobstofflichkeit. Dabei gibt es zahlreiche energetische Varianten, die der Aurachirurg erlernen und trainieren kann. Ist die Resonanz hergestellt, gilt das Prinzip: „Die Energie folgt der Aufmerksamkeit.“ Um die nötige Aufmerksamkeit zu erreichen, benutzt der Aurachirurg entsprechende Surrogate wie Anatomieatlas oder Organmodelle und folgt definierten Prinzipien.

Mittels herkömmlichen chirurgischen Instrumentariums führt der Aurachirurg virtuelle Operationen in der Aura des Patienten durch und realisiert damit nicht nur die Umprogrammierung im Bewusstsein des Patienten, sondern eine Änderung in der organischen Materialisierung nach dem Geist-Materie-Konzept. Je exakter die energetische Störung lokalisiert ist, je valider die Kausalität für die energetische Störung benannt ist und je intensiver der Aurachirurg in seiner emotional-intuitiven Ausdruckskraft ist, umso wirksamer adressiert er das Unterbewusstsein des Patienten und umso größer und nachhaltiger sind die Heilerfolge.

Doch was ist das Alleinstellungskriterium der Aurachirurgie? Aurachirurgie beweist, dass es neben dem rational-logischen einen emotional-intuitiven Zugang zum Patienten gibt, der, jenseits der Rationalität und mit Sprache nicht beschreib-

[1] Willigis Jäger: Die Welle ist das Meer

bar, Heilung bringt. Dieser Nutzen an sich ist noch kein Alleinstellungskriterium, denn seit Jahrhunderten arbeiten Heiler über den emotional-intuitiven Zugang. Was indes aber tatsächlich einzigartig ist, ist die klare und prozessorientierte Strukturiertheit der Aurachirurgie: Es existieren definierte, lern- und trainierbare Anweisungen in Diagnostik und Therapie, bei deren konsequenter Befolgung und Umsetzung der entsprechende Heilerfolg erwartet werden darf. Im Umkehrschluss bedeutet das aber auch: Hält sich der Therapeut nicht an die beschriebenen Einzelschritte, so wird sich das erhoffte Ergebnis in der Regel nicht einstellen. Aurachirurgie hat nichts mit „magischer Esoterik“ zu tun, sondern ist eine auf wissenschaftlichen Erkenntnissen der Quantenphysik basierende Methode, die nachhaltige therapeutische Erfolge zeigt und sich in der Praxis seit Jahren bewährt. Betrachtet man die Möglichkeiten, die sich mit der Aurachirurgie bieten, so blickt man hoffnungs- und erwartungsvoll in die Zukunft.

Die Prinzipien der Quantenphysik stehen erst am Anfang ihrer konkreten Umsetzung in der Medizin, und es gilt, was Werner Heisenberg einst gesagt hat: *„Der erste Trunk aus dem Becher der Naturwissenschaft macht atheistisch, aber auf dem Grund des Bechers wartet Gott.“* Gerhard Klügl meint dazu: *„Diese Erkenntnis macht mich auch ehrfürchtig in meiner täglichen Arbeit. Wenn ich Gott begegnen will, muss ich ihn nicht in Büchern und den alten Schriften suchen. Er begegnet mir in dem Menschen, der mir gerade in diesem Augenblick der Behandlung gegenübersitzt.“* Dazu schreibt Willigis Jäger: *„Unser Glaubensbekenntnis wurde im 5. Jahrhundert festgeschrieben. Seither hat sich unsere Welt und unser Weltbild rasant verändert. Die Vorstellung von einem übermächtigen Gott, der belohnt und straft, ist für viele Menschen in der heutigen Zeit nicht mehr nachzuvollziehen. ‚Gott‘ ist eine Bezeichnung für das Unendliche, rational nicht Begreifliche, er ist kein Wesen und keine Person und keine Substanz. Das Wort Gott ist ein Symbol, nicht ein höchster Seiender. Natürlich brauchen wir Menschen Bilder. Aber Bilder sind Hinweise auf das Eigentliche. Ein Porträt ist das Bild einer Person, doch nicht die Person selber.“*[2] Die hier vorgestellte Liste der Therapien umfasst nur einen kleinen Ausschnitt aurachirurgischer Behandlungsmöglichkeiten. Die in diesem Buch gemachten Aussagen erscheinen für viele paradox, wenn nicht gar abstrus oder provokativ, und verweisen auf das Mysterium.

Wirklichkeit ist nichts Festes und nichts Abgeschlossenes, sondern ein Prozess, der sich dem wachsenden Bewusstsein immer umfassender erschließt. Max Planck schreibt: *„Eine neue wissenschaftliche Wahrheit pflegt sich nicht in der Weise durchzusetzen, dass ihre Gegner überzeugt werden und sich als belehrt er-*

[2] Quelle: Willigis Jäger, „Die heilende Kraft unseres tiefsten Wesens“, http://www.oberberg-stiftung.de/tl_files/content/buch%20edition%2009/edition%2009-4_Die%20heilende%20Kraft.pdf

klären, sondern dadurch, dass die Gegner allmählich aussterben und dass die heranwachsende Generation von vornherein mit der Wahrheit vertraut gemacht ist."[3]

Die Deutung der aurachirurgischen Konzepte, welche aus der Erfahrung der Wirklichkeit und des klinischen Alltags erwachsen, kann durchaus verschieden sein. Ein schulmedizinisch orientierter Psychiater wird vermutlich ein vernichtendes Urteil über ein aurachirurgisches Setting ausstellen, denn von wahnhaften Denkstörungen im Sinne von Allmachts- und Weltrettungsphantasien (Beispiel: Aurachirurg kann durch Versenden von heilenden Informationen Materialisierungen auslösen und Knorpelgewebe regenerieren, ist geistig mit dem Universum verbunden), zoenästhetischen Halluzinationen (Beispiel: Der Patient spürt im Rahmen der Resonanz ein Kribbeln im Bauch), Ich-Störungen mit Fremdbeeinflussungserlebnissen (Beispiel: Die Kopfhaltung des Patienten begradigt sich, sobald der Aurachirurg den Strick aus der Aura des Patienten entfernt) bis zu Affekt- und Antriebsstörungen (Beispiel: Der Patient kommt geradezu euphorisch und mit deutlich beschleunigten Schritten aus der Behandlungssitzung) finden sich zahlreiche psychopathologische Befunde, die die Diagnose einer „Induzierten wahnhaften Störung" F24 oder einer „Vorübergehenden akuten psychotischen Störung" F23 nach ICD 10 (ICD=International Classification of Diseases nach WHO) nahelegen.

Und doch existieren solche Phänomene in der Realität. Aurachirurgie funktioniert, bewährt sich und liefert hohen Nutzen, wie an Tausenden von Patienten gezeigt werden konnte. Die Nachhaltigkeit und das klinische Befinden des Patienten sind dabei die einzig messbare Größe, nach der sich die Aurachirurgie orientiert. Willigis Jäger schreibt in diesem Zusammenhang eindrucksvoll: „*Die Erkenntnisse der Naturwissenschaft und auch die der Psychologie führten zu einer ganz neuen Anthropologie, und die Astrophysik verweist Erde und Mensch an einen absolut unbedeutenden Rand des Kosmos. Wir sind an einer Grenze angelangt, die ein rationales Begreifen des Universums zutiefst erschüttert. Gleichzeitig entdeckt die Transpersonale Psychologie Bewusstseinsräume, aus denen uns Menschen ganz neue Erkenntnisse über uns und die Welt zuwachsen. Wir werden deutlich auf das verwiesen, was wir Transzendenz nennen. Der Kosmos und unsere menschliche Existenz lassen sich aus der Ratio allein nicht erklären. Die Evolution scheint uns in transpersonalen Bewusstseinsräumen neue Möglichkeiten des*

[3] Max Planck, Wissenschaftliche Selbstbiographie, Leipzig 1948

Verstehens zu erschließen.[4] *Es sind Räume, die der Mystik seit Jahrtausenden bekannt sind.*"[5]

Die Aurachirurgie liefert hier einen für beide Seiten, Aurachirurg wie Patient, befriedigenden Ansatz, indem sie die metaphysischen Reflexionen in einem persönlichen Ganzheitsdenken integriert und damit die hippokratische Idee des Berufes wieder verwirklicht. Der Schweizer katholische Theologe und Schriftsteller Josef Vital Kopp schreibt bereits 1964: „*Der Schwund an metaphysischem Denken in der Schulmedizin ist auch für den Arzt persönlich ein Verlust. Die Frage nach dem transzendenten Grund alles Seins ist für jeden wirklich reflektierenden Menschen unausweichlich. So muss auch der Arzt selbst nach einer metaphysischen Deutung des Krankheitsgeschehens und damit nach einem tieferen Sinn seines beruflichen Bemühens verlangen. Dass heute viele Vertreter der Heilkunst auch in diesem Sinne Gefahr laufen, nur noch Mediziner und nicht mehr Ärzte zu sein, gehört mit zu den gegenwärtig vielfach geführten Klagen über die Bedrohung der Idee des Arztes. In der Praxis behilft man sich mit dem Hinweis auf die Religion. Der Schulmediziner entschuldigt sich, es sei Sache der Theologie oder Philosophie, den naturwissenschaftlich nicht klärbaren ‚metaphysischen Rest' zu lösen. Auch der Patient hilft sich über die mangelnde transzendente Durchdringung des Krankheitsgeschehens hinweg, indem er bei irgendwelchen Philosophemen Zuflucht sucht oder, sofern er gläubig ist, von religiösen Praktiken Heilung und, falls sich diese nicht einstellt, für das innerlich nicht bewältige Leiden im Jenseits Vergeltung erwartet. So wird das Fehlen des transzendenten Elements in der ärztlichen Betreuung in vielen Fällen psychologisch kompensiert, doch in Wirklichkeit nicht aus der Welt geschafft.*"[6]

Und so ermöglicht es die Aurachirurgie, auf der Ebene des Bewusstseins mit der Seele des Patienten aktiv zu kommunizieren. Sie verleiht ihm die exalterierende Kraft, um sowohl in funktionaler als auch in organischer Hinsicht Heilung zu bewirken.

Albert Einstein formuliert: „*Das schönste und ergreifendste unserer Gefühle ist die Empfindung des Mystischen. Diese Empfindung ist die treibende Kraft hinter jeder wahren Wissenschaft*".

---

[4] Aurachirurgie erfordert Mut, doch der Weg dorthin wird leicht, wenn man dem folgt, was in der Bibel steht: „*Geht durch das enge Tor, denn das weite Tor und der breite Weg führen ins Verderben, und viele sind auf diesem Weg. Doch das enge Tor und der schmale Weg führen ins Leben, und nur wenige finden diesen Weg.*" (Matthaeus 7,13+14)

[5] Willigis Jäger, „Wohin unsere Sehnsucht führt"

[6] Der Arzt im kosmischen Zeitalter, Josef Vital Kopp, Luzern 1964

Aurachirurgie rührt an der Essenz menschlichen Lebens und an menschlichen Sinnfragen. Letztlich gibt es kaum eine Thematik, die die Sehnsucht der Menschen nach Erkenntnis so tief erfüllt wie die der Aurachirurgie.

Über den Autor

Dr. med. Mathias Künlen.

Studium der Humanmedizin an der LMU München.

Deutsches medizinisches Staatsexamen 1988.

US-amerikanisches medizinisches Staatsexamen 1989.

Facharzt für Neurologie seit 1994.

Gründer und Vorstand der Softmark AG Grünwald, Softwareentwicklung im Bereich des Cognitive Computing.

Gründer des IFA Institut für Aurachirurgie AG, Fürstentum Liechtenstein.

www.aurachirurgie.me

www.medicodes.net

Shotokan Karate 3. DAN im DKV Deutscher Karateverband.

Kyusho Jitsu 2. DAN im DKV Deutscher Karateverband.

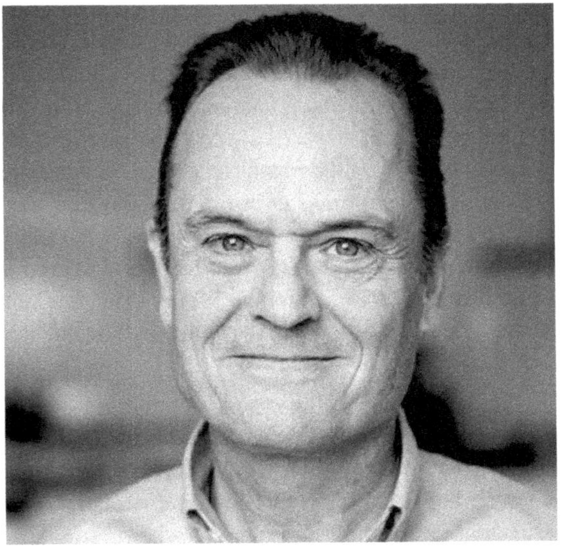

Anmerkung des Autors

Auf die Aurachirurgie kam ich durch einen Zufall. Meine Frau litt seit vielen Jahren unter einer Lumbago: Chronische Rückenschmerzen ohne Ausstrahlung der Schmerzen in die Beine. Das Problem war allgegenwärtig und bestimmte ihr Leben. Bereits morgens beim Aufstehen, bei ihrer Arbeit als Journalistin im Sitzen am Schreibtisch, beim Sport. Das von ihr so geliebte Joga konnte sie nur noch eingeschränkt praktizieren. Die Schmerzen waren in allen Lebenslagen vorhanden. Sie ließ sich von Experten untersuchen: Die kernspintomographische Untersuchung beim Radiologen ergab eine Bandscheibenprotrusion (Vorwölbung) auf Höhe L4/L5. Ein beeindruckend klares Bild, leider jedoch ohne therapeutische Konsequenz. Es folgten Termine beim Orthopäden, krankengymnastische Behandlungen, Termine beim Osteopathen. Die Behandlung dauerte Monate und blieb am Ende leider doch ohne Erfolg. Auch der Kauf einer neuen Matratze brachte keine Lösung. Die Schmerzen waren unverändert präsent, und die Stimmungslage meiner Frau wurde zunehmend schlechter.

Bei einem Gespräch mit einer Freundin fiel irgendwann der Begriff der „Aurachirurgie“. Es gebe da eine Methode, da bräuchte man gar nicht mehr „richtig“ operieren, sondern da würde einer in der Aura am Anatomieatlas operative Eingriffe vornehmen. Was die Freundin eher belustigt meinte, interessierte meine Frau indes sehr. Als neugierige Journalistin setze sie sich an den Computer und recherchierte: Tatsächlich gab es einen Aurachirurgen namens Gerhard Klügl in der Schweiz, der dieses Verfahren entwickelt hatte. Auf Youtube fanden sich mehrere höchst interessante Filme, die die Methode beschrieben. Kurz entschlossen vereinbarte meine Frau einen Behandlungstermin in der Schweiz, fuhr dorthin und ließ sich behandeln. Und was soll ich sagen: Seither ist die Symptomatik verschwunden. Von einem auf den anderen Tag, nach sage und schreibe einer einzigen Stunde der aurachirurgischen Behandlung. Meine Frau hat seit Jahren keine Rückenschmerzen mehr, sie kann wieder in ihr geliebtes Yoga gehen und ihren Alltag erledigen.

Für mich als gelernten Schulmediziner und Neurologen, der stets ein doch eher morphologisch orientiertes und skeptisches Weltbild vor Augen hatte, war der Sachverhalt sehr bemerkenswert. Wie sollte es möglich sein, einen kernspintomographisch objektivierten Befund mit erheblicher klinischer Symptomatik, der über Jahre hinweg Beschwerden verursacht und sich allen therapeutischen Bemühungen widersetzt hatte, durch eine kurze und rational nicht erklärbare Intervention nachhaltig zu heilen? Ich war zugegebenermaßen verdutzt und neugierig, recherchierte im Internet und fand heraus, dass es Seminare in Aurachirurgie gab.

Spontan entschloss ich mich, eine entsprechende Ausbildung zu absolvieren. Mehrfach fuhr ich in die Schweiz und ließ mir die Methode zeigen. Sie war durchaus überzeugend, konsistent und höchst interessant, aber auch reproduzierbar wirkungsvoll, wie ich es an mehreren klinischen Fällen noch während der Ausbildung selbst erleben konnte.

Der Beginn meiner eigenen aurachirurgischen Tätigkeit war zunächst durchwachsen: Manchmal funktionierte die Methode, manchmal nicht, ohne dass ich hierfür schlüssige Erklärungen fand. Ich studierte, las viele Publikationen und Bücher, probierte verschiedene Ansätze praktisch aus, und dokumentierte alles. Je länger und intensiver ich die aurachirurgischen Verfahren anwendete, je mehr ich die Hintergründe erforschte, desto mehr kam ich in die Systematik und fand heraus, womit der Erfolg in der Aurachirurgie letztlich zusammenhing. Ich gewann zunehmende Sicherheit in meiner energetisch-informatorischen Arbeit und die Erfolge konnten sich sehen lassen. Ich operierte schulmedizinisch als nicht therapierbar klassifizierte Akustikusneurinome. Ich stabilisierte erfolgreich Wirbelsäulen bei Patienten, die seit Jahrzehnten unter chronischen Lumboischialgien und degenerativen Veränderungen der Bandscheiben gelitten und keine befriedigende Lösung auf konventioneller Basis gefunden hatten. Ich operierte Gallenblasen nach energetisch-informatorischen Prinzipien, wie ich es bei Gerhard Klügl gelernt hatte. Bemerkenswerterweise behandelte ich in Fachgebieten, mit denen ich in meiner früheren Tätigkeit als Neurologe nie Berührung hatte, was ich aber als Herausforderung und gleichzeitig als große Bereicherung im Rahmen meiner ärztlichen Tätigkeit empfand.

Über die Zeit hinweg erkannte ich, dass vitale Prozesse im menschlichen Organismus binären Prinzipien folgen, wie ich es von der TCM und auch aus der Informatik bereits kannte. Meine Arbeit glich in vielerlei Hinsicht der Programmierung eines Computers. Eine Erkenntnis, die sowohl diagnostisch als auch therapeutisch erfolgreich angewendet werden konnte, und die ich in einem hohen Maße spannend fand. Auch meine Kenntnisse über energetische Steuerungsprinzipien, die ich durch meine jahrelange Übung in Karate und Kyusho Jitsu kennengelernt hatte, konnte ich elegant in das energetisch-informatorische Behandlungskonzept der Aurachirurgie integrieren.

Ich löste karmische Muster auf und war immer wieder beeindruckt, wie sehr bestimmte Themen die Menschen berührten, insbesondere die Auflösung von Schuld, Eiden und Gelübden. Regelmäßig passierte es, dass Patienten im Lauf der Auflösungsprozedur spontan zu weinen begannen, ohne dass man zuvor lange miteinander gesprochen hatte. Sobald die karmischen Muster gelöscht waren, stabilisierten sich auch die Beschwerden und die Patienten waren von vielfach jahrelangen chronischen Leiden befreit. Und all das noch in der laufenden Behandlungssitzung.

Im Gegensatz zu früher musste ich als Aurachirurg nicht mehr auf eine Besserung der klinischen Symptomatik hoffen, nicht wissend, ob die von mir verordnete Therapie überhaupt einen positiven Effekt haben würde. Stattdessen erkannte ich, dass sich der Erfolg meiner aurachirurgischen Behandlungen unmittelbar einstellte und die Patienten erleichtert, erlöst und überglücklich die Praxis verließen.

Mitunter kommt es im Rahmen der Auflösung von karmischen Mustern zu heftigen Reaktionen beim Patienten, wo ich selbst nach vielen Jahren der aurachirurgischen Tätigkeiten immer wieder beeindruckt oder überrascht bin. Die Seele offenbart sich, wenn der Patient plötzlich feuchte Augen bekommt, vielfach zu weinen oder heftig zu schluchzen beginnt, ja selten kommt es sogar zu schweren Erregungszuständen und psychoemotionalen Dekompensationen, bei denen der Patient beispielsweise eine eigentümliche Haltung einnimmt, den Kopf nach hinten wirft und ihn nicht mehr in die Normalposition zurückstellen kann. Derartige Phänomen finden sich insbesondere bei den im Volksmund bezeichneten „alten Seelen“, aus aurachirurgischer Sicht somit Menschen, die viele karmische Muster in sich tragen, unter Umständen sogar in mehrfacher Ausprägung aus unterschiedlichen Inkarnationen bzw. aus unterschiedlichen Vorfahrenlinien vererbt. Passiert ein solches Szenario während eines aurachirurgischen Seminars, so sind die Teilnehmer und Zuseher häufig verschreckt und trauen sich gar nicht mehr selbst an eine aurachirurgische Behandlung, aus Angst, ihnen könnte eine solche Reaktion eines Patienten auch widerfahren. Mein Eindruck ist, dass sich die Seele des Patienten den Therapeuten aussucht, d.h. dass sie sich in dieser eruptiven Weise nur dann offenbart, wenn sie erkennt, dass der Therapeut auf Grund seiner Erfahrung in der Lage ist, mit der Situation adäquat umzugehen und das Problem entsprechend zu lösen. Jedenfalls ist es mir bis heute immer gelungen, solche dramatischen Situationen zu bewältigen, eine Lösung zu finden und den Patienten durch Auflösung des karmischen Musters aus seiner prekären Lage zu befreien. Ist solch eine Dekompensation überstanden, ist der Patient glücklich und zufrieden über den erreichten Therapieerfolg.

Ich bin froh und dankbar, dass ich diesen Weg der Medizin und des geistigen Heilens kennenlernen durfte. Eine Situation, die ich mir vor ein paar Jahren nicht hätte vorstellen können, und die letztlich nur durch den Mut meiner Frau zu einer unkonventionellen Lösung offenbar wurde.

Index

Absencen 450
Abtreibung 248
Abtrünnigengabel 342
Abwertungskonflikt 543
Adenokarzinom 606, 616
Akupunkturpunkte 78
Akustikusneurinom 66
Alopezie 616
Alt-Mesoderm 539, 540
Amöben 608
Amputation 506
Anerkennungskonflikt 580
Angina pectoris 450
Angriffskonflikt 636
Angst 524, 599, 600
Angst im Nacken Konflikt 635
Angst vor dem Sterben 598
Angst vor dem Tod 598
Appendicitis 620
Appetit 616
Armutsgelübde 187, 607
Arrhythmien 616
arterielle Hypertonie 616
Arterieller Hypertonus 615
Ascaris lumbricoides 608
Ataxie 635, 636
Aura 34, 38, 41, 43, 45, 46, 47, 53, 54, 63, 64, 65, 66, 70, 71, 216, 229, 234, 238, 254, 291, 295, 302, 351, 366, 370, 379, 396, 431, 433, 436, 437, 477, 501, 507, 550, 557, 687
Aurachirurgie 4, 35, 36, 41, 45, 48, 49, 52, 53, 54, 58, 63, 64, 66, 70, 71, 75, 228, 234, 312, 549, 605, 685, 686, 687, 688
Auradiagnostik 37, 39
Auspeitschen 420
Ausweiden 253, 254, 260, 602, 603, 606
azetonämisches Erbrechen 603
Bastonade 420
Becken 235, 409
Beckenschiefstand 234, 380
Behandlungsdauer 553
Beschneidung 235, 259, 590, 603, 608, 675, 679, 681
Besetzung 266, 543, 607
Besudelungskonflikt 636
Bewusstsein 34, 46, 50, 52, 54, 60, 64, 219, 229, 235, 253, 551, 686
Bewusstseinstechniken 42, 44, 48, 53, 75, 81, 90, 91, 92, 93, 94, 95, 96, 99, 100, 102, 103, 104, 105, 106, 108, 109, 110, 112, 113, 114, 116, 117, 118, 119, 551, 557
Bilharziose 676, 679, 681
Bindegewebe 79, 122
Bindehaut 665
Bioresonanz 232, 242
Blasenkatheter 375
Blendung 269, 667, 670
Blockade 47
Blutungskonflikt 647
Botulismus 608
Brockenkonflikt 602, 618, 620
Brust 605
Brustzwinge 273
Buddha 685
Bußgelübde 213
Candida 450
Candida albicans 602, 603, 618, 667
Carpaltunnelsyndrom 647
Chlamydien 676, 679, 681
Cholera 608
Clonorchiasis 607, 608
Darminfarkt 450
Daumenschraube 274
Dermatologie 652
Divertikel 450
Drogen 276
Durchfall 616
Ehegelübde 215
Eide 159, 173, 178, 181, 216, 217, 218, 219, 220, 221, 234, 235, 236, 237, 239, 593, 636, 675

Elektrischer Stuhl 278, 279, 280
Element 59, 76, 77, 78, 79, 98, 99, 104, 105, 106, 108, 109, 110, 113, 114, 117, 118, 119, 122, 123, 124, 125, 126
Elemente 75, 78, 79, 104, 108, 122
Emotion 76, 94, 95, 99, 100, 102, 103, 105, 106, 109, 110, 113, 114, 115, 118, 119, 126
Emotionen 75, 126
Energie 34, 41, 50, 52, 58, 61, 79, 99, 104, 108, 114, 119, 294, 431, 550, 685
Energiesteuerung 48, 50, 75, 98, 99, 107, 111, 116, 120, 302, 319, 551
Enge 47, 48, 319, 482
Entoderm 535, 541, 542
Epigenetik 239
Erde 75, 77, 78, 79, 99, 104, 105, 108, 109, 112, 113, 114, 117, 118, 119, 122, 123, 124, 125, 126, 178, 687
Erdrosseln 285
Erfrieren 287
Erfrieren 607
Erhängen 37, 53, 236, 290, 593, 599
Ernährungszyklus 79, 99, 104, 107, 123
Erregung 616
Erschießen 301
Erschießung 301, 302, 423
Erstechen 305
Ersticken 308
Ertränken 236, 310, 599
Erwürgen 236, 313
Escherichia coli 602, 603
Existenz 606
Existenzkonflikt 606
Facialisparese 643, 645, 646
Fallen 317
Farben 125
Farbimagination 94, 95, 99, 100, 102, 103, 105, 106, 109, 110, 113, 114, 115, 118, 119
Fesselung 315
Fettleber 606
Feuer 75, 76, 77, 78, 79, 104, 105, 108, 109, 110, 112, 113, 114, 115, 117, 118, 119, 122, 123, 124, 125, 126, 416, 476
Fingergelenksarthrose 575
Flucht 234, 236, 380
Flügelfell 665
Fraktur 573, 575, 579
Fremdenergetische Besetzung 268
Fuß 590
Garrotte 236, 319, 321, 322, 599
Gärtner 608
Gastritis 603
gastroduodenaler Prolaps 603
Gastroduodenaler Prolaps 603
Gastroparese 603
Gastroptose 603
Gebanntseinskonflikt 635
Gebärtrauma 322
Geburtstrauma 323
Gedächtnis 668
Gehorsamkeitsprobleme 580
Geist 46, 58, 59, 61
Gelübde 92, 159, 173, 181, 185, 193, 204, 205, 209, 211, 213, 216, 217, 218, 219, 220, 221, 234, 235, 236, 237, 238, 239, 244, 411, 449, 636, 675
Geschlechtlicher Konflikt 675
Geschmack 76, 94, 95, 99, 100, 102, 103, 105, 106, 109, 110, 113, 114, 115, 118, 119, 125
Geschmäcker 125
Gewichtsverlust 616
Gliedmaßen abschlagen 506, 507
Glutenunverträglichkeit 450
Gonorrhoe 580, 676, 679, 681
Großhirnmarklager 537, 538
Großhirnrinde 600
Großvater 543
Gyrus postcentralis 665
Haarausfall 652
Hallux valgus 590
Halsenge 285, 290
Halswirbel 294, 295
Hamer 523, 527
Hamersche Herde 545
Hämochromatose 606
Hämosiderose 606

Handhaltung 94, 95, 99, 100, 102, 103, 105, 106, 109, 110, 113, 114, 115, 118, 119
Handhaltungen 125
Handlungsunfähigkeit 574
Handwurzelknochenarthrose 573
Häretikergabel 342
Harmonisierung 545
Harnblasenkatheter 679, 681
Häuten 326
Heilung 43, 46, 48, 49, 53, 64, 67, 73, 551, 688
Heilungskrise 450
Heilungsphase 580, 637
Helicobacter pylori 602, 603
Hemmungszyklus 79, 99, 100, 108, 111, 124
Hepatitis 606, 607
Hirnrelais 94, 250, 298, 311, 318, 359, 452, 480, 485, 486, 523, 526, 527, 534, 535, 536, 537, 538, 539, 540, 541, 542, 543, 544, 545, 546, 554, 562, 566, 568, 570, 571, 572, 574, 576, 586, 595, 596, 600, 611, 627, 631, 636, 637, 638, 642, 646, 656, 657, 658, 659, 662, 663, 664, 665, 668, 669, 676, 677, 679, 682
Höhenangst 317
Holz 75, 76, 77, 78, 79, 104, 105, 106, 108, 110, 112, 113, 114, 117, 118, 119, 122, 123, 124, 125, 126
Homunculus 638, 646, 665
Hornhaut 665
Hüftgelenksarthrose 554
Hunger 602, 606
Hyperaktivität 616, 617
Hypercholesterinämie 606
Hyperthyreose 616
Hypophyse 236
Hypothalamus 161, 235
Identitätskonflikt 602
Ileitis terminalis 450
Individualität 552
Information 61, 64, 66, 71
Instrumentarium 55
Intonation 94, 95, 99, 100, 102, 103, 105, 106, 109, 110, 113, 114, 115, 118, 119
Invertierung 546, 600, 607, 638, 663, 665
Irregularitäten der Herzmuskelkontraktilität 450
Judaswiege 328
Kanülen 374
karmische Muster 37, 47, 50, 160, 216, 229, 234, 235, 236, 237, 238, 379, 380
Karmische Muster 228, 234, 236, 237
karmischer Muster 38, 230, 234, 237
Kastration 235, 237, 329, 331, 332, 580, 590, 599, 603, 608, 675, 679, 681
Kerker 336
Ketzergabel 342
Keuschheitsgelübde 189, 232, 235, 449, 635, 638, 646
Kinder 675
Kinderwunsch 190, 204, 330, 436, 451
Kinesiologie 36
Kleinhirn 539, 540, 634, 636
Klotz am Bein Konflikt 654
Knie 580
Kniegelenksarthrose 580
Knochen 56, 77, 79, 80, 123, 408, 476, 551
Knochenentkalkung 580
Knochensubstanz 580
Kommunikation 44, 50, 52, 53, 58, 61, 75
Konflikt 451, 523, 526, 615, 617, 635
Konfliktverarbeitung 526, 528
Kontrollzyklus 79, 99, 112, 114, 116, 119, 123
Kopfbeweglichkeit 319
Köpfen 327, 344, 345, 411, 479, 593, 599
Kopfpresse 350
Kopfquetsche 350
Kopfzwinge 350
Kreuzigung 351, 352
Kyphoskoliose 543, 544
Kyusho Jitsu 78, 112, 114, 691
Laktoseintoleranz 450
Lärmfolter 356
Last 543
Lebendig begraben 356, 357, 358

Lebendig gekocht 360
Leberabszess 606
Leberentzündung 606
Leberkoma 606
Leberversagen 606
Leberzirrhose 606
Leberzyste 606
Legionellen 608
Leptospirose 607
Lingchi 506
Luftkonflikt 598
Lumboischialgie 41
Lungenfibrose 598
Luxusgruppe 580
Lymphogranuloma inguinale 676, 679, 681
Magen 604
Magengeschwür 603
Magenschleimhaut 605
Magensonde 370, 602, 603
Magenulcus 603
Magenulcuskarzinom 603
Magenwanddurchbruch 603
Mangelkonflikt 606
Massentierhaltung 362
Materialisierung 61
Materie 52, 58, 59, 61, 72
Medizinische Versuche 364, 593, 599, 602, 603, 606, 608, 679, 681
Menstruationsstörungen 616
Metabolismus 616
Metall 75, 77, 78, 79, 99, 104, 105, 106, 108, 109, 112, 113, 114, 117, 118, 122, 123, 124, 125, 126, 302
Migräne 630
Mißglückte Flucht 380
Missglückte Flucht 607
Morbus Crohn 450, 618
Morbus Weil 607
Morgan 608
MS 545
Multiple Sklerose 545, 633, 635
Mundbirne 389
Muskeln 56, 66, 71, 79, 80, 507
Muskelschwäche 616
Mutter 579, 645, 665
Mutter-Kind 579, 646, 665
Mycobacterium tuberculosis 600, 676, 679, 681
Mykoplasmen 676, 679, 681
N. facialis 646
Nachbarschaftskonflikt 603
Nachtschweiß 525
Nagelfolter 391
Narkose 392
Nase 604
Nase abschneiden 393
Nasenspaltung 393
Nasentamponaden 365
Nebennieren 235
Neisseria gonorrhoae 676, 679, 681
Nervosität 616
Neu-Mesoderm 537, 538
Neurologie 621
NLS-Analyse 523, 600, 635, 646, 656
Obrigkeitsgelübde 203
Ohnmächtigkeitskonflikt 616
Ohr abschneiden 394
Ohrspaltung 394
Operation 546
Ordensgelübde 193
Organismen sind Energie- und Informationswesen 29
Organismus 546, 580
Oxyuren 608
Panikattacken 543, 598
Pankreas 235
Paratyphus 608, 618
Parkinson-Syndrom 624
Partnerseite 575, 579, 669
Pfählung 396, 397, 400, 675, 679, 681
Plattenepithelkarzinom 603
Pranger 246, 342, 403, 404, 405, 554, 556, 562, 580, 643, 652, 653
Pressen 244, 246, 406, 407, 554, 556, 562
Programmierung 58, 232
Proteus mirabilis 602, 603
Protozoen 602, 603
Pterygium 665
Pylorusstenose 603
Quantenphysik 35, 73, 686
Rachegelübde 209, 449, 635, 638
Rädern 408, 409

Rechtshänder 604, 665
Reflux 603
Religion 580
Religionen 228, 235
Repräsentation von Informationen 141
Resonanz 34, 38, 41, 43, 44, 45, 46, 49, 50, 52, 54, 75, 230, 331, 431, 434, 600, 605, 636, 646, 665
Resonanzbildung 43, 45, 46, 47, 48, 49, 50, 64, 72, 229, 237, 301, 319, 433, 435, 437, 557
Resonanzoptimierung 98
Revierangstkonflikt 599, 600
Revierärgerkonflikt 602, 604, 608
Reviermarkierungskonflikt 679, 681
Revierverlustkonflikt 450, 597, 605, 617
Rezidive 237
Rösten 411
Rückenschmerzen 544
Rumpeln 599
Sabotage 238
Salmonellen 608, 618
Schädelhirntrauma 412
Scheiterhaufen 416, 417
Schicksal 159
Schilddrüse 235
Schilddrüsenerkrankung 593
Schlafapnoe 291, 365, 368
Schlafstörungen 606, 616, 650
Schlagen 420
Schleifen 424
Schleudertrauma 621
Schluckbeschwerden 319
Schmerzen 41, 53, 71, 72, 253, 301, 319, 330, 351, 437, 476, 557, 558, 637
Schock 425
Schock 635
Schreckangstkonflikt 599
Schreckkonflikt 524, 599
Schuld 155, 160, 216, 218, 219, 220, 221, 234, 235, 449, 635, 642, 646, 693
Schuldgelübde 205
Schwangerschaftstrauma 427
Schwarze Magie 428, 451, 593, 603, 605, 675, 679, 681
Schwedentrunk 443
Schweigegelübde 206, 449, 451, 635, 638, 646, 656
Schweißneigung 616
Seele 46, 220, 229, 438
Seelenabspaltung 444
Sehnen 41, 56, 70, 76, 79, 80, 122, 507
Selbstbewusstsein 605
Selbstheilung 553
Selbstkasteiungsgelübde 211, 580
Selbstwerteinbruch 543
Selbstwertgefühl 605
Selbstzerstörung 238
Sepsis 445
Sexueller Missbrauch 448, 635, 675
Shiga-Kruse 608
Sinustachykardien 616
Skalpieren 326
Sklavenjoch 236, 461, 468, 555, 593
Sodbrennen 603
Spanischer Stiefel 473
Spinalnerven 236
Sprache 638
Sprachlosigkeitskonflikt 599
Sprechblockaden 451, 599, 605
Stammeln 599
Stammhirn 541, 542, 636
Stand 36, 94, 95, 99, 100, 102, 103, 105, 106, 109, 110, 113, 114, 115, 118, 119, 126
Stände 126
Standortkonflikt 590
Staphylococcus aureus 608
Stauchung 573, 575, 579
Steinigen 420
Stillefolter 475
Stillefolter 475
Stimmgabel 545
Stottern 599
Sträubekonflikt 610
Streckbank 476, 477
Streptokokken 599, 618
Strickleiter 552, 557, 558
Stuhlfrequenz 616
Syphilis 239, 524, 600, 608
Tachykardie 450
Taenia 608
Taufgelübde 215

TCM 45, 47, 55, 71, 75, 104, 108, 117, 552
Teeren und Federn 478
Tendovaginitis stenosans 577
TGA 668
Thrombendarteriektomie 617
Tinnitus 319, 321
Tipping point 238
Todesangstkonflikt 598
Töne 124
Toxoplasma gondii 676, 679, 681
Toxoplasmose 241
Trachealkanüle 599
Trachealtubus 368
Transformation 62
transiente globale Amnesie 668
Tremor 616
Trennung 662
Trennungskonflikt 656, 662, 665, 669
Treponema pallidum 239, 240, 600
Treuegelübde 204, 639, 646
Trichinosis 607, 608
Trichomonaden 676, 679, 681
Trigeminusneuralgie 637, 638
Tuberkulose 524, 607
Tumordispositiv 608
Typhus 608, 618
Übelkeit 603
Überforderungskonflikt 596
Übersäuerung 603
Umprogrammierung 545, 546, 634, 638, 663, 677
Ungerechtigkeiten 291, 319
Ungeschicklichkeit 573, 574, 575, 579
Universum 34, 38, 58, 60, 217, 218, 229, 238, 293, 294, 311, 367, 369, 371, 374, 434, 552, 687
Unruhe 616
Urkunde 218, 219, 220, 236
Varikosis 654
Verätzung 479
Verdammungsgelübde 214
Verdursten 480
Vererbung von Informationen 140
Vergasung 482
Vergiftung 482, 484, 606
Verhungern 247, 485, 486, 512, 606
Verhungerungskonflikt 606
Verlorener Mehrling 488
Vernichtungszyklus 79, 99, 117, 120, 124
Verschüttung 499
Verspannungen 319, 437, 461
Verstopfung 450
Vierteilung 501
Volvulus 618
Vorfahren 546
Vorhofflimmern 616
Wärmeintoleranz 616
Was passiert nach dem Tod? 148
Wasser 35, 38, 69, 75, 77, 78, 79, 100, 104, 106, 108, 109, 110, 112, 113, 114, 117, 118, 119, 122, 123, 124, 125, 126, 310, 311, 312, 313, 314
Wirbelsäule 72, 409, 558
Wut 602, 606
Xanthelasmen 606
Xanthome 606
Zersägen 506
Zerstückeln 506
Ziegenlecken 508
Zorn 606
Zunge abschneiden 509
Zungenpositionierung 94, 95, 99, 100, 102, 103, 105, 106, 109, 110, 113, 114, 115, 118, 119
Zungenspaltung 509
Zwangsfolter 511
Zweiphasigkeit 526
Zyklen 79, 99, 123

www.ingramcontent.com/pod-product-compliance
Lightning Source LLC
Chambersburg PA
CBHW071405230926
51846CB00001B/13
9783696370688